高级卫生专业技术资格考试用书

麻醉学晋升题库

（副主任医师/主任医师）

主　编　王铁东

副主编　冯娅妮　孙晓峰　王秋石　薛　杭

编　委　（按姓氏笔画为序）

于　波　于　淼　马秋阳　王　晶　王　露
王兴阳　田　伟　付瑞昕　白　丹　白文超
李雨璠　刘　春　齐天琦　杨翠苹　时艳杰
吴昊天　冷　辉　初　阳　张　焕　岳　丽
侯　雪　曹鑫蔚　葛　鑫　董　俏　蒋殿宇
韩　路　潘玉真

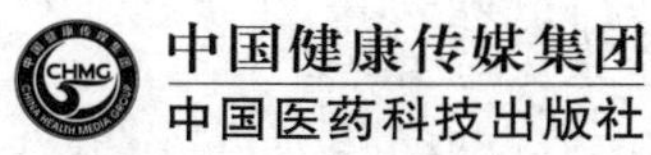

中国健康传媒集团
中国医药科技出版社

内 容 提 要

高级卫生专业技术资格考试是申报评审卫生高级专业技术职务资格的必经程序与重要参考依据之一，为了更好地帮助拟晋升副高级和正高级卫生职称考试人员备考刷题与巩固自测，编者根据各学科的《高级卫生专业技术资格考试大纲》（副高级、正高级）各章节中“熟练掌握”“掌握”级考点分布，同时深入研析近年考试命题规律与应考策略，甄选5000~6000道高度仿真试题，编撰这套《高级卫生专业技术资格考试用书“晋升题库”》系列，配有全部参考答案和难题、易错题精粹解析（覆盖率达80%），是拟晋升副高级和正高级卫生职称考试人员随学随练、夯基检验的备考制胜题库。

图书在版编目（CIP）数据

麻醉学晋升题库/王铁东主编. —北京：中国医药科技出版社，2024.5

高级卫生专业技术资格考试用书

ISBN 978-7-5214-4591-6

Ⅰ.①麻…　Ⅱ.①王…　Ⅲ.①麻醉学-资格考试-习题集　Ⅳ.①R614-44

中国国家版本馆CIP数据核字（2024）第087482号

美术编辑　陈君杞

责任编辑　高延芳

版式设计　友全图文

出版　**中国健康传媒集团** | 中国医药科技出版社

地址　北京市海淀区文慧园北路甲22号

邮编　100082

电话　发行：010-62227427　邮购：010-62236938

网址　www.cmstp.com

规格　889×1194mm $^{1}/_{16}$

印张　26 $^{3}/_{4}$

字数　941千字

版次　2024年5月第1版

印次　2024年5月第1次印刷

印刷　北京京华铭诚工贸有限公司

经销　全国各地新华书店

书号　ISBN 978-7-5214-4591-6

定价　188.00元

获取新书信息、投稿、为图书纠错，请扫码联系我们。

编写说明

根据人力资源和社会保障部、卫健委《关于深化卫生事业单位人事制度改革的实施意见》和《关于加强卫生专业技术职务评聘工作的通知》，高级卫生专业技术资格采取考试和评审结合的办法取得。高级卫生专业技术资格考试是申报评审卫生高级专业技术职务资格的必经程序与重要参考依据之一，总分数450～500分，没有合格分数线，排名前60%为合格，其中的40%为优秀，考试成绩当年有效。为了更好地帮助拟晋升副高级和正高级卫生职称考试人员备考刷题与巩固自测，我们组织了从事临床诊疗实践工作多年，在各学科领域内具有较高知名度的专家及教授，根据各学科的《高级卫生专业技术资格考试大纲》（副高级、正高级）各章节中“熟练掌握”“掌握”级考点分布，同时深入研析近年考试命题规律与应考策略，甄选5000～6000道高度仿真试题，编撰这套《高级卫生专业技术资格考试用书“晋升题库”》系列，全面覆盖所有人机对话考试题型（副高级：单选题＋多选题＋共用题干单选题＋案例分析题；正高级：多选题＋案例分析题），配有全部参考答案和难题、易错题精粹解析（覆盖率达80%）。

本“晋升题库”系列实用性强、针对性准，与《高级卫生专业技术资格考试用书“拿分考点随身记”》系列配合使用，是拟晋升副高级和正高级卫生职称考试人员随学随练、夯基检验的备考制胜题库。

由于编者经验和学识有限，书中难免出现不足之处，恳请广大读者与专家批评指正，以便我们不断改正和完善。

编　者

目录

题型说明

一、单选题：每道试题由1个题干和5个备选答案组成，题干在前，选项在后。选项A、B、C、D、E中只有1个为正确答案，其余均为干扰选项。

例：下列生理过程中属于负反馈调节的是

A. 分娩　　B. 减压反射
C. 排尿反射　　D. 血液凝固
E. 排汗

答案：B

解析：负反馈调节是一种生理调节机制，当某个生理参数偏离正常范围时，身体会通过一系列反应来抑制这种变化，使其回归到正常水平。在给出的选项中，只有减压反射是负反馈调节。减压反射是指当血压过高时，身体通过降低心率和血管扩张等措施来降低血压，防止过度升高。排尿反射是属于正反馈调节，即刺激物引起膀胱收缩从而增加尿液产生，进而刺激更多的膀胱收缩；而分娩则是一种正向循环，即通过子宫收缩刺激子宫颈扩张，促进胎儿下降，反馈刺激子宫收缩加强；血液凝固和排汗也不属于负反馈调节。

二、多选题：每道试题由1个题干和5个备选答案组成，题干在前，选项在后。选项A、B、C、D、E中至少有2个正确答案。

例：关于急性疼痛导致的机体负面反应，下列叙述正确的是

A. 血压升高，心率加快　　B. 呼吸急促
C. 尿量增加　　D. 大汗
E. 血糖升高

答案：ABDE

解析：术后疼痛引起抗利尿激素的释放增加，使得机体潴钠排钾，患者容易出现电解质紊乱，并且外周和肺血管外肺水增加；膀胱平滑肌张力下降，排尿困难，引起尿潴留，患者尿量会减少。急性疼痛会导致机体应激反应，包括交感神经兴奋和内分泌反应。这些反应可能会导致一系列不良反应。选项A，急性疼痛可通过交感神经活动的增加使血管紧张，从而导致血压升高、心率加快。选项B，急性疼痛可刺激膈肌等呼吸肌，导致呼吸急促。选项C，急性疼痛可通过抑制抗利尿激素的分泌，导致尿量减少，而不是增加。选项D，急性疼痛可引起交感神经兴奋，导致大汗淋漓。选项E，急性疼痛可通过激发应激反应和交感神经系统的兴奋，促进肝糖原分解，从而导致血糖升高。

三、共用题干单选题：以叙述1个以单一患者或家庭为中心的临床情景，提出2~6个相互独立的问题，问题可随病情的发展逐步增加部分新信息，每个问题只有1个正确答案，以考查临床综合能力。答题过程是不可逆的，即进入下一问后不能再返回修改所有前面的答案。

例：（1~2题共用题干）

患者，男，67岁，颈项痛，腰骶痛，颈部活动受限10年，加重5个月。近5个月来，患者出现右手无力。尺侧三指麻木，走路时双下肢僵硬，并有踏棉感。颈椎X线摄影提示：颈椎为退行性改变，无特殊病变征象。

1. 该患者体格检查重点应做的检查是

A. 患者意识状态、表情、发育、皮肤、淋巴结、血压和脉搏等
B. 脑神经、肩关节、膝关节活动度和直腿抬高试验
C. “4”字试验、浮髌试验、骶髂关节压迫试验和床边试验等
D. 颈项部和腰骶部的压痛点
E. 四肢和躯干的深、浅感觉、四肢肌力、腱反射、上下肢病理征、颈椎活动度、叩顶试验、臂丛牵拉试验、颈项拔伸试验等

答案：E

解析：根据患者的主要症状和体征，应该进行神经系统方面的检查。具体来说，应该检查四肢和躯干的深、浅感觉、四肢肌力、腱反射、上下肢病理征等。其中，“4”字试验用于评估颈椎神经根的功能；臂丛牵拉试验和颈项拔伸试验用于评估颈椎椎间孔的狭窄程度；叩顶试验可检查是否存在脊髓受压等。除了神经系统方面的检查外，还应对颈项部和腰骶部的压痛点进行检查，以排除其他可能的病因。选项A中的检查内容与本病例关系不大；选项B中的检查重点不在颈椎和腰椎；选项C中的检查主要用于诊断骶髂关节疾病。选项D提到了颈项部和腰骶部的压痛点，这是一种检查方法，可用于评估颈椎和腰椎的疼痛程度或其他相关症状。但是，在本病例中，患者的主要症状是颈项痛、腰骶痛和右手无力等神经系统方面的症状，因此需要进行神经系统方面的检查，而不是仅仅检查疼痛程度。另外，颈椎和腰椎退行性改变是老年人常见的病变，但并不一定会引起疼痛

或其他症状，因此单纯的颈椎或腰椎摄影检查不能确定患者的病因。相反，神经系统方面的检查可以更准确地评估患者的神经功能情况，有助于确定患者的病因和治疗方案。

2. 如需进一步检查，该患者首选的影像学检查手段是

A. 颈椎 B 超

B. 颈椎 MRI

C. 红外线扫描

D. 全身 ECT（放射性计算机断层摄影）

E. 颈椎 CT

答案：B

解析：根据患者的症状和体征以及颈椎 X 线检查结果，需要进行进一步的影像学检查以确定病因。在这种情况下，应该优先选择颈椎 MRI 作为首选的影像学检查手段。颈椎 MRI 是一种非常精确的影像学检查方法，可用于评估颈椎神经根、脊髓、椎间盘等结构的情况。相比之下，颈椎 B 超无法很好地显示软组织和神经系统方面的问题；红外线扫描只能显示皮肤温度差异，对疾病诊断意义较小；全身 ECT 辐射量较大，不推荐作为常规检查手段；而颈椎 CT 虽然能够检测到颈椎骨头等硬组织病变，但在神经系统方面的分辨率相对较低，不适合本病例。因此，在这种情况下，颈椎 MRI 是最合适的影像学检查手段，可以更准确地评估患者的病情，从而制定更有效的治疗计划。

四、案例分析题：每道案例分析题有 3～12 问。每问的备选答案至少 6 个，最多 12 个，正确答案及错误答案的个数不定。考生每选对一个正确答案给 1 个得分点，选错一个扣 1 个得分点，直至扣至本问得分为 0，即不含得负分。案例分析题的答题过程是不可逆的，即进入下一问后不能再返回修改所有前面的答案。

例：（1～3 题共用题干）

患者，男，49 岁。行胃癌、胃次全切除术后，医师给予其静脉患者自控镇痛（PCA）。所使用的方案是：术后立刻给予吗啡负荷量 2mg，持续剂量 1mg/h，冲击（弹丸）剂量每次 0.5mg，锁定时间 10 分钟。

1. 静脉 PCA 是术后镇痛的首选方法，其优点主要有

A. 与肌内注射阿片类药物相比，能够减少缺乏镇痛药知识的不足

B. 程序锁定能够避免药物的作用过度叠加导致药物过量

C. 术后立刻负荷剂量能够避免术后镇痛出现空白期

D. 术后镇痛药量明显减少

E. 避免出现术后医师开具处方镇痛药和给镇痛药之间的忍痛过程

F. 吗啡是静脉 PCA 常用的药物

答案：ABCEF

解析：选项 A，静脉 PCA 系统可以减少在患者应用镇痛药时由于医务人员对复杂镇痛药的了解不足而导致的失误。因为该系统已经预设好了剂量与时间锁定等参数，运转起来不需要医务人员有技能过硬的技术支持。选项 B，静脉 PCA 系统通常都有程序锁定功能，这意味着它可以限制患者接受药物的最大剂量和最小间隔时间，以避免药物过量的危险性。选项 C，静脉 PCA 系统具有术后立即负荷的功能，这样可以使患者尽快获得有效的镇痛效果，避免出现药物作用时间和输液时间之间的空白期。选项 D 不是静脉 PCA 系统的优点，因为静脉 PCA 系统并不能直接减少术后镇痛剂量，而是提高了药物的使用效率，让患者能够更加精确地控制自己所需的药物剂量。选项 E，静脉 PCA 系统可以避免出现术后医师开具处方镇痛药和给镇痛药之间的忍痛过程，因为患者可以根据自己的需要随时使用静脉 PCA 系统来获得必要的镇痛。选项 F，吗啡是一种常见的静脉 PCA 药物，它通常是首选药物之一，因为吗啡在控制疼痛方面非常有效，并能够提供长时间的缓解效果。

2. 该患者术后安静时镇痛效果尚可，但活动时仍然有明显的运动痛，可以采用的补救方法是

A. 不予处理

B. 连续给予 2～3 次冲击剂量

C. 静脉或肌内注射帕瑞昔布 40mg

D. 静脉注射小剂量氯胺酮 0.25～0.5mg/kg

E. 静脉或肌内注射氟比洛芬酯 50mg

F. 限制活动

答案：CDE

解析：选项 A，不予处理并不是一种合理的补救方法，因为患者仍然会感受到明显的活动痛苦。选项 B，连续给予冲击剂量可能会导致药物累积和过量，增加患者的不良反应和风险。选项 C，帕瑞昔布是一种非甾体抗炎药物，可以有效缓解运动相关的疼痛，适用于轻度或中度疼痛，常用于术后镇痛和其他疼痛治疗方案中。选项 D，氯胺酮是一种特殊的镇痛药物，具有强效的镇痛和麻醉作用。它通常用于控制急性疼痛、手术后疼痛和慢性疼痛等情况。选项 E，氟比洛芬酯是一种强效的镇痛药物，可用于急性和慢性疼痛治疗。它通过阻断神经元外部的痛觉刺激反应来达到缓解疼痛的效果。选项 F，限制活动并不是一种真正的补救方法，因为它并没有直接减轻或缓解患者的疼痛，只是通过控制活动的程度来减少疼痛感受。

3. 关于静脉 PCA 的配方，下列叙述错误的是

A. 吗啡和曲马多是常用的镇痛药

B. 也可以将帕瑞昔布与吗啡一起泵注

C. 该患者的配方中冲击剂量过小，应为日剂量的 1/15～1/12

D. 该患者的配方是完全正确的

E. 阿片类药物与非甾体抗炎药有镇痛相加或协同作用

F. 阿片受体混合激动拮抗剂与纯激动剂联合使用也是适合的选择

答案：BDF

解析：选项 A，吗啡和曲马多是常用的静脉 PCA 配方中的镇痛药，它们都能够有效缓解术后疼痛。在使用静脉 PCA 时，医生可以根据患者的具体情况来调整药物的种类和剂量。选项 B，帕瑞昔布是一种非甾体抗炎药物，可以有效缓解运动相关的疼痛，适用于轻度或中度疼痛，但不是常用的静脉 PCA 配方中的药物。此外，吗啡和帕瑞昔布不能同时使用，因为它们属于不同类型的镇痛药物，会互相干扰。选项 C，本题中所使用的冲击剂量过小，建议将其调整为日剂量的 1/15～1/12。选项 D，本题中给定的静脉 PCA 配方中，冲击剂量过小，应进行调整。选项 E，阿片类药物和非甾体抗炎药可以相互协同，从而达到更好的镇痛效果。这种联合应用在某些情况下是一种常见的治疗方法。但需要注意的是，联合应用时需要控制药物的剂量和使用时间，以避免出现不良反应。选项 F，阿片受体混合激动拮抗剂通常被用于减轻阿片类药物的不良反应，与纯激动剂联合使用可以降低剂量和减少毒性，但不是静脉 PCA 配方中的常规选择。

第一章　麻醉生理学

一、单选题

1. 在参与头部的交感神经支配的神经节中，哪个神经节包含交感神经节前纤维

A. 颌下神经节　B. 睫状神经节
C. 蝶腭神经节　D. 颈上神经节
E. 耳神经节

2. 脊髓中，交感神经系统的哪一部分构成了白交通支

A. 节前神经元　B. 节后神经元
C. 脊神经　D. 副神经节
E. 交感神经节

3. 下列生理过程中属于负反馈调节的是

A. 分娩　B. 减压反射
C. 排尿反射　D. 血液凝固
E. 排汗

4. 可兴奋细胞兴奋时，其共有的特征是产生

A. 局部电位　B. 分泌
C. 收缩反应　D. 动作电位
E. 离子运动

5. 兴奋性突触后电位的产生是由于突触后膜提高了以下哪种离子的通透性

A. 钙、钾，特别是钙
B. 氯、钾，特别是钾
C. 钠、钾、氯
D. 钠、氯，特别是氯
E. 钠、钾，特别是钠

6. 关于抑制性突触后电位的产生过程，以下叙述正确的是

A. 突触后膜去极化
B. 突触后膜对 Ca^{2+}、K^+ 的通透性增大
C. 突触前轴突末梢超极化
D. 突触后膜电位负值增大，出现超极化
E. 突触后膜对 Na^+、K^+，特别是 K^+ 的通透性增大

7. 突触前抑制的发生主要是由于

A. 抑制性中间神经元兴奋
B. 突触后膜超极化
C. 突触前膜释放抑制性递质
D. 突触前膜超极化
E. 突触前膜兴奋性递质去极化

8. 单胺类递质不包括

A. 5－羟色胺　B. 去甲肾上腺素
C. 多巴胺　D. 肾上腺素
E. γ－氨基丁酸

9. 交感神经节后纤维的递质为

A. 5－羟色胺　B. 去甲肾上腺素
C. 乙酰胆碱　D. 多巴胺
E. 去甲肾上腺素或乙酰胆碱

10. 在外周神经中，以乙酰胆碱作为神经递质的部位不包括下列哪一项

A. 所有副交感神经节后纤维末梢
B. 所有自主性神经节前纤维末梢
C. 躯体运动神经末梢
D. 小部分交感神经节后纤维末梢
E. 所有交感神经节后纤维末梢

11. 5－羟色胺神经元主要集中在脑内的

A. 丘脑　B. 脑桥核
C. 纹状体　D. 疑核
E. 脑干中缝核

12. 中枢抑制性递质为

A. 肾上腺素、去甲肾上腺素
B. 谷氨酸、门冬氨酸
C. γ－氨基丁酸钠、甘氨酸
D. 多巴胺、酪氨酸
E. 乙酰胆碱

13. 骨骼肌的牵张反射可以使

A. 受牵拉的肌肉发生收缩
B. 其他关节的肌肉也同时发生收缩
C. 同一关节的拮抗肌发生抑制
D. 同一关节的协同肌发生抑制
E. 伸展肌和屈曲肌都收缩

14. 运动单位指的是

A. 一组可以产生某一动作的肌肉群
B. 一组具有相同功能的运动神经元
C. 一个运动神经元
D. 一束肌纤维
E. 一个 α 运动神经元及其所支配的全部肌纤维所组成的功能单位

15. 当交感神经兴奋时，可以产生
A. 消化道括约肌舒张　B. 逼尿肌收缩
C. 瞳孔缩小　D. 妊娠子宫收缩
E. 支气管平滑肌收缩

16. 下列选项中，属于副交感作用的是
A. 瞳孔扩大　B. 骨骼肌血管舒张
C. 逼尿肌收缩　D. 糖原分解增加
E. 消化道括约肌收缩

17. 下列选项中，属于 M 型受体阻断剂的是
A. 十烃季铵　B. 艾司洛尔
C. 阿托品　D. 三甲噻方
E. 酚妥拉明

18. 下丘脑的功能是
A. 皮质下较高级的交感中枢
B. 皮质下重要的运动中枢
C. 调节内脏活动的较高级中枢
D. 皮质下较高级的副交感中枢
E. 内脏、内分泌和躯体运动的整合中枢

19. 摄食中枢位于
A. 下丘脑内侧区　B. 下丘脑后侧
C. 下丘脑前侧　D. 下丘脑外侧区
E. 乳头体核

20. 两侧瞳孔不等大，左大于右，不可能的原因是
A. 右侧颈交感神经受损
B. 左侧动眼神经副核受损
C. 左侧动眼神经受损
D. 顶盖前区受损
E. 脊髓胸段 1、2 节右半受损

21. 突触前抑制的特征是突触后膜
A. 兴奋性先升高后降低　B. 兴奋性降低
C. 兴奋性升高　D. 超极化
E. 兴奋性没有变化

22. 区别人类与动物的主要特征为
A. 具有第一信号系统
B. 具有非条件反射和条件反射
C. 具有较强适应环境能力
D. 具有第一和第二两个信号系统
E. 具有学习和记忆能力

23. 关于去同步睡眠的叙述，下列错误的是
A. 各种感觉功能进一步减退
B. 脑电图出现去同步化快波
C. 出现快速眼球运动
D. 自主神经功能不稳定和做梦
E. 四肢肌肉强直

24. 迷走神经的生理功能不包括
A. 使胃液、胰液分泌
B. 使心跳减慢、心肌收缩减弱
C. 使支气管平滑肌收缩
D. 促进胃肠运动
E. 使逼尿肌舒张、括约肌收缩

25. 损伤布洛卡（Broca）三角区可以导致
A. 感觉性失语症　B. 失读症
C. 失写症　D. 运动性失语症
E. 失听症

26. 减少脑氧代谢率的因素主要是
A. 癫痫样发作　B. 唤醒
C. 活动　D. 氯胺酮
E. 睡眠

27. 下列选项中，哪项生理活动不是由副交感神经调节的
A. 缩瞳　B. 排便
C. 排尿　D. 发汗
E. 受惊时面色苍白

28. 通过眶上裂的神经不包括
A. 眼神经　B. 动眼神经
C. 视神经　D. 滑车神经
E. 展神经

29. 关于网状结构，以下哪项结构除外
A. 丘脑　B. 中脑
C. 脑桥　D. 延髓
E. 蓝斑核

30. 关于网状结构上行激活系统的叙述，下列错误的是
A. 网状结构上行激活系统包含了多个神经核团和神经纤维，是特异投射系统的重要部位
B. 感觉上行传导束通过脑干时，存在侧支进入网状结构上行激活系统
C. 具有多突触接替的特征
D. 其中的神经元可以受到来自身体不同部位的感觉信息的影响
E. 不是一种特定感觉的共同传导途径

31. 椎动脉穿过枕骨大孔进颅后，构成下列哪条血管
A. 基底动脉　B. 前交通动脉
C. 大脑后动脉　D. 后交通动脉
E. 大脑前动脉

32. 头部的哪条静脉或者静脉窦通常回流入颈外静脉
A. 枕静脉
B. 上矢状窦

C. 大脑大静脉（Galen 静脉）
D. 海绵窦
E. 翼丛

33. 异氟烷对中枢神经系统的抑制与浓度相关，在 1MAC 以内时，关于脑电波频率及波幅，正确的是
A. 脑电波频率及波幅均增高
B. 脑电波频率及波幅均降低
C. 脑电波波幅增高，但脑电波频率减少
D. 脑电波波幅减少，但脑电波频率增高
E. 脑电波频率及波幅均不变

34. 关于地氟烷对中枢神经系统的影响，下列叙述错误的是
A. 在维持适当的麻醉深度和适当的过度通气的前提下，地氟烷可以用于颅内顺应性降低的患者
B. 对于无颅内病变患者，当快速吸入地氟烷浓度低于 0.5MAC 时，将损害脑血管的静态和动态自动调节功能
C. 对于颅内顺应性降低的患者，不宜单纯应用地氟烷诱导麻醉
D. 1MAC 地氟烷抑制脑代谢与其他麻醉药物相似，而降低脑氧代谢比其他麻醉药物显著
E. 地氟烷具有一定的脑保护作用

35. 动脉血氧含量可影响脑血流量，当动脉血氧分压高于 50mmHg 时，关于脑血流量，正确的是
A. 不受影响　B. 增加
C. 降低　D. 可增加到正常的 2 倍
E. 可增加到正常的 4 倍

36. 静脉麻醉药物中唯一能够兴奋脑功能的药物是
A. 氯胺酮　B. 硫喷妥钠
C. 丙泊酚　D. 咪达唑仑
E. 氟哌利多

37. 下列关于脑血流量（CBF）的叙述，正确的是
A. CBF 的正常值是 150ml/(100g · min)
B. 与灰质相比，白质部分的 CBF 更大
C. CBF 会随着 $PaCO_2$ 的增加呈对数增加
D. 吸入性麻醉药导致 CBF 呈剂量依赖性降低
E. 当 PaO_2 高于 60mmHg 时，CBF 不会随着 PaO_2 的改变而改变

38. 下列与肺功能无关的是
A. 气体交换
B. 合成、激活和分解生物活性物质
C. 调节体内电解质平衡
D. 防御功能
E. 过滤

39. 下列哪一项为气体交换场所
A. 支气管　B. 气管
C. 鼻腔　D. 纤毛
E. 肺泡

40. 下列哪一项是维持胸内负压的必要条件
A. 胸膜腔密闭
B. 肺泡表面活性物质均匀分布
C. 吸气肌收缩
D. 呼气肌收缩
E. 肺泡压低于大气压

41. 评价肺通气功能较好的指标是
A. 肺活量　B. 功能余气量
C. 潮气量　D. 时间肺活量
E. 潮气量与肺活量之比

42. 肺顺应性指的是
A. 对抗人工呼吸的能力
B. 在单位压力下引起的肺容量改变
C. 顺应人工呼吸的能力
D. 对呼吸肌做功大小的适应性
E. 每一呼吸周期呼吸肌的做功

43. 影响静态顺应性的主要因素为
A. 气道阻力　B. 潮气量
C. 功能残气量　D. 肺组织弹性
E. 呼吸肌肌力

44. 影响动态顺应性的主要因素为
A. 功能残气量　B. 肺组织弹性
C. 气道阻力　D. 潮气量
E. 呼吸肌肌力

45. 内呼吸指的是
A. 不同肺泡之间的气体交换
B. 肺泡气与血液之间的气体交换
C. 外界空气与肺泡气之间的气体交换
D. 组织细胞与毛细血管血流之间的气体交换
E. 细胞器之间的气体交换

46. 平静呼吸时肺通气的阻力主要为
A. 胸腔内的组织黏滞力
B. 胸廓的惯性阻力
C. 气体进出气道时产生的摩擦力
D. 胸廓和肺的弹性阻力
E. 肺组织移位的惯性阻力

47. 肺循环与体循环相比，其主要特点是
A. 平均压力低　B. 每分钟流量大
C. 脉压小　D. 阻力高

E. 无交感神经分布

48. 气道阻力主要发生于

A. 鼻部　　B. 支气管

C. 气管　　D. 喉部

E. 细支气管

49. 静脉血中 CO_2 主要以下列哪一种形式存在

A. 碳酸氢盐　　B. CO_2

C. 碳酸盐　　D. 碳酸

E. CO_2 与血红蛋白结合

50. 肺顺应性降低者，其呼吸特点为

A. 快而深　　B. 快而浅

C. 正常　　D. 慢而深

E. 慢而浅

51. 呼吸道的作用是

A. 过滤和清洁吸入气体　　B. 加湿

C. 加温　　D. 引起防御反射

E. 以上都是

52. 关于呼吸过程，下列叙述正确的是

A. 肺呼吸和组织呼吸

B. 外呼吸和气体在血液中的运输

C. 外呼吸和内呼吸

D. 肺呼吸、气体在血液中的运输和组织呼吸

E. 以上都不是

53. 间歇正压呼吸对机体正常生理功能产生影响的原因是

A. 产生气道跨壁压变化

B. 产生的腹内压变化

C. 保证了机体的氧供

D. 肺内压和胸腔内压力的增高

E. 产生的小气道扩张

54. 当呼吸动作产生时，肺内压在何处时与大气压相等

A. 吸气初和吸气末　　B. 呼气末和吸气末

C. 呼吸末和呼气初　　D. 吸气初和呼气末

E. 吸气初和呼气初

55. FVC 低于多少时，术后肺部并发症的发生率明显增加

A. 10ml/kg　　B. 15ml/kg

C. 20ml/kg　　D. 25ml/kg

E. 30ml/kg

56. 肺的主要呼吸功能是

A. 气体交换功能　　B. 过滤功能

C. 代谢功能　　D. 调节酸碱平衡功能

E. 防御功能

57. 肺通气的原动力为

A. 胸廓的节律性运动

B. 大气压和肺内压之差

C. 肺内压的变化

D. 肋间内肌和外肌的舒缩活动

E. 胸内压的变化

58. 肺泡回缩力主要来自于

A. 肺泡壁的弹性纤维

B. 肺泡表面活性物质

C. 肺泡膜的液体分子层表面张力

D. 胸内负压

E. 胸廓弹性回缩

59. 中枢化学感受器的敏感刺激为

A. 脑脊液中的 CO_2　　B. H^+ 浓度

C. 正常浓度的 CO_2　　D. 脑脊液中的 H^+

E. 动脉血氧分压降低

60. 位于延髓腹外侧浅表部位的中枢化学感受器，敏感刺激为

A. 氧分压下降　　B. 氢离子

C. 二氧化碳　　D. 氮气

E. 钠离子

61. 呼吸中枢的正常兴奋依赖于

A. 低浓度的 O_2　　B. 正常浓度的 CO_2

C. 高浓度的 CO_2　　D. 正常浓度的 O_2

E. H^+ 浓度

62. 肺牵张反射的传入神经为

A. 肋间神经　　B. 窦神经

C. 膈神经　　D. 迷走神经

E. 主动脉神经

63. 缺氧引起呼吸深快的主要原因是

A. 刺激主动脉弓、颈动脉窦压力感受器

B. 刺激中枢化学感受器

C. 直接刺激呼吸中枢

D. 刺激主动脉体、颈动脉体化学感受器

E. 刺激主动脉体、颈动脉体压力感受器

64. PCO_2 升高导致呼吸深快的主要原因是

A. 刺激颈动脉窦压力感受器

B. 刺激中枢化学感受器

C. 直接刺激呼吸中枢

D. 刺激颈动脉体化学感受器

E. 刺激主动脉体化学感受器

65. 时间肺活量第 1 秒末的正常值为肺活量的多少

A. 86%　　B. 96%

C. 99%　　D. 83%

E. 80%

66. O_2在血液中存在的主要结合形式为

A. HbO_2　　B. 氨基甲酸血红蛋白

C. $HbCO_3$　　D. 游离氧

E. $H_2O \cdot O_2$

67. 切断双侧迷走神经后，呼吸发生的改变是

A. 呼气时相缩短　　B. 呼吸幅度变小

C. 呼吸频率加快　　D. 呼吸变深变慢

E. 血液二氧化碳张力暂时升高

68. 呼吸的基本节律产生于

A. 大脑皮层呼吸神经元

B. 脑桥呼吸中枢

C. 延髓呼吸神经元

D. 小脑局部神经元回路

E. 脊髓前角支配呼吸肌的运动神经元

69. 氧存在的主要部位是

A. 血浆　　B. 肺

C. 红细胞　　D. 线粒体

E. 脑

70. 去除外周化学感受器后，$PaCO_2$ 至少升高至多少才会刺激中枢化学感受器

A. 1mmHg　　B. 2mmHg

C. 3mmHg　　D. 4mmHg

E. 10mmHg

71. 肺牵拉感受器与迷走神经传入纤维参与的反射是

A. Brudzinski 反射　　B. Herring－Breuer 反射

C. Bain－Bridge 反射　　D. Moro 反射

E. B－J 反射

72. 在下列哪种情况下，左右两侧肺的通气大致相同

A. 清醒正常人坐位　　B. 清醒正常人站立位

C. 清醒正常人仰卧位　　D. 清醒正常人侧卧位

E. 上述均不对

73. 下列各项中，最直接了解组织有效供氧量的方法是

A. PaO_2　　B. P_AO_2

C. $PaCO_2$　　D. P_VO_2

E. 甲床颜色

74. 小支气管阻力占气道总阻力的多少

A. 1/10　　B. 1/15

C. 1/20　　D. 1/25

E. 1/30

75. 心室肌细胞的生理特性不包括

A. 传导性　　B. 自律性

C. 兴奋性　　D. 收缩性

E. 有效不应期长

76. 影响心肌收缩性的主要超微结构是

A. 横桥　　B. 闰盘

C. 细胞核　　D. 细胞膜

E. 线粒体

77. 下列离子中，在心肌收缩中起关键作用的是

A. K^+　　B. Na^+

C. Cl^-　　D. Ca^{2+}

E. Mg^{2+}

78. 心肌在整个收缩期内，不再接受刺激而产生扩布性兴奋的原因是

A. 阈电位绝对值太高

B. 刺激强度不够

C. 膜电位绝对值太高

D. 兴奋性正处于有效不应期

E. 兴奋性正处于相对不应期

79. 冠状动脉主要起源于

A. 三尖瓣膜附近　　B. 乏氏窦

C. 冠状窦　　D. 二尖瓣膜附近

E. 窦房结

80. 冠脉循环的主要调节因素为

A. 主动脉舒张压　　B. 肺动脉楔压

C. 主动脉收缩压　　D. 主动脉平均压

E. 中心静脉压

81. 下列关于冠脉循环的叙述，错误的是

A. 静息时 70kg 成人冠状循环血量为 225ml

B. 心内膜下阻力血管张力比心外膜低

C. 心脏收缩时心内膜下血供明显增加

D. 最大活动时能增加至 10%

E. 左心室舒张期末压升高，冠状血流减少

82. 冠状动脉灌注压在多少时，具有自动调节功能

A. 35～105mmHg　　B. 60～150mmHg

C. 50～135mmHg　　D. 75～165mmHg

E. 90～180mmHg

83. 下列选项中，符合冠状动脉循环生理的是

A. 行走于心内膜表面

B. 收缩期心室外膜血流量和心内膜下相同

C. 发生冠脉闭塞时，心内膜下心肌易引起缺血

D. 心肌外层的血氧分压低于内层

E. 舒张期冠脉扩张，心内膜下心肌血供减少

84. 毛细血管通透性增加的因素不包括

A. 血液渗透压增高　　B. pH 下降

C. 体温升高　　D. 缺氧

E. 组胺释放

85. 毛细血管前括约肌活动的主要影响因素为

A. 肾上腺髓质释放的肾上腺素
B. 组织局部代谢产物
C. 交感神经末梢释放的去甲肾上腺素
D. 交感舒血管纤维释放的乙酰胆碱
E. 肾脏近球细胞释放的肾素

86. 当血压下降至多少时，颈动脉窦和主动脉弓压力感受器基本丧失功能

A. 160～180mmHg　　B. 140～160mmHg
C. 120～140mmHg　　D. 80～100mmHg
E. 50～60mmHg

87. 可使心输出量减少的因素不包括

A. 切断支配心脏的交感神经
B. 颈动脉窦内压力升高
C. 迷走神经传出纤维兴奋
D. 增加心舒张末期容积
E. 缺氧、酸中毒

88. 关于左室的压力－容量关系，下列叙述错误的是

A. 后负荷及心室收缩力不变，前负荷增加时，SV 及 EF 增加
B. 前负荷及收缩力不变，后负荷降低时，SV 及 EF 增加
C. 前负荷及收缩力不变，后负荷增加时，SV 及 EF 下降
D. 前、后负荷不变，收缩力减弱时，SV 及 EF 下降
E. 前、后负荷不变，收缩力增加时，SV 及 EF 增加

89. 房室延搁的生理意义是

A. 增强心肌的收缩能力
B. 使心房、心室不会同时收缩
C. 使心室肌不会产生完全强直收缩
D. 使心室肌不应期延长
E. 使心室肌动作电位幅度增加

90. 关于慢反应动作电位，下列叙述错误的是

A. 0 期去极速度慢　　B. 0 期去极时程长
C. 0 期去极时程短　　D. 无明显的复极 1、2 期
E. 无明显的超射期

91. 下列选项中，可以反映心肌自律性高低的指标是

A. 动作电位 0 期去极化速度
B. 阈电位水平
C. 静息电位水平
D. 4 期自动去极化速度
E. 最大复极电位水平

92. 下列可使冠脉血流量增多的因素，不包括

A. 二氧化碳蓄积　　B. pH 降低
C. 缺氧　　D. 血乳酸增多
E. pH 升高

93. 大量出汗使血管升压素释放增加，主要是通过刺激以下哪种感受器

A. 入球小动脉牵张感受器
B. 血容量感受器
C. 管压力感受器
D. 渗透压感受器
E. 致密斑感受器

94. 心肌收缩力增强时，静脉回流量增加是因为

A. 动脉血压升高
B. 心收缩期房内压降低
C. 心舒张期室内压降低
D. 血流速度加快
E. 毛细血管压降低，组织液重吸收增多

95. 在心动周期中，占时间最长的时期为

A. 等容舒张期　　B. 等容收缩期
C. 心房收缩期　　D. 射血期
E. 充盈期

96. 在心动周期中，从动脉瓣关闭到下一次动脉瓣开放的时间相当于

A. 心室舒张期＋等容舒张期
B. 等容收缩期＋快速射血期
C. 心室舒张期＋等容收缩期
D. 心室舒张期＋心室收缩期
E. 心室射血期＋等容收缩期

97. 下列物质中，不会使血管平滑肌舒张的是

A. 血栓素　　B. 乙酰胆碱
C. 缓激肽　　D. 前列环素
E. 局部代谢产物

98. 肌肉运动时，肌肉血流量增加的主要原因是

A. 毛细血管主动舒张
B. 肌肉收缩时，局部代谢产物增多
C. 交感缩血管纤维紧张性活动减弱
D. 相邻不活动的肌肉血管收缩
E. 动脉血压升高

99. 关于颈动脉体和主动脉体化学感受器反射，下列叙述正确的是

A. 主动脉体传入神经随膈神经传入
B. 小体内只有神经纤维末梢
C. 颈动脉体位于颈总动脉起始部
D. 低氧血症可引起小体兴奋
E. H^+浓度增高则引起小体传入神经抑制

100. 关于颈动脉窦压力感受性反射，下列叙述正确的是
A. 在血压升高时才发挥作用
B. 对血压的升降均不起作用
C. 平时经常起作用
D. 在血压降低时才发挥作用
E. 是一种正反馈反射

101. 关于心血管压力反射的叙述，下列错误的是
A. 颈动脉窦存在压力感受器
B. 当动脉压降低时，兴奋交感神经
C. 主动脉弓的传入神经随膈神经进入脑干
D. 颈动脉窦的传入神经随舌咽神经进入脑干
E. 当动脉压升高时，兴奋迷走神经

102. 关于心迷走神经，下列叙述错误的是
A. 节前神经纤维递质为乙酰胆碱
B. 与心内神经节形成突触联系
C. 其节前纤维起源于延髓
D. 节前神经纤维递质为去甲肾上腺素
E. 节后神经纤维递质为乙酰胆碱

103. 大量失血时，首先出现的反应为
A. 脑血管强烈收缩
B. 外周阻力增加
C. 外周阻力降低
D. 毛细血管中组织液重吸收
E. 循环血液中血管紧张素Ⅱ含量增多

104. 影响正常人舒张压的因素主要为
A. 大动脉弹性　　B. 血管黏滞性
C. 阻力血管的口径　　D. 心输出量
E. 血管长度

105. 中心静脉压高低主要取决于
A. 血管容量和血量
B. 心脏射血能力和外周阻力
C. 心脏射血能力和静脉回心血量
D. 动脉血压和静脉血压
E. 外周静脉压和静脉血管阻力

106. 引起体位性低血压的原因为
A. 微动脉舒张
B. 心迷走中枢的紧张性过高
C. 交感缩血管中枢的紧张性较低
D. 下肢毛细血管扩张
E. 压力感受器敏感性降低

107. 维持交感缩血管纤维紧张性的中枢位于
A. 中枢和脑桥　　B. 下丘脑
C. 大脑　　D. 延髓
E. 脊髓中间外侧柱

108. 中枢神经系统的降压中枢位于
A. 下丘脑加压反应中枢
B. 脑桥下部前外侧区
C. 延髓前端网状结构的背外侧部
D. 中脑加压反应中枢
E. 延髓后端网状结构的腹内侧部

109. 下列物质中，升压作用最强的是
A. 肾素　　B. 血管紧张素Ⅱ
C. 肾上腺素　　D. 血管紧张素Ⅰ
E. 多巴胺

110. 心内膜存活率（EVR）的正常值是
A. 大于0.5　　B. 小于0.5
C. 大于1.0　　D. 小于1.0
E. 0.7

111. 心交感神经对心肌效应的主要机制为
A. 心肌细胞膜上Ca^{2+}通道开放几率增加
B. 增加肌钙蛋白的Ca^{2+}亲和力
C. 使复极相K^+外流减慢
D. 减慢自律细胞4期的内向电流
E. 不应期延长

112. 关于心交感神经，下列叙述正确的是
A. 其节前纤维起于T_{1-4}灰质侧角神经
B. 其节前纤维为胆碱能纤维
C. 其节后纤维为胆碱能纤维
D. 其节前纤维支持窦房结、房室结、房室束
E. 其节后纤维释放的神经递质为肾上腺素

113. 下列选项中，不会引起回心血量增加的是
A. 平卧体位
B. 心脏收缩力量增强
C. 体循环平均充盈压增大
D. 骨骼肌节律性收缩
E. 站立体位

114. 有关心力贮备，下列叙述错误的是
A. 健康者与心脏病患者如在静息时心输出量无差异，他们的心力贮备也应一样
B. 心力贮备也称为泵功能贮备
C. 心力贮备能力取决于心率及每搏输出量
D. 收缩期贮备大于舒张期贮备
E. 心力贮备是指心输出量随机体代谢需要而增加的能力

115. 构成微循环结构除外
A. 微静脉　　B. 中间微动脉
C. 微动脉　　D. 淋巴管
E. 小静脉

116. **关于微循环的调节，下列叙述错误的是**
A. 部分代谢产物也影响毛细血管舒缩
B. 毛细血管主要受体液因素的调节
C. 儿茶酚胺通常引起毛细血管平滑肌收缩
D. 氧分压高低可影响毛细血管血管阻力及密度
E. 正常情况下，氧分压对小动脉张力影响不大

117. **关于胶体渗透压，下列叙述错误的是**
A. 人体胶体渗透压主要来自于白蛋白
B. 组织间液胶体渗透压约为15mmHg
C. 人体胶体渗透压约为30mmHg
D. 是维持血管内循环血量的重要因素
E. 正常情况下，人体晶体和胶体渗透压的变化均很小

118. **增加心肌氧耗的因素不包括**
A. 后负荷增加　　B. 前负荷增加
C. 心率增快　　D. 心衰时应用洋地黄类药
E. 心肌收缩性增强

119. **肝脏的基本结构和功能单位是**
A. 肝血窦　　B. 肝小叶
C. 肝细胞　　D. 库普弗细胞
E. Glisson 系统

120. **肝小叶的基本结构包括**
A. 中央静脉、肝细胞素（板）、肝血窦、库普弗细胞、胆小管
B. 中央静脉、肝细胞、库普弗细胞、胆小管、小叶间胆管
C. 中央静脉、肝细胞素（板）、肝血窦、胆小管
D. 中央静脉、肝细胞素（板）、肝血窦、库普弗细胞
E. 中央静脉、肝细胞素、肝血窦、库普弗细胞、小叶间胆管

121. **包裹在肝脏格利森（Glisson）纤维鞘的管道是**
A. 肝动脉，肝静脉，门静脉
B. 肝动脉，门静脉，肝总管
C. 门静脉，肝静脉，肝管
D. 肝动脉，肝管，门静脉
E. 肝动脉，肝管，肝静脉

122. **关于肝肠循环，下列叙述正确的是**
A. 对肝脏药物代谢不重要
B. 对胆盐的重吸收非常重要
C. 叙述了胆囊内胆汁储存
D. 使重吸收物质免于进入体循环
E. 促进药物从胃肠道排泄

123. **肝脏产生人体体热约占**
A. 10%　　B. 20%
C. 30%　　D. 40%
E. 50%

124. **血中哪种胆红素增加会在尿中出现胆红素**
A. 肝前胆红素　　B. 结合胆红素
C. 未结合胆红素　　D. 间接反应胆红素
E. 与白蛋白结合的胆红素

125. **胆红素在血清中主要与下列哪种血浆蛋白结合**
A. β - 球蛋白　　B. 白蛋白
C. γ - 球蛋白　　D. α_1 - 球蛋白
E. α_2 - 球蛋白

126. **正常人心输出量的多少进入肝脏**
A. 25%　　B. 20%
C. 15%　　D. 10%
E. 30%

127. **肝动脉提供肝脏全部血液供应的多少**
A. 10% ~20%　　B. 20% ~30%
C. 30% ~40%　　D. 40% ~50%
E. 50% ~60%

128. **肝动脉氧供占肝氧供的比例为**
A. 20%　　B. 30%
C. 40%　　D. 50% ~60%
E. 60% ~80%

129. **肝功能障碍者容易发生**
A. 低钠、低钾、低磷、低钙
B. 低钠、低钾、高磷、低钙
C. 低钠、高钾、低磷、低钙
D. 高钠、低钾、低磷、低钙
E. 低钠、低钾、低磷、高钙

130. **肝硬化的遗传因素不包括**
A. Wilson 病
B. α_1抗胰蛋白酶缺乏症
C. 血色病
D. 抗凝血酶Ⅲ缺乏
E. 遗传性半乳糖 - 1 - 磷酸 - 尿苷酰转换酶缺乏

131. **对于严重肝功能不全，下列哪种激素灭活不受影响**
A. 雌激素　　B. 胰岛素
C. 甲状腺激素（T）　　D. 皮质醇
E. 醛固酮

132. **机体产生的乳酸经何处合成葡萄糖**
A. 脑　　B. 肾脏
C. 肝脏　　D. 心脏
E. 骨骼肌

133. 胆固醇在体内代谢的主要途径是

A. 转变成类固醇激素
B. 转变成性激素
C. 转变成维生素 D_3
D. 转变成胆汁酸
E. 在肠道胆固醇受细菌作用生成粪固醇排出

134. 谷胱甘肽结合反应发生于

A. 微粒体　B. 线粒体
C. 溶酶体　D. 高尔基复合体
E. 胞浆内

135. 关于肝神经的叙述，下列错误的是

A. 有交感神经、迷走神经的分支和右膈神经支配
B. 肝的传入感觉神经是右膈神经
C. 肝内血管由交感神经和迷走神经双重支配
D. 在肝动脉和门静脉周围形成神经丛
E. 膈神经的一部分分布在肝内及胆囊和肝胆系统，是右肩部放射性痛的来源

136. 有关肝胆的神经支配，下列叙述错误的是

A. 胆管系统受交感和副交感神经支配
B. 肝动脉和门静脉系统由交感和副交感神经支配
C. 肝动脉和门静脉由交感神经支配
D. 胆管系统仅受副交感神经支配
E. 胆管系统尚由右膈神经参与支配

137. 维生素 K 依赖的凝血因子，不包括

A. Ⅱ　B. Ⅴ
C. Ⅶ　D. Ⅸ
E. Ⅹ

138. 肾脏的基本结构和功能单位是

A. 肾小管　B. 肾小体
C. 肾小球　D. 集合管
E. 肾单位

139. 肾小球滤过率指的是

A. 单位时间内每肾生成的超滤液量
B. 单位时间内肾生成的终液量
C. 单位时间内两肾生成的超滤液量
D. 单位时间内两肾生成的终尿量
E. 每小时肾脏滤过的尿量

140. 正常成年人的肾小球滤过率为

A. 100ml/min　B. 125ml/min
C. 150ml/min　D. 180ml/min
E. 660ml/min

141. 肾脏最容易受缺氧损害的部位是

A. 肾毛细血管　B. 肾小球
C. 肾皮质　D. 肾盂
E. 肾小管

142. 当灌注压低于多少时，肾血流明显随之变化

A. 150mmHg　B. 130mmHg
C. 110mmHg　D. 100mmHg
E. 80mmHg

143. 可使肾血流量增加的因素为

A. 高度紧张　B. 疼痛
C. 剧烈运动　D. 静卧
E. 大失血

144. 肾糖阈的正常值是

A. 100～120mg/100ml　B. 100～140mg/100ml
C. 160～180mg/100ml　D. 180～200mg/100ml
E. 200～240mg/100ml

145. 安静时，正常成人每分钟通过肾脏的血液循环量为

A. 1500ml　B. 500～1200ml
C. 1000～1250ml　D. 1000～1500ml
E. 2000ml

146. 正常肾血流约占心输出量的

A. 5%　B. 10%
C. 15%　D. 20%
E. 30%

147. 肾血流量能够适应于泌尿功能，主要依赖于

A. 心输出量　B. 体液调节
C. 神经调节　D. 肾动脉血压
E. 自身调节

148. 肾素的分泌部位是在

A. 致密斑　B. 近球细胞
C. 肾小球　D. 肾小管
E. 下丘脑

149. 导致肾素分泌增加的因素不包括下列哪项

A. 肾小球滤过的 Na^+ 减少
B. 动脉血压降低
C. 循环血量减少
D. 肾小球滤过的 K^+ 减少
E. 交感神经兴奋

150. 下列选项中，可引起肾素（血管紧张素原酶）分泌的是

A. 肾动脉低血压、肾小管远端低钠
B. 肾动脉高血压、肾小管近端高钠
C. 肾动脉高血压、肾小管远端高钠
D. 肾动脉低血压、肾小管近端高钠
E. 肾动脉压与肾素分泌无关

151. 抗利尿激素主要作用于

A. 髓袢升支　B. 髓袢降支
C. 近球小管　D. 远曲小管和集合管
E. 输尿管

152. 抗利尿激素的主要作用为

A. 增加近曲小管对水的通透性
B. 抑制髓袢升支粗段主动重吸收 Na^+ 和 Cl^-
C. 提高远曲小管和集合管上皮细胞对水的通透性，促进水的吸收
D. 使尿量增加
E. 降低内髓部集合管对尿素的通透性

153. 大量失血导致抗利尿激素释放主要是刺激了

A. 入球小动脉牵张感受器
B. 血容量感受器
C. 血管压力感受器
D. 渗透压感受器
E. 致密斑感受器

154. 静脉快速注射大量生理盐水导致尿量增多的主要原因是

A. 肾血流量增加
B. 肾小球毛细血管血压升高
C. 血浆蛋白稀释胶体渗透压降低
D. 动脉血压升高
E. 晶体渗透压降低

155. 肾小管分泌 H^+ 随尿液排出体外的形式主要为

A. HCl　B. NH_4^+
C. H_2O　D. H_2CO_3
E. H^+ 本身

156. 大量出汗导致抗利尿激素释放增加主要是刺激了

A. 入球小动脉牵张感受器
B. 血容量感受器
C. 血管压力感受器
D. 渗透压感受器
E. 致密斑感受器

157. 正常人尿量每天为

A. 500～1000ml　B. 1500～2000ml
C. 2000～2500ml　D. >2500ml
E. ≤1000ml

158. 每昼夜尿量在下列哪个范围属于少尿

A. <100ml　B. 100～400ml
C. 500～1000ml　D. 1000～1500ml
E. <1500ml

159. 糖尿病患者尿量多的主要原因是

A. 水利尿
B. 抗利尿激素分泌增加
C. 抗利尿激素分泌减少
D. 渗透性利尿
E. 水利尿与渗透性利尿

160. 促进远曲小管和集合管重吸收 Na^+ 的激素是

A. 肾素　B. 抗利尿激素
C. 醛固酮　D. 血管紧张素
E. 心钠素

161. 醛固酮是由下列哪一项分泌的

A. 肾上腺皮质束状带　B. 肾上腺皮质嗜铬细胞
C. 肾上腺皮质球状带　D. 肾上腺皮质网状带
E. 肾上腺髓质

162. 醛固酮的作用主要为

A. 保钠保镁　B. 保钠排钾
C. 保钾排钠　D. 排氢保钠
E. 排钠保氢

163. 肾交感神经起源于

A. 胸 4 至腰段脊髓　B. 胸 2～4
C. 胸 4～6　D. 胸 4～10
E. 胸 6～12

164. 关于内分泌系统的叙述，下列正确的是

A. 激素无需通过血液循环，直接进入靶细胞而发挥作用
B. 腺体分泌物通过导管直接进入血液
C. 内分泌腺体及其产生激素的总称
D. 内分泌腺体和分散于机体各处的内分泌组织及细胞构成一个总的系统
E. 是除外分泌腺的所有腺体构成的系统

165. 内分泌系统固有的内分泌腺有

A. 垂体、甲状腺、甲状旁腺、肾上腺、性腺、胰岛
B. 甲状腺、甲状旁腺、肾上腺、性腺、胰岛
C. 下丘脑、垂体、甲状腺、甲状旁腺、肾上腺、胰岛
D. 下丘脑、垂体、甲状腺、甲状旁腺、肾上腺、性腺
E. 垂体、甲状腺、甲状旁腺、肾上腺、性腺

166. 内分泌是指内分泌腺或组织所分泌的激素

A. 通过血液传递
B. 直接作用于自身细胞
C. 通过细胞外液邻近传递
D. 通过细胞外液局部传递
E. 在细胞内直接作用

167. 蛋白质和肽类激素借助于下列哪个离子传递信息

A. 钾　B. 钠
C. 氯　D. 钙
E. 氢

168. 由下丘脑视上核与室旁核分泌的激素是

A. 醛固酮　B. 催乳素
C. 精氨酸加压素　D. 降钙素
E. 生长抑素

169. 主要通过细胞膜受体起作用的激素是

A. 甲状腺素　B. 盐皮质激素
C. 糖皮质激素　D. 甲状旁腺激素
E. 促甲状腺激素

170. 松果体可分泌的激素是

A. 褪黑素　B. 生长素
C. 促性腺激素释放激素　D. 促甲状腺激素释放激素
E. 皮质醇

171. 由下丘脑分泌并储存于神经垂体的激素是

A. 抗利尿激素、缩宫素
B. 黄体生成素、促卵泡素
C. 促甲状腺激素释放激素
D. 生长抑素
E. 催乳素

172. "神经激素"是指

A. 神经系统内存在的激素
B. 神经细胞分泌的激素
C. 作用于神经细胞的激素
D. 作用方式类似神经递质的激素
E. 具有酶功能的神经递质

173. "局部激素"是指

A. 通过血液作用于远距离靶细胞的激素
B. 通过细胞间液扩散至邻近细胞的激素
C. 通过缝隙连接扩散至相邻靶细胞的激素
D. 在突触局部释放的激素
E. 作用于分泌细胞自身的激素

174. 类固醇激素是

A. 甲状腺激素　B. 胰岛素
C. 催乳素　D. 降钙素
E. 雌二醇

175. 下列选项中，属于蛋白质类激素的是

A. 促胃液素　B. 醛固酮
C. 睾酮　D. 生长素
E. 前列腺素

176. 血中激素浓度极低，但生理作用却非常明显的原因是

A. 激素随血液分布全身
B. 激素与受体结合的时间非常长
C. 激素的半衰期非常长
D. 细胞内存在高效能的生物放大系统
E. 激素的特异性很高

177. 体内最重要的内分泌腺体为

A. 胰岛　B. 肾上腺
C. 性腺　D. 甲状腺
E. 腺垂体

178. 下列分泌胰岛素的细胞为

A. 胰腺 B 细胞　B. 胰腺 D 细胞
C. 胰腺 PP 细胞　D. 胰腺 D_1 细胞
E. 胰腺 A 细胞

179. 基础代谢率

A. 与体重成正比　B. 与体重成反比
C. 与体表面积成正比　D. 与体表面积成反比
E. 与身高成正比

180. 下列食物中，特殊动力作用最强的是

A. 蛋白质　B. 维生素
C. 脂肪　D. 糖
E. 混合食物

181. 创伤、手术和麻醉时的应激为机体所产生的一种

A. 损害性全身反应　B. 非特异性防御反应
C. 特异性全身反应　D. 代偿性全身反应
E. 防御性全身反应

182. 下列成分中，在创伤后免疫和代谢反应中非常重要，其血浓度低于正常值的50%时，创伤或感染的病死率将大大提高的是

A. 前列腺素　B. 白三烯
C. 补体　D. 白介素-1（IL-1）
E. C-反应蛋白

183. 应激反应时，体液代谢主要改变为

A. 增加 K^+ 的排出量　B. 增加 Ca^{2+} 的排出量
C. 增加水的排出量　D. 增加 Na^+ 的排出量
E. 增加 Mg^{2+} 的排出量

184. 大量体液丢失后如只输注葡萄糖，可导致

A. 等渗性脱水　B. 低渗性脱水
C. 高渗性脱水　D. 水中毒
E. 高血糖症

185. 据目前研究的结果，下列导致围术期机体应激最强的是

A. 麻醉方法　B. 室内环境

C. 手术创伤　　D. 麻醉药物
E. 出血量

186. 中胸段硬膜外阻滞可消除或减弱多种激素水平的升高，但不影响
A. 生长激素　　B. 皮质醇
C. 醛固酮　　D. 肾上腺素
E. 胰高血糖素

187. 应激时呼吸系统的变化不包括
A. 肺动脉压降低
B. 肺泡－动脉血氧分压增加
C. 通气/血流比值失调
D. 肺毛细血管通透性增加
E. 严重时出现动脉血氧分压下降

188. 关于代谢高涨期，下列叙述错误的是
A. 心输出量增加　　B. 体温升高
C. 代谢率增加　　D. 血浆儿茶酚胺水平增加
E. 正氮平衡

189. 免疫系统包括
A. 免疫器官、免疫细胞
B. T 细胞、B 细胞
C. 胸腺、骨髓
D. 免疫器官、免疫分子
E. 免疫器官、免疫细胞、免疫分子

190. 在两个不同种组织和细胞中存在的不同抗原是
A. 异嗜性抗原　　B. 异种抗原
C. 同种异型抗原　　D. 相容性抗原
E. 共同抗原

191. 在人血清中含量最高的 Ig 为
A. IgE　　B. IgA
C. IgM　　D. IgG
E. IgD

192. 吞噬细胞可识别抗原－抗体复合物，主要是因其表面有
A. Fc 受体　　B. SmIg
C. 受体　　D. C_3b 受体
E. sIgA

193. 下列产生 IgE 的细胞是
A. 巨噬细胞　　B. B 淋巴细胞
C. T 淋巴细胞　　D. 肥大细胞
E. 嗜碱性粒细胞

194. 免疫自稳功能低下者容易发生
A. 病毒持续感染　　B. 超敏反应
C. 肿瘤　　D. 自身免疫病
E. 免疫缺陷病

195. 胸腺的主要作用为
A. T 细胞发生场所
B. B 细胞产生免疫应答的场所
C. T 细胞成熟、分化场所
D. B 细胞定居场所
E. T 细胞定居场所

196. 化验结果显示：HbsAg（＋）、HbeAg（＋）、抗－HBc（＋）、抗－HBe（－）、抗－HBs（－），该患者最可能为
A. 乙型肝炎恢复期
B. 急性乙型肝炎
C. 乙型肝炎病毒感染潜伏期
D. 急性甲型肝炎
E. 乙肝疫苗接种后的反应

197. 促进造血干细胞分化为髓系和淋巴系干细胞的是
A. IL－1　　B. IL－2
C. IL－3　　D. IL－8
E. EPO

198. 调控 I 型超敏反应的细胞是
A. B 细胞　　B. T 细胞
C. 巨噬细胞　　D. NK 细胞
E. 嗜酸性粒细胞

199. 能分化为巨噬细胞的前体细胞为
A. 单核细胞　　B. 嗜酸性粒细胞
C. T 细胞　　D. B 细胞
E. 红细胞

200. 患者，男，31 岁。在全身麻醉下行窦道手术，患者基础血压为 120/80mmHg。进行气管插管时，麻醉偏浅，血压升高至 175/90mmHg。假设颅内压不变，此时血压升高对该患者的脑血流的影响是
A. 脑血管扩张，脑血流减少
B. 脑血管扩张，脑血流增加
C. 脑血管收缩，脑血流减少
D. 脑血管收缩，脑血流增加
E. 脑血管收缩，脑血流不变

201. 患者，男，44 岁。血清胆红素 30.2μmol/L，白蛋白 39g/L，PT 为 14 秒，无腹水及神经系统异常，营养佳，根据 Child－Pugh 分级，肝脏功能可分为
A. A 级　　B. B 级
C. C 级　　D. 肝功能衰竭
E. 肝功能极差

202. 患者，女，41 岁。诊断为梗阻性黄疸。经维生素 K

治疗3天以上，凝血酶原时间仍比对照值延长5秒，提示为

A. 血小板异常　B. 脾功能亢进
C. 血友病　D. 胆道肿瘤
E. 存在肝细胞病变

203. 患者，女，26岁。原发性甲状腺功能亢进。术前用碘剂和硫氧嘧啶治疗无效，改用普萘洛尔后基础代谢率和心率等达到手术要求，于术前半小时肌内注射苯巴比妥和阿托品，在颈丛阻滞麻醉下行甲状腺大部分切除术，术中患者心率增至180次/分。其原因为

A. 精神紧张　B. 休克代偿期
C. 术前应用阿托品　D. 手术刺激
E. 甲状腺危象早期

二、多选题

1. 神经纤维传导兴奋的特征包括

A. 相对不疲劳　B. 单向传导性
C. 结构和功能的完整性　D. 绝缘性
E. 干扰性

2. 可兴奋细胞包括

A. 神经细胞　B. 平滑肌细胞
C. 腺细胞　D. 骨细胞
E. 骨骼肌细胞

3. 下列有关突触的叙述，正确的是

A. 突触部位具有不易疲劳性
B. 神经元之间信息传递的主要方式为突触传递
C. 两个神经元之间在结构上最紧密连接的部位称突触
D. 兴奋经过突触时速度减慢，有时间延搁
E. 兴奋经过突触时速度加快，无时间延搁

4. 关于抑制性突触后电位，下列叙述正确的是

A. 幅度较兴奋性突触后电位大
B. 有总和现象
C. 是“全或无”式的
D. 是突触后膜对Cl^-的通透性减少的结果
E. 是突触后膜对Cl^-的通透性增加的结果

5. 中枢神经递质包括

A. 氨基酸类　B. 单胺类
C. 乙酰胆碱　D. 肽类
E. 组胺

6. 丘脑非特异性投射系统的功能包括

A. 维持大脑皮质的兴奋状态
B. 激发大脑皮质发出传出神经冲动
C. 改变大脑皮质的兴奋状态
D. 引起特定感觉
E. 激发小脑皮质发出传出神经冲动

7. 与皮肤痛相比，内脏痛具有以下哪些特征

A. 对切割、烧灼刺激不敏感
B. 缓慢、持续、定位不精确、对刺激的分辨能力强
C. 缓慢、持续、定位不精确、对刺激的分辨能力差
D. 对机械性牵拉、缺血、痉挛和炎症刺激较敏感
E. 内脏疾病往往可引起牵涉痛

8. 副交感神经支配

A. 心肌　B. 泌尿生殖器官
C. 骨骼肌血管　D. 皮肤血管
E. 肾上腺髓质

9. 下列对肾上腺素能受体的叙述，错误的是

A. 能与儿茶酚胺结合并产生生理效应
B. 艾司洛尔可消除去甲肾上腺素的升压效应
C. α受体存在于突触后膜和突触前膜
D. 心肌上有α和β受体，α受体效应明显
E. 中枢和外周均有肾上腺素能受体

10. 副交感神经的作用包括

A. 促进排便　B. 促进排尿
C. 瞳孔散大　D. 增加出汗
E. 瞳孔缩小

11. 下丘脑的主要功能有

A. 稳定血压　B. 合成腺垂体激素
C. 节律性呼吸　D. 稳定体温
E. 调节腺垂体激素

12. 关于优势半球的概念，下列叙述错误的是

A. 是语言功能占优势的一侧
B. 多为右侧大脑半球
C. 多为左侧大脑半球
D. 少年时受损可在对侧重建
E. 与用哪只手劳动习惯无关

13. 关于第二信号系统，下列叙述错误的是

A. 属于抽象信号系统
B. 是在第一信号的基础上逐渐形成的
C. 是区别人和动物的主要特征
D. 属于具体信号系统
E. 与第一信号系统无关

14. 慢波睡眠的生物学意义主要在于

A. 促进精力恢复　B. 促进生长
C. 促进记忆　D. 促进体力恢复
E. 促进条件反射形成

15. 关于条件反射的特点和生物学意义，下列叙述正确

的是

A. 具有极大的易变性

B. 后天形成但数量有限制

C. 后天形成、数量不受限制

D. 具有高度的适应性

E. 可脱离非条件反射单独形成

16. 紧张性牵张反射的特点主要有

A. 对抗重力的影响

B. 注药维持躯体姿势

C. 主要使受牵拉的肌肉收缩

D. 引起反射的感受器是肌梭

E. 引起反射的感受器是环层小体

17. 突触传递的特征包括

A. 单向传导　　B. 突触延搁

C. 相对不易疲劳　　D. 总和

E. 对内环境变化敏感

18. 内脏痛的特点包括

A. 定位精确　　B. 对炎症敏感

C. 对牵拉敏感　　D. 有牵涉痛

E. 对缺血敏感

19. 下列关于瞳孔对光反射的叙述，错误的是

A. 强光可使瞳孔缩小，弱光可使瞳孔变化不大

B. 看近物时，晶状体前凸

C. 看近物时，瞳孔扩大

D. 光照一侧瞳孔时，两侧瞳孔都缩小

E. 看近物时，副交感神经兴奋

20. 下列关于乙酰胆碱的叙述，错误的是

A. 乙酰胆碱由血浆假性胆碱酯酶水解成乙酰和胆碱

B. 与终板膜胆碱能受体结合产生去极化

C. 其水解产物乙酰和胆碱于神经末梢经乙酰胆碱化酶作用再合成乙酰胆碱

D. 神经末梢释放乙酰胆碱须有镁离子存在

E. 在一定范围内，乙酰胆碱的释放随着钙离子的浓度升高而增加

21. 吸入性麻醉药物均能

A. 扩张脑血管　　B. 增加脑血流

C. 增加脑血容量　　D. 增加颅内压

E. 增加眼内压

22. 关于氧化亚氮对中枢神经系统的影响，正确的是

A. 吸入60%～70%氧化亚氮可以产生脑血管扩张

B. 颅内压升高的患者吸入50%以上浓度的氧化亚氮可以引起颅内压升高

C. 吸入50%～70%的氧化亚氮可以引起患者意识消失

D. 吸入50%～70%的氧化亚氮，患者的脑电图表现为α节律消失和以δ波叠加的快波

E. 吸入80%的浓度并联合应用肌肉松弛药时，患者的脑电图表现为4～6Hz的慢波

23. 恩氟烷麻醉时若动脉压保持不变，则

A. 脑血管扩张　　B. 脑血流量增加

C. 颅内压升高　　D. 脑氧耗量增加

E. 脑血流量降低

24. 关于恩氟烷对中枢神经系统的影响，叙述正确的是

A. 吸入低浓度恩氟烷会导致脑电活动增强

B. 恩氟烷会引起持久的中枢神经系统功能改变

C. 高浓度恩氟烷吸入时，可能出现面及四肢肌肉强直性阵挛性抽搐

D. 升高 $PaCO_2$ 值可使棘波的阈值升高

E. 恩氟烷可用于癫痫或阻塞性脑血管疾病的治疗

25. 关于异氟烷对中枢神经系统的抑制作用，叙述正确的是

A. 1.5MAC 异氟烷麻醉时，出现等电位波

B. 2MAC 异氟烷麻醉时，出现暴发性抑制

C. 0.6～1.1MAC 异氟烷麻醉时，不增加脑血流量

D. 1.6MAC 异氟烷麻醉时，脑血流量倍增，且增加幅度高于氟烷麻醉

E. 对于开颅患者，在低 $PaCO_2$ 条件下，异氟烷可以防止颅内压升高

26. 影响纤毛运动的因素包括

A. 雾化吸入　　B. 病毒感染

C. 吸入麻醉药　　D. 吸烟

E. 慢性支气管炎

27. 关于血红蛋白和氧的结合，下列叙述错误的是

A. 受血液中二氧化碳浓度的影响

B. 在氧分压较高时，迅速达到饱和

C. 不需要酶的催化

D. 不受血液中二氧化碳浓度的影响

E. 温度升高时，其饱和度增高

28. 下列关于血中氧的叙述，错误的是

A. 血液中红细胞数量增多，氧容量一定增加

B. 血液与组织进行气体交换时首先是化学结合的氧进入组织

C. 氧分压增高，血氧容量也增加

D. CO_2 分压增高有助于血液运输氧气

E. 血液与组织或与肺泡进行气体交换时，首先交换的是物理溶解的氧

29. 静脉血对 CO_2 的运输过程包括

A. CO_2溶解于血浆和红细胞内
B. 氢离子扩散进入红细胞
C. 氨基甲酸血红蛋白的形成
D. 运输量的多少与CO_2分压有关
E. 运输量的多少与体温有关

30. CO_2对呼吸的调节主要是通过
A. 加强牵张反射
B. 刺激颈动脉体和主动脉体
C. 直接刺激呼吸中枢
D. 刺激延髓化学敏感区
E. 刺激外周呼吸肌

31. 大脑皮质对呼吸作用可进行调节，可以表现为
A. 许多呼吸反应可建立条件反射
B. 人的语言指令
C. 呼吸的深度和频率在一定范围内可随意控制
D. 将动物大脑皮质切除后节律性呼吸即消失
E. 呼吸的深度和频率不能随意控制

32. 肺的弹性阻力包括
A. 肺的弹性回缩力　　B. 表面张力
C. 胸膜腔内压　　D. 肺的顺应性
E. 表面张力 + 气道阻力

33. 正常人在进行深呼吸而使每分通气量增加 2 倍时，下列叙述错误的是
A. 动脉血氧饱和度将增加 10%
B. 动脉血氧饱和度将增加 2 倍
C. 肺泡氧气分压增加 2 倍
D. 肺泡通气量增加 2 倍
E. 每分钟肺泡通气量增加 <2 倍

34. 导致氧离曲线右移的因素主要有
A. 温度升高　　B. PCO_2升高
C. pH 下降　　D. 2,3 - DPG 减少
E. 血糖升高

35. 下列选项中，有助于防止气道梗阻的防御性反射有
A. 咳嗽反射　　B. 呕吐反射
C. 吞咽反射　　D. 牵张反射
E. 条件反射

36. 中枢化学感受器的主要刺激因素有
A. 钾离子　　B. PCO_2
C. pH　　D. 缺氧
E. 血糖

37. 正常情况下，决定氧运输的主要因素为
A. 血液的氧溶解量　　B. 血氧饱和度
C. 心输出量　　D. 血红蛋白浓度
E. 肺有效通气量

38. 降低功能残气量的因素主要有
A. 腹水　　B. 肺水肿
C. 肺纤维化　　D. 肺气肿
E. PEEP

39. 下列选项中，可导致肺泡表面活性物质减少的是
A. 吸入性麻醉药（如氟烷）
B. 肺血流量减少
C. 早产
D. 吸烟
E. 正压通气

40. 关于冠状动脉，下列叙述正确的是
A. 左降支在前面室间沟中下行至心尖
B. 左冠状动脉主干行走于主动脉与左心房之间
C. 由左冠状动脉起源于乏氏窦
D. 55% 的人窦房血供来自左旋支
E. 45% 的人窦房血供来自左旋支

41. 关于冠脉循环，下列叙述正确的是
A. 静息时冠状循环血容量约占心输出量的 5%
B. 心内膜下阻力血管张力比心外膜低
C. 心脏收缩时心内膜下血供明显减少
D. 最大活动时，冠状循环血流量可增加至 10%
E. 低血压时，心内膜下与心外膜的血液比值 >1

42. 正常成人冠脉循环的特点包括
A. 心率减慢则冠状血流增加
B. 收缩期和舒张期冠脉血液均可进入右心室
C. 运动时血流量随心输出量的增加而减少
D. 血流量约为心输出量的 5%
E. 收缩期左心室冠状血流中断

43. 心脏泵血功能的指标包括
A. 射血分数　　B. 心指数
C. 每搏功　　D. 后负荷
E. 心率

44. 心力贮备主要包括
A. 心率贮备　　B. 舒张期贮备
C. 收缩期贮备　　D. 余血贮备
E. 缺血贮备

45. 关于血管紧张素Ⅱ的生理作用，下列叙述正确的是
A. 使醛固酮的释放增加
B. 使静脉收缩，回心血量增多
C. 使全身微动脉平滑肌收缩
D. 促进肾脏近球细胞释放肾素
E. 可作用于脑内，引起交感缩血管紧张活动加强

46. 关于心室肌细胞 L 型 Ca^{2+} 通道的叙述，下列正确的是

A. 开放和关闭受到细胞外部分子电位变化的影响
B. 选择性高，只允许 Ca^{2+} 通透
C. 激活、失活比 T 型 Ca^{2+} 通道慢
D. 激活的阈电位水平为 -40mV
E. 可被 Mn^{2+} 及维拉帕米等阻断

47. 关于心室肌兴奋性周期性变化，下列叙述正确的是

A. 相对不应期内兴奋性低于正常
B. 绝对不应期内钠通道完全失活
C. 有效不应期等于绝对不应期加上局部反应期
D. 超长期内兴奋性高于正常
E. 低长期内兴奋性低于正常

48. 当肾素 - 血管紧张素系统活动加强时，下列错误的是

A. 醛固酮释放减少
B. 体循环平均充盈压减低
C. 肾脏排钠量减少
D. 静脉回心血量减少
E. 交感神经末梢释放递质减少

49. 可使心输出量增多的因素包括

A. 心室肌初长度增大
B. 心率加快
C. 动脉血压升高
D. 心室舒张末期容积增大
E. 心率大于 180 次/分

50. 导致心输出量减少的因素包括

A. β 受体阻断剂
B. 静注丙泊酚
C. 压迫眼球
D. 钙通道阻断药
E. 后负荷增加

51. 下列选项中，给心室肌一个阈上刺激，可产生一次期前收缩的是

A. 心房收缩期
B. 动作电位的快速复极中期
C. 动作电位的快速复极初期
D. 动作电位的快速复极末期
E. 心室收缩期

52. 与肾上腺素相比，去甲肾上腺素对心血管的作用特点包括

A. 可使心率加快
B. 心脏效应比肾上腺素低
C. 对 α 受体作用小于 β 受体
D. 对组织代谢增加的效应大于肾上腺素
E. 对组织代谢增加的效应小于肾上腺素

53. 下列选项中，可以刺激肾素释放增多的是

A. 副交感神经兴奋
B. 肾上腺素分泌增多
C. 肾交感神经兴奋
D. 血管紧张素Ⅱ增多
E. 肾动脉灌注压降低

54. 下列具有缩血管作用的体液因素包括

A. 肾素
B. 去甲肾上腺素
C. 血管紧张素
D. 心钠素
E. 前列腺素

55. 关于直捷通路，下列叙述错误的是

A. 又名动静脉通路
B. 管壁较真毛细血管细
C. 即通血毛细血管
D. 管壁平滑肌纤维茂盛
E. 具有良好的交换功能

56. 毛细血管的生理特点包括

A. 细胞膜最外层为黏多糖
B. 氧和二氧化碳可自由通过
C. 壁层由内皮细胞黏合而成
D. 身体各部位毛细血管壁的裂孔大小相同
E. 红细胞能通过所有毛细血管裂孔

57. 下列选项中，可用于反映心室肌前负荷的指标有

A. 左室舒张末压力
B. 肺小动脉楔压
C. 中心静脉压
D. 左房压
E. 平均动脉压

58. 浦肯野细胞具有

A. 传导性
B. 自律性
C. 兴奋性
D. 收缩性
E. 有效不应期长

59. 可导致冠脉血流量减少的物质有

A. 肾上腺素
B. 血管紧张素Ⅱ
C. 异丙肾上腺素
D. 去甲肾上腺素
E. 去氧肾上腺素

60. 可导致心肌氧耗减少的药物有

A. 阿托品
B. 钙通道阻滞剂
C. β 受体阻断剂
D. 洋地黄类
E. 血管平滑肌收缩药

61. 每搏量主要取决于

A. 心肌收缩性
B. 后负荷
C. 前负荷
D. 左心室壁运动功能
E. 瓣膜功能

62. 临床上引起水肿的原因有

A. 细胞外液容量增加
B. 毛细血管压力升高
C. 血浆渗透压下降
D. 输入高渗溶液
E. 毛细血管通透性增加

63. 影响心排血量的因素有

A. 周围组织氧耗量
B. 外周血管阻力
C. 静脉回心血量
D. 心肌收缩性
E. 呼吸方式

64. 抑制心肌收缩性的因素包括

A. 交感神经抑制药　　B. 副交感神经兴奋药
C. 抗心律失常药　　D. 胰高血糖素
E. β受体阻断剂

65. 关于心肌氧平衡，下列叙述正确的是

A. 心肌可以从动脉血摄取约65%的氧
B. 冠状窦的血氧饱和度为30%
C. 心肌氧耗量增加时，主要通过提高冠状窦血氧饱和度来调节
D. 心肌储备功能与冠状血流有关
E. 正性肌力药能增加心肌氧耗

66. 心血管反射调节机制包括

A. 右房和左心室反射　　B. 中枢神经缺血反射
C. 眼-心反射　　D. 窦弓反射
E. 肠系膜血管反射

67. 肝脏中合成的蛋白包括

A. 珠蛋白　　B. 铜蓝蛋白
C. α_1抗胰蛋白酶　　D. 抗凝血酶Ⅲ
E. 白蛋白

68. 肝脏的血液供应来自于肝动脉和门静脉，下列叙述正确的是

A. 60%的血供来自肝动脉
B. 门静脉氧张力约30%
C. 门静脉血氧饱和度更高
D. 门静脉血提供绝大部分的养分
E. 肝动脉供给肝脏所氧耗量的60%～80%

69. 关于肝脏的神经支配，下列叙述正确的是

A. 源于左侧交感神经干$T_{7\sim10}$神经节组成肝前丛
B. 源于左右两侧迷走神经分别参与肝脏的前、后丛
C. 源于脊髓前角运动神经
D. 源于右侧交感神经干$T_{7\sim10}$神经节组成肝后丛
E. 源于右侧膈神经的感觉支支配

70. 关于腹水，下列叙述错误的是

A. 常同时存在高钠血症
B. 与高蛋白血症有关
C. 与慢性门静脉压降低有关
D. 可能有不良的心肺反应
E. 应迅速抽取以避免蓄积

71. 肝功能障碍时电解质发生紊乱，包括

A. 低氯血症　　B. 低钠血症
C. 低钙血症　　D. 低钾血症
E. 低磷血症

72. 关于酒精性肝脏疾病，下列叙述错误的是

A. 无消化道表现　　B. 一般无血液学改变
C. 可由营养饮食避免　　D. 常常伴有维生素缺乏
E. 可伴有神经系统症状

73. 下列关于肝硬化患者的叙述，错误的是

A. 泮库溴铵通常有效的
B. 尿中丢失过量钠
C. 血清白蛋白水平升高
D. 血清γ-球蛋白水平较低
E. 麻醉诱导所需丙泊酚减少

74. 肝硬化继发腹水的处理包括

A. 给予螺内酯　　B. 给予卡托普利
C. 限盐饮食　　D. 给予吲哚美辛
E. 排放腹水、输注白蛋白

75. 肝脏维持血糖浓度主要是因为具有哪些功能

A. 糖原合成　　B. 糖原分解
C. 糖异生　　D. 糖酵解
E. 糖-脂肪转化

76. 关于肝脏在蛋白质代谢中的作用，主要表现在

A. 肝细胞直接吞噬毒物　　B. 合成尿素解毒
C. 合成前清蛋白质　　D. 运输氨并排出体外
E. 发生氧化反应

77. 当失血性低血压时，下列叙述错误的是

A. 麻醉药物可帮助代偿
B. 交感神经系统激活
C. 肝血管扩张以增加流量
D. 肝脏可将350～500ml血液挤入体循环
E. 麻醉药物可干扰代偿

78. 肝移植手术的主要步骤有

A. 病肝分离期
B. 无肝期
C. 移植肝血液循环部分恢复期
D. 移植肝血液循环完全恢复期
E. 胆管系吻合期

79. 在肝移植手术中，麻醉需要监测的内容为

A. 凝血功能　　B. 血糖
C. 中心静脉压　　D. 血气
E. 体温

80. 在肝移植期间，阻断门静脉、肝动脉及下腔静脉瞬间，患者可能出现哪些情况

A. 高血糖　　B. 体温骤降
C. 高钾血症　　D. 心搏骤停
E. 血压急剧下降

81. 关于门静脉解剖，下列叙述错误的是

A. 长为6～8cm，粗为1～2cm
B. 长为2～4cm，粗为1～2cm
C. 有静脉瓣，能防止血液倒流
D. 占入肝血流量50%
E. 仅收集胃、肠、胰静脉血

82. 关于肾脏血液循环特点，下列叙述错误的是
A. 血流量大
B. 肾小管周围毛细血管血压高
C. 肾小球毛细血管血压低
D. 血流分布均匀
E. 肾血流量很不稳定

83. 关于肾小球毛细血管血压，下列叙述正确的是
A. 比其他组织毛细血管的血压高
B. 动脉血压降低10%时也下降10%
C. 出球小动脉收缩时血压升高
D. 入球小动脉收缩时血压升高
E. 不受入、出球小动脉的舒缩而改变

84. 关于远曲小管，下列叙述正确的是
A. 同时存在 H^+-Na^+、K^+-Na^+交换
B. 重吸收 Na^+的量受醛固酮的调节
C. 对尿素有较高通透性
D. 能重吸收葡萄糖
E. 能重吸收氨基酸

85. 关于集合管，下列叙述正确的是
A. 其小管液的渗透压变化很大
B. 含有致密斑
C. 重吸收滤液中50%的水
D. 是抗利尿激素作用的主要部位
E. 无尿浓缩功能

86. 肾脏分泌的生物活性物质有
A. 肾素　　B. 促红细胞生成素
C. 肾上腺素　　D. $1,25-(OH)_2D_3$
E. 血管紧张素

87. 近球小管主动重吸收的物质有
A. Na^+　　B. 氨基酸
C. 葡萄糖　　D. Cl^-
E. 蛋白质

88. 大失血时，肾血流量减少主要是通过
A. 副交感神经兴奋　　B. 交感神经兴奋
C. 肾上腺素分泌增多　　D. 自身调节
E. 抗利尿激素分泌增加

89. 大失血时，尿量少的原因是
A. 肾素－血管紧张素－醛固酮系统激活
B. 血压显著降低引起肾血流量减少
C. 血容量减少引起抗利尿激素释放
D. 晶体渗透压升高引起抗利尿激素释放
E. 肾血流量发生新分布：髓质少皮质多

90. 肾血流的特点包括
A. 血流量大，约占心输出量的1/5
B. 总是随动脉血压的变化而变化
C. 分布不均，髓质血流多
D. 在一定范围内不随动脉血压的变化而变化
E. 大量失血时肾血流会重新分布

91. 关于肾血流量自身调节，下列叙述正确的是
A. 与动脉血压对入球小动脉的牵张刺激有关
B. 无论动脉血压升高或降低，肾血流量都能保持相对恒定
C. 动脉血压在80～180mmHg范围内波动时，肾血流量能保持相对恒定
D. 动脉血压升高时，入球小动脉口径变小
E. 只涉及皮质血流

92. 当肾小管分泌 H^+增多时，下列正确的是
A. Na^+的分泌增多　　B. HCO_3^-重吸收增加
C. K^+的分泌减少　　D. NH_3的分泌增多
E. 葡萄糖重吸收减少

93. 导致醛固酮释放增多的因素有
A. 血 K^+降低　　B. 血 Na^+降低
C. 血 K^+升高　　D. 血 Na^+升高
E. 血 H^+升高

94. 下列关于胰岛素的叙述，错误的有
A. 交感神经促进胰岛素分泌
B. 副交感神经抑制胰岛素分泌
C. 胰高血糖素可直接或间接刺激胰岛素分泌
D. 胃肠激素具有刺激胰岛素分泌的作用
E. 促进三大营养物质合成，抑制分解

95. 下列物质中，可以促进胰岛素分泌的有
A. 抑胃肽　　B. 赖氨酸
C. 去甲肾上腺素　　D. 精氨酸
E. 生长抑素

96. 关于胰高血糖素的叙述，下列正确的有
A. 促进脂肪的动用和分解
B. 促进氨基酸转运入肝细胞，为糖异生提供材料
C. 促进糖原分解和葡萄糖异生
D. 使脂肪酸释放入血并进行氧化
E. 代谢效应的靶器官是肝脏

97. 糖皮质激素的生理作用包括

A. 升高血糖
B. 促淋巴细胞减少
C. 促进蛋白质分解
D. 使胃酸和胃蛋白酶增加
E. 刺激肺泡Ⅱ型细胞产生二软脂酰卵磷脂

98. 关于褪黑素的叙述，下列错误的是
A. 控制其分泌的昼夜节律中枢在视上核
B. 呈明显的昼夜节律变化
C. 是色氨酸的衍生物
D. 对下丘脑 - 垂体 - 性腺轴功能有增强作用
E. 不参与昼夜睡眠节律调控

99. 所谓基础状态指的是
A. 清醒安宁　B. 环境温度在 20 ~ 25℃
C. 清晨空腹　D. 静卧
E. 肌肉松弛

100. 应激时，机体内环境的主要改变有
A. 免疫系统激活以增强机体防御机制
B. 下丘脑 - 垂体 - 肾上腺皮质系统兴奋
C. 交感 - 肾上腺髓质系统兴奋
D. 凝血及纤溶系统激活
E. 能量代谢发生改变

101. 在手术或创伤早期，血液暂时呈高凝的机制是
A. 血小板增加
B. 血管完整性破坏，激活内源性凝血系统
C. 大量组织凝血活酶由损伤细胞释放
D. 凝血因子增加
E. 纤维蛋白原增加

102. 手术、创伤后出现水、钠潴留，是因为下列哪些激素的作用
A. 神经垂体激素　B. 肾上腺素
C. 醛固酮　D. 生长激素
E. 糖皮质激素

103. 治疗过敏反应时，肾上腺素比抗组胺类药物好是因为它能
A. 增加细胞内 cAMP 水平
B. 松弛平滑肌
C. 稳定肥大细胞
D. 激活 G 蛋白
E. 受体兴奋效应

104. 防治变态反应时，应采取的措施包括
A. 脱敏
B. 改善效应器官反应性
C. 对抗活性介质作用
D. 阻止活性介质释放
E. 治疗毛细血管通透性增加

105. 乙型肝炎传播的途径主要为
A. 消化道传播　B. 呼吸道传播
C. 血行传播　D. 性接触传播
E. 母婴传播

106. 关于巨噬细胞，下列叙述正确的是
A. 由骨髓造血干细胞分化而来
B. 可处理并向 T 细胞呈递抗原
C. 可摄入并降解微生物抗原
D. 具有多种形式
E. 与血单核细胞来源相同

三、共用题干单选题

(1 ~ 3 题共用题干)

患者，女，26 岁。因急性阑尾炎入院，既往体健。在椎管内麻醉下行阑尾切除术。术中，患者自诉牵拉阑尾时疼痛，在给予芬太尼、咪达唑仑静脉注射后入睡，但是出现口唇发绀。

1. 此时考虑患者发生了
A. 缺氧　B. 贫血
C. 肺水肿　D. 局麻药中毒
E. 循环功能不全

2. 主要原因是
A. 血液运输气体功能降低
B. 肺通气功能降低
C. 肺换气功能降低
D. 局部血流淤滞
E. 心输出量减少

3. 缺氧对呼吸中枢的兴奋主要是通过刺激
A. 延髓中枢化学感受器
B. 延髓的呼吸神经元
C. 主动脉体和颈动脉体化学感受器
D. 主动脉弓和颈动脉窦压力感受器
E. 球旁器

(4 ~ 5 题共用题干)

患者，男，71 岁。有慢性支气管炎 30 余年，因胃癌致幽门梗阻、呕吐，不能进食 10 天入院。查体：呼吸浅速，呼吸频率 32 次/分；动脉血气分析：pH 7.38，$PaCO_2$ 66mmHg，PaO_2 50mmHg。

4. 该患者最可能存在
A. 代谢性酸中毒
B. 代谢性碱中毒
C. 高碳酸血症
D. 高碳酸血症伴代谢性碱中毒
E. 高碳酸血症伴代谢性酸中毒

5. 无效腔肺容量加倍时，肺通气/血流比例的改变为

A. 加倍　　B. 减少，但不到减半

C. 增大，但不到加倍　　D. 减半

E. 不变

（6～8 题共用题干）

患者，男，69 岁。有高血压病史 10 余年。与朋友一同聚餐后，自感胸痛并向肩背部放射、呼吸困难，伴大汗淋漓。家人予以舌下含化硝酸甘油几分钟后症状缓解。

6. 此时对患者进行心电图检查可发现

A. P－R 间期缩短　　B. P 波变宽

C. ST 段压低或抬高　　D. Q－T 间期缩短

E. QRS 波变宽

7. 调节冠脉血流量最主要的代谢产物为

A. H^+　　B. K^+

C. CO_2　　D. 腺苷

E. 乳酸

8. 该患者如果需要接受心脏手术，应加强心肌保护。下列最古老但又极有效的心肌保护方法为

A. 停跳液中加入膜稳定剂

B. 人工心脏停搏

C. 术前输注葡萄糖、胰岛素和氯化钾

D. 停跳液中加入 ATP

E. 低温

（9～11 题共用题干）

患者，男，74 岁。拟行二尖瓣置换术。既往有高血压 30 余年，冠心病 30 余年，风湿性心脏病 20 余年，二尖瓣重度狭窄，持续性心房颤动 10 余年，心力衰竭 10 余年，脑梗死 10 余年。心功能Ⅳ级；ASAⅣ级。血压为 150/80mmHg，心率为 72 次/分，SpO_2 93%。

9. 患者最可能出现的心电图表现为

A. P－R 间期延长

B. P 波消失，心室率绝对不等

C. Q－T 间期明显延长

D. 频发室性期前收缩

E. T 波高尖

10. 对于该患者的麻醉管理原则，下列叙述错误的是

A. 避免心动过速

B. 保证足够的血容量，注意输液量及速度，以防肺水肿

C. 由于左室充盈过度，需降低外周血管阻力

D. 防止心动过缓

E. 因存在肺淤血和肺动脉高压，预防缺氧和肺血管收缩很重要

11. 患者二尖瓣置换术顺利，在开放升主动脉后发生心室颤动，经胸内除颤后恢复窦性心律，10 分钟后转为房颤心律，血压为 80/48mmHg，心室率为 130 次/分。下列措施有助于维持心肌氧供需平衡，错误的是

A. 维持满意的血压保障冠状动脉的灌注

B. 控制心室率 < 100 次/分

C. 增加动脉血中的氧含量

D. 应用正性肌力药维持适度的心肌收缩力

E. 维持低体温以降低机体氧耗量

（12～13 题共用题干）

患者，男，65 岁。既往体健，体检发现甲状腺结节，拟行甲状腺手术。

12. 在甲状腺手术中误切了甲状旁腺，其血液中钙磷的代谢变化可能为

A. 血磷升高，血钙降低　　B. 血磷降低，血钙升高

C. 血磷降低，血钙降低　　D. 血磷升高，血钙升高

E. 无变化

13. 下列不会引起血钙变化的是

A. 降钙素分泌增多

B. 维生素代谢障碍

C. 甲状旁腺激素分泌减少

D. 大量输入库存血

E. 胰岛素分泌减少

（14～16 题共用题干）

患者，男，26 岁。身高 176cm，体重 75kg，因酒后车祸导致双上肢和左下肢骨折入院，入院时神志清晰，可自由摇动头颈，入室前已经外周静脉补充了 5% 葡萄糖 900mL。诊断性腹腔穿刺（－）。胸部平片（－）。心电图提示：窦性心动过速。实验室检查：血细胞比容 32%。头颅 CT（－）。入室后，血压 90/62mmHg，心率 117 次/分，体温 35℃，行上、下肢同时手术，术中一度血压 78/50mmHg，心率 136/分。

14. 该患者麻醉首选

A. 下肢坐骨神经阻滞 + 臂丛神经阻滞

B. 蛛网膜下腔麻醉 + 臂丛神经阻滞

C. 硬膜外麻醉 + 臂丛神经阻滞

D. 全身麻醉（缓慢诱导）

E. 全身麻醉（快速诱导）

15. 如采用全麻，诱导药物应选择

A. 依托咪酯 + 阿曲库铵 + 芬太尼

B. 丙泊酚 + 罗库溴铵 + 芬太尼

C. 硫喷妥钠 + 阿曲库铵 + 芬太尼

D. 依托咪酯 + 罗库溴铵 + 芬太尼

E. 氯胺酮 + 阿曲库铵 + 芬太尼

16. 术中，患者血压 78/50mmHg，心率 136 次/分，排除

心衰后，应给予的治疗是

A. 加快输血输液，使用麻黄碱

B. 减浅麻醉

C. 加快输血输液，加深麻醉

D. 加快输血输液，使用艾斯洛尔

E. 加快输血输液，使用去氧肾上腺素

（17～19题共用题干）

患者，男，56岁。因肺癌入院，拟行肺叶切除术。在静脉麻醉和肌松药诱导后，上肢和胸部随即出现了红斑、皮疹及呼吸道阻力升高。血压由130/85mmHg降到80/50mmHg，心率增加到122次/分。

17. 上述反应最可能为

A. 高敏反应　　B. 应激反应

C. 变态反应　　D. 中毒反应

E. 静脉刺激反应

18. 下列关于该患者采取的救治措施，不妥的是

A. 加大肌松药剂量　　B. 静注氨茶碱

C. 静注苯海拉明　　D. 静注肾上腺素

E. 静注糖皮质激素

19. 该反应最常用的诊断性试验为

A. 眼结膜试验　　B. 注射变应原吸收试验

C. 皮内试验　　D. IgE抑制试验

E. 白细胞组胺释放试验

答案和精选解析

一、单选题

1. D　头部的交感神经支配是通过颈上神经节实现的。节前交感神经纤维自脊髓发出，通过白交通支，到达颈上神经节（交感链形成了3个颈部神经节：颈下神经节，颈中神经节，颈上神经节）。发自颈上神经节的交感神经节后纤维，通过颈神经丛，到达头部。头部有4对自主神经节：睫状神经节、蝶腭神经节（翼突腭神经节）、耳神经节、颌下神经节。除了这些交感神经节后纤维，每个神经节还包含副交感和感觉纤维。

2. A　白交通支：由脊髓侧角中间外侧核细胞发出的交感节前神经纤维组成。因节前纤维有髓鞘反光发亮，故呈白色。灰交通支：由交感干神经节细胞发出的节后纤维组成，多无髓鞘，色灰暗。

3. B　负反馈调节是一种生理调节机制，当某个生理参数偏离正常范围时，身体会通过一系列反应来抑制这种变化，使其回归到正常水平。在给出的选项中，只有减压反射是负反馈调节。减压反射是指当血压过高时，身体通过降低心率和血管扩张等措施来降低血压，防止过度升高。排尿反射是属于正反馈调节，即刺激物引起膀胱收缩从而增加尿液产生，进而刺激更多的膀胱收缩；而分娩则是一种正向循环，即通过子宫收缩刺激子宫颈扩张，促进胎儿下降，反馈刺激子宫收缩加强；血液凝固和排汗也不属于负反馈调节。

4. D　可兴奋细胞在兴奋过程中的共有特征是产生动作电位。动作电位是指在一定刺激下，细胞膜内外发生快速的离子通道开放和关闭过程，导致跨膜电位快速变化的现象。这种电位变化在神经元、心肌细胞、平滑肌细胞等可兴奋细胞中都会出现，是细胞内信号传递的关键环节之一。而其他选项如收缩反应、分泌、局部电位和离子运动也可以在某些类型的可兴奋细胞中出现，但并不是所有可兴奋细胞共有的特征。

5. E　兴奋性突触后电位（excitatory postsynaptic potential）简称EPSP。是兴奋性神经递质作用于突触后膜而产生的电位，突触后膜在化学递质作用下，引起细胞膜对钠、钾等离子的通透性增加（主要是Na^+），导致Na^+内流，出现局部去极化电位。

6. D　抑制性突触后电位（Inhibitory postsynaptic potential，IPSP）是突触前膜释放抑制性递质（抑制性中间神经元释放的递质），导致突触后膜主要对氯离子的通透性增加，氯离子内流产生局部超极化电位，突触后膜在递质作用下发生超极化，使该突触后神经元的兴奋下降。

7. E　突触前抑制是通过突触前轴突末梢兴奋而抑制另一个突触前膜的递质释放，从而使突触后神经元呈现出抑制性效应的现象。突触前膜被兴奋性递质去极化，使膜电位绝对值减少，当其发生兴奋时动作电位的幅度减少，释放的递质减少，导致突触后EPSP（兴奋性突触后电位）减少，表现为抑制。

8. E　单胺类递质是指只具有一种氨基酸官能团的神经递质，包括5－羟色胺、去甲肾上腺素、多巴胺和肾上腺素。而γ－氨基丁酸（GABA）虽然也是一种神经递质，但不属于单胺类递质，因为其分子结构中含有α－氨基酸官能团。

9. E　在交感神经系统中，神经元释放的递质物质主要有两种：去甲肾上腺素和乙酰胆碱。对于交感神经节后纤维而言，它们会受到来自交感神经前纤维的刺激，并释放相应的递质物质。然而，在不同的器官和组织中，交感神经节后纤维所释放的递质可能不同。例如，在心脏等部位，交感神经节后纤维释放的主要递质是去甲肾上腺素，而在其他一些器官中，则主要释放乙酰胆碱。

10. E　副交感神经主要使用乙酰胆碱作为神经递质，它通过副交感神经节后纤维末梢释放到靶细胞上，从而使得心率减慢、消化道蠕动增加等。自主性神经中的交感神经和副交感神经都使用乙酰胆碱作为神经递质，但是这里指的是自主性神经的节前纤维末梢，即其释放的神经递质直接作用于下游靶细胞的情况。躯体运动神经使用乙酰胆碱作为神经递质，它通过运动神经末梢释放到肌肉上，从而引起肌肉收缩。交感神经有时也会使用乙酰胆碱作为神经递质，但是这种情况比较少见，只有部分交感神经节后纤维末梢释放乙酰胆碱。

11. E 5-羟色胺神经元主要分布在中枢神经系统中的下丘脑、脑干和脑内边缘系统等区域，其中以脑干中缝核的分布最为广泛。

12. C γ-氨基丁酸钠是一种主要的抑制性递质，它能够通过与其受体结合来调节神经元的兴奋性和抑制性。甘氨酸则是γ-氨基丁酸钠的前体物质，可以转化为γ-氨基丁酸钠。

13. A 牵张反射是指骨骼肌在受到外力牵拉时引起受牵拉的同一肌肉收缩的反射活动。

14. E 运动单位是指一个α运动神经元及其所支配的全部肌纤维所组成的功能单位。在解剖学上，每个肌肉都由许多肌纤维组成，每个肌纤维又由许多肌原纤维组成。而在生理学上，这些肌原纤维被分为不同的运动单位，即由一个α运动神经元控制的肌纤维组合。当α运动神经元兴奋时，其支配的肌纤维会同时收缩，从而产生某一特定的运动。

15. D 交感神经兴奋时可使心率加快、瞳孔扩大、逼尿肌舒张、肠蠕动减弱、括约肌收缩、支气管平滑肌舒张、妊娠子宫收缩。

16. C 副交感神经的作用：①增进胃肠的活动，消化腺的分泌，促进大小便的排出，保持身体的能量。②瞳孔缩小以减少刺激，促进肝糖原的生成，以储蓄能源。③心跳减慢，血压降低，支气管缩小，以节省不必要的消耗。④协助生殖活动，如使生殖血管扩张，性器官分泌液增加。

17. C M型受体阻断剂指的是能够抑制M型受体功能的药物。阿托品是一种毒蕈碱类药物，具有广泛的抗胆碱作用，包括M型受体阻断作用。它可以抑制消化系统、心血管系统和呼吸系统的平滑肌收缩和分泌功能，因此常用于治疗胃肠道疾病、哮喘和心律失常等疾病。十烃季铵是一种季铵盐类药物，主要用于局部麻醉和神经阻滞。艾司洛尔是一种β受体阻断剂，主要用于治疗高血压和冠心病等心血管疾病。三甲噻方是一种抗抑郁药，主要用于治疗轻度和中度抑郁症。酚妥拉明是一种α受体激动剂，主要用于治疗低血压和休克等情况。

18. C 下丘脑作为脑和内分泌系统之间的桥梁，在生理调节中具有重要作用。其主要功能是调节内脏活动，包括维持体液平衡、控制食欲和饮水、调节体温、控制睡眠和觉醒等。

19. D 摄食中枢是指控制饥饿和进食行为的神经元群落。在大脑中，摄食中枢主要位于下丘脑外侧区。该区域包括侧隆起核和下丘脑旁核，是调节摄食和能量代谢的重要区域。

20. D 颈交感神经是控制瞳孔大小的重要神经之一，如果右侧颈交感神经受损，会导致右侧瞳孔缩小，从而出现左右瞳孔大小不对称的情况。动眼神经副核是调节瞳孔大小的重要核团，如果左侧动眼神经副核受损，会导致左侧瞳孔扩张，从而出现左右瞳孔大小不对称的情况。动眼神经是控制瞳孔大小的主要神经，如果左侧动眼神经受损，会导致左侧瞳孔扩张，从而出现左右瞳孔大小不对称的情况。顶盖前区受损一般不会引起瞳孔大小不对称的情况。脊髓胸段1、2节神经与瞳孔大小有关，如果该神经发生损伤，则会导致右侧瞳孔缩小，从而出现左右瞳孔大小不对称的情况。

21. B 通过改变突触前膜的活动，最终使突触后神经元兴奋性降低，从而引起抑制的现象称为突触前抑制。

22. D 人类和动物之间的区别可以从多个方面进行考虑，其中最主要的特征为是否具备语言能力。而根据第一和第二信号系统理论，人类是唯一同时具备两种信号系统（即词汇语言和非词汇语言）的生物，这也是人类与其他动物最本质的区别。第一信号系统是指用于传达信息的符号、标志和信号等，通常是词汇型语言，而第二信号系统则是指无意识级别的非词汇型语言，如肢体语言、面部表情等。而动物缺乏词汇型语言，多数只拥有非词汇型语言，因此不能同时具备第一和第二信号系统。

23. D 去同步睡眠是指人体进入深度睡眠后，脑电图变为非同步状态的一种睡眠状态。在这个过程中，人体会出现多种生理反应和症状。去同步睡眠时，人体各种感觉功能会进一步减退，包括视力、听力、触觉等，选项A正确。去同步睡眠时，脑电图出现去同步化快波，人体会出现快速眼球运动，人体的四肢肌肉会出现一定程度的强直，选项B、C、E正确。自主神经功能不稳定和做梦是在快速眼动期（REM）睡眠时期表现得比较明显，而不是在去同步睡眠中表现明显，选项D错误。

24. E 迷走神经通过控制消化道内分泌腺的分泌来促进消化过程，包括胃液、胰液等，选项A正确。迷走神经通过调节心脏起搏中枢的放电频率和影响心肌的兴奋性，来抑制心率和减弱心肌收缩力，从而调节心血管系统的功能，选项B正确。迷走神经对于支气管平滑肌具有收缩的作用。当迷走神经兴奋时会使支气管平滑肌痉挛，选项C正确。迷走神经可以通过调节平滑肌和肠道蠕动的速度来促进胃肠运动，从而促进消化和排泄，选项D正确。迷走神经对于泌尿系统的调节主要是通过对排尿中枢的调节来实现的，而不是直接控制逼尿肌和括约肌的活动，选项E错误。

25. D Broca三角区位于左侧额叶的下部，主要控制人体语言产生的运动执行。当该区域遭到损伤时，患者通常会出现失语或表达能力受损的症状，但听觉、阅读和写作方面的能力通常不受影响。

26. E 脑氧代谢率是指脑组织中氧的消耗量和代谢产物的生成量之间的比率，通常反映脑功能活动的强度。癫痫样发作可能引起脑局部过度兴奋，增加脑氧代谢率；唤醒状态通常伴随着大脑的高度活跃，脑氧代谢率也相应增加；活动能够促进大脑血液循环和氧气供应，但活动本身不会直接影响脑氧代谢率；氯胺酮是一种 NMDA 受体拮抗剂，可能会导致脑代谢率的增加。睡眠时，人体的代谢活动减缓，包括脑部的氧代谢率也会降低。这是因为在睡眠时，大脑不需要进行高强度的信息处理和调节，因此需要的氧量和营养物质相应降低。

27. E 副交感神经通过对瞳孔括约肌的控制，使之收缩而缩小瞳孔的大小，可刺激消化道平滑肌的收缩和肠蠕动，促进食物的推进和排泄。还能刺激膀胱壁平滑肌的收缩和括约肌的松弛，促进膀胱的排尿。副交感神经能够刺激汗腺分泌汗液，促进体温的调节和代谢废物的排泄。受惊时面色苍白通常是交感神经兴奋的表现，不属于副交感神经调节的生理活动。

28. C 眶上裂位于眶外侧壁和眶上壁的连接处，眶上裂有以下神经通过：①第Ⅲ对脑神经，即动眼神经。②第Ⅳ对脑神经，即滑车神经。③第Ⅵ对脑神经，即外展神经。④第Ⅴ对脑神经眼支，即三叉神经眼支。

29. A 网状结构是一组复合的神经元集合，位于延髓、脑桥和中脑内。网状结构也包括一些神经元核团，如蓝斑核、中缝复合体和臂旁核。网状结构向上投射到下丘脑外侧区和非特异性丘脑核。然后，丘脑核再投射到整个大脑皮质。蓝斑核位于脑桥的网状结构内。它参与睡眠/觉醒周期。诸如右旋美托咪啶这种药物可作用于蓝斑核内的去甲肾上腺素神经元。网状结构在维持机体觉醒状态，调节呼吸、血压和心率方面起着重要作用。下行网状脊髓通路也参与了脊髓反射的调节。网状激活系统这一术语有时被使用，表明网状结构在觉醒中起到的重要作用。

30. C 网状结构上行激活系统（RAS）是指分布在脑干中的一系列神经核团和神经纤维，包括丘脑腹侧区、下丘脑、中脑褶缩体等部位。它是大脑皮层与外部环境之间联系的重要通道，可以通过调节皮层神经元的兴奋性和同步性来影响认知、情感、意识等功能。网状结构上行激活系统包含了多个神经核团和神经纤维，其中包括了许多不同的特异投射系统，如视觉、听觉、运动控制等系统，因此是特异投射系统的重要部位。感觉上行传导束主要通过中枢跨过脊髓后进入脑干，在此处存在侧支进入网状结构上行激活系统，从而参与调节神经兴奋性。网状结构上行激活系统的神经元之间主要是通过单突触传递信息的，因此不具有多突触接替的特征。网状结构上行激活系统的神经元可以受到来自身体不同部位的感觉信息的影响，如镇静药物的作用、意识状态等，从而调节大脑皮层的神经兴奋性。网状结构上行激活系统包含了多个神经核团和神经纤维，它们在向大脑皮层传递信息时可能会涉及不同的感觉信息，因此不是一种特定感觉的共同传导途径。

31. A 基底动脉是由 2 条椎动脉在穿过枕骨大孔后融合形成的。主要的大脑动脉都起源于 Willis 环。Willis 环由两侧颈内动脉和椎基底动脉供应。大脑前动脉起源于颈内动脉。前交通动脉连接 2 条大脑前动脉。大脑后动脉起源于椎基底动脉，而且同时也接受后交通动脉的供应。后交通动脉则连接颈内动脉和大脑后动脉。

32. E 翼丛接受面部表面的静脉回流，它最后回流入下颌后静脉，下颌后静脉随后下降并分为后支，随后汇入颈外静脉（它还有前支，最后汇入颈内静脉）。静脉窦存在于硬脑膜的内层和外层之间。下矢状窦和大脑大静脉（Galen 静脉）形成直窦。直窦、上矢状窦和枕静脉形成了窦汇，窦汇进而流入横窦、乙状窦，最终汇入颈内静脉。海绵窦围绕大脑底部的蝶鞍。许多重要的结构都穿过海绵窦，包括颈内动脉、动眼神经、滑车神经、外展神经、三叉神经的眼支和三叉神经节。上、下岩静脉窦流入海绵窦，最后流入颈内静脉。值得注意的是，导静脉也将颅内海绵窦与颅外翼丛连接起来。由于脑静脉和静脉窦是无瓣的，这意味着血液的流动方向可以是双向的，即流向颅内或者流向颅外。

33. A 异氟烷对中枢神经系统的抑制与浓度相关。在 1MAC 以内，脑电波频率及波幅均增高；超过 1MAC 时，波幅增高，但频率减少；深麻醉时两者皆减。

34. B 地氟烷引起脑血管扩张，可能会导致敏感患者的颅内压升高；如能维持适当的麻醉深度和适当的过度通气，还可用于颅内顺应性降低的患者。无颅内病变患者快速吸入地氟烷浓度高于 0.5MAC 时，将损害脑血管的静态和动态自动调节功能。而吸入 1.5MAC 或以上浓度的异氟烷时，却可保存脑血管的自动调节功能。单纯应用地氟烷诱导麻醉，可导致心率加快、血压升高和脑血流量增加，因此不宜用于颅内顺应性降低的患者麻醉诱导。1MAC 地氟烷抑制脑代谢与其他麻醉药物相似，而降低脑氧代谢比其他麻醉药物显著。脑代谢率的降低主要是麻醉药物引起脑活动的抑制，此外还与其抑制交感神经活性有关。因此，地氟烷也具有一定的脑保护作用。

35. A 动脉血氧含量可影响脑血流量，维持脑组织合适的氧张力，以供脑代谢所需：①动脉血氧分压高于 50mmHg 时，脑血流量不受影响。②动脉血氧分压低于 50mmHg 时，脑血管开始扩张，脑血流量增加。③动脉血氧分压为 32mmHg 时，脑血流量可增加 32%。④动脉血氧分压为 15mmHg 时，脑血流量可增加到正常的 4 倍。

36. A 氯胺酮通过阻断NMDA受体而产生麻醉作用，同时可增强神经元之间的突触连接，在一定程度上兴奋脑功能。此外，氯胺酮还可以抑制交感神经系统和心血管系统的功能，因此也常用于手术麻醉和镇痛。氯胺酮是静脉麻醉药物中唯一能够兴奋脑功能的药物，选项A正确。硫喷妥钠是一种巴比妥类药物，具有镇静、催眠、抗惊厥等作用，但不具有兴奋脑功能的作用。丙泊酚是一种快速作用的静脉麻醉药物，具有快速入睡、安全性高等特点，但同样不具有兴奋脑功能的作用。咪达唑仑是一种苯二氮䓬类药物，主要用于治疗失眠，具有催眠、镇静、抗焦虑等作用，但同样不具有兴奋脑功能的作用。氟哌利多是一种非典型抗精神病药物，主要用于治疗精神分裂症和其他精神障碍，具有镇静、抗精神病、消除幻觉等作用，但同样不具有兴奋脑功能的作用。

37. E CBF约为750ml/min，相当于约15%的心输出量（约是人体体重的2%），即50ml/(100g·min)。脑血流并不是平均分布于全脑的各个部位的，代谢活跃的区域需要更多的脑灌注。正是由于这个原因，灰质需要的脑血流量是白质的4倍，白质仅由神经细胞的轴突以及支持细胞组成。所有的吸入性麻醉剂可导致CBF呈剂量依赖性升高。这种效应在氟烷最为显著，在异氟烷、七氟烷、地氟烷也存在，尤其是当吸入浓度>1.5MAC时。然而，吸入性麻醉剂可增加CBF的同时却降低脑代谢，这种现象称为“分离现象”，因为脑代谢需求的降低并不使CBF比例降低。脑血管阻力和脑灌注压是影响CBF的两大决定因素。脑血管阻力主要受血管内$PaCO_2$和PaO_2的影响。在正常的人体，随着$PaCO_2$的增加CBF会呈线性增加。血氧分压正常或者较高，对CBF的影响较小，而当$PaO_2 < 60mmHg$时，脑血管会显著地扩张，继而CBF增加，保证了脑细胞氧的供应。

38. C 肺是呼吸系统中的重要器官之一，主要功能包括气体交换、防御功能、合成、激活和分解生物活性物质以及过滤等。其中气体交换是其最为基本的功能，指肺泡内氧气和二氧化碳的交换；防御功能则指肺部对外界有害物质进行阻隔和排除的机制；合成、激活和分解生物活性物质则主要指肺部对某些激素和生理活性物质的合成和代谢作用；过滤则是指肺部对空气污染物颗粒进行过滤和洗涤。而调节体内电解质平衡并不是肺的功能。

39. E 在人体呼吸系统中，空气从外界进入鼻腔或口腔，经过喉部和气管，最终进入到双侧的支气管树。支气管逐渐分为许多小支气管，最后形成大量的细小气管——肺泡。肺泡是肺部组织中最小的功能单元，每个肺泡被数不清的微细血管包围着，构成了气体交换的场所。肺泡壁中有丰富的毛细血管，血液中的二氧化碳通过肺泡壁进入肺泡，而氧气则从肺泡进入毛细血管，并通过血液输送到全身各个组织器官中。这样，在肺泡内与气体交换完成后，呼出的空气中就含有更多的二氧化碳而少量的氧气。

40. A 胸膜腔密闭不能和外界进行气体交换是形成胸内负压的必要条件。胸内压又称胸膜内压或胸膜腔内压，是指脏层胸膜与壁层胸膜之间的潜在腔（即胸膜腔）内的压力。腔内没有空气而仅有一层薄浆液，使胸膜脏层与壁层间摩擦减少、相互紧贴。在正常情况下，胸膜腔内应当是密闭的、无张力状态，以保证胸膜两层之间的液体薄膜处于润滑状态。如果出现胸膜腔内气体或液体的积聚，就会破坏这种平衡状态，导致胸膜腔内产生正压，影响肺的充分膨胀，可引发胸腔积液、气胸等疾病。

41. D 一般评价肺通气功能的指标有肺活量、肺残气量、肺泡通气量、最大通气量等。其中，时间肺活量是评价肺通气功能常用的比较敏感的指标。

42. B 肺顺应性指的是单位压力下肺容量发生变化的程度，通常用弹性模量的倒数来表示。在医学上，肺顺应性是叙述肺部对于机械通气的一种适应能力和特性。理解肺顺应性有助于评估患者肺功能状态，优化人工通气参数设置，提高人工通气的有效性和安全性。

43. D 静态顺应性是指在呼吸周期中，气流暂时阻断测得的顺应性。静态顺应性不受时间限制，主要影响因素是肺组织的弹性。

44. C 动态顺应性指在呼吸周期中，气流未阻断时测得的顺应性。动态顺应性受时间的限制，主要影响因素是呼吸道阻力和气体流速。

45. D 外界环境与血液在肺部实现氧气与二氧化碳的交换过程，称为外呼吸。组织细胞与组织毛细血管血液之间的气体交换过程，称为内呼吸。

46. D 肺通气的动力需要克服肺通气的阻力方能实现肺通气。肺通气的阻力有两种：弹性阻力（肺和胸廓的弹性阻力），是平静呼吸时的主要阻力；非弹性阻力，包括气道阻力，惯性阻力和组织的黏滞阻力。

47. A 相对于体循环系统，肺循环系统是低压、低阻系统，而且缺少瓣膜，易受各种压力的影响而变化。结构上肺循环血管更短更宽，血管壁也较薄，血管平滑肌更少，肺动脉壁只有主动脉壁1/3厚，更易扩张；肺的微动脉也无肌组织，因而肺动脉平均压只有主动脉的1/10～1/5，约14mmHg，肺静脉压力仅6mmHg，肺毛细血管平均压或静水压仅为体循环毛细血管的1/4，约8mmHg，加上血浆胶体渗透压为25mmHg，使毛细血管壁和肺泡壁足够薄以利于气体交换，同时又防止肺水肿。

48. A 气道阻力主要来自于大气道，包括鼻、口腔、咽喉和气管。用鼻呼吸时，鼻腔阻力占全部气道阻力的50%；用口腔平静呼吸时，咽喉和气管占全部阻力的

20% ~30%。如剧烈活动分钟通气量增加时，阻力可增加50%。

49. A CO_2在血液中有多种形式的存在，其中，碳酸氢盐态是最主要的形式，约占总CO_2的90%以上。

50. B 肺顺应性降低是指在相同的压力下，肺容积增加所需的压力增量增加。此时，肺组织的弹性降低，通气阻力增大，呼吸特点为快而浅。

51. E 呼吸道对吸入气体具有加温、湿润、过滤、清洁作用和防御反射等保护功能。加温、湿润作用主要在鼻和咽，而气管和支气管作用相对较小。过滤、清洁作用通常是呼吸道过滤和清洁，阻挡和清除随着空气进入呼吸道的颗粒异物，使得进入肺泡的气体几乎是清洁无菌的。呼吸道有着各种不同的机制来防止异物到达肺泡。

52. D 呼吸过程的三个环节，一是外界空气与肺泡之间以及肺泡与肺毛细血管血液之间的气体交换，这称为外呼吸；二是气体在血液中的运输，通过血液中的运行，一方面把肺部摄取的氧及时运送到组织细胞，另一方面又把组织细胞产生的二氧化碳运送到肺毛细血管以便排出体外；三是血液与组织细胞之间的气体交换。

53. D 机械通气所致的肺内压和胸腔内压力的增高，是间歇正压呼吸对机体正常生理功能产生影响的基本原因。

54. B 肺内压是指肺泡内的压力。当呼吸动作产生时，随胸腔体积变化，可产生一系列压力改变。吸气之初，胸腔容量增加，肺内压下降，低于大气压，空气在此压力驱动下进入肺泡，随着肺内气体逐渐增加，肺内压也逐步升高，至吸气末，肺内压和大气压相等，气流也停止。反之，在呼气之初，胸腔容量减小，肺内压升高并超过大气压，肺内气体排出肺外，使肺内气体逐渐减少，肺内压下降至呼气末，肺内压又和大气压相等，重新开始吸气。

55. B 正常人FVC与缓慢或非用力动作所测得的肺活量相等；但在气道阻塞时，用力呼气可致气道提早变窄或闭合，FVC可较肺活量低。二者之差可反映受压气道远端陷闭的气体量。当FVC < 15ml/kg时，术后肺部并发症的发生率常明显增加。

56. A 气体交换功能是肺的主要呼吸功能，通过氧气的吸入和二氧化碳的排出来维持机体正常的氧供给和二氧化碳排泄。

57. A 肺通气是肺与外界环境之间的气体交换过程。实现肺通气的器官包括气道、肺泡和胸廓等。气道是沟通肺泡与外界的通道；肺泡是气体与血液进行交换的主要场所；而胸廓的节律性呼吸运动则是实现肺通气的动力。

58. C 肺泡回缩力（也称肺泡弹性回缩力）是指肺泡向内收缩的趋势，主要负责呼气。肺泡回缩力来自肺泡膜的液体分子层表面张力。肺泡膜由一个单层的细胞外基质构成，其液体分子层的分子间存在着一定的吸引力，产生了表面张力。这种表面张力使得肺泡试图减少表面积并向内收缩。如果没有肺泡表面活性物质，表面张力会增加，导致肺泡塌陷。肺泡表面活性物质的存在可以降低肺泡表面张力，提高肺泡的稳定性和弹性。

59. D H^+对呼吸的调节是通过外周化学感受器和中枢化学感受器实现的。中枢化学感受器对H^+的敏感性较外周化学感受器高，约为后者的25倍。脑脊液中的H^+是对中枢化学感受器最有效的刺激。但H^+通过血－脑屏障的速度较慢，限制了它对中枢化学感受器的作用。

60. B 中枢化学感受器位于延髓腹外侧浅表部，主要接受H^+的刺激。

61. B 呼吸中枢是指调节呼吸的神经元群体，分为延髓呼吸中枢和大脑皮层呼吸中枢。其中，延髓呼吸中枢是控制自主呼吸的关键，其主要特点是对血液中二氧化碳（CO_2）浓度的敏感性。一般情况下，当CO_2浓度升高时，呼吸中枢受到刺激会引起呼吸加深、加快，以排出多余的CO_2；反之，当CO_2浓度过低时，则会抑制呼吸中枢活动，使呼吸减缓、减弱，从而维持CO_2在合理范围内的平衡。

62. D 肺牵张反射的感受器存在于肺泡，而传入神经纤维则行走于迷走神经之中。

63. D 轻度缺氧时血液中氧分压降低，刺激颈动脉体和主动脉体化学感受器兴奋，通过窦神经和迷走神经传入延髓呼吸中枢，引起中枢兴奋，呼吸加深加快。虽然缺氧时对呼吸中枢有一定抑制作用，但由于对外周化学感受器的兴奋作用大于氧分压降低的抑制作用，故应该是呼吸中枢兴奋。

64. B 中枢化学感受器位于延髓呼吸中枢的主要区域，对血液中氧气和二氧化碳浓度的变化非常敏感。当血液中二氧化碳含量升高时，中枢化学感受器会被直接刺激，从而引起呼吸中枢的兴奋作用，产生更强烈的呼吸驱动力，使呼吸加深、加快，以增加氧气的供应并减少二氧化碳的积累。

65. D 时间最大呼气率（FEV%）指一定时间内呼出气占用力肺活量的百分比。正常第1秒率（FEV_1%）> 83%，第2秒率（FEV_2%）> 96%，第3秒率（FEV_3%）应达到99%。FEV_1% < 80%反映大气道阻塞和阻塞性障碍。

66. A 血红蛋白是一种载氧蛋白，在肺部与氧结合生成氧合血红蛋白（HbO_2），在组织器官释放氧后形成去氧血红蛋白。当氧浓度较高时，氧由肺泡进入血液，在血液中与血红蛋白结合，形成氧合血红蛋白。而当氧浓度较低时，血红蛋白分解释放氧，为组织提供氧气。

67. D　切断双侧的迷走神经之后，会出现吸气延长、加深，呼吸变深、变慢，主要是因为迷走神经要参与肺部的牵张反射。

68. C　呼吸是由一系列神经元组成的复杂过程，其中控制呼吸运动的主要区域位于脑干。在脑干中，呼吸中枢包括延髓呼吸神经元和脑桥呼吸中枢。其中，延髓呼吸神经元被认为是产生呼吸基本节律的关键区域，它们通过周期性地放电来调节呼吸肌的收缩和放松，从而实现正常的呼吸。

69. C　人体中呼吸作用的最终目的是将氧输送到组织细胞，供其进行代谢产生能量。而氧在人体内的运输主要依靠血液和红细胞。

70. B　去除外周感受器的作用之后，CO_2引起的通气反应仅下降20%左右；动脉血 $PaCO_2$只需升高 2mmHg 就可刺激中枢化学感受器，出现通气增强的反应。

71. B　Herring－Breuer 反射是一种重要的呼吸调节反射，通过肺牵拉感受器和迷走神经传入纤维参与。当肺泡扩张时，肺牵拉感受器被激活，并抑制呼吸中枢的呼吸节律生成和呼吸肌收缩，从而使呼吸节律减慢和深度变浅。这种负反馈机制可以防止肺泡过度充气和损伤。

72. C　在清醒正常人各种不同姿势下，由于重力因素和胸廓的限制等影响，肺的通气分布可能会发生改变。但是，当患者仰卧时，重力对肺的影响减小，并且胸廓可以自由扩张，这有利于减少通气分布的差异。因此，在清醒正常人仰卧位下，左右两侧肺的通气大致相同。

73. E　甲床是指手指或脚趾的末梢，它们的颜色可以反映出组织的血液循环和氧供情况。当组织的有效氧供量不足时，甲床会出现发绀、苍白等现象。因此，观察甲床颜色是一种简单有效的方法，可以显示组织的有效氧供量是否充足。

74. A　呼吸系统中，气道总阻力是空气流动时所遇到的总阻力。气道阻力由多个因素组成，其中小支气管阻力是其中一个重要的组成部分。研究发现，在正常情况下，小支气管阻力占气道总阻力的10%左右。

75. B　心室肌细胞是工作细胞，与特殊传导系统的心肌细胞不同。心室肌细胞有兴奋性（兴奋后有效不应期长）、传导性和收缩性，没有自律性；而特殊传导系统的心肌细胞有兴奋性、传导性和自律性，没有收缩性。

76. A　心肌收缩能力受多种因素的影响，兴奋收缩耦联过程中各个环节都能影响收缩能力，其中活化横桥数和肌凝蛋白的 ATP 酶活性是控制收缩能力的主要因素。

77. D　心肌细胞的收缩过程与离子流有关，其中最为重要的是钙离子（Ca^{2+}）。在心肌细胞内，Ca^{2+}通过一系列复杂的信号转导机制被释放出来，与肌球蛋白等蛋白质结合后促进心肌细胞的收缩。因此，Ca^{2+}是心肌收缩中起关键作用的离子。

78. D　心肌细胞具有自动除极和兴奋传导功能。在收缩期间，心肌细胞的膜电位会快速上升并保持在高水平，这时候如果有新的刺激输入，由于心肌细胞兴奋性正处于有效不应期，因此无法对新的刺激做出响应，并且不会产生扩布性兴奋。等到有效不应期结束后，心肌细胞才能重新被激活，并再次产生扩布性兴奋。

79. B　心脏的血液供应来自左、右冠状动脉及其分支。左、右冠状动脉起源于主动脉根部瓣膜附近的主动脉窦（又名乏氏窦）。

80. A　冠脉循环的主要调节因素是心脏本身的代谢需求和自身的调节机制。心脏是一个高度代谢的器官，需要不断地提供氧和营养物质来维持其正常的功能。冠状动脉是为心肌提供血液的主要血管，在心肌收缩时冠状动脉受到挤压，而在舒张期则有充分的血流灌注。因此，主动脉舒张压对于冠脉循环的调节非常重要。

81. C　在心脏收缩时，由于心肌挤压作用，心内膜下血管被压迫，导致心内膜下血流量减少，而心外膜血流量却会增加。因此，相对来说，心内膜下的血供并没有明显增加，反而会减少。这也是心肌缺血和心绞痛常常发生在心脏收缩期的原因之一。

82. B　冠状动脉灌注压在 60～150mmHg 时冠状循环具有自动调节功能。

83. C　在正常情况下，冠状动脉主要分布在心肌的外层，形成心肌的支配网，而行走于心内膜表面的血管较少。处于收缩期时，由于心肌紧缩，心室外膜血流量比心内膜下低；而在舒张期，冠脉扩张，心内膜下心肌血供相对增加，因此选项 B 和 E 都错误。心肌外层的血氧分压低于内层这一叙述也不准确，因为心肌的氧供应是由冠状动脉提供的，血氧分压与心肌位置无关。发生冠脉闭塞时，冠状动脉无法向心肌提供足够的氧和养分，特别是心内膜下心肌更容易因为缺血而受损，因此选项 C 是符合生理的。

84. A　毛细血管的通透性可随各种化学和物理因素而改变，诸如 pH 下降、缺氧、体温升高、组胺和缓激肽释放增多等，均能使毛细血管通透性增加。

85. B　毛细血管前括约肌的收缩受到多种因素的调控，其中最主要的影响因素是组织局部代谢产物，如氧分压降低、二氧化碳分压升高、酸性代谢产物（如乳酸）和钾离子浓度升高等，这些代谢产物会刺激细胞膜受体或通道，进而导致毛细血管前括约肌松弛。

86. E　血压在 80～160mmHg 之间时，颈动脉压力感受器对平均压最为敏感。但当血压降至 50～60mmHg 时，压力感受器已基本丧失功能。

87. D　心输出量受到多种因素的调节，包括前负荷、后负荷、心率、心肌收缩力和心脏自主神经系统等。切断支配心脏的交感神经会导致心率降低、心肌收缩力减弱、心输出量降低。颈动脉窦内压力升高可以通过反射性降低心率和心输出量来调节血压。迷走神经传出纤维兴奋可以减慢心率、降低心输出量。增加心舒张末期容积（即前负荷增加）会使心肌收缩更有力，从而增加心输出量。缺氧、酸中毒等代谢异常会影响心肌的功能和代谢，从而降低心肌收缩力和心输出量。

88. A 左室的压力－容量关系可以用 Frank－Starling 机制来叙述。根据该机制，当前负荷增加时，心肌纤维受到的拉伸程度也随之增加，从而使其收缩更加有力，推动更多的血液排出。因此，选项 A 中的叙述是错误的。

89. B 房室传导系统中的房室延迟起到了一个非常重要的作用：使心房和心室不会同时收缩，从而保证了心脏排出血液的协调性。在正常情况下，心房在收缩时将血液推入到心室中，然后心室再进行强有力的收缩将血液排出体外。如果心房和心室同时收缩，就会造成血流的混乱，从而影响心脏的有效排血量。

90. C 慢反应动作电位的 0 期去极速度较慢，主要是由于离子通道的开放速度较慢。慢反应动作电位的 0 期去极时程也相对较长，一般需要几百毫秒甚至更久的时间才能完成。快反应动作电位通常会经历明显的复极 1、2 期，但慢反应动作电位却没有这个过程。慢反应动作电位没有明显的超射期。

91. D 心肌的自律性取决于细胞膜上离子通道的活动。在细胞膜电位正常时，心肌细胞处于稳定状态，称为静息状态或静息电位。当心肌细胞在一定程度上去极化时，会触发钠通道和钙通道的开放，进而引起细胞内钙离子浓度增加，使得心肌细胞产生收缩力。因此，可以利用不同阶段的动作电位特性来反映心肌细胞的自律性情况，其中最能反映心肌自律性的是 4 期自动去极化速度。4 期自动去极化速度反映了心肌细胞在去极化过程中 K^+ 外流速率的快慢，其值越大，则 K^+ 外流越快，心肌细胞自律性越高。

92. E 冠脉是心脏自身的血管，主要负责向心肌提供氧和养分。而冠脉的血流量取决于多种因素，包括血氧含量、血液 pH 值、血液二氧化碳浓度等。其中，二氧化碳蓄积、pH 降低、缺氧以及血乳酸增多都可以使冠脉血流量增多，从而改善心肌的氧供。而 pH 升高则可能会引起血管收缩和冠脉灌注压下降，导致冠脉血流量减少。因此选项 E 不符合题意，应该排除。

93. B 大量出汗会导致体内水分减少，从而降低血容量。这时，血管升压素的分泌就会增加，以促进体内水分的重吸收和补充，维持血容量和血压的稳定。血容量感受器位于心房、肺部和颈动脉窦等部位，能探测到循环血容量的变化，并向下传递信息。当血容量减少时，这些感受器会被激活，通过神经和荷尔蒙途径刺激肾脏分泌血管升压素，以增加血容量和血压。

94. C 心肌收缩力增强会导致心室在收缩期内更加充盈，但同时也会导致心室在舒张期内排空不够完全。因此，心肌收缩力增强后，心舒张期室内压降低，而这会使得静脉回流量增加。

95. E 在一个心动周期中，心房和心室的活动均经历了一次有规律的变化。如果心率为 75 次/秒，每一个心动周期的时间约 0.8 秒，其中，心房收缩期为 0.1 秒，心房舒张期 0.7 秒。心室收缩期 0.3 秒（包括等容收缩期 0.02～0.03 秒、射血期近 0.3 秒），心室舒张期 0.5s（包括等容舒张期 0.03～0.06 秒和充盈期近 0.5 秒）。故在本题各选项列出的时期中，心室充盈期时间最长。

96. C 在心动周期中，心室舒张期是指心室松弛并充满血液的阶段，而等容收缩期是指心室开始收缩但尚未打开二尖瓣和动脉瓣的阶段。当动脉瓣关闭时，心室开始进入等容收缩期，并继续向心脏主动脉推血，直到压力足够高以使动脉瓣重新开启，血液再次流出心室。因此，从动脉瓣关闭到下一次动脉瓣开放的时间相当于心室舒张期＋等容收缩期。

97. A 乙酰胆碱在体内能激活副交感神经系统，使血管平滑肌松弛，从而引起血管扩张。缓激肽具有明显的血管扩张作用，它在体内可以促进一氧化氮的释放，使血管平滑肌松弛，从而引起血管扩张。前列环素能够促进血管平滑肌细胞内环磷酸腺苷（cAMP）的合成，并抑制钙离子的内流，从而导致血管平滑肌松弛，引起血管扩张。当身体组织需要更多的氧气和养分时，会产生某些代谢产物，例如一氧化氮、酸性物质、钾离子等。这些代谢产物能够刺激血管平滑肌松弛，从而引起血管扩张。

98. B 当肌肉运动时，肌肉细胞会消耗氧气并生成乳酸等代谢废物，这些代谢产物可以刺激周围的血管扩张，增加肌肉的血液供应。这种现象被称为“活动性代谢”或“局部代谢调节”。此外，交感神经系统也会在肌肉运动时发挥作用，但主要功能是增加心率和心输出量，以满足身体对氧气的需求，而不是直接影响肌肉血流量。相邻不活动的肌肉血管收缩会减少血流量，因此不是肌肉运动时血流量增加的原因之一。动脉血压升高可能会影响肌肉血流量，但这种情况通常发生在极端的情况下，并不是正常的肌肉运动时血流量增加的主要原因。毛细血管主动舒张的作用主要是保持毛细血管通畅，但与肌肉运动时血流量增加的机制不直接相关。

99. D 颈动脉体位于颈总动脉的分叉处，有重要的呼吸调节功能。主动脉体在主动脉弓及其分叉处，有重要的循环调节效应。由颈动脉体发出的神经冲动通过舌咽神经传入到达呼吸中枢。主动脉体发生的神经冲动通过迷走神经到达延髓中枢。小体包含化学感受器细胞和支持细胞。低氧血症能够使化学感受器细胞兴奋，导致交感神经兴奋，心率加快，血压升高等生理反应。H^+浓度增高可以激活化学感受器细胞，引起化学感受器反射。但是并不会引起小体传入神经抑制，而是会促进交感神经的兴奋。

100. C　颈动脉窦和主动脉弓压力感受性反射是安静时维持血压相对稳定的重要反射，因此平时经常起作用。

101. C　颈动脉窦位于颈内动脉近侧，是一种压力感受器，能够感知血压的变化。当动脉压力升高时，颈动脉窦释放一种称作压力素的化学物质，抑制交感神经、刺激迷走神经，从而降低心率和血压；当动脉压力降低时，则相反，颈动脉窦释放压力素减少，交感神经增加，迷走神经减少，从而提高心率和血压。主动脉弓也有类似的压力感受器，能够感知血压的变化，其传入神经主要由迷走神经和交感神经混合组成，随颈动脉窦传入延髓内侧（即脑干）。因此，除了选项C外，其他选项均正确。

102. D　心迷走神经的节前神经纤维释放的是乙酰胆碱，通过与心内神经节的毛细血管突触结合，影响了心律及心肌收缩等功能。心迷走神经的节前纤维与心内神经节所在的部位相邻，两者通过突触进行联系。心迷走神经的节前纤维起源于延髓的核团。延髓是位于脑干最下方的区域，控制许多自主神经功能。心迷走神经的节后神经纤维释放乙酰胆碱，通过与心脏上的乙酰胆碱受体结合，从而降低心率和收缩力等功能。

103. B　大量失血会导致有效血容量下降，机体通过多种途径来维持血压和灌注重要器官。其中一种途径是通过神经和荷尔蒙调节引起外周血管收缩，以增加外周阻力，从而保证重要器官的灌注。这就是大量失血时首先出现的反应。随着失血程度的加重，机体逐渐不能维持足够的血压和组织灌注，进一步引起其他生理变化和症状。

104. C　舒张压是指心脏舒张期间动脉内的最低压力。在正常情况下，舒张压受到多种因素的影响，包括大动脉弹性、血管黏滞性、阻力血管的口径、心输出量和血管长度等。但其中影响最为显著的因素是阻力血管的口径。阻力血管的口径决定了动脉对外周血管阻力的调节能力，进而影响到舒张压的水平。当阻力血管收缩时，阻力增加，血流难以通过，导致舒张压升高；反之，阻力血管扩张可以降低阻力，使得血液更容易流动，舒张压下降。

105. C　中心静脉压是指血液回流至右心房时，右心房内的血液压力。它反映了心脏负荷状态、心脏舒张期充盈压和全身循环容量等因素。而影响中心静脉压的因素，最重要的是心脏射血能力和静脉回心血量。当心脏收缩能力增强、射血量增大或心率加快，将会促进静脉回心血量增加、心脏前负荷增加，从而使中心静脉压升高；反之，当心脏收缩能力下降、心率降低或血容量减少时，静脉回心血量减少，导致中心静脉压降低。当静脉回心血量增加时，中心静脉压升高；反之，当静脉回心血量减少时，中心静脉压降低。

106. C　交感缩血管中枢的紧张性较低是体位性低血压的常见原因。在直立位时，交感神经应该被激活，通过释放肾上腺素和去甲肾上腺素等物质，使得血管收缩以增加血压。但在某些情况下，交感神经功能受损或活动过于低下，不能有效地对抗重力的作用，从而导致体位性低血压的发生。

107. D　维持交感缩血管纤维紧张性的中枢位于延髓，也称为血管运动中枢。这个区域包括延髓旁核和延髓内侧核等结构，通过交感神经系统控制体内血管平滑肌的收缩和松弛，从而影响血压和血流量。

108. E　在延髓后端网状结构的腹内侧部分能引起动脉压急骤下降。它抑制延髓或脊髓交感神经神经元的兴奋。

109. B　血管紧张素Ⅱ属于肾素－血管紧张素系统（RAAS）的一部分，是一种强效的收缩剂，可直接刺激平滑肌细胞的收缩并导致血管收缩，从而增加外周血管阻力，提高血压。

110. C　心内膜存活率用以估计心内膜下区部位氧供应是否充裕。正常值应大于1，当小于0.7时，提示心内膜下缺血。

111. A　心交感神经通过释放肾上腺素和去甲肾上腺素等儿茶酚胺类神经递质作用于心肌，引发一系列生理反应，其中包括心率的增加、心肌收缩力的提高等。这些效应是通过调节心肌细胞内离子通道的活性来实现的。在心肌细胞中，钙离子是控制心肌收缩的关键离子，在心脏收缩过程中，Ca^{2+}进入心肌细胞，与肌钙蛋白结合，促进心肌收缩。而心交感神经兴奋可以增加心肌细胞膜上Ca^{2+}通道的开放几率，导致更多的Ca^{2+}进入心肌细胞，从而增加心肌收缩力和心输出量，同时也可能引起心率的加快。

112. B　心交感神经的节前纤维起源于$T_{1\sim5}$灰质侧角神经元，随后主要在星状神经节与节后神经元形成突触联系，递质为乙酰胆碱，故心交感节前纤维为胆碱能纤维。乙酰胆碱与节后神经元细胞膜的胆碱能神经受体结合。心交感节后神经元的神经纤维支配窦房结、房室结、房室束和心房、心室肌，递质为去甲肾上腺素，故心交感节后纤维为肾上腺素能纤维。

113. E　影响静脉回心血量的因素有：①体循环平均充盈压：体循环平均充盈压越高，静脉回心血量越多。②心脏收缩力量：心脏收缩力越强，回心血量越多。③体位改变：平卧位回心血量高于立位时的回心血量。④骨骼肌的挤压作用：肌肉的舒缩活动有利于静脉回流。

⑤呼吸运动：吸气利于体循环的静脉回流，呼气时则相反。当人体从卧位转变为立位时，身体低垂部分静脉扩张，容量增大，回心血量减少。

114. A 心力贮备是指心脏在运动时，相对于静止时增加的最大心输出量。由此可知，心力贮备是和运动（或者称为负荷）密切相关的，其表现为心输出量增加的能力。因此，在静息状态下，心脏病患者由于疾病的影响，其心输出量可能会相对健康者降低而导致心力贮备受损。因此，健康者与心脏病患者如在静息时心输出量无差异，并不代表它们的心力贮备一样。

115. D 微循环由毛细血管、微动脉和小静脉组成。其中，微动脉和小静脉是微循环的入口和出口，而毛细血管则是微循环的主体和最重要的功能部位。微静脉是从毛细血管汇集而来的，并与小静脉汇合形成大的静脉。淋巴管并不属于微循环结构的一部分，它们在组织间隙内收集过多的组织液和废物，将其运输到淋巴结和淋巴系统中进行净化和再循环。

116. B 微循环的调节机制复杂，涉及多种因素。其中，氧分压、酸碱平衡、离子浓度、代谢产物、激素水平、神经调节等都可以影响微循环的血流量和阻力。儿茶酚胺通常会引起毛细血管平滑肌收缩，从而限制血流量；同时，部分代谢产物如乳酸、钾离子等也可以影响毛细血管舒缩。相比于小动脉和小静脉，毛细血管的内皮细胞和平滑肌细胞数量少，因此其调节机制并非主要依赖于体液因素的受体激活调节，而是更加依赖于周围组织的代谢状态、氧供需平衡等因素。

117. C 人体胶体渗透压主要来自于白蛋白，这是一种主要存在于血浆中的蛋白质，具有高度的渗透压调节作用。组织间液胶体渗透压约为 15mmHg，这是指组织间液中蛋白质所产生的渗透压。胶体渗透压可以维持血管内循环血量，保证机体正常的代谢需要和器官功能。正常情况下，人体晶体和胶体渗透压的变化均很小，但仍然会受到多种因素的影响，例如饮食、药物、疾病等。

118. D 有许多因素使心肌氧耗增加：①心率加快；②心室壁张力增强，前、后负荷增加；③心肌收缩性增加。

119. B 肝小叶是肝脏的基本结构和功能单位，由周围的门管区和中央的中央静脉组成。每个肝小叶中含有大约 100 个肝细胞，它们与周围的毛细血管、胆管和空心的肝窦相互作用。肝细胞是肝脏的主要细胞类型，具有多种生理功能，如合成蛋白质、代谢物质和药物、分泌胆汁等。

120. A 肝小叶是肝结构和功能的基本单位，呈多面棱柱状。在肝小叶中央有一纵行中央静脉。肝细胞以中央静脉为中心，向四周略呈放射状排列，形成肝素（板）。肝板之间是肝血窦。肝血窦腔内有库普弗细胞，具有吞噬功能。相邻两肝细胞之间有胆小管。胆小管可将肝细胞分泌的胆汁汇集至肝小叶周边的小叶间胆管内。

121. D 肝内有两个不同的管道系统。一个是 Glisson 系统，另一个是肝静脉系统。前者又包含门静脉、肝动脉和肝管，三者被包裹于一结缔组织鞘内（称 Glisson 鞘），经肝脏脏面的肝门（称第一肝门）处出入于肝实质内。

122. B 肝肠循环可以使部分药物被重复吸收和代谢，影响药物在体内的浓度和作用时间，选项 A 错误。胆盐经过肝排泄进入肠道，在小肠内与脂质结合，促进脂质消化和吸收，然后通过肝肠循环被重吸收，以满足身体对胆盐的需要，选项 B 正确。胆囊是储存和排放胆汁的器官，但与肝肠循环没有直接关系，选项 C 错误。肝肠循环可使重吸收物质进入体循环，以便再次进行肝脏代谢，选项 D 错误。肝肠循环可以使药物在肠道内被重复吸收，从而降低药物的排泄速度，选项 E 错误。

123. B 约 20% 体热由肝产生，故肝移植手术，于无肝期体温可下降，加上冷灌注液及冷库血的输入，体温可降至危险程度。

124. B 结合胆红素是肝脏内未结合胆红素与葡萄糖醛酸结合后生成的水溶性产物，可通过肝、胆管、肠道进入肠道后被肠道细菌分解成为尿胆红素排出体外。在某些疾病情况下，肝功能受损或梗阻性黄疸等原因导致结合胆红素不能正常转运和排泄时，会出现尿胆红素排出不畅的情况。

125. B 血中的胆红素与血浆白蛋白有极高的亲和力，在血液中主要与白蛋白结合而运输，这不仅使胆红素具有亲水性，并且限制了它穿过生物膜的能力，减少了毒性。

126. A 正常情况下，约 1/4 的心排血量通过门静脉进入肝脏，而其余的 3/4 则通过肝动脉向肝脏供血，这两者合起来构成了肝脏的总血流量。根据上述叙述可知，正常成人流经肝脏的血液约占心排血量的 25%。

127. B 肝血流量每分钟为 1275 ~ 1790ml/1.73m^2，100ml/(min · 100g)，其中 70% ~80% 来自门静脉，仅 20% ~30% 来自肝动脉，而供应肝脏的氧含量则相反。

128. E 肝脏所需的氧，主要来自肝动脉，一般认为肝动脉氧供占肝氧供的 60% ~80%。

129. A 肝功能障碍可能导致肾脏功能受损，引起电解质紊乱，常见的表现是低钠、低钾、低磷和低钙，因此选项 A 正确。这主要是因为肝脏在正常情况下能够合成和分泌多种血浆蛋白和其他重要的代谢产物，包括调节水盐平衡和酸碱平衡的物质，当肝功能受损时，这些物质的代谢和排泄都会发生异常，最终导致电解质紊乱。

130. D 在许多容易发生肝硬化的原发疾病中，其中有一部分是遗传性疾病，即此类原发病可能会发生肝硬化。如 Wilson 病、遗传性血色病。此外，α_1抗胰蛋白酶缺乏症、遗传性半乳糖－1－磷酸－尿苷酰转换酶缺乏也可出现肝硬化。

131. C　肝脏是人体内重要的代谢和解毒器官，当肝功能不全时会影响多种药物和激素的代谢和排泄。其中，肝细胞内的微粒体系统是重要的生物转化和肝清除细胞，对于雌激素、皮质醇等激素具有明显的影响。而甲状腺素在肝脏中主要经由肝细胞摄取，甲状腺素灭活主要发生在其他组织（如肾脏）中，因此甲状腺激素的灭活不受严重肝功能不全的影响。

132. C　乳酸是一种能够在细胞内产生的有机酸，它可以通过糖酵解途径或者无氧代谢途径产生，其中无氧代谢途径是因为缺氧导致细胞线粒体不能正常运作，使得生成 ATP 的速度跟不上需求，而产生大量的乳酸。此时，乳酸可以进入血液循环，并被运输到肝脏进行合成葡萄糖的过程中，这个过程称为胶原回路。具体而言，肝脏将乳酸转化成丙酮酸，再将其转化成葡萄糖并释放到血液中供其他组织使用。

133. D　胆固醇大部分的代谢途径都与胆汁酸有关。具体来说，胆固醇在肝脏内被转化为胆汁酸，并排泄到肠道中去，进而帮助消化脂肪和吸收必要的营养成分。在肠道中，胆汁酸会被肠道细菌降解，生成胆固醇代谢产物——粪固醇。这些粪固醇能够被排出体外，从而维持正常的胆固醇水平。

134. E　大部分的谷胱甘肽结合反应发生在胞浆内。在胞浆内，谷胱甘肽主要通过与氧化的蛋白质结合，来调节这些蛋白质的功能或活性，从而维持细胞的正常代谢活动。

135. C　选项 A 正确，肝神经包括交感神经、迷走神经的分支和右膈神经的支配。选项 B 正确，肝的传入感觉神经是右膈神经。选项 C 错误，一般认为肝胆道系统接受交感与副交感神经双重神经支配，肝血管则仅由交感神经支配。选项 D 正确，肝动脉和门静脉周围形成神经丛，这些神经丛与肝脏的供血和神经支配相关。选项 E 正确，膈神经的一部分分布在肝内及胆囊和肝胆系统，因此可能是右肩部放射性痛的来源。

136. D　选项 A 正确，胆管系统受交感神经和副交感神经的支配。选项 B 正确，肝动脉和门静脉系统由交感神经和副交感神经的支配。选项 C 正确，肝动脉和门静脉由交感神经支配。选项 D 错误，胆管系统则同时受交感和副交感神经调节。选项 E 正确，胆管系统尚由右膈神经参与支配。

137. B　维生素 K 依赖的凝血因子是指在肝脏合成时需要维生素 K 参与的凝血因子。这些凝血因子包括Ⅱ、Ⅶ、Ⅸ和Ⅹ，以及蛋白 C、蛋白 S 等辅助凝血因子。其中，Ⅱ、Ⅶ、Ⅸ和Ⅹ因子也被称为维生素 K 依赖性凝血因子。而Ⅴ因子虽然是一种凝血因子，但不属于维生素 K 依赖性凝血因子，因此选项 B 错误。

138. E　肾单位是肾脏的基本功能单位，它与集合管共同完成泌尿功能。每个肾单位包括两部分，即肾小体和肾小管。肾小体包括肾小球和肾小囊。

139. C　肾小球滤过率（GFR）是指单位时间内通过两侧肾小球滤出的血浆体积，即每分钟通过两侧肾小球的血浆体积。

140. B　实质上所有的血液都流经肾小球，其中约 10% 的肾血流被滤过，即成年人正常肾小球滤过率（GFR）为 125ml/min。

141. E　肾小管的上皮细胞对缺氧非常敏感，因为肾小管上皮细胞的代谢活动非常活跃，有很高的 ATP 需求，它们对氧依赖性非常强，而且缺氧会导致肾小管上皮细胞的氧化磷酸化过程中断，引起能量不足和 ATP 生成减少，从而导致肾小管细胞功能障碍、坏死和剥脱等损害，甚至可能导致急性肾衰竭。因此，肾小管是肾脏最容易受缺氧损害的部位。

142. E　肾脏是一个高灌注器官，对血压变化比较敏感。一般来说，当灌注压（平均动脉压减去静脉回流压）低于 80mmHg 时，肾血流量开始明显下降。

143. D　肾脏入球小动脉和出球小动脉的平滑肌受肾交感神经支配。在静卧时，交感神经紧张度很小，肾血流量最大；在剧烈运动、大失血、中毒性休克及缺氧等情况下，因交感神经紧张性增强，引起肾皮质血管收缩，肾血流量减少。

144. C　当血液中葡萄糖浓度超过 160～180mg/100ml 时，有一部分肾小管对葡萄糖的吸收已达到极限，尿中开始出现葡萄糖，此时的血糖浓度称为肾糖阈。

145. C　正常人安静时每分钟有 1000～1250ml 血液流经肾脏，相当于心输出量的 20%～25%。

146. D　解析可参考上题。

147. E　肾血流量的调节包括肾血流自身调节和神经体液调节。肾血流的自身调节能力表现为动脉血压在一定范围内即使大幅波动的情况下，肾血流量仍保持相对恒定，以确保肾脏仍能调节水和溶质平衡。

148. B　近球细胞由于交感神经兴奋或肾脏灌注不足，释放出的一种多肽酶，称为肾素。

149. D　当肾小球滤过率降低或肾小管重吸收增加时，导致肾小球滤过的 Na^+减少，这种情况会激活肾素－血管紧张素－醛固酮系统（RAAS），促进肾素的分泌。在低血压状态下，肾脏会通过 RAAS 系统和其他机制来维持血压稳定，其中肾素是关键的激素。循环血量减少意味着肾脏灌注减少，使得肾小球滤过率降低，从而刺激肾素的分泌，以维持整体的水钠平衡和血容量。K^+主要通过醛固酮的调节来影响水钠平衡和血容量，而非通过肾素的作用。交感神经兴奋可引起肾脏血管收缩，导致肾脏灌注减少，从而刺激肾素的分泌。

150. A 肾素是由肾脏分泌的一种激素，主要作用是调节血压和水盐平衡。肾素的分泌受到多种因素的调节，其中最重要的是肾动脉压力和肾小管远端的低钠浓度。当肾动脉压力下降或肾小管远端钠浓度降低时，可刺激肾素的分泌，使其进入血液循环，促进肾上腺素的释放和血管紧张素Ⅱ的生成，从而引起收缩血管和升高血压的效应。

151. D 抗利尿激素是肾脏分泌的一种荷尔蒙，主要通过作用于肾小管来调节体内水分平衡。抗利尿激素主要作用于远曲小管和集合管，促进这些部位对水的重吸收。在集合管中，抗利尿激素会引起集合管上皮细胞通透性的变化，增加水的重吸收。抗利尿激素还可以刺激远曲小管上皮细胞上部的钠通道，使得更多的钠被重吸收，从而创造渗透压，促进水的重吸收。

152. C 抗利尿激素主要作用于肾脏，使肾小管对水和钠的重吸收增加，从而减少尿量，保持正常的体液渗透压和血容量。具体来讲，抗利尿激素主要通过作用于远曲小管和集合管上皮细胞，促进这些细胞对水的通透性增加，并增强水的再吸收能力。

153. B 大量失血会导致有效循环血量下降，这时候身体会产生一系列自我调节机制来维持血压和灌注各个组织器官。其中一种就是通过刺激血容量感受器来释放ADH，从而促进水的重吸收以增加血容量，维持有效循环血量。

154. C 生理盐水是一种无机盐溶液，其渗透压等于人体液体内的渗透压，当静脉快速注射大量生理盐水时，由于血管内液体容量增加，血管内血容量增加，再加上生理盐水中缺乏血浆蛋白，会使得血浆蛋白稀释，胶体渗透压下降，这将导致血浆向组织间隙内扩散，形成组织水肿。而肾脏对体内的水调节比较灵敏，当检测到体内水分过多时就会通过利尿作用来增加尿量，将多余的水分排出体外，从而使得血容量下降，胶体渗透压回升。

155. B 肾小管分泌 H^+ 是维持酸碱平衡的重要机制。当血液 pH 下降，肾小管上皮细胞会通过 H^+/K^+ ATP 酶将 H^+ 和 K^+ 交换，并将 H^+ 分泌入尿液中，同时把 HCO_3^- 从尿液中重吸收到血液中。这样可调节血液 pH，同时使得 H^+ 随尿液排出体外。在尿液中，H^+ 主要以 NH_4^+ 的形式存在。NH_4^+ 通过肾脏再生过程，由肾小管分泌至尿液中。

156. D 大量出汗会导致体液失水和电解质失衡，从而引起血浆渗透压的升高。这时，下丘脑中的渗透压感受器会被刺激，产生相应的反应，其中之一就是促进抗利尿激素（ADH）的分泌。ADH 的分泌可以促使肾小管对水的重吸收，减少尿量，以维持体内液体平衡。

157. B 肾血浆流量 600～800ml/min，肾小球滤液每分钟约生成 120ml，每天总量约 180L。肾内形成的滤液由开口处顶端的肾乳头流入肾小盏内，滤液经肾小管时，约 99% 可被重吸收，故正常人尿量每天为 1500～2000ml。

158. B 成人 24 小时尿量 <400ml，或者每小时尿量 <17ml，称为少尿。

159. D 糖尿病患者的尿量增加与血糖水平升高有关。在糖尿病患者中，由于胰岛素分泌不足或胰岛素抵抗，导致血糖水平升高，进而引起肾小球滤过率（GFR）增加。当肾小球被高浓度葡萄糖刺激时，肾小球滤过率增加，使得高浓度葡萄糖通过肾小管，但由于肾小管上皮细胞对葡萄糖的重吸收限制，导致葡萄糖被大量排出尿液中，即发生渗透性利尿。同时，血中醛固酮的含量也会增加，但程度较轻，对尿量增加的贡献相对较小。

160. C 醛固酮是一种由肾上腺皮质分泌的激素，主要在肾脏中起作用。它可以通过作用于远曲小管和集合管的上皮细胞来促进钠离子的重吸收，同时也会增加钾离子和氢离子的排泄。醛固酮的作用机制是通过与肾脏中的醛固酮受体结合，从而调节多种离子通道和转运蛋白的表达和活性，影响肾脏对离子的调节和交换。

161. C 醛固酮是甾类激素，在高钾血症或低钠血症时，由肾上腺皮质球状带分泌。

162. B 在电解质和水平衡方面，醛固酮的作用主要是促进钠的重吸收和钾的排泄。具体来说，当人体失水或低血容量时，醛固酮的分泌会增加，从而抑制肾小管中钠的排泄，促进钠的重吸收。同时，醛固酮还可以刺激肾小管分泌氢离子和钾离子，使其与尿液结合形成酸性尿液，并促进钾的排泄，以维持电解质和水平衡。

163. A 肾交感神经是一支由交感神经节向肾脏分布的神经，主要起到调节肾脏血管收缩、促进肾素的分泌和调节肾小球滤过率等作用。其起源于胸 4 至腰段脊髓的交感神经元，并随着腰交感神经干进入腹膜后神经丛，再通过肾动脉分支进入肾内神经丛。

164. D 内分泌系统由内分泌腺体和分散于机体各处的内分泌组织及细胞构成，它们通过释放激素来调节和控制身体的生理过程。激素通过血液循环传输到靶细胞，并在那里发挥作用。腺体分泌物不通过导管直接进入血液，而是通过释放激素进入血液后才达到靶细胞。

165. A 内分泌系统固有的内分泌腺包括垂体、甲状腺、甲状旁腺、肾上腺、性腺和胰岛。这些腺体分别产生不同的激素，调节和控制身体的各种生理功能。

166. A 内分泌是指内分泌腺或组织产生的激素通过血液循环系统传递到目标器官或细胞，从而调节机体的生理功能和代谢活动。这种方式被称为内分泌传递，因为激素通过血液运输到全身各个部位，并通过与特定的受体结合来发挥作用。

167. D 蛋白质和肽类激素通常通过钙离子（Ca^{2+}）来传递信息。钙离子在细胞内外的浓度差异可以被快速调节，从而实现信号传导过程。当激素结合到相应的受体上时，会引发细胞内的信号级联反应，其中钙离子起到重要的角色。钙离子的浓度增加可以触发一系列的细胞内信号传递事件，包括激活酶、启动转录过程以及改变细胞内物质的分布等。

168. C 下丘脑视上核和室旁核是神经内分泌控制中枢，它们合成并释放多种激素，其中包括精氨酸加压素。精氨酸加压素在体内发挥多种生理作用，包括促进肾小管对尿液的重吸收，调节血压和体液平衡，以及参与抗利尿激素的调节等。

169. E 细胞膜受体主要与蛋白质激酶信号转导途径相关，而A、B、C和D所列的甲状腺素、盐皮质激素、糖皮质激素和甲状旁腺激素多数是通过细胞内核受体起作用，进入细胞核后影响基因表达。选项E“促甲状腺激素”是主要通过细胞膜受体起作用的激素。

170. A 松果体是人体相对比较重要的内分泌器官，首先，最主要分泌的是褪黑素，可以抑制垂体促卵泡激素以及黄体生成素的分泌，并且可以分泌多种具有非常强作用的抗促性腺激素的肽类激素，可以有效抑制性腺活动以及两性性征的出现。

171. A 下丘脑产生两种重要的激素，即抗利尿激素和缩宫素。其中，抗利尿激素对调节体液平衡和尿液浓缩起重要作用。缩宫素则在分娩过程中发挥作用，促进子宫收缩。这些激素由下丘脑合成并通过神经垂体释放到血液中进行传递。

172. B 神经激素指的是由神经细胞分泌的激素，它们在神经系统内起着重要的调节作用。神经激素通过血液循环传递到身体其他部位，影响目标组织或器官的功能。

173. B “局部激素”指的是通过细胞间液扩散至邻近细胞的激素。这些激素在体内的作用范围相对较短，只能影响周围的邻近细胞，而不是通过血液循环作用于远距离的靶细胞。

174. E 类固醇激素是一类由胆固醇合成的激素，具有重要的生理功能。它们包括雌激素、雄激素、糖皮质激素和酮固醇等。在给出的选项中，只有雌二醇（也称为雌酮）属于类固醇激素的一种，主要由卵巢产生，在女性身体中起着重要的作用，如调节月经周期、促进乳腺发育等。其他选项甲状腺激素、胰岛素、催乳素和降钙素不属于类固醇激素。

175. D 生长素是一种蛋白质类激素，由垂体前叶分泌，并在人体的生长和发育过程中起重要作用。生长素促进骨骼、肌肉和器官的生长，调节蛋白质合成和细胞增殖等生理过程。它的分泌受到多种因素的调控，包括睡眠、运动、营养和荷尔蒙等。其他选项中，促胃液素是一种胃蛋白酶的激素，醛固酮是一种矿物质皮质激素，睾酮是一种性激素，而前列腺素是一类脂质类激素。

176. D 细胞内存在一种被称为“信号转导”的过程，这个过程可以将血液中非常低浓度的激素信号转化为细胞内的强化信号。这种生物放大系统使得即使激素浓度极低，其生理作用仍然明显可见。通过这种方式，一个小量的激素分子可以引发细胞内的级联反应，进而产生大量的生物学效应。

177. E 腺垂体位于大脑底部，它分泌多种重要的激素，控制和调节其他内分泌腺体的功能。腺垂体分泌的激素包括生长激素、促甲状腺激素、促肾上腺皮质激素、促性腺激素（如促卵泡激素和促黄体生成素）、催产素等。这些激素对于生长发育、代谢调节、性腺功能、肾上腺功能以及许多其他生理过程都起着重要作用。

178. A 胰腺B细胞，也称为胰岛β细胞，是胰腺中主要负责分泌胰岛素的细胞类型。它们位于胰岛的中央部分，占胰岛细胞总数的70%～80%。这些细胞能够感知血液中的葡萄糖浓度，并根据需要分泌适量的胰岛素来调节血糖水平。胰岛素的主要功能是促使细胞摄取葡萄糖以供能量和存储。

179. C 体表面积是身体外部表面的总面积，而基础代谢率是为了维持基本生命活动所需的能量消耗。较大的体表面积通常意味着更多的细胞需要能量来进行正常运作，因此基础代谢率也会相应增加。

180. A 蛋白质是身体建筑和修复组织所必需的营养素，它们在机体中起着重要的功能作用。蛋白质通过提供氨基酸来构建和修复肌肉、器官、骨骼和其他组织。此外，蛋白质还参与酶、激素和抗体的合成，对免疫系统的正常运作至关重要。

181. B 创伤、手术和麻醉时的应激为机体所产生的一种非特异性防御反应。这是由于身体对外界刺激做出的一般性生理反应，旨在应对潜在的损伤和恢复平衡。它包括一系列的生理变化，如心率增加、血压升高、呼吸加快等，以提供更多的氧气和能量给需要的组织，并加强免疫系统功能来抵御可能的感染。这些反应是相对非特异性的，不仅限于特定的刺激或条件。

182. C 补体是一组蛋白质，在免疫反应中发挥重要作用。它们参与调节免疫系统的活性，促进炎症反应和细胞溶解，以抵御感染和引起组织损伤的因素。当补体的血浓度过低时，抵抗病原体和修复组织的能力减弱，导致创伤或感染的病死率升高。

183. D 应激反应时，体液代谢的主要改变为增加钠离子（Na^+）的排出量。这是因为在应激状态下，垂体前叶释放的促肾上腺皮质激素会刺激肾上腺皮质产生醛固酮，醛固酮会促进肾小管从尿液中重吸收钠离子，同时排出钾离子（K^+）。这一过程导致体内钠离子浓度增加，而钾离子浓度减少，从而增加了钠离子的排出量。

184. B 当大量体液丢失后，如果只输注葡萄糖，会导致低渗性脱水。这是因为葡萄糖是一种溶质，输注葡萄糖后，溶质的浓度增加，使得细胞外液中的溶质浓度升高，与细胞内液的溶质浓度不平衡。这会导致细胞内的水分移动到细胞外，引起细胞脱水，从而出现低渗性脱水。

185. C 手术创伤包括手术过程中对组织的损伤和外科操作所引起的生理反应。这些创伤会触发机体的应激反应，导致一系列的生理变化和免疫反应。麻醉方法、室内环境、麻醉药物和出血量等因素也可以对机体产生一定的应激作用，但相对于手术创伤来说，它们的影响较小。

186. E 中胸段硬膜外阻滞是一种麻醉技术，用于减轻或消除手术过程中的疼痛感。该阻滞方法主要作用于腰段以下的神经，并不直接影响位于上半身的内分泌器官。

187. A 在应激状态下，呼吸系统会经历一系列的调节和适应变化，以满足身体对氧气的需求。这些变化通常包括增加通气量和血流量，改变通气/血流比值等。然而，在应激时，肺动脉压并不会显著下降，因为肺循环需要维持足够的血压来保证肺部组织的灌注。

188. E 代谢高涨期是指身体处于活动或应激状态时，代谢速率和能量消耗增加的时期。在这个阶段，心输出量增加，体温升高，代谢率增加，以满足身体对能量和物质的需求。血浆儿茶酚胺水平也会增加，因为儿茶酚胺（例如肾上腺素和去甲肾上腺素）是一类调节机体代谢和应激反应的重要荷尔蒙。然而，正氮平衡并不是代谢高涨期的特征。正氮平衡指的是摄入的氮量大于排出的氮量，通常发生在生长期或康复期，表示机体正处于新陈代谢物质的合成过程中，而不是代谢率的增加。

189. E 免疫系统（immune system）是机体执行免疫应答及免疫功能的重要系统。由免疫器官、免疫细胞和免疫分子组成。免疫系统具有识别和排除抗原性异物、与机体其他系统相互协调、共同维持机体内环境稳定和生理平衡的功能。

190. B 异种抗原是指存在于不同物种之间的抗原，也称为跨种抗原。在两个不同种组织和细胞之间存在的不同抗原属于异种抗原。这些抗原可以触发免疫系统的反应，并导致免疫排斥等现象。

191. D 在人血清中，IgG（免疫球蛋白 G）的含量通常是最高的。IgG 是主要的抗体类型，它在体内发挥着广泛的免疫功能，包括中和细菌和病毒、促进细胞毒性以及参与抗原的清除等。

192. A 吞噬细胞主要通过表面上的 Fc 受体来识别抗原－抗体复合物。Fc 受体是一种与免疫球蛋白 G（IgG）类型的抗体的 Fc 区域相互作用的受体。当抗体与抗原结合形成复合物时，复合物的 Fc 区域可以与吞噬细胞表面上的 Fc 受体结合，从而促进吞噬细胞对复合物的识别和摄取。

193. B 产生 IgE 的细胞是 B 淋巴细胞。IgE 是一种特定类型的抗体，它在过敏反应和寄生虫感染中起着重要作用。B 淋巴细胞是免疫系统中的主要细胞类型之一，它们能够分泌抗体并参与免疫应答。当机体受到过敏原刺激时，B 淋巴细胞被激活并分化为浆细胞，产生大量的 IgE 抗体。这些 IgE 抗体可以结合到肥大细胞和嗜碱性粒细胞上，当再次接触到相同过敏原时，会引发过敏反应。

194. D 当免疫系统的自稳功能受损时，可能会导致免疫系统攻击自身组织和器官，引发自身免疫病。自身免疫病是一类疾病，其特征是免疫系统错误地将正常组织和器官视为外来入侵物质，并对其进行攻击。这些疾病包括类风湿关节炎、系统性红斑狼疮、硬皮病等。

195. C 胸腺是一对位于胸骨后方的淋巴器官，对免疫系统发挥重要作用。其中，它在 T 细胞的发育和分化过程中具有关键作用。胸腺内存在着不同类型的细胞，包括未成熟的 T 细胞（双阳性胸腺细胞）和成熟的 T 细胞（单阳性胸腺细胞）。在胸腺中，未成熟的 T 细胞会经历筛选过程，通过正选择和负选择来确保其功能和自身耐受性。只有通过筛选的 T 细胞才能进一步发育成为功能成熟的 T 细胞。

196. B HbsAg（＋）表示患者体内存在乙型肝炎表面抗原，这是乙型肝炎病毒的外壳蛋白。HbeAg（＋）表示患者体内存在乙型肝炎 e 抗原，这是乙型肝炎病毒的标志物，通常与活动性感染相关。抗－HBc（＋）表示患者体内存在乙型肝炎核心抗体，这意味着患者曾经被乙型肝炎病毒感染过或正在感染中。抗－HBe（－）表示患者体内缺乏乙型肝炎 e 抗体，这通常与活动性感染相关。抗－HBs（－）表示患者体内缺乏乙型肝炎表面抗体，这意味着患者没有产生针对乙型肝炎的免疫力。综合以上结果，HbsAg 和 HbeAg 的阳性以及缺乏抗体的情况表明该患者处于急性乙型肝炎感染期。

197. C IL－3 是一种细胞因子，它在造血系统中发挥重要作用，刺激干细胞向多个方向分化。IL－3 的作用可导致造血干细胞分化成髓系干细胞（如红细胞、粒细胞、巨噬细胞等）和淋巴系干细胞（如 T 细胞、B 细胞等）。

198. E 嗜酸性粒细胞的主要功能是对抗寄生虫感染和参与变态反应。在Ⅰ型超敏反应中，当机体暴露于过敏原后，免疫系统会产生 IgE 抗体。IgE 抗体结合到嗜酸性粒细胞表面的 FcεRI 受体上，激活嗜酸性粒细胞。活化的嗜酸性粒细胞释放组胺、白三烯等炎症介质，导致过敏反应的发生。

199. A 单核细胞通常存在于血液循环中，具有免疫功能。当机体遭受感染或组织损伤时，单核细胞可以通过趋化性因子引导下降到受损组织，并在那里进一步分化为巨噬细胞。

200. E 脑灌注压（CCP）即维持脑组织血灌注的压力值。它是平均动脉压（MAP）减去颅内压（ICP）得到的。成人正常脑灌注压为70~90mmHg。如果患者的脑灌注压<70mmHg将会出现脑缺血。脑血流的自我调节，即根据MAP的不同，颅内血管发生扩张或者收缩来保证恒定的脑血流。当脑灌注压降低时，脑血管会发生扩张以保证脑血流恒定；相反，当脑灌注压升高时，脑血管通过收缩增加外周阻力来保证脑血流恒定。当MAP在50~150mmHg时，脑血流可保证良好的自我调节能力。当MAP<50mmHg时，脑血管已经扩张到最大程度，MAP的进一步降低将导致脑血流量呈线性减少。反之，当MAP>150mmHg时，脑血管已经收缩到最大程度，MAP的进一步增高将导致脑血流量呈线性增加。在某些病理情况下，脑血流量的自我调节能力将减弱或者消失，例如外伤、肿瘤，脑血流量会随着MAP的增加而增加，导致颅内血液流量急剧增加，最终导致颅内压的增加，从而形成了一个恶性循环，最终导致脑缺血的发生。

201. B Child-Pugh评分是评估肝硬化患者肝功能损害程度的重要指标。该评分系统将患者的胆红素、白蛋白、凝血酶原时间等指标作为评估依据，将患者的肝功能状态分为A、B、C三个级别。得分越高代表肝功能损伤越严重。根据患者的胆红素、白蛋白、PT值，计算出Child-Pugh评分为7分，属于B级别。

202. E 梗阻性黄疸可能与以下几种因素有关：胆道结石、肿瘤、胆囊炎、胰腺炎等。治疗上可以采用维生素K等药物，促进凝血功能的恢复。由于该患者经过维生素K治疗3天以上，凝血酶原时间仍比对照值延长5秒，这提示存在肝细胞病变，导致凝血功能异常。可能的原因包括肝硬化、肝炎等。

203. C 阿托品是一种抗胆碱能药物，常用于减少术中或术后的分泌物和避免心率下降。然而，阿托品也可以导致心率增加。在这种情况下，患者使用了普萘洛尔来控制甲状腺功能亢进引起的心率增快，但手术前半小时注射的阿托品可能会逆转普萘洛尔的效果，导致心率再次增加。

二、多选题

1. ACD 神经纤维传导兴奋的特征主要包括完整性、双向性、绝缘性和相对不疲劳性，以及神经纤维兴奋性的传导的高速性。

2. ABCE 可兴奋细胞指的是具有膜电位变化和兴奋-传导功能的细胞。主要有三大类，即神经细胞、肌细胞和腺细胞。骨细胞不属于可兴奋细胞，因为它们主要参与骨组织的形成、吸收和再生，并不具备兴奋性。

3. BD 突触部位具有易疲劳性，神经元之间的信息传递主要通过突触进行。两个神经元相接触的部位称突触。兴奋经过突触时，由于突触后膜上的离子通道数量较少，信号速度会减慢，出现时间延迟现象。

4. BE 抑制性突触后电位（IPSP）是指神经元在受到抑制性突触输入时所产生的一种负向电位变化。IPSP具有总和现象，即多个抑制性递质同时作用时，其效果将累加。IPSP是由于神经元膜对Cl^-通透性的增加所致，导致Cl^-内流，细胞膜内侧负电荷增加，进而抑制神经元产生动作电位。因为IPSP本身是一种负向电位变化，故幅度要小于兴奋性突触后电位（EPSP）。IPSP的大小可以随着抑制性递质的释放量的多少而发生变化，并非只有“全部”或者“完全没有”的情况。

5. ABCD 中枢神经递质是指分布于中枢神经系统内起调节作用的神经递质。根据其化学结构和功能分类，主要包括以下几类：氨基酸类、单胺类、乙酰胆碱和肽类。其中，氨基酸类递质包括谷氨酸和γ-氨基丁酸（GABA）等；单胺类递质包括多巴胺、去甲肾上腺素、肾上腺素和5-羟色胺等；乙酰胆碱则是在神经肌肉接头处发挥作用的重要递质；肽类递质如内啡肽、降钙素等则在疼痛、情感等方面发挥重要作用。

6. AC 非特异性投射系统通过释放多巴胺等神经递质物质传递信号到皮质下部结构，维持大脑皮质的兴奋状态，促进认知和情感等高级功能的执行。同时也有抑制大脑皮质兴奋的作用，当神经元群体被激活时可以选择性地改变不同脑区域的兴奋状态。因此，该系统对于大脑皮层神经元兴奋和抑制之间的平衡非常重要。

7. ACDE 内脏器官没有皮肤那样的外部保护层，因此对于机械性或烧灼性质的伤害刺激，内脏器官不像皮肤那样敏感，通常不会引起明显的疼痛。内脏痛通常是一种隐匿而又难以清晰定位的疼痛，不像皮肤痛那样能够准确指出疼痛的来源和位置。内脏痛通常是缓慢而持续的，并且对于不同类型的刺激（如压力、牵拉或化学物质）的区分能力差。内脏痛通常对机械性牵拉、缺血、痉挛和炎症等刺激比较敏感。例如，内脏器官的痉挛和牵拉会导致类似绞痛或撕裂痛的感觉，并可能放射至其他身体部位。内脏疾病常常在周围组织中引起疼痛，即所谓的牵涉痛。例如，心肌梗死常引起上臂、颈部或下颚的放射性疼痛。

8. AB 副交感神经主要负责机体的“休息和消化”状态，其作用包括降低心率、收缩支气管、增加胃肠道蠕动、促进消化液分泌等。心肌受到副交感神经的支配，在副交感神经兴奋时，心率减慢，心脏收缩力下降，心血管阻力降低。泌尿生殖器官也受到副交感神经的支配，主要作用是促进尿液的排放和生殖功能的调节。骨骼肌血管、皮肤血管和肾上腺髓质受交感神经的支配。

9. BD 根据其对去甲肾上腺素的不同反应情况，分为肾上腺素能α受体和β受体。皮肤、肾、胃肠的血管平滑肌以α受体为主，骨骼肌、肝脏的血管平滑肌以及心脏以β受体为主，还有主要分布在肾及肠系膜血管系统和中枢神经系统某些区域的多巴胺肾上腺素能受体。α受体分布在突触后膜和突触前膜，α型受体能与儿茶酚胺结合并产生生理效应。艾司洛尔常用于降压治疗，虽然可以抑制肾上腺素的升压作用，但无法完全消除去甲肾上腺素的升压效应。

10. ABE 副交感神经能够刺激肠道平滑肌的收缩，从而促进食物在肠道中的运动和排泄。此外，还能够刺激膀胱壁的收缩和括约肌的松弛，从而促进膀胱的排尿功能。副交感神经能够刺激环形肌的收缩，从而使瞳孔缩小。瞳孔散大和增加出汗是由交感神经控制的，而不是副交感神经。

11. DE 下丘脑是体温调节的主要中枢，可以感知到体内外环境的变化，并通过调节自主神经系统和内分泌系统来维持体温平衡。下丘脑能够释放和抑制不同的神经激素，调节垂体前叶分泌的各类激素，包括生长激素、促卵泡激素等。

12. BE 人类大脑分为左右两个半球，它们之间通过胼胝体连接。在正常情况下，两个半球共同参与各种认知和行为活动。然而，一些研究表明，对于某些特定的功能，一个半球往往比另一个半球更"强大"或具有主导地位，这就是所谓的优势半球。其中，最典型的例子就是语言功能。大多数人的语言中枢区域都位于左侧大脑半球，并且在大多数情况下，左侧大脑半球会主导语言的产生和理解。因此，左侧半球被称为语言优势半球，选项A、C正确，选项B错误。此外，对于儿童和青少年来说，由于大脑发育尚未成熟，因此如果在这个阶段出现了脑损伤，有时候可以通过神经可塑性和代偿机制，在对侧大脑半球重新建立相应的神经网络，实现原本由受损半球完成的功能，选项D正确。用哪只手劳动习惯与优势半球没有必然联系，选项E错误。

13. DE 巴甫洛夫将一切信号分为两大类，一类为现实的具体的信号（如以铃声作为食物的信号），称为第一信号；另一类是现实的抽象信号，即语言、文字，称为第二信号，选项A正确，选项D错误。第二信号系统的形成是在第一信号的基础上逐渐演化而来的，选项B正确。第二信号系统的出现是人类区别于其他动物的一个主要特征，即人类可以通过语言等抽象的信号系统进行思考、记忆和交流，选项C正确。第二信号系统以第一信号系统为基础，两个系统相互联系、协同工作，实现人的各种复杂心理活动，选项E错误。

14. BD 慢波睡眠的分波节律性释放出生长激素，具有促进生长发育的作用。此外，慢波睡眠可以促进身体的修复和恢复，让人感到清爽和精力充沛。

15. ACD 条件反射是由先前无关的刺激对应产生的自然反应，因此在不同的环境或条件下，条件反射的表现可能会发生改变，选项A正确。条件反射是后天学习形成的，也就是说，它并不是与生俱来的本能行为。而且，一个人可以通过学习形成多种不同的条件反射，数量不受限制，选项B错误，选项C正确。条件反射的形成是基于对环境刺激的适应性调整，即动物/人类会根据先前的经验形成相应的条件反射，以适应周围环境和情况，选项D正确。条件反射是一种复杂的神经活动，通常需要多个脑区之间进行协调才能完成，因此不能脱离非条件反射单独产生，选项E错误。

16. ABCD 紧张性牵张反射可以使肌肉对抗重力，维持身体平衡和姿势。注入神经肌肉接头阻滞剂等药物可以维持躯体姿势，从而排除其他因素对反射的影响。紧张性牵张反射的传出神经纤维使受牵拉的肌肉产生收缩反应。肌梭是肌肉内部的一种感受器，可以感受到肌肉的拉伸程度，并将信息传递至中枢神经系统，引发相关反射。环层小体是另一种肌肉内的感受器，与肌梭不同，它主要感受肌肉的张力。

17. ABDE 突触传递的特征包括：①单向传递：由于递质只能由突触前膜释放，然后作用于突触后膜，所以兴奋在突触上的传递只能向一个方向进行，就是从突触前神经末梢传向突触后神经元，而不能逆向传递。由于突触的单向传递，使得整个神经系统的活动能够有规律地进行。②突触延搁：兴奋在突触处的传递，比在神经纤维上的传导要慢。这是因为兴奋由突触前神经末梢传至突触后神经元，需要经历递质的释放、扩散以及对突触后膜作用的过程，所以需要较长的时间（约0.5ms），这段时间就称为突触延搁。③总和：通常兴奋性突触每兴奋一次，并不足以触发突触后神经元兴奋。但是，同时传来的一连串兴奋，或是许多突触前神经末梢同时传来一排兴奋，引起较多的递质释放，就可以使突触后神经元兴奋，这种现象就称为总和。④对内环境变化敏感：突触对内环境的变化非常敏感，缺氧、二氧化碳增加或酸碱度的改变等，都可以改变突触部位的传递活动。⑤对某些药物敏感：突触后膜的受体对递质有高度的选择性，因此某些药物也可以特异性地作用于突触传递过程，阻断或者加强突触的传递。

18. BCDE 内脏痛的特点包括：①对炎症敏感：内脏器官的疼痛通常与炎症有关，因此对于炎症反应比较敏感。②对牵拉敏感：内脏痛往往是由于内脏组织的牵拉和撕裂所引起的，因此对于牵拉刺激比较敏感。③有牵涉痛：内脏疼痛可以放射到其他区域，如心肺区、腰部等。④对缺血敏感：内脏器官缺血时会引起不适甚至疼痛，因此对于缺血状态也比较敏感。定位精确并不是内脏疼痛的典型特点，相反，内脏疼痛通常比较难定位，常常表现为弥漫性、难以准确定位的疼痛。

19. AC　看近物时，晶状体前凸，这会导致瞳孔收缩，是一种生理现象，选项 B 正确。光照一侧瞳孔时，两侧瞳孔都缩小。这是一种正常生理现象，称为对光反射，选项 D 正确。看近物时，副交感神经兴奋，这可以使瞳孔缩小，选项 E 正确。对于弱光和远处物体，瞳孔会扩大；而近处物体，由于调节作用，瞳孔会收缩，选项 AC 错误。

20. AD　乙酰胆碱由乙酰胆碱转移酶（而非血浆假性胆碱酯酶）催化乙酰辅酶 A 和胆碱结合反应而成，在神经末梢释放后，被乙酰胆碱酯酶水解为乙酰和胆碱，选项 A 错误。乙酰胆碱作为神经递质，在神经肌肉接头处与终板膜上的乙酰胆碱受体结合产生去极化，从而引起肌肉收缩，选项 B 正确。神经末梢释放的乙酰胆碱在作用后被乙酰胆碱酯酶水解为乙酰和胆碱，胆碱被再次吸收回到神经末梢与乙酰辅酶 A 结合生成乙酰胆碱，选项 C 正确。镁离子并非神经末梢释放乙酰胆碱所必需的，在神经传递过程中，钙离子的浓度升高可以促进乙酰胆碱的释放，选项 D 错误。在一定范围内，钙离子的浓度升高可以增加神经末梢释放乙酰胆碱的数量，从而促进神经传递，选项 E 正确。

21. ABCD　吸入性麻醉药物均扩张脑血管，使脑血流、脑血容量以及颅内压均增加。增加脑血流的程度与各个药物的内在血管扩张作用与继发性血流 - 代谢偶联的血管收缩作用间的平衡有关。

22. ABCDE　尽管氧化亚氮对脑血流影响的量效反应仍然有争议，但吸入 60% ~70% 的氧化亚氮可以产生脑血管扩张和颅内压升高。颅内压升高的患者吸入 50% 或以上浓度的氧化亚氮可以引起有临床意义的颅内压升高。吸入 50% ~70% 的氧化亚氮可以引起患者意识消失，并伴有脑电图的 α 节律消失和以 δ 波叠加的快波。80% 的浓度并联合应用肌肉松弛药时，患者的脑电图表现为 4 ~6Hz 的慢波。

23. ABC　恩氟烷麻醉时若动脉压保持不变，则脑血管扩张，脑血流量增加，颅内压升高。恩氟烷是较强的大脑抑制药，麻醉愈深，脑氧耗量下降愈多。吸入 3% 恩氟烷，中枢氧耗量降低 50%。

24. CD　选项 A 错误，吸入低浓度恩氟烷不会导致脑电活动增强，而是会增强对视、听刺激的诱发反应。选项 B 错误，临床应用的资料与动物实验都没有证明恩氟烷会引起持久的中枢神经系统功能改变。选项 C 正确，高浓度恩氟烷吸入时，可能出现面及四肢肌肉强直性阵挛性抽搐。选项 D 正确，惊厥性棘波是恩氟烷深麻醉的脑电波特征，$PaCO_2$ 低于正常时棘波更多。当 $PaCO_2$ 升高时，棘波的阈值也随之升高。选项 E 错误，癫痫患者或阻塞性脑血管疾病的患者慎重应用恩氟烷，尤其应避免高浓度吸入和低碳酸血症状态。

25. CE　异氟烷对中枢神经系统的抑制与浓度相关。1.5MAC 时出现暴发性抑制，2MAC 时出现等电位波。0.6 ~1.1MAC 异氟烷麻醉时，不增加脑血流量；1.6MAC 时，脑血流量倍增，但增加幅度仍不如氟烷麻醉，故颅内压升高亦少。对于开颅患者，异氟烷在低 $PaCO_2$ 条件下可防止颅内压升高，而氟烷及恩氟烷则不易达到此目的。

26. BCDE　流感病毒等引起的上呼吸道感染可导致纤毛动力学障碍；麻醉药可抑制纤毛运动功能；吸烟可导致支气管黏膜上皮纤毛运动受损，影响排痰能力；慢性支气管炎可导致黏液分泌增多、纤毛运动受损而影响痰液清除。雾化吸入不影响纤毛运动。

27. DE　血红蛋白和氧的结合过程是自发进行的，不需要酶的催化。血红蛋白分子上有 4 个互相独立的氧分子结合位点。在氧分压较高的情况下，氧分子迅速与血红蛋白中的结合位点结合，并以相对较快的速度达到饱和状态。血液中二氧化碳的浓度会影响血红蛋白和氧的结合，导致氧的释放或吸收。当二氧化碳浓度增加时，会降低血 pH 值，从而使血红蛋白更容易释放氧分子；而当二氧化碳浓度降低时，血红蛋白更容易结合氧分子。随着温度的升高，血红蛋白中的结构发生变化，易导致氧分子的释放，从而降低了血红蛋白和氧的结合能力。

28. ABCD　血液中红细胞数量增多，氧容量会随之增加，但这并不是一定发生的情况，因为氧容量还受到其他因素的影响，选项 A 错误。气体交换时首先进入组织的是物理溶解的氧，而非化学结合的氧，选项 B 错误。尽管氧分压与血氧容量有关，但两者之间不是线性关系，选项 C 错误。CO_2 虽然有助于促进氧运输，但并不直接参与血液运输氧气的过程，选项 D 错误。在气体交换过程中，氧气主要以物理溶解的形式存在于血液和肺泡之间，并在此基础上发生化学结合。同理，当血液中的氧进入组织时，也首先是以物理溶解的形式存在，选项 E 正确。

29. ABCDE　CO_2 可以通过简单溶解在血浆中，也可以结合到红细胞内，其中约 70% 的 CO_2 以碳酸氢根离子（HCO_3^-）的形式结合在红细胞内。在红细胞内，碳酸酐酶催化 H_2O 和 CO_2 之间的反应生成碳酸，在此过程中产生 H^+。H^+ 会与红细胞内的血红蛋白结合，从而将少量 CO_2 直接结合到血红蛋白上，同时有一部分 H^+ 会通过扩散进入红细胞外，维持了血液的酸碱平衡。少量的 CO_2 以其他方式结合在血红蛋白上，例如与血红蛋白中的氨基甲酸基团结合形成氨基甲酸血红蛋白。静脉血的 CO_2 分压高于肺泡内 CO_2 分压，因此 CO_2 从静脉血中向肺泡中扩散，并释放出来。运输量的多少决定于 CO_2 分压的大小。随着体温升高，红细胞内代谢速率增加，CO_2的产生量也会增加，这会促进CO_2向肺泡扩散，增加CO_2的释放。

30. BD 颈动脉体和主动脉体是体内化学感受器，能够检测到动脉血中CO_2分压的变化。当CO_2分压升高时，颈动脉体和主动脉体释放出神经传递物质刺激呼吸中枢，促进呼吸增加，以排出多余的CO_2。延髓化学敏感区是呼吸中枢的一部分，能够检测到血液中CO_2分压的变化。当CO_2分压升高时，延髓化学敏感区被刺激，促进呼吸增加，以排出多余的CO_2。

31. ABC 大脑皮质参与了大量的学习和记忆过程，包括条件反射。因此，一些呼吸反应可以通过条件反射进行控制。大脑皮质也掌控着语言和思维能力。人们可以通过意愿来控制呼吸，例如在说话或唱歌时改变呼吸深度和频率。在正常情况下，呼吸是由自主神经系统自动调节的。但是，当我们有意识地想要呼吸得更深或更慢时，大脑皮质可以通过调节呼吸中枢的活动来影响呼吸的深度和频率。需要注意的是，虽然动物大脑皮质切除后会使节律性呼吸消失，但由于人类的呼吸控制较复杂，不能将其作为大脑皮质对呼吸作用的特征之一，因此选项D错误。同时，由于大脑皮质可以影响呼吸深度和频率，因此呼吸的深度和频率可以在一定范围内随意控制，选项E错误。

32. AB 肺的阻力包括弹性阻力和非弹性阻力。肺弹性阻力来自两方面，一是肺弹力纤维和胶原纤维的回缩力；二是肺泡表面张力，包括肺泡表面的活性物质的动态平衡性，当倾向于使肺泡缩小时，产生弹性阻力。

33. ABCD 深呼吸可以增加每分通气量，但并不会使动脉血氧饱和度增加10%或2倍，因为正常人肺泡中氧的分压已经很高，通气量的适当增加只能使肺泡通气量略有增加，但不能显著改变血氧饱和度。同时，肺泡氧气分压也不会增加2倍。

34. ABC 温度升高会促进组织代谢，使得氧的释放增加，同时也会引起血红蛋白的构象变化，使其与氧的亲和力降低，从而导致氧离曲线右移。二氧化碳是组织代谢产生的废物之一，当PCO_2升高时，代表组织需要更多的氧与之结合来进行呼吸代谢，这时氧离曲线会向右移动，以便更多的氧被释放到组织中去。当pH值下降时，血液处于酸性状态，血红蛋白与氧的亲和力减弱，氧离曲线右移。当2,3-DPG减少时，血红蛋白对氧的亲和力增加，导致氧离曲线左移。血糖升高并不会直接影响氧离曲线的位置，因此不是导致氧离曲线右移的因素。

35. ABCD 当气道受到物体的刺激时，刺激会引起呼吸肌肉的收缩，从而产生咳嗽的反应，以清除气道中的异物。当食物或其他物体进入口腔、喉部时，如果触发呕吐反射，可以把异物排出体外，避免气道梗阻。当食物或液体通过喉部进入食管时，会触发吞咽反射，使得气道关闭，防止异物进入气道。牵张反射是指当肺泡受到牵张刺激时，会通过神经途径传递到中枢神经系统，从而引起呼吸肌肉的放松，促进气体的交换。这一反射也能帮助防止气道梗阻。条件反射是一种与学习和记忆有关的反射，与气道梗阻关系不大。

36. BC 当$PaCO_2$升高时，中枢化学感受器会通过调节呼吸来增加呼出CO_2的量，从而降低$PaCO_2$水平。当pH下降时，通常意味着体内存在过多的酸性代谢产物，中枢化学感受器则会通过增加呼吸频率和深度来排除这些代谢产物并提高pH水平。

37. BCD 血液中氧的溶解量只占少部分，不足以影响氧运输。血氧饱和度（SaO_2）表示单位时间内血红蛋白结合氧的比例，它是氧输送的重要指标之一。心输出量增加可以提高氧输送量。血液中的血红蛋白含量越高，可以携带更多的氧分子，从而提高氧输送量。肺有效通气量是指单位时间内通过肺部的气体量，它是呼吸系统的一个指标，与氧运输有关，但不是决定氧运输的主要因素。

38. ABC 降低功能残气量的因素包括卧位，麻醉，腹部和胸部手术术后，肺纤维化，肺水肿，肥胖，腹胀（妊娠、肿瘤、腹水），胸廓畸形，肌肉松弛。肺气肿和PEEP是功能残气量增加的因素。

39. ABCD 吸入性麻醉药可以影响肺泡表面活性物质的合成和分泌，从而导致其减少，加重肺萎陷的程度。肺血流量减少会导致肺毛细血管静脉内压升高，影响肺泡表面活性物质的分泌和代谢，从而引起肺泡萎陷和缺氧。早产儿由于肺泡表面活性物质的不充分，常出现呼吸困难综合征，需要进行相应的治疗。吸烟会导致肺泡壁受损，影响肺泡表面活性物质的分泌和代谢，使其减少，从而引起肺部疾病，尤其是慢性阻塞性肺疾病。正压通气不会直接导致肺泡表面活性物质减少，但在某些情况下，例如过度通气或使用高水平正压通气时，可能会导致肺泡过度膨胀和损伤，进而影响肺泡表面活性物质的功能。

40. ABCE 窦房结是心脏起搏器，在生理情况下，控制着心率和节律。它位于右心房上部，近心尖端的区域，靠近上腔静脉孔。窦房结的血液供应主要由右冠状动脉提供，占55%，其余45%由左冠状动脉（主要是左旋支）提供。

41. ABCD 静息时，冠状循环血容量约占心输出量的5%，这是因为心肌组织对氧和营养物质的需求相对较小。心内膜下阻力血管张力比心外膜低，这是由于心内膜下血管受到心肌舒缩的影响，在心脏跳动时容易扩张，增加冠脉血流。心脏收缩时，心内膜下血供明显减少。这是因为在心脏收缩时，心肌收缩会挤压冠状动脉分支，导致冠脉血流量减少。最大活动时，冠状循环血流量可增加至10%。这是因为在剧烈运动或身体处于应激状态下，心肌组织对氧和营养物质的需求增加，冠脉血流也随之增加。低血压时，心内膜下与心外膜的血液比值通常小于1，而不是大于1。低血压状态下，冠脉血流量减少，心肌的氧供和营养不足，容易导致心肌缺血、缺氧等病变。

42. ABDE 静息时70kg成人的冠状循环血流量为225ml/min，为心输出量的4%~5%；运动时正常人的冠状血流量随着心输出量的增加成比例的增多。由于右心室压力和张力低，而冠状血流灌注压高，故无论收缩期或舒张期，冠状血流都可进入右心室，而最大灌注速率发生在收缩期峰值期。左心室壁厚，室内压高，小动脉呈垂直方向穿过室壁，收缩期时由于左心室压力高，小动脉壁又受心室壁收缩的压迫，以致左心室冠状血流暂时中断；舒张早期，左心室内压力下降，70%~90%的冠状血流进入心肌，灌注速率最大。因此，冠状动脉灌注通常由主动脉压力与心室内压力之间的差值决定，舒张期在冠状动脉循环中十分重要，左心室在几乎整个舒张期得到灌注，而右心室可以在舒张期和收缩期均得到灌注。心率减慢，舒张期延长，使冠状循环血流量增加。

43. ABC 心输出量（每搏输出量、每分输出量、心指数）、射血分数和心脏做功量（心室一次收缩所做的功称为每搏功）是评价心脏泵血功能的主要指标。

44. ABC 心力贮备是指人体在运动或者其他身体活动过程中，心脏通过各种途径增加心输出量的能力和弹性来应对不同的能量需求。具体包括心率贮备、舒张期贮备和收缩期贮备。

45. ABCE 血管紧张素Ⅱ能够刺激肾上腺皮质分泌醛固酮，进而促进水钠的重吸收，增加血容量，提高血压，选项A正确。血管紧张素Ⅱ能够作用于静脉平滑肌细胞，使其收缩，从而增加静脉回流和回心血量，选项B正确。血管紧张素Ⅱ能够刺激平滑肌细胞收缩，导致外周血管阻力升高，进而提高血压，选项C正确。血管紧张素Ⅱ能够抑制肾小球系膜细胞释放肾素，但不能促进肾脏近球细胞释放肾素，选项D错误。血管紧张素Ⅱ能够通过作用于中枢神经系统，刺激交感神经系统活性，产生收缩血管的效应，选项E正确。

46. ACDE L型Ca^{2+}通道的开放和关闭受到细胞外部分子电位变化的影响，当细胞膜的电位达到一定阈值时，通道会打开并允许Ca^{2+}进入细胞。相比较于T型Ca^{2+}通道，L型Ca^{2+}通道的激活和失活速度更慢。这种速度差异导致了L型Ca^{2+}通道在心肌细胞动作电位的不同阶段发挥不同的作用。L型Ca^{2+}通道的激活阈电位约为-40mV。当心肌细胞的动作电位超过这个阈值时，L型Ca^{2+}通道被激活，从而引起Ca^{2+}内流，并触发肌肉收缩等生理反应。L型Ca^{2+}通道可以被某些药物如Mn^{2+}和维拉帕米等特定拮抗剂阻断，从而影响细胞内钙离子水平和心肌收缩等功能。选项B错误，因为L型Ca^{2+}通道并非高度选择性，它既可以允许Ca^{2+}通过，也可以允许其他离子（如Na^{+}）通过。

47. ABCD 心室肌兴奋后，兴奋性会发生一系列变化，先出现有效不应期，继之出现相对不应期和超常期，再恢复正常。与骨骼肌的兴奋性变化不同，心肌没有低长期。

48. ABDE 肾素-血管紧张素系统（RAAS）是一种调节体液平衡和血压的重要机制，其中肾素的释放可以促进血管紧张素的生成，从而引起血压升高等生理反应。当RAAS活动加强时：醛固酮释放不会减少，相反它可能增加以维持电解质平衡。体循环平均充盈压不会减低，相反会升高以维持足够的血压。肾脏排钠量会减少，这是因为血管紧张素可以促进肾小球旁小管重吸收钠离子。静脉回心血量不会明显减少，但可能会受到影响。交感神经末梢释放递质不会减少，而是可能会增加以维持血压稳定。

49. ABD 影响心输出量的因素：心室肌初长度增加，可使心室肌收缩力增大，使每搏输出量增加；进而增加心输出量；而心室舒张末期容积增大，意味着心室肌的初长度增加，亦会使心输出量增多，心率加快也能增多心输出量，但有一定限度，即在一定范围内心率加快（每搏输出量不变）时会使心输出量增多，如心率过快，会使每次心室舒张期缩短，会影响舒张末期的容积，进而使初长度减小，不仅使心输出量不会增多反而会减少。动脉血压升高不但不会使心输出量增多，反因其增加了心室肌的后负荷，使射血速度减慢、射血量减少。

50. ABCDE β受体阻断剂会抑制β肾上腺素能受体，导致心脏收缩力和心率降低，从而降低心输出量。丙泊酚是一种静脉全身麻醉剂，可以抑制中枢神经系统，使心脏收缩力和心率降低，从而降低心输出量。在进行眼科操作或检查时，压迫眼球可能会引起迷走神经反射，增加副交感神经张力，导致心率减慢和心输出量下降。钙通道阻断药可以抑制心脏细胞内的钙离子进入，从而降低心脏收缩力和心率，从而降低心输出量。当外周阻力增加或心脏前后负荷过高时，心脏需要更多的能量来推动血液，从而导致心输出量降低。

51. AD 当心房收缩时，心室肌细胞受到冲击，并且容易被刺激触发期前收缩。动作电位的快速复极末期是心肌动作电位的最后一个阶段，此时细胞膜恢复到静息状态，但还没有完全复极。在这个时期，心室肌细胞受到的阈上刺激容易触发期前收缩。选项B、C、E分别对应着动作电位的快速复极中期、初期和心室收缩期，此时心肌细胞的兴奋性较低，不容易受到阈上刺激触发期前收缩。

52. BE 去甲肾上腺素与α受体结合的能力强，与β受体结合的能力弱。去甲肾上腺素升高血压作用大于肾上腺素，在整体条件下，可引起心率减慢，对心脏的效应小于肾上腺素，对组织代谢增加的效应小于肾上腺素。

53. BCE 当动脉血压下降、循环血量减少时，可通过以下机制调节肾素的释放：①肾内机制：当肾动脉灌注压降低时，入球小动脉血量减少，对入球小动脉牵张感受器的刺激减弱，使肾素释放增加；当肾小球滤过降低，滤过和流经致密斑的 Na^+ 量减少，刺激致密斑感受器，引起肾素释放增加。②神经机制：肾交感神经兴奋，可刺激肾素的释放。③体液机制：肾上腺素和去甲肾上腺素等可刺激肾素的释放；血管紧张素Ⅱ、血管升压素、心房肽、内皮素等可抑制肾素的释放。

54. BC 去甲肾上腺素是交感神经系统释放的一种激素，能够收缩平滑肌，使得血管收缩。血管紧张素是一种肽类激素，在肾素－血管紧张素系统中起重要作用。它能够刺激血管收缩，从而升高血压。

55. ABDE 直捷通路又称为动静脉吻合术，是一种外科手术技术，即将一条动脉和一条静脉直接连接在一起，形成一个通道，使动脉的血液直接流入静脉，避开了毛细血管的交换过程。因此选项 A 错误，直捷通路不是动静脉通路。选项 B 错误，与真毛细血管相比，直捷通路的管壁较厚。选项 D 错误，直捷通路的管壁由胶原纤维、弹性纤维和平滑肌细胞等构成。选项 E 错误，直捷通路的主要作用是提供一条较大的通道，而不是进行物质交换。因此只有选项 C 正确，直捷通路是指动脉和静脉之间形成的一条直接连通的血毛细血管。

56. ABC 毛细血管壁层由内皮细胞黏合而成。细胞膜的最外层是黏多糖分子，其下是蛋白质分子，中层是脂质分子，氧和二氧化碳可自由透过毛细血管壁，故血液与组织中氧和二氧化碳以及许多脂溶性物质极易透过毛细血管壁进行交换。凡比裂孔小的物质分子，都能通过壁层，故非脂溶性物质也能透过毛细血管，在血液与组织间液之间自由出入互相交换。身体各部位毛细血管壁的裂孔大小有显著差别，故通过毛细血管壁的物质也不同。肝、脾的毛细血管内皮细胞之间裂孔较大，蛋白质和红细胞都能通过；肾小球的毛细血管裂孔只能透过蛋白质；皮肤、肌肉的毛细血管裂孔更小，蛋白质分子也不能透过。

57. ABD 若心室内压力与容量关系恒定，则可通过测定左心室舒张末压（LVEDP）了解前负荷的变化。当心肌顺应性异常时，左心室压力不能准确反映左心室舒张末容量。二尖瓣正常患者，在进行心脏手术时，可通过左房压（LRP）反映左心前负荷，同时也能较好地反映 LVEDP。目前临床上使用 Swan－Ganz 导管测肺小动脉楔压（又称肺毛细血管楔压，PAWP），也能间接提示左房压力的变化。

58. ABCE 浦肯野细胞是心脏传导系统中的一种细胞，主要功能是产生和传导心电信号，起到心脏节律控制的作用。与心肌细胞不同的是，浦肯野细胞不参与心脏的机械收缩过程。

59. BCE 去氧肾上腺素、血管紧张素Ⅱ、异丙肾上腺素都使血管收缩，冠状动脉血供减少。肾上腺素和去甲肾上腺素通过增加心肌代谢活动和氧耗量，使冠脉血流量增加。

60. ABC 可导致心肌氧耗减少的药物主要是降低心脏负荷和改善心肌供血的药物，包括阿托品、钙通道阻滞剂和β受体阻断剂。这些药物通过不同机制减轻心脏的负荷和减少心肌的能量消耗，从而降低心肌氧耗。

61. ABCDE 每搏量受心肌纤维缩短程度的影响，是测定心功能的指标之一。决定每搏量的因素有前负荷、后负荷、收缩性、左心室壁运动异常和心脏瓣膜功能异常。

62. ABCE 临床上有许多原因引起水肿：①各种原因的血浆渗透压下降；②毛细血管压力升高，如不同体位、局部静脉栓塞等；③细胞外液容量增加；④毛细血管通透性增加，诸如缺氧、炎症和局部毒性作用等。

63. ABCDE 心输出量的影响因素很多，包括静脉回心血量、外周血管阻力、周围组织氧耗量、血容量、体位、呼吸方式、心率和心肌收缩性等。

64. ABCE 抑制心肌收缩性的因素包括：①兴奋副交感神经，心肌收缩性减弱，心率减慢；②通过阻滞肾上腺素能受体抑制交感神经或阻断儿茶酚胺而发挥作用；③使用β肾上腺素能受体阻断剂；④心肌缺血或梗死；⑤心肌病变，如心肌病等；⑥低氧血症和酸中毒。大部分麻醉药和抗心律失常药均可抑制心肌收缩性（负性肌力作用）。

65. ABD 在人体，冠状循环的血流量与心肌氧耗有非常密切的关系。冠状动脉血流通过心脏时，心肌可以从动脉血摄取约65%的氧［（6～10）ml/（min·100g）］（其他组织仅25%的氧）。这表明心肌摄氧已接近血红蛋白解离曲线的最大值。而冠状窦的血氧饱和度正常值为30%。心脏活动增加时，心肌氧耗增多，但往往难以从血液中摄取更多的氧，而主要通过增加冠状动脉血流量。因此心脏的储备功能是通过冠状动脉血流的增加，以提供心肌更多的氧。心脏正常时，使用正性肌力药能使心肌收缩性增强，心肌氧耗增加。但在心力衰竭或心肌缺血时，应用正性肌力药却使心肌氧耗减少，有明显的治疗效果。

66. ABCDE 以下是常见的几种反射：①颈动脉窦和主动脉弓压力感受器反射；②颈动脉体和主动脉体化学

感受器反射；③静脉心脏反射（Bainbridge 反射）；④Bezold－Jarisch 反射；⑤眼－心反射；⑥中枢神经缺血反射（Cushing 反射）；⑦肺血管、冠状动脉和肠系膜血管反射。

67. ABCDE 肝脏是人体合成蛋白的重要器官，合成的蛋白种类繁多，包括珠蛋白、铜蓝蛋白、α_1抗胰蛋白酶、抗凝血酶Ⅲ和白蛋白等。

68. BDE 仅有20%～30%的肝脏血液来自肝动脉。门静脉血与肝动脉血相比氧饱和度更低。门静脉主要携带肠道中的营养物质、药物及其他代谢产物进入肝脏进行代谢和分解，提供绝大部分的养分。肝动脉输入血量不多，但其压力高达15.6kPa（120mmHg），血中含氧量多，氧张力为85%；因门静脉血流已经门脉前器官与组织（胃、肠、脾、胰）等的充分摄氧，故门静脉压力仅为0.78～1.56kPa（6～12mmHg），氧张力仅约30%。因此肝脏所需的氧，主要来自肝动脉，一般认为肝动脉供给肝脏所氧耗量的60%～80%。

69. ABDE 在肝十二指肠韧带内，有丰富的自主神经纤维，形成神经丛，可分为肝前丛与肝后丛。肝前丛的交感神经来自左腹腔神经节，其节前纤维来源于左侧交感神经干第7～10胸神经节。副交感神经直接由左迷走神经发出。肝后丛的交感神经来自右腹腔神经节，节前纤维来源于右侧交感神经干第7～10胸神经节，副交感神经由右迷走神经发出，穿过右腹腔神经节内，分布到肝后丛。肝前后丛均发出分支到肝外胆道系统，大部分神经纤维随肝动脉进入肝内。右膈神经的感觉纤维也分布于冠状韧带、镰状韧带及附近的肝包膜内，尚有部分纤维与肝前后丛结合，随肝丛的纤维分布到肝内及肝外胆管系统。

70. ABCE 腹水一般伴随低钠血症，而不是高钠血症，选项A错误。腹水与低蛋白血症有关，而不是高蛋白血症，选项B错误。腹水通常与门静脉高压相关，而不是慢性门静脉压降低有关，选项C错误。腹水会增加腹部内压，导致呼吸负担增加，进而引发不良的心肺反应，如呼吸困难、胸闷、心律不齐等，选项D正确。腹水的治疗需根据病因不同而异，若腹水积聚严重，可考虑抽取一定量的腹水进行减压，但并非所有情况均需要迅速抽取腹水，选项E错误。

71. BCDE 肝功能障碍时，由于肝脏合成能力下降，可能会导致电解质代谢紊乱。常见的电解质紊乱包括低钾血症、低钠血症、低钙血症和低磷血症等。而低氯血症通常不是肝功能障碍时发生的电解质紊乱。低氯血症通常由于失水过多、肾上腺皮质激素分泌异常或长期使用利尿剂等原因引起。在肝功能障碍时，应注意监测其他电解质的变化并及时进行调整治疗。

72. ABC 酒精性肝脏疾病的常见临床表现是肝功能异常，如ALT、AST等酶的升高，有些患者可能无明显症状但具有肝损害的影像学检查改变，如肝脏大小增大、肝实质密度减低等。此外，一些患者在疾病晚期可能会出现消化道症状，如食欲不振、恶心、呕吐、腹泻等，选项A错误。酒精性肝脏疾病常伴有血液学改变，如白细胞计数升高、血小板计数下降等，选项B错误。营养饮食虽然有助于减轻酒精性肝脏疾病患者的症状和促进健康恢复，但并不能避免或治愈该疾病本身，选项C错误。酒精性肝脏疾病常伴有多种维生素缺乏，如维生素B_1缺乏可导致Wernicke－Korsakoff综合征，维生素B_6缺乏可导致周围神经病变等，选项D正确。酒精性肝脏疾病可伴有多种神经系统症状，如意识障碍、共济失调、舌咽神经损害等，选项E正确。

73. ABCD 泮库溴铵主要用于治疗门脉高压引起的食道静脉曲张出血，并不能治愈肝硬化本身，选项A错误。肝脏在维持钠平衡中发挥着至关重要的作用，肝硬化时肝脏功能受损，反而容易导致钠潴留和高钠血症，尿中的钠排泄反而减少，选项B错误。肝硬化时肝脏合成白蛋白能力下降，因此血清白蛋白水平常常降低，而不是升高，选项C错误。肝硬化时肝脏功能受损，合成免疫球蛋白的能力减弱，血清γ－球蛋白水平常常升高，而不是较低，选项D错误。肝细胞受损后脂肪代谢紊乱，可导致丙泊酚在体内的分布容积增大，清除减慢，从而延长其半衰期和作用时间，选项E正确。

74. ACE 螺内酯是一种利尿剂，可以促进肾脏排钠和水分，从而减轻体内积液和腹水的症状。限制盐的摄入可以减少体内的水分和钠的积聚，降低腹水的症状和加重。吲哚美辛是一种非甾体抗炎药（NSAID），在肝硬化患者中应当避免使用。排放腹水可以缓解腹部胀痛、呼吸困难等症状，同时也有助于减轻腹部压力，促进腹水吸收。输注白蛋白则可以增加血容量和胶体渗透压，从而减少液体外渗和腹水积聚。

75. ABC 肝脏是维持血糖浓度的重要器官，空腹时肝脏释出的葡萄糖是血糖的唯一来源。所以具有这种功能首先是肝脏能将消化道吸收的单糖转变为糖原并贮存起来（糖原合成作用）。当机体需要时就将糖原分解成葡萄糖（糖原分解作用），通过血液将葡萄糖送到全身组织。肝脏还能将某些非糖物质合成为糖原（糖原异生作用）。

76. BC 肝脏通过尿素循环合成尿素，将血液中产生的氨转化为无毒的尿素并排出体外，发挥解毒作用。肝脏可以合成多种蛋白质，包括前清蛋白、白蛋白、球蛋白等，这些蛋白质在机体内具有重要的生理功能。

77. AC 麻醉药物的使用可能会进一步降低血压，使代偿更加困难，在失血性低血压时不是合适的处理方法。当机体出现失血性低血压时，交感神经系统会被激活，通过收缩血管、加速心率等方式来提高血压和维持机体循环。失血性低血压时，肝血管并不会扩张以增加血流量，而是会通过一系列代偿反应来维持循环。肝脏可以通过挤压血液的方式将存储在其中的血液推向全身循环以维持血液容量和血压。麻醉药物的使用可能会干扰机体的代偿作用，导致更加严重的低血压和循环功能障碍。因此，在失血性低血压时，应该避免过度使用麻醉剂。

78. ABCDE 肝移植手术的主要步骤包括：①病肝分离期：在翻盖腹壁后，先进行门静脉、肝总动脉和肝下静脉的解剖分离，切断病肝及其血管与胆管，为移植做好准备。②无肝期：切除病肝后，进入无肝状态，这是整个移植手术中最为危险的环节。在此过程中，需要给受体提供足够的氧合支持。③移植肝血液循环部分恢复期：将供肝与受体的血管缝合，并逐渐放开血管夹以使新肝获得血液灌注。这个阶段需要密切监测血压和心率等生命体征。④移植肝血液循环完全恢复期：移植肝血流完全恢复正常后，进一步检查新肝的功能是否正常。⑤胆管系吻合期：将移植肝胆管与受体的小肠或胆管相连接，完成胆道部分的重建。这个步骤结束后，手术进入封闭阶段。

79. ABCDE 肝脏是合成凝血因子和调节凝血功能的重要器官，肝移植手术中可能会出现大量失血和输血等情况，因此需要密切监测患者的凝血功能，及时进行纠正以避免出现凝血异常。肝移植手术期间，患者处于应激状态，容易导致血糖波动，如果血糖过高或过低都会对手术结果产生影响，因此需要对患者的血糖进行监测。监测CVP可以帮助麻醉医生评估患者的容量状态，及时调整液体输注量和维持患者的循环稳定。监测血氧分压、二氧化碳分压、pH值等指标可以了解患者的呼吸和代谢功能，及时发现并处理出现的酸碱平衡失调或呼吸功能障碍等问题。手术中患者处于全身麻醉状态，体温会有下降的趋势，因此需要对患者的体温进行监测，并采取必要的措施维持患者的体温稳定。

80. ABCDE 在肝移植期间，阻断下腔静脉会导致血液回流受阻，心脏前负荷减少，可能引起心搏骤停；会导致血液回流受阻，心脏前负荷减少，血压急剧下降。由于肝脏是糖原的主要储存器，阻断门静脉和肝动脉会导致肝脏缺血，进而释放大量储存在肝脏中的糖原，导致血糖升高。因此，在肝移植期间，阻断门静脉、肝动脉和下腔静脉瞬间会出现高血糖的情况。肝脏是体内热量的主要产生器官，阻断肝动脉会导致肝脏功能受损，影响体温调节，从而引起体温骤降。因此，在肝移植期间，阻断门静脉、肝动脉和下腔静脉瞬间会出现体温骤降的情况。阻断下腔静脉会导致肝脏缺血，进而影响肝脏对钾离子的排泄功能，导致血液中钾离子浓度升高，出现高钾血症的情况。因此，在肝移植期间，阻断门静脉、肝动脉和下腔静脉瞬间会出现高钾血症的情况。

81. BCDE 门静脉长为6～8cm，粗为1～2cm。门静脉系统无静脉瓣，故门静脉系统血液可逆流，当门脉高压时，可造成门体交通支淤血曲张。门静脉由肠系膜上静脉和脾静脉汇合而成：前者收集空肠、回肠、升结肠和横结肠的静脉血液；后者除收集脾脏的血液外，还接受肠系膜下静脉的血液。肝血流量中的70%～80%来自门静脉。

82. BCDE 两侧肾的重量仅占体重的0.5%，其血流量却占全部心输出量的20%～25%。正常成年人在静息时，两肾的总血流量约1200ml/min。肾血流量大，但不是均匀分布，皮质的血流量多，对于保持正常尿生成过程具有重要意义。肾小球毛细血管血压较高，利于肾小球滤过；肾小管周围毛细血管血压低，胶体渗透压高，有利于肾小管重吸收。

83. AC 肾小球毛细血管的血压比其他组织毛细血管的血压要高，这是由于肾小球滤过率必须保持相对恒定，而肾小球滤过率主要取决于内在肾脏调节机制和肾小球毛细血管的血压，选项A正确。动脉血压降低10%时，肾小球毛细血管血压会下降更多，一般下降20%～25%，选项B错误。出球小动脉的收缩会使肾小球毛细血管的血压升高，入球小动脉的收缩会使肾小球毛细血管的血压下降，选项C正确，选项D错误。肾小球毛细血管的血压受到出球小动脉和入球小动脉舒缩作用的影响，因此当这两个血管发生舒缩时，肾小球毛细血管的血压也会相应地改变，选项E错误。

84. AB 远曲小管细胞上有多种离子通道和转运体，其中包括H^+-Na^+、K^+-Na^+交换器。远曲小管是肾小管中主要的钠离子重吸收部位之一，其重吸收的量受到醛固酮的调节。醛固酮能促进远曲小管细胞上的钠通道和Na^+-K^+ATP酶的表达和活性，从而增加钠离子的重吸收量，同时也能帮助肾脏排除多余的钾离子。相比于近曲小管和集合管，远曲小管对尿素的通透性较低，主要是通过被动扩散的方式重吸收少量的尿素。远曲小管并不能重吸收葡萄糖，这是由于远曲小管表面缺乏葡萄糖转运载体。相比于近曲小管，远曲小管对氨基酸的重吸收能力较差。

85. CD 集合管是肾小管的一部分，主要功能是重吸收滤液中的水。其中，集合管可重吸收滤液中50%的水，并将其输送至肾盂腔。集合管是抗利尿激素作用的主要部位。在抗利尿激素的调控下，集合管上皮细胞的通透性会发生变化，促进水的重吸收并增加尿液浓度。A、B、选项E叙述不准确，相对于近曲小管和远曲小管，集合管小管液的渗透压变化不大。致密斑位于肾小球，而非集合管中。尽管集合管对尿液浓缩的贡献较小，但仍然具有一定的尿浓缩功能。

86. ABD　肾脏具有多种内分泌功能，分泌的激素与维持体液内环境稳定、骨代谢、红细胞生成等有关，分泌的肾素在血压调节中发挥重要作用；分泌的促红细胞生成素刺激骨髓生成红细胞的重要因子；活化维生素 D_3 使维生素 D 转化为活化型；降解胰岛素、生成前列腺素等。

87. ABC　近球小管细胞表面存在大量的 Na^+/K^+ - ATPase 泵，可以消耗 ATP 能量主动地将钠离子从远端的肾小管腔内转运到近端肾小管细胞内，从而实现钠离子的重吸收。近球小管具有丰富的氨基酸转运体，能够将肾小球滤过液中的氨基酸通过主动转运方式带入近端肾小管细胞内。近球小管细胞表面也存在葡萄糖转运体（GLUT），可以将肾小球滤过液中的葡萄糖主动带入近端肾小管细胞内进行重吸收。近球小管细胞并不能主动重吸收氯离子，它们通常是通过跟随其他阳离子（如钠）的被动转运而进入细胞内。由于蛋白质相对分子量较大，近球小管细胞并不能通过主动转运的方式将其重吸收至体内。

88. BCE　在大失血时，肾脏会通过多种途径调节血流量和血压以保证组织灌注。其中，交感神经兴奋是最重要的一种机制。交感神经兴奋下释放的肾上腺素能够收缩肾小球入球小动脉，增加肾小球内压，从而维持肾小球滤过率。同时，肾上腺素还能刺激肾皮质髓质交界处的 β_2 肾上腺素能受体，使肾小管扩张，增加肾血流量和水分排泄。此外，在大失血时，由于血容量减少，会刺激肾上腺素的分泌，进一步增加肾血流量和水分排泄。当出现严重失血时，血容量减少，压力感受器被刺激，引起抗利尿激素的分泌增加，导致血管收缩，肾血流量减少。

89. ABC　当血容量减少时，肾脏释放肾素，进而促进血管紧张素的合成和醛固酮的分泌，这可以帮助肾脏维持血容量和电解质平衡，但同时也会降低肾脏的灌注和 GFR（肾小球滤过率），从而导致尿量减少。在大量失血时，由于有效血容量减少，导致全身血压显著降低，肾脏的灌注也会随之下降，从而影响肾小球的滤过功能和尿量的产生。失血后，由于血容量的减少，抗利尿激素的分泌会增加，这可以通过减少尿液的排泄，帮助维持体液平衡和电解质平衡。

90. ADE　每分钟肾血流量约为1200 毫升，占人体心输出量的20%左右，表明肾脏是全身最重要的器官之一。在一定范围内不随动脉血压的变化而变化。肾血管有自主调节功能，能够保持一定的血流量和肾小球滤过率。当血压升高时，肾血管能够自动收缩以维持正常的肾血流量；当血压降低时，肾血管则扩张以增加肾血流量。在失血状态下，肾血流量会相应减少，但肾皮质血流会优先得到保护，肾髓质血流则相对减少。

91. ACDE　肾动脉压在 80 ~ 180mmHg 之间变化时，肾血流和肾小球滤过率变化不明显。只有当全身动脉血压 < 80mmHg 或 > 180mmHg 时，肾血流量才随着血压波动而波动。目前认为，肾血流量的这一特点只存在于肾皮质区，肾髓质的血流常随着血压的变化而波动。肾皮质血流的相对恒定对于维持肾小球滤过率正常是很重要的。

92. BCD　肾小管分泌 H^+ 的同时，也会重吸收 HCO_3^-，以维持酸碱平衡。肾小管细胞在将 H^+ 排入肾小管腔的过程中，需要使用 K^+/H^+ 反向转运通道。因此，当肾小管分泌 H^+ 增多时，由于需要大量利用 K^+/H^+ 反向转运通道，会导致 K^+ 的分泌减少。肾小管细胞分泌 H^+ 的同时，也会分泌 NH_3，通过与 H^+ 结合生成 NH_4^+，从而将 H^+ 排出体外。因此，当肾小管分泌 H^+ 增多时，NH_3 的分泌量也会相应增加。

93. BC　当血中钠离子浓度下降时，肾脏会通过多种机制来提高醛固酮的分泌，以增加远曲小管对钠离子的重吸收。当血中钾离子浓度升高时，肾脏也会通过多种机制来刺激醛固酮的分泌，以促进远曲小管对钠离子的重吸收，并将钾离子排出体外。

94. AB　胰高血糖素（也称为胰高血糖素样多肽）可以直接或间接刺激胰岛素分泌。胰高血糖素是由胰岛细胞中的 α 细胞分泌的，它的主要作用是提高血糖水平，选项 C 正确。胃肠激素具有刺激胰岛素分泌的作用，例如胃肠激素胰高血糖素样多肽 - 1（GLP - 1）和胃泌素均可刺激胰岛素的分泌，选项 D 正确。胰岛素促进三大营养物质（碳水化合物、脂肪和蛋白质）的合成，并抑制它们的分解，从而促进体内能量储存，选项 E 正确。交感神经不会促进胰岛素的分泌。在应激状态下，交感神经系统会通过释放肾上腺素和去甲肾上腺素来提高血糖水平，而不是促进胰岛素的分泌，选项 A 错误。副交感神经对胰岛素的分泌起到一定的抑制作用，副交感神经会通过释放乙酰胆碱来抑制胰岛细胞的分泌活动，选项 B 错误。

95. ABD　抑胃肽（GIP）是一种由肠内分泌细胞产生的胃肠激素，它的主要作用是促进胰岛素的分泌。赖氨酸也可促使胰岛素的分泌，通过增加胰岛细胞内的钙离子浓度来刺激胰岛素的释放。精氨酸可以直接刺激胰岛细胞释放胰岛素。去甲肾上腺素是一种肾上腺素类似物，它对胰岛素的分泌有抑制作用，与促进胰岛素分泌无关。生长抑素是一种由胰腺细胞和其他组织产生的抑制性激素，它主要抑制胰岛素和胃肠道激素的分泌，不会促进胰岛素的释放。

96. ABCDE　胰高血糖素可以刺激脂肪组织中的三酰甘油分解，从而释放脂肪酸到血液中，使其能够被其他细胞利用，选项 A 正确。胰高血糖素可以促进氨基酸转运进入肝脏，并在肝细胞中进行糖异生作用，将氨基酸转化为葡萄糖，选项 B 正确。胰高血糖素可以刺激肝脏中的糖原分解，将其转化为葡萄糖，并通过糖异生途径产生额外的葡萄糖，选项 C 正确。胰高血糖素可以促进脂肪酸释放到血液中，并在其他组织中进行氧化代谢，从而提供能量，选项 D 正确。胰高血糖素主要影响肝脏，并在该器官中发挥其代谢作用，选项 E 正确。

97. ABCDE 糖皮质激素能够促进肝脏释放葡萄糖，并抑制组织对葡萄糖的利用，导致血糖升高，选项 A 正确。糖皮质激素可以抑制免疫系统，其中包括抑制淋巴细胞的增殖和功能，从而导致淋巴细胞数量减少，选项 B 正确。糖皮质激素能够通过抑制蛋白质合成和促进蛋白质分解来影响蛋白质代谢，导致蛋白质分解增加，选项 C 正确。糖皮质激素可以刺激胃黏膜细胞分泌胃酸和胃蛋白酶，增加胃酸和消化蛋白酶的产生，选项 D 正确。糖皮质激素可以促进肺泡Ⅱ型细胞合成和分泌二软脂酰卵磷脂，这是一种表面活性物质，有助于维持肺的正常功能，选项 E 正确。

98. DE 褪黑素的分泌受到视上核的调控，这是大脑中与昼夜节律相关的结构，选项 A 正确。褪黑素呈现明显的昼夜节律变化，通常在晚间增加，达到最高峰，白天减少，选项 B 正确。褪黑素是一种色氨酸衍生物，广泛存在于植物体内，选项 C 正确。褪黑素对下丘脑 - 垂体 - 性腺轴功能有抑制作用，而非增强作用，选项 D 错误。褪黑素参与了昼夜睡眠节律的调控，尤其在晚间时刻起到促进睡眠的作用，选项 E 错误。

99. ABCDE 基础状态指的是人体在相对安静、平稳的环境下，处于清醒、安宁的状态。这种状态下，身体没有接受任何刺激或运动，环境温度适宜（通常在 20 ~ 25℃），人处于清晨空腹状态，同时身体保持静卧姿势，肌肉松弛。

100. ABCDE 应激时，免疫系统通常会激活以增强机体的防御机制。这包括促进免疫细胞的活化和增殖，释放炎症介质等，选项 A 正确。下丘脑 - 垂体 - 肾上腺皮质（HPA）系统在应激时会被激活。下丘脑释放促肾上腺皮质激素的促释放因子，进而刺激垂体释放促肾上腺皮质激素，最终导致肾上腺皮质分泌应激激素如皮质醇，选项 B 正确。应激时，交感神经系统会被激活，导致肾上腺髓质释放肾上腺素和去甲肾上腺素等应激激素，从而增加心率、血压等生理反应，选项 C 正确。应激时，凝血及纤溶系统会被激活。这是为了应对可能出现的损伤，在需要止血和修复组织时发挥作用，选项 D 正确。应激时，能量代谢会发生改变。机体通常会释放更多的能量来应对应激情境，这可能涉及糖原分解、脂肪酸代谢等过程，选项 E 正确。

101. ABCDE 血小板是参与血液凝块形成的重要组成部分，当血管受到损伤并破裂时，暴露的血管内皮会激活内源性凝血系统，启动血液凝块形成的级联反应。损伤细胞可以释放组织凝血酶原，其与血浆中的凝血因子相互作用，进一步激活凝血过程。在炎症和创伤等情况下，一些凝血因子的合成会增加，有助于促进凝血过程。纤维蛋白原是血液凝块的主要成分，在创伤早期，纤维蛋白原的合成可能会增加，以支持血液凝块的形成。

102. ACE 神经垂体激素可以增加肾小管对尿液中水分的重吸收，导致体内水分潴留。醛固酮是一种肾上腺皮质激素，它促进肾小管对钠的重吸收，同时排除钾离子，从而导致水和钠的潴留。糖皮质激素具有抗炎和免疫抑制作用，但同时也会增加肾小管对钠的重吸收，导致水和钠的潴留。

103. ABCDE 肾上腺素能够通过激活细胞内的腺苷酸环化酶，增加细胞内的 cAMP 水平，从而产生抗过敏和抗炎作用，选项 A 正确。肾上腺素能够作用于平滑肌细胞上的 β_2受体，引起平滑肌松弛，特别是在气道平滑肌中，可以缓解哮喘症状，选项 B 正确。肾上腺素能够抑制肥大细胞的去颗粒化，减少组胺等过敏介质的释放，从而减轻过敏反应，选项 C 正确。肾上腺素能够激活 G 蛋白偶联受体（如 β_2受体），从而启动多个信号转导途径，包括 cAMP 产生和磷酸肌醇途径，进一步调节免疫和炎症反应，选项 D 正确。肾上腺素能够通过与特定受体结合，产生多种效应，包括抑制炎症细胞的活化、减少血管通透性和改善微循环等，从而缓解过敏反应，选项 E 正确。

104. ABCDE 脱敏可以帮助免疫系统慢慢适应并减少对致敏物质的过度反应，选项 A 正确。通过药物干预或其他治疗手段，改善效应器官（如呼吸道、皮肤等）的反应性，使其对过敏原的反应减弱或消除，选项 B 正确。某些变态反应涉及活性介质的释放，如组胺、白三烯等。对抗活性介质的作用可以通过使用抗组胺药物、抗白三烯药物等来实现，以减轻或阻止其引起的过敏反应，选项 C 正确。针对特定类型的变态反应，可以采取措施来阻止活性介质的释放。例如，对于过敏性哮喘，可以使用支气管舒张剂来阻止炎症细胞释放白三烯等活性介质，选项 D 正确。在某些变态反应中，过敏原引起的反应会导致毛细血管通透性增加，从而引起水肿和其他症状。治疗毛细血管通透性增加可以通过使用抗过敏药物、局部冷敷等方法来实现，以减轻水肿和其他相关症状，选项 E 正确。

105. CDE 乙型肝炎主要通过血行传播、性接触传播和母婴传播途径传播。

106. ABCDE 巨噬细胞是免疫系统中的重要成分，起源于骨髓中的造血干细胞，选项 A 正确。巨噬细胞可以摄取外源抗原、处理并将其呈递给T细胞，从而激活免疫反应，选项B正确。巨噬细胞可通过吞噬微生物、细菌和其他异物来清除体内的感染，并通过降解这些抗原来呈递给其他免疫细胞，选项C正确。巨噬细胞可以在不同组织和器官中表现出不同的特征和功能，以应对特定的免疫需求，选项D正确。巨噬细胞与血单核细胞来源相同。血单核细胞是一类在循环系统中存在的细胞，它们可以进一步分化为巨噬细胞并在组织中发挥免疫功能，选项E正确。

三、共用题干单选题

1. A　在阑尾切除术中，患者可能遭受不同类型的并发症，包括但不限于：麻醉相关问题、心血管问题、呼吸问题、感染等。在此情况下，患者出现口唇发绀，提示存在缺氧，可能与呼吸问题或循环功能不全等有关。需要及时评估患者的生命体征和监测氧饱和度，并采取积极措施纠正缺氧，以避免对患者造成不良后果。

2. B　芬太尼和咪达唑仑均有抑制肺通气的副作用，二者合用可使呼吸抑制更为明显。由于患者肺通气量减少，肺泡通气量降低，肺泡气氧分压降低，肺部气体交换不足，形成低氧性缺氧。

3. C　缺氧本身直接抑制呼吸中枢，但也可以通过刺激主动脉体和颈动脉体化学感受器而间接兴奋呼吸中枢。当严重缺氧时，外周化学感受器的反射效应不足以克服缺氧对呼吸中枢的直接抑制作用，将导致呼吸运动的减弱。

4. D　正常人的动脉血气分析中，二氧化碳分压（$PaCO_2$）应为35～45mmHg，如二氧化碳分压>45mmHg，但是pH在7.35～7.45之间，则可能为代谢性碱中毒伴呼吸性酸中毒，没有失代偿。

5. C　在正常情况下，肺泡的通气和血流是相互匹配的，即通气/血流（V/Q）比例接近1。然而，如果肺部存在无效腔（如肺泡塌陷、肺气肿等），就会使肺泡V/Q比例失调。具体来说，无效腔对通气有影响，但对血流没有影响，因此会导致通气/血流比例降低。当无效腔容量加倍时，肺泡内的有效通气空间减少，通气/血流比例进一步降低，但同时肺血流也会向健康的肺区转移，以维持充分的氧合。这样，肺通气/血流比例会略微偏向通气，即增大，但不到加倍的程度。

6. C　根据患者的临床表现说明有心肌缺血。心肌缺血的心电图表现与患者的缺血程度、血管狭窄程度等因素有关。首先可能会显示T波的改变，如缺血症状进一步加重诱发心肌梗死，在心电图上可表现为ST段压低或抬高，缺血严重可出现病理性Q波。

7. D　心肌本身的代谢水平是调节冠脉血流量的最重要因素，冠脉血流量与心肌代谢水平成正比。心肌代谢增强，局部组织产生的代谢产物（主要为腺苷）增多，使冠脉扩张。

8. E　通常来说，缺血期间增加心肌能量供应的方法不多，效果也不肯定。降低心肌能量消耗为心肌保护的关键途径，且以低温为最古老但又极有效的心肌保护方法。

9. B　持续性心房颤动患者的心电图特征包括：①P波消失，f波出现，频率350～600次/分；②心室律极不规则，100～160次/分；③QRS波群形态为室上性的，形态可正常，但当心室率过快，因发生室内差异性传导，QRS波群则增宽变形。

10. C　二尖瓣狭窄患者的病理生理特点为左房扩大、压力升高，常伴有房颤和血栓形成；左室充盈不足，影响心输出量；同时存在肺淤血和肺动脉高压。由于过负荷压力，右室也可能发生功能障碍并出现衰竭。麻醉管理应注意防止心动过速或心动过缓，维持足够的舒张压以保证冠状动脉灌注，如房颤伴快速心率可用洋地黄控制，同时保证足够的血容量并控制输液速度，以预防肺水肿的发生。

11. E　低体温会抑制窦房结功能，减慢传导，降低心率和心输出量。此外，低体温还会增加心肌细胞对钙离子的敏感性，易诱发室颤等严重心律失常。严重低体温会造成外周血管阻力升高、室性心律失常和心肌抑制等情况。其他几项措施均有助于维持心肌氧供需平衡。

12. A　甲状旁腺是调节体内钙磷代谢的重要腺体，主要通过分泌甲状旁腺激素（PTH）来维持血钙和血磷的平衡。在甲状腺手术中误切甲状旁腺会导致甲状旁腺功能不全或缺失，进而影响PTH的分泌。由于PTH的作用是促进肾脏对钙的重吸收和对磷的排泄，当甲状旁腺功能受损时，血液中PTH水平下降，导致血钙减少，同时由于磷的排泄减少，血磷水平升高。因此，在这种情况下，患者的血磷会升高，血钙会降低。

13. E　血钙变化主要由甲状旁腺激素和降钙素等激素控制。在给出的选项中，只有胰岛素分泌减少不会引起血钙变化。胰岛素是由胰岛β细胞分泌的激素，主要作用是调节血糖水平，而与血钙调节无直接关系。其他选项中，降钙素分泌增多、甲状旁腺激素分泌减少以及大量输入库存血等都可能对血钙水平产生影响。

14. E　患者有双上肢和左下肢骨折，需要行上、下肢手术。这种情况下，全身麻醉可以提供全身范围内的无痛和无运动的条件，以确保手术操作的安全性和有效性。患者在入院时神志清晰并能自由摇动头颈，说明患者对外界刺激的反应和活动能力正常。因此，可以将患者置于快速诱导的全身麻醉下进行手术。

15. D　根据患者的情况，选择全麻诱导药物时应考虑以下因素：血压低、心率快以及术中需要进行手术干预。在这种情况下，最合适的选择是依托咪酯＋罗库溴铵＋芬太尼。依托咪酯具有稳定血压的作用，不会引起明显的心动过速或心动过缓。罗库溴铵用于产生肌肉松弛，以帮助手术操作。芬太尼可以提供镇痛和镇静效果。这些药物的组合可以确保患者在全麻诱导过程中血压稳定，同时提供足够的镇痛和肌肉松弛效果，以便进行手术干预。

16. E 患者在手术中出现一度低血压和心率增快。已经排除了心衰的可能性。在这种情况下，合适的治疗是加快输血输液并使用去氧肾上腺素。这可以提高血压并纠正循环动力学不稳定。

17. C 患者在静脉麻醉和肌松药诱导后出现红斑、皮疹及呼吸道阻力升高，并伴有血压降低和心率增加。这些症状提示可能发生了变态反应。

18. A 变态反应通常是过敏反应的一种表现，与肌松药物无关。加大肌松药剂量可能会进一步加重患者的症状，增加风险。正确的救治措施应该是解除肌松、终止麻醉引入、保持通畅的呼吸道以确保氧气供应，补充血容量以提高血压，使用抗组胺药物（如苯海拉明）和支气管舒张剂（如氨茶碱）来缓解过敏反应症状，以及必要时使用升压药物（如肾上腺素）维持心血管稳定，减少介质释放，缓解症状。

19. C 皮内试验是通过将可能引起过敏反应的物质注射到皮肤表面，观察是否出现皮肤症状以确定过敏原。在这种情况下，可以使用肌松药或其他可能引起变态反应的物质进行皮内试验，以确认是否为过敏反应导致的症状。

第二章　麻醉药理学

一、单选题

1. 下列选项中，符合 Meyer－Overton 法则的是

A. 全麻药的油/气分配系数与 MAC 值乘积趋于一常数
B. 脂溶性高与脂溶性低的全麻药合用可能产生拮抗作用
C. 脂溶性高的化合物不一定都是全麻药
D. 全麻药的作用点应当是多个
E. 脂溶性低的化合物也可成为全麻药

2. 下列选项中，较少作为测定全麻药强度指标的是

A. 电刺激皮肤　　B. 夹尾
C. 切皮　　D. 翻正反射
E. 意识

3. 下列物质中，不属于第二信使的是

A. Ca^{2+}　　B. IP_3
C. cAMP　　D. cGMP
E. ATP

4. 关于全麻药作用与阿片受体的关系，下列叙述错误的是

A. 麻醉性镇痛药可明显减少吸入麻醉药的用量
B. 吸入麻醉药可使 CNS 释放内源性阿片
C. 通过阿片受体是吸入麻醉药作用的机制之一
D. 静注纳洛酮可部分逆转全麻药的作用
E. 阿片拮抗剂可使 CNS 兴奋性增高

5. 下列关于吸入麻醉药的叙述，正确的是

A. 吸入麻醉药吸入浓度与潮气量有关
B. 吸入麻醉药均为气体
C. 吸入麻醉药不可以直接吸入
D. 吸入麻醉药不需要经过新鲜气体载入可以直接作用中枢
E. 吸入麻醉药可以直接由肺排出

6. 关于 MAC 概念，下列叙述正确的是

A. MAC 是 50% 的患者意识消失时的肺泡气浓度
B. 测量 MAC 必须是在一个大气压的条件下
C. MAC 是最大肺泡内吸入药浓度
D. MAC 值大小取决于吸入药物浓度
E. 意识消失的 MAC 和苏醒的 MAC 应该一样

7. 下列因素中，对 MAC 值有影响的是

A. 沸点　　B. 吸入药浓度
C. 温度　　D. 血/气分配系数
E. 新鲜气体流量

8. 吸入麻醉药的 MAC awake/MAC 最大的是

A. N_2O　　B. 七氟烷
C. 异氟烷　　D. 恩氟烷
E. 地氟烷

9. 下列选项中，属于卤烃类挥发性吸入麻醉药的是

A. 七氟烷　　B. 地氟烷
C. 恩氟烷　　D. 异氟烷
E. 氟烷

10. 下列选项中，具有肝毒性的药物是

A. 氧化亚氮　　B. 硫喷妥钠
C. 恩氟烷　　D. 异氟烷
E. 氟烷

11. 异氟烷主要的不良反应是

A. 咳嗽、喉头痉挛　　B. 升高颅内压
C. 升高血糖　　D. 肝毒性
E. 惊厥

12. 挥发性麻醉药都会产生剂量依赖性的呼吸频率增加，下列最弱的是

A. 七氟烷　　B. 地氟烷
C. 氟烷　　D. 恩氟烷
E. 异氟烷

13. 关于异氟烷的麻醉优缺点，下列叙述错误的是

A. 有刺激性异味，不宜全凭诱导
B. 循环稳定较恩氟烷好
C. 诱导及苏醒较恩氟烷快
D. 有良好的肌松作用
E. 无论吸入浓度高低，均产生冠状循环窃血

14. 对呼吸道有明显刺激作用的吸入麻醉药为

A. N_2O　　B. 七氟烷
C. 异氟烷　　D. 恩氟烷
E. 地氟烷

15. 下列吸入麻醉药中，对呼吸抑制最轻的是

A. N_2O　　B. 七氟烷
C. 异氟烷　　D. 恩氟烷
E. 地氟烷

16. 下列吸入麻醉药中，最不适用于神经外科手术的是
A. N_2O　B. 七氟烷
C. 异氟烷　D. 恩氟烷
E. 地氟烷

17. 下列吸入麻醉药中，不适于吸入诱导的是
A. 恩氟烷　B. 氟烷
C. 乙醚　D. N_2O
E. 七氟烷

18. 下列吸入麻醉药中，生物转化率最高的是
A. 异氟烷　B. 恩氟烷
C. N_2O　D. 七氟烷
E. 地氟烷

19. 下列吸入麻醉药中，肌松作用最强的是
A. N_2O　B. 七氟烷
C. 异氟烷　D. 恩氟烷
E. 地氟烷

20. 氙气在临床应用的主要限制是
A. 有一定毒性　B. 对心血管抑制作用强
C. 惰性气体　D. 不能人工合成
E. 容易从呼吸环路中泄漏

21. 关于饱和蒸气压，下列叙述正确的是
A. 在密闭容器中，气相分子数大于液相分子数时即产生了蒸发饱和
B. 由于有新鲜气体流量，挥发罐中的吸入麻醉药始终未处于饱和状态
C. 温度升高，饱和蒸气压增大
D. 越容易蒸发的液体，饱和蒸气压越低
E. 饱和蒸气压越大，麻醉药的溶解度越高

22. 关于第二气体效应，下列说法正确的是
A. 同时吸入高浓度和低浓度两种气体，低浓度气体吸收的速率降低
B. 同时吸入高浓度和低浓度两种气体，低浓度气体吸收的速率增加
C. 同时吸入高浓度和低浓度两种气体，低浓度气体吸收的速率不变
D. 同时吸入高浓度和低浓度两种气体，高浓度气体吸收的速率降低
E. 同时吸入高浓度和低浓度两种气体，高浓度气体吸收的速率不变

23. 高大气压可部分拮抗挥发性麻醉药的事实支持哪种麻醉理论
A. 抑制γ-氨基丁酸（GABA）降解假说
B. 蛋白受体假说
C. 临界容积假说
D. 增加内啡肽生成假说
E. 通过神经节背根抑制神经传导

24. 目前有关全麻机制的理论提示所有的挥发性麻醉药
A. 抑制神经递质的释放
B. 主要作用于网状激活系统
C. 作用于一个特异受体
D. 影响突触传递
E. 只有兴奋性突触传递会受影响，而抑制性突触不受影响

25. 下列因素中，会降低挥发性麻醉药 MAC 的是
A. 单胺氧化酶抑制剂治疗
B. 低钠血症
C. 可卡因
D. 三环类抗抑郁药
E. 临时使用苯丙胺

26. 下列因素中，可使七氟烷的 MAC 下降的是
A. 过度通气至 $PaCO_2$ 达 25mmHg
B. 慢性贫血、血细胞比容为 20%
C. 体温降至 34℃
D. 长期滥用酒精
E. 长期滥用苯丙胺

27. 恩氟烷主要的不良反应是
A. 咳嗽、喉头痉挛　B. 升高颅内压
C. 支气管痉挛　D. 肝毒性
E. 惊厥、阵挛性抽搐

28. 硫喷妥钠静脉麻醉的最大缺点是
A. 作用时间短　B. 镇痛作用差
C. 肌松不完全　D. 麻醉深度不够
E. 易产生呼吸抑制

29. 肝硬化者给予硫喷妥钠后，可发生的变化是
A. 因血浆蛋白结合率降低，药效增强
B. 因血浆蛋白结合率增强，药效增强
C. 因血浆蛋白结合率降低，药效减弱
D. 因血浆蛋白结合率增强，药效减弱
E. 以上都不对

30. 氯胺酮的主要作用特点为
A. 起效慢，作用弱
B. 起效快，维持时间长，但镇痛作用差
C. 维持时间长，肌松作用差
D. 起效慢，肌松作用强
E. 维持时间短，可增强肌张力

31. 下列镇静药物中，可引起脑氧耗量和颅内压增高的是
A. 苯巴比妥　B. 氯胺酮

C. 盐酸咪达唑仑　　D. 丙泊酚
E. 依托咪酯

32. 下列药物中，其代谢产物仍具有麻醉作用的是
A. 丙泊酚　　B. 氯胺酮
C. 羟基丁酸钠　　D. 磷丙泊酚
E. 依托咪酯

33. 下列具有较强镇痛作用的静脉麻醉药是
A. 依托咪酯　　B. 氯胺酮
C. 咪达唑仑　　D. 苯巴比妥钠
E. 异丙酚

34. 下列选项中，属于巴比妥类药的是
A. 依托咪酯　　B. 氯胺酮
C. 咪达唑仑　　D. 苯巴比妥钠
E. 异丙酚

35. 关于氟马西尼，下列叙述错误的是
A. 是 GABA 受体拮抗剂
B. 给药 1 分钟不能唤醒，可追加给药
C. 通常总量不超过 0.5mg
D. 常用单次剂量为 0.2mg
E. 属于竞争性拮抗剂

36. 氟马西尼拮抗苯二氮䓬药物中毒的首剂量为
A. 0.1～0.2mg　　B. 0.2～0.3mg
C. 0.3～0.4mg　　D. 0.4～0.5mg
E. 0.5～1mg

37. 下列静脉麻醉药中，苏醒迅速且完全的是
A. 氟马西尼　　B. 氯胺酮
C. 咪达唑仑　　D. 硫喷妥钠
E. 丙泊酚

38. 丙泊酚抑菌配方是增加了
A. 0.002% 溴乙醇　　B. 0.03% 苯甲酸钠
C. 0.001% 甲醛溶液　　D. 2.25% 甘油
E. 0.005% 依地酸二钠

39. 丙泊酚输注综合征好发于
A. 快速给药的情况下　　B. 低血容量的重症患者
C. 哮喘患者　　D. 长时间大剂量的给药
E. 儿童较少见

40. 对循环系统影响最轻微的是
A. 磷丙泊酚　　B. 氯胺酮
C. 硫喷妥钠　　D. 依托咪酯
E. 右美托咪定

41. 下列药物中，血浆蛋白结合率最大的是
A. 氯胺酮　　B. 依托咪酯
C. 氟马西尼　　D. 右美托咪定
E. 硫喷妥钠

42. 给予右美托咪定负荷剂量时，正确的是
A. 可单次给予 0.5～1μg/kg
B. 可反复给药
C. 泵注时间不少于 10 分钟
D. 需要泵注 2μg/kg
E. 患者心功能正常时，不会出现血压波动和心动过缓

43. 关于羟基丁酸钠，下列叙述错误的是
A. γ-羟基丁酸是 γ-氨基丁酸的中间代谢物
B. 对循环的影响表现为血压升高，心率减慢
C. 给药后起效快，苏醒快是其优势
D. 羟基丁酸可作用于羟基丁酸受体从而产生兴奋作用
E. 可以用于麻醉维持

44. 关于巴比妥类药物用于 ICU 镇静，正确的是
A. 低蛋白血症者使用巴比妥类药物会减少作用时间
B. 低血容量休克者使用巴比妥类药物会减少作用时间
C. 巴比妥类药物不会引起呼吸暂停
D. 肝肾衰竭者禁用巴比妥类药物
E. 高乳酸血症者巴比妥类作用时间会减少

45. 麻醉前用药，使用麻醉性镇痛药的主要目的为
A. 抑制呼吸道腺体分泌　　B. 镇静
C. 减弱迷走神经反射　　D. 稳定内环境
E. 预防呕吐

46. 要达到相同的止痛效果，口服吗啡所需的剂量为静脉注射的 3 倍以上，因为
A. 口服仅有三分之一被吸收
B. 口服吗啡和食物结合产生沉淀
C. 大部分口服的吗啡在肠肝循环后被肝脏代谢
D. 部分口服的吗啡遭胃酸破坏
E. 口服仅有四分之一被吸收

47. 可使肾衰竭患者药物作用时间明显延长的阿片类药物为
A. 吗啡　　B. 瑞芬太尼
C. 芬太尼　　D. 舒芬太尼
E. 阿芬太尼

48. 在对吗啡急性中毒者进行抢救处理时，正确的是
A. 给安定类药物使患者镇静
B. 注射纳洛酮以拮抗吗啡作用
C. 注射地佐辛以拮抗吗啡作用
D. 减少吗啡用量
E. 静脉滴注喷他佐辛

49. 下列药品中，不适用于《医疗机构麻醉药品、第一类精神药品管理规定》管理的是

A. 阿托品　　B. 美沙酮
C. 吗啡　　D. 芬太尼
E. 盐酸哌替啶

50. 芬太尼在静脉麻醉快速静注时可能产生

A. 血压升高，心率增快
B. 麻醉苏醒快而完全
C. 胸、腹肌肉僵硬
D. 肌纤维成束颤动
E. 下颌松弛、唾液分泌增多

51. 下列药物中，与肝肾功能无关的是

A. 芬太尼　　B. 舒芬太尼
C. 瑞芬太尼　　D. 吗啡
E. 氢吗啡酮

52. 非甾体类抗炎镇痛药共同的作用机制为

A. 抑制 GABA 的生物合成
B. 抑制多巴胺的生物合成
C. 直接抑制中枢神经系统
D. 抑制环氧化酶的活性
E. 激动中枢阿片受体

53. 非甾体类抗炎镇痛药

A. 其镇痛作用部位主要在中枢
B. 可抑制各种致痛因子的生成
C. 对各类疼痛都有效
D. 可抑制缓激肽的生成
E. 可减轻 PG 的致痛作用和痛觉增敏作用

54. 非甾体类抗炎镇痛药降低体温的特点是

A. 仅降低发热者体温，不影响正常体温
B. 对体温的影响随外界环境温度而变化
C. 使体温调节失灵
D. 既降低发热者体温，也影响正常体温
E. 需由物理降温配合

55. 风湿性关节炎合并胃溃疡者宜选用

A. 阿司匹林　　B. 保泰松
C. 塞来昔布　　D. 罗非昔布
E. 对乙酰氨基酚

56. 阿司匹林预防血栓形成的机制是

A. 促进 PGI_2 合成　　B. 抑制 TXA_2 合成
C. 抑制凝血酶原　　D. 直接抑制血小板聚集
E. 以上都对

57. 布洛芬的主要特点为

A. 抗炎作用较强　　B. 镇痛作用较强
C. 解热作用较强　　D. 胃肠道反应较轻
E. 镇静作用较强

58. 除下列哪种细胞外，哺乳动物的各种细胞都能合成前列腺素

A. 红细胞　　B. 巨噬细胞
C. 内皮细胞　　D. 炎症细胞
E. 滑液纤维细胞

59. 组织损伤后 COX - 2 通常不表达在

A. 静息细胞　　B. 内皮细胞
C. 滑液纤维细胞　　D. 软骨细胞
E. 成骨细胞

60. 局麻药的作用机制是

A. 在细胞膜外侧阻断钠离子通道
B. 阻断钾离子外流
C. 在细胞膜外侧阻断钙离子通道
D. 在细胞膜内侧阻断钙离子通道
E. 在细胞膜内侧阻断钠离子通道

61. 关于炎症或坏死组织中局麻药的作用，正确的是

A. 增强　　B. 不受影响
C. 完全消失　　D. 时间延长
E. 减弱

62. 丁卡因不宜用于

A. 浸润麻醉　　B. 表面麻醉
C. 传导麻醉　　D. 硬膜外麻醉
E. 腰麻

63. 丁卡因常用作表面麻醉的原因主要是

A. 麻醉效力强　　B. 作用持久
C. 黏膜的穿透力强　　D. 毒性较大
E. 比较安全

64. 局麻作用最强，可用于表面麻醉的药物是

A. 普鲁卡因　　B. 丁卡因
C. 氯普鲁卡因　　D. 罗哌卡因
E. 丙胺卡因

65. 普鲁卡因产生局麻作用的机制是

A. 阻断钠离子内流　　B. 阻断氯离子内流
C. 阻断钾离子外流　　D. 阻断钙离子内流
E. 阻断钾离子内流

66. 下列局麻药中，水解产物能降低磺胺类药效的是

A. 利多卡因　　B. 普鲁卡因
C. 丁卡因　　D. 布比卡因
E. 氯胺酮

67. 普鲁卡因在体内的主要消除途径为

A. 从胆汁排出

B. 以原型从肾小管分泌排出
C. 以原型从肾小球滤过排出
D. 被血浆假性胆碱酯酶水解
E. 经肝药酶代谢灭活

68. 下列局麻药中，容易出现过敏反应的是
A. 普鲁卡因 B. 罗哌卡因
C. 布比卡因 D. 利多卡因
E. 依替卡因

69. 下列药物除局麻作用外，还有抗心律失常作用的是
A. 布比卡因 B. 氯胺酮
C. 普鲁卡因 D. 丁卡因
E. 利多卡因

70. 普鲁卡因不适用于
A. 蛛网膜下腔麻醉 B. 区域阻滞麻醉
C. 表面麻醉 D. 浸润麻醉
E. 硬膜外麻醉

71. 下列药物中，可产生严重心脏毒性的是
A. 丁卡因 B. 利多卡因
C. 布比卡因 D. 罗哌卡因
E. 普鲁卡因

72. 关于利多卡因的特征，下列叙述错误的是
A. 能穿透黏膜，作用比普鲁卡因快、强且持久
B. 有抗心律失常的作用
C. 易引起超敏反应
D. 安全范围大
E. 可用于各种局麻方法

73. 下列麻醉药物在等量剂量时，其作用强弱顺序为
A. 丁卡因 > 利多卡因 > 普鲁卡因
B. 普鲁卡因 > 丁卡因 > 利多卡因
C. 利多卡因 > 普鲁卡因 > 丁卡因
D. 利多卡因 > 丁卡因 > 普鲁卡因
E. 丁卡因 > 普鲁卡因 > 利多卡因

74. 关于影响肌松药作用的因素，下列错误的是
A. 低温使肌松药作用时效延长
B. 肝肾功能不全者宜用阿曲库铵
C. 呼吸性酸中毒患者肌松作用延长
D. 氨基糖苷类抗生素可增强肌松药作用
E. 血浆假性胆碱酯酶活性异常者泮库溴铵作用延长

75. 静注肌松药产生肌松的顺序是
A. 眼肌、颈部肌、上肢肌、下肢肌、腹肌
B. 眼部、颈部肌、腹肌、上肢肌、下肢肌
C. 眼肌、上肢肌、腹肌、下肢肌、颈部肌
D. 腹肌、下肢肌、上肢肌、颈部肌
E. 颈部肌、上肢肌、下肢肌、腹肌

76. 下列肌松药的血浆清除率随年龄的增长而改变，但不包括
A. 阿曲库铵 B. 泮库溴铵
C. d－筒箭毒碱 D. 维库溴铵
E. 二甲基筒箭毒碱

77. 肝硬化患者应用以下哪种肌松药其作用可增强
A. 琥珀胆碱 B. 维库溴铵
C. 泮库溴铵 D. 阿曲库铵
E. 以上都是

78. 有关抗胆碱酯酶肌松拮抗药的使用，下列错误的是
A. 呼吸性酸中毒影响抗胆碱酯酶药的作用
B. 拮抗深度肌松残余作用可通过不断增加药物剂量实现
C. 抗胆碱药应同时合用阿托品或格隆溴铵
D. 低温时肌松残余作用难以被拮抗
E. 拮抗肌松残余作用应进行心电图监测

79. 烧伤后1～2周内，可诱发心搏骤停的药物是
A. 罗库溴铵 B. 琥珀胆碱
C. 筒箭毒碱 D. 阿曲库铵
E. 维库溴铵

80. 关于新斯的明拮抗作用，正确的是
A. 仅适用于Ⅱ相去极化阻滞
B. 仅适用于Ⅰ相去极化阻滞
C. 仅适用于非去极化肌松药
D. 适用于非去极化和Ⅱ相去极化阻滞
E. 适用于Ⅰ相和Ⅱ去极化阻滞

81. 关于恶性高热，下列处理不恰当的是
A. 积极降温
B. 应用丹曲洛林改善肌强直
C. 用利多卡因治疗心律失常
D. 监测动脉血气
E. 给碳酸氢钠2～4mg/kg以纠正酸中毒

82. 广谱抗心律失常药物为
A. 维拉帕米 B. 苯妥英钠
C. 利多卡因 D. 胺碘酮
E. 普鲁卡因胺

83. 胺碘酮的作用为
A. 阻断 Ca^{2+} 通道 B. 促进 K^{+} 外流
C. 阻断 Na^{+} 通道 D. 延长动作电位时程
E. 阻滞β受体

84. 对缺血性脑保护作用较好的药物是
A. 尼莫地平 B. 尼群地平

C. 地尔硫䓬　　D. 维拉帕米
E. 硝苯地平

85. 硝酸甘油的不良反应，下列哪项除外
A. 体位性低血压　　B. 搏动性头痛
C. 心率加快　　D. 升高眼内压
E. 支气管哮喘

86. 关于多巴胺的叙述，下列哪项错误
A. 与特殊多巴胺受体相互作用
B. 从肾上腺髓质释放
C. 与 α_1、β_1 肾上腺素受体相互作用
D. 小剂量多巴胺的血管活性作用可被酚妥拉明拮抗
E. 大剂量多巴胺的血管活性作用可被酚妥拉明拮抗

87. 呋塞米的利尿作用是
A. 抑制肾脏的稀释功能
B. 对抗醛固酮的作用
C. 抑制肾脏的稀释和浓缩功能
D. 抑制肾脏的浓缩功能
E. 阻滞 Na^+ 重吸收

88. 关于利尿药的作用部位，错误的是
A. 呋塞米作用于远曲小管和集合管
B. 乙酰唑胺作用于近曲小管
C. 布美他尼作用于髓袢升支粗段的皮质部与髓质部
D. 氢氯噻嗪作用于远曲小管近段
E. 螺内酯作用于醛固酮受体

89. 在主动脉夹层紧急处理中，降压治疗首选
A. ACEI
B. 呋塞米
C. 硝普钠 + β 受体阻断剂
D. 肼屈嗪
E. 硝苯地平

90. 室颤宜选用
A. 维拉帕米　　B. 利多卡因
C. 奎尼丁　　D. 普萘洛尔
E. 美西律

91. 关于预激综合征伴房颤的治疗，下列叙述错误的是
A. 禁用 β 受体阻断剂
B. 禁用钙通道阻滞剂
C. 禁用洋地黄药物
D. 可联合应用钙通道阻滞剂与 β 受体阻断剂
E. 可使用 IC 类抗心律失常药物

92. 酚妥拉明导致血压过低的处理方法不包括
A. 停用对心血管系统抑制的其他药物
B. 加速输血、补液
C. 改变患者体位，增加回心血量
D. 应用强心苷增加心肌收缩力
E. 应用 α 肾上腺素能受体兴奋剂

93. 关于乌拉地尔，下列叙述错误的是
A. 快速静注 1 分钟即产生降压作用
B. 外周作用主要为阻断突触后膜 α_2 受体产生的降压作用
C. 中枢作用主要通过激活 5 - 羟色胺 - 1A 受体，降低延髓心血管中枢的交感反馈
D. 具有中枢和外周双重作用
E. 使外周血管阻力、肺动脉压下降，而心率和心输出量变化不大

94. 关于钙通道阻断剂，正确的是
A. 与血浆蛋白结合差
B. 静脉注射后 3 分钟达峰
C. 为抗心律失常药
D. 干扰钙离子内流
E. 所有该类药物作用强度相同

95. 伴有冠状动脉痉挛性心绞痛的高血压患者宜首选
A. 血管紧张素转换酶抑制剂
B. 利尿剂
C. β 受体阻断剂
D. 钙通道阻滞剂
E. α 受体阻断剂

96. 关于地尔硫䓬，下列叙述错误的是
A. 治疗心房颤动可使心室率减慢
B. 对房室传导有明显抑制作用
C. 能明显抑制窦房结自律性
D. 口服吸收完全
E. 对血管舒张作用明显弱于硝苯地平

97. 心肌梗死 24 小时内并发急性左心衰竭时，下列最不宜应用的是
A. 利尿剂　　B. 洋地黄
C. 吗啡　　D. 硝酸甘油
E. 多巴酚丁胺

98. 去甲肾上腺素治疗上消化道出血的给药方法为
A. 口服稀释液　　B. 静脉滴注
C. 肌内注射　　D. 皮下注射
E. 直肠给药

99. 治疗过敏性休克应首选
A. 抗组胺药　　B. 酚妥拉明
C. 肾上腺素　　D. 糖皮质激素
E. 异丙肾上腺素

100. 下列药物中，可用于房室传导阻滞的是
A. 去甲肾上腺素 B. 异丙肾上腺素
C. 肾上腺素 D. 间羟胺
E. 麻黄碱

101. 酚妥拉明所致的血压降低，其升压可用
A. 多巴胺 B. 间羟胺
C. 肾上腺素 D. 去甲肾上腺素
E. 异丙肾上腺素

102. 去甲肾上腺素外漏可导致组织坏死，下列药物可对抗这一作用的是
A. 东莨菪碱 B. 育亨宾
C. 阿托品 D. 酚妥拉明
E. 腺苷

103. 下列药物中，常用于防治腰麻时低血压的是
A. 酚妥拉明 B. 麻黄碱
C. 小剂量多巴胺 D. 阿托品
E. 去甲肾上腺素

104. 肾上腺素通常不用于
A. 心搏骤停 B. 支气管哮喘
C. 感染中毒性休克 D. 过敏性休克
E. 与局麻药配伍

105. β 受体阻断剂通常不用于
A. 支气管哮喘 B. 心律失常
C. 高血压 D. 心绞痛
E. 充血性心力衰竭

106. 患者，男，57 岁。患者是退休矿工，有阻塞性肺部疾患，拟行右上肺叶切除术。有困难插管的历史。采用溶解度低的吸入麻醉药诱导时，诱导过程会发生改变的原因是
A. 心排血量降低 B. 灌注增加
C. $PaCO_2$增加 D. 通气不均
E. 每分通气量降低

107. 患者，女，39 岁。较肥胖，拟行胆囊切除术。麻醉医师决定用七氟烷作为唯一的麻醉药与氧气同时吸入，而不给予其他药物。要抑制对气管插管的体动反应，则肺泡内七氟烷浓度应达到大约
A. 6% B. 4%
C. 3% D. 2.5%
E. 1.75%

108. 患儿，男，13 岁。采用氟烷/N_2O/O_2全身麻醉下行腹股沟疝修补手术，术中保持自主呼吸。心电图显示交界性心律，心率 60 次/分，血压 90/50mmHg。此时应给予的处理是
A. 给予阿托品
B. 无需采取任何处理
C. 停止吸入氟烷
D. 给予肾上腺素
E. 停止吸入 N_2O，并使用 100% O_2过度通气

109. 患者，男，71 岁。左肺癌手术后反复胸痛，伴有呼吸功能不全，服用解热消炎镇痛药效果不佳，拟用中枢性镇痛药治疗，首先应选用的治疗药物为
A. 椎管内吗啡给药
B. 皮肤贴用多瑞吉贴剂
C. 口服吗啡控缓释片
D. 经口腔黏膜用芬太尼喷雾止痛剂
E. 口服曲马多胶囊

110. 患者，男，45 岁。半小时前，急起气短，咳吐粉红色泡沫样痰。查体：心率为 110 次/分，血压为 180/108mmHg，双肺散在湿性啰音及哮鸣音。其治疗用药最为合理的是
A. 毒毛花苷 K、呋塞米、氨茶碱、多巴酚丁胺
B. 吗啡、呋塞米、地塞米松、地高辛
C. 哌替啶、毛花苷丙、氨茶碱、硝苯地平
D. 哌替啶、毛花苷丙、呋塞米、硝普钠
E. 苄胺唑啉、多巴酚丁胺、毛花苷丙、氨茶碱

111. 患者，男，65 岁。有急性心肌梗死病史，经治疗好转后，停药数月，于昨夜突发剧咳而憋醒，不能平卧，咳粉红色泡沫样痰，心率为 132 次/分。血压为 160/90mmHg，诊断为急性左心衰，心源性哮喘，以下最佳的治疗药物组合是
A. 氢氯噻嗪 + 硝普钠 B. 吗啡 + 毒毛花苷 K
C. 氢氯噻嗪 + 地高辛 D. 氢氯噻嗪 + 卡托普利
E. 氢氯噻嗪 + 氨茶碱

112. 患者，男，71 岁。体重 50kg，行胆囊切除术，术中给予咪达唑仑 3mg，顺苯磺酸阿曲库铵 8mg，舒芬太尼 40μg，异丙酚 70mg，气管插管后，瑞芬太尼和异丙酚静脉持续泵入，维持生命体征稳定，手术持续 1 小时，停止静脉泵入药 30 分钟后，患者仍未恢复自主呼吸，瞳孔呈针尖样，此时考虑采取哪种药物进行拮抗
A. 纳洛酮 B. 曲马多
C. 喷他佐辛 D. 地佐辛
E. 烯丙吗啡

113. 患者，男，76 岁。体重 50kg，行胆囊切除术，术中给予咪达唑仑 7mg，顺苯磺酸阿曲库铵 8mg，芬太尼 0.15mg，异丙酚 70mg，气管插管后，瑞芬太尼和异丙酚静脉持续泵入，维持生命体征稳定，手术

持续1小时，术后进入恢复室，患者出现躁动，谵妄，此时宜给予

A. 咪达唑仑　　B. 氯丙嗪
C. 纳洛酮　　D. 哌替啶
E. 纳曲酮

114. 患者，男，33岁。因摔伤致右肘部疼痛伴活动受限9小时入院。诊断为右侧肱骨髁间骨折，拟行肱骨髁间骨折切开复位内固定术。行锁骨上臂丛神经阻滞时，患者突然出现抽搐、呼吸困难，最可能的原因是

A. 全脊髓麻醉
B. 膈神经阻滞
C. 局部麻醉药毒性反应
D. 广泛硬膜外阻滞
E. 气胸

115. 患者，女，66岁。因右下腹痛2日入院。诊断为急性阑尾炎，拟行腹腔镜下阑尾切除术。既往有尿毒症8年，规律血液透析治疗。术前血生化提示：K^+ 5.4mmol/L，Na^+ 142mmol/L，肌酐252μmol/L。关于该患者肌松药的选用，恰当的是

A. 顺式阿曲库铵　　B. 罗库溴铵
C. 琥珀胆碱　　D. 维库溴铵
E. 筒箭毒碱

116. 患者，女，18岁。Ⅲ度烧伤面积>25%，计划在热损失后12天行清创和皮肤移植术，该患者对肌松药的反应，正确地叙述是

A. 对去极化和非去极化肌松药的敏感性都增加
B. 对去极化肌松药敏感性降低，对非去极化肌松药的敏感性升高
C. 对去极化肌松药敏感性升高，对非去极化肌松药的敏感性降低
D. 对去极化和非去极化肌松药的敏感性都降低
E. 对去极化肌松药敏感性升高，对非去极化肌松药的敏感性不变

117. 患者，女，75岁。双眼睑下垂10月余，加重伴咀嚼无力3个月，胸部纵隔CT示：胸腺瘤可能性大。拟行手术治疗。下列最应进行的监测是

A. 麻醉深度监测　　B. 神经肌肉传递功能监测
C. 循环监测　　D. 脑监测
E. 体温监测

118. 患者，女，66岁。因乙状结肠癌在全麻下行根治术。麻醉诱导和维持均使用非去极化肌松药，术后用抗胆碱酯酶药拮抗肌松，新斯的明用量已达0.07mg/kg。下列处理中，不恰当的是

A. 复查血气、电解质
B. 继续加大新斯的明的药量
C. 调节体温
D. 纠正低钾血症
E. 纠正高镁血症

119. 患者，男，40岁，患有风湿性心脏病，突发呼吸困难，咳粉红色泡沫样痰，血压为120/80mmHg，心率为140次/分，心律绝对不齐。应首选的药物是

A. 普罗帕酮（心律平）
B. 尼可刹米
C. 毛花苷丙（西地兰）
D. 利多卡因
E. 胺碘酮

二、多选题

1. 全麻药的作用包括

A. 抑制疼痛　　B. 抑制运动神经反射
C. 抑制自主神经反射　　D. 抑制意识
E. 抑制黏膜及腺体分泌

2. 下述学说中，属于脂质学说范畴的是

A. 自由容积学说　　B. 亲水区作用学说
C. 水区作用学说　　D. 临界容积学说
E. 多部位膨胀学说

3. 下列因素中，可以影响MAC值的是

A. 年龄　　B. 血容量
C. 体温　　D. 性别
E. 酸碱度

4. 关于最小肺泡浓度（MAC），下列叙述正确的是

A. 用来表示吸入麻醉药效能
B. 反映药物在中枢的作用强度
C. 仅是衡量吸入麻醉药抑制伤害性刺激所引起的体动反应
D. 与血/气分配系数有关
E. 以上均是

5. 下列升高MAC的因素有

A. 贫血　　B. 体温升高
C. 长期饮酒患者　　D. 体温降低
E. 妊娠

6. 理想的吸入麻醉药应具备的条件有

A. 长期应用无蓄积作用，安全范围广，化学性质稳定
B. 诱导及清醒迅速、舒适、平稳
C. 麻醉作用强，可使用低浓度，良好的肌肉松弛，能抑制不良自主神经反射
D. 体内代谢率低，代谢产物无毒性

E. 无肝、肾毒性，无依赖性及成瘾性

7. 吸入麻醉药肺摄取过程主要取决于

A. 心输出量
B. 吸入麻醉药气体的血/气分配系数
C. 吸入麻醉药气体肺泡膜内外两侧的分压差
D. 肺泡通气量
E. 体重

8. 对呼吸呈剂量依赖性抑制的吸入麻醉药是

A. N_2O　B. 七氟烷
C. 异氟烷　D. 恩氟烷
E. 地氟烷

9. 下列吸入麻醉药中，能够扩张冠脉血管的有

A. N_2O　B. 七氟烷
C. 异氟烷　D. 恩氟烷
E. 地氟烷

10. 影响吸入麻醉药物从肺泡转运到中枢的因素包括

A. 肺泡通气量　B. 血流灌注
C. 血/气分配系数　D. 心输出量
E. 吸入药浓度大小

11. 吸入麻醉药物的肺泡气浓度接近吸入浓度的速度取决于

A. 吸入麻醉药浓度大小　B. 心输出量
C. 肺泡通气量　D. 新鲜气体流量
E. 以上均是

12. 氙气吸入麻醉的优势在于

A. 在体内无代谢　B. 对心血管抑制小
C. 对呼吸道无刺激　D. 有较强的镇痛作用
E. 不需要复合其他麻醉药

13. 氧化亚氮的作用特点包括

A. 麻醉效能高
B. 肌肉松弛作用差
C. 对呼吸和肾功能无不良影响
D. 诱导期短、苏醒快
E. 镇痛作用差

14. 可增加交感活性的吸入麻醉药包括

A. 恩氟烷　B. 七氟烷
C. 氟烷　D. 地氟烷
E. N_2O

15. 下列吸入麻醉药中，能与钠石灰反应并有毒性物质产生的是

A. N_2O　B. 地氟烷
C. 异氟烷　D. 七氟烷
E. 恩氟烷

16. 下列吸入麻醉药中，适合小儿吸入诱导的是

A. N_2O　B. 氟烷
C. 地氟烷　D. 七氟烷
E. 异氟烷

17. 有关 N_2O 代谢的叙述，下列正确的是

A. N_2O 在体内经过肝酶代谢
B. N_2O 在体内几乎不代谢
C. N_2O 经肠道细菌和维生素反应生成氮气
D. N_2O 转化过程中能产生自由基
E. 以上均是

18. 异氟烷的作用特点包括

A. 不增加心肌对儿茶酚胺的敏感性
B. 肌松良好
C. 麻醉诱导平稳、舒适、苏醒快
D. 反复使用无明显不良反应
E. 是目前常用的吸入麻醉药

19. 理想的静脉麻醉药特性有

A. 麻醉调控简便，无需特殊设备
B. 苏醒快，体内无蓄积
C. 起效快，作用强而短效
D. 良好的理化特性，可长期保存
E. 对循环呼吸影响小

20. 硫喷妥钠可用于

A. 催眠　B. 降血压
C. 抗焦虑　D. 抗惊厥
E. 脑保护

21. 硫喷妥钠禁用于

A. 哮喘患者　B. 剖宫产患者
C. 低血容量的休克患者　D. 贲门失弛缓患者
E. 脑脊液漏的低颅压患者

22. 关于氯胺酮，叙述正确的是

A. 可出现“分离麻醉”　B. 使心率加快
C. 维持时间短　D. 增高眼内压
E. 升高血压

23. 氯胺酮的药理作用机制包括

A. 激活边缘系统
B. 非竞争性阻断 NMDA 受体
C. 选择性阻滞脊髓网状结构束对痛觉信号的传入
D. 激动阿片受体
E. 易化 GABA 受体功能产生镇静作用

24. 诱导期间，诱导剂量可使血压下降的静脉麻醉药有

A. 依托咪酯　B. 氯胺酮
C. 咪达唑仑　D. 硫喷妥钠

E. 丙泊酚

25. 可能对中枢GABA受体有作用的药物是

A. 咪达唑仑　B. 硫喷妥钠
C. 依托咪酯　D. 氯胺酮
E. 丙泊酚

26. 咪达唑仑的给药途径有

A. 口服　B. 静脉
C. 肌注　D. 直肠
E. 皮下

27. 丙泊酚输注综合征可表现为

A. 心力衰竭　B. 肝大
C. 高钾血症　D. 骨骼肌病
E. 代谢性酸中毒

28. 关于右美托咪定的作用机制，正确的有

A. 右美托咪定是α_1肾上腺素能受体激动剂
B. 阻断蓝斑核至皮层下的上行去甲肾上腺素通路的兴奋传导
C. 抑制蓝斑核神经元发出冲动
D. 与蓝斑核上产生去甲肾上腺素的神经元细胞膜受体结合
E. 以上均是

29. 对于低血容量性休克患者，麻醉诱导宜采用

A. 依托咪酯　B. 羟基丁酸
C. 氯胺酮　D. 磷丙泊酚
E. 以上均可

30. 硫喷妥钠溶液与下列哪些药物混合应用可形成硫喷妥酸盐沉淀物而堵塞静脉

A. 哌替啶　B. 麻黄碱
C. 苯海拉明　D. 吗啡
E. 氯胺酮

31. 反复给药可出现药物耐受的有

A. 硫喷妥钠　B. 氯胺酮
C. 依托咪酯　D. 右美托咪定
E. 丙泊酚

32. 关于依托咪酯的叙述，下列正确的是

A. 依托咪酯属于咪唑类
B. 依托咪酯的左旋异构体有镇静催眠作用
C. 其主要作用机制为作用于NMDA受体，产生镇静催眠作用
D. 依托咪酯没有镇痛作用
E. 目前依托咪酯是以20%中长链三酰甘油为溶剂，发生注射痛的几率明显降低

33. 采用氟马西尼解救苯二氮䓬类药物中毒，下列做法正确的是

A. 总量一般不超过2mg
B. 给药后观察2～3min，没有苏醒可每次追加0.1mg，直至苏醒
C. 采用小剂量分次静脉注射的方法，每次0.1～0.2mg
D. 维持疗效时，可用首次有效量的半量重复注射
E. 同时给予基本支持治疗

34. 阿片受体对外周的作用有

A. Oddi括约肌收缩　B. 抑制胃肠蠕动
C. 扩张外周血管　D. 增加肾血流量
E. 特异性抗伤害

35. 根据镇痛效力、结构特点以及对受体产生的作用，下列属于强激动药的有

A. 吗啡　B. 哌替啶
C. 喷他佐辛　D. 芬太尼
E. 纳洛酮

36. 吗啡的主要临床应用包括

A. 急性肺水肿　B. 支气管哮喘
C. 镇痛　D. 止泻
E. 肺源性心脏病

37. 吗啡的禁忌证包括

A. 分娩止痛　B. 上呼吸道梗阻
C. 支气管哮喘　D. 心源性哮喘
E. 创伤剧痛

38. 关于哌替啶，下列叙述正确的有

A. 口服或注射给药均可吸收
B. 口服生物利用度为40%～60%
C. 能通过胎盘屏障
D. 哌替啶的半衰期为3h
E. 哌替啶的作用与吗啡相似，镇痛效力较吗啡强

39. 关于芬太尼的叙述，下列正确的是

A. 芬太尼与孤束核以及第Ⅸ、Ⅹ对脑神经核含阿片受体结合后抑制来自咽喉部的刺激
B. 作用持续时间约30分钟
C. 芬太尼的镇痛强度为吗啡的75～125倍
D. 静脉注射后5～10分钟呼吸频率减慢至最大限度
E. 芬太尼具有组胺释放作用

40. 曲马多的药理作用机制包括

A. 主要激动μ受体发挥作用
B. 主要激动κ受体发挥作用
C. 有较弱的μ受体激动作用
D. 具有抑制去甲肾上腺素再摄取作用
E. 可以增加神经元外5－羟色胺浓度

41. 右美托咪定的药理作用包括

A. 催眠　　B. 抗焦虑
C. 镇静　　D. 镇痛
E. 解交感

42. 对 COX－1 的抑制可导致哪些不良反应

A. 肾脏　　B. 呼吸道
C. 胃肠道　　D. 中枢神经系统
E. 心血管

43. 存在心血管安全性的非甾体类抗炎镇痛药包括

A. 阿司匹林　　B. 塞来昔布
C. 罗非昔布　　D. 萘普生
E. 吲哚美辛

44. 关于 COX－2 特性的叙述，正确的是

A. COX－2 在静息细胞中很少出现
B. COX－2 主要表达在炎症细胞中
C. COX－2 是通过酶诱导方式表达的
D. COX－2 可表达在组织损伤后的软骨细胞及成骨细胞中
E. 促使炎症部位 PGE_2、PGI_2、PGE_1 的合成增加

45. 关于病理生理条件下局麻药的作用，下列叙述正确的有

A. 妊娠者的局麻药需要量比非妊娠者小，且周围神经阻滞起效也较快
B. 肾脏疾病对局麻药影响不大
C. 严重肝脏疾病对酰胺类局麻药的作用时间无明显改变
D. 休克时，患者对局麻药的毒性耐受降低
E. 脓毒血症、恶病质等情况下血浆游离状态局麻药浓度降低

46. 影响局麻药作用的因素包括

A. 药物的浓度　　B. 体液的 pH
C. 妊娠　　D. 肝脏的功能
E. 血管收缩药

47. 影响局麻药吸收的因素包括

A. 给药速度　　B. 给药剂量
C. 给药途径　　D. 药物本身的扩血管作用
E. 蛋白结合率

48. 下列选项，属于局麻药吸收过量导致的不良反应是

A. 血压上升
B. 心脏传导减慢
C. 中枢神经系统先兴奋后抑制
D. 心肌收缩力减弱
E. 呼吸抑制

49. 局麻药被吸收后产生的毒性反应有

A. 局麻药在血浆中浓度升高至一定程度，可引起全身肌肉抽搐
B. 增强心肌收缩性
C. 对中枢神经系统是先兴奋后抑制
D. 松弛血管平滑肌，引起血压下降
E. 对心脏有抑制作用

50. 发生局麻药毒性反应时，其治疗为

A. 发生惊厥时要注意保护患者，避免发生意外损伤
B. 吸氧，并进行辅助或控制呼吸
C. 开放静脉输液，维持血流动力学稳定
D. 静脉注射硫喷妥钠 50～100mg（2.5% 溶液 2～4ml）或其他快速巴比妥类药物
E. 静脉注射地西泮 2.5～5.0mg

51. 关于各类局麻药的临床应用，下列叙述正确的有

A. 静脉注射利多卡因 1.5mg/kg 可有效防止插管时颅内压的升高
B. 布比卡因可通过改变药液浓度而产生感觉和运动神经阻滞的分离
C. 罗哌卡因产生运动神经阻滞和感觉神经阻滞分离的程度大于布比卡因
D. 罗哌卡因对子宫胎盘血流无影响，可用于产科麻醉和镇痛
E. 丁卡因为长时效酰胺类局麻药

52. 防止局麻药中毒可采用哪些方法

A. 局麻前先注射肾上腺素，防止血压下降
B. 局麻药液中加入微量血管收缩药
C. 严格掌握剂量，限制总量
D. 腰麻时掌握药物比重，调控患者体位及麻醉水平
E. 采用最低有效浓度，分次注入

53. 与普鲁卡因相比，丁卡因的特点有

A. 局麻作用强
B. 毒性反应强
C. 在血中被胆碱酯酶水解快
D. 穿透力强，不做浸润麻醉
E. 作用维持时间短

54. 与普鲁卡因相比，利多卡因的特点有

A. 可用作抗心律失常
B. 局麻作用强，毒性也强
C. 有较强的穿透力，可用于各种麻醉
D. 起效慢，维持时间短
E. 在血中被胆碱酯酶水解灭活

55. 下列局麻药中，属于酰胺类的有

A. 苯佐那酯　　B. 普鲁卡因

C. 丁卡因　　D. 布比卡因
E. 利多卡因

56. 影响局麻药在硬膜外麻醉时起效时间的因素中，下列正确的是
A. 加入一定浓度的肾上腺素
B. 增加局麻药的浓度
C. 酯类局麻药比酰胺类局麻药起效快
D. 加入少量的阿片类药物
E. 加入8.4%的碳酸氢钠

57. 组成神经肌肉接头的三部分是
A. 肌纤维的终板膜即接头后膜
B. 运动神经末梢轴突
C. 运动神经末端的接头前膜
D. 介于接头前后膜之间的神经下间隙
E. 肌纤维

58. 关于肌松药的量效关系，下列叙述正确的有
A. 量效关系呈典型的“S”形
B. 肌松药的量效关系具有个体差异
C. 通常习惯用ED_{95}作为评价肌松药效力的指标
D. 小剂量不产生效应，只有超过一定阈值后才有效
E. 效应随剂量的增加而增强，达到最大效应后，再增加剂量也不能进一步增强其效应

59. 关于肌松药的使用，正确的有
A. 肌松药不能代替麻醉药，应有完善的镇痛
B. 肌松药是全麻的重要辅助用药，可避免深麻醉带来的危害
C. 应有严密的呼吸管理
D. 主张联合应用肌松药
E. 合理利用麻醉药与肌松药的协同作用

60. 去极化肌松药的特点有
A. 无强直刺激后易化
B. 对强直刺激或成串刺激的反应不出现衰减
C. 有肌纤维成束收缩
D. 其肌松可被抗胆碱酯酶药增强
E. 肌松能被抗胆碱酯酶药拮抗

61. 关于去极化肌松药作用机制，下列叙述正确的有
A. 与受体结合后，离子通道开放
B. 肌纤维终板出现持续去极化
C. 与受体结合后可使受体构型改变
D. 与乙酰胆碱竞争性结合受体
E. 终板的持续去极化阻滞了正常的神经肌肉兴奋传递

62. 非去极化肌松药的特点包括
A. 出现肌松前没有肌纤维成束收缩
B. 对强直刺激后的单刺激反应出现易化
C. 对强直刺激或成串刺激的反应不出现衰减
D. 对强直刺激和成串刺激的反应出现衰减
E. 肌松能被抗胆碱酯酶药拮抗

63. 关于非去极化肌松药作用机制，下列叙述正确的有
A. 与受体上的亚基结合后，并不改变受体构型
B. 与乙酰胆碱竞争性结合受体
C. 不会产生去极化
D. 使得离子通道不开放
E. 可以产生动作电位

64. 全麻下可能与恶性高热有关的药物是
A. 氟烷　　B. 乙醚
C. 琥珀胆碱　　D. 甲氧氟烷
E. 硫喷妥钠

65. 琥珀胆碱的副作用有哪些
A. 心动过缓　　B. 胃内压升高
C. 眼压升高　　D. 血清钾升高
E. 术后肌痛

66. 关于琥珀胆碱，下列叙述正确的有
A. 使颅内压、胃内压、眼内压升高
B. 经血浆假性胆碱酯酶水解
C. 可用抗胆碱酯酶药拮抗
D. 可引起术后肌痛
E. 禁用于大面积烧伤、严重创伤、截瘫患者

67. 下列各项中，不应使用琥珀胆碱进行气管插管的情况有
A. 截瘫　　B. 烧伤
C. 严重创伤　　D. 老年患者
E. 重症肌无力

68. 关于顺式阿曲库铵的叙述，下列正确的有
A. 为顺旋光异构体，其强度为阿曲库铵的4倍
B. 可安全用于老年、小儿（2～12岁）
C. 药代学特征与剂量无关
D. 不释放组胺
E. 可用于肝肾功能受损、严重心血管患者以及ICU患者

69. 关于更他氯铵，下列描述正确的有
A. 拮抗作用有选择性，是甾体类肌松药特异性拮抗药
B. 能够拮抗深度神经肌肉阻滞
C. 拮抗神经肌肉阻滞时，不牵涉神经肌肉接头传导相关的酶和受体
D. 能包裹甾体类肌松药，直接去除体内游离的肌松药

E. 是一种经修饰的 γ－环糊精，自身及其与肌松药的结合物均无生物活性

70. 血管活性药物的作用机制包括

A. 受体依赖型血管扩张

B. 直接舒张血管平滑肌

C. 中枢性降压作用

D. 改变离子通道特性所致血管舒张

E. 递质负反馈抑制

71. 关于钙通道阻滞剂，正确的是

A. 围术期可继续使用

B. 可拮抗肌松剂作用

C. 与吸入麻醉药物协同可延长房室传导

D. 已使用大剂量阿片类药物的患者会有严重负性肌力作用

E. 心电图可见 P－R 间期延长

72. 钙通道阻滞剂在围术期的适应证包括

A. 治疗高血压　　B. 增加心肌收缩力

C. 治疗心律失常　　D. 控制性降压

E. 治疗心绞痛

73. 利多卡因对以下哪些心律失常疗效好

A. 房室传导阻滞　　B. 室性心动过速

C. 心室颤动　　D. 房颤与房扑

E. 强心苷所致的室性期前收缩

74. 阵发性室上性心动过速可选用的药物有

A. 普萘洛尔　　B. 维拉帕米

C. 强心苷　　D. 美西律

E. 利多卡因

75. 噻嗪类利尿剂的不良反应有

A. 低钾血症　　B. 男性乳房女性化

C. 升高血糖　　D. 耳毒性

E. 低氯碱血症

76. 呋塞米适用于

A. 轻度高血压　　B. 脑水肿

C. 急性肾衰竭　　D. 高钙血症

E. 青光眼

77. 非儿茶酚胺类的拟交感活性药物有

A. 麻黄碱　　B. 异丙肾上腺素

C. 甲氧明　　D. 多巴胺

E. 肾上腺素

78. 关于去氧肾上腺素，下列叙述正确的是

A. 治疗脊髓麻醉中出现的低血压

B. 单次剂量为 1～2mg/kg 静注

C. 增加肺动脉楔压

D. 导致心输出量增加

E. 收缩冠状动脉

79. 酚妥拉明的常见不良反应有

A. 皮肤潮红　　B. 中枢兴奋引起失眠

C. 心率减慢　　D. 血压升高

E. 腹痛、呕吐和诱发溃疡病

80. 以下对 β 受体阻断剂的叙述，错误的有

A. 普萘洛尔久用者不可突然停药

B. 对正常人休息时心脏的作用较强

C. 可抑制肾素释放

D. 对重度房室传导阻滞者忌用

E. 对高血压者忌用

81. 去甲肾上腺素的主要临床用途包括

A. 抗休克

B. 治疗心力衰竭

C. 治疗阵发性室上性心动过速

D. 治疗支气管哮喘

E. 治疗上消化道出血

三、共用题干单选题

（1～3 题共用题干）

麻醉维持期间，经常采用氧化亚氮（N_2O）和挥发性吸入麻醉药复合吸入，可以根据不同要求调整相应药物的吸入浓度。

1. 术中知晓为临床麻醉中较为严重的并发症，一直受到麻醉医生的关注。能够产生很好的意识消失和遗忘作用时需要吸入麻醉药 MAC 达到

A. 0.4MAC 以上　　B. 0.6MAC 以上

C. 0.8MAC 以上　　D. 1.1MAC 以上

E. 1.3MAC 以上

2. MAC_{95} 指使 95% 的人（或动物）在受到伤害性刺激不发生体动时的肺泡气吸入麻醉药的浓度，相当于

A. 0.4MAC　　B. 0.6MAC

C. 0.8MAC　　D. 1.1MAC

E. 1.3MAC

3. 苏醒 MAC $awake_{50}$ 是 MAC 的

A. 15%～25%　　B. 25%～35%

C. 35%～45%　　D. 45%～55%

E. 55%～65%

（4～6 题共用题干）

患者，男，73 岁。既往有高血压、冠心病和慢阻肺合并肺大疱病史。发现颅内占位 1 年，伴有癫痫样发作 3 个月。拟行开颅肿物切除术。

4. 如采用复合吸入麻醉维持，下列不宜采用的吸入麻醉

药是

A. N_2O　　B. 异氟烷
C. 恩氟烷　　D. 氙气
E. 七氟烷

5. 患者入室后不配合输液，拟先吸入诱导后再行静脉输液。以下正确的吸入诱导的方法是

A. 8%地氟烷　　B. 8%七氟烷 + N_2O
C. 8%地氟烷 + N_2O　　D. 8%七氟烷
E. 以上均可

6. 如患者术中采用地氟烷吸入维持，下列叙述正确的是

A. 采用4%地氟烷维持，不会引起颅内压增高
B. 为了快速达到"稳态"，初始吸入浓度可从10%开始
C. 患者合并心肺功能损害，宜采用地氟烷术中维持，即使较高浓度对心肺功能影响较小
D. 地氟烷对中枢不引起癫痫样改变，也不引起异常的脑电活动
E. 地氟烷可以扩张冠脉，引起明显的收缩期冠脉血流速率增加

（7～9题共用题干）

患者，男，40岁。诊断为肢端肥大症，拟行垂体瘤切除术。患者合并睡眠呼吸暂停综合征，同时因瘤体过大，要求术毕带气管导管保留自主呼吸至少3小时，之后才拔除气管导管。

7. 考虑患者可能出现的困难气道，拟行镇静下保留自主呼吸纤支镜插管，以下最适合的镇静药是

A. 氟马西尼　　B. 氯胺酮
C. 硫喷妥钠　　D. 依托咪酯
E. 右美托咪定

8. 如术中采用吸入麻醉维持，术毕改用静脉麻醉药保留呼吸耐管，以下不宜采用的静脉麻醉药物是

A. 瑞芬太尼　　B. 依托咪酯
C. 羟丁酸钠　　D. 丙泊酚
E. 右美托咪定

9. 如术中采用丙泊酚联合瑞芬太尼靶控静脉输注麻醉维持，术毕应

A. 同时减少丙泊酚和瑞芬太尼的靶控剂量，并加用咪达唑仑
B. 保留丙泊酚的剂量，减少瑞芬太尼的剂量，直至患者的自主呼吸恢复和镇静满足要求
C. 同时减少丙泊酚和瑞芬太尼的靶控剂量，并根据患者的自主呼吸和镇静深度进行调整
D. 同时减少丙泊酚和瑞芬太尼的靶控剂量，并加用右美托咪定
E. 保留瑞芬太尼的剂量，减少丙泊酚的剂量，直至患者的自主呼吸恢复和镇静满足要求

（10～12题共用题干）

患者，男，35岁。体重68kg，拟行室间隔缺损修补术。

10. 患者术前用药宜采用

A. 吗啡　　B. 纳曲酮
C. 喷他佐辛　　D. 地佐辛
E. 美沙酮

11. 一般术前多长时间肌注阿片类药物

A. 5分钟　　B. 10分钟
C. 30分钟　　D. 1小时
E. 2小时

12. 术后患者出现恶心、呕吐，考虑与阿片类药物有关，主要机制为

A. 吗啡作用于丘脑内侧、脑室及导水管周围灰质
B. 激活延髓极后区的阿片受体
C. 作用于中脑盖前核的阿片受体
D. 吗啡作用于蓝斑核
E. 作用于边缘系统阿片受体

（13～14题共用题干）

患者，男，74岁。体重70kg，行全身麻醉声带肿物切除术，入室后生命体征正常，静脉给予丙泊酚50mg，顺苯磺酸阿曲库铵15mg，舒芬太尼10μg，快速注入瑞芬太尼100μg后，心率逐渐减慢，气管插管后降至45次/分，血压为50/30mmHg。

13. 患者出现心动过缓的原因是

A. 瑞芬太尼和舒芬太尼的协同作用
B. 注射舒芬太尼量过小
C. 丙泊酚
D. 舒芬太尼量过大
E. 肌松药量过大

14. 瑞芬太尼的时量相关半衰期（$t_{1/2C-S}$）约为

A. 2分钟　　B. 5分钟
C. 15分钟　　D. 4分钟
E. 20分钟

（15～16题共用题干）

患者，男，66岁。因突发剧烈头痛3小时，意识障碍1小时急诊入院。诊断为颅内动脉瘤破裂引起的蛛网膜下腔出血。

15. 该患者术前可以使用的药物是

A. 戊巴比妥　　B. 芬太尼
C. 吗啡　　D. 哌替啶

E. 阿托品

16. 该患者在术后气管拔管时应注意预防血压升高，常用的药物是

A. 利多卡因 1 ~ 2mg/kg　B. 芬太尼 5μg/kg
C. 咪达唑仑 0.1mg/kg　D. 舒芬太尼 0.3μg/kg
E. 芬太尼 0.05mg

（17 ~ 19 题共用题干）

患者，男，71 岁。体重 70kg，全身麻醉行胰十二指肠切除术，入室后生命体征正常，麻醉诱导静脉给予咪达唑仑 2mg，丙泊酚 100mg，顺苯磺酸阿曲库铵 15mg，舒芬太尼 40μg，然后气管插管，术中采用丙泊酚和瑞芬太尼静脉持续泵入维持麻醉深度，患者心率逐渐降至 42 次/分，血压 60/30mmHg。

17. 对于患者的血压下降，此时最好采取哪种措施

A. 静脉注射麻黄碱　B. 静脉注射阿托品
C. 静脉注射纳洛酮　D. 静脉注射肾上腺素
E. 静脉注射纳曲酮

18. 手术持续 5.5 小时，术毕前 1 小时停止给肌松药，术毕前 10 分钟停止给瑞芬太尼和丙泊酚，术毕 40 分钟后患者仍未恢复自主呼吸，瞳孔呈针尖样，首先考虑为

A. 肌松药物的作用　B. 丙泊酚的作用
C. 阿片类药物的作用　D. 咪达唑仑的作用
E. 手术过大

19. 术后患者出现寒战，应采取的措施是

A. 静脉给予曲马多　B. 静脉注射阿托品
C. 静脉注射纳洛酮　D. 静脉给予利多卡因
E. 静脉给予咪达唑仑

（20 ~ 21 题共用题干）

患者，女，66 岁。体重 60kg，术中采用硬膜外阻滞行子宫全切术。手术持续 1.5 小时。术中生命体征平稳，术后镇痛泵配方：将芬太尼 0.4mg 溶于 0.125% 罗哌卡因 100ml 生理盐水中，镇痛泵泵速 2ml/h，术毕送入恢复室。

20. 患者术后出现全身瘙痒，可能与下列哪项有关

A. 芬太尼　B. 全身麻醉
C. 手术的问题　D. 药物过敏
E. 咪达唑仑

21. 患者术后出现尿潴留，可能与下列哪项有关

A. 镇痛泵　B. 咪达唑仑
C. 肌松药　D. 手术
E. 精神紧张

（22 ~ 23 题共用题干）

患者，男，30 岁。行甲状腺部分切除术。

22. 采用颈丛神经阻滞，术中患者感到疼痛，静脉给予舒芬太尼 10μg 后疼痛未缓解，静脉再次给予 10μg，10 分钟后患者血氧饱和度下降，心动过缓，呼吸 5 次/分，最可能与下列哪项有关

A. 舒芬太尼给予量过大　B. 哮喘发作
C. 没有面罩吸氧　D. 手术操作引起
E. 患者抑郁

23. 患者出现呼吸抑制，应采取的紧急措施是

A. 停止手术操作
B. 紧急面罩吸氧，辅助呼吸
C. 面罩吸氧
D. 给予地塞米松
E. 给予尼可刹米

（24 ~ 25 题共用题干）

患者，女，20 岁。体重 56kg，因从五楼坠下致右肱骨干、右股骨干、右小腿骨折入院，多处软组织挫伤。查体：血压 70/30mmHg，心率 120 次/分，血红蛋白 9.8g/L，红细胞比容 29%。经输平衡液 500ml、代血浆 500ml 后，送手术室。拟行骨折切开复位内固定术。

24. 静脉推注芬太尼 0.1mg，5 分钟后患者心跳停止，最可能是

A. 迷走神经反射　B. 呼吸抑制
C. 循环衰竭　D. 心肌梗死
E. 肾衰竭

25. 此时进行心肺复苏，应首选的药物是

A. 阿托品　B. 麻黄碱
C. 肾上腺素　D. 利多卡因
E. 纳洛酮

（26 ~ 28 题共用题干）

患者，女，55 岁。体重 50kg，全身麻醉下行乳癌根治术，既往有高血压病史和冠心病病史，入院前长期口服复方降压片，脑益嗪，术前心率 80 次/分，血压为 173/105mmHg。心电图：窦性心律，T 波改变。麻醉诱导采用咪达唑仑、丙泊酚、芬太尼、琥珀胆碱静脉注射，气管内插管后，吸入七氟烷 2% ~ 3%，术中芬太尼总量为 0.5mg，手术期间机控呼吸。术中血压控制在 158/90mmHg，心率为 85 ~ 105 次/分，手术历时 115 分钟，停止麻醉后 20 分钟自主呼吸恢复，但是微弱，7 ~ 8 次/分，继续辅助呼吸 15 分钟，自主呼吸改善不明显，静脉注射纳洛酮 0.4mg，5 分钟后自主呼吸恢复正常，意识清，心率增至 126 次/分，血压增至 210/109mmHg，并出现偶发室性期前收缩，拔出气管导管，室性期前收缩逐渐增多，给予利多卡因 100mg，拔管后 25 分钟室性期前收缩逐渐消失。

26. 患者术后自主呼吸浅慢与哪种药物有关

A. 纳洛酮　B. 琥珀胆碱
C. 咪达唑仑　D. 芬太尼
E. 以上均是

27. 患者术后血压升高的原因是
A. 给予了纳洛酮　B. 给予了琥珀胆碱
C. 给予了咪达唑仑　D. 给予了芬太尼
E. 给予了纳洛酮和芬太尼

28. 对于高血压、冠心病患者，术后出现中枢性呼吸抑制时，下列处理错误的是
A. 即时给予纳洛酮拮抗
B. 待患者自主呼吸恢复后拔管
C. 让镇痛药物作用自行消失
D. 继续辅助呼吸保证氧供
E. 避免患者血压波动

（29～30 题共用题干）

患者，男，55 岁。既往体健，拟全麻复合硬膜外下行胃大部分切除术。

29. 硬膜外穿刺成功后，回抽无脑脊液，在给予 0.5% 罗哌卡因和利多卡因合剂实验剂量 5ml 后，患者突然出现意识模糊，室性期前收缩，血压下降。下列各项中，最不可能的原因是
A. 阻滞范围过广　B. 血容量不足
C. 全脊髓麻醉　D. 局麻药毒性反应
E. 过敏反应

30. 给予麻黄碱 6mg 静注后患者意识清醒，血压、心率恢复至正常，再次硬膜外给予局麻药 7ml 后，患者再次出现意识消失、严重低血压、心动过缓，最可能的原因是
A. 全脊髓麻醉　B. 局麻药毒性反应
C. 阻滞范围过广　D. 血容量不足
E. 过敏反应

（31～33 题共用题干）

患者，男，36 岁。既往体健，因车祸外伤拟行左锁骨骨折切开复位内固定术。患者伴有胸腔积液、多发肋骨骨折。

31. 采用臂丛神经阻滞，按化学结构分与其他局麻药不同的是
A. 布比卡因　B. 丁卡因
C. 利多卡因　D. 甲哌卡因
E. 罗哌卡因

32. 体表定位后，通过肌间沟注入 20ml 0.5% 的罗哌卡因。5 分钟后，患者出现局部红斑，自述呼吸困难、胸闷，其血压 80/62mmHg，心率 117 次/分。出现上述反应最可能的原因是
A. 局麻药误入血管　B. 患者状态差
C. 量过大　D. 血液丰富，吸收过快
E. 没有应用术前药

33. 如果患者突然出现抽搐、惊厥，下列治疗措施中，错误的是
A. 立即停止给药
B. 立即静注硫喷妥钠
C. 立即静注苯妥英钠
D. 立即吸氧
E. 可以在肌松条件下行气管插管

（34～35 题共用题干）

患者，女，55 岁。因左耳听力减退 2 年，间断头晕、头痛 3 个月就诊。主诉 2 年前左耳听力减退，逐渐加重，无耳鸣。近 3 个月来，出现头晕，每日发作 1～2 次，每次持续约 5 分钟，无恶心、呕吐和视物旋转；左前额阵发胀痛。初步诊断为左侧听神经瘤。拟于全身麻醉下行左脑桥小脑角肿瘤切除术。

34. 术前访视需要特别注意的情况，不包括下列哪一项
A. 有无颅内压升高症状　B. 病变位置、大小
C. 循环功能　D. 有无家族史
E. 呼吸功能

35. 下列药物中，不能用于该患者麻醉诱导的是
A. 芬太尼　B. 丙泊酚
C. 硫喷妥钠　D. 咪达唑仑
E. 琥珀胆碱

（36～37 题共用题干）

患儿，男，5 岁。因先天性尿道下裂于全麻下行尿道下裂成形术，既往有支气管哮喘，近期仍偶有发作。

36. 关于术前访视内容，对麻醉意义不大的是
A. 支气管哮喘发作情况及用药情况
B. 饮食情况
C. 心肺听诊
D. 尿道下裂家族史
E. 测量体重

37. 为了预防和治疗麻醉诱导插管时哮喘发作，以下准备错误的是
A. 准备氨茶碱
B. 可静脉给予地塞米松
C. 麻醉诱导前，鼻喷 β 受体激动剂
D. 充分给氧，辅助呼吸
E. 肌松药准备阿曲库铵

（38～39 题共用题干）

患者，男，36 岁。车祸后急诊入院，诊断为左颞硬膜下血肿；全身多处挤压伤；气胸（右肺压缩 40%）。查

体：意识消失，有一侧瞳孔散大、对光反射消失。血压165/100mmHg，心率58次/分；电解质：K^+ 5.7mmol/L，Na^+ 142mmol/L，Cl^- 93mmol/L，Ca^{2+} 2.01mmol/L。

38. 关于麻醉诱导药物的选择，下列哪项最合理

A. 氯胺酮＋维库溴铵
B. 硫喷妥钠＋乙酰琥珀胆碱
C. 丙泊酚（异丙酚）＋乙酰琥珀胆碱
D. 依托咪酯＋维库溴铵
E. 氯胺酮＋阿曲库铵

39. 经过询问病史，患者是饭后散步时遇车祸，3小时后送入医院。关于麻醉诱导，下列叙述正确的是

A. 禁饮食时间达到8小时后麻醉
B. 血流动力学完全正常后麻醉
C. 水电解质正常后麻醉
D. 立即在胃肠减压下麻醉
E. 禁饮食时间达到4小时后麻醉

（40～42题共用题干）

患者，男，65岁。有高血压病史10余年，拟行胃癌根治术。

40. 术中血压突然升至170/105mmHg，心率82次/分，应用哪种药物降压

A. 尼群地平　　B. 尼莫地平
C. 维拉帕米　　D. 尼卡地平
E. 硝苯地平

41. 如患者术中发生室上性心动过速，应选用哪种药物

A. 维拉帕米　　B. 尼卡地平
C. 硝苯地平　　D. 氟哌利多
E. 地西泮

42. 如术中因使用钙通道阻滞剂导致血压骤降，应使用

A. 去氧肾上腺素　　B. 多巴胺
C. 肾上腺素　　D. 毛花苷丙
E. 10%葡萄糖酸钙

（43～45题共用题干）

患者，女，34岁。身高156cm，体重45kg，血压持续升高1年余，波动范围为（240～190）/（100～120）mmHg，B超显示右侧肾上腺肥大。血儿茶酚胺：E、NE轻度升高。

43. 该患者最可能诊断为

A. 原发性高血压
B. 肾上腺皮质醇增多症
C. 原发性醛固酮增多症
D. 嗜铬细胞瘤
E. 肾上腺肿瘤

44. 下列药物中，可用于该患者诊断的是

A. 酚妥拉明　　B. 三甲噻芬
C. 维拉帕米　　D. 硝苯地平
E. 卡托普利

45. 术中患者出现高血压、心动过速，下列药物不宜单用降压的是

A. 乌拉地尔　　B. 硝普钠
C. 三甲噻芬　　D. 硝酸甘油
E. 维拉帕米

（46～47题共用题干）

患者，男，75岁。因股骨头坏死拟行人工股骨头置换手术，因类风湿关节炎长期服用泼尼松。

46. 该患者麻醉诱导时，不宜选用的药物为

A. 咪达唑仑　　B. 地塞米松
C. 依托咪酯　　D. 芬太尼
E. 顺式阿曲库铵

47. 关于患者麻醉管理中的叙述，错误的是

A. 警惕肾上腺皮质功能衰竭
B. 注意围术期激素的补充
C. 需监测患者内环境状态
D. 对麻醉药物耐受性与其他患者无特殊不同
E. 适当应用血管活性药物，维持血流动力学稳定

四、案例分析题

（1～4题共用题干）

患者，男，66岁。拟行胆总管切开T引流手术，围手术期患者关于心脏方面问题。

1. 下列可出现窦性心动过速的情况是

A. 嗜铬细胞瘤　　B. 梗阻性黄疸
C. 黏液性水肿　　D. 颅内压增高
E. 洋地黄中毒　　F. 高碳酸血症

2. 如伴有心衰的窦性心动过速出现，应选用

A. 肾上腺素　　B. 普萘洛尔
C. 洋地黄　　D. 镇静剂
E. 美托洛尔　　F. 阿托品

3. 如患者出现心率缓慢，且伴有心收缩无力，宜选用

A. 阿托品　　B. 去甲肾上腺素
C. 多巴酚丁胺　　D. 多巴胺
E. 肾上腺素　　F. 溴苄胺

4. 对窦性心动过缓的处理，下列正确的是

A. 有症状的窦房结功能低下，术前应当考虑安装起搏器
B. 首先解除病因
C. 伴有血压下降时要用阿托品或麻黄碱
D. 心率在50次/分时，常用阿托品处理

E. 均首选异丙肾上腺素

F. 补充血容量 + 去甲肾上腺素静滴

答案和精选解析

一、单选题

1. A Meyer－Overton 法则的主要依据是，对于绝大多数吸入全身麻醉药而言，在 10 万倍的麻醉药分压范围之内，各种吸入全身麻醉药分压与橄榄油油/气分配系数的乘积之间基本上没变化，趋于一常数。

2. E 通常通过监测患者的生理参数来评估全麻药的强度。电刺激皮肤、夹尾和切皮可以用来评估麻醉深度和麻醉效果，而翻正反射可以用来评估神经肌肉阻滞的程度。意识状态则是一个更主观的指标，无法直接测量，并且受到个体差异和其他因素的影响。

3. E 在细胞信号传导过程中，第二信使通常指的是能够在细胞内转导信号并调节细胞功能的小分子化合物。常见的第二信使包括 Ca^{2+}、IP_3（肌醇三磷酸）、cAMP（环磷酸腺苷）等。这些分子可以通过激活特定的受体和酶来启动细胞内信号级联反应。

4. C 通过阿片受体并不是吸入麻醉药作用的机制之一。吸入麻醉药通常通过作用于神经传递系统中的多个靶点来产生麻醉效果，包括增强 γ－氨基丁酸（GABA）能神经递质的抑制效应、抑制 N－甲基－D－天冬氨酸（NMDA）受体等。阿片受体主要与阿片类药物相关，而不是吸入麻醉药。

5. E 吸入麻醉药的吸入浓度取决于所使用的麻醉剂的蒸汽压，与潮气量没有直接关系，选项 A 错误。吸入麻醉药可以是气体、液体或固体形式，具体取决于所使用的麻醉剂，选项 B 错误。吸入麻醉药是通过呼吸道直接吸入到肺部，并通过肺泡－毛细血管界面进入血液循环，产生麻醉效应的，选项 C 错误。吸入麻醉药通常与新鲜空气或氧气混合，以调节吸入浓度和提供氧气供应，选项 D 错误。吸入麻醉药可以通过肺部吸入到体内，并且在一定时间后会通过呼吸作用，被排出体外，选项 E 正确。

6. B MAC 的定义是，在一个大气压下，有 50% 患者在切皮刺激时不产生体动反应，此时肺泡内麻醉药物的浓度即为 1 个 MAC。测量 MAC 值通常需要标准化条件，其中之一就是要求测量时保持一个大气压。MAC 并不是指最大肺泡内吸入药物浓度，而是肺泡气体中的药物浓度。MAC 值的大小主要取决于麻醉药物的特性和效应，而不是吸入药物的浓度。苏醒的 MAC 一般要比意识消失的 MAC 低。

7. C MAC（最小肺泡有效浓度）是指在一定温度下维持 50% 的患者不会对刺激作出反应的麻醉气体浓度。因此，温度的变化会影响 MAC 值。较高的温度会降低麻醉药物的需求量，使得 MAC 值减小；而较低的温度则会增加麻醉药物的需求量，使得 MAC 值增大。

8. A MAC 是评估麻醉药物强度的指标，MAC awake 指的是患者仍然能保持清醒状态的麻醉药浓度。N_2O 具有较高的 MAC awake 值，即患者需要更高的浓度才能达到维持清醒状态。

9. E 吸入麻醉是利用气体或挥发出来的气体通过呼吸道进入体内而起到麻醉作用的麻醉方法。挥发性吸入麻醉药分为烃基醚，卤代烃基醚和卤烃三类。烃基醚包括双乙醚（即乙醚）、双乙烯醚、乙基乙烯醚等，卤代烃基醚包括甲氧氟烷（二氟二氯乙基甲醚）、恩氟烷、异氟烷、七氟烷及地氟烷等，卤烃类包括氟烷、三氯乙烯、氯仿等。

10. E 氧化亚氮对肝、肾、子宫和胃肠道无明显影响。硫喷妥钠临床剂量不会引起术后肝功能改变，但肝功能差的患者，麻醉后嗜睡时间可能延长。恩氟烷对肝功能影响轻，可以产生轻度肾功能抑制，麻醉结束后很快恢复。异氟烷的物理性质稳定，体内生物降解少，对肝功能无损害。氟烷麻醉后，肝损害表现为麻醉后 7 天内发热，同时伴有胃肠道症状，嗜酸性粒细胞增多，血清天门冬氨酸氨基转移酶、血清碱性磷酸酶增高，凝血酶原时间延长，并出现黄疸，病死率高。

11. A 异氟烷的心血管不良反应小，但对呼吸道有刺激性，抑制呼吸，可致咳嗽、分泌物增加和喉头痉挛等。

12. E 异氟烷与其他选项相比，对呼吸频率的影响较小。

13. E 异氟烷在一定浓度下可以引起冠状循环抑制，而不是窃血。这意味着使用异氟烷时需要注意对心脏的影响，并控制合适的剂量以避免心脏供血不足的问题。

14. E 地氟烷是一种吸入麻醉药物，对呼吸道有明显刺激作用。

15. A N_2O 是一种弱麻醉药，其主要作用是通过中枢神经系统的抑制来产生麻醉效果。与其他选项相比，N_2O 的呼吸抑制作用相对较轻。

16. A N_2O（笑气）具有较弱的麻醉效果，并且在高压下可能会导致氮气泡沫形成，这对于神经外科手术来说可能会产生风险。N_2O 可使脑血管扩张，脑血流量增多，颅内压升高，增强脑代谢。

17. D 尽管 N_2O 具有部分麻醉效果，但其主要应用是作为辅助麻醉药物或与其他麻醉药物联合使用。N_2O 的麻醉效果相对较弱，并且需要高浓度才能达到有效的麻醉水平，因此通常不用于单独的吸入诱导麻醉。

18. D 生物转化率是指药物在体内发生代谢的程度。七氟烷在体内经过代谢后产生的代谢产物较少，大部分以原形排出体外，因此其生物转化率相对较高。

19. E 地氟烷不仅具有麻醉作用，还具有明显的肌松作用，可以放松患者的肌肉，使其在手术过程中保持松弛状态。这对于某些手术，如开腹手术或需要快速、有效控制肌肉活动的情况非常重要。相比于 N_2O、七氟烷、异氟烷和恩氟烷，地氟烷的肌松效果更强。

20. D 氙气是一种稀有气体，存在于自然界的氙气含量非常低，无法通过人工方法合成。因此，氙气的供应主要依赖于从大气中提取或从天然气中分离。这导致氙气的成本相对较高，并且在临床应用中受到供应的限制。

21. C 在密闭的容器中，随着液相向气相变化，气相分子数增多，蒸气压上升；气相向液相变化，液相分子数也会上升，最后两者达到平衡形成饱和蒸气，此时的压力就称为饱和蒸气压，选项 A 错误。无论是否有新鲜气体流入，只要饱和蒸气压超过液体中麻醉药的蒸气压，就会发生蒸发饱和，选项 B 错误。当温度升高时，液体中的分子具有更多的能量，更容易从液相转变为气相，因此蒸气压增大，选项 C 正确。容易蒸发的液体，其饱和蒸气压高，选项 D 错误。饱和蒸气压与物质的溶解度没有直接关系。溶解度取决于溶剂和溶质之间的相互作用，而饱和蒸气压则表示在给定温度下液体与气体之间的平衡条件，选项 E 错误。

22. B 同时吸入高浓度和低浓度两种气体时，高浓度气体很快被吸收，而低浓度气体也同时被吸收，其吸收的速率比单独吸入时为快。也就是说，当高浓度气体被大量吸收后，肺泡内低浓度气体的浓度就相应升高，其吸收的速度就会加快。通常将高浓度的气体称为第一气体，低浓度气体称为第二气体，并将这种效应称为第二气体效应。

23. C 根据临界容积假说，挥发性麻醉药在高气压下会被溶解在生物组织中，降低其浓度，从而减弱麻醉效果。

24. D 挥发性麻醉药物对全麻的机制尚未完全明确，但目前的理论提示，它们主要通过影响突触传递来产生效果。这意味着它们会干扰神经元之间的信息传递。具体来说，挥发性麻醉药物可以抑制兴奋性突触传递，使神经元之间的兴奋信号减弱或停止传递。一些挥发性麻醉药物可能干扰神经递质的释放或重新摄取，从而改变神经递质的浓度和作用。挥发性麻醉药物可能对突触可塑性产生影响，即突触连接的强度和效率的可调节性。

25. B 低钠血症会改变神经传导和细胞膜的稳定性，从而减弱麻醉药物的效果，因此可以降低 MAC 值。

26. C 七氟烷的 MAC（最低肺泡麻醉浓度）是指在一定条件下，使 50% 的患者对刺激不作出反应所需的最低浓度。MAC 值受多种因素的影响，包括体温。当体温下降时，七氟烷的 MAC 值会降低。这是因为低体温会导致神经传导速度减慢，影响麻醉药物的效果。因此，当体温降至 34℃时，七氟烷的 MAC 值会下降。

27. E 由于深麻醉时脑电图显示癫痫样发作，伴有惊厥、阵挛性抽搐，故有癫痫病史的患者应慎用恩氟烷。

28. E 硫喷妥钠的麻醉作用具有快速、短效、安全等特点，但由于其中枢神经系统抑制作用明显，容易导致呼吸抑制并引起低血压和心律不齐等副作用。因此，在使用硫喷妥钠时需要严密监测患者的呼吸和循环功能，避免出现严重的不良反应。

29. A 在肝硬化患者中，肝功能受损，包括对药物代谢和清除的能力下降。硫喷妥钠在体内主要通过与血浆蛋白结合形式进行运输和代谢，而游离态的药物才能发挥药效。由于肝硬化患者的肝功能减退，血浆蛋白结合率降低，导致更多的硫喷妥钠以游离态存在于血液中。这增加了药物的有效浓度，因此药效增强。

30. E 氯胺酮的作用维持时间短，有刺激存在时，肌张力常增高，能兴奋交感神经中枢，使心率增快、眼内压增高、血压及肺动脉压升高；对于低血容量休克及交感神经呈高度兴奋者，表现为心血管系统抑制作用、心肌收缩力减弱、心输出量降低和血压下降。氯胺酮可使唾液和支气管分泌物增加，对支气管平滑肌有松弛作用。

31. B 氯胺酮是一种静脉麻醉药物，具有镇静和麻醉作用。它的使用可能导致脑氧耗量和颅内压增高。这是因为氯胺酮可以影响脑血流动力学，并抑制呼吸中枢，导致血氧水平下降，从而引起脑组织的缺氧。此外，它还可能增加颅内压，对脑循环产生不利影响。

32. B 氯胺酮主要在肝内代谢，一般认为系通过肝脏药物代谢酶系统 P450 酶的作用进行生物转化。首先经 N－脱甲基作用形成去甲氯胺酮（即代谢物Ⅰ），然后环己酮环羟基化，转变成羟去甲氯胺酮，再结合成较易溶于水的葡萄糖醛酸衍生物。去甲氯胺酮的羟化代谢物，遇热脱水形成一种环己酮氧化物，即脱氢去甲氯胺酮（代谢物Ⅱ）。此外，氯胺酮亦可在未脱甲基前进行环羟基化作用，但不是主要代谢途径。代谢物Ⅰ具有药理活性，其麻醉效力为氯胺酮的 1/5～1/3；代谢物Ⅱ的麻醉效力为氯胺酮的 1%。

33. B 氯胺酮是一种具有较强镇痛作用的静脉麻醉药物。它属于非巴比妥类的麻醉药物，主要用于诱导和维持全身麻醉状态。氯胺酮的作用机制包括 NMDA 受体拮抗作用和中枢神经系统抑制作用，能够提供有效的镇痛效果。

34. D 巴比妥类药物包括苯巴比妥钠和其他成员，如巴比妥酸、丙戊酸巴比妥等。依托咪酯、氯胺酮、异丙酚都是非巴比妥类静脉麻醉药，咪达唑仑是一种苯二氮䓬类药物。

35. A 氟马西尼是一种苯二氮䓬类药物，它是一种特异性的苯二氮䓬受体拮抗剂，并非 GABA 受体拮抗剂。

36. A 对于肯定为苯二氮䓬类药中毒的患者，氟马西尼可采取小量分次静脉注射的方法，每次 0.1mg（或 0.003mg/kg），每分钟 1 次，直至苏醒或总量达 3mg。

37. E 丙泊酚是一种快速作用的麻醉药物，其效果迅速，并且经过代谢后能够很快从体内清除，使患者能够快速苏醒。其他选项中，氟马西尼、氯胺酮、咪达唑仑和硫喷妥钠虽然也是静脉麻醉药物，但它们的苏醒时间可能相对较长，不如丙泊酚迅速和完全。

38. E 目前临床常用丙泊酚制剂内含 1% 丙泊酚（W/V）、10% 大豆油（W/V）、2.25% 甘油（W/V）、1.2% 纯化卵磷脂（W/V）。在美国还加入 0.005% 依地酸二钠（disodium edentate），作为细菌生长的抑制剂。

39. D 丙泊酚输注综合征是极为罕见的不良反应，但可危及生命。1992 年有几例儿童因上呼吸道感染行机械通气时应用丙泊酚镇静发生死亡的报道，定义为丙泊酚输注综合征，之后在成年危重患者及超级病态肥胖患者中也有报道。多发生于丙泊酚输注速度超过 80μg/(kg · min)，并且输注时间超过 48 小时的患者。

40. D 依托咪酯是一种静脉麻醉药物，通常用于诱导和维持全身麻醉。它以其快速起效和短暂作用的特点而闻名，且对心血管系统的影响较小。

41. D 右美托咪定是一种选择性 α_2 肾上腺素受体激动剂，用于镇静和麻醉辅助。它具有高亲水性和低脂溶性，因此能够广泛结合于血浆蛋白，其血浆蛋白结合率高达 94%。

42. C 由于右美托咪定作用特点，其不适于单独用作快诱导麻醉用药，但可作为辅助用药使用。麻醉诱导前 10 ~ 15 分钟静脉泵注负荷剂量 0.5 ~ 1.0μg/kg，可以使麻醉诱导平稳，特别是减少插管反应及有效地减少其他麻醉诱导药物用量。右美托咪定可单独使用或与芬太尼合用，于术前 45 ~ 90 分钟肌内注射给药，剂量为 2.5μg/kg。

43. C 羟基丁酸钠静脉给药后 3 ~ 5 分钟可出现嗜睡，药效可持续 90 分钟以上。

44. D 巴比妥类药物可以抑制延髓呼吸中枢，降低机体对高二氧化碳和低氧血症的反应性，因此深度镇静会产生呼吸暂停。低血容量休克会使中央室减少，白蛋白降低和血中非离子成分增多（酸中毒），脑和心脏内药物浓度会增加，药物作用时间会延长。巴比妥类药物可以降低肾脏及肝脏血流，因此肝肾衰竭患者禁用巴比妥类药物镇静。

45. B 临床麻醉中，麻醉性镇痛药以往主要用于麻醉前用药，使患者镇静，减少麻醉药需要量，有利于加深麻醉。现在认为除非患者有急性疼痛，不必作为常规应用。

46. C 口服吗啡等药物时，只有约 30% 的药物可最终通过胃肠和肝脏到达血液循环，影响其生物利用度。

47. A 吗啡和哌替啶生物转化终末产物经肾脏排出，由于 5% ~ 10% 的吗啡未经过代谢从尿液排出，因此肾衰患者作用时间延长。其他药物代谢产物活性比本体低几千倍，所以不会产生类阿片类临床效应。

48. B 纳洛酮是一种镇痛药物，同时也是一种吗啡拮抗剂。吗啡中毒会导致呼吸抑制和意识障碍，纳洛酮可以逆转这些效应。给予纳洛酮能够迅速拮抗吗啡的作用，使患者恢复呼吸和清醒。

49. A 根据《医疗机构麻醉药品、第一类精神药品管理规定》，不适用该规定管理的药物通常是非麻醉药物，例如常规的抗生素、消炎药和镇痛药。在提供的选项中，只有阿托品是非麻醉药物，因此答案为 A。阿托品主要用于治疗胃肠道疾病、心血管疾病和其他一些症状。

50. C 芬太尼的不良反应之一：快速静脉注射芬太尼可引起胸壁和腹壁肌肉僵硬而影响通气，可用肌松药处理。

51. C 瑞芬太尼分布容积小，可以被酯酶快速清除，半衰期短，起效迅速，不依靠肝脏肾脏清除，因此不受肝肾功能影响。

52. D 非甾体类抗炎镇痛药（NSAIDs）包括常见的布洛芬、阿司匹林和萘普生等。它们通过抑制环氧化酶（COX）的活性来发挥其作用。

53. E 非甾体类抗炎镇痛药可减轻 PG（前列腺素）的致痛作用和痛觉增敏作用。非甾体类抗炎镇痛药通过抑制环氧化酶（COX）酶的活性，减少 PG 的合成。PG 在炎症反应和组织损伤中发挥重要作用，引起疼痛和痛觉增敏。

54. A NSAIDs 解热效果好、可靠而迅速；其主要作用是增强机体的散热，而不抑制其产热过程。在治疗剂量下，只能使升高的体温降低，对正常体温不发挥效应。

55. C 塞来昔布是一种选择性 COX - 2 抑制剂，可以减轻风湿性关节炎的疼痛和炎症，同时对胃黏膜的损害较小，相对安全。

56. B 阿司匹林抗血小板的作用机制为直接并不可逆地抑制 COX - 1 和 COX - 2，减少前列腺素的合成，抑制血小板 TXA_2，从而抑制血小板聚集。同时，阿司匹林也可抑制低浓度胶原、凝血酶、抗原 - 抗体复合物等所致的血小板聚集和释放反应及自发性聚集，由此发挥预防血栓的作用。

57. D 临床报道，布洛芬效果与阿司匹林和保泰松相似而优于对乙酰氨基酚，类似于吲哚美辛，但对胃肠道刺激较阿司匹林轻，易耐受，不良反应小。

58. A　除红细胞外，全身各组织均有合成前列腺素的酶系，血小板内还有血栓素合成酶。

59. A　COX－2为诱导型酶，静息时一般不表达，只有在细胞因子、生长因子及致癌物质等诱导下才迅速合成，表达显著增高，促使前列腺素类物质的合成，参与炎症反应等过程。

60. E　局麻药的作用是以其非解离型进入神经内，以解离型作用在神经细胞的内表面，与钠离子通道的一种或几种特异性结合位点结合，产生阻断作用。

61. E　局麻药在水溶液中离解为50%带电荷季铵离子和50%不带电荷的碱基（如叔胺）形式时的pH称为离解常数（pKa），而只有不带电荷碱基形式的局麻药可溶于脂而不溶于水，能透过神经膜。而在炎症及坏死组织中，由于代谢产物的蓄积，局部环境pH降低，解离出碱基形式的局麻药减少，因此会延长起效时间，降低局麻药的药效。

62. A　丁卡因可以用于表面麻醉、硬膜外阻滞和蛛网膜下腔阻滞，但丁卡因毒性大，一般不用于浸润麻醉。

63. C　丁卡因是一种局部麻醉药物，它可以通过皮肤或黏膜表面渗透到神经组织中，从而产生麻醉效果。由于其在穿透黏膜方面的优势，丁卡因通常用于表面麻醉，例如口腔、眼部手术或其他需要局部麻醉的情况。

64. B　普鲁卡因用于浸润麻醉、神经阻滞麻醉和蛛网膜下腔阻滞，一般不用于表面麻醉。丁卡因麻醉程度比普鲁卡因强10倍，对黏膜穿透力强，故常用于表面麻醉。氯普鲁卡因临床多用于硬膜外阻滞，特别是产科麻醉，不适用于表面麻醉和神经阻滞。罗哌卡因用于硬膜外阻滞、外周神经阻滞、术后镇痛和分娩镇痛。丙胺卡因用于浸润麻醉、神经阻滞和硬膜外阻滞、局部静脉麻醉。

65. A　局麻药的作用是以其非解离型进入神经内，以解离型作用在神经细胞的内表面，与钠离子通道的一种或几种特异性结合位点结合，产生阻断作用。

66. B　当普鲁卡因代谢为对苯二酚时，它可以与磺胺类药物发生相互作用，降低磺胺类药物的药效。这种相互作用被称为苯二酚酶抑制作用。

67. D　普鲁卡因被血浆中的假性胆碱酯酶水解，转化成对硝酸酯酶无活性的代谢产物，然后通过肝脏代谢和排泄出体外。

68. A　局麻药中的酯类局麻药，包括普鲁卡因、氯普鲁卡因、丁卡因、可卡因，在血浆内水解或被胆碱酯酶分解，主要代谢产物对氨基苯甲酸，容易引起变态反应。而酰胺类局麻药，包括利多卡因、甲哌卡因、布比卡因、依替卡因、罗哌卡因，主要在肝内被酰胺酶分解，很少发生变态反应。

69. E　利多卡因不仅可用于表面麻醉、局部浸润麻醉、神经阻滞、硬膜外阻滞和蛛网膜下腔阻滞，静脉给药时，还可以治疗室性心律失常。

70. C　普鲁卡因至今仍为临床普遍使用，因为其局部麻醉作用稳定、毒性小。它的局部麻醉时效短，一般仅能维持45～60分钟；pKa高，在生理pH值范围呈高离解状态，故其扩散和穿透力较差。具有扩张血管作用，能从注射部位迅速吸收，表面麻醉效能差。

71. C　布比卡因的心脏毒性较明显，误注入血管可引起心血管虚脱及严重的心律失常，而且复苏困难。

72. C　利多卡因在局部麻醉中被广泛使用，它能够有效地穿透黏膜，并且其作用比普鲁卡因更快、更强且持久。此外，利多卡因也具有抗心律失常的作用，并且安全范围较大，因为它可以通过调整剂量来适应不同的情况和需要。利多卡因并不易引起超敏反应，相对来说是一种相对安全的药物。

73. A　普鲁卡因为低效能短时效局麻药，利多卡因为中效能中时效局麻药，丁卡因为高效能长时效局麻药。

74. E　呼吸性酸中毒可增强神经肌肉接点的阻滞效应，肌松作用延长，选项C正确。低温可延长非去极化肌松药的作用时间，选项A正确。阿曲库铵的消除不依赖肝肾功能，而是通过非特异性酯酶水解和Hofmann消除，肝肾功能不全者宜用，选项B正确。各种氨基糖苷类抗生素均可引起神经肌肉麻痹作用，以新霉素和链霉素抑制神经肌肉传递的功能最强，庆大霉素、卡那霉素等均可加强非去极化和去极化肌松药的作用。多黏菌素引起的神经肌肉传递阻滞作用可有接头前膜和接头后膜双重作用。林可霉素和克林霉素亦可增强非去极化肌松药的作用，选项D正确。泮库溴铵的消除主要经肾、小部分经肝排出，与血浆假性胆碱酯酶活性无关。血浆假性胆碱酯酶活性异常者会延长米库溴铵和琥珀胆碱的作用时间，选项E错误。

75. A　当肌松药的量逐渐增加时，产生肌松效应的顺序依次为眼睑肌和眼球外肌、颜面肌、喉部肌、颈部肌、上肢肌、下肢肌、腹肌和肋间肌，最后是膈肌。

76. A　肝、肾功能随着年龄增加而降低，泮库溴铵、维库溴铵、甲筒箭毒或筒箭毒碱主要经肝肾代谢，因此他们的血浆清除率在老年人群中明显降低，肌松作用延长。而阿曲库铵和顺式阿曲库铵经Hofmann消除，并不依赖肝肾等脏器功能，故年龄因素对其药代动力学和药效动力学并无明显影响。

77. A　非去极化肌松药在肝硬化患者往往有更大的分布容积，故需要更大的剂量才能达到相同的药效；严重肝病时，血浆胆碱酯酶浓度降低，故神经肌肉接头处乙酰胆碱浓度增高。

78. B　抗胆碱酯酶药拮抗非去极化肌松药的残余作用，引起的毒蕈碱样不良反应，可导致心动过缓，严重者心脏停搏，除合用阿托品或格隆溴铵消除毒蕈碱样作用外还需进行心电图监测，选项C、E正确。低温致外周血管收缩影响肌松药在体内再分布和肌肉血流灌注，选项D正确。酸碱和电解质失衡对抗胆碱酯酶药的作用有影响，如呼吸性酸中毒不仅加强非去极化肌松药的阻滞作用，且影响抗胆碱酯酶药的作用，选项A正确。肌松药难以从神经肌肉接头部位移出，抗胆碱酯酶药也难以进入神经肌肉接头，同样影响拮抗效果。用抗胆碱酯酶药拮抗残余肌松，用量取决于肌松深度。抗胆碱酯酶药作用有一极限药量，继续加大拮抗剂的药量不仅不能取得进一步拮抗效果，相反可能增加不良反应，因为神经肌肉接头部位的胆碱酯酶此时已经基本被完全拮抗，选项B错误。

79. B 琥珀胆碱是一种抗胆碱酯酶药物，可以引起严重的心律失常，包括心搏骤停。这种药物在烧伤后的早期使用可能会增加心脏毒性风险并导致严重后果。因此，在烧伤后1～2周内应避免使用琥珀胆碱。

80. D 抗胆碱酯酶药不能拮抗去极化肌松药作用，但当去极化肌松药作用发展为Ⅱ相阻滞时，则抗胆碱酯酶药对之有拮抗作用。通过增加乙酰胆碱浓度或延长乙酰胆碱作用时间，能拮抗非去极化肌松药的作用。

81. C 一旦考虑为恶性高热时，所采取的措施包括：①应立即终止吸入麻醉药，并用高流量氧气进行过度通气，尽快完成手术；同时寻求帮助；②尽早静脉注射丹曲洛林；③立即开始降温（包括物理降温、静脉输注冷盐水、胃内冰盐水灌洗、体外循环降温等措施）；④尽早建立有创动脉压及中心静脉压监测；⑤监测动脉血气：纠正酸中毒及高钾血症；⑥治疗心律失常（利多卡因可能使恶性高热加重，不宜使用）；⑦根据液体出入平衡情况输液，适当应用升压药、利尿药等，以稳定血流动力学，保护肾功能；⑧肾上腺皮质激素的应用；⑨手术后应加强监护和治疗，以确保患者安全度过围术期；利多卡因会诱发恶性高热。

82. D 利多卡因治疗室性心律失常；苯妥英钠适用于洋地黄中毒所致的室性及室上性心律失常，对其他各种原因引起的心律失常疗效较差；维拉帕米为阵发性室上性心动过速首选药物；胺碘酮适用于多种房性、室性心律失常，且对合并预激综合征者或经利多卡因治疗无效的室性心动过速也有效；普鲁卡因胺适用于房扑、房颤及频发室性期前收缩。

83. D 胺碘酮属于Ⅲ类抗心律失常药物，主要电生理效应是延长各部心肌组织的动作电位以及有效不应期，有利于消除折返激动。

84. A 尼莫地平是一种钙通道阻滞剂。可选择的作用于脑血管平滑肌，扩张脑血管，增加脑血流量，显著减少血管痉挛引起的缺血性脑损伤。

85. E 硝酸甘油用于手术期间控制性降压，血压下降引起的交感神经兴奋可使心率加快，头痛、眼内压升高和体位性低血压由颅内血管扩张、眼内血管扩张和外周血管扩张引起。硝酸甘油松弛血管平滑肌，对支气管平滑肌无作用，不会引起支气管哮喘。

86. D 多巴胺采用较大剂量5～15μg/(kg·min)时，α受体激动效应显现，导致心率增快的同时周围血管阻力增加。而酚妥拉明是非选择性的肾上腺能α受体阻断剂，可以拮抗此效应。

87. C 呋塞米的利尿作用强而快，作用于肾脏，抑制钠离子重吸收导致排尿，使肾稀释功能和浓缩功能均降低，故利尿作用强大。

88. A 呋塞米作用于肾小管髓袢升支粗段，而非远曲小管和集合管。

89. C 主动脉夹层的根本处理是手术及介入治疗，而在患者情况稳定前的治疗原则是控制血压，控制疼痛。控制血压需要强力和快速起效的药物，如硝普钠+β受体阻断剂。

90. B 室颤是一种心律失常，通常需要立即进行电除颤或抗心律失常药物治疗。利多卡因是一种Ⅰ类抗心律失常药物，具有较强的抑制心室肌细胞自律性和传导速度的作用，可用于室颤的急救治疗。

91. D 预激综合征伴有房颤时应禁用洋地黄、钙通道阻滞剂和β受体阻断剂、腺苷、刺激迷走等方法，这些药物可减慢正常的房室传导，导致旁路传导增加。可使用普鲁卡因胺，胺碘酮等抑制旁路传导的药物。

92. D 在酚妥拉明导致血压过低的情况下，应该避免使用增加心肌收缩力的药物，如强心苷（例如洋地黄类药物），因为这可能会进一步降低血压并导致心脏负担增加。如果患者正在使用其他具有心血管抑制作用的药物，可停用这些药物，以减少血压降低的效应。输血和静脉补液可以增加循环血容量，提高血压水平。将患者的体位从仰卧位改为头低脚高位或侧卧位，有助于增加回心血量，增加心脏前负荷，从而提高血压。α肾上腺素能受体兴奋剂（例如去甲肾上腺素）可以收缩血管，增加外周阻力，提高血压。

93. B 乌拉地尔的外周作用为阻滞突触后α_1受体，使血管扩张，外周阻力下降，并有轻度α_2受体阻断作用。

94. D 钙通道阻滞剂的主要作用是通过阻断细胞膜上的钙通道，干扰钙离子内流进入细胞。这种干扰钙离子内流的作用可以影响心肌细胞和平滑肌细胞的收缩过程，从而达到不同的治疗目的，如抗心律失常、降低血压等。

95. D 钙通道阻滞剂既能扩张周围血管，降低动脉压，又能扩张冠状动脉，解除冠状动脉痉挛，改善心内膜下心肌的供血。

96. E 地尔硫䓬可使患者冠脉扩张，心输出量、静脉回流量及心率均下降；也可扩张外周血管，降低全身血管阻力，降低血压。地尔硫䓬和硝苯地平在血管舒张作用上的强度可能会因个体差异而有所不同，但一般来说它们的作用机制和疗效相似。

97. B 心肌梗死24小时内并发左心衰，是坏死心肌间质充血、水肿引起顺应性下降所致，而左心室舒张末期容量并不增大，因此不宜应用洋地黄。

98. A 去甲肾上腺素口服容易被肠道碱性环境破坏而失效，不易吸收，在酸性环境中稳定，1～3mg稀释后口服，可使食管胃黏膜血管收缩，产生止血效果。

99. C 肾上腺素为治疗过敏性休克的首选药物，既可以抑制过敏性介质的释放，又可激动α受体使血管收缩，血压回升，减少渗出，可减轻声门水肿，扩张支气管平滑肌，缓解呼吸困难等症状。糖皮质激素尽管也可用于过敏性疾病，但是对过敏性休克症状改善不及肾上腺素，主要用于感染性休克。异丙肾上腺素也适用于低排高阻的感染性休克。

100. B 异丙肾上腺素通过激动β受体加快房室传导。其余四种药物虽然也可激动β受体，但对α受体也有较强作用，使血管收缩，外周循环阻力增加，反射性地引起心率减慢。故治疗房室传导阻滞应选择异丙肾上腺素。

101. D 酚妥拉明是α受体阻断剂，引起血管扩张，血压下降，治疗应用α受体激动药。肾上腺素、间羟胺、麻黄碱三种药对血管的作用与α、β受体均有关，预先用酚妥拉明，再用这些药物只会表现为β_2受体的降压作用，加重症状，故不宜使用。

102. D 去甲肾上腺素外漏导致局部血管收缩，组织缺血坏死，其机制与激动α受体有关，解救可用α受体阻断剂酚妥拉明。

103. B 多巴胺、麻黄碱、去甲肾上腺素均有升压作用，但小剂量多巴胺主要舒张肾血管，没有升压作用，而去甲肾上腺素升压作用过强，不利于改善微循环，只有麻黄碱升压作用温和，易于控制，是防治腰麻时低血压的最佳药物。

104. C 感染中毒性休克时中心静脉压升高，心输出量低，适用于糖皮质激素或异丙肾上腺素。发生过敏性休克时首选肾上腺素。

105. A β受体阻断剂阻断β_2受体可收缩支气管平滑肌，诱发支气管痉挛，故不宜用于治疗支气管哮喘。此药尽管也能收缩冠状动脉，降低心肌氧供，但降低心肌氧耗的作用更强，因此对心绞痛患者仍可用其治疗。

106. D 低溶解度的吸入麻醉药（如笑气）会引起肺泡内吸入性吸入不均匀，意味着不同区域的肺泡会吸入不同浓度的麻醉药。这可能导致诱导过程中肺泡间通气不均，影响气体交换和通气效果。

107. C 要抑制对气管插管的体动反应，通常需要深度麻醉。肺泡内七氟烷浓度达到3%左右时，可以产生足够深度的麻醉效果，从而抑制体动反应。

108. C 交界性心律是指心脏的传导系统存在一定程度的异常，表现为心室与房室结之间出现交界区的激动。在麻醉过程中，氟烷可能会抑制房室结的传导功能，进一步加重交界性心律的发生。因此，为了避免加重交界性心律的情况，应该停止吸入氟烷，以减轻对心脏传导系统的抑制作用。

109. E 根据患者的情况，左肺癌手术后出现反复胸痛，伴有呼吸功能不全。解热消炎镇痛药效果不佳，拟用中枢性镇痛药治疗。在选择治疗药物时，口服曲马多胶囊是一个合适的选择。曲马多是一种镇痛药，具有中枢性镇痛效果。它通过多种机制发挥镇痛作用，包括μ－阿片受体激动、去甲肾上腺素和5－羟色胺再摄取抑制等。口服曲马多胶囊可提供持久的镇痛效果，并适用于慢性疼痛的治疗。

110. D 该患者诊断为急性左心衰竭伴有高血压，哌替啶、毛花苷丙、呋塞米、硝普钠的用药组合最合理，其针对性强，应用硝普钠可降低心脏前后负荷，对血压高者尤其适用。

111. B 吗啡在临床上常作为治疗急性左心衰竭所致急性肺水肿的综合措施之一，以减轻呼吸困难，促进肺水肿消失。洋地黄类强心苷是临床应用最悠久的强心药物，可增强充血性心衰心脏的收缩力，且不增加衰竭心肌的氧耗，至今仍作为心功能不全治疗的重要药物。

112. A 本例患者考虑为舒芬太尼使用过量所致，舒芬太尼对呼吸的抑制作用持续时间较芬太尼更长。可以考虑使用纳洛酮进行拮抗作用，因为纳洛酮是一种镇静剂和呼吸抑制的拮抗剂，能够逆转这些药物的效果，促使患者恢复自主呼吸。

113. D 根据患者的情况，术后进入恢复室后出现躁动和谵妄，这可能是由麻醉药物的副作用导致。在这种情况下，宜给予镇静药物以缓解症状。哌替啶是一种镇静药物，属于麻醉辅助药物，具有镇静和镇痛作用，并可以减轻术后谵妄和躁动症状。哌替啶的作用机制是通过中枢神经系统的镇静效应来产生作用。咪达唑仑是一种抗焦虑药物，不适合用于缓解术后谵妄和躁动症状。氯丙嗪是一种抗精神病药物，可能会产生不良的抗胆碱能和镇静效应，不适合用于这种情况。纳洛酮是一种阿片受体阻断剂，用于阻断阿片类药物的效应，不适合用于缓解术后谵妄和躁动症状。纳曲酮是一种镇静药物，但在这种情况下，哌替啶更适合用于缓解术后谵妄和躁动症状。

114. C 膈神经阻滞、气胸、全脊髓麻醉等均可表现为呼吸困难，但抽搐或惊厥为局部麻醉药中枢神经系统毒性的表现，因此选项C正确。

115. A 顺式阿曲库铵经霍夫曼降解和血浆酯酶水解，可用于肝肾功能障碍者；肝肾功能严重障碍者慎用罗库溴铵及维库溴铵；琥珀胆碱可引起血钾升高；筒箭毒碱目前临床已弃用，因此选项A正确。

116. C 严重烧伤可导致相关神经支配的骨骼肌暂时性或永久性失神经支配，使接头外肌膜受体大量增生并在肌膜表面异常分布，对去极化肌松药敏感性升高，对非去极化肌松药产生抗性，敏感性降低。

117. B 胸腺瘤伴有重症肌无力，进行神经肌肉功能监测有助于全麻肌松调控，保持呼吸功能稳定，避免术后肌松药残留作用以及迟发性呼吸抑制和重症肌无力危象的发生，保障患者生命安全。

118. B 抗胆碱酯酶药作用有一极限药量，继续加大拮抗剂的药量不仅不能取得进一步拮抗效果，相反可能增加不良反应，因为神经肌肉接头部位的胆碱酯酶此时已经基本被完全抑制。

119. C 根据患者的情况，突发呼吸困难、咳粉红色泡沫样痰，血压为120/80mmHg，心率为140次/分，心律绝对不齐，患者可能出现了急性心力衰竭的症状。在急性心力衰竭的治疗中，应首先考虑使用洋地黄类药物，如毛花苷丙（西地兰）。毛花苷丙是一种洋地黄类药物，具有正性肌力作用和负性传导作用，可以增强心肌收缩力、减慢心率、促进尿液排泄。它被广泛应用于治疗心力衰竭和心律失常，能够改善心脏的泵血功能。

二、多选题

1. ABCD 全身麻醉药是一类能抑制CNS功能的药物，使意识、感觉和反射暂时消失。

2. ACDE 自由容积学说提出了在含有脂质的双分子层中，存在着一些未占据的空间，称为自由容积。这个理论解释了脂质双分子层结构的特点。水区作用学说认为脂质双分子层中的水分子与脂质分子之间发生相互作用，形成水区，这对于溶质的传输具有重要意义。临界容积学说指出当脂质双分子层达到一定厚度时，会出现相变，形成临界容积状态。这个理论解释了脂质层的相变行为。多部位膨胀学说认为脂质分子的膨胀并不仅限于头基团区域，还可以发生在其他位置，例如碳链区域。这个理论解释了脂质分子的膨胀性质。

3. ACE 年龄可以影响MAC的值。一般来说，儿童和老年人相对于成年人来说，对麻醉药物更为敏感，因此需要较低的MAC值。体温可以影响麻醉药物的效果和代谢速率。低体温会增加麻醉药物的效果，使其更容易产生麻醉作用，因此可能需要较低的MAC值。酸碱度（pH值）可以影响药物的离子化程度和跨膜转运。血液酸碱度的改变可能会影响麻醉药物在体内的分布和代谢，从而影响MAC值。MAC值不受血容量和性别影响。

4. AC 最小肺泡浓度（MAC）是用来表示吸入麻醉药效能的指标。MAC仅仅衡量的是吸入麻醉药抑制伤害性刺激所引起的体动反应，这种反应是脊髓介导而不是大脑。也就是说，吸入麻醉药对大脑的抑制作用是不能直接用MAC来反映的。吸入麻醉药引起的脑电图变化和制动之间没有明确的相关性。

5. BC 升高MAC的因素：①体温升高时MAC升高，但42℃以上时MAC则降低。②使中枢神经系统儿茶酚胺增加的药物，如右旋苯丙胺等。③脑脊液中Na^+增加时（静脉输注甘露醇、高渗盐水等）。④长期饮酒者可增加异氟烷或氟烷MAC 30%～50%。⑤环境压力增加。

6. ABCDE 理想的吸入麻醉药应具备下列条件：①麻醉作用具有可逆性，长期应用无蓄积作用。②安全范围广。③麻醉作用强，可使用低浓度。④诱导及清醒迅速、舒适、平稳。⑤化学性质稳定，与其他物质接触不产生毒性物质。⑥体内代谢率低，代谢产物无毒性。⑦无燃烧爆炸性。⑧制造简单、易提纯、价廉。⑨良好的肌肉松弛。⑩能抑制不良自主神经反射。⑪具有松弛支气管平滑肌的作用。⑫无刺激性气味，对气道无刺激作用。⑬对呼吸系统、循环系统抑制轻。⑭不增加心肌对儿茶酚胺的应激性。⑮无肝、肾毒性。⑯无依赖性及成瘾性。⑰无致突变、致癌及致畸作用。

7. BCD 吸入麻醉药肺摄取过程主要取决于吸入麻醉药气体的血/气分配系数、吸入麻醉药气体肺泡膜内外两侧的分压差和肺泡通气量。这三个因素对麻醉药物在肺部的摄取和吸收起着重要作用。

8. BCDE N_2O对呼吸基本不抑制，七氟烷、异氟烷、恩氟烷以及地氟烷都是呼吸呈剂量依赖性抑制的吸入麻醉药。这些药物在高浓度下可以抑制呼吸中枢，导致呼吸抑制，因此需要在使用时控制剂量，并监测患者的呼吸功能，以确保安全。

9. BCDE 吸入麻醉药中，能够扩张冠脉血管的有七氟烷、异氟烷、恩氟烷和地氟烷。这些吸入麻醉药是强力的血管扩张剂，可以通过放松平滑肌和增加血流量来扩张冠脉血管，从而改善心脏的血液供应。N_2O没有冠脉扩张特性。

10. ABCDE 吸入麻醉药物从肺泡转运到中枢神经系统会受到如下因素的影响：①血/气分配系数；②血流灌注；③通气量；④浓度梯度；⑤心输出量；⑥其他（如肺泡跨膜速率）。

11. AC 麻醉药物的吸入浓度和肺通气量是决定肺泡气（F_A）达到吸入气浓度（F_I）速率的两个因素，后者又称为“通气效应”。

12. ABCD 氙气不会被人体代谢，因此可以从体内迅速排出，减少副作用和毒性，选项A正确。相对于其他麻醉药物，氙气对心血管系统的抑制较小，可以维持相对稳定的循环功能，选项 B 正确。氙气不会刺激呼吸道，使用时不易引起咳嗽或其他不适感，选项 C 正确。氙气具有显著的镇痛作用，可以有效缓解手术中的疼痛，选项 D 正确。实际上，氙气通常与其他麻醉药物（如丙泊酚）联合使用，以增加麻醉效果，达到更好的麻醉深度和控制，选项 E 错误。

13. BCD　氧化亚氮在麻醉中的肌肉松弛作用相对较弱，但镇痛作用强。氧化亚氮对呼吸和肾功能没有负面影响，因此相对安全。由于其易挥发的特性，氧化亚氮的诱导期相对较短，患者苏醒较快。尽管氧化亚氮可以产生一定的麻醉效果，但它的麻醉效能相对较低，一般用于辅助其他麻醉药物。

14. AD　可增加交感活性的吸入麻醉药包括地氟烷和恩氟烷。这些药物可以引起交感神经系统的兴奋，导致心率增加、血压升高等交感反应。

15. CD　钠石灰（氢氧化钠）可以与某些醚类麻醉药发生反应，生成有毒性物质。异氟烷和七氟烷都属于醚类麻醉药，在与钠石灰接触时可能发生反应，并产生有毒的氟化物。

16. DE　七氟烷和异氟烷是目前主要用于小儿吸入诱导的麻醉药物。它们提供快速而平稳的诱导，并且有更好的安全性和较短的恢复时间。

17. CD　氧化亚氮在体内的代谢不是通过酶作用，而是经肠道内细菌与维生素 B_{12} 反应生成氮气。N_2O 在细菌中的降解是以单纯电子传递形式产生 N_2 和自由基。

18. ABCDE　异氟烷不会增加心肌对儿茶酚胺类药物（如肾上腺素）的敏感性，具有良好的肌松效果，可以使骨骼肌松弛和放松，适用于手术过程中需要肌肉松弛的情况。异氟烷在麻醉诱导阶段作用平稳，患者容易入睡，而且在麻醉结束后恢复清醒的速度较快。异氟烷可以多次使用而没有明显的不良反应，这使得它成为常用的吸入麻醉药物，被广泛应用于手术麻醉和疼痛管理。

19. ABCDE　理想的静脉麻醉药应具有催眠、镇痛、遗忘和肌肉松弛作用；具有良好的可控性，静脉注射能迅速起效，无论单次静脉注射还是反复持续静脉输注均无体内蓄积，可快速清醒；无循环和呼吸等重要生命脏器功能抑制；良好的理化特性，易溶于水，溶液稳定，可长期保存；对静脉刺激及对组织无损伤作用，不产生血栓或血栓性静脉炎；安全范围大，不易出现用量偏大带来的不良反应。

20. DE　由于硫喷妥钠抑制呼吸和循环，且苏醒后嗜睡延长，目前主要用于抗惊厥和脑保护，应小剂量（1～2mg/kg）静注，以免发生低血压。

21. ACDE　硫喷妥钠的使用禁忌包括低血容量的休克患者、哮喘患者、贲门失弛缓患者和脑脊液漏的低颅压患者。

22. ABCDE　选项 A，氯胺酮可引起意识和感觉的分离，患者可以保持自主呼吸和正常生命体征而进入类似麻醉状态的神经阻滞状态。选项 B、D、E，氯胺酮能兴奋交感神经中枢，使心率增快、眼内压增高、血压及肺动脉压升高。选项 C，相较于许多其他镇静药物，氯胺酮的作用时间较短，作用时间为 5～10 分钟。氯胺酮在体内再分布的速率很快，药效作用也很快消退。

23. ABCD　目前认为，阻断 NMDA 受体传导是氯胺酮产生全身麻醉和某些镇痛作用的主要机制。氯胺酮在选择性抑制皮质及丘脑部分神经元功能同时，兴奋部分边缘系统的功能，从而产生中枢不同区域功能状态不一致性变化而出现所谓“分离”现象。氯胺酮通过阻断丘脑－新皮质投射系统，非特异性地抑制中脑和丘脑核的痛觉传导通路以及对脊髓 NMDA 受体的作用可部分解释其镇痛作用。另外，氯胺酮的阿片受体作用也参与了它镇痛作用的产生。目前没有证据提示氯胺酮作用 GABA 受体。

24. DE　由于外周血管扩张致回心血量减少，心肌收缩力降低及交感中枢一过性抑制等，硫喷妥钠诱导可引起血压降低及反射性心率增快。丙泊酚麻醉诱导时常见低血压，老年患者、麻醉诱导前合用阿片类药物、循环容量不充分以及用药速度过快等，均易导致低血压。

25. ACE　咪达唑仑是一种苯二氮䓬类药物，通过增强中枢神经系统中 GABA－A 受体的活性来产生镇静和抗焦虑效果。依托咪酯是一种促进 GABA－A 受体活性的药物，可用于治疗焦虑和睡眠障碍。丙泊酚是一种全身麻醉药物，作用于 GABA－A 受体以产生镇静和催眠效果。硫喷妥钠是一种巴比妥类药物，作用于谷氨酸受体而非 GABA 受体。氯胺酮是一种解离性麻醉药物，作用于 NMDA 受体而非 GABA 受体。

26. ABCDE　咪达唑仑可以多途径给药，除静脉给药外，还有口服、肌注、直肠和皮下等多种给药途径。

27. ABCDE　丙泊酚输注综合征的临床表现主要为心肌病伴急性心功能衰竭，同时伴有代谢性酸中毒、骨骼肌病、高钾血症、肝大和脂血症等某项或全部症状。

28. BCD　右美托咪定与蓝斑核上产生去甲肾上腺素的神经元细胞膜 α_2 肾上腺素受体结合，抑制腺苷酸环化酶的活性。抑制蓝斑核神经元发出冲动，阻断蓝斑核至皮层下的上行去甲肾上腺素通路的兴奋传导，从而产生镇静催眠作用。

29. AC　依托咪酯是一种短效静脉内麻醉药，具有快速起效、中枢作用选择性较强的特点，适用于低血容量休克患者。它不会引起明显的心动过速或降低血压，并且不抑制呼吸功能。氯胺酮是一种解离性麻醉药，也适用于低血容量性休克患者。它可以提供良好的镇痛和麻醉效果，并且保持循环的稳定性，有助于维持心输出量和血压。

30. ABCDE 硫喷妥钠溶液呈碱性（pH＝10.8），如果与氯胺酮、泮库溴铵、哌替啶、麻黄碱、普鲁卡因、苯海拉明、吗啡或吩噻嗪类药物等混合应用，可形成硫喷妥酸盐沉淀物，这种沉淀物不溶于血浆，容易堵塞静脉。

31. AB 硫喷妥钠可产生快速适应现象，需要追加药物才能达到原来的麻醉深度，氯胺酮连续应用能够产生耐受性。

32. ADE 咪唑类的主要代表药物为依托咪酯，该药有两种异构体，但只有其右旋异构体有镇静、催眠作用。作用是抑制大脑皮层的网状系统，也有可能作用于GABA受体，现有的依托咪酯制剂为乳剂，是以20%中长链三酰甘油为溶剂，发生注射痛的几率明显降低。

33. ABCDE 大量服用苯二氮䓬类药物的患者除基本支持治疗外，采用小剂量分次静脉注射的方法，每次0.1～0.2mg，给药后观察2～3min，没有苏醒可每次追加0.1mg，直至苏醒，总量一般不超过2mg，维持疗效时，可用首次有效量的半量重复注射。

34. ABCE 阿片受体激活可以导致Oddi括约肌的收缩，从而减少胆道和胰管的通透性，限制胆汁和胰液进入十二指肠，选项A正确。阿片受体激活会抑制胃肠道的蠕动，进而减慢食物通过消化道的速度，选项B正确。阿片受体激活可导致外周血管扩张，使血管松弛，从而增加血流量，选项C正确。阿片受体激活还具有特异性的抗伤害作用，可以减轻疼痛感知和产生镇痛效应，选项E正确。阿片受体不会增加肾血流量。

35. ABD 阿片受体激动药包括吗啡、哌替啶和芬太尼族，阿片受体激动拮抗剂包括喷他佐辛、丁丙诺啡、布托啡诺等，纳洛酮属于阿片受体阻断剂。

36. ACD 吗啡的主要临床应用包括镇痛、急性肺水肿和止泻。吗啡是一种强效镇痛药物，常用于控制剧烈疼痛，例如手术后的疼痛或癌症引起的疼痛。对于急性肺水肿，吗啡可通过抑制呼吸中枢和减少咳嗽来缓解症状。此外，吗啡还具有止泻作用，常用于治疗腹泻。

37. ABC 吗啡禁用于：①支气管哮喘；②上呼吸道梗阻；③严重肝功能障碍；④伴颅内高压的颅内占位性病变；⑤诊断未明确的急腹症；⑥待产妇和哺乳妇；⑦1岁以内婴儿。

38. ABCD 哌替啶可以通过口服或注射途径给药，并能够被吸收到体内。口服给药的生物利用度为40%～60%，有通过胎盘屏障的能力，可以进入胎儿的循环系统。哌替啶的半衰期为3小时。哌替啶和苯哌利定的作用与吗啡相似但不完全一样。哌替啶的镇痛强度约为吗啡的1/10。

39. ABCD 临床上芬太尼的镇痛强度为吗啡的75～125倍，作用时间约30分钟。芬太尼对呼吸有抑制作用，主要表现为频率减慢。静脉注射后5～10分钟呼吸频率减慢至最大限度，抑制程度与等效剂量的哌替啶相似，持续约10分钟后逐渐恢复。剂量较大时潮气量也减少，甚至停止呼吸。小剂量芬太尼可有效减弱气管插管的高血压反应，其机制可能是孤束核以及第Ⅸ和第Ⅹ脑神经核富含阿片受体，芬太尼与这些受体结合后可抑制来自咽喉部的刺激。芬太尼也可引起恶心、呕吐，但没有组胺释放的作用。

40. CDE 曲马多虽然也可与阿片受体结合，但其亲和力很弱，对μ受体的亲和力相当于吗啡的1/6000，对κ和δ受体的亲和力则仅为对μ受体的1/25。现知曲马多具有双重作用机制，除作用于μ受体外，还抑制神经元突触对去甲肾上腺素和5－羟色胺的再摄取，并增加神经元外5－羟色胺浓度，从而归因于曲马多是一消旋混合体，其（＋）对映体对μ受体有较强的亲和力，并调控单胺下行性抑制通路，影响痛觉传递而产生镇痛作用。此双重作用机制对5－羟色胺再摄取有更强的抑制作用，而（－）对映体对去甲肾上腺素的再摄取有更强的抑制作用。

41. ABCDE 右美托咪定具有镇静、抗焦虑、催眠、镇痛和解交感作用，临床上常用于增强麻醉药的作用、镇静、镇痛、稳定血流动力学。右美托咪定属于α_2肾上腺素能受体激动剂。

42. AC NSAIDs抑制COX－1可减少胃肠道及肾脏等部位生理性PG的产生，从而表现出各种毒副作用，是产生不良反应的毒理学基础，抑制COX－2则可抑制炎症阻滞PG的产生，发挥解热、抗炎、消肿和镇痛作用。

43. BCDE 有研究发现，非甾体类抗炎药能明显干扰血压，使平均动脉压上升。其高血压的发生及程度与药物种类相关，如塞来昔布、罗非昔布、吲哚美辛和萘普生升高血压作用较明显，而阿司匹林则无明显升压作用。

44. ABCDE COX－2在正常生理状态下低表达，在炎症反应时COX－2急剧增长为正常时的8～10倍，促使炎症部位PGE_2、PGI_2、PGE_1的合成增加，导致炎症介质释放，增强炎症反应和组织损伤，诱发疼痛和炎症。但COX－2并非只是诱导性酶，也是构成性酶，在脑、肾、胃肠道、卵巢、乳腺及肺脏等组织中均有结构性表达，发挥正常的生理功能。

45. ABDE 妊娠期间，由于荷尔蒙水平和血容量的改变，局麻药的需要量较非妊娠者小，并且在周围神经阻滞后会更快地产生作用，选项A正确。肾脏疾病通常不会显著影响局麻药的作用，选项B正确。严重肝脏疾病可延长酰胺类局麻药的作用时间，选项C错误。休克会导致循环血量减少，从而降低局麻药的分布和代谢，增加其毒性作用，选项 D 正确。脓毒血症、恶病质等情况下，患者的血浆游离状态局麻药浓度可能降低，因为局麻药可能被大量蛋白结合，选项 E 正确。

46. ABCE　影响局部麻醉药作用的因素：①剂量：剂量大小可影响局部麻醉药阻滞的起效时间，持续时间和麻醉效果。增加药物浓度和容量可以增强局部麻醉药的麻醉效果。②加入血管收缩药：局部麻醉药溶液中加入适量血管收缩药如肾上腺素，可降低局部麻醉药经血管吸收速度，使更多局部麻醉药分子到达神经膜，增强麻醉效果及延长作用持续时间。③局部麻醉药的碳酸化与 pH 值。④局部麻醉药混合应用。⑤妊娠。

47. ABCD　局麻药的蛋白结合率决定其对神经传导阻滞作用持续时间，与局麻药的吸收无关。局麻药的吸收与给药途径，部位，剂量，容量，速度，添加血管收缩药和局麻药自身特点有关。

48. BCDE　局麻药吸收过量会导致不良反应。选项 A，局麻药吸收过量通常并不会导致血压上升，相反可能会引起血压下降。因此，选项 A 不是局麻药吸收过量的常见不良反应。选项 B，利多卡因等钠通道阻滞剂类局麻药，可表现为心脏传导减慢、房室传导阻滞等，严重者可能导致心脏骤停。选项 C，局部麻醉的早期反应通常是兴奋，表现为头痛、眩晕、精神萎靡不振等，而后期则可能出现抑制，甚至昏迷等症状。选项 D，大剂量的局麻药可能影响心肌细胞的电位，导致心肌收缩力降低，出现心功能不全等症状。选项 E，利多卡因等局部麻醉药物的过量使用，可导致呼吸中枢被抑制，引起呼吸暂停等症状。

49. ACDE　局麻药在血浆中达到一定浓度时，可能导致全身肌肉抽搐。局麻药首先会引起中枢神经系统的兴奋反应，表现为兴奋和抽搐，然后逐渐出现抑制作用。局麻药可以通过抑制交感神经系统活动或直接作用于血管平滑肌，导致血管扩张和血压下降。某些局麻药对心脏具有抑制作用，可能导致心率减慢或心脏收缩力减弱。

50. ABCDE　局部麻醉药重症毒性反应的典型表现是惊厥。由于局部麻醉药在血液内迅速稀释和分布，所以一次惊厥持续时间多不超过 1 分钟。治疗包括：①发生惊厥时要注意保护患者，避免发生意外损伤；②吸氧，并进行辅助或控制呼吸；③开放静脉输液，维持血流动力学稳定；④静脉注射硫喷妥钠 50 ~ 100mg（2.5% 溶液 2 ~ 4ml）或其他快速巴比妥类药物，但勿应用过量以免发生呼吸抑制；也可静脉注射地西泮 2.5 ~ 5.0mg。静脉注射短效的肌松药如琥珀胆碱（1mg/kg），即可停止肌肉阵挛性收缩，但不能抑制大脑惊厥性放电。

51. ABCD　利多卡因是一种局麻药，它可以减少插管过程中的颅内压增加，选项 A 正确。布比卡因可以通过调整药液浓度来实现感觉神经阻滞和运动神经阻滞的分离，选项 B 正确。罗哌卡因比布比卡因具有更明显的感觉运动阻滞分离现象和较高的清除率的特点，选项 C 正确。罗哌卡因在产科麻醉和镇痛中被广泛使用，并且对子宫胎盘血流没有明显的影响，选项 D 正确。丁卡因为长效酯类局麻药，选项 E 错误。

52. BCDE　通过在局麻药液中添加微量血管收缩药，可以减少药物在体内的分布和吸收，从而减少中毒的可能性。同时，严格控制局麻药的剂量和总量，合理调整药物比重、体位和注射方式，以最低有效浓度分次注入，可以降低中毒的发生风险。

53. ABD　丁卡因的麻醉效能为普鲁卡因的 10 倍，毒性也为普鲁卡因的 10 倍，而其水解速度较普鲁卡因慢 2/3。丁卡因具有较强的穿透力，在神经阻滞麻醉中广泛使用。它通常不用于浸润麻醉，因为其穿透能力可能会导致过多的全身吸收和相关的毒性反应。

54. ABCE　利多卡因为氨酰基酰胺类中效局部麻醉药。具有起效快、弥散广、穿透性强、无明显扩张血管作用的特点。其毒性随药物浓度而增加，在相同浓度下，0.5% 浓度与普鲁卡因相似；1% 浓度则较普鲁卡因大 40%；2% 浓度则较普鲁卡因大 1 倍。除了用于麻醉目的外，可静脉注射或静脉滴注利多卡因治疗室性心律失常。利多卡因在血液中会被胆碱酯酶分解和消除。

55. DE　酯类局麻药包括普鲁卡因、氯普鲁卡因、丁卡因、可卡因。酰胺类局麻药包括利多卡因、甲哌卡因、布比卡因、依替卡因、罗哌卡因。

56. ABDE　在临床实践中，常在局麻药液中加入适量缩血管药物，如肾上腺素，可使局部血管收缩，延缓局麻药吸收，起效时间增快，阻滞效能增强，作用时间延长，减轻局麻药的毒性反应，消除局麻药引起的血管扩张作用。显效时间不仅依赖于 pKa，而且还依赖于局麻药的剂量和浓度。给予小剂量的阿片类药物，其原因为其具有快速脂溶性的特点，可以很快穿过腰部硬脊膜，作用于脊髓胶质区的阿片受体，从而缩短其起效时间。临床上所使用的局麻药都是呈酸性的，但在一定的程度内，局麻药的 pH 高，解离时所产生的碱基越多，麻醉的起效时间越短。所以加入一定量的碳酸氢钠，可缩短起效时间。而与麻醉的分类无关。

57. ACD　神经肌肉接头即是肌松药的作用部位。该部位可分为三部分，即运动神经末端的接头前膜、肌纤维的终板膜即接头后膜以及介于接头前后膜之间的神经下间隙。

58. ABCDE　肌松药剂量和效应之间的关系呈典型的“S”形。小剂量不产生效应，超过一定阈值后，效应随剂量的增加而增强，直至达到最大效应，随后剂量再增加也不能进一步增强其效应。通常习惯用 ED_{95} 作为评价肌松药效力的指标，即拇收肌产生 95% 肌颤搐抑制效应时的剂量。肌松药的个体差异比较明显，同样的预给药量有人可完全没有临床表现，但也可能出现明显的全身肌松；用静脉滴注肌松药维持一定程度的肌松，单位时间千克体重所需的药量有较大的变化。

59. ABCE 肌松药不能代替麻醉药，而是全麻的重要辅助用药，合理利用麻醉药与肌松药的协同作用，可避免深麻醉带来的危害，选项A、B、E正确。使用时应有完善的镇痛和严密的呼吸管理，选项C正确。肌松药主要包括去极化和非去极化肌松药，联合应用肌松药的必要性正在日益减少，临床上不主张联合应用肌松药，选项D错误。

60. ABCD 去极化肌松药的特点包括：①首次静注在肌松出现前有肌纤维成束收缩。②对强直刺激或成串刺激的反应不出现衰减。③强直刺激后对单刺激反应没有易化。④其肌松可被抗胆碱酯酶药增强。

61. ABCE 与乙酰胆碱类似，去极化肌松药与受体结合后可使受体构型改变，离子通道开放而去极化，但终板的持续去极化阻滞了正常的神经肌肉兴奋传递。去极化肌松药与受体结合，电压和时间控制闸门均开放，引起终板去极化。没有电压控制闸门关闭的启动，时间控制闸门按时关闭后不能再次打开，所以离子通道随后又处于失活状态，正常的神经肌肉传递仍不能进行，表现为肌肉松弛。

62. ABDE 非去极化肌松药的特点包括：①出现肌松前没有肌纤维成束收缩。②对强直刺激和成串刺激的反应出现衰减。③对强直刺激后的单刺激反应出现易化。④肌松能被抗胆碱酯酶药拮抗。

63. ABCD 受体上两个α蛋白亚基之一或两个被非去极化肌松药结合后，受体构型不再发生改变，离子通道不开放，就不会产生去极化，不产生动作电位，从而阻滞了神经肌肉兴奋传递。非去极化肌松药与乙酰胆碱竞争性结合受体，它与受体结合后，阻滞了乙酰胆碱与受体结合，即使一个α蛋白亚基与肌松药结合，而另一个与乙酰胆碱结合，也不能改变受体构型，离子通道仍不开放。

64. AC 恶性高热是目前所知的唯一可由常规麻醉用药引起围术期死亡的遗传性疾病。它是一种亚临床肌肉病，即患者平时没有异常表现，在全麻过程中接触挥发性吸入麻醉药（如氟烷、恩氟烷、异氟烷等）和去极化肌松药（如琥珀胆碱）后出现骨骼肌强直性收缩，产生大量能量，导致体温持续快速增高，在无特异性治疗药物的情况下，一般的临床降温措施难以控制体温的增高，最终可导致患者死亡。

65. ABCDE 琥珀胆碱的不良反应：①肌纤维成束收缩（肌痛、咬肌痉挛、眼内压增加、颅内压增加、胃内压增加）；②心律失常（窦性心动过缓、结性心律、室性心律失常）；③高钾血症；④恶性高热；⑤Ⅱ相阻滞。

66. ABDE 琥珀胆碱会导致眼内压、颅内压、胃内压升高、术后肌痛、肌球蛋白尿等。严重创伤（如多发性骨折、四肢躯干组织广泛挫伤、大面积烧伤、严重腹腔感染等）在伤后3～8周内血钾升高明显，在此期间内使用琥珀胆碱最为危险，可引起致命性高钾血症。琥珀胆碱可被血浆胆碱酯酶迅速水解，时效很短，静脉内给药易控制，非其他肌松药所能比拟是其突出的优点。不能用抗胆碱酯酶药拮抗。

67. ABCE 严重创伤（如多发性骨折、四肢躯干组织广泛挫伤、大面积烧伤、严重腹腔感染等）在伤后3～8周内血钾升高明显，在此期间内使用琥珀胆碱最为危险。上、下运动神经元损伤或病变和脊髓病变（如截瘫）等失去神经支配的患者，由于肌纤维失去神经支配使接头外肌膜受体大量增生并在肌膜表面异常分布，对琥珀胆碱十分敏感，去极化时细胞内钾离子大量流到细胞外，可引起致命性高钾血症。电解质紊乱、血浆假性胆碱酶异常、重症肌无力者使用时也容易发生脱敏感阻滞，使术后肌张力或自主呼吸恢复延迟。

68. ABCDE 顺式阿曲库铵是阿曲库铵10个异构物中的一个，为顺旋光异构体，约占阿曲库铵各种组成成分的15%。其强度为阿曲库铵的4倍，顺式阿曲库铵药代动力学特征可预测性好，剂量0.1～0.4mg/kg（2～8×ED_{95}），药代学特征与剂量无关，选项A、C正确。可安全用于临床，包括老年、小儿（2～12岁）患者和肝肾功能受损、严重心血管患者以及ICU患者，选项B、E正确。不释放组胺，健康患者给8倍ED_{95}量也未有组胺释放的征象，选项D正确。

69. ABCDE 更他氯铵是一种经修饰的γ-环糊精，自身及其与肌松药的结合物均无生物活性，能够包裹外来分子如维库溴铵和罗库溴铵，并形成宿主-外来分子螯合物，选项E正确。有拮抗作用的选择性，它只可以有效地拮抗甾体类肌松药，对非甾体类肌松药和琥珀胆碱无拮抗作用，选项A正确。更他氯铵能包裹甾体类肌松药，直接去除体内游离的肌松药，而不是间接地提高胆碱能系统的活性，避免发生肌松药与乙酰胆碱受体作用，不牵涉神经肌肉接头传导相关的酶和受体，选项C、D正确。不需要用M受体阻断剂预处理，能够拮抗深度神经肌肉阻滞，选项B正确。

70. ABCDE 血管活性药物的作用机制：受体依赖型血管扩张（如β受体阻断剂使血管平滑肌舒张）；改变离子通道特性所致血管舒张（左西孟旦激活ATP依赖性钾离子通道而产生血管扩张作用）；乌拉地尔的中枢作用主要是通过激活5-羟色胺受体降低延髓心血管中枢的交感反馈调节作用；而硝普钠的作用机制为直接松弛小动脉及小静脉平滑肌；去氧肾上腺素兴奋α受体，反射性兴奋迷走神经，使心率减慢，故可用于阵发性室上性心动过速的治疗。

71. ACE　一些情况下如变异型心绞痛的患者在接受手术时建议继续使用钙通道阻滞剂，钙通道阻滞剂与吸入麻醉药合用可延长房室传导；钙通道阻滞剂降低房室结的0相上升速率、动作电位振幅和4相缓慢除极，故减慢房室传导速度，延长有效不应期。

72. ACDE　非二氢吡啶类钙通道阻滞剂药物（如维拉帕米和地尔硫䓬）用于治疗心律失常，二氢吡啶类钙通道阻滞剂药物可舒张冠状血管和外周动脉，用于治疗高血压和心绞痛等。

73. BCE　利多卡因适用于因急性心肌梗死、外科手术、洋地黄中毒及心脏导管等所致的急性室性心律失常，主要包括室性期前收缩、室性心动过速及室颤。

74. ABC　阵发性室上性心动过速急性发作适宜用强心苷、β受体阻断药（如普萘洛尔）、腺苷。慢性或预防发作可用强心苷、奎尼丁、普鲁卡因胺等。维拉帕米是常用的钙通道阻滞药，可用于各型心绞痛包括变异型心绞痛、稳定型心绞痛和不稳定型心绞痛，亦为治疗阵发性室上性心动过速的首选药。

75. ACE　噻嗪类利尿药有排钾、排氯、排钠作用；而其可使糖耐量降低血糖升高，与抑制胰岛素释放有关。

76. ABC　呋塞米适用于充血性心衰、肝硬化、急慢性肾衰等水肿类疾病，特别是其他利尿药效果欠佳时，呋塞米仍可能有效；在高血压阶梯治疗中，不作为首选药物，但当噻嗪类药物疗效欠佳，尤其是伴有肾功能不全或高血压危象时尤为适用。

77. AC　儿茶酚胺是一种含有儿茶酚和胺基的神经类物质。一般儿茶酚胺是指去甲肾上腺素（NA）、肾上腺素（Adr）和多巴胺（DA）。麻黄碱为生物碱，人工合成的非儿茶酚胺类药物，对心血管作用类似于肾上腺素；甲氧明主要是一种直接作用的拟交感胺类药，作用于周围血管的α肾上腺素受体。

78. ACE　去氧肾上腺素为α受体激动药。为直接作用于受体的拟交感胺类药，但同时也间接通过促进去甲肾上腺素自贮存部位释放而生效。用于治疗休克及麻醉期间的低血压。去氧肾上腺素收缩肺血管，增加肺动脉压；收缩冠状动脉但冠脉血流并不减少。不增强心肌收缩力，故心输出量不增加；单次静脉推注剂量为0.05～0.1mg，按需每隔10～15分钟给药一次。

79. AE　酚妥拉明是一种常用的非选择性β受体阻断剂，用于治疗高血压、心绞痛和心律失常等疾病。其常见不良反应包括皮肤潮红和胃肠道反应（腹痛、呕吐和溃疡病）。

80. BE　长期使用β受体阻断剂的患者在停药时应逐渐减量，而非突然停药，以避免可能发生的反跳性心悸、血压升高等不良反应，选项A正确。β受体阻断剂通过抑制β受体的活性，减少交感神经对心脏的刺激，从而降低心率和收缩力。因此，它们对于正常人休息时的心脏作用并不强烈，选项B错误。β受体阻断剂可以通过抑制肾上腺素能β_1受体的活性，干扰肾素－血管紧张素－醛固酮系统，从而抑制肾素的释放，减少血管紧张素Ⅱ的生成，进而降低血压，选项C正确。β受体阻断剂抑制心脏的传导系统，可能加重房室传导阻滞，因此在重度房室传导阻滞的患者中忌用，选项D正确。β受体阻断剂通常作为一线治疗药物用于高血压患者。它可以降低心率和收缩压，减轻心脏负荷，并有效地控制血压，选项E错误。

81. AE　去甲肾上腺素具有收缩血管、提高血压和增加心率的作用，因此在休克情况下可以使用以增加血液循环并提高血压。它也可用于控制上消化道出血，通过收缩血管减少出血量。

三、共用题干单选题

1. B　当吸入麻醉药达到0.6MAC以上时就具有很好的意识消失和遗忘作用，因此建议临床应用时应达到0.6MAC以上，或同时使用其他静脉麻醉药。

2. E　MAC_{95}指的是使95%的人（或动物）在受到伤害性刺激不发生体动时的肺泡气吸入麻醉药的浓度，相当于1.3MAC。

3. B　半数苏醒肺泡气浓度（MAC $awake_{50}$）为1/4～1/3MAC。

4. A　复合吸入麻醉是指通过同时使用不同的麻醉药物来达到麻醉效果。在这种情况下，由于患者既往有慢阻肺和肺大疱病史，不宜使用氮氧化物（N_2O）作为吸入麻醉药物。N_2O可导致气体扩散进入肺大疱并使其扩张，增加肺大疱破裂和张力性气胸的风险。

5. D　吸入诱导是一种常见的麻醉诱导方法，适用于急诊手术、儿童或不配合的患者。在这种情况下，8%七氟烷可以用作吸入诱导剂。

6. D　地氟烷是一种全身麻醉药物，在术中使用时会引起血管扩张和脑血流增加，可能导致颅内压增高，选项A错误。在手术开始时，通常会使用低浓度的地氟烷，并逐渐增加其浓度以达到所需的麻醉深度，选项B错误。较高浓度的地氟烷可能会对心肺系统产生负面影响。选择麻醉药物时应考虑患者的整体情况和安全性，选项C错误。地氟烷是一种相对安全的麻醉药物，通常不会引起癫痫样发作或异常脑电活动，选项D正确。地氟烷可以扩张冠脉，引起明显的舒张期冠脉血流速率增加，选项E错误。

7. E　右美托咪定是一种选择性α_2－肾上腺素受体激动剂，具有镇静和镇痛作用，同时可以维持患者的自主呼吸。它的特点是不抑制呼吸中枢和不影响气道稳定性，因此适合于要求保留自主呼吸的情况。

8. B 依托咪酯抑制呼吸中枢，可能导致呼吸抑制和通气功能受限，不适宜在连续泵注的情况下维持自主呼吸并耐管。

9. C 减少丙泊酚和瑞芬太尼的靶控剂量，根据患者呼吸和镇静深度调整即可，无需加用其他镇静药物。

10. A 先天性心脏病患者术前药可用吗啡 0.1～0.2mg/kg 和东莨菪碱 0.3mg 肌注，或口服地西泮 0.1mg/kg。

11. C 在一般术前准备中，肌注阿片类药物通常需要在手术开始前30分钟给予患者。

12. B 脑内不同部位的阿片受体可能与麻醉性镇痛药的不同作用有关，脑干极后区的受体可能与恶心、呕吐有关，蓝斑等部位的受体则可能与依赖性有关。

13. A 瑞芬太尼快速输注可以引起动脉压和心率减慢20%以上，下降幅度与剂量不相关。同时伴有心率减慢的低血压可用麻黄碱5～8mg静注。

14. D 瑞芬太尼的稳态分布容积 0.39L/kg，清除率 41.2ml/(kg·min)，终末消除半衰期10～20分钟。其作用消失快主要是由于代谢清除快，而与再分布无关。即使输注4小时，也无蓄积作用，其 $t_{1/2C-S}$ 仍为3.7分钟。

15. A 戊巴比妥可以降低颅内压，降低脑代谢率，从而提供脑保护作用。

16. A 气管拔管过程中，可能会刺激咳嗽反射和交感神经，导致血压升高，而利多卡因可以帮助减轻这种反应。在拔管前1～2min静脉注射利多卡因50～100mg，有助于减轻呛咳和喉痉挛。

17. A 麻黄碱既能直接作用于肾上腺素受体，又能促进肾上腺素能神经末梢释放去甲肾上腺素，对α和β肾上腺素能受体均有激动作用，引起血压升高，心肌收缩力增强，心输出量增加。

18. C 根据患者术中给予的药物，舒芬太尼是一种强效阿片类镇痛药。在手术过程中，持续给予舒芬太尼可以有效控制术后疼痛，但也可能导致呼吸抑制和意识状态的改变。患者术毕后未恢复自主呼吸，瞳孔呈针尖样，这与阿片类药物的作用特点相符合。

19. A 许多药物都有治疗寒战的效果，其中哌替啶、曲马多等在终止寒战和降低氧耗中非常有效。

20. A 芬太尼是一种强效阿片类镇痛药物，用于控制手术后的疼痛。瘙痒是其副作用之一，可能由药物直接刺激引起，可以使用抗组胺药物缓解。

21. A 硬膜外阻滞是一种用于术后镇痛的方法，通过向硬膜外腔内注入药物来缓解疼痛。在该情况中，镇痛泵中使用的芬太尼和罗哌卡因可能导致尿潴留的副作用。这是因为芬太尼可以引起尿道括约肌松弛，而罗哌卡因可以导致膀胱颈部肌肉无力，从而影响尿液排出。

22. A 舒芬太尼对呼吸也有抑制作用，其程度与等效剂量的芬太尼相似，但舒芬太尼持续时间更长。

23. B 麻醉中患者一旦出现呼吸抑制，应立即给予面罩吸氧并进行辅助通气。紧急面罩吸氧可以提供氧气来支持患者的呼吸，并通过辅助呼吸保持氧合。

24. C 年轻的外伤患者，存在低血容量性休克，移动体位时可加重低血压，同时心率会有代偿性增快。此时患者躁动主要与休克引起的脑灌注障碍、脑缺氧有关。此时患者循环系统处于代偿边缘，芬太尼引起的心动过缓削弱了患者的代偿，极易引发循环衰竭。

25. C 肾上腺素可在心脏停搏、循环虚脱或过敏性休克时静脉注射，剂量为1mg或0.02mg/kg，心脏复苏小剂量无效时，可给予大剂量肾上腺素（0.1～0.2mg/kg），以显著改善冠脉灌注压和心脑血流量，紧急情况下可将肾上腺素稀释至10ml气管内注射。

26. D 芬太尼对呼吸有抑制作用，主要表现为频率减慢，剂量较大时潮气量也减少，甚至停止呼吸。

27. A 应用纳洛酮拮抗大剂量麻醉性镇痛药后，由于痛觉突然恢复，可产生交感神经系统兴奋现象，表现为血压升高、心率增快、心律失常，甚至肺水肿和心室颤动。

28. A 在高血压和冠心病患者中出现的中枢性呼吸抑制可能与其他原因有关，如手术过程中使用的药物、麻醉剂或其他相关因素。在这种情况下，给予纳洛酮拮抗并不适宜，因为纳洛酮可能加重患者的呼吸抑制。

29. C 由于硬膜外麻醉的局部麻醉药用量远高于脊髓麻醉的用药量，注药后迅速出现广泛的感觉和运动神经阻滞。表现为注药后迅速出现（一般5分钟内）意识不清、双瞳孔扩大固定、呼吸停止、肌无力、低血压、心动过缓，甚至出现室性心律失常或心搏骤停。该患者硬膜外穿刺成功后，回抽确认无脑脊液流出，因此最不可能发生全脊麻。

30. B 再次给予局麻药后，患者再次出现意识消失、严重低血压和心动过缓，这可能是由于局麻药的毒性反应导致的。局麻药毒性反应可以包括神经系统和心血管系统的表现。神经系统的表现可以有意识模糊、抽搐等，而心血管系统的表现则包括血压下降、心率减慢等。

31. B 在给予臂丛神经阻滞时，常用的局麻药有布比卡因、丁卡因、利多卡因、甲哌卡因和罗哌卡因。这些局麻药在化学结构上大都属于类似的酰胺型局麻药，但丁卡因是唯一一个非酰胺型局麻药，与其他四种化学结构上有所不同。

32. A 根据描述，患者在注射罗哌卡因后出现局部红斑、呼吸困难、胸闷等症状，同时伴有低血压和心率增快。这些症状和体征是局麻药（罗哌卡因）误入血管所致的典型表现，导致了系统性吸收和全身过量反应。

33. C　一旦发现局麻药中枢神经系统毒性反应早期征象就应立即停止注射局麻药，同时吸氧，如果发生惊厥影响了通气，应给予止痉药，如咪达唑仑、硫喷妥钠等，并行辅助或控制通气，必要时给予循环支持。

34. D　循环功能和呼吸功能是所有全麻患者必备的术前准备。了解病变位置、大小，有无颅内压升高症状有助于麻醉药的选择。有无左脑桥小脑角肿瘤家族史对麻醉意义不大。

35. E　琥珀胆碱会导致颅内压升高，不提倡用于脑科手术，以防止可能的并发症。

36. D　哮喘患者的术前评价是很重要的，哮喘患儿的术前准备除了常规的体重和饮食情况外，需要进行全身情况的评价、手术疾病本身病情的评价和哮喘治疗的评价，通过这些评价可对患者的手术和麻醉耐受能力作出全面评估。需要关注临床病史、用药情况和肺功能情况等。尿道下裂家族史与该疾病的发病因素有关，但与患儿哮喘和麻醉无关。

37. E　为了预防和治疗麻醉诱导插管时哮喘发作，可准备的药物有：①茶碱类药物：是治疗支气管痉挛的常用方法，因其血清浓度范围相当狭窄，应及时监测血清浓度，调整茶碱的用量，以达到有效的治疗浓度并避免中毒反应发生。②糖皮质激素：是最有效的抗炎药，首选静脉给药，可多环节阻断气道炎症，减轻炎症，降低气道高反应性从而缓解气道痉挛，还可使已降低的β受体功能得以恢复，加强、延长机体对β肾上腺素能药物的反应。③拟肾上腺素能药物：β肾上腺素能兴奋剂具有极强的支气管舒张作用，是治疗轻至中度支气管痉挛的主要药物。目前通常用选择性β_2受体兴奋剂，对心脏的兴奋作用小。其中最具有代表性的β_2选择性药物为沙丁胺醇和特布他林。④抗胆碱能药物：吸入、静注或肌注抗胆碱能药物后，支气管扩张作用的起效时间较慢（20～30分钟），用于支气管痉挛发作的预防效果优于治疗效果。哮喘患者不宜选用释放组胺的肌松药，慎用阿曲库铵。哮喘患者应充分给氧以保证有呼吸功能储备，必要时辅助呼吸。

38. D　患者血钾偏高，因琥珀胆碱可使血钾进一步升高，故不宜使用。患者意识消失，一侧瞳孔散大、对光反射消失说明已有颅内压高压，脑疝形成，使用氯胺酮会升高颅内压，故不宜使用。

39. D　患者意识消失，有一侧瞳孔散大、对光反射消失，出现脑疝，需要立即在胃肠减压下进行麻醉手术治疗。手术中调整水电解质正常和维持血流动力学稳定。

40. D　所有药物均为钙通道阻滞剂。其中硝苯地平和尼卡地平对外周血管均有很强的扩张作用，故常用于高血压的控制。但尼卡地平对心脏的抑制作用为硝苯地平的1/10，即血管选择性更高。故首选尼卡地平。

41. A　维拉帕米为苯烷胺类钙通道阻滞剂，属Ⅳ类抗心律失常药，静注适用于治疗快速性室上性心律失常，使阵发性室上性心动过速转为窦性，使心房扑动或心房颤动的心室率减慢。

42. E　葡萄糖酸钙可治疗钙通道阻滞剂过量引起的心血管效应。

43. D　患者有恶性高血压，血儿茶酚胺类水平增高，单侧肾上腺肥大，可怀疑嗜铬细胞瘤。

44. A　嗜铬细胞瘤是一种肾上腺髓质细胞的肿瘤，会分泌过多的儿茶酚胺，包括肾上腺素和去甲肾上腺素。酚妥拉明通过抑制儿茶酚胺的释放，可导致血压升高，并进一步支持嗜铬细胞瘤的诊断。

45. C　三甲噻芬属于神经节阻断剂，药物与神经节细胞中的N_1胆碱受体结合，竞争性阻断了递质乙酰胆碱与N_1受体结合，妨碍了神经冲动在神经节中传递，引起血压降低。由于副作用较多，现已少用。

46. C　长期大量服用糖皮质激素类药物的患者可存在肾上腺皮质功能不全，应禁用依托咪酯，以免加重肾上腺功能的抑制。

47. D　该患者激素类药物如突然停药、减量过快可致原发病复发或恶化。应了解原发病所引起的特殊病理生理改变，正确评估患者心功能、呼吸功能、酸碱平衡状态等，此外，此类患者对药物耐受性低，应激能力差，特别对药物诱导的心肌抑制极为敏感，故麻醉诱导时药物应减量。围术期应补充糖皮质激素。

四、案例分析题

1. A　嗜铬细胞瘤可产生过多的儿茶酚胺类激素，如肾上腺素和去甲肾上腺素，这些激素可以直接影响心脏功能。儿茶酚胺类激素通过作用于心脏的β_1肾上腺素能受体，增加心脏收缩力和心率。在嗜铬细胞瘤患者中，由于过多的儿茶酚胺类激素释放，心脏被持续刺激，导致窦房结（心脏的起搏点）提前发放冲动，从而引起窦性心动过速。

2. C　洋地黄可以增加心肌收缩力，提高心脏泵血功能。在心衰患者中，心脏收缩功能通常减弱，洋地黄可以帮助增强心脏收缩力，改善心输出量。洋地黄可以抑制窦房结自律性并延长窦房结传导时间，从而减慢心率。对于窦性心动过速，洋地黄可以通过调整窦房结功能来恢复正常心律。洋地黄还可以增加心脏舒张期充盈，改善心脏代谢和组织灌注。这对于心衰患者来说尤为重要，因为心衰时心脏充盈不足，导致心输出量下降和组织灌注不良。

3. C　患者出现心率缓慢且伴有心缩无力时，宜选用多巴酚丁胺。多巴酚丁胺是一种正性肌力药物，可增加心脏收缩力，并提高心率。其他选项中，阿托品可增加心率但不会改善心脏收缩力；去甲肾上腺素和肾上腺素可增加心率但对心脏收缩力的影响较小；多巴胺可增加心脏收缩力和心率，但在心脏收缩力降低的情况下可能效果不明显；溴苄胺主要用于支气管扩张，对心脏收缩力的影响有限。

4. ABCD 有症状的窦房结功能低下是指症状明显、影响生活质量的情况，术前应考虑安装起搏器来维持适当的心率，选项 A 正确。解除病因是处理窦性心动过缓的重要步骤，例如停用可能引起心动过缓的药物，选项 B 正确。当窦性心动过缓伴有血压下降时，可以考虑使用阿托品或麻黄碱来提高心率和血压，选项 C 正确。心率在 50 次/分时，通常可以考虑使用阿托品来增加心率，选项 D 正确。尽管异丙肾上腺素可以增加心率，但它也具有潜在的副作用和风险。由于其通过 β 受体刺激作用，可能引起心律失常、血压升高、心肌氧耗量增加等不良反应。因此，当处理窦性心动过缓时，并非首选异丙肾上腺素，选项 E 错误。补充血容量 + 去甲肾上腺素静滴可能会进一步抑制心率，并加重心动过缓，选项 F 错误。

第三章　临床监测

一、单选题

1. 通常情况下，关于动态肺顺应性（Cdyn）与静态肺顺应性（Cst）的比值（Cdyn/Cst），正确的是

A. 应 >7.5
B. 应 <0.75
C. 几乎不受呼吸频率影响
D. 对气道疾患不敏感
E. 几乎不受小气道阻力影响

2. 肺毛细血管楔压反映的是

A. 右心房舒张末压　B. 左心室收缩末压
C. 左心室舒张末压　D. 右心室舒张末压
E. 平均动脉压

3. 关于 $P_{ET}CO_2$，下列叙述错误的是

A. 主流式和旁流式均采用红外传感器进行 CO_2 浓度分析
B. 旁流式监测采样气流流速越慢，测量值较实际值低的错误几率越高
C. 旁流式监测采样管越长，测量值较实际值低的错误几率越高
D. 儿科患者需减少呼吸回路无效腔，缩短测量反应时间，因此更多地使用旁流式 CO_2 监测仪
E. 旁流式 CO_2 监测仪不能用于气道插管后的呼吸机辅助通气模式下

4. 确定气管导管位置最可靠的监测指标为

A. 呼气末 CO_2 监测　B. 氧浓度监测
C. 气道压监测　D. 脉搏氧饱和度监测
E. 潮气量测定

5. 心电监测，P－R 间期指的是 P 波起点到 QRS 波群起点，代表心房开始除极到心室开始除极的时间，正常成年人的 P－R 间期为

A. 0.02～0.12 秒　B. 0.12～0.20 秒
C. 0.21～0.30 秒　D. 0.31～0.40 秒
E. 0.41～0.50 秒

6. 吸空气状态下，混合静脉血氧饱和度的正常值是

A. 60%　B. 75%
C. 80%　D. 90%
E. 95%

7. 下列哪项是反映一个心动周期中动脉血压的平均值

A. 收缩压　B. 脉压
C. 平均动脉压　D. 舒张压
E. 中心静脉压

8. 脑血流自身调节的最重要因素是

A. 血压　B. 交感舒血管神经
C. 交感缩血管神经　D. 吸入氧浓度
E. 动脉血二氧化碳分压

9. 体温每下降 1℃，机体组织代谢率下降约

A. 12%　B. 10%
C. 8%　D. 6%
E. 5%

10. 目前心内手术低温技术以下列哪项为主

A. 血流降温为主，辅以体表降温
B. 体表降温为主，辅以血流降温
C. 体表法深低温
D. 完全血流降温
E. 上述均不是

11. 下列导致体温降低的因素中，易导致心律失常的是

A. 寒冷环境中碘伏消毒胸前皮肤
B. 冷液体冲洗腹腔
C. 快速输入 4℃库血
D. 术野及体腔长时间暴露在寒冷环境中
E. 用寒冷的气体通气

12. 下列部位常用于监测深部温度的是

A. 口腔　B. 肺
C. 血液　D. 腋窝
E. 食管

13. 体温上升 1℃，心率通常会增快

A. 5 次/分　B. 10 次/分
C. 15 次/分　D. 20 次/分
E. 25 次/分

14. 心搏骤停时，脑保护常选用

A. 浅低温　B. 超深低温
C. 深低温　D. 中低温
E. 以上都不是

15. 关于麻醉中低温对机体的影响，下列错误的是

A. 麻醉药物的作用延长
B. 容易出现代谢性酸中毒

C. 全身氧耗减少
D. 血液的黏性增加
E. 易发生血管内凝血

16. 关于低温对周围神经的影响，下列错误的是
A. 脊髓鞘神经比交感神经易受抑制
B. 动作电位减弱
C. 传导减慢，兴奋性降低
D. 触觉较痛觉早消失
E. A 纤维比 C 纤维早被阻滞

17. 下列选项中，血管系统的变化与低温无关的是
A. 心电图 ST 段下降　B. 血压逐渐降低
C. 心率逐渐减慢　D. 中心静脉压下降
E. 冠脉血流量下降

18. 血流降温时，下列器官组织中降温最慢的是
A. 脑　B. 肝
C. 四肢　D. 肾
E. 肺

19. 关于低温时引起室颤的因素，下列最不可能的是
A. 酸中毒　B. 低钾
C. 高钠　D. 碱中毒
E. 高钙

20. 关于麻醉中低温对机体的影响，下列叙述错误的是
A. 氧耗下降
B. 抑制酶的活性和细菌活力
C. 延长出血时间
D. 心脏做功减少
E. 麻醉药物作用延长

21. 听觉诱发电位指数源于
A. 视觉刺激　B. 体感刺激
C. 肌力刺激　D. 原始脑电图
E. 听觉刺激

22. 术中监测脑缺血（氧）的“金标准”是
A. 肺功能测验　B. 全身 CT
C. 脑氧饱和度　D. 脑血流
E. 脑电图

23. 刺激腕部尺神经来监测拇内收肌的肌力，已作为临床肌松监测的金标准，使用非去极化肌松药后
A. 膈肌与拇内收肌的阻滞及恢复几乎一致
B. 膈肌与拇内收肌的阻滞在程度上几乎无关联
C. 喉内收肌起效快于拇内收肌
D. 喉内收肌起效慢于拇内收肌
E. 喉内收肌起效与拇内收肌几乎无关联

24. 肝细胞受损时，减少最明显的是
A. Ⅱ、Ⅶ、Ⅸ、Ⅹ
B. Ⅸ、Ⅴ因子
C. 纤维蛋白原（FIB）
D. 组织因子 TF 和内皮细胞合成的 vWF
E. 上述都是

25. 关于凝血酶原时间（PT）的叙述，下列正确的是
A. 反映外源性凝血系统较敏感的筛选试验
B. INR 正常值 0.50～1.50
C. PT 延长指超过正常对照 5s 以上
D. INR 是根据凝血酶原时间推算出来的，一般手术患者术前应 <2.0
E. PT 正常值 8.5～16s

26. 关于部分凝血活酶时间（APPT），下列叙述正确的是
A. 是反映内源性凝血系统的指标
B. 是反映外源性凝血系统的指标
C. 正常值 20～34s
D. 可检出 X 因子之外任何血因子水平降低
E. 临床应用低分子肝素皮下抗凝，常规监测 APTT

27. 局部组织损伤后 TF 启动的凝血过程不能扩大的原因是
A. 血液中存在抗凝蛋白 C（PC）
B. 血液中存在抗凝血酶Ⅲ（AT－Ⅲ）
C. 血液中存在肝素
D. 血液中存在组织因子途径抑制物（TFPI）
E. 血液中存在抗凝蛋白 S（PS）

28. 肝素刺激血管内皮细胞释放的抗凝物质为
A. 凝血酶调节蛋白　B. NO
C. TXA_2　D. TFPI
E. PC

29. DIC 者最初通常表现为
A. 呼吸困难　B. 出血
C. 少尿　D. 贫血
E. 嗜睡

30. 导致 DIC 发生的关键环节为
A. FⅫ的激活　B. 纤溶酶原激活物的生成
C. 凝血酶大量生成　D. FⅢ的大量入血
E. FⅤ的激活

31. 急性 DIC 过程中，减少量最为突出的凝血因子是
A. 纤维蛋白原　B. FⅩ
C. Ca^{2+}　D. 凝血酶原
E. FⅫ

32. DIC 的基本病理改变为
A. 广泛微血栓形成　B. 微血管硬化

C. 微循环障碍　　D. 血管玻璃样变
E. 抗凝物质减少

33. DIC引起的贫血属于
A. 中毒性贫血　　B. 失血性贫血
C. 再生障碍性贫血　　D. 溶血性贫血
E. 缺铁性贫血

34. 关于D－二聚体，下列叙述错误的是
A. D－二聚体是纤溶酶分解纤维蛋白的产物
B. 在原发性纤溶亢进时，血中FDP增高，D－二聚体并不增高
C. 在继发性纤溶亢进时，血中D－二聚体增高
D. D－二聚体是纤溶酶分解纤维蛋白原的产物
E. D－二聚体是DIC诊断的重要指标

35. TF－Ⅶa复合物经传统通路可以激活
A. FⅢ　　B. FⅩ
C. FⅤ　　D. FⅪ
E. FⅨ

36. 下列成分中，最适用于纠正血友病患者凝血功能障碍的是
A. 血小板　　B. 凝血酶原
C. 新鲜冰冻血浆　　D. 纤维蛋白原
E. Ⅷ因子或抗血友病因子

37. 下列最适用于治疗肝胆疾病所致凝血障碍的是
A. 浓缩血小板　　B. 冷冻血浆
C. 新鲜冰冻血浆　　D. 冷沉淀
E. 纤维蛋白原

38. 在凝血中，不稳定的凝血因子为
A. FⅤ和FⅧ　　B. FⅠ（纤维蛋白原）
C. FⅣ　　D. FⅢ（组织因子TF）
E. FⅦ

39. 关于凝血因子，下列叙述错误的是
A. 除Ⅲ因子外，都是血浆中的正常成分
B. 内、外源性凝血途径激活的共同因子是Ⅹ因子
C. 除Ⅴ因子外，都是血浆中含量很少的球蛋白
D. 除Ⅳ因子外，正常情况下都不具有活性
E. 缺乏Ⅷ、Ⅸ、Ⅺ因子的患者，凝血过程非常缓慢，引起的疾病称为血友病

40. 在启动凝血过程中，下列起主要作用的是
A. FⅫ　　B. FⅦ
C. 血小板　　D. FⅢ
E. 凝血酶

41. 在肝病中，减少最早和最多的是
A. 纤维蛋白原（FIB）　　B. 组织因子TF
C. Ⅱ因子　　D. Ⅶ因子
E. Ⅸ因子

42. 关于抑肽酶用于凝血功能紊乱的叙述，下列错误的是
A. 抑肽酶通过抑制激肽释放酶，减少缓激肽的释放，从而减少纤溶酶原激活物的生成，因此起到抗纤溶的作用
B. 抑肽酶通过抑制纤溶酶，减少FDP形成，产生明显的血小板保护作用
C. 另外，其在抗缺血/再灌注损伤和抗炎方面也有一定作用
D. 抑肽酶是一种外来蛋白，具有变态源性，经肾代谢，有潜在肾毒性
E. 抑肽酶无血栓、栓塞风险

43. 深静脉血栓栓塞的危险因素不包括
A. 年龄＞40岁、妊娠、产后、口服避孕药
B. 恶性肿瘤
C. 肾病综合征
D. 充血性心力衰竭
E. 痛风

44. 关于髋膝关节矫形和髋部骨折内固定术后深静脉血栓的论述，下列错误的是
A. 术中使用麻黄碱和麻醉时间延长使术后深静脉血栓形成的发生率明显增加
B. 术后卧床影响静脉回流，导致血流淤滞而发生静脉血栓
C. 硬膜外麻醉者术后采用自控镇痛可增加术后深静脉血栓形成的发生率
D. 术后白细胞明显增高与术后下肢深静脉血栓形成明显相关
E. 抗凝血酶（AT）基因多态性与术后下肢深静脉血栓形成明显相关

45. 根据美国胸科医师协会（ACCP）外科住院患者深静脉血栓危险分层，下列属于中度危险的是
A. 大型普外科手术（＜40岁）并且没有其他危险因素
B. 膝关节镜且无其他危险因素
C. 髋或膝关节置换术（TKR或THR）
D. 单纯下肢损伤
E. 择期脊柱手术合并多个危险因素

46. 关于肝素抗凝预防，下列叙述错误的是
A. 中危患者推荐剂量肝素5000U每天2次，皮下注射
B. 对于极高危患者，不适于单独应用
C. 皮下注射低剂量的普通肝素适合中、高危患者，

如普通外科手术、内科住院患者、妇产科和泌尿外科等手术

D. 高危患者推荐剂量肝素 10000U 每天 3 次，皮下注射

E. 多数预防研究推荐，术前 1～2 小时给予肝素 5000U 皮下注射，术后 12～24 小时 5000U 皮下注射，以后 5000U 每天 2～3 次

47. 早期预防性应用低分子肝素的禁忌证不包括

A. 不完全性脊髓损伤伴可疑或已证明的脊柱周围血肿

B. 进行性出血、难以控制的出血

C. 颅内出血

D. 不伴明显出血的头部损伤、内脏器官的撕裂伤或挫伤、骨盆骨折后的腹膜后血肿以及完全性脊髓损伤等，已排除可能存在的进行性出血

E. 无法纠正的严重的凝血功能障碍

48. 关于抗凝治疗的时间，下列叙述错误的是

A. 普外科、妇产科和泌尿外科手术，于术前 1～2 小时皮下注射适量肝素，持续至术后 5～7 天或更长

B. 对大多数伴有深静脉血栓形成中危和高危创伤者，一旦最初的出血控制后，即可开始

C. 对择期矫形外科手术，低分子肝素于术前 12 小时或术后 12～24 小时开始使用差别不大

D. 髋部骨折如未立即手术，不建议术前即开始采取预防抗凝措施

E. 对有出血高危因素者，建议首次应用低分子肝素的时间应延迟至术后 12～24 小时，直到经检查确认手术部位出血已基本停止

49. 监测华法林的抗凝效果，主要监测以下哪项指标

A. 凝血酶原时间（PT）

B. 激活全血凝固时间（ACT）

C. 凝血酶时间（TT）

D. 出血时间（BT）

E. 纤维蛋白原测定

50. 关于肝素抗凝作用原理，与下列哪种因子结合可发挥抗凝作用

A. 抗凝血酶Ⅲ（AT－Ⅲ）

B. Ⅸa

C. Ⅹa

D. 凝血酶（因子Ⅱa）

E. 以上都是

51. 关于普通肝素与低分子肝素的区别，下列叙述正确的是

A. 前者主要抑制凝血酶（Ⅱa），后者主要抑制因子Ⅹa，部分抑制Ⅱa

B. 两者均可被肝素酶、血小板第 4 因子、其他血浆蛋白和内皮细胞中和

C. 前者降低血管通透性，后者增加血管通透性

D. 两者均存在良好的量效关系

E. 两者均可活化血小板，引起血小板减少症

52. 急性特发性血小板减少性紫癜（原发免疫性血小板减少症）死亡的原因主要是

A. 呕血　　B. 颅内出血

C. 阴道出血　　D. 咯血

E. 感染

53. 下列关于血栓形成的叙述，正确的是

A. 血栓形成初期，血小板黏附于受损伤的血管内膜形成不可逆的血小板小堆

B. 红色血栓位于延续性血栓的头部，形成过程与血管外凝血过程相同

C. 白色血栓主要由血小板和少量纤维蛋白构成，不容易脱落

D. 白色血栓多位于血流较慢的静脉内

E. 透明血栓又称微血栓，主要由嗜碱性同质性纤维蛋白构成，常见于 DIC

54. 羊水栓塞导致猝死的发病机制是

A. 羊水中胎儿代谢产物入血引起过敏性休克

B. 羊水栓子阻塞肺动脉

C. 羊水内血管活性物质引起反射性血管痉挛

D. 羊水具有凝血致活酶的作用，引起 DIC

E. 以上都是

55. 对急性心肌梗死患者施行非心脏手术，应尽量推迟至多长时间后进行

A. 1 个月以后　　B. 2 个月以后

C. 3 个月以后　　D. 5 个月以后

E. 6 个月以后

56. 围术期液体治疗的最终目的为

A. 补充丢失或转移的细胞外液

B. 保证组织灌注和代谢对氧的需求

C. 供应机体不显性失水

D. 纠正电解质和酸碱失衡

E. 保证患者尿量达 0.5～1.0ml/(kg·h)

57. 椎管内阻滞引起外周血管扩张，导致有效循环容量减少

A. 100ml　　B. 200ml

C. 500ml　　D. 750ml

E. 1000ml

58. 关于血容量无创监测，不常用的指标是

A. 尿量　　B. 血压
C. 心率　　D. 呼吸频率
E. 脉搏血氧饱和度

59. 如果能排除原发性呼吸性因素，TCO_2降低主要反映
A. 代谢性酸中毒　　B. 呼吸性碱中毒
C. 呼吸性酸中毒　　D. 代谢性碱中毒
E. 混合性碱中毒

60. 关于围术期液体治疗，下列叙述错误的是
A. 治疗溶液有晶体液和胶体液
B. 胶体液含有大分子量物质，光束通过时可出现折射现象
C. 晶体溶液在血管内半衰期短，无扩容作用
D. 晶体液含小分子量离子，光束通过时不出现折射现象
E. 胶体液主要保留在血管内，扩容效果强

61. 高渗氯化钠溶液，3%～7.5%盐溶液主要用于治疗严重低钠患者和低血容量性休克者，输注速度应较缓慢，快速输入可导致溶血，临床有效安全用量范围为
A. 2～4ml/kg　　B. 5～6ml/kg
C. 7～8ml/kg　　D. 9～10ml/kg
E. 11～12ml/kg

62. 胶体溶液的主要适应证不包括下列哪一项
A. 严重低蛋白血症或大量蛋白丢失补充治疗
B. 麻醉期间增加血容量液体治疗
C. 患者血管容量严重不足补充治疗
D. 不明原因过敏反应的对症治疗
E. 大手术期间的液体治疗

63. 关于细胞外液的血浆胶体渗透浓度，其正常范围在
A. 18～22mOsm/(kg·H_2O)
B. 30～40mOsm/(kg·H_2O)
C. 200～230mOsm/(kg·H_2O)
D. 250～270mOsm/(kg·H_2O)
E. 280～310mOsm/(kg·H_2O)

64. 连续动脉血压波型与呼吸运动的相关变化可有效指导输液，如动脉血压与呼吸运动相关的压力变化显著，收缩压压差下降超过多少时提示血容量不足
A. 1mmHg　　B. 2mmHg
C. 3mmHg　　D. 4mmHg
E. 5mmHg

65. 对于肺部手术和急性肺损伤患者的液体治疗，需要考虑减轻肺水肿和稳定循环功能两方面的平衡，以保证肺外器官的灌注。在维持足够血容量和稳定血压的前提下，要求出入量
A. 开放性液体治疗联合利尿治疗
B. 限制性液体治疗联合利尿治疗
C. 不限制性液体治疗联合利尿治疗
D. 正平衡液体治疗联合利尿治疗
E. 负平衡液体治疗联合利尿治疗

66. 心室舒张末期容量（EDV）为目前临床判断心脏容量的有效指标，EDV 等于
A. 心脏每博量（SV）÷心率（HR）
B. 心脏每博量（SV）÷外周血管阻力（SVR）
C. 心脏每博量（SV）÷心脏输出量（CO）
D. 心脏每博量（SV）÷肺血管阻力（PVR）
E. 心脏每博量（SV）÷射血分数（EF）

67. 肺小动脉楔压（PAWP）为反映心脏容量的有效指标，PAWP 升高是下列哪项失调的表现之一
A. 室间隔　　B. 右心室（RV）
C. 右心房（RA）　　D. 右心房和左心室
E. 房间隔

68. 贫血状态下机体的代偿机制不包括
A. 增加某些组织血管床的摄氧率
B. 全身器官的血流再分布
C. 心输出量（CO）增加
D. 全身血管收缩反应
E. 调节 Hb 与氧的结合能力

69. 正常成年人在进行一般活动时，机体所有组织每分钟消氧耗的总量（VO_2）约为
A. 150ml/min　　B. 250ml/min
C. 350ml/min　　D. 450ml/min
E. 550ml/min

70. 术中患者尿量应维持在
A. 0.25～0.5ml/(kg·h)
B. 0.5～1.0ml/(kg·h)
C. 1.0～1.5ml/(kg·h)
D. 1.5～2.0ml/(kg·h)
E. 2.0～2.5ml/(kg·h)

71. 麻醉可致动脉系统阻力明显降低，因动脉血管明显扩张，采用容量处理的效果可能欠佳，在维持心输出量以代偿因麻醉等因素使动脉张力下降以及静脉血管扩张的条件下，酌情使用
A. 强心药物　　B. 血管扩张药物
C. 利尿药物　　D. 血管收缩药物
E. 止血药物

72. 新生儿肾脏的浓缩及稀释功能尚未完善且有较高的液体需求，故新生儿禁饮时间不能超过多少小时，否则可出现明显的脱水

A. 1~2小时　　B. 2~3小时
C. 3~4小时　　D. 6~8小时
E. 8~10小时

73. 精确评估术中出血量主要依据是
A. 手术护士的经验
B. 麻醉医师的经验
C. 外科医师的经验
D. 称重法称出纱布和夹纱用于吸附血液前后的重量差值，加上吸引瓶内吸引的血量
E. 切除的器官和组织估计

74. 氧耗（VO_2）占氧供（DO_2）的百分比为氧摄取率（OER），正常成年人在进行一般活动时的OER为
A. 15%　　B. 25%
C. 35%　　D. 45%
E. 55%

75. 不当的氧输送可导致组织低氧血症和休克，应采用恰当的液体治疗，低血容量性休克或心源性休克是
A. 氧输送下降　　B. 氧输送分布正常
C. 氧输送升高　　D. 氧输送分布障碍
E. 氧输送没变化

76. 不当的氧输送可致组织低氧血症和休克，应采用恰当的液体治疗，感染性或神经源性休克是
A. 氧输送升高　　B. 氧输送分布障碍
C. 氧输送下降　　D. 氧输送分布正常
E. 氧输送没变化

77. 碱剩余指在标准条件下将血浆或全血的pH滴定至7.40时所需要的酸或碱的量，其数值或变化的临床意义为
A. 呼吸性酸中毒时，其数值均会出现异常
B. 其为正值时，数值越大，代表血液酸性越高
C. 正常值为≥0mmol/L
D. 输入$NaHCO_3$可使BE值升高
E. 血糖值变化将对BE值产生显著影响

78. 患者，女，31岁。因月经量多，鼻出血3天就诊，下列不支持原发免疫性血小板减少症的是
A. 糖皮质激素治疗有效
B. 血小板减少
C. 出血时间延长
D. 凝血时间延长
E. 骨髓巨核细胞增多或正常，成熟障碍

79. 患者，女，37岁。特发性血小板减少性紫癜，血小板18×10^9/L，计划1周内实施胃切除手术，下列治疗中不恰当的是
A. 静注丙种球蛋白　　B. 血小板输注
C. 静脉注射环磷酰胺　　D. 血浆置换
E. 大剂量甲泼尼龙静注

80. 患者，男，52岁。肝癌行右肝部分切除术，术后出现血压下降、神志障碍，皮下出血斑，最可能的原因是
A. 急性心功能不全　　B. 急性肾衰竭
C. 弥散性血管内凝血　　D. 急性呼吸窘迫综合征
E. 急性脑功能不全

81. 患者，女，体重30kg。其每日正常基础生理需要量为
A. 1000ml　　B. 1250ml
C. 1500ml　　D. 1700ml
E. 2250ml

82. 患者，男，体重60kg。患者进入手术室直至手术结束的时间为5小时，该患者术中生理需要量为
A. 300ml　　B. 500ml
C. 600ml　　D. 900ml
E. 1100ml

83. 患者，男，30岁。体重70kg，如补充血管内300ml的容量需输入多少乳酸林格液
A. 700ml　　B. 900ml
C. 1200ml　　D. 1500ml
E. 1600ml

84. 患者，男，35岁。体重70kg，术前血常规结果示Hct为37%，由于人类Hct>30%是安全范围，因此该患者术中的安全范围允许失血量约为
A. 300ml　　B. 500ml
C. 600ml　　D. 900ml
E. 1020ml

85. 患者，男，37岁。体重60kg，术中监测Hct为15%，该患者达到Hct为25%时需要多少浓缩红细胞
A. 300ml　　B. 500ml
C. 550ml　　D. 900ml
E. 1100ml

二、多选题

1. 全身麻醉机械通气中，若呼气末CO_2波形不变，呼气末CO_2逐渐升高可见于
A. 腹腔镜手术，二氧化碳气腹时CO_2的吸收
B. 发热
C. 分钟通气量不足
D. 肺栓塞
E. 静脉注射碳酸氢钠

2. 关于心电图的Q-T间期，下列叙述正确的有
A. 正常范围是0.32~0.44秒
B. 代表心室肌除极和复极全过程所需时间

C. 是从 QRS 波群开始至 T 波结束的时间
D. 其长短与心率无关
E. >0.44 秒即属延长

3. 心电图是围麻醉期间标准的基本监测项目之一，以三导联电极，监测Ⅱ导联为多，其临床意义有
A. 持续显示心电活动
B. 持续追踪心律，及时诊断心律失常
C. 及时发现各心肌各部位的缺血损害
D. 持续监测心率变化
E. 监测药物对心脏的影响，作为决定用药剂量的参考和依据

4. 脉搏氧饱和度监测在反映血氧饱和度时，可能失真的情况有
A. 寒战　B. 碳氧血红蛋白含量增加
C. 高铁血红蛋白血症　D. 体动干扰
E. 低血流动力学状态

5. 血压指的是血管内的血液对于单位面积血管壁的侧压力，即压强。其影响因素包括
A. 周围血管阻力　B. 血容量
C. 心排血量　D. 血管弹性
E. 血液黏度

6. 决定中心静脉压数值的因素有
A. 左心射血能力　B. 胸内压
C. 静脉血管张力　D. 血容量
E. 肺循环阻力

7. 围术期低体温的相关并发症有
A. 手术切口感染风险增加
B. 麻醉药物用量增加
C. 心脏不良事件发生率增加
D. 凝血功能抑制
E. 免疫功能减退

8. 关于血尿素氮和血肌酐测定，下列叙述正确的是
A. 可反映肾小球的滤过功能
B. 血尿素氮的正常值为 2.9~7.5mmol/L（8~21mg/dl）
C. 肾小球的滤过功能减退 1/3 甚至更多时，血肌酐才明显上升
D. 肾小球的滤过功能减退 1/2 甚至更多时，血尿素氮才会升高
E. 血肌酐正常值<133μmol/L（1.5mg/dl）

9. 近红外光谱仪（NIRS）可连续、无创监测局部脑组织的氧饱和度（$rScO_2$）和脑血流动力学变化。其外科适应证有
A. 60 岁以上患者　B. 所有心脏手术
C. 颈动脉内膜切除术　D. 大血管手术
E. 特殊手术体位

10. 四个成串刺激（TOF）是频率为 2Hz，间隔时间≥10 秒的四个重复超强刺激，是临床应用最广的肌松监测刺激模式，在使用非去极化肌松剂后，其反应特点为
A. 不完全阻滞时出现衰减，$T_4/T_1<1.0$
B. T_4的消失，相当于T_1反应比对照值抑制 75%
C. 逐渐加深时，由T_1到T_4依次消失
D. 逐渐加深时，由T_4到T_1依次消失
E. T_1的消失，相当于T_4反应比对照值抑制 75%

11. 终末期肝病患者，凝血功能障碍的病理生理学特点包括
A. 轻度纤维蛋白溶解亢进
B. 血小板（PLT）数量减少和功能缺陷
C. 凝血因子合成减少
D. 纤溶酶原激活物抑制物（PAI）合成减少及纤溶酶原激活物增加
E. 凝血因子合成增多

12. 晚期肝病患者血小板减少的原因有
A. 肝病所产生的肠源性内毒素
B. 血小板寿命缩短，可能与血小板相关抗体（PAIg）无关
C. 脾脏肿大，脾功能亢进
D. 血小板生成素（TPO）产生减少
E. 以上都是

13. 肝移植术中，易导致外科出血的因素包括
A. 无肝前期以有效血容量减少、贫血为主
B. 新肝期大量肝素、类肝素物质进入体内
C. 无肝期组织纤溶酶原激活剂水平增高（缺乏肝清除作用）及纤溶抑制物水平下降
D. 无肝期凝血因子和血小板计数均迅速下降，呈低凝状态
E. 以上都是

14. 关于肝移植围术期凝血功能的处理，下列正确的是
A. 术前主要变化为低凝状态，应酌情补充凝血因子，因各类凝血因子半衰期较短，不提倡尽早补充凝血因子
B. 术后 2 周内是肝动脉血栓形成高峰时间，避免滥用凝血药及血制品
C. 术中新肝中、后期凝血功能逐渐恢复，此阶段凝血因子的补充仍应积极，只要出血即需额外补充
D. 术中应加强体温监测，体温过低影响凝血因子合成，减慢了凝血速度，加快纤维蛋白的溶解，引起不可逆的血小板功能障碍、延长出血时间
E. 以上都是

15. 大量输血是3小时内输入相当于全身血容量50%的血制品或每分钟输血 >150ml，大量输血导致凝血功能异常的原因有
A. 稀释性凝血功能障碍
B. 严重酸中毒，pH <7.10将显著影响凝血功能
C. 低温影响血小板功能并延长凝血酶的激活时间
D. 广泛血管内凝血（DIC）
E. 血小板的聚集和结合作用异常

16. 液体治疗的主要目的有
A. 提供足够组织灌注
B. 增加心排血量
C. 维持患者有效循环容量
D. 增加机体氧耗
E. 维持氧供需要

17. 影响组织血液灌注的主要因素有
A. 组织脏器灌注压　B. 血管内容量
C. 心脏功能　D. 液体的胶体渗透压
E. 血管通透性

18. 成年人体液由哪两部分组成
A. 细胞内液（ICF）　B. 细胞外液（ECF）
C. 血浆（PV）　D. 组织间液（IFV）
E. 红细胞液（RBC）

19. 在麻醉手术期间的液体治疗中，需要考虑并处理
A. 手术期间的生理需要量
B. 麻醉导致的血管扩张
C. 手术出血
D. 术前机体的液体缺失
E. 体液在第三间隙的分布

20. 二氧化碳结合力（CO_2CP）反映血浆中以化学及物理形式存在的二氧化碳（CO_2）总量（TCO_2）。在标准条件（温度37℃，大气压力760mmHg）下，当CO_2CP低于22mmol/L，提示存在
A. 代谢性酸中毒　B. 代谢性碱中毒
C. 呼吸性酸中毒　D. 代偿后的呼吸性酸中毒
E. 代偿后的呼吸性碱中毒

21. 二氧化碳结合力反映血浆中以化学及物理形式存在的二氧化碳（CO_2）总量（TCO_2）。在标准条件下，当TCO_2 >29mmol/L，提示存在
A. 呼吸性酸中毒　B. 代谢性碱中毒
C. 代谢性酸中毒　D. 代偿后的呼吸性酸中毒
E. 代偿后的呼吸性碱中毒

22. 麻醉手术期间，失血的针对性处理主要考虑
A. 凝血因子丢失以及对症处理
B. 组织液丢失及处理
C. 红细胞丢失以及对症处理
D. 血容量减少以及对症处理
E. 胃肠液丢失及处理

23. 常用人工胶体主要有
A. 明胶　B. 右旋糖酐
C. 白蛋白　D. 高渗盐溶液
E. 羟乙基淀粉

24. 新鲜冰冻血浆含有血浆中所有的蛋白成分和凝血因子，主要用于
A. 脱水治疗
B. 补充营养处理
C. 扩容治疗
D. 凝血因子缺乏的补充治疗
E. 华法林等抗凝药物的逆转替代治疗

25. 下列应补充浓缩血小板的情况有
A. 血小板明显缺少 100×10^9/L
B. 血小板明显缺少 50×10^9/L
C. 低血容量
D. 营养不良
E. 血小板功能异常

26. 冷沉淀主要含有的凝血因子包括
A. vWF　B. XIII因子
C. VIII因子　D. 纤维蛋白原
E. 血小板

27. 目标导向液体治疗是围术期液体治疗时保证组织灌注和细胞氧合的有效方法，指导输液的重要指标为
A. 代谢性指标：血乳酸、pHt（组织pH值，如pHi）
B. 氧合及其相关指标（混合静脉血血氧饱和度、氧输送、氧耗量）
C. 血流动力学指标（心率、平均动脉压、心脏指数）
D. 感染相关指标
E. 体重

28. 麻醉药物和麻醉引起血管扩张导致有效血容量减少，应及时输液以维持有效血容量，如采用补充晶体溶液，下列说法正确的是
A. 给予足够的晶体溶液可达到与胶体相同的容量治疗效果
B. 绝大多数手术患者同时存在细胞外的液体丢失和血管内液体丢失
C. 晶体溶液容量治疗易导致组织氧供不足
D. 达到与胶体相同的容量治疗效果需要输入3～4倍的晶体溶液
E. 快速输注晶体溶液 >4～5L常导致明显的组织水肿

三、共用题干单选题

（1～5题共用题干）

患者，女，43岁。体重60kg，诊断为左肾占位，全麻下行左肾切除。既往有支气管哮喘病史10余年，近1年未发作，未使用药物控制。术前各项检查无异常。使用静脉异丙酚、芬太尼、阿曲库铵麻醉诱导，气管插管后行机械通气。气道阻力大，潮气量在8ml/kg体重时，气道压达30cmH_2O，呼气末CO_2波形显示：原陡直的Ⅱ相上升支角度变小，呈斜行上升。检查呼吸管路及导管无扭折。

1. 听诊显示双肺哮鸣音（以右侧为重），可初步诊断为

A. 支气管痉挛
B. 肺水肿
C. 分泌物堵塞气管导管
D. 气管导管偏深至右支气管
E. 右侧气胸

2. 下列检查中，有助于该患者病情判断的是

A. 肺部听诊　B. 血气检查
C. 全导联心电图描记　D. 床旁胸片检查
E. 经食管超声检查

3. 对该患者首先应进行的处理是

A. 经气管导管吸入地塞米松
B. 静注新斯的明
C. 静脉滴注异丙肾上腺素
D. 经气管导管吸入速效β_2受体激动剂
E. 经气管导管吸入氨茶碱

4. 此时BIS监测显示麻醉偏浅，BIS值为70，加深麻醉宜选用

A. 静注依托咪酯　B. 静注咪达唑仑
C. 静注吗啡　D. 吸入七氟烷
E. 吸入氧化亚氮

5. 为了防止麻醉手术中出现支气管痉挛，术前需要采取的措施是

A. 术前3天起，静注或肌注糖皮质激素，辅以长效β_2受体激动剂吸入
B. 术前3天起，静脉使用肾上腺素能β受体激动剂
C. 术前3天起，静脉使用肾上腺素能α受体激动剂
D. 术前3天起，吸入速效β_2受体激动剂（如沙丁胺醇等）
E. 术前3天起，静注二羟丙茶碱

（6～8题共用题干）

患者，男，55岁。体重79kg，有高血压病史18年，药物控制良好；有冠心病病史5年，口服药物治疗，常有心绞痛发作。冠脉造影显示前降支狭窄85%，回旋支狭窄75%。于全身麻醉下行直肠癌根治术。

6. 为及时发现心肌缺血，应选择的心电监测是

A. 三导联系统，监测Ⅱ导联
B. 五导联系统，同时监测Ⅱ导联和Ⅲ导联
C. 五导联系统，同时监测Ⅱ导联和V_5导联
D. 三导联系统，监测Ⅲ导联
E. 五导联系统，同时监测V_4导联和V_5导联

7. 术中心电监测V_5导联显示ST段水平下移0.20mV，提示

A. 出现散发灶性心肌缺血
B. 出现心内膜下心肌缺血
C. 无心肌缺血发生
D. 出现心包膜下心肌缺血
E. 出现透壁性心肌缺血

8. 出现心肌缺血时，经食管超声心动图监测可见

A. 主动脉血流涡流形成　B. 心耳处形成血栓
C. 心室扩大　D. 心室壁变薄
E. 节段性室壁运动异常

（9～11题共用题干）

患者，男，64岁。体重70kg，无心肺疾患病史。于全身麻醉下行食管癌切除术，胃食管弓上吻合术。手术进行至2小时左右时，心电监测显示：P波消失，代之以形态、振幅、间期完全不等的f波，频率为400次/分左右；QRS波形正常；脉率不规则。

9. 根据患者的心电图表现，最可能诊断为

A. 房性心动过速　B. 心室颤动
C. 心房颤动　D. 室性心动过速
E. 心房扑动

10. 此时患者血压为85/42mmHg，心室率为125次/分左右，应首先进行的处理是

A. 补充钙剂，改善心肌收缩
B. 增加分钟通气量，改善机体氧供
C. 使用利尿剂，减轻心脏负担
D. 使用血管扩张剂，降低心脏后负荷
E. 使用缩血管药物，提高血压，减慢心室率

11. 持续静脉滴注去氧肾上腺素后，血压升至120/75mmHg，但是心室率仍持续在115次/分左右，应考虑的处理是

A. 静注多巴酚丁胺，改善心肌收缩力
B. 静注硝酸甘油，改善冠脉血流
C. 静注利多卡因，减慢心室率
D. 静注乌拉地尔，降低心脏后负荷
E. 静脉滴注胺碘酮，减慢心室率，治疗心房颤动

（12～14 题共用题干）

患者，男，55 岁。体重 70kg，于全身麻醉下行结肠癌根治术。由于双侧桡动脉 Allen 试验提示手掌侧支循环不良，选择左侧足背动脉进行有创动脉压监测。测得动脉压为 130/65mmHg。

12. 推测患者左侧桡动脉收缩压的数值范围在

A. 120mmHg 左右
B. 与足背动脉压力值无关
C. 与足背动脉压力值相同
D. 140mmHg 左右
E. 由于 Allen 试验阳性，本侧桡动脉无压力

13. 术中监测动脉压时，压力换能器的零点位置应置于

A. 与足背动脉同一水平　B. 与桡动脉同一水平
C. 与心脏同一水平　D. 心前区第五肋间处
E. 无特殊要求

14. 术中，一次抽取动脉血气标本后，压力波形变平、变圆，其他监测指标无异常变化，提示可能为

A. 容量不足
B. 心肌舒张功能出现异常
C. 心肌收缩功能出现异常
D. 肺栓塞（气栓）
E. 导管或测压管路有血细胞集块或气泡干扰

（15～19 题共用题干）

患者，男，63 岁。诊断为胸降主动脉瘤，有高血压和冠心病病史 10 年，心电图示冠状动脉供血不足。血压为 150/105mmHg，心率为 76 次/分。拟行主动脉瘤切除、人造血管替换术。

15. 深低温停循环预计时间为 40 分钟，鼻温应降至

A. 15～20℃　B. 32～34℃
C. 40～42℃　D. 28～32℃
E. 10～12℃

16. 出现严重心律失常，甚至室颤的温度是

A. 12～15℃　B. 28～32℃
C. 40～42℃　D. 32～34℃
E. 10～12℃

17. 体外循环使用的热交换器内升温的媒介热水最高温度为

A. 15～20℃　B. 28～32℃
C. 40～42℃　D. 32～34℃
E. 10～12℃

18. 脑复苏时鼻温通常保持在

A. 15～20℃　B. 28～32℃
C. 40～42℃　D. 32～34℃
E. 10～12℃

19. 体外循环中复温时变温箱中水温不应高过血温

A. 15～20℃　B. 28～32℃
C. 40～42℃　D. 32～34℃
E. 10～12℃

（20～21 题共用题干）

患者，男，23 岁。因反复鼻出血，黑便 6 年就诊，诊断为免疫性血小板减少性紫癜。

20. 患者治疗半年后效果不佳，应首先考虑为

A. 改用达那唑
B. 脾切除
C. 加大皮质激素剂量继续使用
D. 丙种球蛋白
E. 血浆置换

21. 患者入院第 3 天时突然出现脑出血，应首选

A. 长春新碱　B. 皮质激素
C. 酚磺乙胺止血　D. 氨肽素口服
E. 大剂量丙种球蛋白

（22～23 题共用题干）

患者，女，25 岁。体重 55kg，因腹部外伤出血性休克入院，拟全身麻醉下行剖腹探查术。入室血压为 80/45mmHg，心率为 125 次/分。血气：pH 值 7.23，PaO_2 85mmHg，$PaCO_2$ 30mmHg，BE －7.5。

22. 根据该患者血气结果，可诊断为

A. 代谢性酸中毒　B. 呼吸性碱中毒
C. 呼吸性酸中毒　D. 代谢性碱中毒
E. 代谢性酸中毒伴呼吸性碱中毒

23. 患者对血管活性药反应不敏感，以下可使其有所改善的措施为

A. 输注血小板
B. 及时行麻醉诱导，气管内插管
C. 高氧流量面罩吸氧
D. 输注Ⅶ凝血因子
E. 输注碳酸氢钠

（24～26 题共用题干）

患者，女，44 岁。术前诊断右肝巨大肝癌伴下腔静脉癌栓，术中存在大出血，需要建立快速输液系统（RIS）。

24. RIS 输液速度可达到

A. 500～600ml/min　B. 700～800ml/min
C. 800～900ml/min　D. 1000～1500ml/min
E. 2000～3500ml/min

25. 快速输注液体期间应注意预防空气栓塞，并且需要有效处理以免

A. 术中低体温　B. 术中的体动

C. 术中高体温　D. 术中常体温
E. 术中的疼痛

26. 患者体温低于多少将明显影响机体凝血功能
A. 38℃　B. 37℃
C. 36℃　D. 35℃
E. 34℃

(27～29 题共用题干)

患者，男，75 岁。主动脉瓣和二尖瓣置换手术后抵达重症监护病房时血压为 80/50mmHg，心率为 120 次/分，随即出现胸腔引流量明显增加，血压下降和心跳明显减慢，血气结果示 pH 7.15，$PaCO_2$ 33mmHg，BE －15mmol/L，HCO_3^- 12mmol/L，PaO_2 90mmHg，Hb 92g/L。

27. 该患者血气结果提示
A. 严重代谢性酸中毒伴重度呼吸性碱中毒
B. 严重代谢性碱中毒伴重度呼吸性碱中毒
C. 严重代谢性酸中毒伴轻度呼吸性碱中毒
D. 严重代谢性碱中毒伴轻度呼吸性酸中毒
E. 严重代谢性酸中毒伴轻度呼吸性酸中毒

28. 应给予的治疗方法是
A. 容量治疗继续观察　B. 输血浆
C. 输血　D. 血管活性药物
E. 容量治疗并纠正酸中毒

29. 初步治疗不明显，应给予进一步的治疗是
A. 开胸止血并对症处理
B. 血管活性药物
C. 继续观察
D. 纠正酸中毒
E. 呼吸机治疗

(30～32 题共用题干)

患者，男，44 岁。体重 68kg，拟行全胃切除术，基础血压为 125/70mmHg，基础心率 65 次/分。诱导插管后，设定通气参数设为潮气量（VT）650ml，机控呼吸频率（RR）14 次/分。在皮肤消毒手术切皮前，血压降至 58/35mmHg，在扩容处理血压的同时行血气分析示：pH 7.54，$PaCO_2$ 24mmHg，HCO_3^- 20mmol/L，BE ＋1mmol/L，Hb 128g/L。

30. 该患者的血气结果提示
A. 呼吸性碱中毒　B. 代谢性碱中毒
C. 代谢性酸中毒　D. 呼吸性酸中毒
E. 混合性酸中毒

31. 应给予的治疗方法是
A. 重新设置呼吸参数为 VT 700ml，RR 13 次/分
B. 重新设置呼吸参数为 VT 600ml，RR 15 次/分
C. 重新设置呼吸参数为 VT 650ml，RR 15 次/分
D. 重新设置呼吸参数为 VT 500ml，RR 18 次/分
E. 重新设置呼吸参数为 VT 550ml，RR 10 次/分

32. 需要进一步的治疗是
A. 血管活性药物　B. 输血治疗
C. 输血浆治疗　D. 抗生素治疗
E. 无需任何处理

(33～35 题共用题干)

患者，男，32 岁。入院诊断为胃癌，体重 60kg，禁食 8 小时。

33. 术前缺损的体液量为
A. 400ml　B. 600ml
C. 800ml　D. 1000ml
E. 1200ml

34. 禁食后额外体液补充，应首选的溶液是
A. 晶体溶液　B. 血浆
C. 血液　D. 胶体溶液
E. 白蛋白

35. 禁食后额外体液补充时，应考虑的是
A. 不分阶段补充，并根据监测结果调节
B. 分阶段逐步补充，并根据监测结果调节
C. 快速输入，并根据监测结果调节
D. 缓慢输入，并根据监测结果调节
E. 不需要补充

四、案例分析题

(1～4 题共用题干)

患者，男，68 岁，因进行性吞咽困难伴有消瘦一个半月，经纤维胃镜检查诊断为食管癌收住入院。拟择期在全麻下开胸行食管癌根治术。患者有吸烟史 30 年，20 支/天；慢性支气管炎病史 20 年，目前有咳嗽、咳痰，且痰较多。入院查体：体温 37.2℃，HR 88 次/分，R 18 次/分，右肺轻度哮鸣音，BP 150/70mmHg，无其他阳性体征。

1. 关于该患者麻醉前准备，下列叙述正确的是
A. 术前停止吸烟 3 周有利于支气管黏膜上皮细胞功能的恢复
B. 术前停止吸烟有利于减少碳氧血红蛋白，增加携氧能力，氧离曲线左移
C. 进行呼吸训练可以增加肺活量，减少术后肺部并发症的发生
D. 溴化阿托品和氨茶碱为选择性 β_2 受体兴奋药，对于控制支气管痉挛有帮助
E. 肾上腺皮质激素无显著改善慢支作用，因此对该患者无作用
F. 术前积极治疗肺部感染是消除术后肺部并发症的重要一环

G. 胸部物理疗法和引流对本患者十分重要
H. 纠正营养不良及电解质平衡可提高机体免疫力，减少术后并发症

2. ［提示：患者经过10天的积极术前准备，拟在气管插管全身麻醉下行食管癌根治术，常规诱导插管，经过顺利。］下列哪些是目前国际公认的判断气管导管在气管内的最好指标
A. 直视下气管导管通过声门
B. 血氧饱和度为100%
C. 患者无低血压
D. 规律的呼气末CO_2波形显示
E. 气管导管内壁有水蒸气
F. 患者无缺氧、发绀表现
G. 手控呼吸时呼吸囊无明显阻力
H. 胸部听诊闻及通气音

3. ［提示：经证实气管导管位置正确，妥善固定导管，患者翻身安置手术体位后发现气道阻力显著增加，脉搏血氧饱和度下降。］患者气道阻力增加、脉搏血氧饱和度下降的原因可能是
A. 支气管痉挛　　B. 缺氧性肺血管收缩
C. 气道分泌物堵塞管腔　　D. 导管移位
E. 血容量不足　　F. 气管导管扭曲

4. ［提示：患者经处理后气道阻力下降，脉搏血氧饱和度恢复至99%。手术经过顺利。］为了避免该患者术后肺不张，作为麻醉医师围术期应当采取的预防措施有
A. 开胸侧始终保持肺膨胀
B. 术中维持足够的肌松
C. 经常吸引气管内分泌物
D. 术中尽可能吸入纯氧
E. 关胸前证实萎陷的肺泡充分膨胀
F. 拔管前气管内预防性注入肺泡表面活性物质
G. 术中定时膨肺
H. 拔管前加压膨肺至胸引管无气泡排出

（5～13题共用题干）

患者，女，68岁，因慢性胆囊炎和胆石症入院就诊。既往有高血压、冠心病（心绞痛）病史10余年，近1年内无发作心绞痛。

5. 患过心肌梗死的患者，择期手术一般推迟
A. 2周　　B. 5周
C. 6周　　D. 8周
E. 4个月　　F. 6个月
G. 8个月

6. ［提示：拟行胆囊切除＋胆总管探查术。］下列术前检查中，最为重要的是
A. 血常规　　B. 血糖
C. 血脂　　D. 心电图
E. 血气分析　　F. 肝功能
G. 肾功能

7. ［提示：ECG提示：心房颤动，心律不齐，心室率平均为116次/分，ST段下移≤0.075mV，心肌供血不足。］下列处理措施中，比较恰当的是
A. 立即手术
B. 推迟手术
C. 改善心功能
D. 控制心室率低于100次/分
E. 进一步进行心脏B超检查
F. 输血
G. 输白蛋白
H. 抗感染

8. ［提示：拟选择气管内插管全身麻醉。］下列麻醉药中，该患者不宜选用的是
A. 咪达唑仑　　B. 丙泊酚
C. 硫喷妥钠　　D. 阿托品
E. 依托咪酯　　F. 氯胺酮

9. 术中循环功能监测与管理最重要的指标是
A. 收缩压　　B. 心率
C. 中心静脉压　　D. 血压
E. 肺动脉楔压　　F. 每搏量
G. 心排血量　　H. 外周血管阻力

10. 下列因素中，可使冠状动脉血流减少的是
A. CO_2蓄积　　B. pH升高
C. pH下降　　D. 2,3－DPG减少
E. 血乳酸增多　　F. 心动过缓舒张期延长
G. 舒张期LVEDP升高　　H. 主动脉舒张压下降

11. 下列因素中，可使心肌氧耗增加的是
A. 心室壁张力增强　　B. 心率增快
C. 前负荷增加　　D. 心肌收缩性增强
E. 后负荷增加　　F. 动脉血压降低
G. 左室舒张末压力（LVEDP）减低

12. ［提示：术中处理胆囊时，突然出现心率减慢，室性二联律。］首先考虑的原因是
A. 缺氧　　B. 高血压
C. 胆－心反射　　D. 手术刺激心脏
E. 低血压　　F. 压迫下腔静脉
G. 高CO_2血症

13. 预防及处理上述反应的措施是
A. 不牵拉胆囊
B. 术前肌内注射阿托品

C. 立即停止手术
D. 静脉注射异丙肾上腺素
E. 静脉注射利多卡因
F. 加深麻醉
G. 局部麻醉药封闭胆囊三角区神经
H. 减浅麻醉

（14～16 题共用题干）

患者，女，65 岁，因食管中下段癌入院就诊，拟行食管癌根治术。患者平时体质虚弱，ASA Ⅱ级。查体：体重 56.5kg。室温 20℃。全凭静脉麻醉诱导和维持。手术历时 4.5 小时，术中出血 200ml，输液 2500ml，尿量 600ml。术后，患者苏醒延迟。置入温度探测头测肛温 33.2℃。迅速升高室温至 28℃，强制气流加温系统。1 小时后患者肛温升至 36.1℃，患者清醒。

14. 患者体温下降的原因有
A. 患者平素体质虚弱
B. 肌肉松弛药降低肌肉张力
C. 全身麻醉药均抑制体温调节中枢
D. 手术室室温为 19～20℃
E. 食管癌根治术时间长，手术创伤大
F. 患者为女性

15. 患者苏醒延迟的原因是
A. 低温使肌肉松弛药作用时间延长
B. 卡肌宁不通过肝、肾代谢，低温延长其作用时间
C. 卡肌宁不通过肝、肾代谢，低温不延长其作用时间
D. 万可松在 35℃时的作用时间是 37℃时的 2 倍
E. 低体温延长芬太尼的作用时间
F. 低体温延长异丙酚的作用时间

16. 低体温导致的苏醒延迟的预防和处理方法是
A. 麻醉前保持皮肤温暖
B. 控制环境温度 18～20℃
C. 控制环境温度 21～24℃
D. 强制气流加温系统
E. 尽量减少暴露面积，注意保存患者热量
F. 热电阻加温毯

答案和精选解析

一、单选题

1. C　Cdyn/Cst 又称为频率依赖性肺顺应，是以不同呼吸频率的动态肺顺应性与静态肺顺应性的比值表示。通常情况下，即使呼吸频率增加，也不出现明显改变，正常值应 >0.75。其明显降低见于小气道疾患，是检测小气道疾患的敏感指标之一。

2. C　当 Swan－Ganz 导管远端位于肺小动脉，气囊充气后，阻断了肺小动脉内前向血流，导管远端感传的是肺小动脉更远处肺毛细血管和静脉系统的压力，此时测得的肺小动脉远处的压力称为肺小动脉楔压，又称肺毛细血管楔压，反映左房和左心室舒张末压。

3. D　使用旁流式 CO_2 监测时采样气流需通过采样管进入测量，测量反应时间较长，可增加呼吸回路无效腔，因此儿科患者更多地采用主流式 CO_2 监测，选项 D 错误。当患者进行呼吸机辅助通气时，呼吸机会通过插管向肺部注入氧气和呼出二氧化碳，此时旁流式 CO_2 监测采样管会受到呼吸机气流的干扰，导致测量值不准确。所以在这种情况下需要使用主流式 CO_2 监测仪。

4. A　麻醉期间常用呼气末 CO_2 监测来证实气管内插导管是否在气管内，插管成功后可见正常的呼吸周期二氧化碳波形；如气管导管进入食管，尽管二氧化碳测定仪可感知吞入气体中的二氧化碳初始搏动波，但波形值很快变为零。

5. B　P－R 间期指从 P 波的起点到 QRS 波群起点，代表心房开始除极到心室开始除极的时间，成年人的 P－R 间期为 0.12～0.20 秒，其长短与心率有关，心率快则 P－R 间期相应缩短。在老年人及心动过缓的情况下，P－R 间期可稍延长，但是不超过 0.22 秒。

6. B　混合静脉血氧饱和度（SvO_2）是指心脏从全身组织收集的氧气含量的百分比。在吸空气状态下，正常的混合静脉血氧饱和度约为 75%，高于 80% 或低于 60% 均为异常。

7. C　在一个心动周期中，血压经历了收缩压（收缩时的最高血压）、舒张压（舒张时的最低血压）和脉压（收缩压与舒张压之差）的变化。平均动脉压是指整个心动周期中动脉血压的平均值，可以通过计算舒张压加上脉压的一半来得出。

8. E　脑血流自身调节的最重要因素是动脉血二氧化碳分压（动脉血中的 CO_2 水平）。当 CO_2 分压升高时，血管扩张，增加脑血流量，以供应更多氧气和营养物质给脑组织。相反，当 CO_2 分压降低时，血管收缩，减少脑血流量，以保持适当的灌注压和脑组织代谢的平衡。

9. C　研究表明，体温每下降 1℃，机体组织代谢率下降约 8%。因此动物适度低体温（体温低于正常的 2～3℃）能降低组织器官的氧耗，稳定细胞膜，减少毒性产物的产生，有利于组织器官保护。

10. D　在体外循环手术中，通常采用人工心肺机及热交换器进行血流降温。该法系将血流引向体外，经热交换机冷却后，用泵将血回输体内的降温方法。

11. C　4℃库血快速输入容易导致体温快速降低，可能伴发各种类型的心律失常，严重的有室性心动过速，频发室性期前收缩，体温 <28℃时更易发生心室颤动，

这是低温最严重的并发症。

12. E 在进行低温期间，需要加强体温监测，食管下段温度与心脏大血管温度接近，常用于监测深部温度监测。

13. B 根据常见生理反应，当体温上升1℃时，心率通常会增快约10次/分。

14. A 在心脏停搏后，采用浅低温（30～34℃）尤其是选择性头部重点降温，可降低颅内压，减轻脑氧耗量，抑制氧自由基的产生及脂质过氧化等，有利于脑复苏。

15. E 低温可以使血液黏度增加，血浆浓缩，血容量减少，血细胞比容增加，低温下血小板功能受损，主要与体表温度有关，凝血因子的酶活性受抑制，但不易发生血管内凝血。

16. B 低温可以阻断神经纤维的兴奋和传导功能，粗纤维比细纤维更容易阻断，但动作电位不会因为低温而减弱。

17. D 低温可导致心率逐渐减慢、血压逐渐降低、心电图ST段下降及冠脉血流量下降。

18. C 血流降温时，四肢的降温速度最慢。这是因为四肢是末梢部位，距离中心体温较远，而且四肢通常受到周围环境的影响，导致降温速度相对较慢。相比之下，脑、肝、肾和肺等内脏器官组织更接近核心体温来源的心脏，所以它们的降温速度较快。

19. C 当体温<28℃时易发生心室颤动，为低温最严重的并发症。其原因目前尚不完全明确，但低温本身是室颤的重要因素。低温时交感神经与迷走神经之间的不平衡、交感神经相对兴奋可能是因素之一；低温时酸中毒、碱中毒等酸碱平衡紊乱以及低钾血症、高钙血症等电解质紊乱，也是诱发室颤的原因。虽然高钠浓度可能对心脏功能产生影响，但它单独并不足以引起室颤。

20. C 低体温会降低细胞的代谢速率，进而降低氧耗，选项A正确。低体温可以抑制酶的活性，包括代谢酶和酶催化的反应。此外，低体温也可以抑制细菌的生长和繁殖，选项B正确。麻醉中体温的下降通常会导致血管收缩，从而减少出血时间，选项C错误。低体温会导致心脏的收缩力减弱，心率降低，从而减少心脏的做功，选项D正确。低体温可以延长麻醉药物的作用时间，因为低体温会减慢麻醉药物的代谢和清除速度，选项E正确。

21. E 当耳膜受到声音刺激，听觉系统从末梢神经到中枢这一通道上会诱发出一系列电位变化，用仪器记录这些电位变化的方法称为听觉诱发电位，用计算机技术整理听觉诱发电位（AEP）波形的形态得以数量化，得到听觉诱发电位指数，反映麻醉深度变化。

22. E 脑电图（EEG）目前仍为术中监测脑缺血（氧）的“金标准”，即使脑电活动与脑血流和脑代谢之间紧密相关，但脑电图（EEG）对脑缺血的监测为阈值性的，并不是定量性的。

23. C 喉内收肌起效快于拇内收肌，最大阻滞程度要弱于膈肌和拇内收肌。膈肌神经肌肉传递功能的充分恢复是术后拔管的必要条件，而膈肌与拇内收肌对肌松药的反应存在差异。

24. A 在肝细胞受损时，减少最明显的凝血因子是Ⅱ（凝血酶原）、Ⅶ（凝血酶稳定因子）、Ⅸ（Christmas因子）和Ⅹ（凝血酶原活化剂）。这些凝血因子主要在肝脏内合成，并且其合成与功能密切相关。肝细胞的损伤会导致凝血因子的合成减少，进而影响正常的凝血过程，增加出血风险。

25. A 凝血酶原时间是反映外源性凝血系统的敏感指标，PT正常值为11.5～16s。PT延长（超过正常对照3s以上），见于凝血因子Ⅴ、Ⅶ、Ⅹ缺陷，纤维蛋白原显著减少或抗凝血酶物质增加，维生素K缺乏等。不同实验室的PT结果差异较大，因此常用国际标准化比值（INR）表示，INR正常值为0.80～1.20，通常手术患者术前应<1.6。

26. A APPT是反映内源性凝血系统的指标，可以检出Ⅶ因子之外任何凝血因子水平降低，正常值为24～39s；低分子肝素抗凝效果呈明显量效关系，临床应用无需常规监测APPT，如需监测，使用抗因子Ⅹa活性单位。

27. D 血液中存在一种称为组织因子途径抑制物（TFPI）的分子，它可以抑制凝血过程的扩大。TFPI通过与活化的凝血因子形成复合物，并抑制进一步的凝血反应，从而帮助维持凝血过程在适当的范围内进行。所以，TFPI起着一种负反馈调节作用，防止过度的凝血。

28. D 肝素刺激血管内皮细胞释放大量组织因子途径抑制物（TFPI）和其他抗凝物质是其发挥抗凝作用的机制之一。此外，与抗凝血酶Ⅲ结合增强其作用（肝素与血浆中的抗凝血酶Ⅲ结合可使抗凝血酶Ⅲ与凝血酶的亲和力增强100倍）以及增强蛋白C的活性和刺激血管内皮细胞释放纤溶酶原激活物增强纤维蛋白溶解也是肝素的抗凝机制。

29. B DIC是一种病理性的凝血异常状态，其特点是血液在体内过度凝血和消耗凝血因子，导致血小板和凝血因子的数量下降，进而引发出血倾向。因此，出血是DIC的主要临床表现之一。这些出血可以是皮肤、黏膜、内脏器官等部位的广泛出血，包括鼻出血、牙龈出血、皮肤淤血、消化道出血等。

30. C DIC是一种病理过程，其中血液在血管内同时出现异常的凝血和纤溶。当机体遭受刺激时，凝血因子被激活并形成凝血酶，进一步促使纤维蛋白形成血栓。然而，这也会导致血小板消耗、纤溶系统的激活以及纤溶酶原释放，从而引起纤维蛋白溶解。这个循环过程可以加速，并最终导致DIC。

31. A DIC是一种病理过程，其中血液在体内异常凝结，并导致血小板和凝血因子耗尽。纤维蛋白原是形成纤维蛋白聚合物（血栓）所必需的凝血因子之一，在DIC过程中常常大量消耗，导致纤维蛋白聚合的能力降低。

32. A DIC的病理改变：①广泛性微血栓形成：最常见于肾、肺、脑、垂体、肾上腺、肝和胃肠的毛细血管和小血管内。但在纤维蛋白溶解系统大量激活后，微血栓可被溶解，尸检时已不易见到。②出血现象：皮肤、黏膜、浆膜均有不同程度的瘀点、瘀斑，多数器官间质出血。③梗死病变：微循环血栓及继发的广泛出血，可致局部组织缺氧坏死，出现急性肾脏皮质、肾上腺皮质、垂体前叶、脑、肝等组织梗死，胃肠黏膜可有坏死及溃疡形成。

33. D 在DIC中，异常的凝血活化会导致凝血因子和血小板的消耗，并激活纤维蛋白溶解系统，导致血栓形成和纤维蛋白溶解。这可能导致微血管内的血栓形成和破坏，进而导致红细胞在循环中受损和破坏，引发溶血现象。

34. D D－二聚体是纤维蛋白单体经活化FXⅢ交联后，再经纤溶酶水解所产生的一种特异性降解产物，是一个特异性的纤溶过程标记物。D－二聚体来源于纤溶酶溶解的交联纤维蛋白凝块。D－二聚体是深静脉血栓、DIC、肺栓塞等疾病的重要检测指标。

35. B 传统途径（也称为内在凝血途径）涉及多个凝血因子的串联反应，其中包括FⅦ、FⅨ和FⅩ。TF－Ⅶa复合物通过与组织因子（TF）的结合，激活FⅦ，并启动传统途径。经过一系列反应，最终导致FⅩ的激活。这是凝血级联反应中的关键步骤之一，使得FⅩ转化为FⅩa，进而促进凝血过程。

36. E Ⅷ、Ⅸ、Ⅺ因子缺乏的患者，凝血过程非常缓慢，微小的创面即出血不止，由这几种凝血因子缺乏引起的疾病分别称为甲型、乙型、丙型血友病。因此，补充Ⅷ因子或抗血友病因子可纠正血友病患者凝血功能障碍。

37. C 肝胆疾病时，肝脏合成凝血因子障碍，导致凝血因子缺乏。新鲜冰冻血浆系单采获得的血浆或全血采集后6～8小时内在4℃离心制备的血浆迅速在－30℃以下冰冻成块即制成。内含有全部凝血因子，主要用于各种凝血因子缺乏症者（如烧伤、人工肝治疗、血浆置换）的补充治疗；普通冰冻血浆是全血在保存期以内或过期5天以内经自然沉降或离心后分出的血浆，内含有全部稳定的凝血因子，但缺乏不稳定的凝血因子Ⅷ和Ⅴ，主要用于凝血因子Ⅷ和Ⅴ以外的因子缺乏症者的治疗。

38. A 新鲜冰冻血浆中含有稳定凝血因子、不稳定凝血因子、血浆蛋白；普通冰冻血浆中仅含有稳定凝血因子。不稳定凝血因子主要指的是Ⅴ因子和Ⅷ因子，其中最不稳定的是Ⅴ因子，也称为易变因子。Ⅴ因子和Ⅷ因子分别作为Ⅺ因子和Ⅸ因子的辅因子，参与凝血反应。

39. C 在凝血因子中，Ⅰ因子是起底物作用的纤维蛋白原，Ⅱ因子即凝血酶原，Ⅲ因子又称为组织因子，Ⅳ因子是钙离子，除了Ⅱ、Ⅳ因子外，其他凝血因子均为血浆中含量很少的球蛋白，Ⅷ为重要的辅因子，缺乏可引起血友病。

40. D FⅢ又称为组织因子，启动外源性凝血途径。目前认为，外源性凝血途径在体内生理性凝血反应的启动中起主要作用，组织因子被认为是启动物。

41. D 肝脏疾病中减少最早和最多的是Ⅶ因子，该因子的水平可作为肝脏损害的早期诊断指标。

42. E 抑肽酶通过抑制激肽释放酶来减少缓激肽的释放，从而降低纤溶酶原激活物的生成量，进而起到抗纤溶作用，选项A正确。抑肽酶通过抑制纤溶酶，减少了纤维蛋白降解产物（FDP）的形成，从而对血小板产生明显的保护作用，选项B正确。抑肽酶可以降解一些具有生物活性的肽类分子，如内源性阿片肽等。在抗缺血/再灌注损伤方面，抑肽酶的激活可以减少肽类分子的降解，从而保护组织免受缺血和再灌注引起的损伤。此外，抑肽酶还可以通过调节炎症反应来发挥抗炎作用。它可以降解一些介导炎症过程的肽类信号分子，如肿瘤坏死因子－α（TNF－α）和白介素－1β（IL－1β）等，选项C正确。抑肽酶（或称为蛋白酶抑制剂）是一类外源性蛋白质，它们经过肾脏代谢。这些抑肽酶具有潜在的肾毒性，并且可能增加血栓和栓塞的风险，选项D正确，选项E错误。

43. E 深静脉血栓形成的危险因素有：年龄＞40岁、妊娠、产后、高脂血症、家族性高凝状态、充血性心力衰竭、肾病综合征、患有静脉曲张、曾出现过深静脉血栓、恶性肿瘤、病态肥胖、口服避孕药、骨盆创伤、脊髓损伤、严重感染等。

44. C 硬膜外麻醉者术后采用自控镇痛并不会增加术后深静脉血栓形成的发生率。实际上，硬膜外麻醉术后使用自控镇痛通常被认为是一种有效的疼痛管理方法，可以减轻患者的疼痛，提高术后恢复质量。

45. A 根据外科住院患者深静脉血栓形成危险分层，大型普外科手术（＜40岁），并且没有其他危险因素，属于中度危险。单纯下肢损伤属于低度危险。膝关节镜且无其他危险因素属于低度危险。髋或膝关节置换术（TKR或THR）属于极高危险。择期脊柱手术合并多个危险因素属于极高危险。

46. D 对高危患者而言，肝素抗凝的推荐剂量为肝素5000U，每天3次，皮下注射。

47. D 对于不伴明显出血的头部损伤、内脏器官的撕裂伤或挫伤、骨盆骨折后的腹膜后血肿以及完全性脊髓损伤等，已排除可能存在的进行性出血者，应及早开始预防性抗凝治疗，因此不属于禁忌证。

48. D 髋部骨折后发生深静脉栓塞的风险极高，因此，如果髋部骨折无法立即手术，应该考虑在手术之前采取预防抗凝措施，以减少术后并发症的风险。

49. A 凝血酶原时间（PT）是随访抗凝药物治疗效果以及根据不同需求调整药物剂量的主要检测指标。通过监测PT值，医生可以确定患者在服用华法林期间的抗凝水平，以确保药物达到理想的治疗效果。

50. A 肝素是一种酸性黏多糖，是有效的抗凝物质。它可与血浆中的抗凝血酶Ⅲ结合，使抗凝血酶Ⅲ与凝血酶的亲和力增强100倍；与肝素辅助因子Ⅱ结合，使肝素辅助因子Ⅱ灭活凝血酶的速度加快1000倍；可刺激血管内皮细胞释放多种抗凝物质。除上述抗凝作用外，还可增强蛋白质C的活性和刺激血管内皮细胞释放纤溶酶原激活物，增强纤维蛋白溶解，防止血栓形成。

51. A 普通肝素与低分子肝素的区别：普通肝素主要抑制凝血酶（Ⅱa）；主要用于体外循环抗凝，被鱼精蛋白拮抗；可被肝素酶、血小板第4因子、其他血浆蛋白和内皮细胞中和；皮下注射生物利用度30%；剂量效应（dose－effect）反应不佳，常可导致肝指数暂时性升高。增加血管通透性；血小板活化增强与von Willebrand因子结合较强；会引起血小板减少症。低分子肝素主要抑制因子Xa，部分抑制Ⅱa；不用于体外循环抗凝，不易被鱼精蛋白拮抗；可被肝素酶中和，不易与内皮细胞结合；皮下注射生物利用度90%，剂量效应反应不佳，可能导致肝指数暂时性升高；降低血管通透性；较少活化血小板，不易与von Willebrand因子结合，血小板功能的影响小；较少诱发血小板减少症。

52. B 急性原发免疫性血小板减少症（ITP）是一种自身免疫性疾病，其特征是血小板数量显著减少，导致出血倾向。虽然ITP患者可能出现不同部位的出血，但颅内出血是其最严重的并发症之一，可能导致致命的后果。颅内出血的发生可能与血小板减少引起的血小板功能障碍有关，从而增加了颅内出血的风险。因此，急性特发性血小板减少性紫癜患者死亡的主要原因通常是颅内出血。

53. C 血栓形成初期，血小板黏附于受损伤的血管内膜形成可逆的血小板小堆，选项A错误。红色血栓主要见于静脉内，当混合血栓逐渐增大阻塞管腔，局部血流停止后，血液发生凝固，成为延续性血栓的尾部，过程与血管外凝血过程相同，选项B错误。白色血栓常位于血流较快的动脉内，主要由血小板和少量纤维蛋白构成，不易脱落，选项C正确，选项D错误。透明血栓又称为微血栓，主要由嗜酸性同质性纤维蛋白构成，常见于DIC，选项E错误。

54. E 羊水栓塞引起猝死的机制：①羊水中胎儿代谢产物入血引起过敏反应；②羊水栓子阻塞肺动脉及羊水内含有血管活性物质引起反射性血管痉挛；③羊水具有凝血致活酶的作用，引起DIC。

55. E 急性心肌梗死患者6个月内不行择期手术，6个月以后且无心绞痛发作，在严密监测下方可施行手术。

56. B 在手术过程中，液体治疗的主要目标是维持合适的血容量，确保器官和组织得到足够的氧供应。

57. C 有效循环血量是单位时间内通过心血管系统循环的血容量，成人每分输出量为4.0～6.5L，平均5L，椎管内麻醉低平面心排血量下降约10%，故有效循环血量减少约500ml。

58. D 无创循环监测指标：①心率（HR）；②无创血压（NIBP）；③尿量、颈静脉充盈度、四肢皮肤色泽和温度，尿量是反映肾灌注和微循环灌注状况的有效指标；④脉搏血氧饱和度（SpO_2），SpO_2是围术期的重要监测项目，在组织血流灌注良好的情况下，描记的SpO_2波形随呼吸变化明显则提示患者血容量不足；SpO_2波形不随呼吸变化，不能完全除外患者血容量不足；⑤超声心动图，经食管超声心动图（TEE）可有效评估心脏充盈的程度，帮助准确判定心脏前负荷和心脏功能。

59. A TCO_2是指血浆中结合的和物理溶解的CO_2总含量，CO_2潴留和代谢性碱中毒时TCO_2增加，而过度通气和代谢性酸中毒时TCO_2降低。

60. C 常用输液制剂分为晶体液与胶体液两大类。晶体溶液包括平衡盐溶液、高张盐水和低张盐水。液体治疗时，晶体溶液可提供水分及电解质，并起到扩容作用。晶体液的溶质<1nm，分子排列有序，光束通过时不出现折射现象。胶体液主要保留在血管内，扩容效果强，胶体液含有大分子量物质，光束通过时可出现折射现象。

61. A 高渗氯化钠溶液是一种含有高浓度盐分的溶液，主要用于治疗严重低钠患者和低血容量性休克者。输注应该缓慢进行，因为快速输入可能会导致溶血。安全有效的用量范围是2～4ml/kg。

62. D 胶体溶液通常用于补充血容量和改善循环状态。主要适应证包括：严重低蛋白血症或大量蛋白丢失补充治疗、麻醉期间增加血容量液体治疗、患者血管容量严重不足补充治疗以及大手术期间的液体治疗。胶体溶液本身可以引起过敏反应，所以对不明原因的过敏反应不可用。

63. A 细胞外液的血浆胶体渗透浓度的正常范围为18～22mOsm/（kg·H_2O）。这个范围反映了血浆中溶质的浓度，包括蛋白质等。血浆胶体渗透浓度的维持对于血液的渗透平衡和维持血容量至关重要。

64. E 连续动脉血压波型与呼吸运动的相关变化可以用于评估患者的血容量状态。正常情况下，呼吸运动对于收缩压的影响较小，压力变化在1～2mmHg之间。如果收缩压的压差下降超过5mmHg，说明可能存在血容量不足的情况，需要考虑输液治疗。

65. B 对于肺部手术和急性肺损伤患者的液体治疗，需要考虑减轻肺水肿和稳定循环功能两方面的平衡。因此，在维持足够血容量和稳定血压的前提下，通常采用限制性液体治疗联合利尿治疗的策略。限制性液体治疗意味着给予较少的液体，以避免过度扩容导致肺水肿的加重。结合利尿治疗可以通过增加尿液排出来减轻体内液体负荷，进而减少肺水肿的风险。这种策略有助于维持肺外器官的灌注，并减少液体在肺部积聚的可能性，从而有助于防止或减轻肺部并发症。

66. E 射血分数是指每次心脏收缩时泵出的血量占心室舒张末期容量的比例，与心室舒张末期容量（EDV）有关。即SV÷EF=EDV

67. D PAWP升高是右心房（RA）和左心室（LV）之间的失调表现，因为肺小动脉楔压反映了左心室充盈压力，而左心室的血液经过左心房流入肺循环。

68. D 贫血状态下机体的代偿机制包括：①心输出量增加；②全身器官的血流再分布；③增加某些组织血管床的摄氧率；④调节Hb与氧的结合能力。

69. B 正常成年人在进行一般活动时，平均每分钟消耗约250ml的氧气。这个数值可以根据个体的身体状况、运动水平以及活动强度的不同而有所变化。

70. B 在术中，维持患者的尿量在0.5～1.0ml/(kg·h)是常见的目标范围。这个范围可以反映患者的肾功能和体液平衡情况。过低的尿量可能表明肾功能受损或体液不足，而过高的尿量可能表示过度液体负荷或其他问题。因此，维持适当的尿量对于术中患者的管理和监测非常重要。

71. D 在麻醉过程中，由于动脉血管的扩张，动脉系统阻力明显降低。在这种情况下，为了维持心输出量并代偿麻醉等因素导致的动脉血管张力降低和静脉血管扩张，可以考虑使用血管收缩药物。这些药物有助于减少血管直径，促进血流，从而提高心输出量。

72. C 新生儿的肾脏浓缩和稀释功能尚未完善，且需要较高的液体摄入量来满足生长和发育的需求。如果新生儿禁止饮水的时间超过3～4小时，可能会出现明显的脱水症状。

73. D 评估术中出血量的精确方法是使用称重法。这种方法涉及将纱布和夹纱用于吸附血液，然后测量它们前后的重量差值，并加上吸引瓶内吸引的血量。这样可以得到一个相对准确的术中出血量评估。其他选项都提到了专业人员的经验，虽然经验对于术中出血量的评估也有一定的参考价值，但通常不如直接测量方法准确可靠。

74. B 氧耗（VO_2）是指身体在进行各种活动时消耗的氧气量，而氧供（DO_2）则是指通过血液输送到组织和器官的氧气量。氧摄取率（OER）是指氧耗占氧供的百分比。在进行一般活动时，正常成年人的OER大约为25%。这意味着他们利用输送到组织和器官的氧气的四分之一来满足身体的能量需求，而其余的四分之三被带回肺部并排出体外。

75. A 在低血容量性休克或心源性休克的情况下，氧输送通常会下降。这是因为休克导致了有效循环血量的减少，使得氧气无法通过血液有效地输送到组织中。

76. B 感染性或神经源性休克通常由于炎症反应和血管调节异常引起，这可能导致血液在组织中的分布发生障碍。在这种情况下，尽管氧输送总量可能保持相对稳定，但由于血液无法有效地流向需要氧供的组织区域，结果是组织低氧血症。

77. D 碱剩余（BE）正常值为±3mmol/L；正值越大，代表越偏碱；呼酸时，BE值可为正常；血糖值对BE值无明显影响。输入$NaHCO_3$可中和血液中的H^+，使BE值升高。

78. D 原发免疫性血小板减少症又称为特发性血小板减少性紫癜，是一种免疫性综合病症，主要特点为血液循环中存在抗血小板抗体，使血小板破坏过多，引起皮肤、黏膜自发性出血，检查发现血小板减少，寿命缩短，骨髓巨核细胞正常或增多，成熟障碍，出血时间延长，束臂试验（+），血块收缩不佳，血小板黏附、聚集功能减弱。

79. C 特发性血小板减少性紫癜急、慢性型出血较重者，应首选肾上腺皮质激素治疗；出现致命性出血的紧急治疗可采用静脉注射丙种球蛋白，使血小板在短期内升至理想水平，并可同时输注血小板；血浆置换也可用于严重出血者，但是费用昂贵；急症脾切除适用于经用上述方法治疗无效者，但术前应输注血小板使之达到理想水平；免疫抑制剂环磷酰胺口服通常在2～6周才可奏效，故不适用于该患者。

80. C 该患者术后出现血压下降、神志障碍、皮下出血斑等症状，最可能的原因是弥散性血管内凝血（DIC）。肝癌手术切除过程中可能造成肝脏功能受损和出血等情况，进而导致DIC的发生。DIC是一种严重的血液系统疾病，其特点是血栓形成和纤溶功能亢进，并且在多个器官中广泛存在微血栓形成，导致血小板和凝血因子消耗过多，引起全身性出血和致命性器官功能障碍。选项A，急性心功能不全与该患者的症状表现并不符合，故错误。选项B，未提供明显的肾脏损伤的证据，故错误。选项D，没有提示该患者有呼吸问题的症状，故错误。选项E，没有提示该患者有明显的脑部功能异常，故错误。

81. D 根据下表可计算出：$100 \times 10 + 50 \times 10 + 20 \times 10 = 1700ml$，因此该患者每日正常基础生理需要量为1700ml。

体重	ml/(kg·h)	或ml/(kg·d)
第一个10kg	4	100
第二个10kg	2	50
>20kg	1	20

82. B 根据下表可计算出：每小时生理需求量为$10 \times 4 + 10 \times 2 + (60-20) \times 1 = 100ml$，故5小时生理需要量为500ml。

体重	ml/(kg·h)	或ml/(kg·d)
第一个10kg	4	100
第二个10kg	2	50
>20kg	1	20

83. D 电解质溶液经静脉输入后大部分将分布到细胞外液，仅有1/5可留在血管内，因此需要输入1500ml乳酸林格液。乳酸林格液含有与血浆相近的电解质，但pH仅6.5，渗透浓度为273mOsm/(kg·H_2O)。

84. E 可允许的失血量（EABL）=（Hct术前－Hct允许值）×（BV/Hct术前），BV为血容量，成人男性为66～77ml/kg，故该患者可允许失血量为（37%－30%）×［(77×70)/37%］≈1020ml。

85. C 浓缩红细胞的血细胞比容为60%，计算公式为浓缩RBC=（所需要Hct－实测Hct）×55×体重÷0.6，该患者需要浓缩红细胞为（25%－15%）×55×60÷0.6=550ml。

二、多选题

1. ABCE 通气不足可导致高碳酸血症；发热和静脉注射碳酸氢钠可使CO_2产生增多；CO_2气腹，尤其在腹膜后腹腔镜手术和盆腔腹腔镜手术时，CO_2吸收较为显著。均可导致呼气末CO_2值的上升。肺栓塞时，肺灌注减少和无效腔通气增加，呼气末CO_2降低。

2. ABCE Q－T间期是从QRS波群开始至T波结束的时间，代表心室肌除极和复极全过程所需时间，正常范围是0.32～0.44秒，其长短与心率，尤其是与年龄有关，正常上限值为0.44秒，超过此时限即属延长。

3. ABDE 心电图是围麻醉期间常用的基本监测项目之一，它通过使用三导联电极（其中Ⅱ导联最常用），可以持续显示心电活动并追踪心律。通过观察心电图，医生可以及时诊断心律失常，并监测心率的变化。此外，心电图还可以帮助医生了解药物对心脏的影响，作为决定用药剂量的参考和依据。

4. ABCDE 寒战和体动可使监测仪吸收信号产生巨大波动，从而产生误差；高铁血红蛋白和碳氧血红蛋白可产生与氧合血红蛋白相似的光吸收，从而使监测仪产生误读；低血流动力学状态使外周血管阻力增加，脉搏幅度显著减弱甚至难以测得，使脉搏氧饱和度值出现失真。

5. ABCDE 影响血压的因素包括：①心排血量；②外周阻力；③循环血容量；④血液的黏滞度；⑤动脉管壁的弹性。

6. BCDE 中心静脉压的正常值为5～12cmH_2O，其高低主要取决于右心功能、血容量、静脉血管张力、胸内压、静脉血回流量和肺循环阻力等因素，并反映右心室对回心血量的排出能力，但是不能反映左心室功能和整个循环功能状态。

7. ACDE 围术期低体温的相关并发症：①心脏不良事件发生率增加3倍；②免疫功能减退，手术切口感染风险增加3倍，住院时间延长；③凝血功能抑制，失血量和输血需要量增加；④对于心血管功能储备差的患者，可使其并发症和死亡率显著增加，严重低温可导致室颤或心搏骤停。

8. ABCDE 血尿素氮的测定虽可反映肾小球的滤过功能，但肾小球的滤过功能必须减退1/2甚至更多时，血尿素氮才会升高。故血尿素氮的测定并非敏感的反映肾小球滤过功能的指标。血尿素氮的正常值为2.9～7.5mmol/L。血肌酐测定也是临床监测肾功能的有效方法。当肾小球滤过功能下降时，血肌酐即可上升，但只有当肾小球的滤过功能减退1/3时，血肌酐才明显上升。血肌酐正常值<133μmol/L（1.5mmol/dl）。

9. ABCDE 外科适应证包括：①60岁以上患者；②所有心脏手术；③大血管手术；④大的矫形手术；⑤颈动脉内膜切除术；⑥特殊手术体位。

10. ABD 四个成串刺激（TOF）是频率为2Hz，间隔时间≥10秒的四个重复超强刺激，是临床应用最广的肌松作用监测刺激模式。非去极化阻滞不完全时出现衰减，$T_4/T_1<1.0$，随着阻滞程度的增强，比值逐渐变小直至为0。阻滞进一步加深，由T_4到T_1依次消失。T_4的消失，相当于T_1反应比对照值抑制75%。

11. ABCD 终末期肝病患者往往伴有纤维蛋白溶解亢进，导致凝血功能紊乱，选项A正确。由于肝脏合成减少血小板生成素，以及脾脏储存增大，终末期肝病患者常见血小板数量减少和功能缺陷，选项B正确。肝脏是凝血因子的合成地，终末期肝病患者由于肝功能受损，会导致凝血因子的合成减少，选项C正确，选项E错误。在终末期肝病中，纤溶酶原激活物抑制物（PAI）的合成减少和纤溶酶原激活物的增加，导致纤维蛋白溶解亢进，选项 D 正确。

12. ACD 在肝脏功能不全的情况下，肠道中的细菌产生的内毒素无法被有效清除，这些内毒素会进入血液循环，对血小板产生负面影响，导致血小板减少，选项 A 正确。晚期肝病患者的血小板寿命缩短通常与血小板相关抗体（PAIg）的存在有关，选项 B 错误。晚期肝病患者常伴随脾脏肿大，脾脏充当着滤器的作用，它可以过滤血液中异常的血小板，导致血小板减少，选项 C 正确。肝脏在体内产生大部分的血小板生成素（TPO），而晚期肝病患者由于肝功能受损，TPO 的产生可能会受到影响，从而导致血小板生成减少，选项 D 正确。

13. BCD 无肝前期以凝血因子减少为主，其余选项均正确。从门静脉阻断到新肝门静脉开放为无肝期，它完全缺乏肝产生、清除各种凝血及纤溶相关因子的作用，因此凝血因子下降迅速，血小板计数下降，这种低凝状态易导致外科出血；组织纤溶酶原激活剂水平增高（缺乏肝清除作用）及纤溶抑制物水平下降可导致纤溶亢进。无肝期内毒素增加可引发血管内凝血甚至引起播散性血管内凝血反应，凝血因子消耗增加，进一步加重低凝。该期凝血因子显著下降、类肝素物质增加、原发性纤溶亢进、血小板下降（隔离于脾内）等综合因素导致此期的易出血性。新肝期，随着门静脉的开放，新肝内大量肝素、类肝素物质进入体内，内源性肝素释放及取供肝时注射其内的肝素释放引起的高肝素血症导致低凝，这是新肝期异常出血的原因之一。

14. AB 术前主要变化是低凝状态，PT、APTT、TT 延长。晚期肝硬化的患者还存在着不同程度的纤溶亢进及血小板数量减少。术前应酌情补充凝血因子，如新鲜冰冻血浆、血小板、凝血酶原复合物、纤维蛋白原等。但术前对凝血功能的纠正不宜过早和过强，因为凝血因子的半衰期都较短，此时由于肝脏功能严重衰竭，即使给予大剂量的外源性的凝血物质也只能在很短时间内使凝血状态略有好转，因此如无出血情况，不提倡过早补充凝血因子，选项 A 正确。术后早期，全身凝血功能开始逐渐恢复，但吻合口局部往往存在多种高凝的危险因素，手术后 2 周内是肝动脉内血栓形成的高危期，肝动脉血栓形成与大量凝血药物和血制品的输入有一定关系，因此应避免滥用凝血药及血制品，并防止过多输血，务必保证血细胞比容等指标在适当的范围内，以免增加血液黏滞度而诱发血栓形成，选项 B 正确。术中新肝中、后期凝血功能逐渐恢复，此阶段凝血因子的补充不宜过于积极，无异常出血不需要补充，选项 C 错误。术中应加强体温监测，体温过低减慢凝血速度，引起可逆的血小板功能障碍、延长出血时间，选项 D 错误。

15. ABCDE 大量输血会稀释体内凝血因子和血小板，使得凝血功能受到影响。严重酸中毒，pH <7.10 将显著影响凝血功能，酸中毒可以干扰凝血因子的活性，导致凝血功能异常。低温可以降低血小板的功能，并延长凝血酶的激活时间，进而影响凝血过程。大量输血可能引发广泛血管内凝血，导致血小板和凝血因子的消耗，从而出现凝血功能异常。大量输血可能引起血小板的聚集和结合作用异常，影响正常的凝血功能。

16. ABCE 液体治疗的主要目的之一是通过补充液体来确保足够的血流灌注到组织，以满足组织的氧耗和养分需要。适当的液体治疗可以增加血容量，从而增加心脏每搏输出的血液量，提高心排血量。液体治疗可以帮助维持患者的有效循环容量，确保足够的血液回流到心脏，维持正常的血压和组织灌注。通过维持有效循环容量和提高心排血量，液体治疗有助于确保足够的氧供给组织，满足机体对氧气的需求。液体治疗的主要目的并不是增加机体氧耗，而是提供足够的氧供给组织。

17. ABCDE 血液通过动脉进入组织，其灌注压决定了血流量和灌注速度。血管中的血液容量会直接影响到血管内的压力和血流分布。心脏的泵血功能决定了血液输送到组织的能力。胶体渗透压是血液中蛋白质等大分子物质对水分运动的驱动力，影响血液与组织间的液体交换。血管壁的通透性决定了血浆成分、细胞和其他物质的渗透进出程度，从而影响血液和组织间的物质交换。

18. AB 人体体液分为细胞内液（ICF）和细胞外液（ECF），由细胞膜分隔。细胞外液由组织间液（IFV）和血浆（PV）组成。

19. ABCDE 根据患者的基础代谢率、手术类型和持续时间等因素，确定合适的液体补给量，以满足身体的正常代谢需求。麻醉过程中，药物可能会导致血管扩张，从而引起血管内容量的相对减少。这时应增加液体的补给量，以维持循环血容量。手术期间可能出现出血，导致失血量的增加。在这种情况下，需要通过输血或输液来补充失血量，并维持循环稳定。在手术前，患者可能存在液体缺失，例如长时间禁食、呕吐、腹泻等情况。这时应提前进行补液，使患者在手术开始前处于良好的液体状态。在手术期间，液体可能会从血管进入组织间隙，导致细胞外液的积聚。针对这种情况，可以通过调整液体类型和速度，以及使用利尿药物来促进体液的重新分布。

20. AE 二氧化碳结合力（CO_2CP）反映血浆中以化学及物理形式存在的二氧化碳（CO_2）总量（TCO_2）。正常情况下，人体内部能够维持恒定的酸碱平衡。如果机体内部出现了代谢性酸中毒，即产生过多的酸性代谢产物导致 pH 下降，此时 CO_2CP 会下降，因为机体为了保持酸碱平衡而会将多余的酸根离子与碳酸盐反应生成 CO_2，然后通过肺部呼出体外。因此，在代谢性酸中毒时，血液中的 CO_2CP 水平会降低。另一方面，当机体出现呼吸性酸中毒并且发生代偿时，也会导致 CO_2CP 降低。在呼吸性酸中毒中，由于呼吸系统无法有效清除 CO_2，导致机体内 CO_2 过多而引起 pH 下降。代偿后，肾脏会通过调节质子离子的排泄来抵消这种酸中毒，从而减少 CO_2 的产生和排出。因此，在代偿后的呼吸性碱中毒时，血液中的 CO_2CP 水平也会降低。因此，当二氧化碳结合力（CO_2CP）低于 22mmol/L 时，提示存在代谢性酸中毒或代偿后的呼吸性碱中毒。

21. BD TCO_2 是指血浆中结合的和物理溶解的 CO_2 总含量，CO_2 潴留和代谢性碱中毒使 TCO_2 增加，而过度通气和代谢性酸中毒时 TCO_2 降低。代偿后的呼吸性酸中毒指的是机体通过呼吸调节，将血液中过多的酸性物质排出，使血液酸性得到一定程度的代偿。在这种情况下，血液中的二氧化碳总量（TCO_2）也会增加，作为代偿机制的一部分，以调节酸碱平衡。

22. ACD 麻醉手术期间，失血的针对性处理主要考虑凝血因子丢失以及对症处理、红细胞丢失以及对症处理和血容量减少以及对症处理。凝血因子丢失可能导致凝血功能障碍，需要及时补充凝血因子或采取其他措施来保持正常的凝血功能；红细胞丢失会导致贫血，需要适当补充红细胞或进行其他处理；血容量减少可能会导致循环衰竭，需要补充血容量以维持循环稳定。

23. ABE 临床常用的人工胶体有明胶、右旋糖酐、羟乙基淀粉。白蛋白是从人的血浆中制备的，不是人工胶体。高渗盐溶液是晶体。

24. DE 新鲜冰冻血浆主要用于凝血因子缺乏的补充治疗和华法林等抗凝药物的逆转替代治疗。它含有血浆中所有的蛋白成分和凝血因子，可以提供缺乏的凝血因子以促进凝血过程，并且可用作逆转华法林等抗凝药物的选择性拮抗剂。

25. BE 血小板输入指征：①术前血小板计数 $<50\times10^9/L$；②血小板计数在 $(50\sim100)\times10^9/L$ 之间时，是否输入取决于术中出（渗）血是否不可控制、腔隙内手术有继续出（渗）血可能、其他相关因素（如肾衰竭、肝功能衰竭等）；③实验室检查证实血小板功能低下且有出血倾向者。

26. ABCD 冷沉淀主要含有Ⅷ因子、ⅩⅢ因子、vWF 和纤维蛋白原。

27. ABC 目标导向液体治疗是围术期液体治疗的一种方法，旨在确保组织灌注和细胞氧合。在指导输液时，重要的指标包括代谢性指标（血乳酸、pHt）和氧合及其相关指标（混合静脉血血氧饱和度、氧输送、氧耗量），以及血流动力学指标（心率、平均动脉压、心脏指数）。这些指标可以帮助评估患者的组织灌注和氧合状态，并指导适当的液体管理以维持组织功能和健康。

28. ABDE 给予足够晶体液可有效产生与胶体液相同容量效应，选项 A 正确。补充与胶体液相同容量效应需要 3～4 倍晶体液，选项 D 正确。手术中失血导致血容量减少采用胶体液是有效/有益的，尚不确定补充大量晶体液的有益性，快速大量（>4～5L）输注晶体液常导致明显组织水肿，选项 C 错误，选项 E 正确。

三、共用题干单选题

1. A 患者在全麻下行左肾切除手术，出现气道阻力增加和斜行上升的呼气末 CO_2 波形。听诊显示双肺哮鸣音（以右侧为重）。结合患者既往有支气管哮喘病史，初步诊断为支气管痉挛。

2. A 肺部听诊是最为快捷了解肺部状况的检查，可明确支气管痉挛的诊断。在支气管痉挛的情况下，可能会出现哮鸣音或其他异常呼吸音，这是由于气道狭窄引起的。

3. D 吸入给药使用速效 β_2 受体激动剂，是处理支气管痉挛的首选药物。异丙肾上腺素兴奋 β_1 受体，对支气管痉挛没有有效的治疗作用；新斯的明可加重支气管痉挛；支气管痉挛发作时，吸入激素难以发挥作用，且地塞米松本身又是起效较慢的药物；吸入氨茶碱非支气管痉挛的治疗措施。

4. D 加深麻醉是手术中处理支气管痉挛的有力措施之一，强效挥发性吸入麻醉药不但可以加深麻醉，而且对支气管平滑肌具有舒张作用，所以常在此境况下，列为加深麻醉的首选用药。

5. A 该患者有支气管哮喘病史，为气道高反应性患者。术前采取措施降低气道高反应性，方可减少麻醉手术中支气管痉挛的发生风险。而支气管哮喘的病理生理本质为小气道的炎症改变，目前糖皮质激素是最有效地抗炎药物，可显著降低此类患者的气道高反应性。如在手术前近期才开始使用，则应系统用药。β_2 受体激动剂在支气管痉挛发作时，为首选治疗用药，但作为预防用药，其单独使用不能降低气道高反应性，只有与激素联用才有预防效果。

6. C 麻醉中，标准Ⅱ导联是最常用监测的导联，因为易见 P 波，便于发现心律失常，也可发现左心室下壁缺血。V_5 导联用来监测心肌缺血，因为大部分左室心肌在 V_5 导联下。五导联系统用于监测术中发生心肌缺血风险较大者，同时监测Ⅱ导联和 V_5 导联，这种组合发现术中心肌缺血的敏感度可高达 80%～96%，而单独进行 V_5 导联监测只有 75%～80%，单独进行Ⅱ导联监测只有 18%～33%。

7. B ST 段水平下移提示心内膜下缺血，抬高表明透壁性心肌缺血。

8. E 在超声心动图中，心肌缺血的最早表现为心肌舒张功能受损和节段性室壁运动异常。

9. C 房颤的心电图特点为 P 波消失，代之以形态、振幅、间期完全不等的 f 波，频率为 350～500 次/分；心室率为 60～180 次/分，≤200 次/分，节律绝对不规则；如无室内差异性传导，QRS 波形态正常。房性心动过速为 P 波存在，心房率 150～200 次/分；室性心动过速为连续出现的室性期前收缩，QRS 宽大畸形；心室颤动，QRS－T消失；心房扑动为心房活动呈规律的锯齿状扑动波，频率 250～300 次/分。

10. E 对于房颤伴有低血压和快速心室率的情况，首先需要稳定患者的血压和心率。因此，最适当的处理方法是使用缩血管药物，提高血压，减慢心室率。缩血管药物可以增加外周血管阻力，提高血压，同时减慢心室率，改善心脏负荷和血液供应。

11. E 在上述选项中，胺碘酮是唯一有效治疗心房颤动的药物，是目前临床列为首选的药物之一。可以有效地控制心室率，并且具有转复心律的作用。

12. A 由于足背动脉离心脏的距离是桡动脉的两倍，故通常情况下，足背动脉的收缩压可比桡动脉高 10mmHg 左右，舒张压低 10mmHg 左右。

13. C 为了准确地监测动脉压力，压力换能器的零点位置应该与心脏同一水平。这是因为血液压力是相对于心脏来测量的，而位于心脏同一水平可以更准确地反映心脏对血液的泵送作用和整体循环系统的状态。

14. E 在抽取动脉血气标本后，如没有及时进行肝素盐水冲洗，容易在导管尖端形成血细胞集块而使阻尼增大，造成压力波形改变。

15. A 心血管外科的大部分手术需要低温体外循环。降温是体外循环中常用的重要脏器保护方法（尤其是大脑），目的是降低机体代谢率。某些复杂型先天性心脏病和成人主动脉弓部手术甚至要求深低温停循环，鼻咽温降到 15～20℃，以提供 40～60 分钟停循环的时间，给外科创造良好术野，从而缩短体外循环时间。

16. B 在主动脉瘤切除和人造血管替换术中，通过降低体温可以减少全身氧需求和改善手术条件。但同时需要密切监测心电图和心率，体温降至 28～32℃时，易出现严重心律失常，甚至室颤。

17. C 体外循环使用的热交换器内升温的媒介热水最高温度是42℃，防止血浆蛋白的变形。

18. D 脑复苏时鼻温通常保持在 32～34℃，使心脏易于复跳，复跳后复温至 35～37℃。

19. E 体外循环中复温时变温箱中水温不应高过血温 10～12℃，温差过大产生微气栓。

20. B 免疫性血小板减少性紫癜是一种自身免疫性疾病，特征是机体对自身血小板产生抗体，导致血小板减少和出血倾向。根据描述的患者情况，经过半年治疗效果不佳，应首先考虑进行脾切除。脾切除可以减少抗体与血小板的结合，提高血小板数量，从而改善患者的症状。其他选项中，达那唑和加大皮质激素剂量可用于治疗免疫性血小板减少性紫癜，但在这种情况下，因治疗效果不佳，应优先考虑其他措施。丙种球蛋白和血浆置换在急性出血或需要迅速提高血小板计数时可能会使用，但在长期治疗中通常不作为首选。因此，在这种情况下，脾切除是最合适的选择。

21. E 患者出现了脑出血，考虑到他的诊断为免疫性血小板减少性紫癜，首选治疗为大剂量丙种球蛋白。大剂量丙种球蛋白可以提高患者的血小板数目，从而帮助止血。

22. E pH 值低于正常范围（7.35～7.45），表明酸中毒存在。$PaCO_2$低于正常范围（35～45mmHg），表示呼吸性碱中毒。BE（碱剩余）为负值，进一步表明代谢性酸中毒存在。

23. E 酸中毒时，给予碱性药物如碳酸氢钠可以纠正酸中毒和负碱缺失，改善患者的酸碱平衡。

24. D 对于可能发生大出血的复杂手术或紧急大出血的病例，应建立快速输液系统（RIS），其输液速度可达 1000～1500ml/min。

25. A 快速输注的液体需要加温，以免术中低体温，应及时补充钙剂，避免枸橼酸中毒，同时还需要预防空气栓塞。

26. E 当患者体温低于 34℃时，会明显影响机体凝血功能。低体温可以导致血液黏稠度增加、血小板功能异常以及凝血因子活性下降，从而增加术中或术后出血的风险。因此，在手术中需要建立快速输液系统（RIS）来维持患者的体温，防止低体温对机体凝血功能的不良影响。

27. C pH 正常值为 7.35～7.45，下降说明失代偿性酸中毒。$PaCO_2$正常值为 35～45mmHg，是呼吸性酸碱平衡的指标，＜35mmHg 为呼吸性碱中毒。BE（剩余碱）正常值为 ±2.3mmol/L，为代谢性酸碱平衡的指标，需加碱者表明血中碱缺失，BE 为负值。HCO_3^- 正常值为 22～27mmol/L，＜22mmHg 为代谢性酸中毒。该患者为 pH、BE、HCO_3^- 严重下降，而 $PaCO_2$轻度下降，提示为严重代谢性酸中毒伴轻度呼吸性碱中毒。

28. E 患者手术后抵达重症监护病房时的血压为 80/50mmHg，心率为 120 次/分，随即出现胸腔引流量明显增加，血压下降和心跳明显减慢，低血容量性休克，需补充血容量，HCO_3^- ＜15mmol/L，在补充血容量的同时应酌量碱剂行治疗。

29. A 如治疗不明显，需要查明休克的原因，明确胸腔引流量明显增加的原因。

30. A 血气分析示 pH＞7.45，为碱中毒，$PaCO_2$ 明显低于 35mmHg，为呼吸性碱中毒。

31. E 该患者诱导插管后设定通气参数设为潮气量

650ml，机控呼吸频率14次/分，导致呼吸性碱中毒，过度通气，因此潮气量及呼吸频率需调小，使每分通气量减小。

32. A 患者血压明显下降，但尚未手术，未出血，故为麻醉诱导全身血管扩张引起，需要采用血管活性药物提升血压。

33. C 根据下表，60kg生理需要量为（40＋20＋40）ml/h，为100ml/h，患者禁食8小时，缺损的体液量为800ml。

体重	ml/(kg·h)	或ml/(kg·d)
第一个10kg	4	100
第二个10kg	2	50
＞20kg	1	20

34. A 晶体溶液包括盐水和葡萄糖溶液，可以提供液体和电解质，有助于维持体液平衡。

35. B 禁食所造成的缺失总量应1/2在手术第1小时内输完，余量在后继的2～3小时内补完，因此应分阶段逐步补充，并根据监测结果调节。

四、案例分析题

1. ACFGH 吸烟会对支气管黏膜造成损害，停止吸烟可以减少黏膜损伤，有利于术后恢复。患者患有慢性支气管炎，进行呼吸训练可以增加肺活量，改善肺功能，减少术后肺部并发症的发生。患者目前有咳嗽、咳痰，痰较多，可能存在肺部感染，术前积极治疗肺部感染可以减少术后肺部并发症的发生。患者患有食管癌，术前胸部物理疗法和引流可以减少痰液积聚，预防术后肺部感染。患者消瘦1个月，可能存在营养不良，术前纠正营养不良和电解质平衡可以提高机体免疫力，减少术后并发症的发生。吸烟会导致碳氧血红蛋白的增加，使得血液的携氧能力降低，氧离曲线右移。术前停止吸烟可以减少呼吸道刺激和炎症反应，但不会直接增加携氧能力。溴化阿托品是抗胆碱能药物、氨茶碱是磷酸二酯酶抑制剂，主要用于治疗支气管痉挛，但它们不是选择性$β_2$受体兴奋药物。肾上腺皮质激素可以用于治疗慢性支气管炎，具有抗炎和免疫调节作用，可以减轻炎症反应和支气管痉挛，改善患者的症状和肺功能。在某些情况下，肾上腺皮质激素也可以用于术前准备，以减轻术后炎症反应和支气管痉挛。

2. AD 通过直视下观察，确认气管导管通过声门进入气管，是判断气管导管位置正确的重要指标。监测呼气末CO_2波形可以确认气管导管在气管内，正常呼气末CO_2波形显示规律的波形，是判断气管导管位置正确的重要指标。

3. ACDF 患者有慢性支气管炎病史，目前仍有咳嗽、咳痰，痰较多，可能存在支气管痉挛，导致气道阻力增加。在患者翻身安置手术体位后，气管导管可能发生移位，导致气道阻力增加。虽然患者脉搏血氧饱和度下降，但这并不一定是由于缺氧性肺血管收缩引起的。在这种情况下，气道阻力增加可能是导致脉搏血氧饱和度下降的主要原因。血容量不足不太可能是导致气道阻力增加和脉搏血氧饱和度下降的原因。血容量不足通常会导致低血压和循环衰竭的表现，而不是气道阻力增加。

4. CEGH 为了避免该患者术后肺不张，术中应经常吸引气管内分泌物，可以防止分泌物堵塞气道，保持气道通畅，减少肺不张的发生。在关胸前，应确保萎陷的肺泡充分膨胀，避免肺不张的发生。术中定时进行膨肺操作，可以保持肺组织的膨胀，预防肺不张的发生。在拔管前，可以通过加压膨肺的方式，使肺组织充分膨胀，排除气道中的气泡，预防肺不张的发生。术中维持足够的肌松并不是为了预防术后肺不张，而是为了提供良好的外科操作条件。预防术后肺不张的措施主要是与气道管理和肺膨胀有关。虽然保持肺膨胀可以减少肺不张的发生，但在开胸手术中，肺膨胀是通过机械通气和正压通气来实现的，而不是通过保持开胸侧的肺膨胀。尽可能吸入纯氧并不能直接预防术后肺不张。术中的氧疗主要是为了维持患者的氧合状态，而预防术后肺不张需要采取其他措施。气管内预防性注入肺泡表面活性物质并不能直接预防术后肺不张。这种措施主要是为了改善气道表面张力，减少肺泡塌陷，但并不是预防肺不张的主要手段。

5. F 急性心肌梗死发病后6个月内，不宜施行择期手术；6个月以上且无心绞痛发作，可在良好的监护条件下施行手术。

6. D 胆囊切除术是一种较为常见的手术，但对于患者来说仍然存在一定的风险。由于患者既往有高血压、冠心病（心绞痛）病史，因此在手术前进行心电图检查是非常重要的。心电图可以评估患者的心脏功能和心律情况，检测是否存在心肌缺血、心律失常等心脏问题。对于患有冠心病的患者来说，心电图可以帮助医生判断患者是否适合进行手术，以及是否需要采取额外的心脏保护措施。因此，在这个患者的情况下，术前进行心电图检查是最为重要的一项检查。其他的检查如血常规、血糖、血脂、血气分析、肾功能和肝功能也是有必要进行的，但相对于心电图来说，它们的重要性较低。

7. BCDE 根据患者的心电图结果，显示心房颤动、心律不齐、心室率较高，以及ST段下移，这些都是心肌供血不足的表现。在这种情况下，进行胆囊切除手术可能会增加心脏负担，导致心脏事件的发生。因此，推迟手术是比较恰当的处理措施之一。在推迟手术的同时，需要采取措施来改善心功能，包括控制心室率低于100次/分，以减轻心脏负担。这可以通过药物治疗来实现，例如使用β受体阻断剂等药物。此外，进一步进行心脏B超检查也是必要的，以评估心脏结构和功能，了解是否存在其他心脏问题，为后续治疗提供更准确的指导。其他选项如输血、输白蛋白和抗感染，目前并没有明确的指征。

8. BCDF　咪达唑仑是一种强力镇静剂，它具有明显的镇静，肌松，抗惊厥和抗焦虑的药理作用，可用于全麻醉诱导和维持，是椎管内麻醉及局部麻醉时的辅助用药。依托咪酯是一种催眠性的静脉全麻药，该药在临床的应用范围比较广，安全性也比较大，经常用于适合全麻手术的患者。在临床上，依托咪酯对心血管的影响非常轻微，不会引起因为全麻后出现明显的心脏异常，如出现心律失常。依托咪酯具有中枢镇静、催眠作用，而且还有遗忘作用，整个麻醉过程中没有任何记忆。

9. ABCDE　收缩压是血液在动脉中流动时对血管壁施加的压力，心率是心脏每分钟跳动的次数。这两个指标可以反映心脏的收缩功能和心脏的负荷情况。中心静脉压是指在右心房内测得的静脉回流压力，可以反映心脏前负荷的状态。血压是血液在血管中流动时对血管壁施加的压力，可以反映心脏的收缩功能和心脏的负荷情况。肺动脉楔压是指在肺动脉末梢导管中测得的肺毛细血管楔压力，可以反映左心室充盈压力和左心室功能。这些指标可以通过监测设备进行实时监测，并根据监测结果进行相应的治疗和调整。在手术过程中，通过监测这些指标，可以评估患者的循环功能，及时发现和处理循环系统的异常情况，保证手术的安全性和成功性。

10. BGH　根据患者的病史和情况描述，可使冠状动脉血流减少的因素包括pH升高、舒张期LVEDP升高和主动脉舒张压下降。冠状动脉是供应心脏肌肉血液和氧气的重要血管。冠状动脉血流减少可能导致心肌缺血和心绞痛发作。缺氧、pH降低、血乳酸增多、CO_2蓄积能使冠脉血流量增多。舒张期LVEDP（左室舒张末期压力）升高表示左室舒张功能受损，这可能导致冠状动脉血流减少。主动脉舒张压下降可能是由于低血压或主动脉瓣关闭不全等导致，这也会导致冠状动脉血流减少。

11. ABCDE　心肌氧耗是指心肌在收缩过程中消耗的氧气量，与心脏的工作负荷有关。增加心肌氧耗可能导致心肌缺血和心绞痛发作。心室壁张力增强表示心室收缩时所需的力量增加，这会增加心肌的氧耗。心率增快会导致心脏收缩频率增加，从而增加心肌的氧耗。前负荷增加表示心脏收到的血液容量增加，这会增加心室的充盈压力和心肌的氧耗。心肌收缩性增强表示心肌收缩力增加，这会增加心肌的氧耗。后负荷增加表示心脏排出血液的阻力增加，这会增加心肌的氧耗。因此，根据题目描述，可使心肌氧耗增加的因素包括心室壁张力增强、心率增快、前负荷增加、心肌收缩性增强和后负荷增加。

12. CE　胆－心反射是指在胆囊刺激时，通过迷走神经的反射作用，导致心率减慢和心律失常。胆囊刺激可以通过手术操作或其他因素引起，例如胆囊切除手术中的刺激。低血压是指血压下降到较低的水平，可能会导致心脏供血不足，从而引起心率减慢和心律失常。在手术过程中，可能会出现低血压的情况，例如手术刺激、血容量减少或血管扩张等原因。因此，当在胆囊处理过程中出现心率减慢和室性二联律时，首先应考虑胆－心反射和低血压这两个原因。其他选项如缺氧、高血压、手术刺激心脏、压迫下腔静脉和高CO_2血症，虽然也可能对心率和心律产生影响，但对于该患者，胆－心反射和低血压是首先需要考虑的原因。

13. ABCFG　根据患者的病史和情况描述，患者有慢性胆囊炎和胆石症，以及高血压和冠心病（心绞痛）病史。为了预防和处理可能出现的反应，可以采取以下措施：不牵拉胆囊、术前肌内注射阿托品、立即停止手术、加深麻醉和局部麻醉药封闭胆囊三角区神经。不牵拉胆囊是为了避免刺激胆囊，防止引起胆囊痉挛和疼痛。术前肌内注射阿托品可以通过抑制胆囊收缩和减少胆汁分泌，减轻胆囊痉挛和疼痛。立即停止手术是停止对胆道系统的牵拉。加深麻醉可以通过增加麻醉药的剂量，使患者处于更深的麻醉状态，减少心绞痛的发生。局部麻醉药封闭胆囊三角区神经可以通过局部麻醉药的作用，减轻胆囊痉挛和疼痛。

14. ABCDE　根据患者的情况，患者平时体质虚弱，可能导致机体的代谢能力降低，包括体温调节能力。在全凭静脉麻醉诱导和维持的情况下，使用肌肉松弛药可以降低肌肉张力，包括影响体温调节的肌肉。全身麻醉药可以抑制体温调节中枢的功能，导致体温调节能力下降。手术室的低温环境也会导致患者体温下降。手术时间长和手术创伤大会导致机体的应激反应增加，包括体温调节的紊乱。因此，患者体温下降的原因包括患者平素体质虚弱、肌肉松弛药降低肌肉张力、全身麻醉药均抑制体温调节中枢、手术室室温为19～20℃以及食管癌根治术时间长和手术创伤大。性别因素（选项F）在这个情况下不是导致体温下降的主要原因。

15. ABDEF　低温使肌肉松弛药作用时间延长，选项A正确。在低体温下，肌肉松弛药的作用时间会延长，导致患者苏醒延迟。卡肌宁尽管不通过肝、肾代谢，但低温延长其作用时间，选项B正确，万可松在35℃时的作用时间是37℃时的2倍，选项D正确。低体温延长芬太尼的作用时间，选项 E 正确。低体温会影响药物的代谢和消除，使药物的作用时间延长。低体温延长异丙酚的作用时间，选项 F 正确。

16. ACDEF 在麻醉前，可以采取措施保持患者的皮肤温暖，例如使用温暖的毛毯或加热设备。手术室的环境温度应该控制在适宜的范围内，一般为 21～24℃，以防止患者体温过低。在患者体温下降的情况下，可以使用强制气流加温系统来提高患者的体温，例如通过加热空气或液体来加热患者的身体。在手术过程中，应尽量减少患者的暴露面积，例如使用保暖毯或衣物来覆盖患者的身体，以减少热量的散失。可以使用热电阻加温毯来提供局部加热，以帮助患者保持体温。控制环境温度 18～20℃不适宜，因为这样的温度可能会导致患者体温过低。

第四章　临床麻醉

一、单选题

1. 麻醉前评估工作应包括

A. 明确器官疾病和特殊病情的安危

B. 明确全身状况和器官功能存在的不足

C. 了解患者的健康状况和特殊病情

D. 估计和评定患者接受麻醉和手术的耐受力

E. 上述所有方面

2. 对于手术患者，术前建议禁烟至少

A. 1 周　　B. 1 ~ 2 周

C. 2 ~ 4 周　　D. 3 ~ 6 周

E. 4 ~ 8 周

3. 关于高血压患者的术前评估和准备，正确的是

A. 术前血压应降至正常才能手术

B. 术前 1 天应停用所有抗高血压药

C. 术前宜使用中枢性降压药控制血压

D. 收缩压升高比舒张压升高危害小

E. 麻醉危险性主要决定于重要器官是否受累以及其受累的严重程度

4. 关于麻醉前用药，下列叙述错误的是

A. 甲亢患者须用较大剂量的镇静剂

B. 体重 < 10kg 的小儿通常不用镇静剂

C. 卟啉病患者应常使用苯巴比妥

D. 高热者宜用抗胆碱药东莨菪碱

E. 迷走张力高的患者应常规使用阿托品

5. 术前用药的主要目的为

A. 抑制肠管运动　　B. 镇静

C. 降低氧耗量　　D. 降低血压

E. 止吐

6. 关于麻醉前用药的基本原则，下列叙述正确的是

A. 婴幼儿代谢率高镇静药较大

B. 老人、小儿术前抗胆碱药宜首选东莨菪碱

C. 老人、小儿宜用麻醉性镇痛药以缓解手术前疼痛

D. 小儿腺体分泌旺盛，术前抗胆碱药量可偏大

E. 选择椎管内麻醉者通常不用抗胆碱药

7. 关于麻醉前用药的药理作用，下列叙述正确的是

A. 咪达唑仑对非去极化肌松药的药效没有影响

B. 阿托品不能直接兴奋呼吸中枢

C. 咪达唑仑可产生解除恐惧、引导睡眠和遗忘作用

D. 咪达唑仑不可通过胎盘屏障

E. 东莨菪碱不产生镇静和遗忘作用

8. 关于麻醉前用药的目的，下列叙述错误的是

A. 提高患者痛阈，缓解术前疼痛

B. 预防术后感染

C. 清除患者紧张、焦虑及恐惧心情

D. 抑制呼吸道腺体分泌功能

E. 减轻或消除手术或麻醉引起的不良反应

9. 预防气管内插管所致的高血压，下列不宜采用的措施是

A. 麻醉越深越好

B. 置喉镜前静脉注射适量的艾司洛尔

C. 置喉镜前静脉注射适量的利多卡因

D. 置喉镜前静脉注射适量的芬太尼

E. 充分表面麻醉

10. 在全身麻醉的过程中，必须持续重点监测的项目不包括

A. 心率、血压　　B. 通气量

C. 氧饱和度　　D. 呼气末二氧化碳

E. 尿量

11. 下列哪种情况不宜使用阿托品

A. 虹膜睫状体炎　　B. 验光

C. 扩瞳眼底检查　　D. 青光眼

E. 心动过缓

12. 术前应用洋地黄的相对适应证，下列哪项除外

A. 有心力衰竭史　　B. 快速房颤

C. 冠心病　　D. 急性肺水肿

E. 梗阻性肥厚型心肌病

13. 下列麻醉前用药中，中枢镇静作用最强的是

A. 山莨菪碱　　B. 东莨菪碱

C. 阿托品　　D. 格隆溴铵

E. 乙酰胆碱

14. 下列麻醉前用药中，对心率影响最小的抗胆碱药为

A. 东莨菪碱　　B. 格隆溴铵

C. 阿托品　　D. 戊乙奎醚

E. 山莨菪碱

15. ASA Ⅲ级指的是

A. 重要脏器轻度病变，代偿健全，对麻醉手术的耐

受性差

B. 重要脏器轻度病变，虽在代偿范围，但对麻醉手术的耐受性差

C. 重要脏器病变严重，代偿不全并已威胁生命，麻醉手术危险性较大

D. 重要脏器病变严重，体力活动受限，但能应付日常活动

E. 重要脏器病变严重，代偿不全并已威胁生命，但麻醉手术危险性较小

16. 机械通气中，气道阻力降低或无阻力最常见的原因是

A. 呼吸回路漏气或接头脱落

B. 吸入纯氧时

C. 支气管收缩

D. 支气管扩张

E. 高碳酸血症

17. 显露声门的过程中，首先暴露的解剖标志为

A. 会厌　　B. 咽前壁

C. 腭垂　　D. 门齿

E. 声带

18. 拟行全麻的患者，评估经口插管的难易程度包括

A. 张口度　　B. 舌/咽的相对大小

C. 下颌间隙　　D. 颈部活动度

E. 以上全部

19. 喉头的位置相当于颈椎

A. C_3　　B. C_4

C. C_5　　D. C_6

E. $C_{4\sim6}$

20. 成年男性门齿至隆突的距离为

A. 10～14cm　　B. 15～18cm

C. 19～22cm　　D. 23～27cm

E. 28～32cm

21. 气管环和气管黏膜毛细血管的平均动脉压（MAP）为

A. 20mmHg　　B. 24mmHg

C. 28mmHg　　D. 32mmHg

E. 35mmHg

22. 关于气管导管的选择，下列叙述错误的是

A. 成年男性经口气管内插管常选 ID 7.5～8.0 的导管

B. 成人经鼻腔插管常选用 ID 7.0～7.5 的导管

C. 为防止漏气，6 岁以下的小儿需选用带套囊的导管

D. 小儿导管的选择可参考公式：ID = 年龄/4 + 4

E. 有气管狭窄者应参考 X 线片测气管狭窄处内径

23. 关于气道工具，下列叙述错误的是

A. 环甲膜穿刺是经声门下开放气道的一种方法，用于声门上途径无法建立气道的紧急情况

B. 喉罩是使用广泛的声门上气道工具，常用的有经典喉罩、双管喉罩和一次性喉罩。喉罩操作简便，无需喉镜辅助，对患者体位要求低

C. Glidescope 和 Truview 等直接喉镜工具，其可视角度均比常规喉镜大，因此能很好地解决声门暴露问题

D. 食管－气管联合导管可通过食管和气管的任何一个管腔进行通气

E. 纤维支气管镜辅助插管适用于多种困难气道的情况，特别是表面麻醉下的清醒插管，并可吸引气道分泌物

24. 对于颞下颌关节强直完全不能张口的患者，下列最安全可靠的气管内插管方法是

A. 清醒盲探插管　　B. 慢诱导插管

C. 快诱导插管　　D. 纤维支气管镜下插管

E. 全麻下盲探插管

25. 对于围手术期出现的反流和呕吐，下列处理不正确的是

A. 放置右侧卧位

B. 放置左侧卧位

C. 吸入 100% 的氧气

D. 酌情雾化吸入支气管扩张剂

E. 严重患者应尽快完成气管内插管

26. 关于喉罩，下列说法正确的是

A. 可防止胃内容物误吸　　B. 需要患者自主呼吸

C. 一般是盲探插入　　D. 不可用于术后气道梗阻

E. 是喉痉挛治疗的有效措施

27. 喉罩对人体的影响主要是

A. 减少机械无效腔　　B. 减少解剖无效腔

C. 减少肺泡无效腔　　D. 增加气道阻力

E. 增加肺活量

28. 喉罩可安全地用于

A. 咽喉肿物患者　　B. 慢性阻塞性肺疾病患者

C. 饱胃的患者　　D. 支气管扩张的患者

E. 高血压患者

29. 喉罩的禁忌证不包括

A. 有声门上部或下咽部的损伤、重度肥大的扁桃体以及明显的喉或气管偏移的患者

B. 急诊室内有意识的需行辅助呼吸治疗的患者

C. 肺顺应性降低或气道阻力增高的需行全身麻醉的患者

D. 气道峰压 > $30cmH_2O$ 的患者

E. 椎管内麻醉的阻滞效果不佳而需要复合浅全麻者

30. 关于双管型喉罩，下列叙述最恰当的是

A. 是临床中广泛应用的声门下气道工具

B. 减少了胃胀气和反流的机会，因此可用于饱腹患者

C. 双管型喉罩可同时置入胃管

D. 可用急腹症患者的麻醉

E. 适合口腔、头面部手术的麻醉

31. 气管内插管即时并发症除外

A. 误入食管　　B. 软组织损伤

C. 心血管反应　　D. 插入一侧支气管

E. 呼吸抑制

32. 插管后，气管导管套囊应充多少容量气体

A. 3～4ml　　B. 5～6ml

C. 7～8ml　　D. 9～10ml

E. 充气至吸气和呼气时刚好不漏气为准

33. 气管内一次吸痰时间应限制在

A. <2 秒　　B. <5 秒

C. <10 秒　　D. <15 秒

E. <30 秒

34. 对于体重为 10～20kg 的小儿，喉罩型号和套囊的充气量分别是

A. 1.5，4～8ml　　B. 1.5，7～10ml

C. 2，10～15ml　　D. 2，15～20ml

E. 2.5，15～20ml

35. 关于 Mallampati 分级或称“马氏分级”，下列错误的是

A. 患者取仰卧位，用力张口伸舌至最大限度，根据能否看到腭垂以及咽部的其他结构给患者分级

B. Mallampati 分级能预示困难面罩通气

C. Mallampati 分级越高提示喉镜暴露和气管插管的难度越大

D. 本试验的结果还受患者张口度、舌的体积和活动度及其他口腔内结构和颅颈运动的影响

E. 根据观察到的结构将暴露程度分为四级：Ⅰ级可见咽峡弓、软腭和腭垂；Ⅱ级仅见软腭、腭垂；Ⅲ级只能看到软腭；Ⅳ级只能看到硬腭

36. 下列应慎重使用双腔气管插管技术的是

A. 胸腔镜肺叶切除术

B. 支气管内出血

C. 患有支气管扩张等的“湿肺”患者

D. 中段食管癌手术

E. 主动脉瘤压迫气管致狭窄和移位

37. 关于喉镜暴露分级（Cormack－Lehane 分级），下列正确的是

A. Ⅰ级看不到会厌

B. Ⅱ级仅能看到会厌

C. Ⅲ级能看到杓状软骨（声门入口的后壁）和后半部分的声门

D. Ⅳ级能完全显露声门

E. 对于术前估计插管困难者，在清醒、局麻下实施喉镜暴露，如达到Ⅱ级水平，提示插管无困难，可改为全麻诱导插管

38. 关于食管癌手术患者，下列叙述错误的是

A. 术中可能压迫胸主动脉，引起循环变化

B. 以插入左侧双腔管为首选

C. 为手术操作方便，可插入双腔气管插管

D. 游离食管时，对侧胸膜可能被撕破

E. 与肺叶切除相比，发生术中低氧血症的风险较小

39. 支气管痉挛时，患者出现明显通气困难，主要以气道峰压值升高和呼气性呼吸困难为特征，除了支气管痉挛外，麻醉期间发生呼吸困难的原因不包括

A. 胃内容物反流误吸　　B. 张力性气胸

C. 肺水肿　　D. 肺栓塞

E. 颅内高压

40. 下列选项中，属于单肺通气肺保护措施的是

A. CPAP　　B. 吸入纯氧

C. 小潮气量　　D. PEEP

E. 肺复张手法

41. 关于困难气道的叙述，下列错误的是

A. 困难气道仅仅是指在经过常规训练的麻醉医师的管理下患者发生气管插管困难

B. 气管插管困难是指常规喉镜下插管时间 >10min 或尝试 3 次以上插管失败

C. 喉镜暴露困难是在常规喉镜暴露下无法看到声门的任何一部分

D. 致使麻醉前 SpO_2 >90% 的患者无法维持 SpO_2 >90%

E. 困难气道是指经过常规训练的麻醉医师的管理下患者发生面罩通气和（或）气管插管困难

42. 面罩通气时，轻微受阻，置入口咽和（或）鼻咽通气道单手扣面罩；或单人双手托下颌扣紧面罩同时打开麻醉机呼吸器，即可获得良好通气。其面罩通气分级为

A. 1 级　　B. 2 级

C. 3 级　　D. 4 级

E. 5 级

43. 根据中华医学会麻醉学分会颁布的《困难气道管理指南》，其定义是具有多少年以上临床经验的麻醉医师在面罩通气或气管插管时遇到了困难（上呼吸道梗阻），或两者兼有的一种临床情况

A. 1　　B. 2
C. 3　　D. 4
E. 5

44. 困难气道的可能原因是

A. 声门移位　　B. 小下颌
C. 张口受限　　D. 会厌炎
E. 以上都是

45. 关于困难气管插管，下列叙述错误的是

A. Cormack - Lehane 喉镜显露分级Ⅳ级
B. 在多次插管努力后未能插入气管导管
C. 困难喉镜显露使用常规喉镜，经过多次努力后仍无法看到声带的任何部分
D. Cormack - Lehane 喉镜显露分级Ⅰ～Ⅱ级
E. Cormack - Lehane 喉镜显露分级Ⅲ～Ⅳ级

46. 下列哪项不能用于判断困难气道

A. Cormack - Lehane 喉头分级
B. Mallampati 试验
C. 下颌前伸度试验
D. Wilson 危险评分
E. X 线头影测量

47. 与面罩通气相关的因素不包括

A. 体重指数（BMI）>26kg/m^2
B. 牙齿缺损
C. 体重指数（BMI）<18kg/m^2
D. 颌面部异常
E. 年龄 >55 岁

48. 下列通过外部骨性标志测量得到的数据，提示困难气道可能的是

A. 甲颏间距 6～6.5cm　　B. 下颌骨长度 8cm
C. 张口度 4cm　　D. 颈部活动度 90°
E. 胸颏间距 13cm

49. 下列药物中，适合清醒插管使用的是

A. 抗胆碱类药物　　B. 阿片类药物
C. 苯二氮草类药物　　D. 鼻黏膜血管收缩药物
E. 以上都是

50. 下列选项中，哪项不是提示困难气道的体征

A. 颈部活动受限　　B. 颈部细长
C. 不能张口　　D. 甲颏距离短
E. 病态肥胖

51. 哮喘患者行急诊手术，在静脉快速诱导和气管插管时，最容易导致严重支气管痉挛的情况是

A. 对咽喉部的刺激　　B. 呛咳
C. 胃内容物的误吸　　D. 对气管的刺激
E. 口腔内唾液的刺激

52. 下列用作表面麻醉的局麻药不包括

A. 布比卡因　　B. 丁卡因
C. 利多卡因　　D. 可卡因
E. 氯普鲁卡因

53. 局麻时，患者出现面色苍白、心悸、气短、烦躁不安，首先考虑为

A. 局麻药中毒反应　　B. 高敏反应
C. 肾上腺素反应　　D. 过敏反应
E. 疼痛反应

54. 静脉注射局麻药后，最容易发生的即刻并发症为

A. 血栓性静脉炎　　B. 组织坏死
C. 神经炎　　D. 心肌抑制
E. 昏迷

55. 血液中局麻药的浓度达到或者超过足以引起中枢神经系统兴奋或抑制临床症状，为局麻药的

A. 特异质反应　　B. 毒性反应
C. 高敏反应　　D. 变态反应
E. 局部神经反应

56. 关于咽喉气管表面麻醉，下列错误的是

A. 局麻药吸收速度与静脉注射相似
B. 可用 2% 利多卡因做环甲膜穿刺
C. 麻醉前须注射阿托品
D. 表面麻醉要控制局麻药用量
E. 要吞下局麻药

57. 关于静脉局部麻醉，下列错误的是

A. 避免注射后 20 分钟内放止血带
B. 注射部位与成功率无关
C. 适用成人四肢手术
D. 放止血带应采取间歇放气法
E. 放气后作用常在 2～3 分钟消失

58. 关于神经及周围结构的超声回声表现，下列叙述错误的是

A. 静脉为可压缩性无回声（黑色）表现
B. 肌肉为低回声及高回声条带（黑色及白色）表现
C. 神经为高回声（白色）表现
D. 动脉为搏动性无回声（黑色）表现
E. 局麻药为无回声（黑色）表现

59. 超声引导下，神经阻滞技术最常用和安全的扫描介入

轴为

A. 短轴（横）切面平面内穿刺技术

B. 长轴切面平面外穿刺技术

C. 短轴切面平面外穿刺技术

D. 长轴（纵）切面平面内穿刺技术

E. 以上都不对

60. 建议使用超声 + 神经刺激仪双重引导的是

A. 肌间沟入路臂丛阻滞　B. 腰丛神经阻滞

C. 腹横筋膜平面阻滞　D. 锁骨下入路臂丛阻滞

E. 股神经阻滞

61. 下列只阻断感觉神经，而保留机体运动功能的神经阻滞技术是

A. 腰丛神经阻滞

B. 腘窝坐骨神经阻滞

C. 腋路臂丛神经阻滞

D. 肌间沟入路臂丛神经阻滞

E. 内收肌管水平隐神经阻滞

62. 关于股神经阻滞，下列叙述错误的是

A. 在超声下股神经短轴影像为扁平梭形或三角形结构，而非圆形

B. 腹股沟韧带下方，股神经位于股动脉外侧，髂腰肌表面

C. 股神经为腰丛最大分支，由 $L_{2\sim4}$ 脊神经根组成

D. 如解剖或超声定位明确，高容量局麻药注射后可同时阻滞股外侧皮神经和闭孔神经，称“三合一”阻滞

E. 对于股神经阻滞，穿刺点最好不要过低，低于腹股沟韧带下方 2cm 以下血管及神经有多个分支，影响两者分辨和阻滞的完整性

63. 超声引导下，探头操作的常用手法不包括

A. 水平移动　B. 垂直下压

C. 倾斜　D. 绕轴转动

E. 缩放

64. 对于局麻药中毒导致的抽搐或惊厥，下列处理错误的是

A. 立即静注丙泊酚

B. 立即静注苯妥英钠

C. 立即停止使用局麻药

D. 用肌肉松弛剂，同时作气管插管行人工呼吸

E. 各种支持疗法维持呼吸与循环

65. 下列选项中，不属于躯干神经阻滞的是

A. 腋路臂丛神经阻滞　B. 腹直肌鞘阻滞

C. 腹横肌平面阻滞　D. 胸椎旁神经阻滞

E. 肋间神经阻滞

66. 关于肋间神经阻滞，下列叙述错误的是

A. 穿刺中应保持呼吸平稳，避免深吸气

B. 局麻后进针滑过肋骨上缘后注药

C. 穿刺点应在脊柱旁开 8 ~ 10cm

D. 肋间神经阻滞主要并发症为肺损伤

E. 肋间神经与动脉伴行，阻滞时可能注入血管，引起毒性反应

67. 颈丛阻滞患者出现声音嘶哑或者失声，下列最可能的原因是

A. 膈神经阻滞

B. 局麻药的毒性作用

C. 药液误入硬脊膜外腔间隙

D. 喉返神经阻滞

E. 颈交感神经阻滞

68. 下列哪项不是骶神经丛分支

A. 阴部神经　B. 臀下神经

C. 臀上神经　D. 坐骨神经

E. 闭孔神经

69. 锁骨上臂丛神经阻滞最常见的并发症为

A. 脊髓阻滞　B. 椎动脉内注射

C. 膈神经麻痹　D. 喉返神经阻滞

E. 气胸

70. 关于星状神经节阻滞后出现的症状，下列错误的是

A. 眼球凹陷　B. 瞳孔缩小

C. 眼睑下垂　D. 出汗

E. 球结膜充血

71. 腋入臂丛阻滞为避免止血带疼痛，主要阻滞

A. 肌皮神经　B. 肋间臂神经

C. 正中神经　D. 上臂内侧皮神经

E. 桡神经

72. 关于臂丛神经阻滞穿刺点定位，下列错误的是

A. 锁骨下血管旁法以锁骨下动脉搏动定位

B. 锁骨上法以锁骨中点定位

C. 腋路法以腋动脉搏动定位

D. 肌间沟法主要以颈 6 横突定位

E. 喙突下法以喙突定位

73. 关于臂丛神经阻滞，下列叙述错误的是

A. 锁骨上法气胸发生率较高

B. 肌间沟法尺神经阻滞起效快

C. 肌间沟法适用于上臂及肩部手术

D. 腋路法局麻药毒性反应发生率较高

E. 腋路法无误入蛛网膜下腔和硬膜外间隙的可能

74. 锁骨下血管旁臂丛神经阻滞法特点不包括

A. 无误入椎管的可能
B. 误入血管的可能性较小
C. 用较小剂量可得到较高水平的阻滞
D. 起效较其他法快
E. 对 $C_5 \sim T_1$ 阻滞均较好

75. 腋入臂丛阻滞最易阻滞的神经为
A. 桡神经　　B. 前臂外侧皮神经
C. 尺神经　　D. 正中神经
E. 肌皮神经

76. 行指或趾神经阻滞时局部麻醉药液中，不应加肾上腺素的原因是
A. 可引起指或趾缺血坏死
B. 可增加药物毒性
C. 可使药物吸收增加
D. 局麻药用量少不需要另加肾上腺素
E. 要引起心率增快、血压升高

77. 采用肌间沟途径作臂丛神经阻滞时，最常见阻滞不全的神经是
A. 桡神经　　B. 正中神经
C. 尺神经　　D. 正中神经和桡神经
E. 桡神经和尺神经

78. 肌间沟法臂丛神经阻滞，其穿刺点定位是指
A. 胸锁乳突肌与前斜角肌之间
B. 前斜角肌与中斜角肌之间
C. 中斜角肌与后斜角肌之间
D. 颈阔肌之间
E. 斜方肌与中斜角肌之间

79. 腰神经丛的分支除外
A. 髂腹股沟神经　　B. 股外侧皮神经
C. 股神经　　D. 坐骨神经
E. 闭孔神经

80. 经腋窝行臂丛阻滞时，下列易出现阻滞不全的是
A. 尺神经　　B. 尺神经和桡神经
C. 桡神经和正中神经　　D. 正中神经
E. 桡神经和肌皮神经

81. 为防止损伤脊髓，成人蛛网膜下腔阻滞的穿刺常用进针点为
A. $T_{11\sim12}$　　B. $T_{12} \sim L_1$
C. $L_{1\sim2}$　　D. $L_{2\sim3}$
E. $L_{3\sim4}$

82. 脊髓表面的被膜由内而外依次为
A. 硬脊膜、软脊膜、脊髓蛛网膜
B. 软脊膜、脊髓蛛网膜、硬脊膜
C. 硬脊膜、脊髓蛛网膜、软脊膜
D. 脊髓蛛网膜、硬脊膜、软脊膜
E. 软脊膜、硬脊膜、脊髓蛛网膜

83. 关于脊髓血供来源的叙述，下列错误的是
A. 胸部接受肋间动脉
B. 脊髓后动脉
C. 脊髓前动脉
D. 脊髓深部连接脊髓前、后动脉的动脉冠
E. 胸 4 和腰 1 节段吻合不充分，形成缺血区

84. 成人脊髓蛛网膜下腔内，脑脊液容量为
A. 120 ~ 150ml　　B. 60 ~ 70ml
C. 25 ~ 35ml　　D. 35 ~ 40ml
E. 50 ~ 60ml

85. 成人脊髓终止于
A. 胸 12 椎下缘　　B. 腰 1 椎下缘
C. 腰 2 椎下缘　　D. 腰 3 椎下缘
E. 腰 4 椎下缘

86. 腰麻平面达 T_4，心率减慢的原因主要为
A. 支配心脏交感神经节前纤维阻滞
B. 窦弓反射
C. 右房压下降
D. 血压下降
E. 肾上腺素能神经纤维阻滞

87. 脊麻时，神经纤维被阻滞的顺序为
A. 血管舒缩神经、痛觉、触觉、温觉、运动、压力
B. 血管舒缩神经、温觉、痛觉、触觉、运动、压力
C. 温觉、痛觉、触觉、运动、压力、血管舒缩神经
D. 血管舒缩神经、运动、温觉、痛觉、触觉、压力
E. 运动、血管舒缩神经、温觉、痛觉、触觉、压力

88. 幼儿的脑脊液总量为
A. 20 ~ 40ml　　B. 40 ~ 60ml
C. 60 ~ 100ml　　D. 80 ~ 120ml
E. 120 ~ 180ml

89. 影响局麻药在硬膜外腔扩散的因素不包括
A. 局麻药的容积和浓度　　B. 身高
C. 年龄　　D. 局麻药注射的速度
E. 脑脊液压

90. 蛛网膜下腔麻醉最为常见的并发症是
A. 尿潴留　　B. 恶心、呕吐
C. 头痛　　D. 马尾综合征
E. 脊髓炎

91. 脊麻后头痛常发生在脊麻后的
A. 12 小时内　　B. 12 ~ 36 小时内

C. 36 ~ 60 小时内　　D. 60 ~ 82 小时内
E. 82 小时后

92. 全脊麻时，患者首先出现的是
A. 呼吸抑制　　B. 抽搐
C. 意识丧失　　D. 循环抑制
E. 剧烈头痛

93. 为预防局麻药中毒反应，下列哪项错误
A. 避免注入血管内
B. 使用最低有效浓度
C. 一次用药不超过最大剂量
D. 所有局麻药内都必须加入肾上腺素
E. 术前给予巴比妥类或地西泮

94. 下列不属于骶管阻滞适应证的是
A. 肛门会阴部手术
B. 椎间盘突出压迫神经引起下肢急慢性疼痛
C. 术后镇痛
D. 小儿下腹部及腹股沟手术
E. 剖宫产

95. 局麻药中毒时发生惊厥的主要机制是
A. 抑制副交感神经系统　B. 抑制大脑抑制性通路
C. 大脑皮质兴奋　　D. 兴奋大脑兴奋性通路
E. 兴奋交感神经系统

96. 关于全身麻醉维持，下列叙述错误的是
A. 及时增加麻醉药物
B. 保持气道通畅，维持良好的肺通气和换气
C. 掌握静脉麻醉药物的适宜剂量和用药时机
D. 根据手术和患者情况及时调节麻醉深度
E. 常规使用去极化肌松剂

97. 目前国内成人最常用的全麻诱导方法为
A. 静脉快速诱导
B. 清醒插管后再作静脉快速诱导
C. 保持自主呼吸的诱导
D. 吸入麻醉诱导
E. 口服咪达唑仑诱导

98. 关于全麻诱导，下列叙述错误的是
A. 保持安静
B. 保持呼吸道通畅
C. 经静脉“倾注”式地给予全麻诱导药
D. 开放静脉
E. 监测患者

99. 吸入麻醉诱导最适用于下列哪种情况
A. 老年患者　　B. 饱食的急诊创伤患者
C. 儿科患者　　D. 产科患者
E. 估计有气管插管困难的患者

100. 关于吸入麻醉，下列叙述错误的是
A. 心排血量和肺排血量增加可增大对吸入麻醉药的摄取
B. 麻醉的可控性取决于药物的血气分配系数
C. 肺泡内麻醉药浓度与吸入浓度的比值上升速度决定麻醉起效速度
D. 将氧化亚氮与挥发性吸入麻醉药两种药物同时吸入时可产生第二气体效应
E. 吸入麻醉不可用于哮喘患者

101. 下列药物中，吸入麻醉诱导宜选用
A. 异氟烷　　B. 地氟烷
C. 恩氟醚　　D. 七氟烷
E. 甲氧氟醚

102. 关于影响吸入麻醉药排出因素，不包括
A. 肺泡通气量　　B. 分子量
C. 心排血量　　D. 血/气分配系数
E. 组织/血分配系数

103. 单用一种吸入麻醉药维持麻醉时，临床常用的浓度为
A. 0.3MAC　　B. 0.8MAC
C. 1MAC　　D. 1.3MAC
E. 1.5MAC

104. 舌后坠与其他引起上呼吸道急性梗阻病症的鉴别诊断要点不包括
A. 患者有无明确的反流误吸或异物吸入史
B. 体检口鼻腔和咽部有无明显的分泌物或其他异物
C. 是否存在鼾声或呼吸气流中断
D. 肺部听诊是否未闻及啰音和哮鸣音等
E. 患者有无呼吸困难

105. 静脉注射丙泊酚后，作用达到峰值的时间是
A. 30 秒　　B. 60 秒
C. 90 秒　　D. 100 秒
E. 120 秒

106. 全身麻醉后肺通气的改变是
A. 自主呼吸时上、下肺相等
B. 自主呼吸时下肺好于上肺
C. 控制呼吸时上、下肺相等
D. 控制呼吸时下肺好于上肺
E. 自主呼吸和控制呼吸时都是上肺好于下肺

107. 麻醉苏醒期，术后躁动最常见的原因是
A. 气道梗阻　　B. 膀胱充盈
C. 低体温　　D. 疼痛

E. 缺氧和二氧化碳潴留

108. 全麻下，下列能反映麻醉变浅的表现是

A. 血压下降　B. 瞳孔对光反射消失
C. 流眼泪　D. 气道阻力突然升高
E. 脉搏血氧饱和度下降

109. 复合全身麻醉判断麻醉深浅，目前最常用的临床指标是

A. 呼吸　B. 瞳孔
C. 诱发电位　D. 血压、心率
E. 血药浓度

110. 全麻期间基本监测内容不包括

A. 脉搏血氧饱和度　B. 中心静脉压
C. 无创血压和心电图　D. 呼吸末二氧化碳分压
E. 体温

111. 关于老年人的麻醉选择，下列叙述错误的是

A. 麻醉性镇痛药应减量
B. 对镇静催眠药敏感
C. 神经阻滞较年轻人效果好
D. 由于呼吸功能减退，需要全身麻醉支持呼吸
E. 椎管内麻醉时，局麻药在椎管内扩散较广

112. 全麻时，引起呼吸道梗阻最常见的原因是

A. 舌后坠　B. 咽喉部分泌物积蓄
C. 支气管痉挛　D. 喉痉挛
E. 气管导管阻塞

113. 全身麻醉后，呼吸道可因舌后坠而堵塞，避免舌后坠的方法不包括

A. 托起下颌　B. 行气管内插管
C. 放入口咽通气道　D. 头后仰
E. 头向侧偏

114. 对于饱胃的外伤性脾破裂、内出血、休克患者，全麻下手术除及时补充血容量外，针对饱胃宜选用的处理方式是

A. 立即气管切开
B. 快速序贯诱导气管内插管
C. 置胃管抽吸，抽空胃容物
D. 用药物的物理性刺激使患者呕吐出胃内容物
E. 等待至胃排空再进行麻醉

115. 对于急性胆囊炎伴中毒性休克患者，应选用的麻醉方法是

A. 硬膜外麻醉　B. 针麻
C. 静吸复合全麻　D. 局麻加镇静
E. 神经阻滞麻醉

116. 关于儿童术后改善氧合，最直接、最方便的方法是

A. 增加潮气量　B. 增加 PEEP
C. 增加 FiO_2　D. 增加呼吸频率
E. 降低呼气末二氧化碳

117. 颅内高压者若行控制性降压，下列正确的是

A. 随血管扩张，脑血流减少，颅内压亦随之降低
B. 硝普钠不影响脑自动调节，但停药后会反跳性增高颅压
C. 除非事先采用降颅压措施，否则降压应慎重
D. 降压后脑组织灌注量增加，可缓解脑缺氧
E. 只要调整好降压幅度和时间，此类患者降压仍很安全

118. 控制性降压期间，$PaCO_2$应维持在

A. 25mmHg　B. 30mmHg
C. 40mmHg　D. 50mmHg
E. 55mmHg

119. 下列复合性控制降压方法中，较合理的是

A. 吸入全麻 + 血管扩张药
B. 静脉麻醉 + 硬膜外阻滞
C. 静脉全麻 + 血管扩张药
D. 硬膜外麻醉 + 血管扩张药
E. 吸入麻醉 + 硬膜外阻滞

120. 控制性降压时，下列监测最重要的是

A. 直接测压　B. 脑电
C. 无创测压　D. CVP
E. Hct

121. 控制性降压期间应避免

A. MAP 低于 80mmHg
B. 麻醉过深
C. 头高脚低位
D. 动脉二氧化碳分压低于 25mmHg
E. 应用 β 受体阻断剂

122. 控制性降压最容易发生的并发症为

A. 器官缺血　B. 呼吸衰竭
C. 苏醒延迟　D. 心搏骤停
E. 反应性出血

123. 在全身麻醉状态下，呼吸道梗阻的最早临床表现是

A. 气道压力异常升高
B. 痰鸣音或呼气相高调哮鸣音
C. 三凹征
D. SpO_2下降
E. $P_{ET}CO_2$波形改变

124. 全麻清醒期上呼吸道梗阻最常见的原因是

A. 喉痉挛　B. 喉梗阻

C. 神经麻痹　　D. 肌松药残留
E. 舌后坠

125. 气管插管发生梗阻时，为确认梗阻部位，正确的检查顺序是
A. 麻醉机（风箱）－呼吸回路（活瓣）－气管导管－患者胸廓、双肺
B. 呼吸回路（活瓣）－麻醉机（风箱）－气管导管－患者胸廓、双肺
C. 麻醉机（风箱）－气管导管－呼吸回路（活瓣）－患者胸廓、双肺
D. 患者胸廓、双肺－麻醉机（风箱）－呼吸回路（活瓣）－气管导管
E. 气管导管－患者胸廓、双肺－麻醉机（风箱）－呼吸回路（活瓣）

126. 全身麻醉后外周性呼吸抑制最常见的原因是
A. 疼痛　　B. 残余肌松作用
C. 电解质紊乱　　D. 肥胖
E. 神经肌肉疾病

127. 苏醒期喉痉挛时，首先采取的措施是
A. 静注糖皮质激素
B. 雾化吸入混悬麻黄碱
C. 静注琥珀胆碱
D. 托下颌，面罩吸氧，持续正压辅助呼吸
E. 放置口咽通气道

128. 拔管时出现喉痉挛而将导管夹紧，首先应采取的措施是
A. 立即加深麻醉，充分氧供，待松弛后再拔
B. 加压给氧
C. 马上给予肌松药
D. 安慰患者，让患者放松
E. 从气管导管内加入少量局麻药

129. 麻醉拔管后患者神志清晰，但出现“三凹征”呼吸困难，基本可排除的是
A. 杓状软骨脱位　　B. 喉水肿
C. 气管软化塌陷　　D. 喉痉挛
E. 手术切口水肿

130. 麻醉苏醒期应用何种药物可引起高血压
A. 纳洛酮　　B. 新斯的明
C. 阿托品　　D. 氟马西尼
E. 托烷司琼

131. 术后苏醒延迟的原因不包括
A. 麻醉药物体内蓄积　　B. 高碳酸血症
C. 术中长时间低血压　　D. 术前有饮酒史
E. 术中长期低体温

132. 术后恶心呕吐（PONV）是术后最常见的并发症，关于PONV的风险，下列叙述正确的是
A. 手术时间每增加30分钟，PONV风险增加30%
B. 手术时间每增加30分钟，PONV风险增加60%
C. 手术时间每增加30分钟，PONV风险增加50%
D. 手术时间每增加60分钟，PONV风险增加60%
E. 手术时间每增加20分钟，PONV风险增加30%

133. 对颅脑手术过程中发生空气栓塞的早期诊断，有赖于
A. $P_{ET}CO_2$下降　　B. 心前区水磨样杂音
C. 血压下降　　D. 血压升高
E. 心率增快

134. 术后肺部并发症的风险由高到低依次为
A. 颅脑或胸部手术＞下腹部手术＞上腹部手术＞四肢手术
B. 颅脑或胸部手术＞上腹部手术＞四肢手术＞下腹部手术
C. 下腹部手术＞四肢手术＞上腹部手术＞颅脑或胸部手术
D. 四肢手术＞下腹部手术＞上腹部手术＞颅脑或胸部手术
E. 颅脑或胸部手术＞上腹部手术＞下腹部手术＞四肢手术

135. 恶性高热患者常见的基因突变位点是
A. CACNA1S　　B. RyR1
C. RyR2　　D. Cys 615
E. Arg 615

136. 目前筛查及诊断恶性高热的金标准是
A. 骨骼肌活检
B. 咖啡因氟烷体外挛缩实验（IVCT）
C. 遗传学检测
D. 体温急剧升高达44℃以上
E. 血浆钾离子＞6mEq/L，血清肌酸激酶升高

137. 对恶性高热的治疗首先应采取的措施是
A. 积极降温
B. 丹曲林静脉注射
C. 停麻醉药和终止手术
D. 纠正酸中毒
E. 应用大量激素

138. 麻醉期间引起心肌缺血和心肌梗死的主要原因是
A. 心动过缓　　B. 心动过速
C. 房性期前收缩　　D. 房颤
E. 室性期前收缩

139. 全麻患者侧卧位时，关于肺内气血分布，正确的是

A. 下肺血流多、通气少
B. 下肺通气多、血流少
C. 下肺血流多、通气多
D. 上肺通气多、血流多
E. 上肺血流多、通气少

140. 关于与体位相关的外周神经损伤，下列叙述错误的是
A. 主要因牵拉、压迫或缺血而引起
B. 神经细胞结构和功能有一定改变
C. 以尺神经损伤和臂丛神经损伤多见
D. 尺神经沟外压综合征是尺神经损伤的可能机制
E. 与术中较长时间低血压有关

141. 哪种手术体位可用于神经外科手术，是在侧卧位的基础上再将患者躯体向前倾斜45°左右
A. 屈氏体位　B. 水平仰卧位
C. 侧卧前倾位　D. 俯卧位
E. 半坐位

142. 哪种手术体位常用于下腹部及盆腔手术，也适用于进行颈内或锁骨下静脉穿刺
A. 屈氏体位　B. 水平仰卧位
C. 侧卧前倾位　D. 俯卧位
E. 头低斜坡位

143. 哪种手术体位对于行冠脉搭桥、瓣膜置换手术等心功能代偿能力差、容量负荷依赖的患者可以减少低血压的发生率和血管活性药的使用率
A. 屈氏体位　B. 头高脚低位
C. 侧卧前倾位　D. 颈后仰卧位
E. 头低斜坡位

144. 下列与麻醉有关的操作须特别的体位配合，但哪项除外
A. 椎管内麻醉　B. 测量血压
C. 颈内静脉穿刺　D. 气管插管
E. 肌间沟阻滞

145. 全身麻醉下，仰卧位变为俯卧位时，下列叙述正确的是
A. 动态肺顺应性升高，静态肺顺应性降低
B. 动态肺顺应性降低，静态肺顺应性升高
C. 动态肺顺应性不变，静态肺顺应性降低
D. 动态肺顺应性降低，静态肺顺应性不变
E. 动态肺顺应性降低，静态肺顺应性降低

146. 关于麻醉后体位改变易导致反流，下列叙述错误的是
A. 侧卧位较仰卧位不易发生反流
B. 仰卧位较侧卧位容易反流
C. 麻醉后胃内压维持在18cmH_2O以下时不易引起反流
D. 麻醉后保持腹肌松弛不易发生反流
E. 头低位时，最易发生反流，但误吸的发生率较平卧位少

147. 全麻后（非气管插管时）最为安全的体位为
A. 头抬高的仰卧位　B. 深度屈氏体位
C. 头低截石位　D. 侧卧位床尾抬高
E. 俯卧位

148. 坐位手术麻醉时，应特别注意下列哪一并发症
A. 静脉血栓　B. 脑梗死
C. 脑疝　D. 空气栓塞
E. 颈椎脱位

149. 与手术体位相关的呼吸系统意外或并发症，下列哪项是错误的
A. 通气不足，如胸腹部受压
B. 呼吸道梗阻，如气管导管受压
C. 气管导管脱出
D. 肺不张
E. 插管机械通气时，体位对通气没有影响

150. 关于截石位的叙述，错误的是
A. 此位置充分暴露会阴部
B. 髋部可屈曲90°以上以保证手术暴露
C. 手术结束时，患者膝踝关节保持矢状位一致，然后慢慢放平
D. 高截石位可使足部动脉血流灌注呈现显著的爬“山”梯度
E. 膝关节不应屈曲超过90°

151. 关于侧卧位导致的不适或并发症，下列哪项除外
A. 下侧肩胛上神经被牵拉
B. 上侧肺潜在通气过度
C. 如果屈曲部位在髂嵴而不是肋缘或肋腹处，通气受压可减轻
D. 有导致翼状肩胛的可能
E. 下侧腿隐神经可能受压

152. 俯卧位可能出现的问题除外
A. 肺顺应性降低
B. 球结膜水肿
C. 椎旁血管扩张
D. 乳腺损伤，特别是乳房外偏时
E. 偏瘫

153. 目前临床多采用Aldrete评分来评价手术患者的苏醒程度，离开PACU的患者评分至少要达到
A. 5分　B. 6分

C. 7分　　D. 8分
E. 9分

154. 按 Steward 评分，全麻后达到哪项才能送回普通病房
A. ≥2分　　B. ≥3分
C. ≥4分　　D. ≥5分
E. ≥6分

155. 恢复室内患者拔除气管导管的潮气量是
A. >3ml/kg　　B. >5ml/kg
C. >7ml/kg　　D. >8ml/kg
E. >6.5ml/kg

156. 在恢复室静注吗啡或哌替啶应至少多长时间后转出
A. 8分钟　　B. 15分钟
C. 30分钟　　D. 20分钟
E. 25分钟

157. 在离开恢复室标准方面，下列错误的是
A. 咳嗽反射已恢复
B. 自行保持呼吸道通畅
C. 血流动力学指标稳定
D. 终止麻醉后20分钟
E. 患者已清醒，能正确定向

158. 恢复期拔除气管导管的较佳时期为
A. 完全清醒期
B. 运动功能一定程度恢复，自主呼吸恢复满意，仍残存一定麻醉作用的清醒早期
C. 只要呼吸恢复正常即可
D. 神经外科患者部分清醒即可
E. 待血压平稳，能有应答反应即可

159. 患者，男，66岁，发现肝脏占位，伴有甲胎蛋白升高，拟行肝肿物切除术。既往患有高血压及糖尿病，规律服药至今。对于该患者进行的术前准备与评估，叙述错误的是
A. 进入手术室后血压180/115mmHg，建议患者推迟手术
B. 术前继续服用β受体阻断剂和钙通道阻滞剂
C. 如果出现肝癌破裂出血，无论血压多高，都应急诊手术
D. 术前停用血管紧张素转换酶抑制剂及血管紧张素受体阻滞剂
E. 口服降糖药的患者，服用长效降糖药应在术前1周停药

160. 患者，男，71岁，右侧腹股沟区可复性包块3年，考虑右侧腹股沟直疝，需行腹腔镜下疝修补术，为预防麻醉或术中的呕吐引起窒息或吸入性肺炎，手术前应
A. 禁食12小时，禁饮12小时
B. 禁食4小时，禁饮12小时
C. 禁食8小时，禁饮8小时
D. 禁食12小时，禁饮4小时
E. 禁食24小时，禁饮24小时

161. 患儿，女，2岁，全麻拔管后突然出现吸气性呼吸困难伴有喘鸣，该患儿最可能发生了
A. 喉痉挛　　B. 负压性肺水肿
C. 肺炎　　D. 急性肺栓塞
E. 神志未恢复

162. 患者，男，79岁，在腰－硬联合麻醉下行经皮前列腺电切手术，给予0.75%布比卡因15mg 10分钟后，患者出现胸闷、憋气，血氧饱和度持续下降，测平面T_4水平，下列处理中最不恰当的是
A. 给予全麻用药，气管插管
B. 给予少量镇静药物，置入喉罩
C. 面罩加压给氧，辅助通气
D. 给予新斯的明进行呼吸拮抗
E. 手术床头采取高位，同时提高氧流量

163. 患者，女，45岁，因双手麻木不适10年，加重1个月入院。诊断为双侧腕管综合征，拟行双侧腕管切开减压术。关于该患者麻醉方式的选择，错误的是
A. 左侧肌间沟臂丛阻滞＋右侧腋路臂丛阻滞
B. 双侧肌间沟臂丛阻滞
C. 双侧腋路臂丛阻滞
D. 气管插管全身麻醉
E. 喉罩全身麻醉

164. 患者，男，53岁，因车祸致左肩部疼痛伴活动受限10小时入院。诊断为左锁骨骨折，拟行锁骨骨折切开复位内固定术。行颈丛神经阻滞后，患者发生声音嘶哑和失音，最可能的原因是
A. 舌神经阻滞
B. 颈交感神经节阻滞
C. 霍纳综合征的一种临床表现
D. 局部麻醉药毒性反应
E. 迷走神经阻滞

165. 患者，女，30岁，因乳腺炎伴脓肿形成拟行脓肿切开引流术，最佳的麻醉方式是
A. 表面麻醉　　B. 插管全身麻醉
C. 区域阻滞麻醉　　D. 局部浸润麻醉
E. 高位硬膜外麻醉

166. 患者，男，70岁，阴茎冠状沟处长有一0.3cm×0.5cm大小的肿物，表面呈菜花状，拟行肿物活检

术，下列最佳的麻醉方式为

A. 插管全身麻醉　　B. 局部浸润麻醉
C. 区域阻滞麻醉　　D. 表面麻醉
E. 不插管全身麻醉

167. 患者，男，35岁，因拇指外伤拟急诊于区域阻滞麻醉下行清创缝合术。既往有丁卡因腰麻过敏史，该患者应采用的局麻药物为

A. 氯普鲁卡因
B. 普鲁卡因加1∶200000肾上腺素
C. 普鲁卡因
D. 利多卡因
E. 利多卡因加1∶200000肾上腺素

168. 患者，男，40岁，体重60kg，使用含肾上腺素的利多卡因行区域阻滞麻醉，其最大安全剂量不超过

A. 2000mg　　B. 300mg
C. 500mg　　D. 150mg
E. 400mg

169. 患者，男，46岁，因走路被车撞3小时入院。诊断胸椎骨折、多发肋骨骨折、急性呼吸窘迫综合征而行气管插管机械通气。现患者烦躁不安，呼吸机压力报警，拟选用咪达唑仑镇静。下列叙述正确的是

A. 苯二氮䓬类药物对血压、呼吸无影响
B. 不同个体剂量要求接近，按照体重计算即可
C. 咪达唑仑可以升高颅内压
D. 咪达唑仑可以产生逆行性遗忘作用
E. 应该在镇痛基础上合用镇静治疗

170. 患者，男，29岁，体重70kg，手术结束时七氟烷挥发罐刻度2.5%，O_2流量为2L/min，为了使患者尽快清醒拔管，应

A. 关闭七氟烷挥发罐，将O_2流量减至0.5L/min
B. 关闭七氟烷挥发罐，不改变O_2流量
C. 关闭七氟烷挥发罐，将O_2流量减至1L/min
D. 关闭七氟烷挥发罐，将O_2流量增至8L/min
E. 将挥发罐刻度逐渐降为0.5%，O_2流量不变

171. 患者，女，35岁，身高156cm，体重80kg，既往体健，在静脉麻醉下行无痛取卵手术。给予芬太尼0.1mg，丙泊酚150mg后手术开始，2分钟后患者鼾声明显，SpO_2由98%降至86%，此时应给予的处理方式是

A. 置入喉罩
B. 轻抬下颌，面罩加压给氧辅助通气
C. 观察，暂不处理
D. 气管插管
E. 以上全部正确

172. 患者，男，49岁，在全麻期间发生支气管痉挛，下列处理错误的是

A. 腹腔镜CO_2人工气腹时立即放气
B. 暂停手术，迅速加深麻醉
C. 增加异氟烷的吸入浓度或静脉注入氯胺酮1mg/kg
D. 吸入沙美特罗
E. 纯氧吸入，并吸入沙丁胺醇

173. 患者，男，25岁，因2小时前酒后斗殴导致腹部刀刺伤入院，拟全麻下行开腹探查术，手术诱导时的主要危险是

A. 人工呼吸时阻力增加
B. 术中易发生高血压
C. 气管内插管困难
D. 发生呕吐和误吸
E. 发生喉痉挛

174. 患者，男，46岁，因食鸡蛋后胆囊炎复发入院，拟于急诊全身麻醉下行腹腔镜胆囊切除术，下列做法不恰当的是

A. 术前放置胃管
B. 诱导时拇指和示指压迫环状软骨（Sellick手法）以减少误吸的发生
C. 快速序贯诱导
D. 置入双管型喉罩
E. 置入气管导管

175. 患者，男，41岁，在单纯异氟烷吸入麻醉下行开腹胆囊切除术，异氟烷的MAC awake为

A. 0.8MAC　　B. 0.7MAC
C. 0.5MAC　　D. 0.4MAC
E. 0.3MAC

176. 患者，男，40岁，行开腹胆囊切除术，术后约10分钟自主呼吸恢复8～10次/分，潮气量小，静注新斯的明1mg，阿托品0.5mg，呼吸功能改善。在术后复苏过程中应监测

A. 呼末CO_2　　B. 床边胸片
C. 血常规　　D. 血生化检查
E. 12导联心电图

177. 患者，女，86岁，2天前摔伤后诉髋关节疼痛，并拒绝进食，诊断为髋关节骨折，拟于全麻下手术。患者无心肺疾病。术前查体：体重53kg；HR 118次/分；BP 96/60mmHg；RR 18；Hct 49%。麻醉诱导后BP 65/40mmHg，HR 132次/分。该患者诱导后出现低血压的原因最可能是

A. 心功能不全
B. 麻醉药物对血管的扩张作用

C. 过敏性休克
D. 低血容量
E. 肺栓塞

178. 患者，男，28岁，因车祸导致开放性股骨骨折需全麻下手术。患者有哮喘病史，一直使用沙丁胺醇吸入剂。术前体检和实验室检查无明显异常。气管插管七氟烷吸入全麻下手术，手术过程顺利，手术结束后患者突然出现气道压力升高，$P_{ET}CO_2$波形消失，SpO_2下降，血压下降。该患者最有可能发生了
A. 支气管痉挛　B. 肺栓塞
C. 气胸　D. 气管导管意外脱出
E. 气道异物

179. 患者，男，49岁，有吸烟史。全麻术后回病房，麻醉未清醒，患者血压、脉搏正常，吸气困难，呼吸时喉头有啰音，应考虑为
A. 舌后坠　B. 呼吸道分泌物多
C. 呕吐物窒息　D. 喉痉挛
E. 呼吸抑制

180. 患儿，男，3岁，全麻下行肾盂成形术，术中生命体征正常。拔管后，送入恢复室，患儿出现吸气困难、发绀，喉部发生高调鸡鸣音。此时应首先采取的措施是
A. 吸氧
B. 吸痰
C. 解除诱因，加压给氧
D. 环甲膜穿刺
E. 静脉给予肌松药后气管插管

181. 患者，男，46岁，全麻下行坐位颅后窝肿瘤切除术，术中$P_{ET}CO_2$突然下降，SpO_2降低，心动过速，心前区听诊闻及水磨音。此时应采取的措施，不包括
A. 压迫颈内静脉
B. 快速输液
C. 通知手术医生，以生理盐水灌满术野
D. 适度持续气道正压
E. 静脉溶栓药物

182. 患者，女，46岁，全麻下行腹腔镜子宫切除术，术前肝肾功能正常。术中生命体征平稳，手术时间3小时。手术结束时，停用麻醉药物，术后40分钟，患者仍未清醒。导致患者苏醒延迟的原因可能是
A. 残余药物作用　B. CO_2蓄积
C. 代谢性酸中毒　D. 低体温
E. 脑缺氧

183. 患者，男，49岁，全麻下行胃次全切除术，手术医生分离贲门时出现膈肌痉挛。下列处理措施中，不恰当的是
A. 通知手术医生暂停手术操作
B. 加深麻醉
C. 加大肌松剂的用量
D. 胃管引流排气减压
E. 静注安定10mg

184. 患者，女，56岁，全麻下行乳腺癌根治术，手术结束时给予舒芬太尼15μg，氟比洛芬酯50mg。拮抗肌松拔管后送入恢复室，并开始应用静脉镇痛泵镇痛。10分钟后患者呼吸减慢，SpO_2下降，考虑为中枢性呼吸抑制，此时应采取的措施是
A. 给予镇静药物
B. 再次给予新斯的明拮抗肌松
C. 氟马西尼0.2mg静注
D. 给予肌松药气管插管
E. 纳洛酮0.1mg静注，5分钟后可重复

185. 患者，女，50岁，行全麻气管插管腹腔镜胆囊切除术，术中患者突然出现气道压升高，听诊左肺呼吸音消失，继而血压下降，SpO_2降低，查看气管导管深度，门齿处21cm。患者最可能发生了
A. 张力性气胸　B. 气管导管位置改变
C. 气管导管打折　D. 麻醉机活瓣失灵
E. 支气管痉挛

186. 患者，男，76岁，时有反酸，喉罩全麻下行痔疮切除术，术前禁食16小时，术中机械通气，血压、心率平稳。手术15分钟后喉罩管腔内出现黄褐色液体，气道压力升高，二氧化碳曲线降低，SpO_2下降，听诊两肺湿啰音。可能的原因是
A. 输液过多　B. 误吸酸性胃内容物
C. 喉罩位置改变　D. 肺水肿
E. 气道分泌物过多

187. 患者，男，24岁，车祸外伤，脾切除术后，行有创动脉监测血压。患者清醒过程中，因气管导管不能耐受，双手挣扎拔管。此时发现患者的有创监测血压读数突然下降至60/30mmHg。首先应采取的处理方法是
A. 调整动脉测压装置并手工测量血压以校对血压值
B. 快速使用血管活性药物提高血压
C. 快速给予心脏超声检查
D. 快速冲入适量液体，提高血容量
E. 快速给予腹部超声检查

188. 患者，女，67岁，在连续硬膜外麻醉下行双侧膝关节置换术，患者既往因行动不便一直喜卧床休息。手术结束送至PACU，1小时后患者突觉胸痛并伴咳

嗽及呼吸困难，心率、血压下降，指脉搏氧饱和度从99%下降至75%。最可能的原因是

A. 肺水肿　　B. 肺栓塞
C. 脂肪栓塞　　D. 脑梗死
E. 哮喘

189. 患者，女，30岁，既往有先天性心脏病病史，持续发热2周。入院查体：贫血貌，胸骨左缘3～4肋间4/6级粗糙收缩期杂音伴震颤，脾肋下2cm，血培养两次阳性。入院后第3天突感呼吸困难、胸痛、咯血多次。对于该患者，可能性最大的诊断是

A. 室间隔缺损合并急性心衰
B. 室间隔缺损合并肺部感染
C. 室间隔缺损合并支气管扩张症
D. 感染性心内膜炎合并急性肺栓塞
E. 感染性心内膜合并肺部感染

190. 患者，男，67岁，1年前有急性心肌梗死病史，经治疗后好转。因急性阑尾炎发作在硬膜外阻滞下行开腹阑尾切除术，术中平稳。术后，患者突然出现胸闷，剧烈咳嗽，不能平卧，咳粉红色泡沫样痰，心率132次/分，血压160/90mmHg，考虑急性左心衰、心源性哮喘。下列哪组药物治疗最适宜

A. 氢氯噻嗪+硝普钠　　B. 氢氯噻嗪+氨茶碱
C. 氢氯噻嗪+地高辛　　D. 氢氯噻嗪+卡托普利
E. 吗啡+毒毛花苷K

191. 患儿，男，6岁，行扁桃体切除术后被送到麻醉后恢复室。术中使用异氟烷、芬太尼、N_2O实施麻醉，在患儿苏醒、拔出气管导管前20分钟给予氟哌利多。由于患者出现眼球异常运动，呼唤麻醉医师至恢复室，见患儿眼球上翻，颈部扭曲、僵硬。此时最合适的处理药物为

A. 地西泮　　B. 甘露醇
C. 格隆溴铵　　D. 苯海拉明
E. 丹曲林

192. 患者，女，68岁，体重100kg，全身麻醉下行经尿道前列腺切除术。术后在恢复室里患者出现躁动和意识不清，测定血清钠为110mEq/L。为使血清钠离子浓度达到120mEq/L，需要补充钠

A. 300mEq　　B. 450mEq
C. 500mEq　　D. 600mEq
E. 800mEq

193. 患者，男，行腹腔镜胆囊切除，在PACU拔管后2分钟出现呼吸困难，吸气时可见肋间和锁骨上窝处明显下凹，腹式呼吸明显增强，听诊无呼吸音，这时首先考虑

A. 上呼吸道梗阻　　B. 肺不张
C. 气胸　　D. 哮喘
E. 喉痉挛

194. 下列哪一项不是麻醉恢复室的基本任务

A. 手术室中当日全麻患者未清醒，部位麻醉发生意外可能有生命危险者
B. 监护和治疗在苏醒过程中出现的生理混乱
C. 患者苏醒后无异常，送入病房
D. 对于病情危重需要进一步加强监测和治疗的患者，则送入ICU
E. 送入ICU的患者需由麻醉恢复室医生共同进行监护和治疗

二、多选题

1. 麻醉前用药的目的有

A. 减轻患者紧张情绪和焦虑
B. 抑制交感和迷走神经反射，降低应激反应
C. 减少腺体分泌，保持术中呼吸道通畅
D. 降低代谢，提高痛阈，减少麻醉药剂量
E. 预防和减轻麻醉药的不良反应

2. 关于术前用药的叙述，正确的有

A. 抗胆碱药主要抑制呼吸道腺体分泌和迷走反射
B. 臂丛神经阻滞时术前无需使用抗胆碱药
C. 小儿腺体分泌旺盛，抗胆碱药的剂量偏大
D. 东莨菪碱的中枢作用比阿托品强
E. 抗胆碱药因抑制汗腺分泌，室温高时可使患者体温升高

3. 术前需要纠正的心律失常有

A. 心房颤动和心房扑动伴快速室率
B. 二度以上房室传导阻滞
C. 偶发房性期前收缩
D. 频发室性期前收缩
E. 无症状的右束支传导阻滞

4. 对心血管系统疾病患者的术前病情评估，下列正确的是

A. 伴有高血压未经治疗或治疗不恰当的患者围术期危险性倍增
B. 冠心病者常伴有焦虑，应利用术前药等方法镇静
C. 近期心肌梗死非心脏手术患者围术期的再心肌梗死率和死亡率都显著增高
D. 手术中使用电灼干涉非同步型起搏器的功能
E. 非窦性心律、房性期前收缩和每分钟5次以内的室性期前收缩围术期发生心脏意外的可能性大

5. 预测术后呼吸功能不全的最佳指标组合有

A. 最大自发性通气量

B. 用力第1秒呼气容量
C. 用力肺活量
D. 潮气量
E. 终末小气道阻力

6. 下列对于心脏超声图检查的描述，正确的是
A. 只能反映心脏功能，不能明确是否有心肌缺血病
B. 对心脏射血分数显著性降低至25%～35%者，可确定为“高危”
C. 对估计瓣膜病和心室功能非常有效
D. 是预测心脏意外的最佳指标
E. 能评估心功能

7. 下列关于哮喘患者的叙述，正确的有
A. 哮喘患者术中宜用吸入麻醉药物维持麻醉
B. 哮喘患者的麻醉方案中应该包括术后镇痛措施
C. 为减少哮喘患者的危险性，应强调术前对哮喘患者施行最完善的术前准备
D. 哮喘的发作与手术部位之间有相关性，以上腹部手术术中的哮喘发生率最高
E. 氯胺酮可用于哮喘患者诱导

8. 对于糖尿病患者，围术期需要注意的事项有
A. 术前空腹血糖应＜10mmol/L，随机或餐后血糖＜12mmol/L
B. 术前评估应关注有无重要脏器并发症
C. 服用格列奈类药物者，药物应持续用至术晨
D. 使用胰岛素控制血糖者，术晨继续使用短效胰岛素
E. 皮下使用胰岛素泵者，手术当日泵速调整为睡眠基础速率

9. 关于高血压患者的术前准备，下列错误的有
A. 长期用抗高血压药治疗，如血压稳定，术前3天可以停药
B. 高血压并存心肌缺血者，择期手术应列为禁忌
C. 单纯慢性高血压者，对麻醉的耐受力较差
D. 高血压患者麻醉危险性主要决定于重要脏器是否受累及其严重程度
E. 术前血压降至正常水平后才能手术

10. 婴幼儿插管易出现声门下水肿的原因除外
A. 喉头黏膜下组织疏松　B. 插管动作粗暴
C. 导管不洁　D. 导管过粗
E. 消毒液化学刺激

11. 插管中和拔管后，引起呼吸道梗阻的常见原因有
A. 舌后坠　B. 咽喉部分泌物积聚
C. 支气管痉挛　D. 喉痉挛
E. 气管导管阻塞

12. 关于判断喉罩位置的方法，下列正确的是
A. 胸骨上凹轻压试验
B. 漏气试验
C. 牙垫的位置
D. 置入胃管的情况
E. 判断位置后充起气囊，即行通气试验

13. 下列叙述正确的是
A. 气管插管最危险的情况是发生困难气道，其发生率为1.5%～13%，其中＞90%的困难气道可通过术前检查发现
B. 颈部短而粗，下颌小而内收，上门齿外露过多和过度肥胖都提示有插管困难
C. 了解上呼吸道烧伤或颈前部放射治疗史也非常重要。打鼾或睡眠呼吸暂停综合征病史应受到重视，有些累及气道的先天性综合征可导致面罩通气或气管插管困难。其他因感染、创伤、肿瘤或炎症所致的疾病也可明显影响气道的操作，如颈椎骨折、下颌外伤、类风湿关节炎、气道内肿瘤等
D. 术前估计包括气道的病史、体格检查以及回顾既往麻醉的记录
E. 如患者张口度＜3cm、颈椎的下半部屈曲受限、而上半部尤其寰枕关节不能伸展以及下颌伸出受限，都会给气管插管带来困难

14. 颈椎术后，常见气道梗阻的原因有
A. 术后气道水肿
B. 固定于过屈位（后路手术）
C. 植入物移位
D. 术后血肿
E. 脑脊液漏

15. 清醒插管的优点包括
A. 保留自主呼吸，维持肺部有效的气体交换
B. 易于操作
C. 保持肌肉的紧张性，使气道解剖结构维持在原来位置上，更有利于气管插管操作
D. 气道反射不被抑制，降低了误吸引起窒息的危险
E. 患者更容易接受

16. 困难气道车内应包含
A. 可视喉镜、纤维支气管镜和光棒等各种插管工具
B. 简易呼吸器
C. 各种紧急通气设备
D. 环甲膜或气管切开包
E. 各种型号和分类的气管导管

17. 困难气道的并发症有
A. 口腔损伤
B. 神经损伤

C. 杓状软骨脱位或半脱位
D. 咽喉损伤
E. 颈椎损伤

18. 关于纤维支气管镜引导下清醒气管插管，下列叙述正确的有
A. 推进纤维支气管镜并保持前端于视野空间中央
B. 适当涂抹润滑剂
C. 如果可能控制镜体在吸气相时进入
D. 应充分进行鼻腔准备
E. 从鼻咽部沿纤维支气管镜干轻柔推送气管导管

19. 纤维支气管镜引导气管插管失败的原因包括
A. 缺少培训和经验
B. 局麻不完善
C. 物镜和聚焦镜积雾
D. 分泌物或血的存在
E. 气管导管偏细与镜干紧贴而润滑不足

20. 纤维支气管镜引导进行清醒插管时，可作为麻醉前用药的有
A. 抗胆碱药物　B. 阿片类药物
C. 苯二氮草类药物　D. 激素类药物
E. 鼻黏膜收缩剂

21. 纤支镜清醒插管时，可以用于减少分泌物的药有
A. 格隆溴铵　B. 东莨菪碱
C. 阿托品　D. 鼻黏膜收缩剂
E. 利多卡因

22. 环甲膜穿刺术的并发症有
A. 出血　B. 气管损伤
C. 皮下气肿　D. 感染
E. 食管穿孔

23. 关于环甲膜穿刺术，下列叙述正确的有
A. 环甲膜穿刺的理想体位是颈部过伸的仰卧位
B. 注药后嘱患者充分咳嗽
C. 在呼气末注入局麻药
D. 用空气抽吸实验来验证穿刺针位置是否已进入气管内
E. 注药时要固定好穿刺针位置

24. 常用的困难气道工具有
A. 纤维支气管镜　B. 可视光导芯类
C. 视频喉镜　D. 各种插管型喉罩
E. 弹性探条

25. 关于导丝扩张钳法气管切开，下列叙述正确的有
A. 常选择第3～4或第4～5气管软骨环间作为切口
B. 经钢丝插入扩张器，在气管软骨环间作初步扩张，以使特制的扩张钳能顺着钢丝插入气管软骨环间作进一步的横向扩张
C. 先将穿刺针置入气管内，再把钢丝通过穿刺针插入气管
D. 常选择第2～3或第3～4气管软骨环间作为切口
E. 经钢丝引导插入气管切开导管

26. 困难气道处理的注意事项有
A. 每个麻醉科要根据本科室的人员和设备情况，按照困难气道处理流程的思路制定出自己简便可行的处理流程，在科室内定期宣教培训，并挂在困难气道设备车上，以便准确及时地执行
B. 当插管失败后，应避免同一个人采用同一种方法反复操作，要及时分析，更换思路和方法或者更换人员和手法
C. 每个麻醉科都应准备一个困难气道设备车或箱，包括紧急和非紧急气道工具，可结合本科室的具体条件有所调整，但应当至少有一种紧急气道工具
D. 平时应加强各种气道方法与工具的培训，使每一位麻醉医师都能够熟练掌握除直接喉镜以外的至少一种气道处理方法
E. 麻醉医师应在麻醉记录中记录患者存在困难气道，并对其特征进行描述，麻醉医师有必要将以上信息告知患者（或家属），为以后处理提供指导

27. 困难气道者在拔除气管导管时，应考虑
A. 拔管必须慎重
B. 等待患者完全清醒
C. 准备紧急通气方案
D. 漏气试验
E. 充分氧供并吸尽患者气道分泌物和胃内容物

28. 在困难气道处理中，若患者发生面罩无法通气且气管插管困难，ASA 推荐的三种快速气道维持方法为
A. 食管封闭式气管（EOA）
B. 经气管喷射通气（TTJV）
C. 喉罩气道（LMA）
D. 带套囊口咽通气道
E. 联合导气管（ETC）

29. 下列属于经鼻插管禁忌证的是
A. 腭裂
B. 下颌骨骨折
C. 上颌骨骨折合并颅底骨折
D. 上颌窦癌
E. 鼻道畸形

30. 常见局部麻醉包括

A. 表面麻醉　　B. 神经传导阻滞
C. 区域阻滞　　D. 局部浸润麻醉
E. 硬膜外阻滞

31. 局部麻醉药的全身性不良反应包括
A. 高敏反应　　B. 心脏毒性反应
C. 中枢神经毒性反应　　D. 变态反应
E. 组织毒性

32. 关于局部与神经阻滞麻醉，下列叙述正确的有
A. 神经内注射
B. 使用斜面穿刺针及神经刺激仪定位可减少神经损伤的发生率
C. 穿刺部位感染为局部麻醉禁忌证
D. 穿刺有异感时神经损伤的发生率增高
E. 穿刺靠近血管丰富部位时尽可能用细针

33. 关于颈丛阻滞，下列叙述正确的是
A. 颈丛阻滞的骨性标志为 C_4 横突
B. C_{2-4} 神经构成颈丛
C. 颈深丛与颈浅丛均属感觉神经丛
D. 甲状腺手术颈丛阻滞应同时阻滞颈浅丛和颈深丛
E. 颈丛阻滞最易发生喉上神经阻滞

34. 关于局部麻醉，下列叙述正确的是
A. 患者神志清醒　　B. 阻滞完全可逆
C. 运动神经保持良好　　D. 感觉神经被阻断
E. 有时产生阻滞损害

35. 关于区域阻滞麻醉，下列叙述正确的有
A. 操作时，围绕手术区四周及底部注射麻醉药
B. 所使用的局麻药不能超过其最大剂量
C. 与局部浸润麻醉相比，对病变部位的影响较小，便于术者的解剖辨认
D. 适用于短小手术及健康状况差的虚弱或高龄患者
E. 为短小手术麻醉，无需作抢救应急准备

36. 关于区域阻滞麻醉与局部浸润麻醉，下列叙述错误的是
A. 区域阻滞麻醉与局部浸润麻醉都属于局部麻醉
B. 行区域阻滞麻醉或局部浸润麻醉，每次注药量不能超过其极量
C. 感染及癌肿部位切除手术可使用局部浸润麻醉
D. 环绕被切除部位作包围性及其基底部的麻醉方式为局部浸润麻醉
E. 行区域阻滞麻醉或局部浸润麻醉时，所使用局麻药均可不必行皮试试验

37. 关于区域阻滞局麻药的变态反应，下列叙述正确的有
A. 较多见
B. 可能与 IgM 有关
C. 酯类较酰胺类多见
D. 同类型的局麻药可能出现交叉性变态反应
E. 做过敏试验可完全避免变态反应

38. 行区域阻滞麻醉时，下列与局麻药吸收有关的因素有
A. 注药部位　　B. 药物与组织结合
C. 局部组织血液灌流　　D. 注药剂量
E. 加用血管收缩药

39. 区域阻滞麻醉时，下列叙述正确的是
A. 每次注药前应回抽
B. 感染及癌肿部位不宜使用
C. 每次注药量不应超过极量
D. 环绕被切除部位作包围性及其基底部的注射
E. 改变穿刺针方向时，应先退针至皮下

40. 下列情况中，应放弃硬膜外麻醉的是
A. 患者过度紧张
B. 穿刺或置管时误伤血管，导致有多量血液流出
C. 多次穿破硬脊膜
D. 手术时间冗长
E. 休克失代偿

41. 硬膜外阻滞的主要机制与部位是
A. 经吸收循环后再作用于脊髓
B. 经蛛网膜绒毛阻滞脊神经根
C. 各种途径进入脑脊液作用于脑部
D. 椎旁阻滞
E. 直接透过硬膜与蛛网膜产生蛛网膜下腔阻滞

42. 硬膜外镇痛的适应证包括
A. 胸部手术
B. 膝关节手术
C. 上肢手术
D. 上腹部或下腹部大手术
E. 血管手术

43. 连续硬膜外阻滞的并发症不包括
A. 反流、误吸　　B. 低血压
C. 全身中毒反应　　D. 高平面阻滞或全脊麻
E. 新生儿窘迫

44. 硬膜外麻醉下行胆囊、胆道手术时，下列叙述错误的是
A. 阻滞平面控制在 $T_4 \sim L_2$
B. 胆囊、胆道的迷走神经分布不密集，没有膈神经参与
C. 应采用局部神经封闭、氟芬合剂（依诺伐）等预防牵拉痛或胆－心反射、迷走－迷走反射
D. 阻滞前应用吗啡作为术前药
E. 手术牵拉引起心动过缓可给予阿托品治疗

45. 使用局麻药时，不能加用肾上腺素的情况是

A. 糖尿病　　B. 甲状腺功能亢进

C. 末梢部位手术　　D. 休克患者

E. 气管内表麻

46. 关于腰麻的叙述，下列错误的是

A. 头痛是腰麻后最常见的并发症之一

B. 丁卡因和布比卡因是腰麻最常用的药物

C. 骶管阻滞是腰麻的一种特殊形式

D. 血压骤降，脑供血不足是腰麻引起恶心、呕吐的诱因之一

E. 腰麻阻滞平面的上界与下界之间的节段距离与所用药物的剂量有关，与患者颅内压有关

47. 胸腰段硬膜外麻醉可阻滞

A. 支配腹肌的运动神经

B. 支配胸腹部的感觉神经

C. 支配胸腹部内脏的副交感神经

D. 支配胸腹部内脏的交感神经

E. 迷走神经

48. 关于脊髓的解剖结构，下列叙述正确的是

A. 与脊神经直接相连

B. 被止于第 2 腰椎水平的硬脊膜所包裹

C. 被脑脊液直接包围

D. 在 L_1、L_2腰椎穿刺可能损伤脊髓

E. 发出全部七对颈神经的根

49. 患者，男，22 岁。既往体健，于 5 小时前车祸伤致右胫腓骨骨折、颅脑外伤，颅脑 CT 示颅骨骨折、少量蛛网膜下腔出血，神志清，拟行右胫腓骨骨折复位内固定术，不应使用以下哪种麻醉

A. 局麻 + 强化　　B. 腰 - 硬联合麻醉

C. 全身麻醉　　D. 硬膜外麻醉

E. 脊麻

50. 患者，男，78 岁。ASA Ⅱ级，行腹股沟斜疝修补术，选用连续硬膜外阻滞，L_{1-2}穿刺头向置管，给予试验量 2% 利多卡因 5ml，3 分钟后测平面上界为 T_{10}，生命体征稳定。此时处理不恰当的是

A. 立即追加 1.5% 利多卡因 2 ~ 8ml

B. 立即一次性追加 2% 利多卡因 5ml

C. 立即一次性追加 2% 利多卡因 8 ~ 10ml

D. 先追加 2% 利多卡因 3ml，观察后再决定进一步用量

E. 继续观察 5 分钟后作决定

51. 全麻与硬膜外阻滞复合的优点包括

A. 消除患者的紧张心理

B. 达到更完善的麻醉效果，提高安全性

C. 减少静脉或吸入麻醉药物的使用量，加快术后苏醒

D. 可不用肌松药

E. 可留置硬膜外导管，利于术后镇痛

52. 复合麻醉的原则包括

A. 合理选择药物　　B. 加强麻醉期间的管理

C. 准确判断麻醉深度　　D. 优化复合用药

E. 坚持个体化的原则

53. 全麻患者呼吸系统并发症包括

A. 肺气肿　　B. 误吸

C. 呼吸抑制　　D. 呼吸道梗阻

E. 肺炎、肺不张

54. 全麻时支气管痉挛的临床表现包括

A. 双肺广泛哮鸣音　　B. 气道压显著升高

C. "沉默肺"　　D. $P_{ET}CO_2$波形消失

E. $P_{ET}CO_2$波形呈"尖顶样"改变

55. 低温麻醉的并发症有

A. 心律失常　　B. 苏醒期寒战

C. 肾功能不全　　D. 凝血功能障碍

E. 酸中毒

56. 关于全麻状态下发生支气管痉挛的处理措施，下列叙述错误的是

A. 抗组胺药为首选药物

B. 七氟烷加深麻醉

C. 充分给氧

D. 不需要再次确认气管导管位置

E. 可选用肾上腺皮质激素和氯胺酮

57. 麻醉中低血压的原因是

A. 麻醉药物直接扩张血管

B. 过敏反应和类过敏反应

C. 急性心肌缺血

D. 术前应用降血压药物

E. 张力性气胸

58. 下列关于麻醉中低血压预防措施的叙述，正确的是

A. 重视术前高血压的治疗

B. 术前停用 ACEI 类降压药

C. 麻醉前已有的低血容量不需要纠正

D. 避免麻醉过深

E. 全麻诱导选用对血流动力学影响小的药物即可

59. 围术期心肌缺血是严重的麻醉并发症，其发生的危险因素包括

A. 40 岁以上男性

B. 高血压、高血脂、高血糖

C. 慢性阻塞性肺疾病
D. 上腹部手术
E. 周围动脉硬化性疾病

60. 术后高血压的常见原因有
A. 尿潴留　　B. 疼痛
C. 止血带长时间加压　　D. 阿片类药物戒断反应
E. 低温

61. 麻醉操作诱发的心律失常多与麻醉过浅有关，下列关于麻醉操作和麻醉药物诱发心律失常的叙述，错误的是
A. 吸入高浓度氧化亚氮（>60%）可使 HR 明显增快
B. 浅麻醉伴随的疼痛反应易诱发房性期前收缩或室上性心动过速
C. 芬太尼可缩短 R－R 间期和房室传导时间
D. 浅麻醉下的气管插管和拔管可诱发心律失常
E. 新斯的明会引起心动过速

62. 下列关于恶性高热的叙述，错误的是
A. 符合常染色体隐性遗传
B. 在人类的发病率中，女性高于男性
C. 在某些麻醉药物触发下，肌浆网钙离子重摄入减少，引起肌肉持续痉挛，高代谢等一系列急剧严重的病理生理变化
D. 可发生于麻醉中任何阶段和术后
E. 50% 患者可检测到 RyR1 基因突变

63. 患者清醒延迟的原因主要有
A. 肥胖
B. 芬太尼用量大
C. 肌松药的残留作用
D. 吸入全麻药时间长
E. 所用镇静药半衰期时间长，而手术时间相对短

64. 术后呼吸功能不全的常见原因主要有
A. $PaCO_2$ 过低　　B. 体温过低
C. 输晶体液过多　　D. 伤口疼痛
E. 麻醉药的残余作用

65. 术后血压升高的常见原因有
A. 疼痛　　B. 低氧
C. 躁动　　D. 寒战
E. 高碳酸血症

66. 清醒期体温过低，可引起
A. 心肌抑制　　B. 心动过缓
C. 室性期前收缩　　D. 外周阻力升高
E. 药物代谢减慢

67. 麻醉恢复期通气不足的原因有
A. 呼吸道梗阻　　B. 麻醉药的残余作用
C. 肌松药残余作用　　D. 呼吸中枢损伤
E. 误吸

68. 手术后低温的原因可能是
A. 环境温度低
B. 大量输入未加温的液体
C. 手术创面用大量低温液体冲洗
D. 长时间手术
E. 手术部位、麻醉方法等

69. 关于术中知晓的叙述，下列正确的是
A. 术中知晓提示麻醉偏浅
B. 术中应完全肌松（TOF 完全消失），以保证手术顺利进行
C. 全凭静脉麻醉是术中知晓发生的相关因素
D. 应用脑功能监测可以降低术中知晓的发生率
E. 术中使用耳塞，减少听觉传入可以预防术中知晓

70. 术后疼痛影响术后恢复，疼痛会引起皮层反射使交感神经活动增加，下丘脑刺激增加，引起神经内分泌改变。下列叙述正确的是
A. 胰高血糖素分泌增加
B. 抗利尿激素分泌减少
C. 儿茶酚胺分泌增加
D. 促肾上腺皮质激素分泌增加
E. 胰岛素分泌增加

71. 对于全麻苏醒延迟患者除了需要考虑药物过量，患者中枢神经系统敏感性升高，还要考虑患者是否合并有血浆白蛋白降低的疾病。此类疾病常见
A. 烧伤　　B. 肝病
C. 肾病　　D. 重度感染
E. 肾病综合征

72. 患者，男，49 岁，行开腹肝囊肿切除，既往无高血压史，PACU 拔管后患者血压持续在 170/85mmHg 上，下列哪些原因可导致此患者术后高血压
A. 疼痛刺激　　B. 张力性气胸
C. 缺氧和 CO_2 蓄积　　D. 出血
E. 尿潴留

73. 下列哪些是神经外科坐位手术的优点
A. 手术野暴露好，利于操作
B. 利于血流动力学稳定
C. 脑脊液引流通畅，颅内压低
D. 静脉回流好，术野渗血少
E. 有利于观察面部对颅神经刺激时的反应

74. 关于俯卧位对肺的相关叙述，正确的是

A. 对健康人无论麻醉与否，气体易在上侧肺泡，血液易在下侧肺泡
B. 对健康或肥胖者胸肺顺应性无明显影响
C. 对急性肺损伤者可改善肺泡膨胀程度和通气功能
D. 对急性肺损伤者可改善通气/血流比例
E. 对急性肺损伤者可消除通气/血流比例失调

75. 关于仰卧位低血压综合征，下列叙述错误的是
A. 是子宫压迫下腔静脉，回心血量减少
B. 产妇左侧倾斜位可减少该综合征反应
C. 多数将产妇子宫推向右侧可减少该反应
D. 加快输液或静注麻黄碱利于恢复血压
E. 子宫压迫腹主动脉时，更影响胎盘血流

76. 坐位颅脑手术的并发症包括
A. 气脑　　B. 循环不稳定
C. 硬脑膜下血肿　　D. 静脉空气栓塞
E. 四肢瘫痪或轻瘫

77. 麻醉后恢复室（PACU）需要的设备有
A. 肌松监测仪　　B. 吸氧装置
C. 负压吸引装置　　D. 胃肠减压装置
E. 监护仪、除颤仪

78. 麻醉后恢复室（PACU）需要的药品有
A. 镇静镇痛药　　B. 麻醉拮抗药
C. 心血管活性药　　D. 晶、胶液体
E. 止吐药等

79. Aldrete 评分内容包括
A. 氧饱和度　　B. 呼吸
C. 循环　　D. 意识
E. 活动度

80. Steward 评分内容包括
A. 清醒程度　　B. 呼吸道畅通程度
C. 肢体活动度　　D. 体温
E. 尿量

81. 带管入恢复室的患者，气管导管拔除的标准有
A. 呼吸频率 10～30 次/分
B. 潮气量 >4ml/kg
C. 肺活量 >10m/kg
D. 最大吸气力 > $-15cmH_2O$
E. PaO_2 >60mmHg（吸空气）

82. 关于患者离开恢复室的标准，叙述正确的是
A. 能自行咳痰
B. 具有正确的定向力
C. 无急性麻醉或手术并发症
D. 静脉注射吗啡者，因其药效高峰在 10 分钟内，因此可在用药后 10 分钟转出
E. 椎管内麻醉的患者，应等待运动功能和本体感觉恢复后才能转回原病房

83. 在 PACU 遇到肌力差，呼吸不协调的患者，除了考虑肌松药残留作用，我们还必须考虑到其他延长神经肌肉阻滞的因素如
A. 酸中毒　　B. 低温
C. 吸入麻醉药　　D. 低钙
E. 呕吐

84. 离开麻醉恢复室时，具备的呼吸系统标准为
A. 能够自行保持呼吸道通畅
B. 吞咽及咳嗽反射恢复正常
C. 无误吸危险
D. 通气功能正常，呼吸频率 12～30 次/分
E. 面罩吸氧 SpO_2 高于 95%

85. 小儿入恢复室后需要哪些基本监测
A. 血压　　B. 心电图
C. 脉搏血氧饱和度　　D. 体温
E. 呼末二氧化碳

三、共用题干单选题

（1～3 题共用题干）

患者，男，70 岁，因发现背部肿块 10 余年入院。诊断为脂肪瘤，拟行背部肿块切除术。既往有抽烟史 20 余年，慢阻肺病史 10 余年，糖尿病病史 10 余年，肺功能提示重度混合性通气功能障碍。现对该患者进行术前病情评估。

1. 麻醉前病情评估的主要目的是
A. 与患者建立感情，获得患者的信任
B. 了解手术方式
C. 认识患者以免发生麻醉错误
D. 了解患者对麻醉和手术的耐受力
E. 与术者确定麻醉方案

2. 该患者的 ASA 分级为
A. Ⅰ级　　B. Ⅱ级
C. Ⅲ级　　D. Ⅳ级
E. Ⅴ级

3. 关于该患者的术前准备，错误的是
A. 麻醉前给药量要少，以免呼吸抑制和咳痰困难
B. 若合并肺部感染，在应用抗生素的同时施行手术
C. 停止吸烟 2 周，鼓励患者多练习深呼吸和咳嗽
D. 应用支气管扩张剂及雾化吸入等
E. 术前尿糖应低于（＋＋）且尿酮体阴性

（4～10 题共用题干）

患者，女，50 岁，轻度活动后即感心慌、气短，既往有风湿病病史 27 年，曾心力衰竭 3 次。现拟行子宫内膜癌根治术。胸片、心电图、超声心动图诊断为二尖瓣轻度狭窄并关闭不全，中度肺动脉高压、房颤。

4. 患者的 ASA 分级是

A. Ⅰ级　　B. Ⅱ级
C. Ⅲ级　　D. Ⅳ级
E. Ⅴ级

5. 患者的心功能分级为

A. Ⅰ级　　B. Ⅱ级
C. Ⅲ级　　D. Ⅳ级
E. Ⅴ级

6. 根据患者病情，下列治疗措施合适的是

A. 无手术指征
B. 立即行二尖瓣置换术
C. 立即行子宫内膜癌根治术
D. 首先改善心功能再行子宫内膜癌根治术
E. 以上均不可

7. 下列麻醉方法中，最佳的是

A. 气管内插管全麻　　B. 腰麻
C. 硬膜外麻醉　　D. 局麻加强化
E. 脊麻－硬膜外联合麻醉

8. 当分离膀胱与子宫黏膜间隙时，心电图提示室颤，此时采取的措施是

A. 继续手术　　B. 胸外心脏按压
C. 胸内心脏按压　　D. 人工呼吸
E. 2% 利多卡因 5ml 气管内注入

9. 在上述处理的同时，需要尽早

A. 利多卡因 100mg 静注
B. 5% 碳酸氢钠 100ml 静注
C. 肾上腺素 2mg 气管内注入
D. 胸内电除颤
E. 胸外电除颤

10. 复苏成功及手术结束后，患者生命体征平稳，但是尚未清醒，下列处理正确的是

A. 带气管导管送回 ICU 病房
B. 拔管后送回普通病房
C. 拔管后送回 ICU 病房
D. 带气管导管送回普通病房
E. 待清醒后送回普通病房

（11～13 题共用题干）

患者，女，59 岁，因慢性胆囊炎、胆石症急性发作入院。有高血压、冠心病病史 10 年。心电图示冠状动脉供血不足，心率为 66 次/分，血压为 165/90mmHg，行胆囊切除加胆总管探查 T 管引流术。术中处理胆囊时突然心率减慢、室性期前收缩（早搏）、二联律。

11. 下列麻醉方法中，最佳的是

A. 硬膜外麻醉　　B. 腰麻
C. 局麻　　D. 气管内插管全麻
E. 以上都不是

12. 下列处理不恰当的是

A. 维持术中循环稳定
B. 避免气管插管时心血管反应
C. 术前给咪达唑仑
D. 以浅全麻加肌松药维持麻醉
E. 术中监测麻醉深度

13. 术中处理胆囊时突然出现心律失常，首先考虑为

A. 胆－心反射　　B. 手术刺激心脏
C. 低血压　　D. 缺氧
E. 低体温

（14～15 题共用题干）

患者，女，71 岁，因反复发作上腹不适和疼痛入院，诊断为胆石症，拟行胆囊切除、胆管探查术。患者既往有高血压病史 15 年，未规律服药。查体：血压 180/90mmHg，入院 3 天来口服降压药控制血压。心电图示窦性心律，心率为 62 次/分，左室高电压，ST－T 改变。

14. 患者入室后血压 230/90mmHg，应给予的处理是

A. 给予镇静剂后再麻醉
B. 口服降压药后再麻醉
C. 进行麻醉诱导使血压下降
D. 静脉用降压药后再麻醉
E. 暂停手术，控制血压

15. 患者服用降压药 4 周后再次入院，血压为（150～160）/（80～90）mmHg，术前应进行的处理是

A. 术日晨停用降压药，以避免术中低血压
B. 降压药用至术日晨
C. 暂停手术
D. 入手术室前 30min 用利尿剂降压
E. 术日晨降压药加量，以避免入室后高血压

（16～20 题共用题干）

患者，女，35 岁，因胸腺瘤入院，择期行胸腔镜下胸腺瘤切除术。患者自诉有晨轻暮重的无力感，诊断为胸腺瘤合并重症肌无力。

16. 对于患者术前评估，应重点考虑的因素不包括

A. 着重了解重症肌无力的疾病情况（如是否累及呼吸肌、服药情况等）
B. 肿瘤是否压迫气道，双腔气管导管插管条件的

评估

C. 心肺储备功能的评估

D. 有无家族史

E. 是否存在其他并发症，如糖尿病、高血压、脑梗等慢性疾病

17. 重症肌无力常隐匿起病，常累及的肌肉为

A. 眼外肌　　B. 下肢肌肉

C. 上肢肌肉　　D. 眼内肌

E. 呼吸肌

18. 下列检查项目中，对术前患者重症肌无力诊断没有帮助的是

A. 新斯的明试验　　B. 依酚氯铵试验

C. 疲劳试验　　D. 神经重复频率刺激检查

E. 脑脊液检查

19. 关于重症肌无力患者术中肌松问题，下列叙述正确的是

A. 采用全麻复合硬膜外麻醉对患者肌无力影响较小

B. 重症肌无力患者对肌松药代谢无改变

C. 对非去极化肌松药敏感

D. 患者对氯琥珀胆碱极其敏感

E. 如术中使用肌松药，则手术当日必须停用抗胆碱酯酶药

20. 手术过程中，最需要监测的指标是

A. PAWP　　B. SVR

C. TOF　　D. CO

E. EF

（21～23 题共用题干）

患者，男，36 岁，因车祸致脾破裂入手术室。入室无创血压 68/40mmHg，心率 133 次/分，面罩吸氧 5L/分，血气分析结果示 PaO_2 115mmHg。拟气管插管全身麻醉下行脾切除术。

21. 关于成人经口气管内插管导管尖端距门齿的最佳距离，正确的是

A. （20±2） cm　　B. （20±4） cm

C. （22±2） cm　　D. （22±4） cm

E. （24±2） cm

22. 气管插管后，拟行有创动脉血压监测，首选的穿刺置管部位为

A. 肱动脉　　B. 桡动脉

C. 尺动脉　　D. 足背动脉

E. 股动脉

23. 术中共出血 3600ml，输注异体血 1500ml，自体血 600ml，晶体液 1000ml。全身麻醉复苏过程中，无创血压 109/67mmHg，吸入氧浓度 60%，复查血气提示 PaO_2 81mmHg。此时，患者低氧血症的原因最有可能是

A. 潜在的心脏右向左分流

B. 急性左心衰竭

C. 急性肺损伤

D. 肺栓塞

E. 吸入氧分压过低

（24～25 题共用题干）

患者，女，44 岁，因慢性胆囊炎、胆囊结石行经腹腔镜胆囊切除术。术中以 1.5% 的异氟烷维持麻醉，小剂量芬太尼辅助。手术进行到 1 小时后，患者出现血压升高、心率增快，将异氟烷的浓度升至 2%，效果不佳，考虑患者可能出现了二氧化碳蓄积。

24. 确定该患者二氧化碳蓄积的最简便有效的方法是

A. 观察钠石灰的颜色

B. 行动脉血气分析

C. 测定呼气末二氧化碳分压

D. 患者的临床表现

E. 测定分钟通气量

25. 针对上述情况，正确的处理方法是

A. 加深麻醉以降低血压和心率

B. 给予血管扩张剂以降低血压

C. 给予 β 受体阻断剂以降低心率

D. 增加分钟通气量

E. 不需要处理，等待手术后自然恢复

（26～28 题共用题干）

患者，女，66 岁，身高 162cm，体重 80kg，拟在全身麻醉下行右膝关节置换术。

26. 关于术前访视时进行的气道条件评估，下列不适宜的是

A. 甲颏距离　　B. 头颈活动度

C. 张口度　　D. Mallampati 分级

E. Cormack－Lehane 分级

27. 给予全麻用药后置入喉罩，下列及时判断喉罩位置的有效方法不包括

A. 血氧饱和度监测

B. $P_{ET}CO_2$ 有波形

C. 胸骨上凹轻压试验

D. 漏气试验

E. 判断位置后充起气囊，即行通气试验，只有通气良好才是判断喉罩置入成功的最终指标

28. 给予全麻用药后置入气管导管，气管导管误入食管的早期征象为

A. EKG 的 ST 段下移　　B. 心动过缓

C. $P_{ET}CO_2$没有波形　　D. 肺尖部听诊无呼吸音

E. SpO_2下降

（29～31 题共用题干）

患者，男，71 岁，身高 1.67m，体重 65kg。因右下肺癌拟行右下肺叶切除术。血压为 160/90mmHg，心率为 64 次/分。既往有慢性支气管炎，阻塞性肺气肿，有 7 年冠心病病史，2 年前有心肌梗死，近来无心绞痛发作。可正常生活与工作。心电图检查无异常。肝肾功能生化检查各项正常。

29. 该患者应选择的麻醉方法为

A. 腰麻

B. 硬膜外麻醉

C. 局麻

D. 双腔气管内插管全身麻醉

E. 喉罩给氧全凭静脉麻醉

30. 对该患者进行双腔气管插管，下列叙述正确的是

A. 清醒气管插管可顺利解除呼吸道不全梗阻

B. 导管插入过深，易进入左支气管

C. 双腔导管进入气管的长度为 5cm

D. 诱导时应尽量加深麻醉抑制心血管反应

E. 插管前如用局部麻药向舌作充分喷雾，可抑制插管时的循环反应

31. 术中控制呼吸时，下列操作和参数设置正确的是

A. 呼吸频率为每分钟 10～15 次

B. 吸气时压力 20～40cmH_2O

C. 潮气量为 200ml

D. 呼吸频率为每分钟 16～18 次

E. 吸气与呼气比保持在 1∶1

（32～34 题共用题干）

患者，男，79 岁，气管插管全麻下行直肠癌根治术 6 天后，患者意识清醒，术后体温持续在 38～39℃，心率 112～124 次/分，呼吸 24～30 次/分，血压为 145/90mmHg。患者自诉气促、胸闷，痰多且浓稠，难以自行咳出。肺部听诊闻及明显湿啰音，血常规示白细胞增多，中性粒细胞比例增加。患者既往有糖尿病病史。

32. 该患者目前最可能发生了哪种并发症

A. 低氧血症　　B. 脓毒症

C. 坠积性肺炎　　D. 急性支气管炎

E. 急性肺水肿

33. 与该并发症发生无关的是

A. 气管插管　　B. 体质虚弱

C. 伤口疼痛　　D. 呕吐物误吸

E. 痰液浓稠

34. 对该患者处理不妥的是

A. 控制血糖水平　　B. 加强营养支持

C. 鼓励早期下床活动　　D. 适当调整吸氧浓度

E. 严格限制补液量

（35～37 题共用题干）

患儿，女，1 岁，因右侧口底巨大肿物伴睡眠时呼吸困难入院。拟全麻下行右侧口底肿物探查术。患儿发育正常，体重为 10kg，直立时无呼吸困难，平卧时发生憋醒，采用侧卧或过仰卧入睡。查体：右面颊、口底（颏下）肿物向外膨隆、质硬，并凸向口腔内，将舌体抬高并推向左侧。CT：肿物凸向咽腔，几乎贴近咽后壁。

35. 全麻诱导插管时，下列可危及患儿安全的问题是

A. 年龄小　　B. 平卧位

C. 口腔内巨大肿物　　D. 气道梗阻

E. 舌体抬高

36. 正确的置管方式为

A. 喉罩

B. 清醒经口盲探置管

C. 快速诱导经鼻明视置管

D. 快速诱导经口明视置管

E. 清醒下经鼻盲探或纤维支气管镜置管

37. 下列叙述错误的是

A. 小儿无效腔量占潮气量的 1/3 左右

B. 患儿囟门凹陷，心动过速伴少尿，说明为轻度脱水

C. 小儿颈短喉头高，以环状软骨部最狭窄，声门裂位于第 3、4 颈椎水平

D. 小儿的全身体液中有 50% 为细胞外液

E. 小儿对电解质的调节能力有限，需重视术后电解质补充，尤以钾离子为重

（38～41 题共用题干）

患者，女，50 岁，3 年前查体时发现甲状腺肿物，近 3 个月来肿物增长迅速。超声检查提示：甲状腺左叶肿物约 7cm×8cm 大小。拟行甲状腺肿物切除术。

38. 该患者术前进行查体时，应着重关注哪一方面

A. 患者的甲状腺功能

B. 患者肿物的性质

C. 患者的精神状态

D. 患者有无心慌手抖等甲亢的表现

E. 患者是否有气道压迫的症状

39. 该患者的哪一项检查尤为重要

A. 甲状腺超声　　B. 颈部、胸部 CT

C. 普通胸部 X 线检查　　D. 心电图

E. 超声心动图

40. 最适合该患者的插管方式为

A. 快速序贯诱导　　　B. 喉罩置入
C. 清醒经口插管　　　D. 清醒经鼻插管
E. 纤维支气管镜引导下清醒经鼻插管

41. 该患者术后拔管需要注意的事项为
A. 患者是否已行漏气试验，结果如何
B. 是否已经确认无肌松药残余
C. 是否已经确认患者清醒
D. 如患者在拔管过程中出现气道梗阻，紧急通气包括外科建立气道是否可行
E. 以上都是

（42～44 题共用题干）

患者，男，54 岁，既往曾行颈椎手术，此次入院拟行腹腔镜胆囊切除术。

42. 对于该患者，询问病史和评估时应着重注意的是
A. 患者的体重　　　B. 患者的颈部活动度
C. 颈椎手术的具体术式　D. 患者的肝肾功能
E. 患者的口腔情况

43. 下列可判断患者是否存在困难气道的方法是
A. Mallampati 试验　B. 下颌前伸度试验
C. 颈部活动度　　　D. 测量张口度
E. 测量甲颏间距

44. 如该患者经过判断认为不存在困难气道，最适合的插管方法为
A. 快速诱导
B. 气管切开
C. 普通喉镜清醒插管
D. 纤维支气管镜引导下气管插管
E. 视频喉镜清醒插管

（45～48 题共用题干）

患者，男，19 岁，诊断为骨性斜颈、先天性寰枕融合、先天性颅底凹陷、寰枢关节脱位、颈椎发育畸形（$C_{2\sim3}$阻滞椎、C_6左侧附件发育不全、$C_{6\sim7}$隐形裂）。1 年前，因扁桃体肥大就诊于外院，拟行手术治疗，麻醉诱导后由于困难气道无法成功插管，未进行手术治疗。患者仅可侧卧位睡眠，平卧睡眠时呼吸困难。此次入院拟行颈后路枕骨 - C_4椎弓根螺钉内固定、斜颈矫正、植骨融合术、颈前路C_2楔形椎体和$C_{3\sim4}$椎间盘探查术。手术当日，用纤维支气管镜引导下清醒气管插管术，成功置入 7.5#加强气管导管，手术共历时 7 小时。

45. 对于该患者，术毕应进行的处理是
A. 直接行气管切开
B. 带气管导管入 ICU
C. 直接拔除气管导管送回病房
D. 尝试拔管
E. 更换喉罩

46. 拔除气管导管时，应注意的事项有
A. 先行漏气试验判断有无气道水肿
B. 判断患者此时的颈部活动度
C. 备好困难气道工具
D. 向家属及患者交代再次气管插管的可能
E. 以上都是

47. 如拔管后仍出现气道梗阻，应首先考虑的是
A. 手术操作致气道水肿压迫
B. 患者烦躁，麻醉性镇痛药引起呼吸抑制
C. 舌后坠
D. 呼吸道分泌物过多阻塞气道
E. 肌松药残余作用

48. 如果拔管后出现气道梗阻，应如何处理
A. 面罩辅助通气　　　B. 清理呼吸道内分泌物
C. 立即行气管切开　　D. 重新进行气管插管
E. 拮抗肌松药残余作用

（49～51 题共用题干）

患者，女，14 岁，体重 36kg，拟在局麻下行扁桃体摘除术。用 2% 利多卡因 18ml 作局部浸润，15 分钟后患者出现颜面苍白，意识恍惚、脉搏细弱。立即将其平卧，肌注肾上腺素 1mg，地塞米松 5mg 后，患者突然全身抽搐、末梢发绀、呼吸停止、心音不清，经急救处理 2 分钟后患者心跳、自主呼吸恢复，1 小时后神志恢复正常。

49. 根据患者的临床表现，考虑诊断为
A. 局麻药变态反应（过敏反应）
B. 局麻药毒性反应（局麻药中毒）
C. 局麻药高敏反应
D. 局麻药过敏性休克
E. 癫痫大发作

50. 导致患者出现异常反应的直接原因为
A. 利多卡因的浓度过高，单次用量过大
B. 手术操作不当
C. 麻醉操作失误
D. 麻醉选择不当
E. 患者高度紧张

51. 制止患者抽搐，下列方法不适当的是
A. 地西泮 5～10mg 静脉注射
B. 咪达唑仑 3～5mg 静脉注射
C. 2.5% 硫喷妥钠溶液 2～4ml 静脉注射
D. 琥珀胆碱 1mg/kg 静脉注射
E. 氯胺酮 50mg 静脉注射

（52～54 题共用题干）

患者，男，80 岁，体重 38kg。1 年前因右大腿皮肤

癌导致肺及腰椎转移，伴有恶病质。现因肛周脓肿拟行脓肿切开引流术。使用2%利多卡因行区域阻滞麻醉，注药10ml时患者诉眼花、耳鸣，继之发生抽搐、呼吸困难，血氧饱和度呈进行性下降。

52. 对该患者而言，首先考虑发生了

A. 局麻药过敏　B. 癔症
C. 局麻药中毒　D. 感染性休克
E. 疼痛反应

53. 该患者出现异常反应的直接原因为

A. 利多卡因的浓度过高，单次用量也相对过大
B. 手术操作不当
C. 麻醉操作失误
D. 麻醉选择不当
E. 患者高度紧张

54. 应立即采取的措施不包括

A. 维持血流动力学平衡
B. 过度通气，降低二氧化碳分压
C. 吸氧，辅助或控制呼吸
D. 使用呼吸兴奋剂
E. 立即停止注药，静注硫喷妥钠

（55～60题共用题干）

患者，男，75岁，因外伤导致阴茎冠状沟处受伤流血，拟在门诊急行清创缝合术。既往有甲状腺功能亢进，有丁卡因行蛛网膜下腔阻滞过敏史。

55. 术前了解可省略哪项

A. 测量心率和血压　B. 心肺听诊
C. 进食情况　D. 了解病史
E. 甲状腺功能检查

56. 下列哪种麻醉方法比较合适

A. 表面麻醉　B. 全麻
C. 区域阻滞麻醉　D. 局部浸润麻醉
E. 直接清创缝合

57. 局部麻醉药物应选择

A. 普鲁卡因
B. 加入1∶200000肾上腺素的利多卡因局麻药液
C. 利多卡因
D. 氯普鲁卡因
E. 丁卡因

58. 如果用2%利多卡因20ml行区域阻滞麻醉，10分钟后患者出现耳鸣，继之发生谵妄、神志不清、抽搐。应首先考虑为

A. 癔症　B. 局麻药中毒
C. 失血性休克　D. 甲状腺危象
E. 心肺功能衰竭

59. 针对上述情况，应给予的处理不包括

A. 给氧
B. 循环系统监测
C. 气管插管辅助呼吸
D. 镇静、抗抽搐药物的应用
E. 呼吸兴奋剂

60. 抗抽搐药物首选

A. 异丙嗪　B. 地塞米松
C. 丙泊酚　D. 氯胺酮
E. 羟丁酸钠

（61～64题共用题干）

患者，男，31岁，体重70kg，因右手指外伤于门诊急行清创缝合术。

61. 术前可省略下列哪项

A. 进食情况　B. 了解病史
C. 测量血压　D. 心肺听诊
E. 常规作心电图及胸片检查

62. 患者手根局部区域注射1%普鲁卡因10ml，5分钟后出现皮肤瘙痒、面色苍白、寒战，患者诉头晕、呼吸困难，应考虑为

A. 局麻药中毒　B. 失血性休克
C. 局麻药过敏反应　D. 疼痛
E. 中枢神经症状

63. 下列处理措施中，不恰当的是

A. 静脉给予地塞米松　B. 给氧
C. 停止注射麻药　D. 强心、利尿
E. 密切观察生命体征的变化

64. 预防上述反应最好的办法是

A. 给氧　B. 镇静药的应用
C. 术前给予阿托品　D. 普鲁卡因皮试
E. 局麻药中加入1∶200000肾上腺素

（65～67题共用题干）

患者，女，30岁，孕38周临产入院，产程中因持续性枕后位，在硬膜外麻醉下行子宫下段剖宫产术，手术切开子宫壁，在娩出胎儿头时患者突然出现胸闷、心慌、呛咳、全身发绀。查体：血压为82/52mmHg，心率为120次/分，呼吸为20次/分，双下肺可闻及少许湿啰音，手术野广泛渗血，尿液呈暗红色。

65. 该患者首先考虑为

A. 肺炎　B. 全脊髓麻醉
C. 麻醉平面过高　D. 仰卧位低血压
E. 羊水栓塞并发DIC

66. 为明确上述诊断，应立即采取的实验项目为

A. 肾功能检查　B. 血生化指标

C. 肝功能　　D. 凝血功能检查

E. 尿液常规检查

67. 应立即给予的治疗药物为

A. 右旋糖酐　　B. 酚磺乙胺

C. 6-氨基已酸　　D. 氨甲环酸

E. 肝素

（68～69 题共用题干）

患儿，男，生后 10 小时，体重 3kg，肛门闭锁，术前心脏功能正常，一般状态良好。骶管阻滞行肛门成形术，麻醉操作顺利，注入 0.8% 利多卡因含 1∶40 0000 肾上腺素溶液 5ml，1 分钟后，患儿出现面部抽搐，肢体抖动，肌注 1% 硫喷妥钠 2.5ml，抽搐停止，手术顺利完成。

68. 该患儿出现抽搐的原因是

A. 误入蛛网膜下腔　　B. 局麻药过量

C. 脱水　　D. 缺钙

E. 代谢性酸中毒

69. 该患儿骶管阻滞正确的用量（0.8%利多卡因）为

A. 4ml　　B. 3ml

C. 4.5ml　　D. 2ml

E. 1ml

（70～73 题共用题干）

患者，女，25 岁，妊娠足月，早破水，血压 120/80mmHg，脉搏 92 次/分，在腰-硬联合麻醉下行剖宫产术，麻醉操作顺利，平卧位后，血压 80/60mmHg，脉搏 120 次/分，主诉头晕，立即置产妇于左侧倾斜位，上诉症状缓解。

70. 引起上述症状的主要原因是

A. 急性肺水肿　　B. 局麻药过敏

C. 仰卧位低血压　　D. 休克

E. 全脊髓麻醉

71. 妊娠妇女行椎管内麻醉，减少局麻药用量的原因是

A. 妊娠妇女血压偏高

B. 妊娠妇女对局麻药敏感性高

C. 交感神经阻滞完全

D. 妊娠妇女下腔静脉受压，使脊椎静脉丛扩张，硬膜外间隙容量缩小

E. 妊娠妇女体内水钠潴留

72. 该患者麻醉后出现头痛的原因最可能是

A. 麻醉平面过高　　B. 颅内压力增高

C. 麻醉药物注入过快　　D. 麻醉药物不纯

E. 颅内压力下降

73. 关于椎管内麻醉后头痛，下列叙述错误的是

A. 典型头痛可在穿刺后 6 小时内发生

B. 疼痛多位于枕部、顶部或额部，呈搏动性疼痛

C. 小儿发生率高于成人

D. 疼痛是可伴有恶心、呕吐

E. 用 25～26G 的穿刺针，头痛发生率低

（74～75 题共用题干）

患者，男，68 岁，体重 75kg。有高血压病史 10 余年，间断服用降压药，术前血压为 165/95mmHg，心电图示心肌缺血，左室高电压。其余检查无异常。拟在腰-硬联合麻醉下行经尿道前列腺电切术（TURP）。

74. 根据 TURP 相关器官的神经分布，麻醉平面（头端）应控制在

A. T_6　　B. T_8

C. T_{10}　　D. T_{12}

E. L_1

75. TURP 术中常用的冲洗液除外

A. 注射用蒸馏水　　B. 山梨醇

C. 生理盐水　　D. 葡萄糖溶液

E. 甘露醇

（76～77 题共用题干）

患者，男，71 岁，既往有支气管哮喘病史 30 余年。因进行性吞咽困难 5 个月，加重 3 周入院，食管钡餐造影显示食管下段有一个 4cm×4cm×2cm 大小的肿块影。现决定手术治疗，并且要求术后镇痛。

76. 麻醉方法应首选

A. 硬膜外麻醉

B. 术中单肺通气全身麻醉

C. 普通气管插管吸入全身麻醉

D. 普通气管插管静脉全身麻醉

E. 持续硬膜外阻滞联合术中单肺通气全身麻醉

77. 为使患者术后早苏醒，在麻醉过程中，应选用哪种吸入麻醉药

A. 恩氟烷　　B. 氟烷

C. 乙醚　　D. 异氟烷

E. 七氟烷

（78～80 题共用题干）

患者，男，64 岁，拟行择期胆囊摘除术。咳嗽、多痰，体温 38.1℃。主诉近 3 年每至冬季就开始咳嗽、咳痰，持续 3～4 个月可缓解。

78. 该患者可能伴发了

A. 慢性支气管炎

B. 上呼吸道感染

C. 慢性支气管炎急性发作

D. 急性支气管炎

E. 哮喘

79. 关于麻醉前准备，下列必不可少的检查是

A. 肺功能测验　　B. 全身 CT
C. 血脂　　D. 血糖
E. 脑电图

80. 该患者手术的最佳时间是

A. 体温降至正常以后
B. 急慢性肺部感染有所控制后
C. 咳嗽有所缓解以后
D. 咳痰量明显减少以后
E. 彻底控制急慢性肺部感染 1 周后

（81～82 题共用题干）

患者，女，72 岁，肠梗阻 14 天，剧烈呕吐 5 天，拟行剖腹探查术。患者一般情况差，血压为 80/60mmHg，心率为 120 次/分，血气分析提示代谢性酸中毒。

81. 该患者麻醉应选择

A. 气管插管全麻　　B. 硬膜外麻醉
C. 腰麻　　D. 局麻
E. 局麻加强化

82. 术后如需长期留置气管导管，为防止套囊压迫气管黏膜造成局部缺血坏死，应间隔多少小时放气一次

A. 2～3　　B. 4～6
C. 5～6　　D. 1
E. 0.5

（83～85 题共用题干）

患者，女，67 岁，急诊行颅内血肿消除术，拔管后转入麻醉恢复室，呼之能应，体温 37℃，呼吸 22 次/分，血压 120/85mmHg，SpO_2 99%。2 小时后患者突然呕吐大量胃内容物，并出现呼吸急促、烦躁不安、口唇轻度发绀，呼吸 28 次/分，血压 100/75mmHg，SpO_2 86%。听诊肺部有明显湿啰音。

83. 患者出现了什么并发症

A. 窒息　　B. 上呼吸道梗阻
C. 下呼吸道梗阻　　D. 急性肺炎
E. 急性肺水肿

84. 最可能引起该并发症的原因是

A. 口腔分泌物误吸　　B. 喉头水肿
C. 气管导管扭折　　D. 呕吐物误吸
E. 舌后坠

85. 此时应进行的处理是

A. 加大氧流量　　B. 置入口咽通气道
C. 气管切开　　D. 机械通气
E. 清除呼吸道误吸物

（86～87 题共用题干）

患者，男，24 岁，因下颌前突畸形拟行下颌修整术，患者有哮喘病史 12 年，通常在春季发生支气管痉挛，需要预防性使用支气管扩张剂，术前检查无明显喘息。

86. 患者哮喘发作时，下列检查最有意义的是

A. 肺功能试验　　B. 动脉血气分析
C. 胸部 X 线　　D. 心电图
E. 免疫学检查

87. 如该患者肺功能为轻度病变，可以继续抗支气管痉挛治疗并安排手术，麻醉诱导肌肉松弛剂不宜使用的是

A. 泮库溴铵　　B. 罗库溴铵
C. 维库溴铵　　D. 琥珀胆碱
E. 阿曲库铵

（88～92 题共用题干）

患者，男，41 岁，因车祸入院，诊断为肝脾破裂，腹腔内大出血，血压为 60/40mmHg，心率为 120 次/分，决定急诊手术。

88. 术前准备应

A. 紧急输血纠正休克
B. 休克纠正后再手术
C. 做头颅 CT 检查
D. 快速输晶体液和羧甲淀粉纠正休克
E. 休克治疗同时尽快手术

89. 该患者应选择的麻醉方法为

A. 蛛网膜下腔麻醉　　B. 气管内插管全麻
C. 局部麻醉　　D. 硬膜外麻醉
E. 硬膜外复合全身麻醉

90. 麻醉诱导的药物宜选择

A. 硫喷妥钠＋琥珀胆碱
B. 七氟烷＋芬太尼＋罗库溴铵
C. 丙泊酚＋芬太尼＋罗库溴铵
D. 七氟烷＋琥珀胆碱
E. 咪达唑仑＋氯胺酮＋罗库溴铵

91. 术中测得血红蛋白为 60g/L，血细胞比容为 18%，应补充

A. 晶体液　　B. 羧甲淀粉
C. 血浆　　D. 羧甲淀粉和血浆
E. 红细胞

92. 术中血压为 90/55mmHg，心率为 115 次/分，中心静脉压为 5cmH_2O，无尿，pH 7.31，$PaCO_2$ 40mmHg，应进行的处理是

A. 给碳酸氢钠　　B. 继续扩容
C. 使用呋塞米　　D. 应用缩血管药
E. 小剂量扩血管药

（93～96 题共用题干）

患者，女，58 岁，因剧烈头痛，伴恶心、呕吐 4 天入院。既往有高血压、冠心病病史 5 年。查体：BP

145/90mmHg，P 96 次/分。颅脑 CT 提示蛛网膜下腔出血。经脑血管造影提示右侧大脑中动脉动脉瘤。该患者拟行动脉瘤夹闭术。

93. 对该患者进行麻醉诱导时，不宜选用的肌肉松弛药是

A. 维库溴铵　B. 罗库溴铵
C. 琥珀胆碱　D. 泮库溴铵
E. 阿曲库铵

94. 对于该患者，可以用于控制性降压的药物不包括

A. 尼卡地平　B. 瑞芬太尼
C. 硝酸甘油　D. 艾司洛尔
E. 吸入恩氟烷

95. 关于控制性降压，下列叙述错误的是

A. 高血压患者安全低血压的限度应不超过术前 MAP 的 30%
B. 动脉瘤分离时，应保持足够低的血压
C. 动脉瘤分离时，夹闭时加深麻醉即可控制血压
D. 控制性降压前应维持足够的血容量
E. 合并冠心病等脏器低灌注的患者慎用

96. 对于合并冠心病的脑动脉瘤患者，术中行控制性降压宜选用

A. 硝酸甘油　B. 三磷酸腺苷
C. 硝普钠　D. 艾司洛尔
E. 尼卡地平

（97～99 题共用题干）

患者，男，65 岁，诊断为大脑中动脉瘤，拟行动脉瘤夹闭术，心电图无明显异常，入室时血压为 136/80mmHg，心率 88/分。手术中需行控制性降压。

97. 下列最适合该患者的麻醉方法是

A. 局麻　B. 氯胺酮麻醉
C. 针刺麻醉　D. 强化局麻
E. 气管插管麻醉

98. 如行控制性降压，该患者平均动脉压不宜低于

A. 45mmHg　B. 60mmHg
C. 80mmHg　D. 90mmHg
E. 100mmHg

99. 下列最适合的降压药是

A. 乌拉地尔 5mg/kg　B. 硝酸甘油 + 异氟烷
C. 硝普钠 + 氟烷　D. ATP + 异氟烷
E. 维拉帕米 + 异氟烷

（100～101 题共用题干）

患者，女，40 岁，无吸烟饮酒史。全麻下行全子宫切除术，术中曾发生低血压。清醒拔管后送入恢复室，并发生 PONV，应用舒芬太尼静脉镇痛。

100. 关于该患者发生 PONV 的危险因素，下列错误的是

A. 女性　B. 低血压
C. 妇科经腹手术　D. 高血压
E. 应用麻醉性镇痛药

101. 关于该患者预防 PONV 的方案，比较好的是

A. 术前应用地塞米松
B. 全凭静脉麻醉
C. 术前使用氟哌利多
D. 术后应用恩丹西酮
E. 术前应用地塞米松，术后应用恩丹西酮

（102～103 题共用题干）

患者，女，47 岁，行甲状腺大部切除术。在 PACU 拔管后 1 小时，突然自诉呼吸困难，患者意识清晰，痛苦貌，嘴唇发绀，血压 120/78mmHg，心率 95 次/分，血氧饱和度 93%，颈部略显肿胀，负压引流球内有 50ml 血液。

102. 该患者最可能发生的并发症是

A. 舌根后坠　B. 颈部水肿
C. 喉返神经损伤　D. 气管塌陷
E. 切口出血颈部受压

103. 该患者应首先进行的操作是

A. 马上行气管切开　B. 紧急气管插管
C. 给予镇静药物　D. 放入口咽通气道
E. 立刻拆除缝线，敞开切口

（104～106 题共用题干）

患者，男，40 岁，开胸行复发性膈疝修补术。送 PACU 顺利拔管后 2 小时，患者突然自述胸闷，发现其头颈发绀，很快患者呼之不应，监护仪有创动脉血压 65/32mmHg，心率 112 次/分，ST 段压低明显。

104. 该患者最有可能发生了

A. 心脏压塞　B. 失血性休克
C. 血气胸　D. 肺栓塞
E. 心肌梗死

105. 对于该患者最好的诊断方法是

A. 心电图　B. 食管超声
C. 心肌酶谱　D. 床边胸片
E. D－二聚体

106. 对该患者进行紧急抢救，快速输液和血管活性药物支持，患者意识好转，血压上升至 82/45mmHg，心率 103 次/分。进一步的治疗是

A. 开胸探查，心包开窗减压
B. 溶栓治疗
C. 输血输液
D. 冠脉支架植入术
E. 闭式胸腔引流

(107～110 题共用题干)

患者，男，20 岁，因转移性右下腹痛 12 小时拟行阑尾切除术，患者有青霉素过敏史，无其他特殊疾病。丙泊酚、芬太尼、罗库溴铵诱导后气管插管顺利，3 分钟后患者心率 140 次/分，血压 50/30mmHg，皮肤潮红，SpO_2 下降，气道压力升高。

107. 该患者最可能的诊断是

A. 支气管痉挛　　B. 过敏性休克
C. 低血容量性休克　　D. 麻醉药物反应
E. 感染性休克

108. 介导这一反应的免疫球蛋白是

A. IgA　　B. IgG
C. IgM　　D. IgD
E. IgE

109. 下列处理措施中，错误的是

A. 肾上腺素 10～100μg 静注
B. 快速输注平衡盐溶液
C. 纯氧通气
D. 麻黄碱 10mg
E. 苯海拉明 50mg 静注

110. 该患者气道压升高的原因是

A. 呼吸道分泌物阻塞气管导管
B. 气管导管打折
C. 支气管痉挛
D. 气胸
E. 气管导管误入食管

(111～112 题共用题干)

患者，男，63 岁，全麻术后入恢复室，麻醉未清醒，心率 92 次/分，血压 90/60mmHg，吸气困难，有鼾声。

111. 该患者应考虑为

A. 舌后坠　　B. 误吸
C. 呼吸道分泌物多　　D. 喉痉挛
E. 低血压

112. 首先应采取的措施为

A. 吸痰
B. 用手托起下颌，直至鼾声消失
C. 加快输液
D. 加压给氧
E. 头偏向一侧

(113～115 题共用题干)

患者，女，33 岁，全麻下行经腹子宫切除术，无特殊疾病，术前各项检查无异常。诱导插管后七氟烷吸入麻醉。手术开始后 10 分钟，患者心率增快至 138 次/分，血压 145/90mmHg，呼末二氧化碳升高达 55mmHg。

113. 该患者心动过速的原因可能是

A. 麻醉偏浅　　B. 缺氧
C. 药物不良反应　　D. 通气不足
E. 恶性高热

114. 测体温 44℃，血气分析：pH 7.15，$PaCO_2$ 63mmHg。该患者出现了

A. 代谢性酸中毒
B. 呼吸性酸中毒
C. 代谢性酸中毒和呼吸性酸中毒
D. 代谢性酸中毒和呼吸性碱中毒
E. 代谢性碱中毒和呼吸性酸中毒

115. 此时的紧急处理措施，错误的是

A. 停用七氟烷
B. 暂停手术
C. 降温
D. 应用钙通道阻滞剂纠正心律失常
E. 反复静脉注射丹曲林 1mg/kg

(116～118 题共用题干)

患者，男，66 岁，全麻下行结肠癌根治术，既往有高血压病史 6 年，不规则用药。手术顺利。术毕拔管时，患者出现心率增快，心电图示 ST 段明显抬高，血压高达 225/110mmHg，患者胸闷，烦躁，SpO_2 下降至 91%，面罩吸氧后好转，听诊两肺底细小湿啰音。

116. 该患者应首先考虑为

A. 急性心肌梗死　　B. 急性肺水肿
C. 恶性高热　　D. 高血压危象
E. 支气管哮喘

117. 下列处理措施，错误的是

A. 利尿剂　　B. 吗啡
C. 头低位　　D. 硝酸甘油
E. 高流量持续吸氧

118. 利尿剂应首选

A. 双氢克尿噻　　B. 氨苯蝶啶
C. 甘露醇　　D. 呋塞米
E. 以上均不是

(119～123 题共用题干)

患儿，男，4 岁，在全麻下行腹腔镜阑尾切除术，术后拔除气管导管后送入恢复室。给予监测观察 5 分钟后，突然出现呼吸急促，面色发绀，咳出粉红色泡沫样痰。

119. 此患儿最可能的诊断为

A. 支气管痉挛　　B. 术后精神障碍
C. 急性肺水肿　　D. 疼痛刺激
E. 喉痉挛

120. 此时，肺部听诊可闻及

A. 呼吸音低　B. 呼吸音正常
C. 干啰音及少量湿啰音　D. 呼吸音不可闻及
E. 满肺大水泡音

121. 引发此症状的原因最可能为
A. 术中输液过量　B. 感染
C. 误吸　D. 脂肪栓塞
E. 肺挫伤

122. 关于此时的处理，下列叙述错误的是
A. 吸氧　B. 给予利尿剂
C. 胸腔闭式引流　D. 除泡剂雾化吸入
E. 必要时气管插管

123. 如果需要气管插管行 IPPV，其指征是
A. $FiO_2$70% 时自主呼吸下不能维持正常氧饱和度
B. $FiO_2$70% 时自主呼吸下 PaO_2 <60mmHg
C. $FiO_2$70% 时机械通气下不能维持正常氧饱和度
D. $FiO_2$100% 时正压通气下 PaO_2 <60mmHg
E. $FiO_2$100% 时正压通气下 PaO_2 <80mmHg

四、案例分析题

（1~5 题共用题干）

患者，女，49 岁，因甲状腺巨大肿物入院就诊，拟于全身麻醉下行甲状腺肿物切除术。患者无明显不适，可平卧入睡。查体：身高 158cm，体重 73kg；张口度 3.5cm，甲状腺质硬，活动性差。甲状腺功能检查基本正常。甲状腺 B 超提示：左叶 7.8cm×6.5cm，右叶 8.3cm×6.8cm。颈部 X 线片提示：气管在 T_2 水平轻度受压。Mallampati 评分为Ⅱ级。

1. 对于该患者，麻醉医师可采用的安全、有效的气道管理方法有
A. 快速诱导下直接喉镜插管
B. 镇静下纤维支气管镜辅助插管
C. 清醒表面麻醉下气管内插管
D. 使用插管喉罩进行插管
E. 光棒辅助下插管
F. 镇静下口咽通气道面罩吸氧

2. [提示：该患者使用异丙酚-司可林-雷米芬太尼麻醉后，直接喉镜进行显露 Cormack 和 Lehane 分级为 3 级，经过 2 次试插后均未成功，咽喉部有出血，但面罩通气尚可维持患者血氧饱和度正常。] 下一步可以采取的措施中较为安全、有效的有
A. 再次试插
B. 呼叫有经验的上级医师
C. 使用探条辅助插管
D. 使用 Glidescope 插管
E. 使用纤维支气管镜
F. 使用 Bonfils 插管
G. 面罩通气等待患者自主呼吸恢复
H. 使用插管型喉罩

3. [提示：经过上级医师多次试插也未成功，此时患者面罩通气逐渐出现困难，SpO_2 下降至 92%。] 为了保证患者安全可以采取的方法有
A. 置入鼻咽通气道改善通气
B. 置入口咽通气道改善通气
C. 置入喉罩
D. 双人加压通气
E. 换人再次试插
F. 使用纤维支气管镜插管

4. [提示：经过上述方法后，患者 SpO_2 继续下降至 78%。] 此时应采取的紧急措施为
A. 使用食管气管联合导管
B. 使用纤维支气管镜进行插管
C. 使用可视硬质光导芯插管
D. 经皮穿刺经气管喷射通气
E. 使用插管型喉罩
F. 气管切开

5. [提示：该患者使用硬质可视光导芯插入气管导管，呼吸得到改善，手术顺利进行，2.5 小时后手术结束。] 该患者此时应采用的处理方法有
A. 减少患者呛咳，手术后立即拔管
B. 适度镇静，带管回 PACU
C. 深度镇静，呼吸机辅助呼吸第 2 天再拔管
D. 在气管导管内置入喷射导管后拔除气管导管
E. 充分拮抗肌肉松弛剂后就可以立即拔管
F. 术毕拔除气管导管，置入喉罩

（6~10 题共用题干）

患者，女，49 岁，因跌落致右下肢损伤，诊断为右胫骨平台粉碎性骨折，拟择期行切开复位内固定术。高血压病史 10 年，治疗用药不详，偶感胸闷，无特殊治疗和处理。哮喘病史 10 年，近 2 年在使用吸入糖皮质激素等控制性药物条件下，未出现哮喘发作。查体：身高 167cm，体重 75kg。实验室检查未见异常。

6. 麻醉前评估，还需进行的检查项目有
A. 胸部 X 线片　B. 冠状动脉造影
C. 血压动态监测　D. 肺功能测定
E. 动脉血气分析　F. 平板运动试验

7. [提示：患者入院后有咳嗽、咽痛等上呼吸道感染症状，胸部 X 线未见明显异常，氧分压 90mmHg，二氧化碳分压 42mmHg，BP 135/85mmHg，HR 87 次/分，双肺呼吸音略粗，但未闻及干、湿性啰音。] 此时的处

理方法有

A. 行胸部 CT 检查，明确肺部病变情况

B. 暂时延期手术

C. 应用抗生素

D. 止咳化痰

E. 继续行吸入糖皮质激素控制性治疗

F. 24 小时面罩吸氧

G. 夜间无创呼吸机辅助通气

8. ［提示：经过临床处理后呼吸道症状消失，拟于次日行腿部手术。］宜选择的麻醉方法包括

A. 术前充分的抗胆碱类药物，如阿托品等

B. 可只选用腰大肌间隙腰丛阻滞法

C. 气管内插管全身麻醉应列为首选

D. 可以选用腰大肌间隙腰丛阻滞法 + 坐骨神经阻滞

E. 可以选用腰大肌间隙腰丛阻滞法 + 闭孔神经阻滞

F. 可以选用硬膜外麻醉

G. 可以选用腰 - 硬联合麻醉

9. ［提示：选择腰大肌间隙腰丛阻滞法 + 坐骨神经阻滞的麻醉方法，两个穿刺点使用局部麻醉药物合计为：1% 罗哌卡因 20ml + 2% 利多卡因 20ml，注射完毕 3 ~ 5 分钟开始，患者出现口唇发麻、复视、耳鸣以及肌肉颤动。］此时患者可以诊断为

A. 坐骨神经阻滞不全

B. 药物扩散至硬膜下腔，出现硬膜下腔阻滞

C. 腰丛神经阻滞不全

D. 药物扩散至硬膜外腔，出现高位硬膜外阻滞

E. 药物进入蛛网膜下腔，出现全脊麻

F. 出现局部麻醉药中毒症状

10. ［提示：考虑为局部麻醉药中毒，此时患者意识清醒，BP 150/90mmHg，HR 105 次/分，自主呼吸 25 次/分，肌肉颤动明显。］需要处理的问题有

A. 面罩纯氧辅助通气

B. 循环功能的密切监测和维护

C. 下胃管预防反流、误吸

D. 静脉注射盐酸胺碘酮预防心律失常

E. 静脉注射肾上腺素

F. 静脉注射地西泮类药物（如咪唑安定等）

（11 ~ 13 题共用题干）

患者，女，40 岁，因左肾结石于连续硬膜外麻醉下行体外冲击波碎石术。

11. 体外冲击波碎石术水浴时，生理改变主要有

A. 中心血容量增加　　B. 中心静脉压增加

C. 肺动脉压降低　　D. 肺血流增加

E. 肺活量增加　　F. 功能残气量降低

G. 潮气量降低　　H. 呼吸频率降低

12. 关于硬膜外麻醉的优、缺点，下列叙述错误的是

A. 优点是患者清醒，可以帮助浸入和离开框架椅，减少了组织损伤的可能性

B. 缺点是起效慢，有时候效果还不确定

C. 硬膜外腔的空气可能导致冲击波的能量损伤神经

D. 不能控制膈肌运动，术中呼吸引起的膈肌运动易造成结石移位，使冲击波聚焦困难，导致手术时间延长

E. 低血压的发生率比全身麻醉低

F. 麻醉平面过高引起心交感神经阻滞所致的心动过缓同样使手术时间延长

13. 术中发生低血压的原因是

A. 麻醉后血管扩张

B. 热水浴

C. 半坐位

D. 心输出量增加

E. 体循环阻力增大

F. 下肢与腹部受静水压的影响静脉回流增加

答案和精选解析

一、单选题

1. E　麻醉前评估工作包括了解病史（现病史、个人史、既往史、手术麻醉史）、体格检查、实验室检查、特殊检查，明确全身情况和各系统功能，有无其他并发症及特殊情况，了解麻醉和手术的风险因素，麻醉前用药的影响以评估患者对麻醉和手术的耐受力。

2. C　手术患者术前建议禁烟至少 2 ~ 4 周，以减少手术风险、改善术后愈合、提高肺功能和降低心血管风险。

3. E　对高血压患者行术前评估和准备时，麻醉危险性的主要决定因素是重要器官是否受累以及其受累的严重程度。术前血压不一定需要降至正常水平才能进行手术，而是根据病情和手术类型来确定目标血压范围。停用所有抗高血压药物可能会导致血压升高，增加手术风险，因此通常建议在术前继续使用这些药物。中枢性降压药物在某些情况下可以使用，但不是所有高血压病患者都需要使用此类药物。收缩压升高比舒张压升高对身体的危害更大，因为高收缩压可能导致心脏负担增加和动脉损伤，并增加心脑血管事件的风险。

4. C　苯巴比妥可诱导肝药酶的产生，加速卟啉的代谢，生成卟啉增加，严重者可产生卟啉危象，故不宜长期使用。

5. B　术前用药旨在使患者在手术前处于镇静和放松状态，以减少焦虑、紧张和不适感。这有助于提供良好

的手术条件，并减少术中或术后的并发症风险。常用的术前镇静药物包括苯二氮䓬类药物、吗啡类药物、苯妥英钠等。这些药物能够产生镇静、催眠和抗焦虑效果，帮助患者放松身心。

6. D 由于婴幼儿对药物的敏感性增加，他们通常需要较小的剂量来达到期望的效果，选项A错误。老年人和儿童使用抗胆碱药物可能会产生不良反应，因此在手术前通常不会首选东莨菪碱，选项B错误。麻醉性镇痛药通常在手术过程中使用，而不是在手术前用于缓解疼痛，选项C错误。小儿腺体分泌通常较为旺盛，因此他们可能需要较高剂量的抗胆碱药物，选项D正确。椎管内麻醉会引起副交感神经系统的兴奋，导致患者出现心率下降、血压下降和呼吸抑制等不良反应。为了对抗这些副作用，常常使用抗胆碱药（如阿托品）来阻断副交感神经传递，减轻或预防这些不良反应的发生，选项E错误。

7. C 因咪达唑仑具有抗焦虑、催眠、抗惊厥、中枢性肌松和顺行性遗忘等药理作用，可口服、肌注或静注，起效较快，小剂量缓慢静注对呼吸和心血管系统影响轻微。

8. B 麻醉前用药的目的包括抗焦虑、镇静、镇痛、预防恶心呕吐及吸入性肺炎等，不能预防术后感染。

9. A 当麻醉过深时，麻醉药物会抑制中枢神经系统的功能，包括呼吸中枢和循环中枢。这可能导致呼吸抑制和循环抑制，使心脏泵血能力减弱，血压下降，甚至可能导致心脏骤停。

10. E 在全身麻醉中，持续重点监测的项目通常包括心率、血压、通气量、氧饱和度和呼气末二氧化碳等。这些监测项目可以提供关键信息，以确保患者在手术期间的生命体征稳定和安全。尿量监测通常用于评估肾功能和液体平衡，但不属于全身麻醉过程中的必须持续重点监测的项目。

11. D 阿托品对眼的作用包括扩瞳、升高眼内压、调节麻痹，而青光眼本身眼压就高，故不宜使用阿托品。

12. E 洋地黄的适应证：①各种心脏病引起的充血性心力衰竭；②快速性室上性心律失常：心房颤动、心房扑动、房性心动过速、阵发性房室交界区心动过速、反复性心动过速。洋地黄的禁忌证：洋地黄中毒、洋地黄过敏。洋地黄的相对禁忌证：梗阻性肥厚型心肌病，室性心动过速，完全性房室传导阻滞，急性心肌梗死发病72小时内，病窦综合征，预激综合征并房颤。

13. B 东莨菪碱对中枢神经系统具有抑制和兴奋双重作用。与阿托品不同的是以抑制为主，小剂量即可引起镇静，较大剂量可引起催眠作用。

14. D 戊乙奎醚即长托宁，选择性作用于M_1、M_3受体，对M_2受体作用较弱或不明显，对心脏无明显影响，不增快心率。

15. D 根据麻醉前访视结果，对患者麻醉前全身状态及麻醉手术耐受力进行全面评估。一般使用ASA分级法确定，ASA分级对非心脏死亡的预测是一个良好指标，但对于预测与麻醉相关死亡率缺乏敏感性。ASA分6级。ASA Ⅲ级为合并严重系统疾病，体力活动受限，但尚能应付日常活动。即实质性器官功能受限制，伴有一种或多种中度到重度疾病。

16. A 各选项中，唯一能造成气道阻力降低甚至无阻力的情况为呼吸回路漏气或脱落。

17. C 显露声门是气管内插管术的关键步骤。左手持喉镜置入口腔前，用右手拇指将患者下唇推开，以免喉镜抬会厌时将下唇和舌尖夹垫于下切牙与喉镜片之间而引起损伤。用左手持喉镜沿口角右侧置入口腔，将舌体稍推向左侧，喉镜片移至正中位，顺着舌背的弧度置入。在操作过程中，应动作轻柔，逐步暴露，首先暴露腭垂，继续深入可见会厌的边缘，镜片深入至舌根与会厌交界处后，上提喉镜，即可看到声门裂隙。部分患者声门较高，在暴露过程中只能看到喉头而无法显露声门，此时可请助手在环状软骨处采用BURP手法下压，以利显露声门。

18. E 经口插管的难易程度需要评估患者张口度、颈部活动度、下颌间隙及舌/咽的相对大小等。患者的张口度可以影响插管的可行性。如果患者的张口度受限，可能会增加插管的难度。舌/咽的相对大小也会影响插管的难易程度。如果患者的舌/咽较大，可能会妨碍插管的进行。下颌间隙是指下颌骨和上颌骨之间的间隙。较大的下颌间隙可以提供更好的插管条件，而较小的下颌间隙可能会增加插管的难度。颈部活动度可以影响插管的可行性。如果患者的颈部活动度受限，可能会增加插管的难度。

19. E 喉头位于颈椎的C_{4-6}之间。喉头是气管的上部，位于颈部的前方。它由甲状软骨和环状软骨组成，起到保护气管和声带的作用。

20. E 门齿至隆突的距离是指从下颌门齿（下颌第一磨牙）到胸骨隆突（胸骨上突起的部分）的距离。根据统计数据和人体测量的研究，成年男性门齿至隆突的平均距离为28～32cm。

21. D 根据常规生理学的知识，正常情况下，人体的平均动脉压（MAP）为70～110mmHg。而气管环和气管黏膜毛细血管的平均动脉压（MAP）通常较低，约为32mmHg。

22. C 套囊导管一般仅适用于成人和6岁以上的较大儿童，这与套囊可增加导管外径有关。因此，套囊导管不适用于声门、气管内径细小的新生儿、婴幼儿和6岁以内的小儿，此类小儿只能使用不带套囊的导管。

23. C Glidescope、Truview 等，均为间接喉镜，通过显示器或目镜看到声门。这些镜片的可视角度均比常规喉镜大，因此能很好地解决声门显露问题，但插管时一定要借助管芯，以防止显露良好却插管失败。

24. D 纤维支气管镜辅助气管插管，可不需要患者张口，是针对此类患者较为可靠的方法。

25. B 围手术期发生反流和呕吐时，如条件允许，放置头低位和侧卧位。因误吸物易进入右侧肺，故放置右侧卧位利于保持左侧肺的通气和引流，选项 A 正确，选项 B 错误。尽量清理和吸引口咽部和气道。吸入 100% 的氧气，以免出现低氧血症而加重损伤；酌情雾化吸入支气管扩张剂，选项 C、D 正确。应根据患者的意识状态、低氧血症和血流动力学变化的严重程度，迅速决策是否需要气管内插管。严重患者应尽快完成气管内插管，选项 E 正确。

26. C 喉罩一般为盲探插入。由于耐受喉罩需要一定的麻醉深度，因此术后气道梗阻时使用喉罩不当，可能引起喉痉挛，并不能有效治疗喉痉挛。使用喉罩可采用机械通气。喉罩不能有效防止误吸。

27. B 喉罩可减少解剖无效腔，改善肺通气功能，对气道阻力和肺活量没有影响。

28. E 喉罩可以安全地用于高血压患者。禁用于胃内容物反流和呼吸道误吸高风险的患者（包括未禁食、饱胃、病态肥胖、频繁胃食管反流、肠梗阻和食管裂孔疝等）。咽喉部存在肿物、损伤、感染或其他病理改变的患者需慎用。禁用于肺顺应性降低的患者，尤其是预计手术中气道峰压大于 $30cmH_2O$ 者。

29. E 喉罩的禁忌证包括：①胃内容物反流和呼吸道误吸高风险的患者，包括未禁食、饱胃、病态肥胖、频繁胃食管反流、肠梗阻和食管裂孔疝等。②咽喉部存在肿物、损伤、感染或其他病理改变的患者需慎用。如声门上部或下咽部的损伤、肿物，重度肥大的扁桃体，明显的喉或气管的偏移、软化和外周性压迫等。③肺顺应性降低的患者，尤其是预计手术中气道峰压 $>30cmH_2O$ 者。④张口度小，喉罩难以置入者。⑤预计手术时间较长者需慎用，尽管有安全应用喉罩超过 8 小时的报道。当椎管内麻醉的阻滞效果不佳而需要复合浅全麻时，喉罩是一个理想的工具。

30. C 喉罩是声门上气道工具，不适合急症饱腹患者的麻醉。虽然双管型喉罩可同时置入胃管，但仍然不适用于饱腹患者。可弯曲喉罩可用于口腔、头面部手术的麻醉。

31. E 气管内插管即时并发症包括心血管反应、软组织损伤、误入食管、插入一侧支气管等，呼吸抑制不属于即时并发症。

32. E 套囊内充气量没有固定值，需要根据患者气道情况个体化给予适当充气量，既避免套囊压力过高损伤呼吸道上皮，又可避免漏气。

33. D 气管内一次吸痰时间应限制在 15 秒以内，时间过长容易导致缺氧。

34. C 选择适当大小的喉罩对于确保通气效果和减少并发症非常重要。一般来说，体重为 10 ~ 20kg 的小儿使用 2 号喉罩比较合适。对于体重为 10 ~ 20kg 的小儿，套囊的充气量一般为 10 ~ 15ml。

35. A 咽部结构分级即改良的 Mallampati 分级或称“马氏分级”。Mallampati 提出了一个简单的气道评估方法，后经 Samsoon 和 Young 的修改补充，成为当今临床广为采用的气道评估方法。患者取正坐位姿势，头居正中位，检查者视线与张口处呈同一水平位，嘱患者用力张口伸舌至最大限度（不发声），根据能否看到腭垂以及咽部的其他结构判断分级。分为四级：Ⅰ级可见咽峡弓、软腭和腭垂；Ⅱ级仅见软腭、腭垂；Ⅲ级只能看到软腭；Ⅳ级只能看到硬腭。咽部结构分级愈高预示喉镜显露愈困难，Ⅲ ~ Ⅳ级提示困难气道。该分级是一项综合指标，其结果受到患者的张口度、舌的大小和活动度以及上腭等其他口内结构和颅颈关节运动的影响。

36. E 主动脉瘤压迫气管致狭窄和移位时使用双腔气管插管应慎重，有可能导致主动脉瘤破裂。

37. E Ⅰ级能完全显露声门；Ⅱ级能看到杓状软骨（声门入口的后壁）和后半部分的声门；Ⅲ级仅能看到会厌；Ⅳ级看不到会厌。对于术前估计插管困难的患者，在清醒、局麻下实施喉镜暴露，如果达到Ⅱ级水平，表示插管无困难，可以改为全麻诱导插管。Ⅲ级以上提示插管困难。

38. E 食管癌手术患者肺部病变较小，肺血流分布正常，在单肺通气过程中，血流分布较多，意味着分流量较大。肺内肿物的患者肺血流受疾病及其手术操作的影响，分流量可能较小。故食管癌患者行单肺通气时，发生低氧血症的风险要大于肺叶切除术。

39. E 气道高反应患者在麻醉期间发生的喘息并不都是喘息发作，鉴别诊断时应注意到肺水肿、支气管插管、肺栓塞、张力性气胸、胃内容物反流误吸、气管导管机械性阻塞及过敏反应等。

40. C 单肺通气的根本目的为肺隔离，容易发生通气相关肺损伤，因此提出单肺通气的肺保护策略，其核心是小潮气量。

41. A 困难气道不仅仅是指在经过常规训练的麻醉医师的管理下患者发生气管插管困难。困难气道是指在进行气道管理时，无论是面罩通气、气管插管还是其他气道管理技术，都存在困难或风险的情况。这可能涉及气道解剖异常、气道狭窄、气道梗阻、喉部肿物等因素。

42. B 根据通气的难易程度将面罩通气分为四级，

1～2级可获得良好通气，3～4级为困难面罩通气。本题中，置入口咽和（或）鼻咽通气道单手扣面罩；或单人双手托下颌扣紧面罩同时打开麻醉机呼吸器，即可获得良好通气，其面罩通气分级为2级。

43. E 根据年中华医学会麻醉学分会颁布的《困难气道管理指南》，困难气道的定义是具有5年以上临床经验的麻醉医师在面罩通气或气管插管时遇到了困难（上呼吸道梗阻），或两者兼有的一种临床情况。

44. E 困难气道可能由多种原因引起，包括声门移位、小下颌、张口受限和会厌炎等。

45. D 在困难气管插管的情况下，Cormack－Lehane喉镜显露分级Ⅰ～Ⅱ是指能够清晰地看到声带的全部或大部分，而Ⅲ～Ⅳ级是指只能看到声带的一部分或完全看不到声带。Cormack－Lehane喉镜显露分级Ⅳ级是指完全看不到声带。在多次插管努力后未能插入气管导管和困难喉镜显露使用常规喉镜无法看到声带的任何部分，都是困难气管插管的表现。

46. E 下颌前伸度试验、Mallampati试验、Cormack－Lehane喉头分级、Wilson危险评分都是用于判断困难气道的特殊试验或评分。

47. C 年龄＞55岁；体重指数（BMI）＞26kg/m²；打鼾史；络腮胡子；牙齿缺损；（同时满足以上两项就有＞70%的敏感性和特异性）。此外，还有颌面部异常；下颌后缩或前突；阻塞性睡眠呼吸暂停。这些都可能会影响面罩通气，但患者体重过轻并不会造成面罩通气困难。

48. B 张口度正常值应≥3cm（2指）；＜3cm，有插管困难的可能；＜2.5cm则喉罩置入困难。下颌骨长度＜9cm，易有插管困难。甲颏间距是指患者头部后仰至最大限度时，甲状软骨切迹至下颌骨颏突间的距离。甲颏间距≥7.0cm，插管无困难；在6～6.5cm间，插管有困难，但可在喉镜暴露下插管；＜6cm（3指），则75%无法用喉镜进行插管。胸颏间距＜12.5cm，插管有困难。颈部活动度正常值＞90°，＜80°插管有困难。

49. E 苯二氮䓬类药物具有很好的缓解焦虑、遗忘、镇静和催眠作用。阿片类药物有良好的镇静作用。抗胆碱药可以干燥气道，鼻黏膜血管收缩药物能够产生良好的局部麻醉和血管收缩的作用。

50. B 颈部活动受限可能会导致气道的可视性和通气的困难。颈部细长并不能提示患者存在困难气道，应结合其他体征判断。不能张口可能会妨碍气道插管和通气。甲颏距离短可能是由于下颌骨后缩、颈椎前屈或其他颈部结构异常引起的，这可能会导致气道的可视性和插管的困难。病态肥胖是指严重的肥胖症，这可能导致颈部脂肪堆积、颈部软组织肥厚和气道狭窄，增加插管和通气的困难。

51. C 哮喘患者的气道对刺激非常敏感，容易引起支气管痉挛和气道狭窄。在静脉快速诱导和气管插管过程中，如果发生胃内容物的误吸，胃酸和胃内容物可能会进入气道，刺激气道黏膜，导致严重的支气管痉挛和气道阻塞。

52. A 布比卡因的化学结构为酰胺类，其麻醉时间为利多卡因的2倍，一般可达6小时以上，麻醉强度为利多卡因的3～4倍，术后镇痛时间也长。布比卡因不能用作表面麻醉，很少用于浸润麻醉。

53. C 肾上腺素反应是指局麻药中的肾上腺素成分引起的反应，通常表现为心悸、血压升高、面色苍白、气短、烦躁不安等症状。

54. D 静脉注射局麻药后，最容易发生的即刻并发症是心肌抑制。局麻药可以通过血液循环迅速分布到全身，抑制心肌的电活动和收缩力，导致心脏功能受损。

55. B 毒性反应是指药物在体内达到一定浓度时，对机体产生有害作用的反应。当血液中局麻药的浓度达到或超过引起中枢神经系统兴奋或抑制的临界浓度时，会出现毒性反应。

56. E 咽喉气管表面麻醉通常是通过喷雾或涂抹的方式施行，局麻药应避免吞咽，以免影响其他部位的麻醉效果或引起不良反应。

57. B 注射部位对静脉局部麻醉的成功率有一定影响。选择合适的注射部位可以提高局麻药的吸收和扩散效果，从而提高麻醉的成功率。

58. C 均质性液体（血液、局麻药）为无回声表现；静脉可压缩，动脉不可压缩；肌肉组织呈典型的羽毛状中低回声，表面筋膜呈细线样强回声；神经本身是低回声的，其鞘膜为高回声。

59. A 扫描轴：有时神经的超声影像与周围的肌肉阻滞难以分辨，加上其行走迂曲的特性，往往短轴比长轴更为常用；对于介入轴：平面内技术可以完整地显示针体、针尖和注射的药液，尽管进针径路较长，但对于初学者更为安全可靠。

60. B 由于腰丛位置较深，特别是肥胖者，超声通常只能确认横突间隙和腰大肌位置，而腰丛无法100%清晰显示，因此常要求常规联合使用神经刺激仪，来辅助判断神经位置。

61. E 内收肌管水平隐神经阻滞是一种神经阻滞技术，主要用于下肢手术。隐神经是股神经后支的终末分支，为纯感觉神经，支配大腿内侧、小腿内侧直至内踝的皮肤感觉。故可用于保留膝关节运动的TKA手术或涉及小腿、内踝甚至中拇趾内侧的手术术后镇痛。

62. D Winnie首先报道了“三合一”阻滞的概念，认为高容量的股神经阻滞或髂筋膜阻滞能同时阻断包括闭孔神经、股外侧皮神经、股神经在内的主要腰丛分支。但其结果重复性不佳。原因在于髂筋膜下的阻滞对于髂腰肌表面的扩散是有效的，而耻骨肌的扩散是不确切的。故高容量的股神经阻滞只能同时确切地阻滞股外侧皮神经，又称“二合一”阻滞。

63. E　经体表超声的探头运动遵循 PART 操作手法：垂直下压，使探头与皮肤接触紧密增加显像质量或通过按压辨认动静脉或其内血栓；水平移动，可追踪神经的一段走向以确认最佳穿刺点；绕轴转动，对目标进行横轴纵轴切换或明确目标的三维形态；倾斜，有时由于接触面的关系或神经各向异性特征将探头尾部略微下压，超声图像上显示的切面并非垂直，是斜切于体表，使邻近切面或神经显示更清晰。

64. B　丙泊酚是一种静脉麻醉药物，可以用于控制抽搐或惊厥。对于局麻药中毒的预防和治疗，苯妥英钠并无保护作用。它具有镇静和抗惊厥的作用。停止使用局麻药可以阻止中毒的进一步发展。在严重的抽搐或惊厥情况下，可以使用肌肉松弛剂来控制肌肉痉挛，并进行气管插管以维持呼吸。给予各种支持疗法维持呼吸与循环，包括给予氧气、维持血压、纠正酸中毒等支持性治疗措施。

65. A　腋路臂丛阻滞虽然阻滞点接近躯干，但仍属于上肢神经阻滞。腋路臂丛是由颈段脊髓神经根 $C_5 \sim T_1$ 和腋动脉之间的臂丛神经干组成的。在腋窝区域进行腋路臂丛阻滞时，注射的局麻药物会阻断臂丛神经干的传导，从而实现对上肢的麻醉和镇痛效果。

66. B　选项 B 错误，与同名动静脉按肋间静脉→动脉→神经的排列一起行走于相应肋骨下缘，故穿刺点应在肋骨下缘，最好在超声引导下进行肋间神经阻滞。

67. D　喉返神经是一条重要的神经，它负责控制声带的运动。如果喉返神经受到阻滞，就会导致声音嘶哑或失声的症状。

68. E　闭孔神经为腰丛神经 $L_{3\sim4}$ 前支，支配股内侧皮肤的感觉和股内侧肌群的运动。

69. E　行臂丛神经阻滞术经锁骨上径路如穿刺不当则可发生气胸。

70. D　星状神经节阻滞又称颈交感阻滞，主要是改善上肢及头颈部交感神经紧张所引发的血管收缩、痛觉异常和异常出汗。故阻滞后应该表现为出汗减少。

71. B　臂丛由 $C_{5\sim8}$ 和 T_1 脊神经前支组成，而与上肢止血带密切相关的上臂内侧皮肤感觉是接受肋间臂神经（发自 T_2 前支的外侧皮支）支配。传统腋路臂丛阻滞中，肋间臂神经支配区域的感觉未被阻滞，在此使用止血带必然出现止血带反应。在完成臂丛阻滞后退针到皮下，在腋动脉下缘朝腋底注射局麻药物，可阻滞此神经。

72. D　肌间沟入路臂丛神经定位应位于胸锁乳突肌外侧缘，前中斜角肌之间。

73. B　由于尺神经的脊髓节段是 C_8 和 T_1，而肌间沟阻滞的作用范围主要是在肘部以下的区域，因此肌间沟阻滞并不能完全阻滞 C_8 和 T_1 神经根，故选项 B 错误。

74. D　在锁骨下区，臂丛神经纤维比较集中，变异较小，包括支配上臂在内的手臂的多数运动和感觉神经都能得到良好的阻滞；距离椎管、膈神经较远，有清楚的解剖标志，误入血管的可能性较小；起效时间与其他入路无巨大差异。

75. C　因尺神经负责供应手臂和手部的感觉和运动功能。在腋入臂丛阻滞中，因尺神经在腋动脉的内侧，因此在进行腋入臂丛阻滞时，尺神经往往是最容易被阻滞的神经。

76. A　肾上腺素是一种血管收缩剂，加入局部麻醉药液中会导致血管收缩，从而减少血流供应。在行指或趾神经阻滞时，如果加入肾上腺素，可能会引起指或趾的血液供应不足，导致缺血坏死的风险增加。

77. C　肌间沟臂丛阻滞范围包括肩部、上臂和肘部。肌间沟臂丛阻滞往往也可阻滞锁骨上神经。这是因为局麻药会不可避免地从斜角肌间隙扩散到椎前筋膜，从而阻滞颈丛的分支。这种常规肌间沟阻滞并不推荐用于手部手术，并不能阻滞 C_8 和 T_1 神经根，而尺神经即起源于 C_8 和 T_1 神经根，故采用肌间沟途径作臂丛神经阻滞时，最常见阻滞不全的神经是尺神经。

78. B　肌间沟法臂丛神经阻滞的定位：手指轻柔牢固地施压在前斜角肌和中斜角肌之间，以缩短皮肤与臂丛之间的距离。在锁骨上方 3～4cm（大约 2 个手指宽度）垂直于皮肤进针。

79. D　腰丛的主要分支包括髂腹下神经（L_1）、髂腹股沟神经（L_1）、生殖股神经（L_1/L_2）、股外侧皮神经（L_2/L_3）、股神经和闭孔神经（L_2、L_3、L_4），没有坐骨神经。

80. E　腋窝是位于上臂内侧和胸壁外侧之间的一个金字塔样结构，内含腋动脉，腋静脉以及臂丛的各主要分支。其中正中神经位于腋动脉的前外侧，尺神经在腋动脉的内侧，桡神经位于动脉的后方，肌皮神经在动脉的后外侧穿喙肱肌，前臂内侧皮神经则位于腋动脉的前方，故位于后方的桡神经和肌皮神经易出现阻滞不全。

81. E　93% 成人脊髓末端终止于 L_2。为了避免损伤脊髓，穿刺间隙成人低于 $L_{2\sim3}$。

82. B　脊膜自内向外分为软脊膜、蛛网膜和硬脊膜三层。软脊膜与蛛网膜间的腔隙为蛛网膜下隙，其内充满脑脊液。硬脊膜和椎管内壁（即黄韧带和骨膜）之间的潜在腔隙为硬脊膜外间隙。

83. D　脊髓和脊神经根的血供由单根脊髓前动脉和成对的脊髓后动脉提供，脊髓前动脉接受椎动脉的血流，脊髓后动脉接受小脑后动脉的血流。此外，脊髓前动脉和脊髓后动脉还在胸部接受肋间动脉，在腹部接受腰动脉的血流。

84. C 成人脑脊液量为120～150ml，其中60～70ml存在于脑室，35～40ml存在于颅蛛网膜下腔，脊蛛网膜下腔内为25～35ml。

85. B 成人脊髓的正常终止水平是在腰1椎下缘。这是脊髓的最低点，以下的神经根组成了马尾神经。

86. A 蛛网膜下腔阻滞引起的心动过缓往往是由于高位阻滞时起源于T_{1-4}的心脏加速神经被阻滞所致。

87. B 在脊麻时，较小直径的纤维（如血管舒缩神经和温觉纤维）首先被阻滞，然后是较大直径的纤维（如痛觉、触觉、运动和压力纤维）。

88. C 婴儿脑脊液总量为40～60ml，幼儿脑脊液总量为60～100ml，学龄儿脑脊液总量为80～120ml，成人脑脊液总量为120～180ml。

89. E 影响硬脊膜外麻醉阻滞平面的因素有很多，包括穿刺部位、药物容积、导管的位置和方向、患者的全身情况等。身高可影响局麻药向头端的扩散。重力对硬膜外局麻药的扩散也有部分影响。

90. C 头痛是脊麻后最常见的并发症之一，主要为脑脊液从硬脊膜缺陷处外漏和颅内压下降所致。

91. A 头痛多在穿刺后12～72小时发生，但典型头痛常在穿刺后6～12小时内发生。

92. A 全脊髓麻醉是指椎管内麻醉时因阻滞平面过高使整个脊髓被阻滞，有时甚至脑干也被阻滞，患者首先出现呼吸抑制。

93. D 局麻药中加入肾上腺素可达到延长麻药作用时间和减少局麻药物入血从而减少毒副作用的目的，但有些患者是禁忌。

94. E 骶管阻滞可用于肛门会阴部手术、椎间盘突出压迫神经引起下肢急慢性疼痛、术后镇痛、小儿下腹部及腹股沟手术，剖宫产通常使用腰麻或全麻进行麻醉，而不是骶管阻滞。

95. B 局麻药中毒引起的惊厥是由于选择性作用于边缘系统、海马和杏仁核，以及大脑皮层的下行抑制性通路，导致下行抑制系统的抑制作用减弱，使大脑皮层和皮层下的易化神经元的释放不遇阻抗，故肌牵张反射亢进而发生惊厥。

96. E 在全身麻醉维持过程中，并不是常规使用去极化肌松剂。使用去极化肌松剂需要根据手术需要和患者情况进行判断和决定，以避免不必要的并发症。

97. A 静脉快速诱导是指通过静脉通路给予诱导剂，使患者快速进入麻醉状态。这种方法具有快速、可控性好的特点，能够迅速达到麻醉深度，适用于大多数成人患者。

98. C 全身麻醉诱导经静脉给予全麻药物时应注意全身循环情况，不可“倾注”式给予。

99. C 对于儿科患者，可采用氟烷或七氟烷先进行吸入麻醉诱导，可在保留自主呼吸的情况下维持一定麻醉深度，避免因放置静脉导管导致患儿哭闹，并可直接延续到麻醉的维持期。

100. E 研究证明，大多数吸入麻醉药对气道阻力无明显影响，可安全用于哮喘状态的患者。

101. D 七氟烷是一种常用的吸入麻醉药物，具有快速诱导和恢复的特点。它能够迅速达到麻醉深度，并且在停止吸入后很快从体内排出，使患者能够迅速清醒。

102. B 影响吸入麻醉药排出的因素包括血液溶解度、组织/血分配系数、血/气分配系数、心排血量、肺泡通气量等。分子量是指物质分子的质量，它与吸入麻醉药的排出没有直接关系。

103. D MAC（最小肺泡浓度）是指在大多数患者中维持50%的患者对刺激的反应的最低吸入麻醉药浓度。单用一种吸入麻醉药维持麻醉时，临床常用浓度为1.3MAC。

104. E 舌后坠与其他引起上呼吸道急性梗阻病症的鉴别诊断要点主要在于：①患者有无明确的反流误吸或异物吸入史；②体检口鼻腔和咽部有无明显的分泌物或其他异物；③是否存在鼾声或呼吸气流中断；④肺部听诊是否未闻及啰音和哮鸣音等。其他引起上呼吸道急性梗阻病症通常也存在呼吸困难，因此选项E不是鉴别诊断要点。

105. C 丙泊酚是一种静脉麻醉药物，常用于诱导和维持全身麻醉。它的作用迅速，通常在注射后90秒左右达到峰值效应。这是因为丙泊酚具有快速的分布和消除动力学特性，能够迅速通过血液进入中枢神经系统产生麻醉效应。

106. E 全身麻醉控制呼吸和自主呼吸时，上肺肺泡的通气/血流比值高于下肺，因此上肺好于下肺。

107. D 低体温、膀胱充盈、气道梗阻、疼痛、缺氧和二氧化碳潴留均可以引起患者躁动，但以疼痛刺激引起的躁动发生率最高。

108. C 当麻醉浅时，患者的自主神经功能逐渐恢复，包括交感神经和副交感神经的调节作用也会恢复。交感神经的活动会导致出汗增多，而副交感神经的活动会刺激泪腺分泌增加，从而导致泪液分泌物增多，可表现为流眼泪。

109. D 在全身麻醉过程中，麻醉药物会影响患者的血压和心率，而血压和心率的变化可以反映麻醉深度的变化。一般来说，麻醉深度越深，血压和心率趋于稳定；麻醉深度越浅，血压和心率可能会有波动。

110. B 在全麻期间，常规的基本监测内容包括脉搏血氧饱和度、无创血压和心电图、呼吸末二氧化碳分压以及体温。这些监测项目可以提供关于患者的生命体征和生理功能的信息，帮助医生评估麻醉深度和患者的安全状况。中心静脉压是指在中心静脉内测量的压力，用于评估心脏前负荷和液体状态，不属于全麻期间的常规基本监测内容。

111. D　老年人麻醉风险程度，通常需考虑患者、手术、麻醉三方面的危险因素，应首先选择对生理干扰较少的麻醉方法，麻醉停止后能迅速恢复生理功能的药物和方法。

112. A　在全麻过程中，麻醉药物的作用会导致肌肉松弛，包括舌肌肉。当舌肌肉松弛时，舌头会向后坠落，堵塞呼吸道，导致呼吸困难甚至停止呼吸。

113. E　为了避免舌后坠，常用的方法包括托起下颌、行气管内插管、放入口咽通气道和头后仰。这些方法可以保持舌头在正常位置，保持呼吸道通畅。头向侧偏不能防止全身麻醉后因舌后坠而致呼吸道堵塞。

114. B　在饱胃的情况下，如果使用传统的插管方法，可能会增加误吸的风险，导致胃内容物进入气管和肺部，引发肺炎等并发症。快速序贯诱导气管内插管法是一种快速、安全的气管插管方法，通过使用药物和技术手段，迅速完成气管插管过程。这种方法可以减少插管时间和插管次数，降低误吸的风险，提高插管成功率，并且减少并发症的发生。

115. C　在胆囊炎合并中毒性休克的情况下，静吸复合全麻是最佳的麻醉方式，可以迅速控制疼痛和症状，同时保持患者的呼吸道通畅和循环稳定。

116. C　增加 FiO_2 是改善氧合最直接、最方便的方法，但氧气对肺和视网膜又具有毒性作用，特别是早产儿。因此，临床上氧气应用原则是以最低的 FiO_2 保持血气在正常范围。为保证及时纠正低氧又尽量防止氧中毒，必须严密监测 FiO_2 和 PaO_2。

117. C　血管活性药物降压升高颅内压的效应对无颅内病变的患者关系不大，但对颅内压高者或颅内顺应性差者则可能带来危害，降低血压过快或过多可能导致脑血流减少，进一步加重脑缺血缺氧的情况。因此，在降压时需要谨慎操作，避免过度降低血压。在进行控制性降压之前，通常需要采取一些措施来降低颅内压力，如脱水治疗、脑脊液引流等。这样可以减少脑组织的压力，降低颅内压力的基础水平，使得后续的控制性降压更加安全有效。

118. C　在控制性降压过程中，维持适当的 $PaCO_2$ 水平对于保护脑组织的血流和氧供非常重要。一般来说，控制性降压时，$PaCO_2$ 应维持在 40mmHg 左右。这个范围可以提供足够的脑血流，同时避免过度降低 $PaCO_2$ 导致脑缺氧。

119. A　复合性控制降压是一种综合应用多种方法来降低血压的方法。在这种方法中，吸入全麻和血管扩张药的组合是较为常见和合理的选择。吸入全麻可以通过抑制交感神经系统和减少应激反应来降低血压。血管扩张药可以通过扩张血管，降低外周阻力，从而降低血压。

120. A　为了保障安全，在控制性降压过程中必须进行全面监测。无论控制性降压时间长短，必须行直接动脉测压进行连续监测。

121. D　在控制性降压期间，应避免动脉二氧化碳分压低于 25mmHg。动脉二氧化碳分压是衡量肺通气情况的指标，过低的动脉二氧化碳分压可能导致脑血流量减少，从而影响脑组织的氧供应。因此，在控制性降压期间，应注意维持适当的动脉二氧化碳分压水平，避免过低的情况发生。

122. A　控制性降压可出现一些明显的危险。最严重的危险是不可控制的低血压，可引起心输出量降低和脑灌注压不足，导致器官缺血。

123. C　三凹征是指患者在全身麻醉状态下，出现呼吸道梗阻时，胸廓下陷、腹部膨隆和胸骨下凹陷的表现。这是由于呼吸肌力量不足，导致呼吸困难和呼吸肌的不协调运动所致。其他选项中，气道压力异常升高、痰鸣音或呼气相高调哮鸣音、SpO_2 下降和 $P_{ET}CO_2$ 波形改变都是呼吸道梗阻的表现，但它们出现的时间较晚，不是最早的临床表现。因此，呼吸道梗阻的最早临床表现是三凹征。

124. E　全麻清醒期是指在手术结束后、麻药停止注射后，患者逐渐恢复自主生命体征和意识水平的过程。在这个过程中，呼吸道梗阻是一种常见的并发症。其中最常见的原因是舌后坠。由于舌根肌肉松弛，舌头向后坠落，容易造成上呼吸道狭窄或闭塞，导致通气不畅或停止呼吸。其他可能的原因包括喉部水肿、喉痉挛、喉梗阻、神经麻痹、肌松药残留等。

125. A　当气管插管发生梗阻时，首先应检查麻醉机（风箱）是否正常工作，包括检查气囊充气和排气是否畅通。然后检查呼吸回路（活瓣），确保没有阻塞或漏气的情况。接下来检查气管导管，观察是否有弯曲、扭曲或堵塞的情况。最后检查患者的胸廓和双肺，观察是否有异常的呼吸音或肺部阻塞的征象。其他选项中的检查顺序都错误。

126. B　肌肉松弛剂的残余作用是全身麻醉后外周性呼吸抑制最常见的原因。

127. D　苏醒期喉痉挛是指在麻醉或手术结束后，患者出现喉部肌肉紧张、喉痛和呼吸急促等症状。这种情况可能会影响患者的呼吸道通畅，引起缺氧和窒息等危险。因此，及时采取措施对于保障患者安全至关重要。在苏醒期喉痉挛时，首先应该采取的措施是托下颌，面罩吸氧，持续正压辅助呼吸。这种方法可以通过扩张上呼吸道，增加气流速度，改善通气，减轻症状，并防止发生低氧血症。其他选项中，静注糖皮质激素、雾化吸入混悬麻黄碱、静注琥珀胆碱等也都有一定的治疗作用，但不适合作为首选措施。放置口咽通气道也可以改善通气，但操作较为复杂，需要有专业人员进行操作。

128. A 喉痉挛是指喉部肌肉因受到某种刺激而突然收缩引起喉腔狭窄和呼吸困难的一种情况。在拔管过程中，如果患者出现喉痉挛，会导致气道阻塞、呼吸困难等严重后果。为了避免发生不良事件，应该立即采取救治措施，如加深麻醉，充分氧供，帮助患者松弛，缓解喉痉挛，直至情况缓解后再进行拔管操作，以确保患者安全。其他选项中，加压给氧和安慰患者并令其放松等方法需要配合其他处理，并不能有效缓解喉痉挛；给予肌松药物需考虑患者的情况，并在专业医生指导下使用，因此不是首选措施。

129. A 麻醉苏醒期拔管后上呼吸道部分阻塞患者，表现为三凹征，常见原因有舌后坠、喉痉挛、气道水肿、手术切口血肿和声带麻痹等。而杓状软骨脱位主要表现为声音嘶哑。

130. A 麻醉苏醒期是指患者从麻醉状态中逐渐恢复到清醒状态的过程。在这个过程中，患者可能出现一系列不良反应，包括高血压、低血压、呼吸抑制等。其中，应用纳洛酮可能会引起高血压。纳洛酮是一种阿片类拮抗剂，可以在苏醒期缩短意识恢复时间，减轻呼吸抑制和镇痛作用。但是，纳洛酮也具有一定的副作用，如可引起交感神经兴奋，导致血压升高和心率加快等不适反应。因此，在使用纳洛酮时需要注意观察患者的生命体征指标，并根据需要进行相应处理。其他选项中，新斯的明、阿托品、氟马西尼和托烷司琼等药物通常不会引起高血压，有些甚至还具有降压作用。

131. D 术后苏醒延迟是指手术结束后，患者不能在预计的时间内清醒过来。选项 A，如苯妥英钠、乙酰胆碱酯酶抑制剂等，这些药物会影响神经递质的合成和释放，从而影响大脑的功能，选项 A 正确。选项 B，由于呼吸系统受到抑制，导致 CO_2 排出不畅，使得血液中二氧化碳浓度升高，造成高碳酸血症，从而影响神经系统的正常功能，选项 B 正确。选项 C，手术时出现低血压可能导致脑缺氧，从而影响神经系统的正常功能，选项 C 正确。选项 D 中“术前有饮酒史”并非常见的导致术后苏醒延迟的原因。选项 E，低体温可引起代谢率下降，使药物代谢减慢，也会影响神经系统的正常功能，选项 E 正确。

132. B 术后恶心呕吐（PONV）是术后最常见的并发症之一。手术时间的延长与 PONV 的发生率有一定的关系。根据研究，手术时间每增加 30 分钟，PONV 的风险增加 60%。

133. A 麻醉状态下发生气体栓塞时，主要表现为 $P_{ET}CO_2$ 突然下降甚至消失。

134. E 一般术后肺部感染与手术部位相关，出现术后肺部并发症的风险由高到低依次为：颅脑或胸部手术 > 上腹部手术 > 下腹部手术 > 四肢手术。

135. B 恶性高热（MH）是一种罕见的遗传性疾病，它通常由于接受全身麻醉药物引发的一种急性、致命性的反应而发生。MH 患者常见的基因突变位点是位于钙离子通道 RyR1 基因（肌钙蛋白受体 1 型基因）上的第 19 号外显子的 p. Arg615Cys（R615C）或 p. Arg614Cys（R614C）突变。这些突变会导致肌肉细胞内钙离子释放失控，从而引起恶性高热的症状。

136. B 恶性高热（MH）主要由于麻醉药物（如氟烷、异氟醚等）或肌松药物（如琥珀胆碱、罗库溴铵等）引起的肌肉代谢紊乱而导致的高热、代谢性酸中毒和肌肉僵硬等症状。目前，咖啡因氟烷体外挛缩实验（IVCT）被认为是筛查和诊断恶性高热的金标准。该实验通过在体外模拟患者的肌肉纤维，观察其对咖啡因和氟烷的反应，以判断是否存在恶性高热的风险。其他选项中，骨骼肌活检、遗传学检测、体温急剧升高达 44℃以上和血浆钾离子 >6mEq/L，血清肌酸激酶升高都可以作为恶性高热的辅助诊断指标，但不是金标准。恶性高热的诊断需要综合考虑临床表现、家族史、咖啡因氟烷体外挛缩实验等多个因素。

137. C 恶性高热是一种严重的并发症，可能发生在麻醉和手术过程中。丹曲林是一种用于治疗恶性高热的药物，但不是首选措施。在发生恶性高热时，降温是必要的，但不是首要措施。在发生恶性高热时，应立即停止使用麻醉药物，并终止手术，以防止病情进一步恶化。恶性高热可能导致酸中毒，因此纠正酸中毒也是治疗的一部分，但不是首要措施。在恶性高热的治疗中，激素可能会用于控制炎症反应，但不是首要措施。

138. B 在麻醉期间，心动过速可能会导致心肌缺血和心肌梗死。心动过速会增加心脏的氧需求，而麻醉药物可能会抑制心脏的自主调节功能，导致心脏供血不足，从而引起心肌缺血和心肌梗死。其他选项中，心动过缓、房性期前收缩、室性期前收缩和房颤都可能导致心肌缺血和心肌梗死，但它们的发生率相对较低，不是主要原因。

139. A 全麻患者侧卧位时，肺内气血分布也会发生改变。下方的肺受压较大，通气少，血流量较多；而上方的肺则相对通气较多，血流量减少。

140. E 与体位相关的外周神经损伤是指由于特定体位、姿势或运动导致的神经压迫、牵拉或缺血等因素引起的神经功能障碍。选项 A，在特定体位或姿势下，神经可能会受到压迫、牵拉、挤压等不良刺激，从而导致神经功能障碍。选项 B，长期的神经损伤可能会引起神经细胞结构和功能的改变，例如轴突萎缩、髓鞘脱失、神经元肥大等。选项C，常见的与体位相关的外周神经损伤包括颈神经根型颈椎病、股神经损伤、坐骨神经损伤、腕管综合征、尺神经沟外压综合征等，其中尺神经损伤和臂丛神经损伤较为常见。选项D，尺神经沟外压综合征是指尺神经在肱二头肌和肌肉皮瓣之间受到压迫、牵拉或挤压，引起尺神经功能障碍的一种疾病。选项E，与体位相关的外周神经损伤主要与姿势、运动等因素有关，通常与术中较长时间低血压无明显关联。

141. C　侧卧前倾位用于神经外科手术，易于暴露后颅窝部位，有时也用于背部和颈部的手术，是在侧卧位的基础上再将患者躯体向前倾斜45°左右。

142. A　屈氏体位是仰卧头低位的修正体位，患者仰身平卧，腘窝部位于手术床可折处，将手术床置于头低10°～15°斜坡位，将腿板降低15°～30°使膝屈曲下垂。常用于下腹部及盆腔手术，特别是CO_2气腹腹部微创手术，也适用于进行颈内或锁骨下静脉穿刺。

143. A　采用屈氏体位可以显著缓解麻醉诱导期低血压的发生，特别对行冠脉搭桥、瓣膜置换手术等心功能代偿能力差、容量负荷依赖的患者而言，可以减少低血压的发生率和血管活性药的使用率。

144. B　在进行麻醉操作时，有些操作需要特别的体位配合才能保证手术的顺利完成。选项A，椎管内麻醉需要采用蜷曲侧卧位或坐位，以便于医生定位和穿刺椎管。选项B，测量血压则不需要特别的体位配合，只需要让受检者休息片刻，然后取坐位或卧位即可进行血压测量。选项C，颈内静脉穿刺需要采用头后仰位或枕头下压位，以便于打开颈部的静脉。选项D，气管插管需要采用头后仰位或枕头下压位，以便于打开口咽、喉咽及声门区域的通路，方便插管。选项E，肌间沟阻滞需要采用平卧位，头部转向阻滞对侧，以便于找到肌间隙并注射药物。

145. E　在全身麻醉下，由于患者失去了自主呼吸，通气完全依靠机械通气，仰卧位和俯卧位的改变会对肺部顺应性产生影响。动态肺顺应性是指在一个呼吸周期内肺泡压力变化所引起的相应容积变化的能力，而静态肺顺应性则是指在无气流通过时肺膨胀所需的压力。因此，在仰卧位变为俯卧位时，由于重力作用，下肺受到更大的压力，通气和血流量均减少，使得动态肺顺应性和静态肺顺应性都会降低。

146. D　侧卧位较仰卧位不易发生反流，因为侧卧位有利于胃内容物排出，选项A正确。仰卧位较侧卧位容易发生反流，因为这样会使胃食管括约肌失去张力，从而导致胃内容物逆流进入食管和口腔，选项B正确。麻醉后胃内压维持在18cmH_2O以下时不易引起反流，选项C正确。麻醉后保持腹肌松弛易发生反流，因为腹肌紧张可促进胃内容物的排出，选项D错误。头低位虽有利于胃内容物排出，但重力作用减少了胃内容物误吸的风险，选项E正确。

147. D　在全麻下（非气管插管时），患者的呼吸道和自主呼吸功能受到影响，容易发生呼吸道阻塞和缺氧等问题。因此，在选择患者体位时，需要考虑其对呼吸机械和通气的影响。选项A，头抬高的仰卧位容易导致舌根和软腭后坠，加重呼吸道阻塞，不利于通气换气，不太安全。选项B，深度屈氏体位指股骨与胫骨呈90°屈曲，是一种常用的手术体位，但由于其会使膝关节以上的静脉回流减少，容易发生下肢深静脉血栓形成，不太适合全麻患者。选项C，头低截石位指头部向下低位，脚部抬起。这种体位有利于手术区域的照明和操作，但是不利于呼吸道通畅，会增加呼吸道阻力。选项D，侧卧位时，气道较容易保护，对于可能发生反流的患者更为安全。床尾抬高有利于改善通气，增加肺容积。选项E，俯卧位不适合全麻患者，由于胸廓前缩和腹内压力增加，影响呼吸机械和通气。

148. D　坐位手术麻醉的主要特点是患者以坐位或半坐位姿势进行手术，可减少术中出血、增加手术操作区域等优点。由于坐位手术麻醉时患者体位改变，使得静脉回流受限，而且常规手术时患者需要插管，容易引起空气进入静脉系统，形成空气栓子，导致肺部栓塞和其他器官缺血缺氧等症状，选项D正确。选项A、B、C、E与坐位手术麻醉相关的并发症无关。静脉血栓通常是因为长时间卧床不活动，术后恢复期间血液淤积，容易形成血栓；脑梗死和脑疝则与坐位手术麻醉无直接关系；颈椎脱位虽然与患者体位有关，但并非坐位手术麻醉的特殊并发症。

149. E　插管机械通气时，体位对通气有很大的影响。不同的体位可能会影响患者的通气量、肺容积等指标。例如，半坐位可以减少肺水肿和肺塌陷的风险，改善通气量和氧合，而俯卧位可以增加通气量和肺功能残气量，缓解呼吸窘迫，但也会增加胃排空障碍和误吸的风险。因此，在选择体位时应该根据患者的具体情况和手术需求进行综合评估，避免因体位不当而导致呼吸系统意外和并发症的发生。而其他选项中，通气不足、呼吸道梗阻、气管导管脱出和肺不张都是常见的呼吸系统并发症，需要在手术过程中密切关注，并及时采取措施予以纠正。

150. B　截石位是在仰卧位的基础上，用腿架使膝关节和髋关节屈曲，使两下肢分开，双膝屈曲，足底着地，将臀部置于手术台边缘，充分显露会阴部，以便于医生进行手术操作。但是，髋部屈曲角度不应该超过90度，否则可能会导致股神经损伤。截石位适用于肛门、直肠、尿道、阴道等部位手术。手术结束时，患者膝踝关节保持矢状位一致，然后一起慢慢放平，有助于恢复下肢血液循环；高截石位可以使足部动脉血流灌注呈现显著的爬“山”梯度，降低术后下肢深静脉血栓形成的风险；膝关节不应屈曲超过90°，以避免股神经损伤。

151. E 侧卧位是一种常见的体位，但对于某些患者或在特定情况下可能会导致不适或并发症。选项A、B、C和D列举了几个可能发生的问题，而选项E中提到的“下侧腿隐神经可能受压”是错误的。下侧肩胛上神经被牵拉是侧卧位时较为普遍的情况，可导致肩胛骨外展，影响手臂活动；上侧肺潜在通气过度主要是由于重力作用所致；屈曲部位在髂嵴而不是肋缘或肋腹处，可以减轻通气受压的程度；有导致翼状肩胛的可能，可能会使手臂位置异常，导致神经受压，进而引起手臂运动和感觉异常。下侧腿隐神经（也称坐骨神经）是大腿后侧最大的神经，在侧卧位时可能会受到挤压，但这种情况比较少见，通常需要长时间维持侧卧位才会出现。因此，选项E中的“下侧腿隐神经可能受压”是错误的。

152. E 选项A“肺顺应性降低”正确，由于重力增加了对胸部的压力，导致呼吸肌肉更难以扩张肺部，从而降低肺顺应性。选项B，头部下垂会导致颅内压力升高，使眼部毛细血管受到压迫，从而引起球结膜水肿。选项C，重力使得血液流动受阻，特别是在俯卧位时，下肢的静脉回流更加困难，容易产生椎旁静脉曲张和扩张。选项D，乳腺损伤，特别是乳房外偏时，因为俯卧位时，重力会让乳房向下垂，如果乳房不受到支撑，则有可能造成乳腺组织撕裂和其他损伤。选项E不是俯卧位可能出现的问题。

153. E 病情稳定、恢复良好且达到离室标准的患者可送回普通病房。目前临床多采用Aldrete评分，离开PACU的患者评分至少要达到9分。

154. C Steward评分总分为0~6分。只有评价在4分以上才能离开手术室或恢复室。

155. B 拔管后患者的潮气量应大于5ml/kg，这意味着患者已经能够满足正常的呼吸代谢需求，并且不再需要人工辅助通气。如果潮气量过低，则可能存在肺部或呼吸道的问题，需要及时进行处理和干预。

156. D 在恢复室内静注吗啡或哌替啶的患者，应该进行至少20分钟以上的密切观察，确保其生命体征稳定、呼吸道通畅、意识清醒等指标符合出科标准后方可转出。因为静注吗啡和哌替啶是强效镇痛药物，具有较高的呼吸抑制作用，容易引起意识水平降低、呼吸频率减慢等不良反应，甚至出现危及生命的窒息等情况。为此，在转移患者之前需要对其进行充分的评估和监测，避免出现意外事故。

157. D 在离开恢复室之前，应满足一系列的出科标准。常见的出科标准包括：呼吸道通畅，自主呼吸、咳嗽反射恢复；血流动力学指标稳定，如心率、血压、血氧饱和度等符合正常范围；患者安静平稳，无明显疼痛或不适感；观察时间充分，至少持续30分钟以上；患者已清醒，能够正确定向，接受进一步治疗和转科等。

158. B 在拔管时，应根据患者的具体情况和手术类型进行科学判断和安排。一般来说，较佳的拔管时期为运动功能一定程度恢复，自主呼吸恢复满意，但仍残存一定麻醉作用的清醒早期。此时，患者神经系统和呼吸系统已经基本恢复正常，能够自主呼吸，并有保护性反射。如果等到完全清醒期或者只要呼吸恢复正常即可就行拔管，则可能存在过度麻醉、窒息等风险。对于神经外科患者，部分清醒即可拔管，但也需要考虑其神经功能恢复情况。另外，待血压平稳和有应答反应也是拔管时需要关注的因素之一。

159. E 严重高血压患者（舒张压≥110mmHg或收缩压≥180mmHg）应推迟择期手术，至血压降至160/100mmHg以下，选项A正确。一般情况下，除ACEI和ARB类药物需要评估后决定是否继续使用外，其他降压药物手术当日继续使用。一般建议在术前12~24小时停用ACEI和ARB类药物，因为持续服用至术晨可能与术中低血压相关，特别是对合用利尿剂的患者，选项B、D正确。肝癌破裂出血危及生命时需急诊手术，选项C正确。口服降糖药的患者，服用长效降糖药应在术前2~3日停药，选项E错误。

160. D 患者术前行胃肠道准备，成人从术前8~12小时开始禁食，术前4小时开始禁水，以防麻醉或术中的呕吐引起窒息或吸入性肺炎的可能。

161. A 拔管过程中随着患者清醒，可能发生喉痉挛，该患儿症状与喉痉挛符合。刺激性麻醉药，或麻醉变浅，或有异物触及喉头均可诱发喉痉挛。喉痉挛时患者表现为吸气困难、发绀、喉部发出高调鸡鸣音。

162. D 患者为老年男性，腰-硬麻醉后麻醉平面较高，出现呼吸抑制，需要进行麻醉平面的调节，同时给予辅助通气措施。新斯的明为肌松药物拮抗剂，此时应用不恰当。

163. B 肌间沟臂丛阻滞有可能发生膈神经阻滞、喉返神经阻滞等并发症，应避免同时行双侧阻滞。其他麻醉方案均可选择。

164. E 声音嘶哑和失音为喉返神经阻滞的表现，喉返神经为迷走神经分支，因此选项E正确。颈交感神经节阻滞会出现霍纳综合征，表现为患侧眼裂缩小、瞳孔缩小、眼结膜充血、鼻塞、面微红及无汗。

165. C 创面较大，选择区域阻滞麻醉即可满足手术要求。相比其他选项，表面麻醉只适用于较小的手术或局部操作，插管全身麻醉和高位硬膜外麻醉对于这种手术不太适宜，局部浸润麻醉可能无法完全覆盖麻醉手术区域。

166. C　阴茎冠状沟处肿物活检术是一个局部手术，创面较小，选择区域阻滞麻醉即可满足手术要求，该区血运丰富，不宜采用局部浸润麻醉。插管全身麻醉适用于较大的手术，对于阴茎冠状沟处肿物活检术而言过于复杂和冗余。表面麻醉只适用于表浅的手术，无法提供足够的麻醉效果。不插管全身麻醉可能无法提供足够的麻醉效果。

167. D　普鲁卡因和丁卡因均属于酯类，利多卡因属于酰胺类，且行区域阻滞麻醉时，手指、足趾、阴茎等处局麻药中不应加入肾上腺素，以防止组织坏死。

168. C　根据一般的安全原则，利多卡因的最大安全剂量通常为4～7mg/kg。根据患者的体重（60kg），最大安全剂量为60kg×7mg/kg＝420mg。考虑到添加了肾上腺素，最大安全剂量会略微增加，但通常不超过500mg。

169. E　患者因胸椎骨折、多发肋骨骨折、急性呼吸窘迫综合征而行气管插管机械通气，现烦躁不安，拟选用咪达唑仑镇静。咪达唑仑是一种苯二氮䓬类药物，可用于镇静和催眠。在机械通气治疗过程中，由于插管等原因，患者容易出现烦躁、恐惧等情绪，并且可能出现回忆性妄想等不良反应。因此，在镇痛基础上合用咪达唑仑进行镇静治疗可以减轻患者的不良情绪和对通气治疗的抵触感，提高治疗效果，选项E正确。选项A，苯二氮？类药物可以抑制呼吸和循环，还会降低血压，可能会使呼吸窘迫加重。选项B，剂量需要根据患者的年龄、性别、体重等因素调整，不能简单地按照体重计算。选项C，咪达唑仑可使脑血流量和颅内压轻度下降。选项D，咪达唑仑可产生短暂的顺行性记忆缺失，而不是逆行性遗忘。

170. D　挥发性麻醉药物主要通过肺部排出体外，增加新鲜气体流量可以增加肺部通气量，加快麻醉药物的代谢和排出速度。这样可以帮助患者更快地清醒，减少麻醉药物的残留时间，降低麻醉药物的副作用和毒性。

171. B　对于肥胖体型的患者，在给予全麻药物后出现舌后坠的情况下，如果手术时间较短，可以考虑给予面罩加压给氧辅助通气。面罩加压给氧辅助通气是通过面罩向患者提供高浓度的氧气，并施加正压来辅助患者的呼吸。这种方法可以帮助保持患者的呼吸道通畅，防止舌后坠导致的呼吸道堵塞。

172. D　沙美特罗为新型选择性长效β_2受体激动剂，需15分钟起效，不适用于控制哮喘的急性发作，主要用于慢性哮喘、COPD的维持和预防。

173. D　麻醉药物和全麻状态可能会引起患者的呕吐反应，尤其是在饱胃的情况下，患者可能有胃内容物的反流。如果患者在手术诱导阶段发生呕吐，并且误吸了胃内容物，可能会导致严重的并发症，如肺炎和窒息。

174. D　饱胃患者的胃内压力较高，插入喉罩时可能会增加胃内压力，导致胃内容物逆流到食管和口腔，引起呕吐和误吸的危险。

175. D　MAC $awake_{50}$（又简称为MAC awake）为亚MAC范围，是50%患者对简单的指令能睁眼时的肺泡气麻醉药浓度。MAC $awake_{95}$指95%患者对简单的指令能睁眼时的肺泡气麻醉药浓度，可视为患者苏醒时脑内麻醉药分压。MAC awake＝0.4MAC，不同麻醉药的MAC awake与MAC的比值均为0.4。

176. A　该患者术后复苏过程中自主呼吸恢复，但只有8～10次/分，且潮气量小，应重点监测呼末CO_2和脉搏氧饱和度等关于呼吸方面的指标。

177. D　根据题目描述，患者发生髋关节骨折，拒绝进食。髋关节骨折可能导致出血，而患者拒绝进食可能导致体内液体和血容量的减少。在这种情况下，麻醉诱导后的低血压可能是由低血容量引起的。选项A，题目中未提及患者有心功能不全的情况，因此不太可能是导致低血压的原因。选项B，麻醉药物可能会引起血管扩张，但在这种情况下，由于患者的血压已经较低，麻醉药物的扩张作用不太可能导致血压进一步下降。选项C，过敏性休克是一种严重的过敏反应，但在题目描述中没有提到患者有过敏史或过敏反应的症状。选项E，肺栓塞是一种严重的疾病，但在题目描述中没有提到患者有肺栓塞的症状或风险因素。

178. A　支气管痉挛是哮喘的主要病理生理特征之一，其特点是气道平滑肌痉挛和黏液分泌增加，导致气道阻力增加，呼气困难。在全麻过程中，麻醉药物和其他刺激因素可能引发支气管痉挛，导致气道压力升高、$P_{ET}CO_2$波形消失、SpO_2下降和血压下降。其他选项中，肺栓塞、气胸、气管导管意外脱出和气道异物也可能导致类似的临床表现，但根据患者的病史和临床情况，支气管痉挛是最有可能发生的情况。

179. B　全麻术后，患者可能会出现呼吸道分泌物增多的情况。这可能是由于麻醉药物的影响导致呼吸道黏膜分泌物增加，或者手术过程中引起的炎症反应导致分泌物增多。呼吸道分泌物增多会导致呼吸困难和喉头啰音的出现。

180. C　拔管后出现吸气困难、发绀，喉部发生高调鸡鸣音。这些症状可能是由气道梗阻引起的，因此应首先采取的措施是解除诱因，加压给氧。解除诱因的措施可以包括重新定位气管插管、清除气道分泌物等。加压给氧可以提供足够的氧气供应，以保证患儿的氧合状态。吸氧可以提供额外的氧气供应，但在这种情况下，首先需要解除气道梗阻，否则吸氧可能无法有效改善患儿的症状。吸痰可以清除气道分泌物，但在这种情况下，首先需要解除气道梗阻，否则吸痰可能无法顺利进行。环甲膜穿刺是一种紧急的气道管理方法，适用于严重气道梗阻的情况，但在这种情况下，首先应尝试解除气道梗阻，而不是立即进行环甲膜穿刺。静脉给予肌松药后气管插管是一种气道管理方法，适用于严重气道梗阻的情况，但在这种情况下，首先应尝试解除气道梗阻，而不是立即进行肌松药和气管插管。

181. E 根据题目描述，患者是在全麻下行坐位颅后窝肿瘤切除术中出现 $P_{ET}CO_2$突然下降，SpO_2降低，心动过速，心前区听诊闻及水磨音。这些症状可能是由空气栓塞导致的。压迫颈内静脉可以增加回心血量，改善心脏功能，是一种常用的急救措施。快速输液可以增加血容量，改善心脏前负荷，有助于维持血压和心脏功能。通知手术医生并灌满术野封闭空气进入口，维持血压和血流稳定。适度持续气道正压可以增加肺泡通气，改善氧合和通气，减轻心脏负荷。与心脏功能相关的措施不包括静脉溶栓药物，选项 E 错误。

182. B 该患者在全麻下行腹腔镜子宫切除术，应考虑 CO_2蓄积，$PaCO_2$达 90 ~ 120mmHg 即可引起意识改变，150 ~ 250mmHg 时脑功能急剧下降，产生 CO_2麻醉效果。

183. E 当出现膈肌痉挛时，通知手术医生暂停手术操作是必要的，以便进一步评估和处理。加深麻醉可以帮助放松膈肌，缓解痉挛。加大肌松剂用量可以进一步放松膈肌，缓解痉挛。胃管引流排气减压可以减少胃内气体积聚，缓解膈肌痉挛。安定是一种镇静药物，不适合用于缓解膈肌痉挛的情况，因此不恰当。

184. E 患者呼吸减慢，SpO_2下降，为舒芬太尼导致的呼吸抑制，应使用其拮抗药纳洛酮。

185. A 该患者听诊单肺呼吸音消失，氧饱和度下降，导管深度正常，结合腹腔镜胆囊手术特点，患者最可能发生了张力性气胸。

186. B 患者有反酸病史，禁食时间长导致胃液过度分泌，截石位手术使膈肌抬高，喉罩未有效隔离气管，误吸酸性胃内容物。

187. A 患者在挣扎过程中有创监测血压读数突然下降至60/30mmHg，此时采取的处理方法是先检查并调整动脉测压装置，如没问题再手工测量血压以校对血压值，确认低血压后再补液与应用血管活性药。

188. B 患者长期卧床易造成深静脉血栓，术后体位搬动致血栓脱落而引起栓塞。从患者胸痛并伴咳嗽及呼吸困难，指脉搏氧饱和度下降等症状分析，考虑肺栓塞的可能性大。

189. D 患者既往有先天性心脏病病史，这增加了感染性心内膜炎的风险。持续发热 2 周提示存在感染过程。查体发现胸骨左缘 3 ~ 4 肋间 4/6 级粗糙收缩期杂音伴震颤，这与室间隔缺损相一致。室间隔缺损可导致血流动力学改变和二尖瓣关闭不全，易引起感染性心内膜炎。脾肋下 2cm 提示脾脏肿大，也是感染性心内膜炎的常见体征之一。血培养两次阳性支持感染性心内膜炎的诊断。患者在入院后第 3 天出现呼吸困难、胸痛和多次咯血，这些症状与急性肺栓塞相符。感染性心内膜炎时，细菌栓子可以脱落并引起肺栓塞，导致呼吸困难和咯血。综上所述，根据患者的临床表现、检查结果和先天性心脏病史，最可能的诊断为感染性心内膜炎合并急性肺栓塞。

190. E 急性左心衰的处理如镇静、输氧、取坐位、两腿下垂，减少静脉回流；用强心、利尿及血管扩张剂，以改善心功能。吗啡治疗心源性哮喘的机制包括：①降低呼吸中枢对 CO_2敏感性而缓解呼吸困难；②扩张外周血管，降低外周阻力；③消除焦虑情绪（镇静），减轻心负荷（禁用于支气管哮喘患者）。

191. D 患儿术后出现眼球上翻、颈部扭曲和僵硬等症状，这可能是由异氟烷引起的麻醉并发症恢复期脊髓性脑炎导致。苯海拉明是一种 H_1 型组胺受体拮抗剂，可以缓解组胺介导的过敏反应和抑制中枢神经系统的兴奋，可用于减轻症状。地西泮属于苯二氮䓬类药物，主要用于治疗焦虑症、癫痫、肌肉痉挛等疾病，对于 PACU 综合征的治疗效果较差。甘露醇是一种渗透性利尿剂，用于治疗脑水肿和急性肾衰竭等疾病，与此病例无关。格隆溴铵是抗胆碱药物，用于拮抗拟胆碱药所致的毒蕈碱样症状。丹曲林是用于治疗恶性高热的药物，也与此病例无关。因此，最合适的处理药物是苯海拉明。同时，需要进一步评估患者的症状并采取相应的护理措施，如保持呼吸道通畅、维持水电解质平衡、监测生命体征等，以确保患者的安全。

192. D 该患者术后出现躁动和意识不清，同时血清钠浓度低于正常范围，可能是由低钠血症引起的。计算补钠量可使用如下公式：$\Delta Na^+ = 0.6 \times$体重（kg）×（目标 Na^+ − 当前 Na^+），其中 0.6 为血容量系数，一般情况下补钠速度不超过每小时 0.5mmol/kg。本题中，目标 Na^+为 120mEq/L，当前 Na^+为 110mEq/L，体重为 100kg，则需要补钠量为：$\Delta Na^+ = 0.6 \times 100kg \times (120mEq/L - 110mEq/L) = 600mEq$。因此，需要补充钠 600mEq。在进行补盐时应该注意补钠速度，避免过快或过多导致电解质紊乱，必要时可以根据临床情况及时调整补钠速率。

193. A 根据患者的症状描述，出现呼吸困难、肋间和锁骨上窝处明显下凹、腹式呼吸明显增强、听诊无呼吸音等情况，首先应考虑的是上呼吸道梗阻（选项 A）。上呼吸道梗阻可能是由术后喉部水肿、喉痉挛、异物阻塞等引起的。其他选项中，肺不张（选项 B）通常不会导致呼吸困难和腹式呼吸增强；气胸（选项 C）通常会导致呼吸困难和呼吸音减弱或消失，但不会出现肋间和锁骨上凹；哮喘（选项 D）通常伴有喘息音和呼气困难，但不会出现肋间和锁骨上凹；喉痉挛（选项 E）可能导致呼吸困难，但一般不会出现肋间和锁骨上凹。

194. E 麻醉恢复室的基本任务：①收治当日全麻术后未苏醒者和非全身麻醉后情况尚未稳定者，或神经功能未恢复者，保障患者在麻醉恢复期间的安全；②监护和治疗在苏醒过程中出现的生理混乱；③患者苏醒后无异常，送入病房，如病情危重需要进一步加强监测和治疗则送入ICU。

二、多选题

1. ABCDE 麻醉前用药目的包括：①减轻患者紧张情绪和焦虑；②降低代谢，提高痛阈，减少麻醉药剂量；③减少腺体分泌，保持术中呼吸道通畅；④抑制交感和迷走神经反射，降低应激反应；⑤预防和减轻麻醉药的不良反应。

2. ABCDE 抗胆碱药物主要通过阻断乙酰胆碱受体而减少或抑制乙酰胆碱的作用，因此会导致迷走神经活动受阻，抑制呼吸道腺体分泌物的产生。臂丛神经阻滞时，抗胆碱药物可引起心律不齐、低血压等副作用，可能增加手术中的并发症风险。避免使用抗胆碱药物可以减少这些潜在的风险。由于小儿腺体分泌活跃，通常需要较高剂量的抗胆碱药才能达到期望的效果。东莨菪碱的中枢作用比阿托品强是由于其较高的亲脂性和能够有效穿过血－脑屏障进入中枢神经系统。抗胆碱药物可以抑制汗腺的分泌功能，导致患者排汗减少，当环境温度较高时，可能会导致患者体温升高。

3. ABD 影响血流动力学的心律失常需纠正，心房颤动和心房扑动伴快速室率可能导致心脏功能下降、血栓形成以及其他严重的并发症，二度以上房室传导阻滞可能导致心室率过慢或不规则，影响心脏功能。频发的室性期前收缩可能引发更严重的心律失常，需要纠正以避免心律失常恶化。偶发房性期前收缩及无症状的右束支传导阻滞不需要纠正。

4. ABC 手术中使用电灼，可干涉起搏器的功能，因此，术前有必要更换为非同步型起搏器，后者不受电灼干扰；对于非窦性心律、房性期前收缩和每分钟超过5次的室性期前收缩，围术期可能发生心脏意外。

5. ABC 许多研究指出，混合性肺功能测验包括用力肺活量（FVC）、用力第1秒呼气容量（FEV_1）和最大自发性通气量（MVV），是预测术后呼吸功能不全的最佳指标组合。

6. ABCE 心脏超声图对估计瓣膜病和心室功能非常有效，术前应予常规检查。对心脏射血分数显著性降低至25%～35%者，可确定为“高危”。但心脏超声检查只能反映心脏功能，不能明确是否有心肌缺血病。

7. ABCDE 吸入麻醉药物有扩张支气管作用，宜用于哮喘患者；哮喘患者具有气道高反应性的特点，麻醉和手术应激因素易引起其发作或导致严重支气管痉挛，因此术前应做充分准备工作。全麻诱导及气管插管引起的应激易引起哮喘发作，手术刺激特别是上腹部手术牵拉易引起迷走神经张力增高，诱发哮喘，镇痛不完善亦可引起。氯胺酮有支气管扩张作用。

8. ABE 控制空腹血糖在7.8～10mmol/L（140～180mg/dl），随机或餐后血糖<12mmol/L（214mg/dl）较为合适。应在手术前进行全面评估，了解糖尿病患者是否存在与手术相关的重要脏器并发症。格列奈类药物可能引起低血糖，术前应停用24h。对于使用胰岛素控制血糖的患者，手术当日早晨继续使用中效或长效基础胰岛素。如果糖尿病患者使用皮下胰岛素泵，则需要在手术当天将泵速调整为睡眠基础速率。

9. ABCE 对长期应用抗高血压药治疗的患者，不能突然停药，否则患者对内源性儿茶酚胺的敏感性将相应增高，可能引发高血压、心动过速、心律失常和心肌缺血等严重意外，选项A叙述错误。对高血压并存心肌缺血者，术前应重点加强对心肌缺血的治疗，并非择期手术禁忌，选项B叙述错误。单纯慢性高血压，只要不并存冠状动脉病变、心力衰竭或肾功能减退，即使已有左室肥大和异常心电图，在充分的术前准备和恰当的麻醉处理前提下，耐受力仍属良好，选项C叙述错误。高血压患者的麻醉安危取决于是否并存继发性重要脏器损害及其损害程度，包括大脑功能、冠状动脉供血、心肌功能和肾功能等改变，选项D说法正确。一般认为血压≥180/110mmHg的患者应推迟择期手术，待血压控制良好后方允许手术，选项E叙述错误。

10. CE 小儿声门黏膜下组织疏松，声门下为气道最窄处，容易因为插管动作粗暴或管径过粗造成声门下水肿。

11. ABCDE 插管或拔管后，舌头可能会松弛并向后坠落，阻塞气道。插管或拔管过程中，咽喉部分泌物可能会积聚，阻塞气道。插管或拔管后，支气管可能会发生痉挛，导致气道狭窄；喉部可能会发生痉挛，导致气道狭窄；气管导管可能会被分泌物、血块或其他物质阻塞，导致气道梗阻。

12. ABCDE 判断喉罩位置的方法：①胸骨上凹轻压试验：通过在喉罩上轻压，观察胸骨上凹是否有下陷，以判断喉罩的位置。②漏气试验：在喉罩充气后，通过观察是否有气体泄漏来判断喉罩的位置是否正确。③牙垫的位置：通过观察牙垫的位置是否与喉罩相对应来判断喉罩的位置。④置入胃管的情况：通过在喉罩旁边置入胃管，观察胃管是否顺利通过，以判断喉罩的位置。⑤通气试验：只有通气良好才是判断喉罩置入成功的最终指标。

13. ABCDE 气管插管最危险的情况是发生困难气道，其发生率为1.5%～13%，大约90%以上的困难气道患者可以通过术前评估发现，选项A正确。颈部短而粗，下颌小而内收，上门齿外露过多和过度肥胖都提示有插管困难。这些因素可以影响气道的解剖结构，增加插管的困难度，选项B正确。打鼾或睡眠呼吸暂停综合征病史应受到重视，有些累及气道的先天性综合征可导致面罩通气或气管插管困难。其他因感染、创伤、肿瘤或炎症所致的疾病也可明显影响气道的操作，如颈椎骨折、下颌外伤、类风湿关节炎、气道内肿瘤等。这些因素都可能增加气道管理的困难度，选项C正确。通过了解患者的病史、体格检查和既往麻醉的记录，可以更好地评估患者的气道情况，制定相应的麻醉计划，选项D正确。如患者张口度<3cm或小于检查者两横指、颈椎的下半部屈曲受限、而上半部尤其寰枕关节不能伸展以及下颌伸出受限，都会给气管插管带来困难。这些因素都可能影响气道的解剖结构，增加插管的困难度，选项E正确。

14. ABCDE 颈椎术后气道水肿、血肿、植入物移位、固定于过屈位（后路手术）或者脑脊液漏都有可能造成气道梗阻。

15. ABCD 清醒插管保留自主呼吸，维持肺部有效的气体交换、气道反射不被抑制，降低了误吸引起窒息的危险、保持肌肉的紧张性，使气道解剖结构维持在原来位置上，更有利于气管插管操作。

16. ABCDE 建议困难气道车配置以下气道管理装备和药品：①预充氧装备：便携式氧气瓶、辅助通气球囊、鼻吸氧导管、墙壁氧连接导管以及各种转换接头和扳手等五金工具。②气道类型判断依据：明显位置配置快速诊断卡片。③针对不同诱导方式的药物：应配置清醒表面麻醉、保留自主呼吸麻醉镇静和全身麻醉诱导的相关常用药。④针对面罩通气分级：应配备适合不同年龄、不同体重的多种型号的面罩，面罩是否合适会直接影响面罩通气分级，从而直接影响下一步处理。另外口咽通气道和鼻咽通气道的应用，以及托下颌技术，均可以改善面罩通气的效果。⑤针对喉镜显露分级：需要配置直接喉镜及全套全型号镜片、标准接口一次性镜片、替换电池等。⑥建立气道方法选择：非紧急无创方法，应配置可视喉镜、支气管可视软镜、光棒和可视光棒、各种管芯及各种型号气管导管等；非紧急有创方法，应配置逆行气管内插管和气管切开套装。⑦判断气管内插管是否成功：建议配置呼气末二氧化碳检测装置和可视设备监视器。⑧针对紧急气道处理：紧急气道无创方法可包括各种型号喉罩、喉管、环甲膜穿刺置管和经气管喷射通气装置；紧急有创方法，应配置快速环甲膜切开套装（如Quicktrach环甲膜切开套装）。⑨其他配置：插管钳、注射器、润滑剂、表麻喷壶/雾化器、胶布、局部麻醉药、麻醉药（镇静、肌松药等）、抢救药（血管活性药、激素等）。

17. ABCDE 困难气道反复进行气管插管操作，有可能造成口腔损伤、咽喉损伤、杓状软骨脱位或半脱位、神经损伤和颈椎损伤。

18. ABCDE 使用纤维支气管镜引导气管插管时，在推进纤维支气管镜并保持前端于视野空间中央，应充分进行鼻腔准备，如果可能控制镜体在吸气相时进入，应适当涂抹润滑剂，从鼻咽部沿纤维支气管镜干轻柔推送气管导管。

19. ABCDE 纤维支气管镜引导气管插管是一项技术要求较高的操作，需要经过专门的培训和积累经验。缺乏培训和经验可能导致操作不熟练，从而导致插管失败。在进行纤维支气管镜引导气管插管时，如果局部麻醉不完善，患者可能会出现咳嗽、痉挛等反应，影响插管的顺利进行。在进行纤维支气管镜引导气管插管时，物镜和聚焦镜可能会因为积雾而影响视野的清晰度，导致插管失败。如果患者有大量分泌物或血液存在于气管和支气管中，会阻碍纤维支气管镜的插入和视野的观察，从而导致插管失败。如果选择的气管导管过细，与纤维支气管镜干紧贴，且润滑不足，可能会增加插管的阻力，导致插管失败。

20. ABCE 苯二氮䓬类药物有顺行性遗忘的特点，阿片类药物能够镇静、镇痛，抗胆碱药物可以减少气道分泌物，鼻黏膜收缩剂可以减少鼻腔黏膜出血，均适用于纤维支气管镜引导进行清醒插管时的麻醉前用药。

21. ABC 格隆溴铵、东莨菪碱和阿托品是抗胆碱能药物，可以减少分泌物的分泌，从而减少气道分泌物的干扰。鼻黏膜收缩剂主要用于收缩鼻黏膜血管，减少鼻腔分泌物的分泌。利多卡因是一种局部麻醉药物，主要用于减轻疼痛和不适感。

22. ABCDE 环甲膜穿刺术可能会引起出血，特别是在穿刺过程中或穿刺后出现血管损伤。在进行环甲膜穿刺时，如果操作不当或穿刺针过深，可能会导致气管损伤。在穿刺过程中，如果穿刺针误入气管或气管周围组织，可能会导致皮下气肿。环甲膜穿刺术可能会引起感染，特别是在穿刺部位无菌操作不当或穿刺后伤口护理不当时。在进行环甲膜穿刺时，如果穿刺针误入食管，可能会导致食管穿孔。

23. ABDE 颈部过伸的仰卧位可以使甲状软骨突出，便于穿刺，选项A正确。注药后嘱患者充分咳嗽可以帮助将局麻药扩散到环甲膜周围，提高麻醉效果，选项B正确。在环甲膜穿刺术中，通常是在吸气末注入局麻药，以减少局麻药进入气管的风险，选项C错误。在进行环甲膜穿刺时，可以用空气抽吸实验来验证穿刺针是否已进入气管内，以确保穿刺的准确性，选项D正确。在注药时，需要固定好穿刺针的位置，以确保局麻药注入正确的位置，选项E正确。

24. ABCDE 纤维支气管镜是一种常用的困难气道管

理工具，可以通过可弯曲的光纤和摄像头观察气道和引导气管插管。可视光导芯类工具是一种通过光纤传输光线，使操作者能够清晰地观察气道和插管过程的工具。视频喉镜是一种具有摄像功能的喉镜，可以通过显示屏观察气道和插管过程，提供更清晰的视野。插管型喉罩是一种可以同时保护气道和引导气管插管的设备，常用于困难气道管理。弹性探条是一种柔软的工具，可以用于探测气道和引导气管插管，特别适用于狭窄或弯曲的气道。

25. BCDE　在导丝扩张钳法气管切开中，常常选择第2~3或第3~4气管软骨环间作为切口位置。通过钢丝插入扩张器进行初步扩张，然后使用特制的扩张钳顺着钢丝插入气管软骨环间进行进一步的横向扩张。通常先将穿刺针置入气管内，然后将钢丝通过穿刺针插入气管，以引导扩张器和扩张钳的插入。在导丝扩张钳法气管切开中，使用钢丝引导插入气管切开导管，以确保导管的正确插入位置。

26. ABCDE　每个麻醉科要根据本科室的人员和设备情况，按照困难气道处理流程的思路制定出自己简便可行的处理流程，在科室内定期宣教培训，并挂在困难气道设备车上，以便准确及时地执行；平时应加强各种气道方法与工具的培训，使每一位麻醉医师都能够熟练掌握除直接喉镜以外的至少一种气道处理方法；每个麻醉科都应准备一个困难气道设备车或箱，包括紧急和非紧急气道工具，可结合本科室的具体条件有所调整，但应当至少有一种紧急气道工具；当插管失败后，应避免同一个人采用同一种方法反复操作，要及时分析，更换思路和方法或者更换人员和手法；麻醉医师应在麻醉记录中记录患者存在困难气道，并对其特征进行描述，麻醉医师有必要将以上信息告知患者（或家属），为以后处理提供指导。

27. ABCDE　困难气道患者拔管必须慎重，应先行漏气试验，并备好紧急通气方案，等待患者完全清醒，并充分氧供及吸尽患者气道分泌物和胃内容物。

28. BCE　在困难气道处理中，若患者发生面罩不能通气且气管插管困难时，ASA推荐的三种快速气道维持方法为：喉罩气道（LMA）、联合导气管（ETC）、经气管喷射通气（TTJV）。

29. CE　经鼻插管的禁忌证包括：①鼻咽部或上食管梗阻，鼻道畸形；②严重而未能控制的凝血性疾病；③严重的上颌部外伤和（或）颅底骨折；④食管黏膜的大疱性疾病；⑤心脏疾病未稳定的患者，或对迷走刺激耐受差的其他患者。

30. ABCD　常见的局部麻醉方式有表面麻醉、局部浸润麻醉、区域阻滞、神经传导阻滞四类。

31. ABCD　局部麻醉药的全身性不良反应包括高敏反应、变态反应、中枢神经毒性反应、心脏毒性反应。

32. BCDE　神经内注射可能导致神经损伤和其他不良反应，选项A错误。使用斜面穿刺针和神经刺激仪可以帮助准确定位神经和减少神经损伤的发生率。选项B正确。局部麻醉在部位感染的情况下是禁忌的，因为局麻药物可能无法达到预期的效果，并且可能导致感染的扩散，选项C正确。当穿刺过程中出现异常感觉时，可能意味着针尖接触到了神经，这会增加神经损伤的风险，选项D正确。当穿刺靠近血管丰富的部位时，使用细针可以减少血管损伤和出血的风险，选项E正确。

33. ABCD　颈丛阻滞是一种常用的神经阻滞方法，通过在颈椎旁进行穿刺，可以阻滞颈丛的多个分支，包括喉返神经和膈神经。然而，颈丛阻滞并不会直接阻滞喉上神经，选项E错误。其余各项均正确。

34. ABCDE　局部麻醉只作用于局部区域，不会影响患者的意识，患者在手术过程中可以保持清醒状态，选项A正确。局部麻醉的作用是可逆的，一旦麻药效果消退，神经功能会完全恢复，选项B正确。局部麻醉主要作用于感觉神经，对运动神经的影响较小，患者在局部麻醉下仍然可以主动活动相关肌肉，选项C正确。局部麻醉通过阻断感觉神经的传导来实现麻醉效果，使患者在手术区域失去感觉，选项D正确。尽管局部麻醉是一种相对安全的麻醉方法，但在一些情况下，如注射过量或注射位置不准确，可能会导致局部组织的阻滞损害，如神经损伤或组织坏死，选项E正确。

35. ABCD　区域阻滞麻醉也可能会发生局麻药过敏、组织及神经毒性、心脏及中枢神经系统毒性反应，因此也需要准备抢救用品，包括简易呼吸器、面罩、吸引器、通气道、气管导管、喉镜及抢救药品。

36. CDE　区域阻滞麻醉与局部浸润麻醉都属于局部麻醉，选项A正确。在使用局部麻醉药物时，需要按照医生的指示和药物说明书的建议使用适当的剂量，不可超过其极量，以避免药物过量引起不良反应，选项B正确。对于感染或癌肿部位的切除手术，局部浸润麻醉可能无法提供足够的麻醉效果，因为这些部位可能存在炎症、感染或肿瘤组织，局部麻醉药物的扩散和吸收可能受到影响。在这种情况下，通常会选择其他麻醉方式，如全身麻醉或区域阻滞麻醉，选项C错误。环绕被切除部位作包围性及其基底部的麻醉方式为区域阻滞麻醉，而不是局部浸润麻醉，选项D错误。酯类局麻药的过敏反应发生率较高，须术前做皮试试验，选项E错误。

37. CD　变态反应的发生率只占局麻药不良反应的2%，较为罕见，与IgE有关，致肥大细胞和嗜碱性粒细胞释放组胺和5－羟色胺，做过敏试验时假阳性反应较多，故不能完全避免变态反应的发生。酯类局麻药（如普鲁卡因）相对于酰胺类局麻药（如利多卡因）更容易引发变态反应。这是因为酯类局麻药在体内代谢为对组织具有刺激性的代谢产物，可能导致过敏反应。如果患者对某种局麻药发生了变态反应，可能会对同类型的其他局麻药产生交叉性变态反应。

38. ABCDE 局麻药的吸收受注射部位的血运情况、剂量、药物与组织结合及是否加用血管收缩药等因素影响。

39. ACDE 在注射局麻药之前，应该进行回抽操作，以确保针尖没有进入血管或血管内没有血液回抽。这可以帮助避免局麻药直接进入血管引起不良反应，选项A正确。区域阻滞麻醉的主要优点在于避免穿刺病理组织，故可用于感染及癌肿部位手术，选项B错误。在进行区域阻滞麻醉时，每次注射的局麻药量应该控制在安全范围内，不应超过极量。超过极量可能增加局麻药的毒性风险，选项C正确。在进行区域阻滞麻醉时，可以选择在被切除部位周围进行注射，以确保麻醉效果覆盖到整个手术区域。此外，还可以在被切除部位的基底部进行注射，以提供更好的麻醉效果，选项D正确。在进行区域阻滞麻醉时，如果需要改变穿刺针的方向，应该先将针头退回到皮下，然后再重新穿刺。这可以减少神经损伤和血管损伤的风险，选项E正确。

40. ABCE 患者过度紧张可能导致麻醉过程中的困难和并发症；误伤血管可能导致血液进入硬膜外腔，影响麻醉效果和安全性；多次穿破硬脊膜可能导致硬膜外腔的漏气或漏液，影响麻醉效果和安全性；休克失代偿可能导致循环功能不稳定，硬膜外麻醉可能会进一步影响循环功能，因此在上述情况下应考虑放弃硬膜外麻醉。手术时间冗长并不是放弃硬膜外麻醉的绝对指征，但长时间手术可能需要考虑其他麻醉方式或监测和管理麻醉深度。

41. BDE 硬膜外阻滞是通过在硬膜外腔注射局麻药物，使药物通过蛛网膜绒毛进入硬膜外腔，从而阻滞脊神经根的传导。硬膜外阻滞是一种椎旁麻醉技术，通过在硬膜外腔注射局麻药物，使药物作用于硬膜外腔和脊神经根周围的组织，从而产生阻滞效果。硬膜外阻滞的药物可以直接透过硬膜与蛛网膜进入蛛网膜下腔，从而产生阻滞效果。

42. ABDE 硬膜外镇痛适用于胸部手术、膝关节手术、上腹部或下腹部大手术、下肢截肢手术以及血管手术等情况。上肢手术常选用神经阻滞或静脉途径镇痛。

43. AE 硬膜外阻滞的主要并发症包括全脊麻、局麻药误入血管、低血压、硬膜外血肿、神经损伤等。连续硬膜外阻滞并不会导致反流和误吸，这些并发症通常与其他麻醉技术或手术操作相关。新生儿窘迫是与新生儿相关的一种病理状态，与硬膜外阻滞无关。

44. BD 吗啡可以使胆道平滑肌张力增高，致上腹不适或诱发胆绞痛，因此该类患者术前不宜应用；胆囊、胆道的迷走神经分布密集，右膈神经感觉纤维参与其中。

45. ABCE 糖尿病患者可能存在血管病变和心血管疾病，加用肾上腺素可能增加心血管系统的负担。甲状腺功能亢进可能导致心血管系统的过度兴奋，加用肾上腺素可能增加心血管的负担。末梢部位手术可能需要较高浓度的局麻药，加用肾上腺素可能增加局部血流减少的风险，因此在这种情况下不能加用肾上腺素。气管内表麻可能导致局部血流减少，加用肾上腺素可能增加血管收缩，进一步影响局部血流，因此在这种情况下不能加用肾上腺素。

46. CE 骶管阻滞是硬膜外阻滞的一种方法。腰麻阻滞平面的上界和下界取决于注射的局麻药物的浓度和体位，而与药物的剂量和容积有关，与颅内压无关。

47. ABD 胸腰段硬膜外麻醉阻滞支配腹肌的运动神经、支配胸腹部内脏的交感神经以及支配胸腹部的感觉神经。

48. ABCD 脊髓是神经系统的一部分，与脊神经通过脊髓神经根直接相连。脊髓被硬脊膜包裹，硬脊膜的下端通常止于第2腰椎水平。脊髓周围有脑脊液环绕，脑脊液提供了脊髓的保护和支持。脊髓的下端通常止于第1腰椎水平，因此在L_1、L_2腰椎穿刺时，如果操作不当，可能会损伤脊髓。脊髓发出的神经根包括颈神经、胸神经、腰神经和骶神经，但并不是全部七对颈神经的根。

49. ABDE 患者多发外伤，颅骨骨折，蛛网膜下腔出血，可能存在颅内压升高，属于椎管内麻醉的禁忌。

50. ABCD 老年人硬膜外间隙基质成分改变，神经元减少并分散，硬膜外麻醉药易于扩散，应根据临床情况调整用药量。

51. ABCE 全麻复合硬膜外阻滞可以消除患者紧张心理，但是多需要继续应用肌松药改善手术视野和控制呼吸，选项A正确，选项D错误。全麻和硬膜外阻滞复合可以同时作用于中枢神经系统和周围神经系统，达到更全面的麻醉效果，提高手术的安全性，选项B正确。通过使用硬膜外阻滞，可以减少全身麻醉药物的使用量，从而减轻药物的副作用，加快患者术后的苏醒，选项C正确。硬膜外阻滞可以留置硬膜外导管，方便在术后进行疼痛管理，提供持续的镇痛效果，选项E正确。

52. ABCDE 复合麻醉不仅需要合理选择药物，优化复合用药，还需要准确判断麻醉深度，加强麻醉期间的管理，同时坚持个体化的原则。

53. BCDE 全麻患者呼吸系统并发症包括呼吸道梗阻、呼吸抑制、误吸、肺炎、肺不张等。

54. ABCDE 全麻时支气管痉挛的典型临床表现为咳嗽伴双肺广泛哮鸣音，气道压明显升高，$P_{ET}CO_2$波形呼气相变陡（“尖顶样”改变）。严重支气管痉挛时可出现呼吸音消失（“沉默肺”），$P_{ET}CO_2$波形消失。

55. ABDE　围术期低温可导致心律失常（心室纤颤）、凝血功能障碍、组织灌注减少、苏醒期寒战、酸中毒、还可增加术后伤口的感染率。

56. AD　支气管痉挛是一种严重的并发症，可能发生在全麻状态下。抗组胺药物如氯苯那敏可以用于治疗支气管痉挛，但并不是首选药物。首选药物是支气管舒张剂，如$β_2$受体激动剂。在发生支气管痉挛时，七氟烷可以加深麻醉，以减轻痉挛。给予充分的氧气可以改善氧合情况，缓解支气管痉挛。在发生支气管痉挛时，应该再次确认气管导管的位置，以确保气道通畅。肾上腺皮质激素和氯胺酮可以用于治疗支气管痉挛，但具体使用与剂量需要根据患者的情况和医生的判断来确定。

57. ABCDE　某些麻醉药物可以直接扩张血管，导致血压下降。在麻醉过程中，患者可能对麻醉药物或其他药物产生过敏反应或类过敏反应，导致血管扩张和血压下降。在麻醉过程中，由于血压下降或其他原因，可能导致心脏供血不足，引发急性心肌缺血，进而导致低血压。在手术前，为了控制患者的血压，可能会使用降血压药物。这些药物可能会导致血压过低。在麻醉过程中，如果发生张力性气胸，会导致胸腔内压力增加，影响心脏的充盈和输出，从而引起低血压。

58. ADE　麻醉中低血压的预防措施：①重视术前高血压的治疗，将血压控制于理想水平；②关于手术当天是否停用ACEI，尚未达成共识，全麻诱导考虑减少麻醉药物剂量或换用依托咪酯等对血流动力学影响较小的药物；③纠正麻醉前已有的低血容量；④避免麻醉过深；⑤术中可能出现大量出血时，预先开放两路以上大口径静脉通路，并建立有创动脉血压监测；⑥对于术前合并心脑血管疾病的患者，预防低血压远比治疗低血压重要。

59. ABE　心肌缺血的危险因素主要有：40岁以上男性、更年期后女性、高血压、高血糖、高血脂、吸烟、高尿酸血症、肥胖、周围动脉硬化性疾病。

60. ABDE　术后高血压的常见原因：气管拔管操作疼痛、尿潴留、焦虑、低温、阿片类药物戒断反应、颅内压升高。

61. CE　芬太尼增加R－R间期和房室传导时间，延长房室结和心室不应期，可出现心动过缓，选项C错误；新斯的明会引起心动过缓，选项E错误。其余选项均正确。吸入高浓度氧化亚氮（>60%）可使HR明显增快，这与氧化亚氮导致交感神经兴奋和儿茶酚胺分泌增加有关。浅麻醉下气管内插管可刺激咽喉及气管感受器而诱发交感神经活动增强，导致心律失常，以室性期前收缩多见，偶可引起室性心动过速和心室颤动。浅麻醉下进行气管插管，可引起剧烈咳嗽和喉支气管痉挛，有时由于迷走神经过度兴奋而产生心动过缓，心律失常甚至心脏骤停。

62. AB　恶性高热属于常染色体显性遗传病，高发人群主要为有家族史的人群以及有先天性疾病的人群。男女的发病率约2∶1。

63. ABCDE　选项A，肥胖的患者脂肪组织较多，药物在体内分布较广，代谢和排泄速度较慢，因此容易出现清醒延迟的情况。选项B，芬太尼是一种强效的镇痛药，用量过大会导致患者清醒延迟。选项C，肌松药使用不当或剂量过大，会导致肌松药的残留作用，在麻醉后出现清醒延迟的情况。选项D，吸入的全麻药物在体内的代谢和排泄速度相对较慢，如果吸入全麻药的时间过长，也容易导致患者清醒延迟。选项E，如果所用镇静药的半衰期时间过长，而手术时间相对较短，药物可能还没有完全代谢和排泄，就需要等待药物在体内被分解清除后患者才能清醒。

64. ABCDE　术后呼吸功能不全是指术后患者存在呼吸道梗阻、通气不足、肺部感染等情况，常见的原因包括：①$PaCO_2$过低：$PaCO_2$过低可能会导致血管收缩和肺血管床减少，影响肺泡的通气和换气，从而引起呼吸功能不全。②体温过低：体温过低会导致心跳加快并增加代谢的需求量，进而影响肺功能，使患者容易出现呼吸困难。③输晶体液过多：输晶体液过多可能会引起水肿，压迫肺组织，影响呼吸功能。④伤口疼痛：手术后的伤口疼痛会导致患者出现浅表性呼吸、肌肉紧张等情况，也可能影响到呼吸功能。⑤麻醉药的残余作用：麻醉药物在手术结束后可能会残留在体内，对中枢神经系统造成影响，从而导致呼吸功能不全。

65. ABCDE　手术部位疼痛会刺激交感神经系统，导致体内肾上腺素和去甲肾上腺素分泌增多，进而引起血压升高。手术过程可能会影响到患者的呼吸和氧气供应，使得组织缺氧，从而引起交感神经兴奋、血管紧张等情况，导致血压升高。手术后患者可能会出现心理不适、焦虑、恐惧等情况，这些情绪反应也会刺激交感神经系统，导致血压升高。手术后患者可能会出现寒战、发热等症状，这些症状也可能导致交感神经兴奋、血管紧张等反应，进而引起血压升高。手术过程中可能会导致呼吸道阻塞、通气不足等情况，使得体内二氧化碳排出减少，从而导致高碳酸血症的发生。高碳酸血症会引起交感神经兴奋和心脏负荷增加等反应，也可能导致血压升高。

66. ABCDE　选项A，低体温会降低心脏收缩力和心率，进而影响心脏的正常功能。选项B，低体温会刺激迷走神经系统，使得心脏起搏和传导功能受到抑制，从而引起心动过缓。选项C，低体温可以导致心室肌细胞兴奋性下降，从而增加室性期前收缩和室性心律失常等情况的发生风险。选项D，低体温会导致血管收缩和外周血管阻力升高，从而影响血液供应和氧气输送。选项E，低体温会降低身体的新陈代谢水平，使得药物的代谢速度减缓，从而导致药效的持续时间延长。

67. ABCDE 在麻醉过程中，药物和仪器进入呼吸道，容易导致呼吸道梗阻。恢复期间如果出现呼吸道梗阻，就会导致通气不足。麻醉药物会降低呼吸中枢的兴奋性，抑制呼吸中枢对二氧化碳的反应。在麻醉恢复期间，麻醉药物的残留会继续影响呼吸中枢，导致通气不足。肌松药可以减少全身骨骼肌的紧张度，使人体处于松弛状态，从而便于手术操作。但在麻醉恢复期间，肌松药的残留会导致呼吸肌松弛，引起通气不足。神经外科患者如损伤呼吸中枢可能导致通气不足。在麻醉恢复期间，患者恢复了咳嗽和吞咽反射，但是麻醉药物的残留、口腔分泌物和呕吐物等因素会增加误吸的风险，从而引起通气不足。

68. ABCDE 选项A，手术室内的温度较低可能会导致患者体温下降。选项B，在输注大量冷却的液体时，特别是在没有进行加热处理时，可能会使体温迅速下降。选项C，手术创面冲洗时使用过量的低温液体也可能导致患者体温下降。选项D，手术时间长、创口大或麻醉时间过长等因素可能会使患者体温下降。选项E，某些手术部位和麻醉方法可能会影响患者的体温调节功能，导致体温下降。在手术中和术后需要密切监测患者的体温，并采取相应的预防措施以避免体温过低对患者造成的危害。

69. ACDE 术中知晓通常提示麻醉偏浅。术中知晓多与全凭静脉麻醉（TIVA）有关。术中使用耳塞，减少听觉传入；术中尽可能避免完全肌松（TOF完全消失），并在关闭N_2O前拮抗残余肌松作用；脑功能监测（BIS）能够降低术中知晓的发生率。

70. ACD 疼痛可引起应激反应，促使体内释放多种激素，如儿茶酚胺、皮质激素、血管紧张素Ⅱ、抗利尿激素、促肾上腺皮质激素、醛固酮、生长激素和甲状腺素等。由于儿茶酚胺可抑制胰岛素的分泌和促进胰高血糖素分泌增加，后者又促进糖原异生和肝糖原分解，最后造成血糖升高和负氮平衡。

71. ABCDE 引起血浆蛋白浓度下降的疾病有：烧伤、肾病、肝病、炎性疾病、肾病综合征、心衰、大手术后、营养不良、恶病质、新生儿和高龄。原因为：①蛋白质丢失：肾病综合征时大量蛋白质从尿中丢失；发生蛋白质丢失性肠病时蛋白丢失于肠腔中而随粪便排出；②合成障碍：见于肝实质严重损害（如肝硬化）或营养不良；③大量水钠潴留或输入大量非胶体溶液时使蛋白稀释。

72. ACE 张力性气胸可使回心血量急剧减少，出血可致血容量不足，均引起血压下降。

73. ACDE 坐位手术的优点是：①手术野暴露好，有利于手术操作；②静脉回流好，可减少手术野渗血，减轻面部水肿；③脑脊液引流通畅有利于降低颅内压；④有利于呼吸道的管理尤其是气管插管的管理；⑤有利于观察面部对颅神经刺激时的反应。

74. ABCD 选项A，俯卧位会使气体易积聚在上侧肺泡，而血液则易积聚在下侧肺泡。这是因为重力作用导致下部肺泡被压缩，而上部肺泡则比较膨胀。选项B，俯卧位对肥胖者和健康者的影响可能会有所不同，但其主要原理并非由胸肺顺应性决定。肥胖者可能会面临更大的机械通气压力，同时也可能有更高的通气/血流比例失调的风险。选项C，对急性肺损伤者而言，采用半卧位或俯卧位可改善肺泡膨胀程度和通气功能。俯卧位可以通过降低下叶肺水平位置的肺容积，减少肺水肿和支气管黏液积聚的压力，从而增加通气量。选项D、E，急性肺损伤时，由于炎症反应、毒素等原因，肺泡表面活性物质含量减少，导致通气/血流比例失调，影响气体交换。俯卧位可改变肺血流分布，改善通气/血流比例，但不能消除通气/血流比例失调。

75. CE 仰卧位低血压综合征是指孕妇仰卧位时，子宫压迫下腔静脉及骶丛神经丛，导致回心血量减少、交感神经失衡，引起低血压症状的一种病理生理变化。左侧倾斜位可以减轻子宫压迫下腔静脉的程度，缓解回心血量减少的情况。将产妇子宫推向右侧会增加子宫对右侧骶丛神经丛的压迫，从而进一步加重仰卧位低血压综合征的症状，选项C错误。加速输液或静注麻黄碱等药物，可以通过扩张血管、增加心排血量等途径促进血流回流和心脏代偿，有助于缓解仰卧位低血压综合征的症状。当子宫下段向前突出时，会对腹主动脉及其分支产生一定程度的压迫，但通常不会直接影响胎盘血流，选项E错误。

76. ABCDE 坐位颅脑手术是一种比较特殊的手术方式，由于手术部位在头颅部，因此可能会出现严重的并发症。选项A，气脑即气体进入脑组织或脑血管造成的并发症。选项B，由于手术过程中需要改变患者体位，可能导致循环系统出现不稳定。选项C，手术操作可能会损伤血管而导致硬脑膜下血肿。选项D，因为手术过程中需要使用大量生理盐水冲洗手术区域，如果未注意防止空气混入静脉内，就容易导致静脉空气栓塞。选项E，由于手术需要长时间保持坐位姿势，导致四肢神经受到压迫，从而引起四肢瘫痪或轻瘫。

77. ABCDE 麻醉后恢复室必须具有监测和处理麻醉及手术后常见并发症的基本设施。PACU要求内设中央护士站，物品贮存室，以及污物处理室。麻醉后恢复室（PACU）内每张床应具备吸氧装置及负压吸引装置，床旁应具备灭菌的吸痰管、导尿管、吸氧导管或面罩、口咽及鼻咽通气道、胸腔闭式引流瓶、尿引流瓶（袋）、胃肠减压装置等。按床位必须配有（1～1.5）：1 台呼吸机，监护仪应当能够准确监测心电图（ECG）、脉搏血氧饱和度（SpO_2）、呼吸末二氧化碳分压、无创血压（NIBP）、有创血压（IBP）、体温（T）及中心静脉压（CVP）。有条件的医院还应备有脑电双频指数（BIS）监测仪、肌松监测仪、血气分析仪等。

78. ABCDE　在手术过程中，使用的麻醉药物需要在术后进行拮抗，以帮助患者从麻醉状态中恢复过来。同时，需要给予一些心血管活性药物，如血管活性药或正性肌力药，以维持患者的循环稳定。此外，还需要适量输注晶体液和胶体液以保证水电解质平衡。最后，根据患者情况给予相应的止吐药物，防止恶心、呕吐的发生。

79. ABCDE　Aldrete 评分内容包括活动度、呼吸、循环、意识和氧饱和度。

80. ABC　Steward 评分是用于评估全麻结束后患者苏醒程度的常用方法。其评分内容包括清醒程度、呼吸道畅通程度和肢体活动度。

81. AE　根据国际上相关指南的建议，影响气管插管拔除的因素包括以下几个方面：稳定的生命体征、清醒及有协作意愿、能够维持正常的氧合和通气状态、没有严重的 CO_2潴留和酸中毒等。选项 B、C、D 三项指标在实践中也有参考价值，但不能作为气管插管拔除的唯一标准，应结合患者具体情况进行全面评估。

82. ABC　建议离室的具体标准：①神志清楚，定向能力恢复，平卧时抬头 >10 秒；能辨认时间地点，能完成指令性动作，选项 B 正确。②肌肉张力恢复正常，无急性麻醉或手术并发症（如呼吸道水肿、神经损伤、恶心呕吐等），选项 C 正确。③血压、心率改变不超过术前静息值20%，并且维持稳定 30 分钟以上；心电图正常，无明显的心律失常和 ST－T 改变。④呼吸道通畅，保护性吞咽、咳嗽反射恢复，通气功能正常，呼吸频率在 12～30 次/分，能自行咳嗽，排除呼吸道分泌物，$PaCO_2$ 能保持在手术前正常范围内，选项 A 正确。吸空气下 SpO_2不低于95%。⑤无术后疼痛、恶心呕吐，并且体温正常。⑥电解质及血细胞比容在正常范围内。⑦椎管内麻醉患者出现感觉和运动阻滞消退的征象，并且感觉阻滞平面不高于 T_{10}水平。⑧非腹部或者其他需要禁食患者，嘱患者饮用少量清水且不出现呛咳反应。选项 D，静脉注射吗啡后 10 分钟左右药效会最为强烈，因此需要在此之后再将患者转出。

83. ABCD　酸中毒可以影响神经肌肉传导，导致肌力差和呼吸不协调。低温可以降低神经肌肉传导速度，延长神经肌肉阻滞的作用时间。吸入麻醉药可以增加神经肌肉阻滞的效果，延长其作用时间。低钙可以影响神经肌肉传导，导致肌力差和呼吸不协调。呕吐可能导致误吸，引起肺部感染或阻塞，导致呼吸不协调，但与延长神经肌肉阻滞无直接关系。

84. ABCDE

85. ABCD　小儿入恢复室后，监测小儿的血压可以评估循环状态和血流动力学稳定性。心电图监测可以评估小儿的心脏功能和心律情况。监测小儿的脉搏血氧饱和度可以评估氧合情况和呼吸功能。监测小儿的体温可以评估体温调节和感染情况。呼末二氧化碳监测可以评估小儿的呼吸功能和通气情况，但不是入恢复室时的基本监测项目。

三、共用题干单选题

1. D　本题考查麻醉前评估的目的。主要是为了了解患者对麻醉和手术的耐受力，提高手术和麻醉安全性，对可逆因素进行及时的纠正。

2. C　美国麻醉医师协会（ASA）分级标准是临床上常用的一种评估患者手术风险和选择麻醉方法的指南。其分为以下六个等级：①ASA Ⅰ级：指患者的重要器官功能正常，体格健壮，能耐受麻醉和手术；②ASA Ⅱ级：指患者的重要器官功能虽有轻度病变，但代偿完全，日常活动不受限制，能耐受一般麻醉和手术；③ASA Ⅲ级：指患者重要器官功能病变严重，功能受损在代偿范围内，日常活动受限，但尚能完成，对施行麻醉和手术仍有顾虑；④ASA Ⅳ级：指患者的重要器官功能病变严重，功能代偿不全，已威胁安全，施行麻醉和手术均有危险；⑤ASA Ⅴ级：指患者病情已达濒死阶段，不论手术与否难以存活 24 小时，行手术麻醉时有更大风险；⑥ASA Ⅵ级：已宣布为脑死亡的患者，其器官被用于捐献。该患者存在多种合并症且肺功能提示重度混合性通气功能障碍，应为Ⅲ级。

3. B　吸烟者最好停止吸烟至少 2 周；有急性肺部感染者应用有效抗生素控制感染后再行手术（针对非急诊手术）；合并糖尿病者，择期手术前空腹血糖不高于 8.3mmol/L，尿糖低于（++）且尿酮体阴性。

4. C　根据患者的病史和检查结果，可以确定患者有中度肺动脉高压、心力衰竭、二尖瓣轻度狭窄并关闭不全以及房颤等多种心血管疾病，患者重要器官功能病变严重，功能受损在代偿范围内，可知患者的 ASA 分级为Ⅲ级。

5. C　根据题干中所提供的信息，患者既往有风湿病病史，现在二尖瓣轻度狭窄并关闭不全、房颤以及中度肺动脉高压，同时还有活动后气短和心慌等症状。这些提示患者存在心脏负荷过重和血流动力学异常等，根据美国心脏病学会（AHA）关于心功能分级的标准，心功能分为四个级别：Ⅰ级，无心功能紊乱；Ⅱ级，有轻度心功能紊乱；Ⅲ级，有中度心功能紊乱；Ⅳ级，有重度心功能紊乱。该患者在轻度运动时即出现症状，心功能分级处于Ⅲ级。

6. D 由于患者有心功能不全的症状和心脏病的并发症，直接进行子宫内膜癌根治术可能会增加手术风险。因此，首先应该通过药物治疗和其他措施来改善患者的心功能，使其达到更好的手术条件。一旦患者的心功能得到改善，可以再考虑进行子宫内膜癌根治术。

7. A 气管内插管全麻可以提供全身麻醉和机械通气，能够确保患者的氧合和通气状态，并提供充分的心脏功能支持。在全麻下，麻醉医生可以更好地控制患者的呼吸和循环状态，以及监测和调整麻醉深度和药物的使用。

8. B 在患者进行子宫内膜癌根治术时，如果心电图提示室颤，首先应该采取紧急的胸外心脏按压来恢复心脏的正常节律和血液循环。胸内心脏按压是一种紧急处理室颤的方法，但在手术中进行胸内心脏按压可能会干扰手术进行，不是首选的处理方法。人工呼吸是一种紧急处理心脏停搏的方法，而不是室颤。2% 利多卡因 5ml 气管内注入不是首选的处理方法。

9. E 室颤可以引起急剧的血流动力学变化，血压降低，此时维持循环功能稳定极其重要，而正确有效的胸外心脏按压可保持收缩压于 80 ~ 100mmHg，在进行胸外心脏按压的同时，需要尽早进行胸外电除颤。

10. A 该患者术后 24 小时内仍有发生心律失常甚至心搏骤停的危险，应于 ICU 留看，且未清醒应留管以防意外。

11. D 因为胆囊切除加胆总管探查 T 管引流术是上腹部手术，而且患者有心血管并存症，手术探查时易发生胆 - 心反射，气管插管全麻氧供充分，腹肌松弛，有利于手术及术中并发症的处理，安全性较高。

12. D 根据患者的病史和手术过程描述，患者有高血压和冠心病病史，心电图显示冠状动脉供血不足，术中出现心率减慢、室性期前收缩和二联律。这些心律失常可能与手术刺激、应激反应和麻醉药物的影响有关。浅全麻可能无法提供足够的麻醉深度和镇静效果，无法有效控制患者的应激反应和心律失常。此外，肌松药物的使用可能会进一步降低心率和血压，加重心血管反应。

13. A 胆 - 心反射是在胆囊刺激时，通过迷走神经的反射作用，引起心率减慢和心律失常的现象。胆囊刺激可以通过胆囊切除术中的操作或胆囊炎症引起。

14. E 患者有高血压病史 15 年，未规律服药，入手术室血压为 230/90mmHg，此时如进行麻醉和手术则血压难于调控，并且麻醉和围术期发生心脑血管意外的几率较高，择期手术应延期，待行内科治疗控制高血压后再进行麻醉与手术。

15. B 入室后血压若再次升高，需要进一步控制血压才能进行手术。在这种情况下，术前应该继续使用降压药物，以保持血压在合理范围内。停用降压药可能会导致血压升高，而加量降压药可能会导致血压过低。因此，最合适的处理方法是将降压药物使用至术日晨，以保持血压稳定。

16. D 重症肌无力较多发生在年轻女性，约 70% 的重症肌无力患者存在胸腺异常，其中 10% ~15% 合并胸腺瘤，50% ~60% 合并胸腺肥大及淋巴滤泡增生，切除胸腺后 75% 的患者病情明显改善。因此，术前应详细了解病史和病情，尤其是睁眼和吞咽功能，以便麻醉药和肌松药品种和适当剂量选择。

17. A 重症肌无力是一种自身免疫性疾病，主要特征是肌肉无力和疲劳。眼外肌是最常受累的肌肉，患者常表现为眼睑下垂和双眼外展困难（斜视）。

18. E 在新斯的明试验中，患者服用新斯的明后，如果症状有明显改善，则支持重症肌无力的诊断。在依酚氯铵试验中，患者注射依酚氯铵后，如果症状有明显改善，则支持重症肌无力的诊断。疲劳试验是通过连续进行肌肉活动，观察患者的肌肉力量是否逐渐减弱来诊断重症肌无力。重症肌无力患者的肌肉疲劳程度较快，力量减弱明显。在重症肌无力患者中，神经重复频率刺激检查常常显示肌肉的神经肌肉接头传导异常。脑脊液检查通常用于排除其他疾病，如脑膜炎等。然而，脑脊液检查对于重症肌无力的诊断并没有直接的帮助。

19. C 全麻复合硬膜外麻醉对重症肌无力患者的肌无力影响较大，可能会导致肌力进一步下降，选项 A 错误。对于重症肌无力患者，肌松药的代谢通常会受到影响，可导致药物的作用时间延长，选项 B 错误。重症肌无力患者对非去极化肌松药通常比较敏感，可能会导致肌力进一步下降，选项 C 正确。氯琥珀胆碱是一种去极化肌松药，重症肌无力患者对其敏感程度通常较低，选项 D 错误。在术中使用肌松药时，通常需要继续使用抗胆碱酯酶药（如新斯的明）来对抗肌松药的作用，以保持肌力和呼吸功能，选项 E 错误。

20. C TOF 是一种用于评估肌松深度的神经肌肉监测方法。通过刺激肌肉神经，观察肌肉收缩的情况，可以评估肌松药物的效果和调整剂量。在重症肌无力患者手术过程中，TOF 的监测非常重要，以确保肌松药物的使用和效果。

21. C 成年人置管平均深度（即气管导管前端至门齿距离）为 20 ~ 24cm。

22. B 本题考查麻醉中动静脉穿刺置管常用部位。有创监测时，最常用的部位为桡动脉，当置管失败后，可尝试足背动脉、肱动脉等。常用的中心静脉置管部位为颈内、锁骨下、股静脉。

23. C 该患者术中大量输血输液，可导致肺毛细血管通透性增加和肺水肿，出现输血相关急性肺损伤，选项 C 正确。其他选项与该患者的临床表现均不相符。

24. C　测定呼气末二氧化碳分压可以直接反映患者体内二氧化碳的排出情况，是判断二氧化碳蓄积的可靠方法。

25. D　二氧化碳蓄积可能是由患者通气不足导致的，增加分钟通气量可以增加二氧化碳的排出，从而纠正二氧化碳蓄积。

26. E　Cormack – Lehane 分级是用于评估喉镜下喉部可视度的指标，而不是气道条件评估的指标。

27. A　判断喉罩位置的方法：①胸骨上凹轻压试验；②漏气试验；③牙垫的位置；④置入胃管的情况；⑤通气试验。无有效通气的短时间内血氧饱和度可能无明显变化，故血氧饱和度监测不是判断有无建立有效通气的手段。

28. C　$P_{ET}CO_2$有无波形，为判断气管导管是否在气管内的金标准。当气管导管正确插入气管并通气时，$P_{ET}CO_2$波形会显示连续的呼吸周期，呈现正常的波形形态。这是因为气体从肺部排出，二氧化碳通过气管导管进入呼吸回路，被检测到并显示在监护仪上。如果气管导管不在气管内，例如误插入食管，$P_{ET}CO_2$波形将无法检测到或显示异常。

29. D　由于患者有冠心病病史和心肌梗死病史，需要进行全身麻醉以确保患者的安全。双腔气管内插管可以提供有效的气道管理和通气支持，肺叶切除患者首选双腔插管单肺通气，有利于手术操作，并可有效隔离患侧和健侧肺。

30. E　一般情况下，清醒气管插管用于无法进行全身麻醉的情况下，不适用于该患者，选项 A 错误。患者进行双腔气管插管时，导管插入过深，易进入右支气管，而不是左支气管，选项 B 错误。置入导管的深度与患者身高之间具有高度的相关性。当双腔管到达正确位置时，身高 170cm 的患者的平均深度是 29cm，身高每增加或减少 10cm，导管的深度增加或减少 1cm，选项 C 错误。患者有心血管疾病病史，诱导时应力求平稳，避免循环波动过大，选项 D 错误。在插管前使用局部麻药喷雾可以减轻插管时的刺激和循环反应，提高插管的顺利程度，选项 E 正确。

31. A　术中应避免过度通气或通气不足，设定正确的呼吸频率和潮气量。通常应根据气道压和 $P_{ET}CO_2$ 波形数值的显示，调节呼吸频率、吸呼比和潮气量。可先设定每分钟 12 ~ 15 次、吸呼比 1∶2 或 1∶3，以利呼气。

32. C　根据患者的临床表现和检查结果，可以判断该患者可能发生了坠积性肺炎。坠积性肺炎是指在体位改变或咳嗽等刺激下，由于呼吸道分泌物排出受阻，导致肺部感染和炎症反应。患者自诉气促、胸闷，痰多且浓稠，肺部听诊闻及明显湿啰音，血常规显示白细胞增多，中性粒细胞比例增加，这些都是坠积性肺炎的典型表现。

33. D　患者没有反流误吸史，故与坠积性肺炎无关。气管插管可能导致呼吸道分泌物排出受阻，增加坠积性肺炎的风险。体质虚弱可能导致免疫力下降，增加感染的风险，包括坠积性肺炎。伤口疼痛可能导致患者呼吸困难，减少咳嗽和呼吸道分泌物的排出，增加坠积性肺炎的风险。痰液浓稠可能导致呼吸道分泌物排出受阻，增加坠积性肺炎的风险。

34. E　应针对病因给予治疗，包括控制血糖水平、加强营养支持、鼓励早期下床活动和适当调整吸氧浓度，坠积性肺炎并不是由补液量不当引起的。

35. D　该患儿耐缺氧能力差，全麻诱导插管中预防气道梗阻，保持呼吸道通畅是解决的主要问题。

36. E　患儿有口底巨大肿物，需要进行口底肿物探查术。在全麻诱导插管时，由于口底肿物的存在，可能会导致气道受阻，因此需要选择适合的置管方式。在患儿清醒的状态下，通过经鼻盲探或纤维支气管镜进行置管，可以避开口底肿物，确保气道通畅。

37. B　小儿的无效腔量相对较大，约占潮气量的 1/3。患儿囟门凹陷，心动过速伴少尿，说明至少为中重度脱水。小儿的颈短喉头高，以环状软骨部最狭窄，声门裂位于第 3、4 颈椎水平。小儿的全身体液中约有 50% 为细胞外液。小儿对电解质的调节能力有限，术后需要重视电解质的补充，尤其是钾离子。

38. E　根据题目描述，患者有甲状腺肿物，且肿物增长迅速。在术前进行查体时，应着重关注患者是否有气道压迫的症状。由于甲状腺肿物增大，可能会对气道产生压迫，导致呼吸困难等症状。

39. B　颈部、胸部 CT 有助于测量气管有无狭窄及狭窄部位的直径，以判断气管导管的型号。

40. E　由于甲状腺肿物较大，可能会对气道产生压迫，因此选择经鼻插管可以避开肿物，确保气道通畅。同时，选择清醒状态下进行插管，可以减少术中的风险。

41. E　对于已知困难气道的患者，拔管时要尤为慎重，必须确认患者清醒、无肌松药残余，且已行漏气试验，并做好紧急通气的准备。

42. B　由于该患者既往曾行颈椎手术，颈部活动度可能受到限制或存在其他问题。在进行腹腔镜胆囊切除术之前，评估患者的颈部活动度非常重要。这是因为在插管过程中，可能需要调整患者的头颈位置，以便获得更好的视野和操作空间。

43. C　颈椎术后有可能影响患者颈部的活动度。颈部活动度是判断该患者是否存在困难气道的重要指标。

44. A　在判断患者不存在困难气道的情况下，最适合的插管方法是快速诱导。快速诱导是指在给予麻醉药物后迅速诱导患者进入麻醉状态，并进行气管插管。这种方法可以减少患者在清醒状态下的不适和焦虑感，同时也可以提供更好的插管条件。

45. B 患者既往有困难气道史，颈椎畸形，此次手术时间长，术后气道及周围水肿的可能性极大，不应直接拔除气管导管，应保留气管导管入ICU继续观察。

46. E 对于此类困难气道，应先行漏气试验判断有无气道水肿，判断患者此时的颈部活动度，备好困难气道工具并向家属及患者交代再次气管插管的可能。

47. A 患者既往有困难气道史，颈椎畸形，此次手术时间长，术后气道及周围水肿的可能性极大。

48. D 当气道周围出现水肿时，气道的通畅性受到严重影响，可能导致呼吸困难甚至窒息。在这种情况下，重新进行气管插管是必要的，以确保气道通畅，维持患者的呼吸功能。

49. B 根据患者的临床表现，包括颜面苍白、意识恍惚、脉搏细弱、全身抽搐、末梢发绀、呼吸停止、心音不清等症状，可以怀疑患者出现了局麻药毒性反应。局麻药毒性反应是指局部麻醉药物在使用过程中超过了安全剂量或发生了药物过敏反应，导致中枢神经系统和心血管系统的异常反应。

50. A 在本例中，使用了2%利多卡因18ml作局部浸润，可能超过了患者所能耐受的剂量。

51. E 氯胺酮是一种麻醉药物，不适合用于制止抽搐。适当的方法包括地西泮、咪达唑仑、硫喷妥钠和琥珀胆碱等。

52. C 局麻药的中枢神经系统毒性分为轻、中、重度，轻度表现为精神紧张、耳鸣、视物模糊、口舌麻木、多语好动、头晕、定向障碍、心率轻度增快；中度表现为烦躁不安、恐惧、气促甚至有窒息感、心率增快、血压增高；重度表现为呼吸频率、幅度明显增加，缺氧症状明显、肌张力增高、肌肉震颤甚至惊厥，心率、血压波动剧烈，随之发生呼吸、心搏骤停。该患者年老体弱，用量虽未超过400mg，但根据其临床表现应首先考虑局麻药中毒。

53. A 有恶病质或严重感染的老年人，机体对局麻药的耐受力显著下降，可导致局麻药的毒性反应的发生率增加。即患者一般情况差时，局麻药的使用剂量应相应减少。

54. D 局麻药毒性反应的处理原则是立即停止给药，面罩给氧，保持气道通畅，必要时气管插管和人工呼吸，镇静，控制惊厥，循环支持、出现呼吸、心搏骤停时行心肺复苏。

55. E 对于老年外伤患者，测量血压、了解病史、进食情况、心肺听诊有利于了解其身体状况，排除其他复合伤。急诊+手术不必测定甲状腺功能。

56. C 直接清创缝合、表面麻醉、局部浸润麻醉不能有效解除术中疼痛，存在患者应激反应，诱发甲状腺危象风险；对于门诊急行清创缝合术，全麻可能过于复杂和不必要。

57. C 局麻药按化学结构分为酯类（普鲁卡因、氯普鲁卡因、丁卡因等）、酰胺类（利多卡因、布比卡因、罗哌卡因等），由于患者对丁卡因过敏，应避免再使用酯类局麻药，可改用酰胺类麻醉药；肾上腺素有诱发甲亢作用，故尽量不使用含有肾上腺素的局麻药。

58. B 癔症是一种心理因素引起的身体症状，而不是由局麻药引起的。局麻药中毒可以导致中枢神经系统抑制，表现为耳鸣、谵妄、神志不清和抽搐等症状。失血性休克通常表现为低血压、心率增快、皮肤苍白等症状，与该患者的症状不符。甲状腺危象是甲状腺功能亢进的严重并发症，表现为高热、心动过速、意识障碍等症状，与该患者的症状不符。肺功能衰竭通常表现为呼吸困难、气促、心律不齐等症状，与该患者的症状不符。

59. E 局麻药毒性反应的处理原则为立即停止给药，面罩给氧，保持气道通畅，必要时气管插管和人工呼吸，镇静，控制惊厥，循环支持、出现呼吸、心搏骤停时行心肺复苏。呼吸兴奋剂通常用于呼吸抑制或呼吸衰竭的处理，而不适用于局麻药中毒的处理。

60. C 丙泊酚是一种静脉麻醉药物，具有镇静和抗抽搐的作用，且可控性好，苏醒迅速，是局麻药中毒处理中的首选药物。

61. E 了解患者的进食情况可以评估患者的麻醉前禁食时间，以避免手术中发生误吸。了解患者的病史可以评估患者的手术风险，包括过敏史、家族病史等，以便采取相应的麻醉措施。测量血压可以评估患者的循环系统状况，心肺听诊可以评估患者的心肺功能，以便确定麻醉药物的使用和监测患者的术中呼吸和循环状态。常规心电图及胸片检查并非门（急）诊小手术的常规检查。

62. C 普鲁卡因是常用局麻药，一般使用浓度为0.25%～1%，成人一次最大用量1g，排除局麻药中毒，结合题干提供的临床表现，该患者为局部麻醉药过敏反应。

63. D 酯类局麻药常出现过敏反应，表现为过敏性休克、血清病型反应、各器官和组织的过敏反应。局麻药过敏的处理包括停药、保持呼吸道通畅、抗休克、抗过敏、解痉、维持灌注压等。强心、利尿是处理心力衰竭而采取的措施。

64. D 普鲁卡因皮试是一种常用的过敏测试方法，可以评估患者对普鲁卡因类局麻药的过敏反应风险。在皮试中，将普鲁卡因溶液涂抹在患者的皮肤上，观察是否出现皮肤过敏反应，如红肿、瘙痒等。如果皮试结果为阴性，即没有出现过敏反应，那么患者可以安全地接受普鲁卡因类局麻药的使用。如果皮试结果为阳性，即出现过敏反应，应避免使用普鲁卡因类局麻药，选择其他安全的局麻药进行麻醉。

65. E　患者突然出现胸闷、心慌、呛咳、全身发绀，血压降低，心率增快，呼吸困难，双下肺可闻及少许湿啰音，手术野广泛渗血，尿液呈暗红色。这些症状和体征提示可能发生了羊水栓塞，并且导致了弥散性血管内凝血（DIC）。

66. D　凝血功能检查可以评估患者的凝血状态，包括凝血酶原时间（PT）、活化部分凝血活酶时间（APTT）、纤维蛋白原水平等指标，以确定是否存在DIC。

67. E　羊水栓塞并DIC抢救成功的关键在于早诊断、早处理，及早使用肝素，阻断DIC的高凝状态，并改善患者的血液循环。

68. B　注入的0.8%利多卡因含1：40 0000肾上腺素溶液，超过了患儿所需的剂量，导致局麻药过量而引起抽搐。

69. B　小儿利多卡因单次注药量为5～8mg/kg。根据患儿的体重和局麻药的浓度，正确的用量应该是3ml。在给予局麻药时，应根据患儿的体重和年龄确定适当的剂量，以避免药物过量引起的不良反应。

70. C　在剖宫产手术中，患者通常处于平卧位，这可能导致下腔静脉回流受阻，使血压下降。在这种情况下，患者可能会出现头晕、血压下降和心率增快等症状。

71. D　出现妊娠、腹水、腹腔巨大肿瘤等情况时，腹内压升高，硬膜外间隙静脉充血，可减少脑脊液容积，导致麻醉平面升高。足月产妇椎管内麻醉所需药量仅为非妊娠患者的1/3～2/3。

72. E　在腰－硬联合麻醉中，腰椎穿刺后，脑脊液的漏出导致了颅内压力的下降。这种颅内压力下降可以引起头痛，特别是在患者从平卧位转为坐位或站立位时，头痛症状可能更加明显。

73. C　实际上，小儿发生椎管内麻醉后头痛的发生率相对较低，而成人更容易出现这种并发症。

74. C　TURP麻醉平面不超过T_{10}水平，T_{10}水平的麻醉平面足以阻滞支配膀胱的痛觉传入神经。

75. A　在TURP术中，常用的冲洗液包括山梨醇、生理盐水、葡萄糖溶液和甘露醇。这些冲洗液用于灌注膀胱和冲洗手术区域，以清洁手术区域、冲洗尿道和膀胱内的碎片。蒸馏水在TURP中使用会对人体造成较大影响，不能使用。

76. E　全身麻醉可以使患者处于无痛状态，同时保证手术期间的安全和舒适。复合硬膜外阻滞是一种局部麻醉技术，通过在硬膜外腔注入麻醉药物，可以提供术后的疼痛控制。在食管癌手术中，单肺通气是为了提供更好的手术视野和操作空间。全身麻醉复合硬膜外阻滞可以同时满足手术需要和术后镇痛的要求，是一种较为合适的麻醉方法。

77. E　七氟烷是一种强效的全身麻醉药物，具有快速诱导和恢复的特点。

78. C　慢性支气管炎是一种慢性炎症性疾病，主要特点是咳嗽、咳痰，持续时间较长。在冬季时，由于寒冷和干燥的气候，容易引发慢性支气管炎的急性发作，导致症状加重。因此，根据患者的症状和病史，该患者可能伴发慢性支气管炎急性发作。

79. A　根据患者的主诉和症状，他有长期的咳嗽和咳痰，体温也有升高，这可能是慢性支气管炎或者其他呼吸道感染引起的。在进行择期手术前，必不可少的检查是肺功能测验。肺功能测验可以评估患者的肺功能是否正常，以确定是否存在潜在的呼吸系统问题，如慢性阻塞性肺疾病（COPD）等。这对于麻醉前的准备和手术风险评估非常重要。其他选项如全身CT、血脂、血糖和脑电图在这种情况下并不是必需的检查。

80. E　根据患者的主诉和症状，他有长期的咳嗽和咳痰，体温也有升高，这可能是慢性支气管炎或者其他呼吸道感染引起的。在进行择期手术前，最佳的手术时间是在彻底控制急慢性肺部感染1周后。这是因为手术时患者的呼吸道状况需要尽可能良好，以减少手术风险和并发症的发生。如果患者仍然有咳嗽、咳痰和体温升高，说明肺部感染仍然存在，手术时可能增加呼吸道并发症的风险。因此，在手术前需要确保急慢性肺部感染得到有效控制，咳嗽和咳痰有所缓解，并且体温恢复正常。其他选项如体温降至正常、急慢性肺部感染有所控制、咳嗽有所缓解或咳痰量明显减少都是手术前的重要考虑因素，但最佳时间是在彻底控制急慢性肺部感染1周后。

81. A　对于该患者，由于一般情况差，血压低，心率快，血气分析提示代谢性酸中毒，需要进行全身麻醉来维持患者的生命体征和麻醉状态。

82. A　导管留置期间需要根据气管黏膜组织对缺血的耐受性定期放气，谨防气管黏膜缺血坏死。一般建议每隔2～3小时放气一次，以保持气管通畅，减少对气管黏膜的损伤。

83. C　下呼吸道梗阻是指气道下部发生阻塞或狭窄，导致呼吸困难和低氧血症的情况。患者出现呼吸急促、烦躁不安、口唇轻度发绀，呼吸28次/分，血压100/75mmHg，SpO_2 86%，以及听诊肺部有明显湿啰音，都是下呼吸道梗阻的表现。

84. D　下呼吸道梗阻是指气道内出现阻塞物，导致气流受限或完全阻塞，引起呼吸困难。根据患者的症状，最可能引起该并发症的原因是呕吐物误吸。

85. E 应该针对患者病因给予相应处理。对于呕吐物误吸引起的下呼吸道梗阻，最重要的处理是及时清除呼吸道误吸物，以确保患者的呼吸通畅。

86. B 动脉血气分析可以评估患者的氧合情况和酸碱平衡，对于了解患者的肺功能和哮喘的控制情况非常重要。通过动脉血气分析，可以检测到患者是否存在氧合不足或二氧化碳潴留等情况，有利于进一步指导治疗和预防措施的选择。

87. E 组胺是一种重要的炎症介质，可以引起血管扩张、支气管痉挛和黏液分泌增加等症状。当阿曲库铵引起组胺释放时，可能会导致支气管痉挛，从而诱发哮喘或使哮喘加重。因此，在使用阿曲库铵作为肌松药时，需要注意患者是否有哮喘病史或其他过敏反应的风险。

88. E 根据患者的情况，他因车祸导致肝脾破裂和腹腔内大出血，血压低，心率快，属于休克状态。在这种情况下，最合适的术前准备是休克治疗同时尽快手术（选项E）。休克是一种危急情况，需要立即处理。在手术前，首要任务是纠正休克状态，以维持患者的血压和心率在正常范围内。这可以通过快速输晶体液和血液制品来实现，以恢复血容量和血液循环。同时，由于患者的情况紧急，需要尽快进行手术来止血和修复肝脾破裂。其他选项如紧急输血纠正休克、休克纠正后再手术、做头颅CT检查或快速输晶体液和羧甲淀粉纠正休克都不是最合适的术前准备。

89. B 患者因车祸导致肝脾破裂和腹腔内大出血，血压低，心率快，需要进行急诊手术。在这种情况下，最适合的麻醉方法是气管内插管全麻。气管内插管全麻可以确保患者的气道通畅，并提供稳定的麻醉和呼吸支持。对于急诊手术，需要迅速控制患者的呼吸和循环，以便进行手术治疗。其他选项如蛛网膜下腔麻醉、局麻、硬膜外麻醉或硬膜外复合全身麻醉在这种情况下并不适合。局麻无法提供足够的麻醉和呼吸支持，硬膜外麻醉和蛛网膜下腔麻醉休克患者禁忌。硬膜外复合全身麻醉可能需要更长的时间来进行准备和实施，不适合急诊情况。

90. E 在休克状态下，患者的循环系统处于严重衰竭的状态，需要选择对循环影响较小的药物进行治疗。因此，咪达唑仑+氯胺酮+罗库溴铵是一种在休克状态下选择的药物组合，因为它们对循环系统的影响较小，可以提供镇静、麻醉和肌松的效果，同时不会进一步加重循环衰竭的情况。

91. E 失血性休克是由于大量失血导致血容量不足，血压下降，组织灌注不足而引起的休克状态。因此，治疗的关键是迅速补充血容量，以恢复循环血量和血压。

92. B 根据题干中的数据，可以判断患者处于低血容量状态，需要进一步扩容来提高血压和改善组织灌注。

93. C 根据患者的病史，有高血压和冠心病，因此使用琥珀胆碱存在一定的风险。这是因为琥珀胆碱会刺激儿茶酚胺释放，导致血压升高、心率加快，增加了术中心脏事件的风险。因此，在这种情况下，不宜选用琥珀胆碱作为肌松药物。

94. E 控制性降压是指在手术或其他治疗过程中，通过药物等手段将患者的血压维持在一定范围内，以避免术中或治疗过程中发生意外并发症。选项A，尼卡地平属于钙通道阻滞剂，可以扩张冠状动脉和周围血管，从而降低血压，常用于高血压患者的治疗和控制性降压。选项B，瑞芬太尼属于麻醉药中的强效镇痛药，它具有快速起效、强效、短时作用等特点，可用于手术镇痛及控制性降压。选项C，硝酸甘油属于硝酸酯类药物，可以扩张静脉和动脉，从而降低心脏的前后负荷，减轻心肌缺血，同时也可用于控制性降压。选项D，艾司洛尔是一种选择性β_1受体拮抗剂，可以降低心率和收缩压，降低心脏的氧耗，常用于心绞痛、心肌梗死等心血管疾病的治疗和控制性降压。选项E，恩氟烷有诱发癫痫样脑电活动的可能，不适合作为神经外科控制性降压的药物使用。

95. B 选项A，高血压患者在手术中需要控制血压，以避免因过高或过低的血压导致并发症。一般情况下，高血压患者的安全低血压限度应不超过术前平均动脉压（MAP）的30%。选项B、C，动脉瘤分离时血压不需要过低，主要是为了维持足够的脑灌注压力和氧合作用；在夹闭时可以加深麻醉来控制血压。选项D，在控制性降压前应确保患者有足够的有效循环血量，以防止低血容量引起的脑灌注不足等并发症。选项E，对于合并冠心病等脏器低灌注的患者，在控制性降压时需要谨慎，并且应该根据患者情况个体化调整控制性降压目标和药物治疗方案。

96. A 对于合并冠心病的脑动脉瘤患者，术中行控制性降压选用硝酸甘油作为控制性降压药物更为适当。硝酸甘油是一种血管扩张剂，能够显著降低血压的同时扩冠。与其他血管扩张剂相比，硝酸甘油的作用时间较短，降压幅度可调节，可以更好地满足手术需要，因此选项A正确。选项B、C、D，三磷酸腺苷、硝普钠和艾司洛尔等药物可引起心律不齐、心肌缺血等副作用，不适合用于冠心病患者。选项E，尼卡地平是一种钙通道阻滞剂，虽然也能够扩张血管，但它的降压作用不如硝酸甘油强烈，在手术需要紧急控制血压时不够及时和有效。

97. E 拟行动脉瘤夹闭术的患者需要进行控制性降压，以减少手术中的血管压力和减少动脉瘤破裂的风险。气管插管麻醉可以提供更好的控制性降压效果，通过调整麻醉药物的剂量和输注速度，可以精确控制患者的血压。

98. C 控制性降压要求产生的低血压状态必须保证

机体重要组织、器官的血液灌流量维持在允许的范围内，临床上以肱或桡动脉的平均动脉压不低于 60mmHg 为准，老年人不低于 80mmHg 为安全限度，以满足机体代谢的最低需求，避免产生缺血缺氧性损害。

99. B　大脑中动脉瘤夹闭术应行全麻 + 气管插管。氯胺酮可致颅内压升高，故应禁用。平均动脉压 80 ~ 180mmHg 时大脑可通过自身调节维持灌注稳定。根据患者年龄及手术类型，硝酸甘油 + 异氟烷既可维持脑灌注，又可扩张外周血管起到安全平稳的控制性降压作用。

100. D　发生 PONV 的危险因素包括：女性、妇科经腹手术、低血压、术后镇痛使用阿片类药物。但高血压一般不会增加 PONV 的发生率。

101. E　联合用药（恩丹西酮 4mg，氟哌利多 1.25mg，地塞米松 4mg）来预防术后恶心、呕吐。

102. E　患者在 PACU 拔管后 1 小时突发呼吸困难，且颈部略显肿胀，负压引流球内有 50ml 血液，因此切口出血颈部受压的可能性最大。

103. E　颈部切口出血气管受压的紧急处理是立刻拆除缝线，敞开切口，以此来缓解呼吸困难。

104. A　开胸复发性膈疝修补术后发现患者头颈发绀，很快呼之不应，有创动脉血压明显下降，心率增快，ST 段明显压低，应考虑心脏压塞，上腔静脉回流受阻。

105. B　食管超声的价值包括：①具有重要临床意义而急需明确诊断的心脏瓣膜病；②诊断感染性心内膜炎；③低血压和血容量的具体评估；④病情危重状态下左、右心室功能评估；⑤心源性栓塞的病因诊断；⑥明确低氧血症者有无经未闭卵圆孔的右向左分流；⑦胸痛的鉴别诊断；⑧心包积液、心包占位性病变及纵隔出血的诊断；⑨胸部外伤时心脏的并发症诊断。

106. A　治疗心脏压塞最有效的方法是开胸探查，心包开窗减压。

107. B　患者是因为转移性右下腹痛拟行阑尾切除术，有青霉素过敏史，无其他特殊疾病。在诱导麻醉后，患者出现心率增快、血压下降、皮肤潮红、SpO_2下降和气道压力升高的症状。根据这些表现，最可能的诊断是过敏性休克。过敏性休克是一种严重的过敏反应，常见于对特定药物或物质过敏的患者。在麻醉过程中，患者可能对使用的药物产生过敏反应，导致血管扩张、血压下降和组织缺氧等症状。虽然患者出现了气道压力升高的症状，但其他表现更符合过敏性休克，因此支气管痉挛的可能性较低。根据题目描述，患者没有明显的失血史或低血容量的原因，因此低血容量性休克的可能性较低。虽然患者在麻醉诱导后出现了一系列症状，但这些症状更符合过敏性休克，而不是麻醉药物反应。根据题目描述，患者没有感染的症状或病史，因此感染性休克的可能性较低。

108. E　过敏性休克是一种过敏反应，通常由 IgE 介导。在过敏反应中，当人体暴露于过敏原（如药物、食物、昆虫叮咬等）后，免疫系统会产生特定的抗体 IgE。这些 IgE 抗体会结合到肥大细胞和嗜酸性粒细胞上，当再次接触到过敏原时，过敏原与 IgE 抗体结合，导致肥大细胞和嗜酸性粒细胞释放大量的组胺和其他炎症介质，引发过敏反应。

109. D　肾上腺素是一种强效的血管收缩剂，可以提高血压和心率，用于纠正低血压和心动过缓。通过静脉输液来补充血容量，纠正低血压。提供充足的氧气供应，维持组织氧合。苯海拉明是一种抗组胺药物，可以减轻过敏反应引起的症状。麻黄碱是一种具有兴奋中枢神经系统和心血管系统的药物，不适用于过敏性休克的处理。

110. C　根据题目描述，患者在麻醉诱导后出现气道压力升高的症状。在过敏性休克中，过敏原引发的过敏反应可能导致支气管痉挛，使气道阻力增加，导致气道压力升高。虽然气道压力升高可能与气管导管相关，但呼吸道分泌物阻塞气管导管的可能性较低。气管导管打折可能导致气道阻力增加，但气道压力升高可能不是唯一的症状。气胸可能导致气道压力升高，但患者可能还会出现其他与气胸相关的症状。气管导管误入食管可能导致气道压力升高，但患者可能还会出现其他与误吸相关的症状。

111. A　患者在全麻术后入恢复室，麻醉未清醒，心率 92 次/分，血压 90/60mmHg，吸气困难，有鼾声。这些表现与舌后坠相符。舌后坠是指在麻醉或镇静状态下，舌头向后坠落，阻塞了咽喉部的通气道。这可能导致吸气困难、鼾声和低血压等症状。

112. B　舌后坠导致咽喉部通气道阻塞，用手托起下颌可以使舌头向前移动，恢复通气道的通畅。这是首先应采取的措施。其他选项中，吸痰、加快输液、加压给氧和头偏向一侧都不是首选措施。吸痰可能无法解决舌后坠导致的通气道阻塞问题，加快输液和加压给氧可能有助于提高血压，但不能解决通气问题，头偏向一侧也无法解决舌后坠导致的通气道阻塞。

113. E　根据题目描述，患者在手术开始后 10 分钟出现心率增快至 138 次/分，血压 145/90mmHg，呼末二氧化碳升高达 55mmHg。这些症状提示患者可能出现恶性高热。恶性高热是一种罕见但严重的麻醉并发症，主要由于麻醉药物（如七氟烷）引起的体温调节失常。恶性高热的特点是体温急剧升高，伴有心率增快、血压升高和呼末二氧化碳升高等症状。麻醉偏浅可能导致患者心率增快、血压升高，但不会引起呼末二氧化碳升高等症状。缺氧可能导致心率增快，但不会引起血压升高和呼末二氧化碳升高等症状。药物不良反应可能导致心率增快和血压升高，但不会引起呼末二氧化碳升高等症状。

通气不足可能导致呼末二氧化碳升高，但不会引起心率增快和血压升高等症状。

114. C 根据题目描述，患者测体温为44℃，血气分析显示 pH 7.15，$PaCO_2$ 63mmHg。这些结果提示患者出现代谢性酸中毒和呼吸性酸中毒。代谢性酸中毒是指血液中碱基缺乏或酸性物质过多，导致血液 pH 降低。呼吸性酸中毒是指呼吸系统功能障碍，导致二氧化碳排出减少，血液中二氧化碳浓度升高，引起酸中毒。

115. D 根据题目描述，患者出现恶性高热，体温升高，血气分析显示代谢性酸中毒和呼吸性酸中毒。紧急处理措施应包括停用七氟烷、暂停手术、降温和反复静脉注射丹曲林 1mg/kg。应用钙通道阻滞剂纠正心律失常是不适合的处理措施，因为恶性高热引起的心律失常主要是由于体温升高和代谢紊乱，而不是钙离子通道异常。

116. B 患者在拔管时出现心率增快、心电图 ST 段明显抬高、血压升高、胸闷、烦躁、SpO_2 下降和听诊两肺底细小湿啰音等症状。这些表现与急性肺水肿相符。急性肺水肿是一种严重的呼吸系统紧急情况，通常由于心脏功能不全导致肺循环淤血和肺泡水肿。患者的高血压病史和手术过程中的应激可能导致心脏负荷增加，进而引发急性肺水肿。其他选项中，急性心肌梗死、支气管哮喘、高血压危象和恶性高热也可能导致类似的症状，但根据患者的病史和临床情况，急性肺水肿是首先应考虑的诊断。

117. C 在处理急性肺水肿的过程中，常用的处理措施包括利尿剂、吗啡、硝酸甘油和高流量持续吸氧。这些措施有助于减轻肺水肿、降低血压和改善氧合。取头低位可能不适当。在急性肺水肿的处理中，通常选坐卧位，以减轻肺循环淤血和促进肺排水。

118. D 在处理急性肺水肿的过程中，利尿剂可以帮助排除体内多余的液体，减轻肺水肿和降低血压。呋塞米是一种袢利尿剂，常用于急性肺水肿的处理。它通过抑制肾小管对钠和水的重吸收，增加尿液排出量，从而减少体液潴留。

119. C 急性肺水肿是一种以肺泡和间质内液体渗透和积聚为主要表现的急性呼吸衰竭。根据患儿在全麻下行手术后出现呼吸急促、面色发绀、咳出粉红色泡沫样痰的症状，提示可能为急性肺水肿。其他选项中均不太可能引起患者出现突然的呼吸困难、面色发绀、咳出粉红色泡沫样痰等症状。

120. C 该患儿术后出现了突然的呼吸急促、面色发绀、咳出粉红色泡沫样痰等症状，提示可能是肺水肿。在听诊肺部时，应该能够听到干啰音及少量湿啰音。选项 A“呼吸音低”通常与肺不张或胸膜积液等情况有关，与本例不符。选项 B，在肺水肿的情况下，呼吸音通常会减弱或消失，因此不符合本例表现。选项 D，除非是极为严重的肺水肿，否则肺部仍然可以听到一定程度的呼吸音，因此该选项不符合本例。选项 E“满肺大水泡音”的听诊表现通常与支气管扩张或肺部感染有关，与本例肺水肿的特点不符。

121. A 该患儿在接受全麻下行腹腔镜阑尾切除术后出现呼吸急促、面色发绀、咳出粉红色泡沫样痰等症状。根据这些症状，考虑其可能是由肺水肿导致的，最可能的原因是术中输液过量。过量输液会增加心脏负担，增加肺血管内压力，从而导致肺水肿的发生。感染也可能导致呼吸困难和咳出痰液等症状，但在术后恢复室通常有严格的感染控制措施，因此不太可能是感染导致的。误吸通常表现为突然发生的呼吸困难和咳嗽等症状，但一般情况下不会同时出现粉红色泡沫样痰，因此不符合本例表现。脂肪栓塞是指脂肪球进入血管内，阻塞了肺循环，导致肺部功能障碍和神经系统症状等一系列表现。但在本例中，没有明确的与脂肪栓塞有关的因素。肺挫伤通常是由于外力作用引起的，如严重的车祸、跌落等。在本例中，不存在类似的外伤史，因此不太可能是肺挫伤导致的。

122. C 该患儿突然出现呼吸急促、面色发绀、咳出粉红色泡沫样痰等症状，提示可能存在肺部功能障碍或低氧血症。因此，选项 A 吸氧是正确的处理措施，选项 B“利尿剂”和选项 D“除泡剂雾化吸入”也有一定的辅助治疗作用。但选项 C“胸腔闭式引流”并不能改善患儿的症状，反而可能加重呼吸困难。选项 E“必要时气管插管”应该是在其他治疗无效或病情危重的情况下考虑的，不是首选治疗措施。综上所述，错误的处理措施是选项 C。

123. D 该患儿突然出现呼吸急促、面色发绀、咳出粉红色泡沫样痰等症状，提示可能存在肺部功能障碍或低氧血症。如果需要气管插管行机械通气（IPPV），其指征应为 FiO_2 100% 时正压通气下 $PaO_2 < 60$mmHg，即低氧血症不能通过吸氧和其他辅助措施改善。选项 A，FiO_2 70% 时自主呼吸下不能维持正常氧饱和度是氧合血不足的表现，但未必需要进行机械通气；选项 B，FiO_2 70% 时自主呼吸下 $PaO_2 < 60$mmHg 是低氧血症的表现，但患者是否需要机械通气还需要结合具体情况判断；选项 C，FiO_2 70% 时机械通气下不能维持正常氧饱和度也是低氧血症的表现，但没有明确指示需要机械通气；选项 E，FiO_2 100% 时正压通气下 $PaO_2 < 80$mmHg 则是放宽了低氧血症的诊断标准，不符合常规临床指南和操作规范。

四、案例分析题

1. ABCDE 快速诱导下直接喉镜插管（选项 A）是一种常用的气道管理方法，适用于需要快速建立气道的情况，如紧急手术或存在气道梗阻的患者。镇静下纤维支气管镜辅助插管（选项 B）是一种通过纤维支气管镜引导插管的方法，适用于需要更精确的气道管理的情况，如存在气道异常或预期气道困难的患者。清醒表面麻醉下气管内插管（选项C）是一种在患者清醒状态下进行气管插管的方法，适用于预期气道困难但患者能够配合的情况。使用插管喉罩进行插管（选项D）是一种通过插管喉罩引导插管的方法，适用于需要更稳定的气道管理的情况，如长时间手术或存在气道不稳定的患者。光棒辅助下插管（选项E）是一种通过光棒引导插管的方法，适用于需要更精确的气道管理的情况，如存在气道异常或预期气道困难的患者。镇静下口咽通气道面罩吸氧（选项F）是一种通过给患者口咽通气道面罩提供氧气进行通气的方法，适用于需要辅助通气或氧气补充的情况，如患者无法耐受插管或需要辅助通气的情况。

2. BCDEFGH　对于这个患者，在全身麻醉下行甲状腺肿物切除术时，由于直接喉镜插管失败，咽喉部有出血，但面罩通气仍可维持患者血氧饱和度正常。在遇到困难情况时，呼叫有经验的上级医师可以提供专业指导和帮助，以确保患者的安全。使用探条辅助插管可以帮助提高插管的成功率，通过探条引导插管进入气道。Glidescope是一种可视化插管设备，可以提供更好的视野，帮助医生准确定位和插入气管导管。纤维支气管镜是一种灵活的光纤设备，可以通过口腔和气管插入，直接观察气道和插管过程，帮助插管。在插管困难的情况下，可以选择面罩通气等待患者自主呼吸恢复，以保证患者的氧气供应。插管型喉罩是一种可以插入气道并提供通气的设备，可以作为替代插管的选择。Bonfils插管是一种刚性光导插管，适用于喉镜插管失败的情况。它可以通过鼻孔经鼻咽部插入到气管，用于气管插管。

3. ABCDEF　鼻咽通气道是一种可以插入鼻腔并通向咽喉的设备，可以改善通气，保持氧气供应。口咽通气道是一种可以插入口腔并通向咽喉的设备，可以改善通气，保持氧气供应。喉罩是一种可以插入喉部并提供通气的设备，可以作为替代插管的选择，改善通气。在插管困难的情况下，可以采用双人加压通气的方法，通过两名医生同时施加压力，提供足够的通气支持。如果上级医师多次试插未成功，可以考虑换人再次尝试插管，以增加成功的机会。纤维支气管镜是一种灵活的光纤设备，可以通过口腔和气管插入，直接观察气道和插管过程，帮助插管。

4. ACDF　食管气管联合导管是一种可以同时插入食管和气管的导管，可以通过食管通气来提供氧气和维持通气。可视硬质光导芯插管是一种可以通过直接观察插管位置的插管，可以准确插入气管并提供通气。经皮穿刺经气管喷射通气是一种紧急的通气方法，通过经皮穿刺将气体直接注入气管，以提供紧急通气。气管切开是一种紧急的气道管理方法，通过在气管上切开一个小孔，直接插入气管插管或气管切开管，以提供气道通畅。其他选项中，使用纤维支气管镜进行插管和使用插管型喉罩不是紧急措施，而是常规的气道管理方法。

5. BCD　在手术结束后，患者应适度镇静，并将患者带管回术后监护室（PACU），继续观察和监护。由于患者属于困难气道患者，需要在术后继续进行深度镇静和呼吸机辅助呼吸，直到第2天再拔管。在拔除气管导管之前，可以在气管导管内置入喷射导管，以便在拔管后继续进行通气和氧气输送。

6. ACDE　胸部X线片可以评估患者的肺部情况，检查是否存在肺部疾病或异常。由于患者有高血压病史，需要进行血压动态监测，以评估患者的血压控制情况。由于患者有哮喘病史，需要进行肺功能测定，以评估患者的肺功能情况。动脉血气分析可以评估患者的氧合情况和酸碱平衡，以指导麻醉和术后管理。其他选项中，冠状动脉造影和平板运动试验不是常规的麻醉前评估检查项目，不适用于此患者。

7. BCDE　由于患者出现了上呼吸道感染症状，需要暂时延迟手术，以充分控制感染，减少手术风险。根据患者的上呼吸道感染症状，可以考虑应用抗生素治疗，以控制感染。患者出现咳嗽症状，可以给予止咳化痰药物，以缓解症状。患者有哮喘病史，并且近2年在使用吸入糖皮质激素等控制性药物条件下未出现哮喘发作，因此应继续进行吸入糖皮质激素控制性治疗。其他选项中，行胸部CT检查不是必要的，因为胸部X线未见明显异常。24小时面罩吸氧和夜间无创呼吸机辅助通气不适用于此患者，因为患者的氧分压和二氧化碳分压在正常范围内，且未出现呼吸困难的症状。

8. DFG　腰大肌间隙腰丛阻滞法可以提供下肢的麻醉和镇痛，坐骨神经阻滞可以进一步增强下肢的麻醉效果。硬膜外麻醉和腰－硬联合麻醉可以提供下肢的麻醉和镇痛，适用于腿部手术。其他选项中，高血压患者不适宜用阿托品，气管内插管全身麻醉不是首选。闭孔神经阻滞不适用于此患者，因为闭孔神经阻滞主要用于会阴部手术。

9. F　根据症状描述，这些症状是局部麻醉药物中毒的表现。局部麻醉药物中毒可以导致神经系统的异常反应，包括口唇发麻、复视、耳鸣和肌肉颤动等症状。

10. ABF　考虑患者可能出现局部麻醉药中毒，需要给予面罩纯氧辅助通气，以提供足够的氧气供应。患者的血压和心率升高，肌肉颤动明显，需要密切监测循环功能，包括血压、心率和自主呼吸等指标，并及时采取措施维持循环稳定。患者出现肌肉颤动明显，可以考虑给予地西泮类药物，如咪唑安定等，以控制肌肉颤动和镇静患者。其他选项中，下胃管预防反流、误吸不适用于此患者，因为患者的意识清醒，不需要进行下胃管预防。静脉注射盐酸胺碘酮预防心律失常和静脉注射肾上腺素也不适用于此患者，因为患者的心率升高可能是由局部麻醉药中毒引起的，不需要给予抗心律失常药物或肾上腺素。

11. ABDFG 选项A，在水浴过程中，机体会通过皮肤和黏膜等途径将大量液体散失，并且由于长时间卧床不起，导致体液滞留，影响了机体的循环调节，从而引起中心血容量增加。选项B，由于输注大量液体以及使用麻醉药物等因素，会导致中心静脉压升高。同时，受限于连续硬膜外麻醉下，无法通过刺激呼吸中枢来增加心输出量，导致心脏回心血量增加，进而引起中心静脉压升高。选项C，体外冲击波碎石术是一种侵入性操作，会引起机体的应激反应。在水浴期间，机体处于应激状态，交感神经兴奋，可能导致肺动脉压升高而不是降低。选项D，由于手术和麻醉等因素导致机体处于一种应激状态，交感神经兴奋，引起外周血管收缩和内脏血管扩张。这样会导致肺循环阻力降低，同时肺动脉压力也会下降，因此肺血流增加。选项E，体外冲击波碎石术并没有直接影响肺功能，因此肺活量不会增加，也不会降低。选项F，由于长时间卧床和呼吸道阻力增加等因素，会导致功能残气量的降低。选项G，由于连续硬膜外麻醉的影响，患者的呼吸驱动力下降，容积减少，导致潮气量降低。选项H，体外冲击波碎石术可能导致疼痛和焦虑等不适感，这可能会引起呼吸频率的升高而不是降低。另外，麻醉药物的使用也可能影响呼吸频率，但需要根据具体情况进行评估。

12. E 选项A，因为硬膜外麻醉是将麻药注射到硬膜外腔内，对意识没有影响，让患者保持清醒状态，同时麻药作用在神经根上，使得效果更加精确而不会对呼吸、心脏等重要器官产生影响。选项B，硬膜外麻醉的缺点是起效慢，需要一定时间才能达到最佳麻醉效果。另外，由于硬膜外麻醉剂量不能超过一定范围，所以有时候麻醉效果并不确定。选项C，硬膜外腔的空气可能导致冲击波的能量损伤神经，这是因为在进行体外冲击波碎石术时，需要水浴来保护周围组织和器官。但如果硬膜外腔内存在空气，就无法有效地吸收冲击波的能量，从而导致神经受损。选项D，硬膜外麻醉不能控制膈肌运动，术中呼吸引起的膈肌运动易造成结石移位，使冲击波聚焦困难，导致手术时间延长。选项E，硬膜外麻醉相对于全身麻醉，可能会导致一些特殊的并发症，例如神经损伤、头痛、尿潴留等。而且硬膜外麻醉时局部麻醉剂可能会进入循环系统，引起心血管系统的反应，如心动过缓、心动过速、低血压等。虽然硬膜外麻醉可以减少全身麻醉引起的低血压，但并不能说硬膜外麻醉的低血压发生率比全身麻醉低。因为患者的年龄、病情以及手术方式等因素都会影响麻醉的效果和并发症的发生率。因此，选项E是错误的。选项F，硬膜外麻醉过深会引起心交感神经阻滞，导致心率降低，同样容易使手术时间延长。

13. ABC 选项A，连续硬膜外麻醉会引起交感神经抑制和副交感神经兴奋，导致血管扩张，降低循环阻力，从而引起低血压。选项B，碎石术时，为了减少患者疼痛，常采用热水浴进行镇痛。热水浴可以使体表血管扩张，血流量增加，导致静脉回流量减少，循环阻力降低，进而引起低血压。选项C，术中将患者采取头高脚低、半坐位姿势，可使下肢静脉容量增加、回心血量减少，引起低血压。选项D，在体外冲击波碎石术中，由于患者处于连续硬膜外麻醉下，心肌的收缩和舒张均受到抑制，心输出量普遍降低。选项E，在体外冲击波碎石术过程中，由于患者身体平卧，体位不会引起体循环阻力的变化，因此不会增加。选项F，体外冲击波碎石术用的是连续硬膜外麻醉，不是全身麻醉。而且在术中，患者处于平卧位，而非下肢高位抬高位，因此不会受到静水压的影响，也不会增加静脉回流。

第五章　专科手术麻醉

一、单选题

1. 下列关于眼肌神经支配的叙述，错误的是

A. 三叉神经支配眼轮匝肌的运动
B. 动眼神经支配上直肌、下直肌、内直肌和下斜肌的运动
C. 滑车神经支配上斜肌的运动
D. 展神经支配眼外展肌的运动
E. 睫状神经支配瞳孔开大肌、瞳孔括约肌和睫状肌的运动

2. 眼内压的正常值波动范围为

A. 0～10mmHg　　B. 10～21mmHg
C. 20～30mmHg　　D. 30～40mmHg
E. 40～50mmHg

3. 下列关于眼内压变化的叙述，错误的是

A. 仰卧位时眼内压略有升高
B. 低氧血症时眼内压升高
C. 眼内压会随昼夜节律而变化
D. 深吸气时眼内压升高
E. 高血压时眼内压升高

4. 下列导致眼－心反射发生率增高的因素，不包括的是

A. 缺氧　　B. 麻醉减浅
C. 术前焦虑　　D. 低血压
E. 眼肌张力降低

5. 在眼科手术操作中，眼内压应维持在哪个范围比较合适

A. 较高　　B. 略高
C. 正常　　D. 略低
E. 较低

6. 对于正常成年人而言，眼科手术的首选方法是

A. 全身麻醉　　B. 硬膜外阻滞
C. 蛛网膜下腔阻滞　　D. 局部麻醉
E. 静脉麻醉

7. 关于眼－心反射，下列哪项是错误的

A. 三叉神经参与该反射
B. 可被阿托品消除
C. 可发生在没有缺氧或者二氧化碳蓄积时
D. 老年较小儿多见
E. 可发生在各种眼肌手术操作时

8. 下列麻醉用药中，使眼内压升高的药物是

A. 七氟烷　　B. 咪达唑仑
C. 氯胺酮　　D. 丙泊酚
E. 硫喷妥钠

9. 下列麻醉用药中，使眼内压降低的药物是

A. 瑞芬太尼　　B. 七氟烷
C. 氯胺酮　　D. 维库溴铵
E. 琥珀胆碱

10. 麻醉过程中可能导致的眼睛损伤，不包括

A. 急性青光眼
B. 缺血性眼损伤
C. 患者意外活动造成损伤
D. 视神经损伤
E. 角膜磨损

11. 需要全身麻醉下行眼科手术的患者，不包括

A. 婴幼儿　　B. 不能合作的小儿
C. 智力障碍患者　　D. 高龄患者
E. 不能耐受局麻的患者

12. 眼科手术使用麻醉监控镇静（MAC）时，最适合的镇静药物配方是

A. 氯胺酮＋芬太尼　　B. 丙泊酚＋舒芬太尼
C. 丙泊酚＋瑞芬太尼　　D. 硫喷妥钠＋芬太尼
E. 咪达唑仑＋瑞芬太尼

13. 关于开放性眼外伤的麻醉，下列叙述错误的是

A. 全麻宜选用快速顺序诱导行气管内插管
B. 开放性眼外伤的患者多伴有饱胃，因此反流误吸的风险增加
C. 肌松药应选择起效迅速的琥珀胆碱
D. 气管插管时应注意喉镜和插管时的心血管抑制和眼－心反射
E. 全麻处理不当使眼内压升高，可能导致眼内玻璃体脱位

14. 下列选项中，不属于鼻窦内镜手术眼部并发症的是

A. 纸样板损伤　　B. 开角型青光眼
C. 鼻泪管损伤　　D. 眼眶血肿
E. 视力丧失

15. 下列关于眼科手术麻醉的叙述，错误的是

A. 术中要求严格制动

B. 高龄以及婴幼儿居多
C. 眼内手术需控制眼内压
D. 眼科手术都可以在局麻（区域阻滞）下进行
E. 监测与防治眼-心反射；减少麻醉用药和操作对眼内压的影响

16. 下列关于眼科局部用药的叙述，正确的是
A. 10%肾上腺素可减少房水分泌并改善其引流，降低开角型青光眼眼内压
B. 碘磷灵使瞳孔扩大，促进房水引流
C. 阿托品具有长效缩瞳作用
D. 碳酸酐酶抑制药乙酰醋胺干扰房水生成、升高眼内压
E. 东莨菪碱易使老年患者产生术后谵妄

17. 麻醉手术后的暂时性失明可以由下列哪个药物引起
A. 丙泊酚　B. 氯胺酮
C. 阿托品　D. 芬太尼
E. 琥珀胆碱

18. 关于麻醉手术后的缺血性失明的原因，下列叙述错误的是
A. 体外循环
B. 长时间失血性低血压休克
C. 使用氯胺酮
D. 脊柱手术
E. 体位压迫

19. 肾移植后患者可能发生眼部并发症的是
A. 纸样板损伤　B. 内直肌损伤
C. 鼻泪管损伤　D. 视力丧失
E. 开角型青光眼

20. 与一般手术相比，斜视手术的麻醉关键是
A. 镇静　B. 镇痛
C. 控制眼内压　D. 防治眼-心反射
E. 肌松良好

21. 外耳支配神经不包括下列哪项
A. 耳颞神经　B. 耳大神经
C. 枕小神经　D. 枕神经
E. 枕神经乳突分支

22. 关于耳部手术的麻醉，错误的是
A. 精细的中耳手术应尽可能减少术野出血
B. 需要监测面神经功能的手术，肌松剂绝对不能使用
C. 鼓室管内注射1∶1000的肾上腺素时必须严格控制用量
D. 呼吸管理是耳部手术麻醉的重点
E. 在鼓膜置换或鼓膜穿孔修补的手术过程中，应停用氧化亚氮

23. 中耳手术应尽量避免应用的药物是
A. 恩氟烷　B. N_2O
C. 琥珀胆碱　D. 硫喷妥钠
E. 芬太尼

24. 小儿外耳短小手术最常用的麻醉方法是
A. 局部麻醉　B. 气管内插管全麻
C. 不插管静脉全麻　D. 不插管吸入全麻
E. 不需麻醉

25. 在内镜下行鼻咽血管瘤切除术，适宜的麻醉方法是
A. 局部麻醉　B. 局部麻醉加安定镇痛术
C. 静脉复合麻醉　D. 静吸复合麻醉
E. 全身麻醉加控制性降压

26. 经鼻气管插管前鼻腔滴入3%麻黄碱的目的是
A. 润滑鼻腔　B. 局部麻醉
C. 收缩鼻黏膜血管　D. 预防诱导时低血压
E. 预防感染

27. 鼻腔内手术目前常用的表面麻醉剂是
A. 2%利多卡因　B. 1%达克罗宁
C. 1%丁卡因　D. 0.5%普鲁卡因
E. 4%可卡因

28. 经鼻比经口气管插管深
A. 1cm　B. 2～3cm
C. 4cm　D. 5cm
E. 8cm

29. 下列哪项不是呼吸道的解剖特点
A. 气管的分叉部位位于胸骨角平面
B. 气管隆嵴黏膜内有丰富的迷走神经
C. 成人喉腔最狭窄处位于声门裂
D. 右支气管与气管所成的夹角大
E. 胸骨柄上缘的颈静脉切迹相当于声门和气管隆嵴之间

30. 气道激光手术最大的危险是
A. 气胸　B. 气道烧伤
C. 眼部损伤　D. 非靶组织损伤
E. 激光误击穿气管导管套囊

31. 扁桃体摘除术后再出血需手术止血时，下列关于麻醉处理的主要问题，错误的是
A. 正确估计失血量，纠正低血容量
B. 进一步寻找再出血的原因
C. 诱导时按饱胃患者处理
D. 一律清醒诱导插管
E. 免用术前药

32. 下列关于全麻扁桃体摘除术应注意的问题，不包括的是

A. 选择气管内插管更安全
B. 套囊充气防止血流入气管内
C. 注意开口器造成的气管导管受压
D. 出血量估计较困难
E. 局麻较全麻出血多

33. 下列关于气管异物取出术麻醉的叙述，错误的是

A. 气道异物以小儿（1～3岁）多见
B. 异物多发生在右支气管
C. 术前宜充分镇静
D. 手术操作占用呼吸道，麻醉难度大
E. 易出现喉痉挛

34. 下列叙述正确的是

A. 喉痉挛是喉返神经受刺激引起强烈声门紧闭的保护性反射
B. 喉返神经的感觉支分布于会厌到声带的黏膜
C. 可卡因局部应用不会引起心律失常
D. 喉上神经损伤易发生误吸
E. 全麻药对中耳内压力影响小

35. 具有支撑气管作用的重要软骨是

A. 会厌软骨　　B. 杓状软骨
C. 环状软骨　　D. 甲状软骨
E. 角状软骨

36. 小儿喉水肿一般在术后多长时间内发生

A. 4～8小时　　B. 10～12小时
C. 24～28小时　　D. 32小时
E. 48小时

37. 直接喉镜观察喉部结构可分为四级，Ⅲ级和Ⅳ级都有插管困难，误入食管的危险性约为

A. 30%　　B. 40%
C. 50%　　D. 60%
E. 大于70%

38. 咽喉部手术时麻醉的关键是

A. 保证气道通畅和充分的通气
B. 发生喉痉挛
C. 出血
D. 血压增高
E. 迷走神经反射性心律失常

39. 全喉切除术中突然出现心动过缓、血压下降，可能的原因是

A. 眼－心反射　　B. 出血过多
C. 颈动脉窦反射　　D. 麻醉过深
E. 麻醉过浅

40. 耳鼻喉科手术与麻醉共用同一气道时，麻醉处理的关键是

A. 保持气道通畅和保证足够的气体交换量
B. 维持循环稳定
C. 尽量保留患者的自主呼吸
D. 尽量减少麻醉药用量
E. 麻醉要足够深

41. 对紧挨声门下的“气管异物”患者紧急开放气道的处理措施是

A. 面罩加压氧供　　B. 全麻气管插管
C. 气管切开　　D. 喉罩置入
E. 纤支镜引导插管

42. 保证清醒插管成功的关键是

A. 对患者做好解释工作
B. 良好的咽喉表面麻醉
C. 恰当的气管导管弯度
D. 环甲膜穿刺表面麻醉
E. 完善的咽喉和气管内表面麻醉

43. 喉痉挛的首选措施是

A. 静注琥珀胆碱　　B. 快速气管插管
C. 粗针环甲膜穿刺　　D. 气管切开
E. 面罩加压通气

44. 甲亢手术最大的危险是

A. 喉返神经损伤　　B. 血压骤然升高
C. 大出血　　D. 心搏骤停
E. 甲状腺危象

45. 甲状腺手术中，患者突然出现血压下降、心率减慢，最可能

A. 刺激了喉返神经　　B. 刺激了喉上神经
C. 刺激了星状神经　　D. 颈动脉窦神经反射
E. 窒息

46. 甲亢患者术前应控制基础代谢率在

A. ＋50%　　B. ＋40%
C. ＋20%　　D. ＋10%
E. －10%

47. 甲状腺肿大压迫气管造成气道梗阻，关于麻醉前的准备，错误的是

A. 了解气道受压的程度和部位
B. 镇静镇痛药物剂量要比正常人大
C. 东莨菪碱替代阿托品
D. 了解心脏受累情况
E. 气管导管号可能比一般患者小

48. 关于甲亢患者麻醉，以下叙述错误的是

A. 局麻药添加肾上腺素
B. 全麻诱导前给予右美托咪定
C. 丙泊酚麻醉诱导
D. 用舒芬太尼维持麻醉
E. 氟哌利多辅助维持麻醉

49. 甲亢患者突然出现下肢不能动，最可能的原因是
A. 重症肌无力 B. 周期性瘫痪
C. 周围神经炎 D. 甲亢性肌病
E. 肌营养不良

50. 甲状腺危象时，首先应选用
A. 甲硫氧嘧啶 B. 普萘洛尔
C. 丙硫氧嘧啶 D. 碘化钠静滴
E. 氢化可的松静滴

51. 普萘洛尔作为甲亢手术前的准备，下列情况应慎用或不用，除外
A. 哮喘 B. 心功能Ⅳ级
C. 低血压 D. 重度房室传导阻滞
E. 心肌肥厚

52. 下列因素中哪项不是口腔颌面外科麻醉特点
A. 小儿、老年患者多 B. 术中多需要良好的肌松
C. 通常有张口困难 D. 手术失血多
E. 通常需要鼻插管

53. 应用光导纤维内镜插管时，常需使用方向控制器调节镜杆前端的角度以寻找会厌和声门，但其最大角度不能超过多少度，否则将损坏光导纤维和方向控制器
A. 60° B. 70°
C. 80° D. 90°
E. 120°

54. 应用光导纤维内镜经口插管时，通常需要使用 9 号和 10 号插管专用口咽通气道，9 号通气道适用于内径（ID）为多少的导管
A. ID <5.0mm B. ID <6.5mm
C. ID <7.0mm D. ID <7.5mm
E. ID <8.0mm

55. 关于减少和预防口腔颌面手术中出血的措施，下列哪项除外
A. 正确选择麻醉药，止痛完善，麻醉平稳，防止呛咳等
B. 术前结扎一侧颈外动脉，另一侧在术中暂时阻断
C. 正确掌握通气量和气道压，以利于头、颈部静脉的回流
D. 抬高手术部位，采用控制性降压
E. 低温

56. 颈丛神经阻滞后，患者发生声音嘶哑和失声，最可能的原因是
A. 局麻药毒性反应 B. 颈交感神经节阻滞
C. 喉返神经阻滞 D. 舌神经阻滞
E. 霍纳征的一种临床表现

57. 下列哪项不是 Pierre – Robin 综合征的临床表现
A. 大舌 B. 下颌发育不全
C. 腭裂 D. 短颈
E. 呼吸困难

58. ASA 有关气管插管困难的定义，下列哪项是正确的
A. 常规喉镜试插 1 次以上才获成功
B. 常规喉镜试插 2 次以上才获成功
C. 常规喉镜试插 3 次以上才获成功且插管时间超过 5 分钟
D. 常规喉镜试插 3 次以上才获成功且插管时间超过 10 分钟
E. 需用纤维喉镜协助

59. 因Ⅲ级或Ⅳ级喉部显露所致的插管失败的发生率为
A. 0.02% ~0.04% B. 0.05% ~0.35%
C. 0.4% ~0.6% D. 0.7% ~1.0%
E. >1.0%

60. 正常成人最大张口时上下门齿间距离为
A. 2.0 ~3.2cm B. 3.5 ~5.6cm
C. 6.0 ~7.0cm D. 7.5cm
E. >8.0cm

61. 下列哪一项为 Klippel – Feil 综合征的主要临床表现
A. 先天性颈椎多关节融合、颈部活动受限
B. 巨舌
C. 张口困难
D. 呼吸道狭窄
E. 小颌

62. 下列选项中，哪项不属于眶下神经分支
A. 鼻外侧神经 B. 上颌神经
C. 前上牙槽神经 D. 上唇神经
E. 鼻内侧神经

63. 下列选项中，哪项不是眶下神经阻滞范围
A. 颞部皮肤 B. 上唇
C. 颊部 D. 下睑
E. 鼻侧坡

64. 正常人仰卧位做最大限度仰颈，上门齿前端至枕骨粗隆的连线与身体纵轴相交的角度应大于
A. 120° B. 100°
C. 90° D. 80°

E. 60°

65. 正常的寰枕关节可以伸展

A. 15°　　B. 25°

C. 35°　　D. 45°

E. ＞50°

66. 下列哪一项不是三叉神经第二支或第三支阻滞的并发症

A. 面颊部血肿　　B. 一过性耳聋

C. 有时有霍纳征　　D. 可逆性面神经瘫痪

E. 眼眶淤血

67. 三叉神经第二支阻滞麻醉的口外进针点为

A. 下颌升支外侧 0.5cm

B. 颧弓中点上 0.5cm

C. 颧弓和下颌升支之间

D. 颧弓和下颌升支乙状切迹之间的中点

E. 耳屏前

68. 眶上神经阻滞进针点在

A. 额骨眶上嵴内 1/3　　B. 额骨眶上嵴外 1/3

C. 额骨眶上嵴内 1/4　　D. 额骨眶上嵴中点

E. 额骨眶上嵴切迹

69. 行眶下神经阻滞时，下列叙述错误的是

A. 刺中眶下神经时，患者产生由鼻翼向上唇的放散痛

B. 进针方向向内、上、后方进针

C. 适用于三叉神经第二支疼痛的治疗

D. 可以用 10% 酚甘油或无水酒精注射

E. 确认穿刺针尖进入眶下孔后，即可注药，不必进针过深，避免神经损伤

70. 腭前神经阻滞麻醉又称为

A. 腭前孔注射法　　B. 腭大孔注射法

C. 眶下管注射法　　D. 卵圆孔注射法

E. 翼下颌注射法

71. 面颊部分缺损患者行手术麻醉时，通常采用下列哪种插管方法

A. 经鼻腔清醒盲探插管

B. 经口腔快速诱导插管

C. 经鼻腔快速诱导插管

D. 气管切开后插管

E. 经口腔清醒盲探插管

72. 颞下颌关节强直并伴小颌畸形患者手术麻醉时，最合适的插管方法是

A. 经口腔快速诱导插管

B. 经鼻腔清醒盲探插管

C. 经口腔清醒盲探插管

D. 气管切开后插管

E. 经鼻腔快速诱导插管

73. 小颌畸形但开口度基本正常的患者在采用快速诱导插管时，最常见的插管困难原因是

A. 声门狭窄

B. 气管偏移中线

C. 咽腔部缩小，声门位置高

D. 上呼吸道狭窄并移位

E. 舌体肥大视野不清

74. 关于严重颏胸瘢痕粘连患者的麻醉处理，错误的是

A. 插管困难的主要原因是三条轴线不能重叠

B. 宜采用清醒插管

C. 纤维光导喉镜在此种情况下应用相当安全、可靠

D. 面罩通气困难

E. 表面麻醉常能取得满意效果

75. 行游离组织瓣移植修复的患者选用连续硬膜外麻醉，下列所述错误的是

A. 血管扩张，减少或预防血管痉挛的发生

B. 硬膜外导管可以保留 2～3 天，定期给局麻药可减少术后疼痛和预防血管痉挛的发生

C. 能避免全麻后苏醒期的不自主活动

D. 手术中和手术后可使用血管收缩药物

E. 麻醉范围较局限，对生理干扰少

76. 正常成人颈部完全伸展时，甲颏间距应大于

A. 4.0cm　　B. 6.0cm

C. 6.5cm　　D. 7.5cm

E. ＞8.0cm

77. 下列哪一项措施不能有效防治围术期的反流与误吸

A. 对放置鼻胃管患者吸引减压

B. 饱胃患者施行清醒插管

C. 择期手术成人应禁止进食、饮水 6～8 小时

D. 术前应用抗胆碱药物

E. 术前给予 H_2 受体阻断剂

78. 下列哪一项不是腹部连续硬膜外阻滞的作用

A. 交感神经部分阻滞，肠管收缩，手术野显露较好

B. 对呼吸循环和肝肾功能影响较小

C. 无内脏牵拉反应

D. 痛觉阻滞完善

E. 肌肉松弛满意

79. 有胆绞痛的患者，术前用药禁用

A. 地西泮　　B. 吗啡

C. 哌替啶　　D. 苯巴比妥

E. 阿芬太尼

80. 下列急腹症患者中，除哪一类外，均可行硬膜外阻滞

A. 急性阑尾炎
B. 上消化道大出血但无休克
C. 急性坏死性胰腺炎
D. 腹主动脉瘤破裂
E. 胃十二指肠穿孔

81. 关于肝叶切除术的管理，下列错误的是

A. 术中要注意出血问题，保证静脉通路
B. 切除肿瘤时，应注意搬动肝脏引起的下腔静脉压迫或扭折
C. 麻醉术后即使呼吸循环尚未稳定，也应及早气管拔管
D. 肝静脉入下腔静脉处撕裂可发生气栓，应随时听心音
E. 胸膜损伤后，应注意反常呼吸及纵隔摆动

82. 肝硬化门脉高压症患者麻醉管理中的关键是

A. 呼吸道管理　B. 避免肝缺氧、缺血
C. 控制性降压　D. 足够的血容量
E. 纠正酸碱平衡紊乱

83. 肾脏手术所需硬膜外腔阻滞范围为

A. $T_6 \sim L_2$　B. $T_{10} \sim L_4$
C. $T_8 \sim L_2$　D. $T_{10} \sim S_1$
E. $T_6 \sim L_1$

84. 下列药物中，对肾功能损害较大的是

A. 阿曲库铵　B. 异氟烷
C. 恩氟烷　D. 多巴胺
E. 阿芬太尼

85. 麻醉下人工气腹对通气功能最主要的影响是

A. 肺顺应性减少　B. 呼气阻力增加
C. 潮气量减少　D. 功能残气量减少
E. 腹式呼吸消失

86. 人工气腹对循环功能的影响主要表现为

A. 心排血量下降　B. 肺循环阻力下降
C. 外周阻力下降　D. 血压下降
E. 心肌收缩力下降

87. 腹腔镜手术患者的术中基本监测包括

A. 血压、心率、心电图
B. 血压、心率、心电图、氧饱和度
C. 血压、心率、心电图、氧饱和度、$P_{ET}CO_2$
D. 血压、心率、心电图、氧饱和度、$P_{ET}CO_2$、CVP
E. 血压、心率、心电图、氧饱和度、$P_{ET}CO_2$、CVP、血气分析

88. 目前腹腔镜气腹最常用的气体技术是

A. 二氧化碳　B. 氮气
C. 氧气　D. 惰性气体
E. 空气

89. 对于一般患者来说，在 CO_2 气腹中造成 $PaCO_2$ 升高的最主要因素是

A. CO_2经腹膜吸收
B. 代谢增加
C. 术前用药和麻醉药物对自主呼吸的影响
D. 腹压增高致膈肌上移，致通气血流失调
E. CO_2的排除减少

90. 对一般患者行腹腔镜胆囊切除，哪项做法更合理

A. 气腹压 12～14mmHg，患者取头高左倾位
B. 气腹压 12～14mmHg，患者取头左倾低位
C. 气腹压 5mmHg 以下，患者取头右倾低位
D. 气腹压 5mmHg 以下，患者取头右倾高位
E. 以上都不对

91. 人工气腹时，如果保持气腹前的通气状态，则患者容易发生

A. $PaCO_2$降低　B. PaO_2降低
C. $PaCO_2$升高　D. PaO_2升高
E. $PaCO_2$降低，PaO_2升高

92. 关于人工气腹中 CO_2 的叙述，错误的是

A. 人工气腹所充气通常为 CO_2
B. $P_{ET}CO_2$可以取代 $PaCO_2$测定
C. $PaCO_2$升高超预期应当注意是否形成皮下气肿
D. 术中可允许 $PaCO_2$有限升高
E. 自主呼吸时，$PaCO_2$必然升高

93. 与人工气腹直接相关的最常见并发症为

A. 气栓　B. 纵隔气肿
C. 皮下气肿　D. 气胸
E. 心包积气

94. 腹腔镜手术术后最常见的并发症是

A. 发热　B. 疼痛
C. 呼吸抑制　D. 恶心、呕吐
E. 低血压

95. 腹腔镜手术出现气胸并发症，首选措施是

A. 立即行胸腔穿刺和胸腔闭式引流术，通过腹腔镜迅速查看膈肌是否有缺损
B. 不必处理，继续手术，待术后行胸腔穿刺和胸腔闭式引流术
C. 通过腹腔镜迅速查看膈肌是否有缺损，如有缺损则修补膈肌
D. 降低腹腔压力，增加潮气量
E. 换双腔支气管插管，行非气胸侧通气

96. 与传统开腹比较，关于腹腔镜阑尾切除手术的叙述，正确的是
A. 住院时间长　B. 手术费用低
C. 麻醉手术时间短　D. 对病灶局部视野清楚
E. 术后并发症多

97. 关于麻醉选择，下列叙述错误的是
A. 颅内压增高患者，均不选择吸入麻醉
B. 糖尿病患者，可以选择静脉麻醉
C. 体表手术宜选择镇痛完善的麻醉
D. 小儿不易合作，应考虑全身麻醉
E. 头颈部手术，通常以气管内插管麻醉为首选

98. 关于脑组织血流量的叙述，下列正确的是
A. 脑血流量占心输出量的10%～13%，相当于每100g脑组织30～50ml/min
B. 脑血流量占心输出量的12%～15%，相当于每100g脑组织50～70ml/min
C. 脑血流量占心输出量的9%～11%，相当于每100g脑组织20～50ml/min
D. 脑血流量占心输出量的14%～18%，相当于每100g脑组织70～90ml/min
E. 脑血流量占心输出量的8%～10%，相当于每100g脑组织10～20ml/min

99. 颅内压增高患者麻醉中出现血压下降，心率增快时首先考虑
A. 脑疝形成　B. 严重缺氧
C. 麻醉过浅　D. 血容量不足
E. 二氧化碳蓄积早期

100. 颅内压增高最容易麻痹的脑神经是
A. 三叉神经　B. 动眼神经
C. 展神经　D. 视神经
E. 滑车神经

101. 关于降低颅内压的方法，错误的是
A. 使用甘露醇和呋塞米
B. 使用皮质激素
C. 适度的高二氧化碳
D. 过度通气
E. 低温

102. 合并冠心病的脑动脉瘤手术患者，术中控制性降压最好采用
A. 三磷腺苷　B. 硝普钠
C. 硝酸甘油　D. 吸入异氟烷
E. 艾司洛尔

103. 关于颅内高压患者围术期的液体管理，下列描述错误的是
A. 降低颅内压
B. 稳定和适当提高平均动脉压
C. 如果没有低血容量征象，手术前晚的不显性失水不需要补充
D. 为降低血浆渗透压可以给予5%葡萄糖或0.45%氯化钠溶液
E. 为补充胶体丢失可以适当选用5%白蛋白或全血

104. 脑膜刺激征与颅内压增高有一共同表现是
A. 头痛　B. 呕吐
C. 颈项强直　D. 视神经乳头水肿
E. 痉挛性瘫痪

105. 颅内手术中出现血压、脉搏突然下降是刺激了
A. 滑车神经　B. 迷走神经
C. 三叉神经　D. 听神经
E. 展神经

106. 颅内压增高的患者，最危险的因素为
A. 未绝对卧床　B. 应用利尿药不规则
C. 没有高渗脱水　D. 腰椎穿刺放出脑脊液
E. 没有给予地塞米松

107. 给颅内高压患者行吸入麻醉时，下列哪项能缓解高颅压
A. 选用不增加脑血流的药物，如异氟烷
B. 吸入麻醉药前先过度通气
C. 用全吸入麻醉
D. 吸入麻醉药浓度尽量低
E. 使用高流速、高浓度的吸入麻醉药物

108. 脊髓损伤早期患者应避免使用的药物是
A. 琥珀胆碱　B. 丙泊酚
C. 顺式阿曲库铵　D. 氧化亚氮
E. 氯胺酮

109. 脊髓损伤患者容易合并
A. 肺水肿　B. 心动过速
C. 呼吸急促　D. 心搏骤停
E. 血压升高

110. 下列哪项措施不用于治疗颅脑手术中的支气管痉挛
A. 吸入恩氟烷　B. 静注地塞米松
C. 静注去甲肾上腺素　D. 静注利多卡因
E. 吸入间羟沙丁胺醇

111. 长期口服抗癫痫药的患者易发生
A. 肾功能不全　B. 心功能不全
C. 肝功能损害　D. 肺功能减退
E. 脑功能减退

112. 下列哪一项不是脑外伤的常见并发症

A. 脑水肿　　B. 脑疝形成
C. 脑出血　　D. 脑干受压
E. 感染和脑积水

113. 会引起痉挛性脑电图改变的吸入麻醉药是
A. 恩氟烷　　B. 异氟烷
C. 氟烷　　D. 地氟烷
E. 七氟烷

114. 对于急性脑疝形成，最急需的措施是
A. 脑 MRI　　B. 脑 CT
C. 腰椎穿刺　　D. 静脉注射甘露醇
E. 脑血管造影

115. 与体循环比较，肺循环具有的特点是
A. 肺循环低压、低阻、低容
B. 肺循环高压、低阻、低容
C. 肺循环低压、高阻、低容
D. 肺循环低压、低阻、高容
E. 肺循环高压、高阻、高容

116. 剖胸手术时，如果患者仍保留自主呼吸，下列病理生理改变中，错误的是
A. 反常呼吸
B. 通气/血流比值增加，致肺内分流增加
C. 纵隔摆动
D. 纵隔移位
E. 心排血量降低

117. 关于肺门反射的叙述，错误的是
A. 牵拉、解剖肺门部位可诱发
B. 迷走神经参与
C. 心动过速
D. 期前收缩
E. 局麻药封闭可缓解

118. 开胸手术前戒烟时间为
A. 2 周　　B. 4 周
C. 5 周　　D. 6 周
E. 8 周

119. 开胸手术膨肺时，气道压不宜超过多少厘米水柱
A. 10　　B. 20
C. 40　　D. 50
E. 60

120. 开胸侧肺萎陷，无通气时可出现
A. 肺血管阻力减少　　B. 肺内分流减少
C. 肺血管阻力增加　　D. 肺内分流不变
E. 肺血管阻力不变

121. 开胸手术最常用的呼吸管理方法是
A. 气管插管控制呼吸　　B. 鼻导管给氧
C. 面罩给氧自主呼吸　　D. 气管插管自主呼吸
E. 面罩辅助通气

122. 支气管胸膜瘘手术麻醉时，哪项最不恰当
A. 单肺通气
B. 快速诱导气管插管
C. 术前应放置胸腔闭式引流
D. 随时吸引气道内液
E. 高频通气给氧

123. 关于气道异物取出术的麻醉，叙述错误的是
A. 多见于 1～3 岁小儿
B. 手术医生必须做好紧急气管切开术或环甲膜切开的准备
C. 置入支气管镜前，应用 2%～4% 利多卡因充分气道表面麻醉
D. 术中通气模式多采用控制呼吸
E. 术中病情突然恶化，严重缺氧，应怀疑并发气胸

124. 双腔管支气管插管的主要目的是
A. 防止低氧血症及窒息
B. 防止呕吐与误吸
C. 便于术中分侧吸引
D. 隔离两侧肺，分侧通气
E. 防止两肺交叉感染

125. 在肺挫伤患者术中，应注意
A. 禁忌气管内插管　　B. 免用肌松药
C. 限制输血输液　　D. 禁用阿片类药物
E. 禁用吸入麻醉药

126. 肺大疱破裂患者，麻醉前应先行
A. 纤维支气管镜检查　　B. 心电图检查
C. 呼吸功能训练　　D. 肺通气功能检查
E. 胸腔闭式引流

127. 在反映术中气道不通畅的监测指标中，哪项最为灵敏
A. 气道压升高　　B. 高碳酸血症
C. 血氧饱和度降低　　D. 心率增快
E. 呼末二氧化碳数值

128. 慢性阻塞性肺病往往存在小气道阻塞，可以导致一系列病理生理改变，但不包括
A. 肺气肿
B. 功能残气量增加
C. 有效呼吸面积减少
D. PaO_2 降低，$A-aDO_2$ 减少
E. $PaCO_2$ 升高

129. 在准备开胸手术和行左侧单肺通气时，顺利插入左侧双腔管，患者改侧卧位。在定位过程中，发现支气管套囊滑出。以下哪种并发症最有可能发生

A. 皮下气肿
B. 术侧肺不能塌陷
C. 支气管导管尖端突入手术区域内
D. 大规模的气道出血
E. 漏气

130. 胸科手术结束后，给插入左双腔管的患者通气，相对于更换单腔管，下列哪项是保留双腔管进行术后通气的优点

A. 发生气道意外的风险低
B. 气道阻力小
C. 容易吸痰
D. 不易发生气道水肿
E. 分泌物堵塞气道的风险低

131. 房颤对循环功能的干扰主要为

A. 影响心肌血流　　B. 增加心脏做功
C. 减少心室充盈　　D. 影响血液回心
E. 干扰心室收缩

132. 关于先天性心脏病患者术后最主要的风险，不包括的选项是

A. 出血　　B. 血栓形成
C. 感染　　D. 心律失常
E. 低血压

133. 下列哪种疾病伴随左室前负荷明显增加

A. 动脉导管未闭　　B. 室间隔缺损
C. 房间隔缺损　　D. 主动脉瓣关闭不全
E. Ebstein 畸形

134. 洋地黄中毒的最具特征性心电图表现是

A. 多源性室性期前收缩呈二联律
B. ST-T“鱼钩”样改变
C. 房室传导阻滞
D. 心房颤动
E. 心动过缓

135. 终止急性心室颤动最有效的措施是

A. 静脉推注胺碘酮　　B. 持续胸外按压
C. 非同步直流电除颤　　D. 静脉注射利多卡因
E. 同步直流电除颤

136. 关于主动脉内球囊反搏（IABP）的禁忌证，不包括的是

A. 严重主动脉瓣关闭不全
B. 重度主动脉及外周血管粥样硬化
C. 主动脉夹层
D. 严重二尖瓣关闭不全
E. 严重凝血功能障碍

137. 关于先天性心脏病患者的麻醉诱导，下列叙述错误的是

A. 非发绀性患者可采用七氟烷等吸入诱导
B. 发绀性患者宜采用异丙酚静脉注射诱导
C. 发绀性患者可采用氯胺酮静脉注射诱导
D. 较大儿童可采用静脉配合吸入诱导
E. 不配合患儿可先肌内注射氯胺酮诱导

138. 关于主动脉瓣狭窄，下列叙述错误的是

A. 正常的左心房收缩对主动脉瓣狭窄患者十分必要
B. 心绞痛、晕厥与呼吸困难是主动脉瓣狭窄的主要症状
C. 主动脉瓣狭窄患者的术中心肌保护较一般心脏病手术更重要
D. 冠状动脉正常的主动脉瓣狭窄患者不会有心绞痛
E. 主动脉瓣狭窄时左心室向心性肥厚是主要代偿机制

139. 目前升主动脉瘤的主要病因是

A. 马方综合征　　B. 动脉硬化
C. 冠心病　　D. 高血压
E. 梅毒

140. 主动脉瘤的最常见症状是

A. 高血压　　B. 声音嘶哑
C. 呕血　　D. 慢性疼痛
E. 突发性撕裂性剧痛

141. 我国主动脉剥离的主要原因是

A. 高血压　　B. 外伤
C. 动脉硬化　　D. 动脉壁中层囊状坏死
E. 细菌感染

142. 新生儿主动脉缩窄患者的主要表现是

A. 头痛
B. 下肢无力
C. 胸骨左缘收缩期杂音
D. 上肢血压高于下肢
E. 充血性心力衰竭

143. 确定主动脉内膜撕裂的部位及剥离范围的最佳手段是

A. 胸部 X 线片　　B. CT 检查
C. 磁共振　　D. 超声心动图
E. 主动脉造影

144. 上腔静脉综合征最常见的病因是

A. 上腔静脉炎　　B. 胸内恶性肿瘤

C. 血栓性栓塞　　D. 先天性上腔静脉梗阻
E. 良性肿瘤的压迫

145. DeBakey Ⅰ型夹层患者，根据病情不可能选择下列哪种手术
A. Bentall 手术　　B. 主动脉弓置换术
C. Wheat 手术　　D. 改良象鼻手术
E. 腹主动脉人工血管置换术

146. 行主动脉弓手术深低温停循环（DHCA）前数分钟，下列处理错误的是
A. 室温应控制在25℃左右
B. 给予甲泼尼龙 15mg/kg
C. 给予利多卡因 5mg/kg
D. 停循环前3分钟可给予硫喷妥钠 30mg/kg
E. 停 CPB 后给予甘露醇和呋塞米

147. 在胸降主动脉瘤手术中，关于开放主动脉钳的变化和处理，错误的是
A. 开放前应控制输液以防心衰
B. 开放后易引起中心低血容量综合征
C. 开放时血流动力学变化正好与钳夹时相反
D. 开放后左右心室充盈压明显上升
E. 开放前应补充血容量使 PCWP 高于诱导前 4 ~ 6mmHg

148. 胸主动脉瘤合并主动脉关闭不全的临床表现通常为
A. 舒张压 < 60mmHg　　B. 心率 > 90 次/分
C. 舒张压 > 100mmHg　　D. ST 段抬高 > 1mV
E. 收缩压 < 90mmHg

149. 关于成人主动脉缩窄手术治疗的麻醉管理，叙述正确的是
A. 麻醉诱导时，将血压控制在上肢正常水平
B. 麻醉诱导时，将血压控制在下肢正常水平
C. 麻醉诱导时，将血压控制在稍低于上肢正常水平
D. 麻醉诱导时，不用严格控制血压
E. 麻醉诱导时，加大诱导剂量

150. 升主动脉夹层动脉瘤累及主动脉窦部可能出现
A. 急性肾衰竭　　B. 急性左心衰
C. 急性右心衰　　D. 慢性心功能不全
E. 慢性肾功能不全

151. 升主动脉夹层动脉瘤累及主动脉窦部可以导致
A. 主动脉重度关闭不全
B. 二尖瓣重度关闭不全
C. 主动脉瓣重度狭窄
D. 二尖瓣重度狭窄
E. 肺动脉瓣关闭不全

152. 决定胸主动脉夹层动脉瘤手术方式和范围的主要因素是
A. 病灶长度　　B. 病灶直径
C. 破口位置及范围　　D. 脑和脊髓的灌注
E. 下肢缺血范围

153. 胸主动脉瘤合并重度主动脉瓣关闭不全，麻醉管理应注意的是
A. 维持桡动脉平均压 < 70mmHg
B. 维持中心静脉压 < 10cmH_2O
C. 维持心率 > 60 次/分
D. 呼末异氟烷浓度 < 1MAC
E. 丙泊酚 TCI 效应室浓度 < 4μg/ml

154. 先天性主动脉缩窄部位常见于
A. 腹主动脉　　B. 主动脉峡部
C. 主动脉弓　　D. 升主动脉
E. 髂动脉

155. 在主动脉缩窄切除和吻合术中，控制性降压治疗不需要使用哪种药物
A. 硝酸异山梨酯　　B. 硝酸甘油
C. 酚妥拉明　　D. 硝普钠
E. 氟哌利多

156. 在主动脉缩窄切除和吻合术中，控制性降压治疗需要注意的是
A. 维护肾脏灌注　　B. 监测脑电图
C. 预防脑水肿　　D. 加深麻醉
E. 监测脊髓功能

157. 主动脉缩窄切除和吻合术后，常常需要使用降压药物治疗，主要是因为
A. 镇痛不全　　B. 对降压药物耐受
C. 术后常并发高血压　　D. 减少吻合口出血
E. 预防脑水肿

158. 覆膜支架型人工血管腔内成形治疗胸降主动脉疾病，不适合
A. 降主动脉溃疡
B. 降主动脉真性动脉瘤
C. Debakey Ⅲ型夹层动脉瘤
D. Debakey Ⅰ型动脉瘤合并降主动脉破口
E. 降主动脉瘤真性动脉瘤合并附壁血栓

159. 髋关节的感觉由下列哪一神经支配
A. 生殖股神经（L_{1-2}）
B. 股外侧皮神经（L_{2-3}）
C. 闭孔神经（L_{2-4}）
D. 坐骨神经（L_{4-5}和S_{1-3}）
E. 上述均错误

160. 术中压迫和牵拉下列哪一根神经，术后可产生垂足

A. 坐骨神经　B. 股外侧皮神经
C. 胫神经　D. 腓总神经
E. 闭孔神经

161. 关于脊柱侧弯畸形矫正术的麻醉特点，下列哪项是错误的

A. 虽然脊柱侧弯畸形可以发生于任何年龄，但以小儿多见
B. 手术有损伤胸膜造成气胸的危险
C. 气管内全麻为首选的麻醉方法
D. 术中出血较少
E. 为防止术中脊髓损伤，在放置好 Harrington 支架后，需要做唤醒试验

162. 哪条神经损伤可以引起第 5 指和第 4 指内侧部分麻木

A. 尺神经　B. 正中神经
C. 桡神经　D. 肌皮神经
E. 臂内侧皮神经

163. 关于全髋关节置换术的麻醉，下列叙述错误的是

A. 手术特点为创伤大，失血多
B. 老年患者多见，病因常为髋关节骨性关节炎、类风湿性髋关节强直和股骨头的无菌性坏死
C. 麻醉方法以全身麻醉为首选
D. 术中应用骨黏合剂时，有可能发生心血管不良反应
E. 长期服用激素造成股骨头无菌坏死者，围术期需进行合理的替代治疗

164. 在四肢显微血管手术麻醉处理中，为防止吻合血管的痉挛和堵塞，下列哪一项措施不必要

A. 全麻维持须平稳，阻滞麻醉的止痛效果要完善
B. 避免疼痛、寒冷和滥用血管收缩药
C. 降低血液黏滞度，改善微循环
D. 及时补足失血和失液，防止低血压
E. 全身应用适量肝素

165. 关于先天性髋脱位骨盆截骨术的麻醉，下列哪项是错误的

A. 骨盆截骨术通常于 3～6 岁进行
B. 椎管内麻醉，平面于 T_{12} 以下即可
C. 手术的特点是创面大、范围广，渗血量多且不易止血
D. 应严密监测脉搏、血压、CVP、尿量
E. 术毕需行髋人字石膏固定，耗时较长，不宜过早停止麻醉

166. 关于口腔和头颈整形手术的麻醉特点，下列叙述错误的是

A. 麻醉医师远距离操作，气道管理时困难
B. 术中异物、分泌物和血液有误入气道的危险
C. 要求麻醉镇静镇痛完全
D. 易于拔管后发生气道梗阻
E. 肌肉松弛的要求高

167. 关于双侧唇裂婴幼儿的麻醉，下列描述错误的是

A. 插管前用软塑料填充牙槽裂，以免插管中喉镜滑入
B. 置入喉镜中要注意勿伤杓前突或使其脱位
C. 复杂手术或身体较差的患儿应做输血准备
D. 6 个月的患儿需术前禁食 4～6 小时
E. 术前要禁用吗啡或哌替啶

168. 下列关于妊娠期血液系统的变化，错误的是

A. 易发生缺铁性贫血　B. 白细胞轻度升高
C. 血红蛋白普遍增高　D. 血液处于高凝状态
E. 红细胞沉降率加快

169. 妇科手术的特点不包括

A. 妇科手术集中在下腹盆腔及会阴部，手术野深，要求麻醉有充分的镇痛和肌肉松弛
B. 盆腔自主神经丰富，手术牵拉子宫可反射性引起心动过缓和低血压
C. 老年患者难以耐受机器人手术体位对呼吸和血流动力学的影响
D. 异位妊娠可出现出血性休克
E. 恶性肿瘤可存在低蛋白血症、大量腹水

170. 妊娠 37 周后子宫增大使膈肌上抬，妊娠妇女可能出现的情况是

A. 功能残气量（FRC）下降
B. PaO_2 较孕前轻度下降
C. 潮气量（TV）减小
D. 分钟通气量增加 20%
E. 氧合血红蛋白离解曲线左移

171. 妊娠妇女硬膜外阻滞麻醉时局麻药用量减少的原因是

A. 妊娠妇女体内水、钠潴留
B. 妊娠妇女下腔静脉受压，使脊椎静脉丛扩张，硬膜外隙容积缩小
C. 妊娠妇女血压偏高
D. 妊娠妇女对局麻药敏感性高
E. 妊娠妇女腹内压增高

172. 马来酸麦角新碱适用于

A. 高血压性心脏病产妇
B. 子宫收缩不良引起产后出血

C. 甲亢性心脏病产妇
D. 妊娠期高血压疾病产妇
E. 催产

173. 仰卧位低血压综合征主要是由于增大的子宫压迫了
A. 髂外静脉　B. 下腔静脉
C. 髂内静脉　D. 髂总静脉
E. 髂总动脉

174. 急诊异位妊娠手术麻醉需要注意的事项是
A. 饱胃患者诱导前使用静脉抑酸药物并应放置粗胃管以利吸引或诱吐，为了防止误吸
B. 选择合理麻醉用药及剂量，减轻血压影响
C. 大量失血患者需进行体温监测，并使用保温措施及加温输血输液
D. 休克患者快速输液、补充血容量和抗休克治疗，维持血流动力学稳定
E. 以上各项都是

175. 阴式全子宫切除术需要自阴道对盆腔脏器进行操作，不宜选用以下哪种麻醉方式
A. 静脉麻醉　B. 硬膜外麻醉
C. 腰－硬联合麻醉　D. 气静全麻
E. 硬膜外阻滞复合全麻

176. 脐带脱垂需要行急诊剖宫产术时，宜选的麻醉方式是
A. 腰麻
B. 腰麻复合硬膜外
C. 硬膜外麻醉
D. 全身麻醉
E. 超声引导下经腹横筋膜平面（TAP）阻滞

177. 以下哪项为胸腔镜手术麻醉中最常见的并发症
A. 心动过速　B. 低血压
C. 心动过缓　D. 低氧血症
E. 二氧化碳蓄积

178. 关于胸腔镜手术，叙述错误的是
A. 术后疼痛轻
B. 对术后肺功能影响小
C. 缩短住院时间
D. 可以用于肺叶、心包、食管手术
E. 因常需要行单肺通气，可选用右侧双腔支气管导管

179. 法洛四联症的产妇麻醉时，应注重的问题不包括
A. 实施有创动脉压和 CVP 监测
B. 避免任何可能导致体循环阻力下降的因素，PVR/SVR 比率失调，加重右向左分流
C. 首选椎管内麻醉
D. 使用右心漂浮导管测定右心室舒张期末容量可以准确反映前负荷
E. 避免使用能引起心肌抑制的药物

180. 关于门诊手术麻醉，下列哪项是正确的
A. 为防止患者紧张，强调镇静剂的使用
B. 麻醉前常规应用阿托品
C. 通常不用麻醉性镇痛药
D. 通常不需要常规禁食水
E. 麻醉前用药以肌注或静注为宜

181. 下列哪项不适用门诊手术
A. 有卧位性或不稳定型心绞痛频发者
B. 血清钾 <3mmol/L
C. 近期有房颤或阵发性室上速者
D. 伴有频发室性期前收缩者
E. 上述全部

182. 下列哪项与门诊手术患者的选择原则不符
A. 门诊手术不受年龄限制
B. 老年人心、肺储备功能及肝肾功能减退，不宜门诊手术
C. 1～60 周的小儿门诊手术需慎重
D. 早产儿禁忌门诊手术
E. ASA 1～2 级患者可行门诊手术

183. 高龄患者不宜门诊手术的理由是
A. 患者反应差，术后易并发感染
B. 多伴有神经系统退变及精神障碍
C. 多伴有心脑血管疾病
D. 常伴有脱水和潜在性酸中毒
E. 术后易并发呼吸系统感染、排尿障碍、心脑血管意外或精神障碍

184. 在门诊手术中，麻醉前衡量病情的关键依据是
A. 各系统的全面检查　B. 呼吸和循环功能
C. 病史　D. 肝肾功能
E. 系统的化验和特检

185. 关于门诊手术患者术前用药的叙述，错误的是
A. 成人一般可以不用术前药
B. RPP >12000 者，可以给适量短效镇静药
C. 术前用药可以通过口服给药
D. 对焦虑不安者，可以给麻醉性镇痛剂
E. 阿托品不作为常规用药

186. 开展门诊手术麻醉，最好应
A. 术前 1 天通知麻醉科
B. 患者到麻醉科亲自联系
C. 建立麻醉科门诊，由门诊麻醉医生负责
D. 手术随到随做，不需要与麻醉医生预约

E. 可拒绝门诊麻醉

187. 门诊手术的麻醉除做到有效外，更要求做到

A. 维持呼吸和循环功能稳定

B. 尽早苏醒，副作用少和不影响早期离院

C. 维持液体和酸碱平衡

D. 避免缺氧和二氧化碳蓄积

E. 全面监测

188. 关于成人门诊麻醉，下列哪种药不宜使用

A. 氯胺酮　B. 阿芬太尼

C. 异丙酚　D. 阿曲库铵

E. 七氟烷

189. 下列哪种药物最适于门诊手术的全身麻醉

A. 芬太尼　B. 异丙酚

C. 氧化亚氮　D. 氯胺酮

E. 吗啡

190. 对于40～59岁健康的男性行出血量不多的门诊手术，术前检验项目至少应有

A. 血电解质　B. 胸片

C. ECG、BUN及血糖　D. 血小板计数

E. 肝功能

191. 心导管检查和心血管造影中最常见的并发症是

A. 急性肺水肿　B. 血压降低

C. 心肌梗死　D. 心律失常

E. 呼吸抑制

192. 关于门诊麻醉后的离院标准，下列描述错误的是

A. 患者的意识和定向力恢复

B. 下肢感觉和肌张力恢复正常

C. 呼吸与循环稳定

D. 用肌松药后，能主动抬头持续达20秒

E. 坐起与走动后无明显眩晕、恶心或呕吐

193. 气脑造影时不宜选用的麻醉剂是

A. 恩氟烷　B. 氟烷

C. 异氟烷　D. 氧化亚氮

E. 七氟烷

194. 对咳嗽多痰者拟行支气管造影，术前准备均需

A. 雾化吸入　B. 呼吸功能训练

C. 体位引流　D. 抗感染治疗

E. 肺部理疗

195. 婴幼儿行食管镜检查时，发生呼吸困难的原因多为

A. 喉痉挛　B. 支气管痉挛

C. 呕吐误吸　D. 食管镜压迫气管

E. 分泌物阻塞支气管

196. CT检查时给患者镇静的目的是

A. 减轻患者疼痛　B. 防止心血管反应

C. 使患者入睡　D. 缓解患者不自主活动

E. 使患者安静不动

197. 门诊手术麻醉后的最常见并发症是

A. 呼吸抑制　B. 恶心、呕吐

C. 下肢感觉和运动异常　D. 低血压

E. 苏醒延迟

198. 关于MRI检查和麻醉，叙述错误的是

A. MRI检查对人体健康有明显影响

B. 施行麻醉的目的在于保证安静不动

C. 禁止任何含铁成分或铁磁性物质接近扫描机

D. 尤应注意麻醉的呼吸管理

E. MRI又称磁共振

199. 关于手术室外的麻醉处理，下列描述错误的是

A. 尽量避免影响检查结果正确性的干扰因素

B. 一般需要深麻醉

C. 麻醉前充分了解病情

D. 麻醉前尽可能解除患者的紧张心理

E. 麻醉的深浅要与检查步骤密切配合

200. 关于咪达唑仑用于门诊麻醉的优点，不包括的是

A. 消除半衰期和作用维持时间短

B. 对循环抑制轻

C. 可减轻氯胺酮的苏醒期不良反应

D. 可防止气管插管时的眼压升高

E. 可安全的用于过敏体质的患者

201. 早期诊断心腔气栓最有效的手段是

A. X线　B. B超

C. MRI　D. TEE

E. CT

202. 食管镜检查罕见的并发症不包括

A. 食管黏膜损伤甚或穿孔

B. 压迫气管窒息

C. 纵隔气肿或炎症

D. 喉返神经损伤

E. 高位截瘫

203. 门诊手术的麻醉最佳选择是

A. 静－吸复合麻醉　B. 静脉麻醉

C. 区域麻醉　D. 吸入麻醉

E. 基础麻醉

204. 关于门诊手术麻醉方式，哪项最适宜

A. 局麻　B. 臂丛阻滞

C. 鞍麻　D. 硬膜外麻醉

E. 骶管阻滞

205. 支气管镜检时，发生下列哪个情况是最危险的

A. 深麻醉、心动过缓　B. 浅麻醉、心动过速
C. 恶心、呕吐　D. 缺氧、支气管痉挛
E. 过度换气

206. 对行心导管检查和造影术的心脏病患者，应充分了解其

A. 呼吸功能
B. 过去病史
C. 过敏状态
D. 心脏功能、心肌缺血程度
E. 心率、血压

207. 诊断性检查的麻醉除做好麻醉安全外，必须讲究

A. 全面监测，以防意外
B. 充分通气，避免缺氧
C. 深麻醉，避免呛咳、躁动
D. 维持呼吸，循环稳定
E. 与检查步骤密切配合，避免影响检查结果

208. 关于门诊麻醉的叙述，错误的是

A. 全麻时间越长，苏醒时间越长
B. 全麻时间越长，呕吐发生率越高
C. 如有缺氧将使苏醒时间延长
D. 麻醉后 2 天患者均缺乏观察和判断力
E. 术后回家后即恢复常规饮食

209. 关于气管、支气管镜检查的麻醉，叙述错误的是

A. 术前常规禁食
B. 常需使用抗胆碱药
C. 成人以表面麻醉为主
D. 小儿禁用表面麻醉
E. 成人表麻 1% 丁卡因不超过 4 ~ 6ml

210. 在膀胱镜检查中，采用哪种麻醉是错误的

A. 表面麻醉　B. 骶管阻滞
C. 硬膜外麻醉　D. 脊麻
E. 硫喷妥钠基础或诱导麻醉

211. 下列关于肾移植麻醉管理的叙述，错误的是

A. 血管吻合后应维持相对低血压，防止出血
B. 移植肾循环建立后，重新开始记录尿量
C. 呋塞米、甘露醇和小剂量多巴胺有利于尿量增加
D. 移植肾血管开放前给予甲泼尼龙
E. 防止高钾

212. 关于心脏移植的麻醉处理，错误的是

A. 麻醉中应采取大潮气量过度通气
B. 麻醉诱导首选芬太尼
C. 麻醉维持以麻醉性镇痛药为主，吸入麻醉为辅
D. 原位心脏移植的死亡率低于并列异位心脏移植
E. 吸入麻醉药多选择异氟烷

213. 下列关于肾移植患者硬膜外阻滞的叙述，错误的是

A. 肺部感染发生率较全麻低
B. 可以诱发代谢性酸中毒
C. 补液量比全麻时容易合理掌握
D. 局麻药中毒的危险性比正常人大
E. 有硬膜外腔出血和血肿危险

214. 肾移植术如行全身麻醉，下列哪种肌松药最为适当

A. 氯琥珀胆碱　B. 氨酰胆碱
C. 阿曲库铵　D. 泮库溴铵
E. 加拉碘铵

215. 关于肾移植手术的麻醉，下列叙述错误的是

A. 可以选用硬膜外麻醉
B. 可以选用全身麻醉
C. 避免使用大量阿曲库铵
D. 硬膜外麻醉宜选用较高的局麻药浓度
E. 为减小局麻药的吸收，局麻药中加用肾上腺素

216. 下列有关肝移植麻醉的叙述，错误的是

A. 麻醉以静吸复合为佳
B. 氧化亚氮只能用于无肝期之前
C. 选择全身麻醉
D. 泮库溴铵经肾脏排泄，用于无肝期用量不需要减少
E. 肌松药首选阿曲库铵

217. 在心肺联合移植手术中，供体肺动脉开放前应先

A. 静注正性肌力药物　B. 静注前列腺素 E_1
C. 静注罂粟碱　D. 静注硝酸甘油
E. 静注呋塞米

218. 肝移植血管恢复再通后短期内易发生

A. 低钾　B. 高钾
C. 低氯　D. 高钠
E. 低钠

219. 在肝移植手术中，静脉输液选择下列静脉，但除外

A. 大隐静脉　B. 颈内静脉
C. 锁骨下静脉　D. 肘正中静脉
E. 贵要静脉

220. 在全麻下行肾移植术，下列哪项不能选用

A. 氟烷　B. N_2O
C. 异氟烷　D. 甲氧氟烷
E. 七氟烷

221. 在肝移植手术无肝期中，通常不会发生

A. 心排血量减少　B. 低温
C. 高钾血症　D. 高血糖

E. 代谢性酸中毒

222. 肝移植血管开放后最易发生

A. 血压升高，心排血量升高
B. 冷血进入循环，心排血量下降
C. 大量血液回心，心排血量上升
D. 心排血量升高，但血压下降
E. 大量血液涌入肝内，使心排血量下降

223. 心脏移植患者麻醉诱导首选

A. 芬太尼诱导
B. 异丙酚诱导
C. 氧化亚氮、异氟烷复合诱导
D. 异氟烷吸入诱导
E. 硫喷妥钠诱导

224. 在心脏移植术受体的麻醉诱导中，静脉麻醉药首选

A. 硫喷妥钠　B. 依托咪酯
C. 异丙酚　D. 氯胺酮
E. 安泰酮

225. 肾移植供肾的冷缺血时间原则上应控制在

A. 6 小时之内　B. 8 小时之内
C. 12 小时之内　D. 24 小时之内
E. 48 小时之内

226. 在肝移植术中，哪一阶段循环干扰最大

A. 阻断下腔静脉时　B. 打开腹腔时
C. 探查肝脏时　D. 肝脏游离时
E. 供肝吻合时

227. 心脏移植后的心肌缺血常出现

A. 不稳定型心绞痛　B. 卧位性心绞痛
C. 变异性心绞痛　D. 严重心绞痛
E. 无心绞痛表现

228. 患者，男，31 岁，晚饭后眼球被牙签刺伤，断端残留于眼球内。拟全身麻醉下行探查术。在麻醉诱导中，下列药物应慎用的是

A. 芬太尼　B. 丙泊酚
C. 琥珀胆碱　D. 咪达唑仑
E. 罗库溴铵

229. 患儿，男，4 岁，因眼球破裂入院，急行手术治疗。宜选择的麻醉方式是

A. 局部麻醉　B. 静脉麻醉
C. 球后阻滞　D. 静 - 吸复合麻醉
E. 麻醉监控镇静

230. 患者，男，57 岁，于全身麻醉下行右眼球摘除术。患者既往无心脏病病史。术中心电图Ⅱ导联显示：ST 段抬高 5mm，出现完全性传导阻滞。最有可能受累的冠状动脉分支为

A. 冠状动脉回旋支　B. 右冠状动脉
C. 冠状动脉左前降支　D. 冠状动脉左主干
E. 左冠状动脉

231. 患者，女，39 岁，既往体健。因眼外伤行清创探查术。在眼外肌探查中突然出现心率、脉搏显著减慢，血压下降。这种情况考虑出现了

A. 出血　B. 反流误吸
C. 眼 - 心反射　D. 角膜擦伤
E. 视神经损伤

232. 患者，男，40 岁，鼻骨骨折，拟于全身麻醉下行鼻骨骨折复位术。既往有病毒性肝炎、肝硬化。在下列肌松药中，应首选

A. 琥珀胆碱　B. 罗库溴铵
C. 维库溴铵　D. 顺式阿曲库铵
E. 泮库溴铵

233. 患者，女，56 岁，颈部受到撞击，自诉喉咙明显疼痛，脖子变粗，颈部皮下有捻发音。下列关于预防性用药，不合适的是

A. 术前静脉给予抗生素预防治疗
B. 术前静脉给予甲氧氯普胺促进胃排空
C. 术前口服双柠檬酸盐中和胃酸
D. 术前静脉给予雷尼替丁预防误吸
E. 术后早期低分子量肝素预防深静脉血栓

234. 患者，女，36 岁，甲亢手术中，体温 40℃，心率 130 次/分，大汗，极度烦躁，可能是

A. 感染性休克　B. 急性肾上腺功能衰竭
C. 甲状腺危象　D. 心衰
E. 嗜铬细胞瘤高血压危象

235. 患者，男，60 岁，1 年前行喉部分切除术，术后行放疗 5 个月。目前气管切口已经愈合，静息和活动后无明显呼吸困难。1 周前，发现右颈部淋巴结肿大，拟行根治性右颈淋巴结清扫术。术前纤维喉镜影像显示：会厌缺如，声门呈术后改变。对该患者进行气道评估，需要应对的气道管理问题包括

A. 面罩通气困难 + 插管困难
B. 面罩通气困难 + 外科气道困难
C. 面罩通气困难 + 插管困难 + 外科气道困难
D. 仅有外科气道困难
E. 插管困难 + 外科气道困难

236. 患者，男，40 岁，主诉左颞部皮肤感觉过敏，触摸耳屏部可诱发剧烈疼痛，此种情况应阻滞哪条神经

A. 左侧面神经　B. 左上颌神经
C. 左下颌神经　D. 左第二对颈神经

E. 左第三对颈神经

237. 患者，男，46 岁，因车祸导致颌面部多发骨折。术前血压 82/56mmHg，脉搏 130 次/分。下列麻醉处理原则中，错误的是

A. 立即开放静脉，加快输血、输液
B. 纠正休克的同时要重点评估气道情况
C. 纠正电解质和酸碱平衡紊乱
D. 首选快速诱导气管插管全身麻醉
E. 准备好气管切开等紧急气道预案

238. 患者，男，56 岁，被熊咬伤导致颜面部严重撕脱伤伴活动性出血，上下颌骨多发骨折。血压 82/62mmHg，脉搏 142 次/分，脉搏氧饱和度（SpO_2）88%，意识淡漠。拟在全身麻醉下行颜面部清创缝合术。首选的气道建立方式为

A. 常规全身麻醉诱导气管插管
B. 快速顺序诱导气管插管
C. 清醒纤支镜引导气管插管
D. 积极抗休克的同时局部麻醉下气管切开
E. 静脉镇静下采用喉罩行气道管理

239. 患者，女，30 岁，因从楼梯坠落致上颌骨骨折，拟经口内切口行上颌骨骨折切开复位内固定术，选用经鼻气管插管前，应排除

A. 舌外伤　　B. 下颌关节松动
C. 下颌骨骨折　　D. 颅底骨折
E. 牙齿松动

240. 患者，男，35 岁，身高 175cm，体重 80kg。车祸外伤，面中部多发骨折。拟急诊全身麻醉下行清创术。下列不属于术前必须检查的是

A. 血常规　　B. 胸部 X 线片
C. 动脉血气分析　　D. 心电图检查
E. 头颅 CT

241. 患者，男，54 岁，因横结肠瘤完全性肠梗阻急诊行剖腹探查、根治准备，错误的处理是

A. 可选择硬膜外麻醉
B. 术后可考虑肠道外高营养治疗
C. 输液必须适当限制，补充手术当天输液量已足够
D. 注意血容量及血钾的变化
E. 选择全麻使用肌松药时，应注意与链霉素等的协同作用

242. 患者，男，76 岁，既往有冠心病病史 12 年，在连续硬膜外麻醉下行胆囊切除术，测阻滞平面 T_4，在牵拉胆囊时诉恶心，右肩痛，测心率 38 次/分，血压 80/35mmHg，其原因最有可能是

A. 冠心病发作　　B. 胆 - 心反射
C. 急性心衰　　D. 低血容量性休克
E. 全脊麻

243. 患儿，3 岁，因先天性尿道下裂行修补术，首选的麻醉方式是

A. 气管内全麻　　B. 脊麻
C. 局部麻醉　　D. 基础麻醉 + 骶麻
E. 静 - 吸复合麻醉

244. 患者，男，47 岁，体重 50kg，因右肝癌在全麻下行右半肝切除术，手术持续时间 4 小时，术中输红细胞 10 单位，术毕以新斯的明 3.5mg 加阿托品 1mg 拮抗肌松，效果不明显。查血气分析提示：pH 7.43，$PaCO_2$ 48mmHg，PO_2 451mmHg，K^+ 4.6mmol/L，Na^+ 152mmol/L，Ca^{2+} 0.78mmol/L，鼻温 36.1℃。肌松药拮抗效果不佳，最可能的原因是

A. 低钙血症　　B. 低温
C. 高钾血症　　D. 呼吸性酸中毒
E. 高钠血症

245. 患者，男，56 岁，拟在全身麻醉下行腹腔镜胆囊切除术。患者既往有吸烟史（40 包/年）和 CHF 病史。术前给予甲氧氯普胺和东莨菪碱，采用氯胺酮行全身麻醉诱导，手术过程顺利。术后恢复室，患者诉不能近距离看物体。发生此种情况最有可能的原因是

A. 氯胺酮麻醉引起的急性谵妄
B. 东莨菪碱的作用
C. 头低足高位的影响
D. 角膜擦伤
E. 甲氧氯普胺的作用

246. 患者，男，49 岁，急诊行腹主动脉瘤破裂修补术。使用氯胺酮 2mg/kg 静脉注射行全麻诱导，静脉注射琥珀胆碱 1.5mg/kg，气管插管后即刻患者血压从 110/80mmHg 降至 50/20mmHg。此患者突然出现血压剧烈下降的原因最可能是

A. 血容量不足
B. 氯胺酮对心肌的直接抑制作用
C. 琥珀胆碱介导的组胺释放引起小动脉舒张
D. 直接喉镜引起的迷走神经反射
E. 监护不严

247. 患者，男，40 岁，颅脑外伤后 3 小时，昏迷，颅压高，行开颅减压术，ASA 分级为

A. Ⅰ级　　B. Ⅱ级
C. Ⅲ级　　D. Ⅳ级
E. Ⅴ级

248. 患者，男，50岁，术前有呼吸系统感染，术后呼吸系统并发症的发生率显著增高。如有急性呼吸系统感染，对于择期手术，正确的处理是

A. 感染得到充分控制3天再实施手术
B. 感染得到充分控制5天再实施手术
C. 感染得到充分控制1～2周再实施手术
D. 感染得到充分控制3周再实施手术
E. 感染得到充分控制4周再实施手术

249. 患者，男，50岁，在术前进行呼吸功能评估时，肺功能检查发现患者肺活量与预计值（FVC%）正常，而第一秒呼吸率低于正常，则表明患者存在

A. 限制性通气功能障碍
B. 阻塞性通气功能障碍
C. 吸气性呼吸困难
D. 混合性通气功能障碍
E. 部分膈肌麻痹

250. 患者，男，50岁，需要行开胸手术，存在困难插管。虽然成功插入一根单腔管，但是术中需要双腔管进行单肺通气。一种转换导管可以将双肺通气转换为单肺通气。关于使用交换导管，叙述正确的是

A. 将患者头部摆为稍微前屈状
B. 导管尖端应位于气管的下部
C. 选择一个至少100cm长的交换导管
D. 选择一个灵活的没有外部标记的交换导管
E. 正常成人交换导管插入深度不应超过25cm

251. 患者，男，60岁，有房颤病史10年，患肺癌行右上肺叶切除后两小时，在ICU行心电、血压、SpO_2及呼气末CO_2监测，突然心率加快达118次/分，血压短暂上升后下降，SpO_2下降至87%，气道压上升，呼气末CO_2由原来的38mmHg下降至15mmHg，最可能发生了

A. 心肌梗死　　B. 肺栓塞
C. 气道梗阻　　D. 心衰
E. 呼吸机接头脱落

252. 患者，男，74岁，全麻下行食管癌切除术。气管拔管后，患者嗜睡，唤之能醒，吸氧，SpO_2为98%，吞咽咳嗽反射均恢复，肌力正常，于是送回病房，鼻导管给氧。10分钟后，患者呼吸停止，请麻醉科气管插管。出现上述情况最有可能的原因是

A. 脑梗死　　B. CO_2蓄积
C. 气胸　　D. 电解质紊乱
E. 心肌梗死

253. 患者，男，73岁，左肺癌手术后反复胸痛，并伴有轻度呼吸功能不全，服用解热消炎镇痛药效果不佳，拟用中枢性镇痛药治疗，应选用的治疗方法是

A. 口服吗啡控缓释片
B. 皮肤贴用多瑞吉
C. 二氢埃托啡舌下含服
D. 经口腔黏膜用芬太尼喷雾止痛剂
E. 口服曲马多胶囊

254. 患者，女，39岁，肥胖患者，全身麻醉下经腹全子宫切除术。麻醉诱导过程平稳，在手术初始15分钟，吸入50% O_2和50% N_2O，SpO_2为98%。外科医生要求停用N_2O（改为50% O_2＋50% N_2），头部屈曲，头低足高位，以充分暴露术野，SpO_2下降至90%。出现SpO_2下降最可能的原因是

A. 弥散性缺氧
B. 心输出量减少
C. 气管导管进入主支气管
D. 功能残气量（FRC）减少
E. 心输出量增加

255. 患者，女，23岁，妊娠36周，因胎儿宫内窘迫行剖宫产术。新生儿出生Apgar评分为3分，羊水Ⅲ度混浊。该新生儿复苏时首要的处理是

A. 刺激呼吸
B. 吸出鼻腔、口腔中的黏液及羊水
C. 开放静脉，给予肾上腺素
D. 立即行气管插管术
E. 面罩正压给氧

256. 初产妇，26岁，行择期剖宫产手术（臀位）。预先输入1500ml生理盐水后实施蛛网膜下腔阻滞麻醉，5分钟后患者血压80/40mmHg，心率110次/分。在确定子宫充分左移后，最佳的处理措施（胎儿pH最佳）为

A. 去氧肾上腺素
B. 肾上腺素
C. 麻黄碱
D. 1000ml含5%葡萄糖的乳酸林格液
E. 继续观察

257. 患者，女，28岁，50kg。诊断为不孕症，在全麻下行宫腔镜检查术。扩宫颈时患者出现心动过缓、低血压，应考虑为

A. 膨宫介质的不良反应
B. 肺栓塞
C. 水中毒
D. 迷走神经紧张综合征
E. 麻醉过深

258. 患者，男，20 岁，ASA Ⅰ～Ⅱ级，门诊行右手背腱鞘囊肿切除术，合理的麻醉前用药是

A. 哌替啶 100mg 肌注
B. 不需要任何麻醉前用药
C. 咪达唑仑 10mg 肌注
D. 阿托品＋苯巴比妥钠肌注
E. 地西泮 10mg 肌注

二、多选题

1. 下列关于眼内压变化的叙述，正确的是

A. 低氧血症时眼内压升高
B. 仰卧位时眼内压略有升高
C. 眼内压会随昼夜节律而变化
D. 深吸气时眼内压升高
E. 高血压时眼内压升高

2. 关于眼科手术的麻醉，错误的是

A. 眼－心反射最常发生于眼底部位的手术
B. 所有患者术前均常规使用阿托品抑制腺体分泌
C. 麻醉诱导及清醒过程中，应注意避免呛咳
D. 麻醉诱导及清醒过程中，应注意避免恶心、呕吐
E. 眼科手术时间短，首选作用时间短的氯琥珀胆碱作为肌松药

3. 关于小儿眼科手术麻醉恢复期管理的叙述，下列正确的是

A. 待肌松作用消失，自主呼吸恢复，潮气量接近正常后拔管
B. 3 岁以下患儿恶心、呕吐的发生率较高
C. 充分的镇痛对于控制眼内压和预防出血很重要
D. 完全苏醒可以少量饮水，2 小时后可进食少量易消化食物
E. 使用静脉麻醉药作为麻醉方式可能会增加恶心、呕吐的风险

4. 需要全身麻醉下行眼科手术的患者有

A. 不能合作的小儿　　B. 婴幼儿
C. 智力障碍患者　　D. 高龄患者
E. 不能耐受局麻的患者

5. 关于白内障摘除手术麻醉的叙述，正确的是

A. 老年患者常合并心血管疾病、糖尿病以及肺部疾病等其他疾病
B. 小儿多为先天性白内障，术中可能发生眼－心反射
C. 白内障摘除术时间短，多数在球后神经阻滞下完成
D. 对于先天性白内障的小儿或不能合作的患者，可以选择全身麻醉
E. 白内障摘除术时间短、创伤小，不需要监测心率、血压

6. 耳鼻喉科手术麻醉前访视患者应注意了解的情况包括

A. 呼吸困难的程度　　B. 头颈部手术史
C. 头颈部放射治疗史　　D. 肺功能情况
E. 家族史

7. 耳鼻喉科手术麻醉前的用药原则是

A. 常规应用吗啡
B. 常规应用抗胆碱药和镇静药
C. 对气道阻塞患者，镇静药应慎用
D. 气道严重阻塞患者禁用镇静药
E. 禁用抗胆碱药和镇静药

8. 鼻咽腔手术时，咽腔纱条填塞可产生哪些不利影响

A. 局部刺激可引起患者不适
B. 促使集聚在咽部的液体进入胃内
C. 使失血量难以估计
D. CO_2蓄积
E. 血液进入气管

9. 气道激光手术一旦发生气管导管着火，正确的处理是

A. 冷生理盐水冲洗咽部
B. 取头高位以减轻水肿
C. 应用激素和抗生素
D. 用硬质气管镜检查气道受伤情况和残片异物
E. 即刻拔除气管插管，面罩加压给氧

10. 儿童扁桃体摘除术中行气管内插管的优点，包括

A. 减少吸入血液的危险　　B. 有利于气道通畅
C. 减轻患儿的痛苦　　D. 可用较浅的麻醉
E. 减少创面出血

11. 喉痉挛的诱因有

A. 应用去极化肌松药　　B. 喉部手术刺激
C. 血液或分泌物刺激　　D. 缺氧
E. 迷走神经亢进

12. 关于小儿喉头的解剖特点，叙述正确的是

A. 从上向下看呈漏斗状
B. 位置比成人高
C. 最狭窄的部位在声门裂
D. 黏膜下血管丰富，易发生水肿
E. 会厌呈 U 形或 V 形

13. 关于高频喷射通气，下列正确的是

A. 高频喷射通气常用的频率为 60～120 次/分
B. 驱动压于控制呼吸时成年人 0.8～1.2kg/cm^2，辅助呼吸时 0.5～0.6kg/cm^2
C. 支气管镜检查和异物取出术时可使用高频喷射通气
D. 喷射通气时，气压伤和气胸的发生率均高
E. 喷射通气的途径有两种，即直接通过支气管镜或

经镜外气管内置吹氧管进行

14. 全喉切除术的特点是

A. 手术范围广

B. 可能并存气道部分阻塞

C. 操作压迫颈动脉窦可引起反射性心动过缓和低血压

D. 断喉操作时要维持足够的麻醉深度

E. 手术后期更换气管套管时注意维持通气

15. 对小儿行内镜检查及内镜手术全麻气道管理的方法包括

A. 插入细的气管导管

B. 用强效吸入全麻药诱导，保留自主呼吸，辅以局麻

C. 诱导后置细塑料导管于隆突上方氧供，静注小量琥珀胆碱使呼吸暂停

D. 不氧供

E. 鼻导管氧供

16. 喉显微手术麻醉应注意的问题包括

A. 选用较正常略细的气管插管

B. 注意抑制心血管负反应

C. 喷射通气时注意二氧化碳蓄积

D. 避免术后呼吸抑制延长

E. 术中出血时要保证呼吸道的通畅

17. 阻塞性睡眠呼吸暂停综合征行腭垂腭咽成形术，其麻醉特点有

A. 该病常引起全身各系统的病理生理改变

B. 通常伴有气管插管困难

C. 避免应用氧化亚氮

D. 应使用控制性降压

E. 防止气管拔管后的呼吸抑制

18. 甲状腺大部切除术后出现手足抽搐、心电图显示 QT 延长，错误的处理是

A. 静脉补镁　　　B. 先静注钙剂，再口服

C. 静脉补钾　　　D. 静注毛花苷丙

E. 静注丙泊酚

19. 对甲状旁腺素，下列叙述正确的是

A. 血钙过低会刺激分泌

B. 使肾小管对无机磷再吸收减少

C. 甲状旁腺功能减退患者对肌松药敏感性增加，发生喉痉挛

D. 甲状旁腺功能减退患者在大量快速输库存血时，会发生心律失常

E. 甲状旁腺功能亢进患者术前应给低钙饮食

20. 巨大甲状腺肿物切除，下列必须气管插管麻醉的是

A. 气管受压移位，呼吸困难

B. 甲亢伴心脏病

C. 胸骨后甲状腺肿

D. 怀疑气管软化

E. 肿瘤过大无法行气管切开

21. 下列关于甲状腺手术麻醉，叙述正确的是

A. 可导致双侧喉返神经损伤，有窒息风险

B. 如果气管受压，插管深度应通过狭窄部位

C. 切除胸骨后甲状腺，应避免气胸

D. 切除甲状腺后应注意是否有低钙性手足抽搐

E. 颈丛麻醉效果欠佳时，可以辅助局麻

22. 甲状腺手术全麻苏醒期，发生急性呼吸道梗阻的原因是

A. 手术部位出血

B. 喉头水肿、喉痉挛

C. 气管软化塌陷

D. 气道炎症，分泌物多

E. 喉返神经损伤、声带麻痹

23. 关于甲状腺功能减退症的患者，叙述正确的是

A. 术前甲状腺激素治疗，改善全身症状

B. 对麻醉和手术耐受差，术前给阿托品可减少并发症

C. 麻醉后，因体位变化易发生血压下降

D. 如果术中发生昏迷应静注甲状腺激素和肾上腺皮质激素

E. 对升压药反应弱

24. 关于甲状腺危象，叙述错误的是

A. 近来认为是肾上腺皮质激素分泌不足所致

B. 体温一般不高于40℃，心率不超过 120 次/分

C. 麻醉前用药宜使用神经安定镇痛药物

D. 治疗 12～24 小时病情未见改善或者病情恶化，考虑换血疗法

E. 普萘洛尔可以改善高动力循环状态

25. 下列关于甲状腺危象的叙述，正确的是

A. 通常因创伤，感染，酸中毒诱发

B. 用皮质醇治疗是有益的

C. 需用 β 受体阻断剂控制心率

D. 通常用大剂量碘治疗

E. 甲状腺危象的发生与术前准备不足有关

26. 甲亢患者术前准备不充分的表现有

A. 房颤　　　B. 心率剧烈波动

C. 体重减轻　　　D. 精神紧张

E. 血压下降

27. 下列关于甲状腺功能亢进麻醉的叙述，正确的是

A. 局麻时，局麻药中禁用肾上腺素
B. 硬膜外麻醉由于心脏交感神经被阻滞有利于术中患者脉率平稳
C. 情绪激动，血压升高，心率高达 140 次/分，体温上升是甲状腺危象的表现
D. 术中如出现体温上升应立即降温
E. 术前用药时，镇静剂用量应适当减少

28. 在下列因素中，哪些是口腔、颌面和整形手术的麻醉特点
A. 面颊部缺损　B. 张口困难或小口畸形
C. 常需经鼻插管　D. 麻醉多需远距离操作
E. 术中多需完善的麻醉和良好的肌肉松弛

29. 在下列选项中，Goldenhar 综合征的临床表现主要有
A. 耳和眼缺损　B. 腭裂和唇裂
C. 颧骨发育不良　D. 下颌骨发育不良
E. 寰椎枕骨化

30. 为预防口腔、颌面手术小儿气管插管所致的喉水肿，主要的措施应包括
A. 选用管径合适的优质导管
B. 牢固固定气管导管
C. 平稳的麻醉，抑制喉、气管及吞咽反射
D. 适量应用糖皮质激素
E. 术后常规雾化吸入

31. 麻醉时并不优先选用清醒鼻腔盲探插管的是
A. 面颊部缺损
B. 舌体部巨大肿瘤
C. 颞下颌关节强直
D. 颈部血管瘤或单纯颈淋巴结清扫手术
E. 双下颌骨折伴口内有多处开放性伤口

32. 口腔、颅面大手术后常需留置气管插管 24 小时。留管期间患者不得激动，否则可引起
A. 黏膜缝线撕开
B. 口内出血
C. 喉水肿
D. 诱发恶心、呕吐，导致伤口敷料污染
E. 护板、填充物或固定移位、脱落和破裂等

33. 口腔、颌面及颈部手术后，可因肌松弛、舌后坠、咽或颈部肿胀、血肿压迫而致上呼吸道梗阻。主要预防措施有
A. 完全清醒后拔管，必要时可留管 24 小时
B. 在舌深部缝一根丝线，必要时牵拉
C. 拔管后患者取坐位，以利于头颈部引流
D. 做好气管插管或切开的准备
E. 术后组织肿胀可持续 3 天，在此期间均应警惕气道梗阻的危险

34. 下列关于腹部外科麻醉前准备，叙述正确的是
A. 麻醉医师应全面评价消化系统疾病造成的全身生理功能改变
B. 急腹症患者也须尽量在短时间内对病情作出全面评估和准备
C. 在麻醉手术期间以及对于手术后的危重患者，一般应维持患者的血红蛋白超过 100g/L
D. 消化道出血的出血量可根据呕血或便血量估计
E. 纠正体液、电解质、酸碱失衡是麻醉手术前的重要内容

35. 在腹腔镜手术全麻中，应注意的事项主要有
A. 近年来常常用喉罩通气管理气道
B. 气腹后一般气道压会有 $10cmH_2O$ 左右增加
C. 不使用氧化亚氮
D. 需要有良好的肌松
E. 经常需要给予阿托品

36. 关于腹腔镜手术，下列叙述正确的是
A. 下腹部或盆腔手术用插管全麻为好
B. 上腹部手术可选用喉罩通气全麻
C. 对老年人尽量采用免气腹或低气腹
D. 人工气腹期间应调整呼吸参数维持 $P_{ET}CO_2$
E. 选择硬膜外麻醉更安全

37. 门脉高压症手术麻醉的管理要点有
A. 维持有效血容量
B. 保持血浆白蛋白大于 25g/L、血细胞比容 30% 左右
C. 酌情补充凝血因子及血小板
D. 大量失血时输新鲜血
E. 尽量不用或少用经肝代谢的药物

38. 下列关于腹腔镜手术过程中患者心输出量变化的叙述，正确的是
A. 一般多轻微变化
B. 多发生在手术结束放气时
C. CVP 可以有效反映回心血量
D. 扩容有助于增加回心血量
E. 增加的腹压可压迫腔静脉

39. 腹腔镜手术后发现患者腹部轻度皮下气肿，对此患者的判断，正确的有
A. 此种情况比较常见
B. 通常是手术过程中 CO_2 漏出所致
C. 应当采用过度通气的方法促进皮下气吸收
D. 患者 $PaCO_2$ 会明显升高
E. 不影响术后拔管

40. 关于神经外科麻醉的围术期麻醉管理，下列叙述错误

的是

A. 调整血压以平均动脉压不超过或不低于基础值20mmHg为界限值，维持氧供需平衡

B. 控制性低血压不应超过基础值的20%

C. 术中恰当的血液稀释与控制性降压相结合，Hb < 80g/L时应予以输血

D. 开颅手术可以使用含糖溶液

E. 正常情况下主张采用常规通气模式，维持$PaCO_2$ 25～30mmHg为宜

41. 关于颅脑手术的体位，下列叙述错误的是

A. 坐位不易发生空气栓塞，低血压等并发症

B. 头应低于心脏水平以避免空气栓塞

C. 侧卧时应防止臂丛神经压伤

D. 俯卧体位行颅后窝手术，头位应高于心脏

E. 坐位适用于所有额颞侧手术

42. 关于脑疝的临床表现，叙述正确的是

A. 患侧瞳孔散大　B. 意识障碍逐渐加深

C. 患侧对光反射消失　D. 患侧肢体瘫痪

E. 血压升高、脉率变慢及呼吸减慢

43. 下列选项中，不应使用甘露醇降低ICP的患者有

A. 脑室内出血患者　B. 硬膜下血肿患者

C. 肾功能障碍患者　D. 大脑内出血患者

E. 缺氧性脑水肿患者

44. 关于癫痫持续状态的处理，正确的是

A. 从速给予足量的抗癫痫药物

B. 防止并发症

C. 保持呼吸道通畅

D. 常规气管插管

E. 地西泮为首选药物

45. 关于由颅外因素引起的颅内高压的常见原因，下列正确的有

A. 脑脊液循环障碍

B. 颅腔狭小

C. 胸、腹内压长时间升高

D. 脑组织体积增加

E. 动脉血压或静脉压持续升高

46. 颅内高压常见的临床症状是

A. 头痛　B. 瞳孔散大

C. 恶心、呕吐　D. 大小便失禁

E. 视神经乳头水肿

47. 下列药物中，能降低颅内压的有

A. 硫喷妥钠　B. 异丙酚

C. 苯二氮䓬类　D. 依托咪酯

E. 氯胺酮

48. 对脑动脉瘤手术而言，控制性降压的优点有

A. 减少术中动脉瘤破裂的危险性

B. 有利于手术的顺利进行

C. 在正常人中，平均动脉压降至6.67kPa仍然是安全的

D. 慢性高血压患者的脑血管自身调节的低压阈值右移，调节的水平视个体情况而定

E. 若有堵塞性脑血管疾病时，应将控制性低血压的低值调控在自身调节可耐受的水平

49. 颅内肿瘤麻醉时，应考虑的问题包括

A. 术前是否有颅内高压

B. 病灶部位顺应性降低

C. 电解质失衡

D. 长期卧床、瘫痪、厌食而致体弱、营养不良

E. 麻醉不当可致急性脑肿胀

50. 关于急性脊髓外伤的麻醉，叙述正确的是

A. 麻醉方法以全身麻醉为首选

B. 麻醉药的选择应以短效的为主

C. 应避免使用琥珀胆碱

D. 急性高位颈髓损伤气管插管时最好能保持术前的自然体位

E. 术中应过度通气

51. 关于胸部手术麻醉前准备，正确的有

A. 吸烟者术前要停止吸烟1周

B. 控制支气管痉挛

C. 治疗肺部感染

D. 引流排痰，训练呼吸

E. 纠正营养不良

52. 下列关于胸部手术的麻醉选择，正确的有

A. 硬膜外阻滞麻醉

B. 静脉麻醉

C. 异丙酚－芬太尼诱导

D. 气管内麻醉

E. 胸段硬膜外阻滞复合全身麻醉

53. 对胸科手术患者行麻醉前准备，下列描述正确的有

A. 控制气道感染　B. 停止吸烟

C. 高浓度氧吸入　D. 保持气道通畅

E. 锻炼呼吸功能

54. 关于开胸手术的叙述，正确的有

A. 保证患者在手术过程中保持良好的通气状态

B. 保证适当的麻醉深度

C. 术中应维持良好的循环状态

D. 需要足够的肌肉松弛

E. 麻醉方式通常选择气管插管全身麻醉

55. 胸腔手术采用下胸段硬膜外阻滞复合全身麻醉的意义在于

A. 减少全麻药用量　B. 心血管系统反应减少
C. 有利于呼吸管理　D. 减少术后肺部并发症
E. 术后保留硬膜外导管作镇痛治疗

56. 下列关于胸部手术的麻醉前准备，正确的有

A. 吸烟者术前要停止吸烟1周
B. 纠正营养不良
C. 治疗肺部感染
D. 控制支气管痉挛
E. 引流排痰，训练呼吸

57. 长期吸烟者终止吸烟对开胸手术的意义有

A. 使氧解离曲线右移
B. 提高血红蛋白的携氧能力
C. 解除支气管痉挛
D. 增强通气功能
E. 术后提高排痰能力

58. 为避免术后肺不张，应当

A. 经常吸痰
B. 每30分钟膨肺一次
C. 关胸前证实萎陷的肺泡充分膨胀
D. 恢复胸腔负压
E. 闭胸后加压膨肺至引流管无气泡排出

59. 单侧肺通气低氧血症的发生机制主要是

A. 通气侧肺 VA/Q <0.8
B. 非通气侧肺萎陷
C. 通气不是纯氧
D. 通气压力低导致氧供不足
E. 麻醉药控制非通气侧肺 HPV

60. 下列关于开胸手术期呼吸循环管理的主要措施，正确的有

A. 严密监测心电图
B. 维持适当的麻醉深度和足够的肌松
C. 避免气道阻力增加
D. 避免支气管痉挛
E. 保持呼吸道通畅，避免麻醉期低氧和低碳酸血症

61. 单肺通气的适应证是

A. 肺脓肿（脓液量超过50ml）
B. 肺泡蛋白沉积症
C. 大咯血
D. 全肺切除术
E. 胸主动脉瘤

62. 开胸手术患者术后并发症发生率显著增高可见于下列哪些情况

A. 吸烟　B. 中度肥胖
C. 年龄超过60岁　D. 中度肺功能受损
E. 1期高血压

63. 患者，男，诊断为胸主动脉瘤，夜间起床时摔倒，突然胸痛、气短、继之神志丧失，心跳停止。考虑为胸主动脉瘤破裂，拟立即入手术室体外循环抢救。此时下列步骤正确的有

A. 立即开始口对口人工呼吸
B. 立即托起下颌，保持呼吸道通畅
C. 立即胸外心脏按压，建立人工循环
D. 立即开放静脉输血、输液
E. 入手术室尽快麻醉手术、体外循环抢救

64. 患者，男，58岁，查体示右肺占位，考虑周围型肺癌，既往体健，拟行肺部占位切除术。其可考虑的麻醉方法是

A. 全凭静脉麻醉
B. 全麻复合硬膜外麻醉
C. 全凭吸入全麻
D. 全麻复合椎旁神经阻滞麻醉
E. 静－吸复合全身麻醉

65. 二尖瓣狭窄的体征包括

A. 心尖区可闻及第一心音亢进及开瓣音
B. 肺动脉高压
C. 二尖瓣面容
D. 左心室扩大
E. 心尖区低调隆隆样舒张中晚期杂音

66. 主动脉瓣狭窄的病理生理改变，包括

A. 心肌氧耗增加　B. 左室后负荷增加
C. 外周阻力升高　D. 左室心肌肥厚
E. 心排血量减少

67. 心内直视手术围术期心律失常的预防措施包括

A. 避免使用诱发心律失常的药物
B. 防治缺血再灌注损伤
C. 消除紧张情绪
D. 预防性应用抗心律失常的药物
E. 控制适宜的麻醉深度

68. 下列情况中，适于电转复的是

A. 预激综合征伴心室率快者
B. 心肌梗死引发的室速
C. 洋地黄中毒引起的心房颤动
D. 风湿性心脏病瓣膜置换后
E. 围术期新发的心房颤动

69. 围术期急性肺动脉高压形成的原因主要有

A. 大量输血　B. 心脏压塞

C. 急性肺动脉栓塞　　D. 急性左心衰竭
E. 严重的缺氧和高碳酸血症

70. 关于围术期经食管超声心动图检查的应用，其优点主要有
A. 有助于心内直视手术中心腔内残留气体的排出
B. 指导非直视下微创心外科手术的相关操作
C. 有助于判断左心功能，指导临床治疗
D. 有助于评估心血管疾病手术的效果
E. 可完全替代肺动脉漂浮导管的使用

71. 关于胸降主动脉瘤手术麻醉的注意事项，正确的是
A. 常常在非 CPB 下采用单肺通气麻醉
B. 需全身深低温麻醉
C. 开放主动脉前停用硝普钠并备好去氧肾上腺素、多巴胺和碳酸氢钠
D. 可导致严重的出血和休克
E. 最严重的并发症是截瘫

72. 下列关于主动脉弓手术中深低温停循环（DHCA）的叙述，正确的是
A. 在 DHCA 过程中，因各种脑保护措施可以不用顾虑手术时间长短
B. 脑保护措施包括应用激素、利多卡因、镇静剂、头部局部降温等
C. 逆行灌注脑（RCP）是指经上腔静脉引流管进行脑灌注，灌注压为 20～25mmHg
D. DHCA 深低温是指体外循环中鼻咽温 19～20℃，肛温 <22℃
E. DHCA 后的严重并发症包括偏瘫、深昏迷、肾衰竭、截瘫等

73. Debakey Ⅲ型夹层患者如需行覆膜支架植入手术，麻醉中需要注意的是
A. 在支架释放前，进行控制性降压
B. 可选择全麻、椎管内麻醉或局麻
C. 必须监测右桡动脉血压
D. 避免气管插管时血压剧烈波动
E. TEE 可评估支架释放部位、效果

74. 对于胸主动脉瘤切除和人工血管置换术，术后严重并发症包括
A. 脑卒中　　B. 肾衰竭
C. 截瘫　　D. 肺部感染
E. 心衰

75. 胸降主动脉手术中，控制性降压可以使用
A. 硝酸甘油　　B. β 受体阻断剂
C. 硝普钠　　D. 异氟烷
E. 酚妥拉明

76. 胸主动脉手术中为减少异体库血使用，可以使用
A. 抑肽酶　　B. 氨基己酸
C. 自体血回收　　D. 氨甲苯酸
E. 钙通道阻滞剂

77. 胸主动脉手术中为减少使用异体库血，可以采用
A. 手术野血液回收
B. 控制性降压
C. 术前自体采血
D. 急性等容性血液稀释（ANH）
E. 呼气末正压（PEEP）

78. 深低温停循环（DHCA）期间，脑保护措施主要有
A. 停循环前使用镇静剂
B. 头部冰帽
C. 选择性脑灌注
D. 上腔静脉逆行性脑灌注
E. 大剂量激素治疗

79. 关于脊柱肿瘤摘除术的麻醉，下列正确的是
A. 手术创伤大，失血多，尤其是骶骨肿瘤切除
B. 患者常常呈低血容量、低蛋白血症和营养不良等
C. 均采用硬膜外阻滞完成手术
D. 骶神经刺激可以造成反射性血压下降
E. 控制出血与防止失血性休克是麻醉管理的重点

80. 重度脊柱侧弯矫形术的患儿，术后有发生呼吸功能衰竭的高度危险。当存在下列哪些指征时，需先进行人工呼吸器辅助治疗，待调整后再行手术治疗，方为安全
A. VT 10～15ml/kg；FEV_1 =70%
B. PaO_2 <70mmHg，$PaCO_2$ >55mmHg
C. $AaDO_2$ >45mmHg
D. 死腔与潮气量比（V_D/V_T）>0.6
E. 死腔与潮气量比（V_D/V_T）=0.3～0.6

81. 关于下肢手术时应用硬膜外间隙阻滞的注意事项，叙述正确的是
A. 下肢神经分布主要包括腰、骶两大神经丛
B. 如果骶神经丛阻滞不全，则大腿后侧和会阴部仍有感觉
C. 如果在止血带下手术，自胸 10 至骶部都须麻醉效果满意
D. 足部手术出现的腰 5 至骶 1 阻滞不全常见于老年人
E. 老年人或高血压患者的局麻药用量要减少

82. 关于四肢神经阻滞的叙述，正确的是
A. 凡是在手指、足趾等末端局麻时，避免加用肾上腺素

B. 经锁骨上路径行臂丛阻滞，可行上臂内侧手术

C. 经腋路行臂丛神经阻滞，桡神经和肌皮神经的阻滞效果较差

D. 臂丛神经由颈 5～8 和胸 1 脊神经前支组成

E. 小腿内侧手术，仅行骶丛阻滞常阻滞不全

83. 在下列手术中，会出现空气栓塞的有

A. 坐位肩部手术　B. 颈椎手术

C. 侧卧位全髋置换术　D. 俯卧位腰椎手术

E. 股骨骨折内固定术

84. 全髋关节置换术中，为预防髋臼和髓腔内置入骨黏合剂而出现的心血管功能紊乱，以下哪些措施是必要的

A. 置入骨黏合剂前必须维持收缩压在 90mmHg 以上

B. 吸入纯氧

C. 务必及时补充失血，避免低血容量

D. 为预防血压的突然下降，可静脉滴注多巴胺，以维持血压平稳

E. 出现心动过缓时，可分次静脉注射阿托品

85. 关于四肢手术止血带的应用，下列叙述正确的是

A. 使用前应对止血带做仔细检查，以防接触平面不平或漏气

B. 止血带放置的部位：下肢应在大腿上方近腹股沟部，上肢在上臂中上 1/3 部

C. 充气前应先抬高患肢进行彻底驱血，包括感染、肿瘤和心脏功能不全患者

D. 充气压力：上肢高于收缩压 30～50mmHg，下肢高于收缩压 50～70mmHg

E. 止血带维持时间：以上肢 1.5 小时，下肢 2 小时为限

86. 关于整形外科手术麻醉的特点，下列叙述正确的是

A. 手术操作精细，时间长，不需要太深的麻醉及肌肉松弛，但麻醉维持要平稳

B. 通常需数次或数十次方可完成治疗，所以要求每次麻醉均要完善、舒适和恢复平稳，以免给患者造成痛苦回忆

C. 通常需要考虑多次应用麻醉药的毒性和耐药性

D. 术中大量出血或发生不良神经反应的可能性较低

E. 小范围的手术采用局部神经阻滞或浸润麻醉即可

87. 对于妊娠妇女仰卧位低血压综合征，可选的处理有

A. 补充血容量　B. 血管收缩药物

C. 右倾 30°体位　D. 左倾 30°体位

E. 心脏按压

88. 关于妊娠期间的腹腔镜手术，下列叙述错误的是

A. 最佳手术时机是 4～8 孕周期间

B. 最佳手术时机是 14～23 孕周期间，这段时间引起流产的可能性小，而腹腔内又有足够的手术操作空间

C. 气腹压限制在 15mmHg 以内

D. CO_2气腹期间 $P_{ET}CO_2$维持在 32mmHg，不会增加呼吸性酸中毒的风险

E. 没有时间限制

89. 关于妇科腹腔镜手术的术后镇痛，错误的是

A. 腹腔镜手术为微创手术，术后疼痛不需要使用患者自控镇痛

B. PCIA 可有效地解除 CO_2气腹所致的颈肩痛

C. 腹腔镜术后使用 PCIA 易导致恶心、呕吐

D. 老年妇科腹腔镜手术患者术后使用 PCIA 后易发生呼吸抑制，进而增加肺部并发症的发生率

E. 腹腔镜手术后 PCIA 的药物剂量应当显著低于开腹手术

90. 宫腔镜手术术中常见并发症包括

A. 宫颈撕裂或子宫穿孔　B. 气栓

C. 水中毒　D. 高血压

E. 出血

91. 老年妇科肿瘤患者进行达芬奇手术时，发生高碳酸血症的原因包括

A. 长时间气腹时大量 CO_2在一定压力下经腹膜弥散进入血液循环，使动脉血中 CO_2分压升高

B. 心肺功能降低的老年人吸收入血的 CO_2不能很快通过血液缓冲系统调节

C. 人工气腹造成腹腔内压力增加引起膈肌上移，运动受限，致胸肺顺应性下降，肺活量减少，气道压力增加

D. 输入适量的碳酸氢钠纠正代谢性酸中毒，产生过多 CO_2入血

E. 心肺功能降低的老年人吸收入血的 CO_2不能很好地经肺和肾代谢

92. 关于胸腔镜手术，下列做法中正确的是

A. 可以在切口上下两个肋间行神经阻滞以完善镇痛

B. 在全麻下行胸腔镜手术时，应使用双腔管单肺通气

C. 可以在胸腔内注入气体以更好地显示视野

D. 可行同侧星状神经节阻滞以帮助抑制术中暴露和肺门操作时引起的呛咳反射

E. 是肺大疱手术的常规适应证

93. 适用于产科麻醉的肌松药主要有

A. 阿曲库铵　B. 琥珀胆碱

C. 维库溴铵　D. 顺式阿曲库铵

E. 罗库溴铵

94. 剖宫产手术术前应严格禁食，原因为

A. 妊娠期母体黄体酮分泌增加，抑制胃肠道对乙酰胆碱和促胃液素的收缩反应，胃肠道平滑肌张力降低，贲门括约肌松弛

B. 孕期由于胎盘分泌的促胃液素的水平升高，妊娠妇女胃酸的分泌增加

C. 妊娠妇女胃排空速度加快

D. 妊娠妇女全麻时呕吐、反流、误吸的危险性较高，易出现吸入性肺炎

E. 妊娠妇女胃排空时间延长

95. 妊娠妇女对局麻药的需求比非妊娠妇女要低，主要原因有

A. 局麻药的用量可减少60%以上

B. 妊娠妇女腹腔压力增大，硬膜外静脉怒张，从而使硬膜外和蛛网膜下腔的间隙减小

C. 妊娠妇女的神经纤维对局麻药的敏感性增加

D. 妊娠妇女的硬膜外和蛛网膜下腔的间隙都较孕前增大

E. 在局麻药中加入稀释后低浓度的肾上腺素会改变胎盘血流

96. 前置胎盘产前出血有以下情况时，必须采用全身麻醉

A. 母体有活动性出血

B. 有明确的凝血功能异常或DIC

C. 胎儿宫内窘迫

D. 行分娩镇痛的产妇，术前已放置硬膜外导管

E. 母体和胎儿情况相对稳定

97. 关于门诊手术麻醉后的恶心和呕吐，正确的是

A. 是最常见的并发症

B. 小儿多于成人

C. 小儿必须待呕吐停止后方可离院

D. 术前用麻醉性镇痛药者更易发生

E. 与麻醉时间长短无关

98. 关于门诊全麻中用琥珀胆碱后的肌肉疼痛，下列正确的是

A. 肌痛发生率较住院患者为高

B. 与术后患者过早活动无关

C. 有时肌痛持续时间长于切口痛

D. 儿童或肌肉发达的成人尤易出现

E. 小剂量非去极化肌松药可防止术后肌痛

99. 门诊手术全麻的适应证是

A. 老年人

B. 小儿

C. 范围广、时间长的手术

D. 局麻药过敏者

E. 估计单纯局麻不能满足手术要求者

100. 关于食管镜检查的麻醉，正确的是

A. 成人、小儿均要用足量的阿托品

B. 成人可采用表麻

C. 全麻时确保胃排空，以减少误吸

D. 保持呼吸道通畅

E. 行气管插管控制呼吸较为安全

101. 下列哪项检查的麻醉前用药可以使用阿托品

A. 气管、支气管镜检查

B. 心导管检查

C. 食管镜检查

D. 脑血管造影的麻醉

E. 支气管造影的麻醉

102. 关于全麻支气管造影后的拔管，正确的是

A. 造影完毕即拔管

B. 透视下证实支气管内造影剂已大部排除再拔管

C. 咳嗽、吞咽反射恢复正常

D. 神志和意识恢复正常

E. 呼吸交换恢复正常

103. 纵隔镜检查的并发症包括

A. 气胸　　B. 纵隔出血

C. 喉返神经损伤　　D. 膈神经损伤

E. 食管损伤

104. 关于门诊手术全麻，下列正确的是

A. 麻醉前禁食

B. 选择短效静脉麻醉剂

C. 全麻后副作用的发生率极低

D. 要较好地掌握离院标准

E. 静脉、吸入麻醉均可使用

105. 关于支气管造影术的麻醉，正确的是

A. 注入造影剂后无疑会加重原有的通气障碍

B. 2周内有大量咯血的患者应紧急行造影术

C. 注入造影剂时应无明显的咳嗽

D. 检查结束应能及时将造影剂大部分咳出体外

E. 呼吸道梗阻是常见的并发症

106. 地氟烷的哪些特点使其更适合门诊手术麻醉

A. 诱导快，苏醒快

B. 术中恶心、呕吐的发生率低

C. 价格便宜

D. 对血压影响小

E. 肝肾功能影响小

107. 门诊手术的麻醉应具备的检查项目有

A. 血常规　　B. 血压、心率

C. 心电图　　D. 胸透
E. 体重

108. 关于支气管造影的麻醉原则，正确的是
A. 不应过分强调湿肺者应先控制炎症和体位引流
B. 均应给予抗胆碱药
C. 成人可用表麻
D. 小儿应气管内插管全麻
E. 备好麻醉机、氧气和吸引器

109. 气管、支气管镜检的并发症有
A. 心律失常　　B. 喉头水肿
C. 呕吐误吸　　D. 呛咳与窒息
E. 纵隔气肿

110. 支气管造影较常见的严重并发症有
A. 心搏骤停　　B. 气道阻塞窒息
C. 气胸　　D. 主动脉破裂
E. 肺水肿

111. 小儿心导管检查的麻醉原则是
A. 开放静脉　　B. 给予抗胆碱药
C. 按全麻对待　　D. 局部加用局麻
E. 选用氯胺酮肌注

112. 硬膜外麻醉下行肾移植手术，下列措施中错误的是
A. 适当提高局麻药的浓度
B. 为减少局麻药的吸收，局麻药常规加用肾上腺素
C. 开放肾动脉后血压下降，首先使用升压药维持血压
D. 开放前后应适当输血和平衡液以维持正常血压
E. 应进行气管插管，防止发生低氧血症

113. 关于肾移植受体麻醉前的评估和准备，下列叙述正确的是
A. 术前 pH 应控制在 >7.25
B. 术前 pH 应控制在 >7.20
C. 血钾浓度大于 6.5mmol/L 时，应推迟手术以纠正血钾水平
D. 血压控制的目标为术前的或基础血压以下的 20% 范围
E. 对于刚诊断为肾衰竭的非糖尿病年轻患者，术前仅检查心电图即可

114. 肝移植开放下腔静脉可能出现的问题是
A. 血容量不足　　B. 低血压
C. 高钾血症　　D. 低体温
E. 代谢性酸中毒

115. 肾移植患者术前可能存在
A. 高血压　　B. 低钠血症
C. 凝血功能障碍　　D. 贫血
E. 高钾血症

116. 肾移植的禁忌证是
A. 精神病患者　　B. 顽固性心力衰竭
C. 伴有恶性肿瘤　　D. 慢性难治性感染
E. 慢性呼吸衰竭

117. 全麻下行肾移植术，禁用哪几种肌松剂
A. 维库溴铵　　B. 氯琥珀胆碱
C. 加拉碘铵　　D. 氨酰胆碱
E. 泮库溴铵

118. 肾移植术前，哪些措施有助于提高移植肾的存活
A. 常规血液透析患者，在移植术前 24h 内应加透一次
B. 按常规血液透析即可，不必增加血液透析
C. 术前给受者输全血可以提高移植肾的存活率
D. 术前除非病情需要，否则不应给患者输全血
E. 腹膜透析患者，一般应持续腹膜透析至术前

119. 在移植术中，行免疫抑制治疗常使用“免疫三联”疗法，治疗药物包括
A. 甲基泼尼龙　　B. 硫唑嘌呤
C. 环孢素　　D. 泼尼松
E. 地塞米松

120. 心肺联合移植完毕停止体外转流的条件包括
A. 出现窦性心律　　B. 血流动力学稳定
C. 酸碱平衡正常　　D. 血气值正常
E. 体温正常

三、共用题干单选题

(1～3 题共用题干)

患儿，男，2 岁，诊断共同性斜视，拟行斜视纠正术。EKG 检查正常。

1. 应该选择何种麻醉方式
A. 局部麻醉　　B. 椎管内麻醉
C. 全身麻醉　　D. 静脉麻醉
E. 麻醉监控镇静

2. 进行斜视手术操作时，最易发生的并发症是
A. 眼－心反射　　B. 眼球穿孔
C. 视神经损伤　　D. 角膜磨损
E. 出血

3. 如果手术当日发现患儿有流涕，咳嗽的感冒症状，此时应该做的处理是
A. 继续手术
B. 对症处理后第 2 天手术
C. 给予抑制腺体分泌药物后继续手术

D. 暂停手术，待感冒痊愈后再入院手术
E. 不采用全身麻醉，在麻醉监测镇静下手术

（4～5题共用题干）

患儿，男，5岁，斜视，拟插管全麻下行斜视矫正术。氟烷诱导入睡后给予琥珀胆碱1.0mg/kg，患儿咬肌因肌强直致张口困难，行气管插管后吸入氟烷维持麻醉，30分钟后，患儿出现心动过速，体温急剧上升达42℃，肌肉强直。

4. 该患儿最可能的情况是
A. 高热惊厥　　B. 恶性高热
C. 硬肿症　　D. 肌松药用量不够
E. 患儿对琥珀胆碱不敏感

5. 关于治疗措施，错误的是
A. 立即停止手术和麻醉，以纯氧行过度通气
B. 积极降温，使体温保持在38～39℃
C. 维库溴铵0.05mg/kg，5～10分钟重复一次，总量可达0.5mg/kg，直至肌肉松弛
D. 静脉注射甘露醇0.5mg/kg，使尿量>2ml/(kg·h)
E. 应用丹曲洛林

（6～8题共用题干）

患者，女，14岁，36kg，拟在局麻下行扁桃体摘除术。用2%利多卡因18ml作局部浸润。15分钟后，患者出现颜面苍白、意识恍惚，脉搏细弱，立即告诉其平卧，肌内注射肾上腺素1mg，地塞米松5mg，患者突然全身抽搐，末梢发绀，呼吸停止，心音听不清，经过急救，复苏等处理2分钟后心跳、自主呼吸恢复，1小时后神志恢复正常。

6. 根据患者的临床表现，可以诊断为
A. 局麻药高敏反应　　B. 局麻药毒性反应
C. 局麻药过敏性休克　　D. 局麻药变态反应
E. 癫痫大发作

7. 导致患者出现异常反应的直接原因是
A. 利多卡因的浓度过高，单次使用量过大
B. 麻醉选择不当
C. 患者高度紧张
D. 手术操作不当
E. 患者高度紧张

8. 制止抽搐，首选下列哪种药物
A. 地西泮5～10mg静脉注射
B. 琥珀胆碱1mg/kg静脉注射
C. 静脉注射硫喷妥钠50～100mg
D. 氯胺酮40mg静脉注射
E. 依托咪酯30～50mg静脉注射

（9～12题共用题干）

患者，男，42岁，阻塞性睡眠呼吸暂停综合征拟行腭垂腭咽成形术。105kg，168cm，既往有高血压病史，心功能Ⅱ级。

9. 下列关于麻醉前准备，不恰当的是
A. 术前应全面评估患者的全身情况
B. 术前充分镇静
C. 术晨继续服用抗高血压药物
D. 术前必要时需做纤维喉镜或间接喉镜检查以预计插管困难程度
E. 麻醉前应做好气管造口准备

10. 关于气道管理，下列描述错误的是
A. 行清醒气管插管
B. 为了便于手术操作，以经鼻插管为宜
C. 术中应密切观察气管导管深度
D. 术后送入ICU，辅助通气
E. 术后清醒、肌力恢复后即刻拔管，以免躁动引起手术伤口裂开

11. 术毕，辅助通气2小时后，拔除气管导管，患者出现呼吸急促，氧饱和度下降，首先应考虑为
A. 肌松残余作用　　B. 高血压危象
C. 上呼吸道梗阻　　D. 支气管痉挛
E. 肺不张

12. 此时的正确处理方式为
A. 面罩加压给氧
B. 给予茶碱类药物，扩张支气管
C. 即刻重新气管插管
D. 给予肌松拮抗剂
E. 立即气管切开

（13～16题共用题干）

患者，男，40岁，诊断为慢性鼻窦炎，既往无特殊病史，无麻醉手术史，无药物过敏史。拟在全身麻醉下行FESS手术。

13. 下列哪一项不是术前评估气管插管困难的检查项目
A. 头颈活动度　　B. 张口度
C. 屏气试验　　D. Mallampati试验
E. 测甲颏间距

14. 该患者使用芬太尼0.2mg，异丙酚120mg，罗库溴铵50mg静脉诱导插管，发现无法暴露声门，正确的处理方法是
A. 使用弯头光纤维喉镜重新插管
B. 同一人使用普通喉镜再次试插管
C. 气管切开
D. 使用纤维喉镜经鼻插管
E. 环甲膜切开

15. 再次插管后成功，挤压呼吸囊发现气道阻力大，监护仪显示有二氧化碳波形，可能的原因是

A. 气管导管误入食管
B. 麻醉机漏气
C. 患者发生支气管痉挛
D. 患者发生气胸
E. 气囊打气过多

16. 听诊时患者双肺有哮鸣音，正确的处理是

A. 追加非去极化肌松药
B. 将气管导管拔出 1cm
C. 吸痰
D. 使用支气管解痉药
E. 使用抗生素

（17～22 题共用题干）

患者，女，25 岁，47kg，因甲状腺瘤行甲状腺大部切除术。

17. 不必要的术前检查是

A. 基础代谢率　B. 心电图
C. 血糖　D. 颈部胸部 X 线片
E. 头部 CT

18. 下列哪一项不是术前给予碘剂口服的目的

A. 抑制腺垂体促甲状腺激素的分泌
B. 促使甲状腺组织退化，血管减少，腺体变硬缩小，利于手术操作
C. 患者缺碘，术前需要补碘
D. 抑制甲状腺激素释放
E. 减少甲状腺球蛋白的分解

19. 如患者已经有呼吸困难，麻醉应选择

A. 喉罩通气，全麻
B. 表麻自主呼吸下插管，全麻
C. 局麻，保持清醒状态
D. 颈丛麻醉
E. 针刺麻醉

20. 当手术拉钩向两侧牵拉以便暴露甲状腺时，患者出现了心率减慢，血压下降。下列处理错误的是

A. 给予阿托品
B. 给予麻黄碱
C. 暂停牵拉
D. 对颈动脉窦周围给予浸润麻醉
E. 给予肾上腺素静注

21. 如果患者麻醉前心率持续 100 次/分左右，那么不宜使用的肌松药是

A. 维库溴铵　B. 泮库溴铵
C. 阿曲库铵　D. 顺式阿曲库铵
E. 米库氯铵

22. 患者术后 10 小时体温升高至 39.6℃，心率达 150 次/分，伴有大汗，血压 90/60mmHg。可能诊断为

A. 甲状腺危象　B. 感染性休克
C. 手术后吸收热　D. 低血糖
E. 急性炎性反应

（23～29 题共用题干）

患者，男，33 岁，5 年前开始感到怕热，多汗，多食，消瘦，甲状腺肿大，诊断为甲状腺功能亢进，拟行双侧甲状腺次全切除术。

23. 患者的术前治疗用药可用

A. 卢戈碘液　B. 普萘洛尔
C. 甲巯咪唑　D. 甲巯咪唑 + 普萘洛尔
E. 卢戈碘液 + 普萘洛尔

24. 上述术前治疗一般需要

A. 3 天　B. 7 天
C. 14 天　D. 20 天
E. 1 个月

25. 患者术前心率宜控制在

A. 大于 120 次/分　B. 100～120 次/分
C. 80～100 次/分　D. 60～80 次/分
E. 小于 60 次/分

26. 对于此类手术，常用的麻醉方法是

A. 全身麻醉　B. 针刺麻醉
C. 硬膜外麻醉　D. 颈丛阻滞
E. 局部浸润麻醉

27. 关于麻醉前用药，下列错误的是

A. 地西泮　B. 阿托品
C. 哌替啶　D. 可乐定
E. 东莨菪碱

28. 如果在手术结束拔除气管导管后 90 分钟患者突然烦躁，心率急剧增快，大汗淋漓，SpO_2 99%，最可能是

A. 甲状腺危象　B. 急性肺水肿
C. 麻醉苏醒期烦躁　D. 上呼吸道梗阻
E. 低血容量性休克

29. 出现上述情况后，应采取措施的是

A. 复方碘溶液 2～4ml 缓慢推注
B. 吸氧
C. 降温
D. 毛花苷丙 0.4mg 静脉缓慢推注
E. 以上措施同步进行

（30～33 题共用题干）

患者，男，48 岁，因车祸导致上下颌骨粉碎开放骨折，下颌骨上部缺如，舌、口底、咽腔和右侧扁桃体严重撕裂伤，伤后 3 小时进手术室，患者清醒，不能仰卧，双鼻腔通气不畅，心率 163 次/分，血压 100/85mmHg。准备行清创骨折复位固定和软组织缝合术。

30. 应立即进行哪项处理

A. 快速清理口腔分泌物，行口腔插管
B. 建立静脉通路，快速补液治疗休克
C. 立即清理口腔分泌物，牵引舌体后作气管切开插管，同时快速补液治疗休克
D. 立即行鼻腔插管，同时快速补液治疗休克
E. 快速补液待血压平稳后，作快速诱导鼻腔插管

31. 待气管插管成功，血压基本趋于正常后应优先选择哪种麻醉方法

A. 安定镇痛麻醉加局部浸润麻醉
B. 全身麻醉并控制呼吸
C. 基础麻醉加局部浸润麻醉
D. 神经阻滞麻醉加局部浸润麻醉
E. 单纯静脉麻醉保留自主呼吸给予吸氧

32. 手术进行 3 小时，骨折已复位固定，在缝合创伤组织时，患者心率加快 130 次/分，查呼吸机工作参数正常，呼吸末 CO_2 为 45mmHg，血压为 110/88mmHg，最可能的原因为

A. 钠石灰效力低　　B. 疼痛刺激
C. 通气量不足　　D. 刺激交感神经
E. 血容量不足

33. 术中麻醉维持采用静吸复合麻醉，手术历时 3.5 小时，结束前 20 分钟停止芬太尼液滴入，10 分钟停止恩氟烷吸入。术毕呼之能睁眼，但自主呼吸 9 次/分，潮气量 300ml，胸壁肌肉有僵硬感，最好选择下列哪种拮抗剂

A. 纳洛酮　　B. 新斯的明
C. 多沙普仑　　D. 氨茶碱
E. 尼可刹米

（34～36 题共用题干）

患儿，男，体重 10kg，唇裂。择期行唇裂修补术。术前用阿托品 0.1mg，进手术室后用 2.5% 硫喷妥钠 8.5ml 作深部肌内注射行基础麻醉，5 分钟后入睡。在做口面部消毒时，发现患儿吸气时伴有鸡鸣音，轻度三凹征。

34. 该患儿最可能的诊断为

A. 麻醉过深　　B. 舌后坠
C. 喉痉挛　　D. 下颌松弛
E. 麻醉过浅

35. 该患儿最佳处理方案是

A. 追加硫喷妥钠 2.5ml
B. 托下颌维持呼吸道通畅
C. 暂停操作避免刺激，同时给予吸氧措施
D. 立即气管内插管
E. 面罩给 O_2 并正压通气

36. 待喉痉挛缓解后，除哪项外均可采用

A. 鼻导管吸 O_2，局麻下完成手术
B. 气管内插管保留自主呼吸，局麻下完成手术
C. 严密监护，局麻下完成手术
D. 回病房查明原因后再择期手术
E. 气管内插管全麻下完成手术

（37～39 题共用题干）

患者，男，59 岁，以反复高热 2 个月入院，诊断为膈下脓肿。近期一直禁食，入院后拟急诊剖腹探查。

37. 患者术前应特别注意的检查是

A. 肺功能　　B. 血清电解质
C. 总蛋白含量　　D. 血常规
E. 肝肾功能

38. 实施麻醉时，下列叙述错误的是

A. 术前麻醉用药量需酌减
B. 气管内插管全麻是首选方案
C. 诱导用药时需谨慎缓慢
D. 术中仍需观察体温的变化
E. 宜使用长效的麻醉药物

39. 该患者在麻醉中不宜使用的药物是

A. 琥珀胆碱　　B. 芬太尼
C. 咪达唑仑　　D. 依托咪酯
E. 羟丁酸钠

（40～42 题共用题干）

患者，男，80 岁，腹胀，频繁呕吐 5 天，未予补液，诊断粘连性肠梗阻，有肠绞窄可能，剖腹探查。

40. 该患者最可能存在

A. 心衰　　B. 肾功能不全
C. 肝功能不全　　D. 血容量不足
E. 呼吸衰竭

41. 术前准备最重要的是

A. 胃肠减压　　B. 吸氧
C. 导尿　　D. 营养支持
E. 镇痛

42. 与该患者病情有关的最重要的实验室检查是

A. 肝功能　　B. X 线胸片

C. 电解质+血气分析　D. 尿液分析
E. 血小板计数

（43～44题共用题干）

患者，男，31岁，因“急性阑尾炎”急诊行阑尾切除术，$T_{11\sim12}$间隙行硬膜外穿刺，注药2%利多卡因共12ml后感觉平面在T_5，术中牵拉阑尾系膜时患者突然出现恶心，并呕出大量淡黄色液体，此时血压为90/62mmHg。

43. 出现恶心、呕吐最可能的原因是
A. 牵拉反射　B. 脑缺氧
C. 迷走神经功能亢进　D. 低血压
E. 阻滞平面过广

44. 下列哪项处理是错误的
A. 暂停手术牵拉　B. 行阑尾系膜根部封闭
C. 密切监测血压　D. 静注氟芬合剂
E. 静注镇吐药

（45～48题共用题干）

患者，女，57岁，慢性胆囊炎、胆石症急性发作。高血压、冠心病（心绞痛）10年，ECG示动脉供血不足，心率66次/分，血压185/100mmHg。行胆囊切除+胆总管探查T形管引流术，术中处理胆囊时突然心率减慢、室性二联律。

45. 术中处理胆囊时，突然心率减慢，室性二联律的原因首先考虑为
A. 胆-心反射　B. 缺氧
C. 手术牵拉刺激了心脏　D. 高碳酸血症
E. 低血压

46. 下列哪项处理是错误的
A. 术前给予阿托品
B. 以浅全麻加肌松维持麻醉
C. 减少气管插管的心血管反应
D. 用硝酸甘油治疗心肌缺血
E. 控制术中高血压

47. 最好的麻醉方法是
A. 针刺麻醉　B. 连续硬膜外阻滞
C. 脊麻　D. 全麻气管内插管
E. 局麻+强化

48. 预防该患者出现上述不良反应的最好的办法是
A. 术前肌注阿托品
B. 静注异丙肾上腺素
C. 胆囊三角区神经局麻药封闭
D. 不牵拉胆囊
E. 静注氯胺酮

（49～51题共用题干）

患者，女，72岁，患有冠心病5年。4周前发生急性前壁心肌梗死，经治疗后好转，现心功能Ⅱ级，心电图未见心律失常，拟行乙状结肠癌根治术。

49. 手术时间可以放在
A. 1个月后　B. 4个月后
C. 5个月后　D. 2个月后
E. 3个月后

50. 术中既增加该患者氧耗又减少氧供的原因是
A. 高血压　B. 心动过速
C. 缺氧　D. 高热
E. 低血压

51. 麻醉中监测心肌缺血最敏感和准确的手段是
A. X线　B. 心脏超声
C. 心肌酶谱测定　D. 经食管超声心动图
E. 十二导联心电图

（52～55题共用题干）

患者，男，26岁，右肾上腺肿瘤。查体一般情况好，心率110次/分，律齐，血压160/100mmHg，两肺听诊清晰，其他检查均正常，择期在硬膜阻滞下行肿瘤切除。

52. 术中下列哪一项不必作为常规
A. 呼吸的变化　B. 血压的变化
C. 液体的输入　D. 脑电图的变化
E. 肾功能的变化

53. 术中探查肿瘤，出现高血压时应选用
A. 利血平　B. 甘露醇
C. 三磷腺苷　D. 硝普钠
E. 呋塞米

54. 肿瘤切除后出现呼吸困难，最常见的原因是
A. 神经损伤　B. 胸膜损伤引起的气胸
C. 麻醉平面过高　D. 辅助药物的作用
E. 血压下降

55. 肿瘤切除后血压过低，下列哪项处理是正确的
A. 多巴胺静滴
B. 麻黄碱静滴
C. 补充血容量
D. 补充血容量+去甲肾上腺素静滴
E. 去甲肾上腺素静滴

（56～58题共用题干）

患者，男，37岁，因外伤行急症手术。选用全身麻醉，在麻醉诱导中发生胃内容物反流，气管内插管后进行控制呼吸，发现气道阻力增加，气道压力升高达45～50cmH_2O，两肺闻及哮鸣音，同时伴有痉挛，血氧饱和度

(SaO_2) 降低至95%以下。

56. 该患者可以诊断为

A. 上呼吸道梗阻 B. Mendelson综合征
C. 急性肺水肿 D. 急性心肌梗死
E. 上呼吸道感染

57. 对该患者紧急处理的方法是

A. 停用所有的吸入性麻醉药
B. 使用机械通气，以PEEP方式改善氧供
C. 激素、抗生素、气管内冲洗、纠正低氧血症
D. 强心、利尿，以维持循环稳定
E. 增加肌松药剂量，降低气道阻力

58. 在下列预防措施中，正确的是

A. 麻醉诱导时加用肌松药
B. 麻醉诱导时禁用吸入性麻醉药
C. 术前预防性应用氨茶碱
D. 术前置口径大胃管，尽可能吸除胃内容物，降低胃内压
E. 术前应用大剂量抗胆碱能药物

(59～61题共用题干)

患者，男，59岁，ASA Ⅱ级，体型偏胖，诊断为"胆囊炎、胆结石、2型糖尿病"。行腹腔镜下胆囊切除术，气腹半小时后，突然发现气道压高，患者心率增快，血压升高，加深麻醉后，血压变化不明显。

59. 此时患者血压高、心率快，首先考虑

A. 麻醉浅 B. CO_2潴留
C. 高血糖 D. 容量过多
E. 心衰

60. 应进行的处理是

A. 再次加深麻醉 B. 增加分钟通气量
C. 降血糖 D. 使用扩血管药物
E. 强心利尿

61. 导致该患者气道压高的因素，不包括

A. 气腹 B. 体位
C. 患者偏胖 D. 气管导管阻塞
E. 麻醉加深

(62～64题共用题干)

患者，男，25岁，车祸致脑外伤昏迷30分钟，清醒5小时后又转入昏迷并伴右侧瞳孔散大，左侧肢体瘫痪入院，经多项检查诊断后3小时入手术室，入室时仍昏迷，呼吸10次/分，血压140/95mmHg，心率60次/分，室性期前收缩4次/分。

62. 该患者的麻醉方式宜选

A. 气管插管全麻
B. 表面麻醉后气管插管+局麻
C. 不进行气管插管的静脉麻醉
D. 局麻+强化
E. 针刺麻醉

63. 对于在麻醉诱导前的治疗，不合适该患者的方案是

A. 静注山莨菪碱5mg B. 静注阿托品0.5mg
C. 静注利多卡因70mg D. 静注氟哌利多5mg
E. 静注维拉帕米1mg

64. 甘露醇的利尿起效时间是在用完后

A. 35分钟 B. 30分钟
C. 20分钟 D. 15分钟
E. 10分钟

(65～68题共用题干)

患者，男，42岁，车祸导致右颞叶巨大血肿。拟急诊在全麻下行血肿清除、去骨瓣减压术。查体：昏迷，瞳孔不等大，血压180/100mmHg，心率120次/分，呼吸不规则、有鼾声。

65. 关于麻醉前准备，下列错误的是

A. 给氧
B. 准备口咽通气道
C. 建立中心静脉通道
D. 准备吸引器
E. 使用降压药将血压降至正常水平

66. 麻醉诱导药物应避免使用

A. 瑞芬太尼 B. 芬太尼
C. 顺式阿曲库铵 D. 氯胺酮
E. 丙泊酚

67. 术中打开颅骨瓣减压时，最常出现的是

A. $PaCO_2$升高 B. $PaCO_2$下降
C. 血压升高 D. 血压下降
E. 呼吸道阻力下降

68. 关颅时，发现颅内压突然增高，处理措施不包括

A. 呋塞米20mg静推 B. 20%甘露醇静滴
C. 过度通气 D. 避免血压过高
E. 采用头低足高位

(69～72题共用题干)

患者，男，25岁，ASA Ⅱ级，拟行脑动脉瘤切除术。

69. 关于麻醉处理目标，错误的是

A. 避免血压波动大
B. 避免血管痉挛引起脑缺血
C. 预防动脉瘤破裂
D. 使用过度通气
E. 避免术中呛咳

70. 术中控制性降压需要30分钟，平均动脉压最低不宜

低于

A. 20mmHg　　B. 30mmHg

C. 40mmHg　　D. 50mmHg

E. 60mmHg

71. 为防治因控制性降压可能造成的脑血管痉挛或梗死，动脉瘤切除后下列哪种处理错误

A. 过度通气

B. 调整收缩压至110mmHg以上

C. 给予尼莫地平

D. 补足血容量

E. 血压过高可给予乌拉地尔

72. 下列哪一项不是预防动脉瘤破裂的措施

A. 避免插管时血压骤升

B. 避免诱导时颅内压骤升

C. 避免诱导插管及术中呛咳或挣扎

D. 动脉瘤切除前应进行放射治疗

E. 避免血压大幅度的波动

（73～75题共用题干）

患者，女，33岁，1年前出现复视，双侧眼睑下垂，后逐渐发生四肢无力，休息后减轻，既往健康。查体：双侧眼睑裂小，外展欠佳，四肢肌力弱，反射减弱，余均正常。

73. 拟手术治疗，下列哪一种肌松药最适宜

A. 泮库溴铵　　B. 维库溴铵

C. 罗库溴铵　　D. 阿曲溴铵

E. 琥珀胆碱

74. 患者可初步诊断为

A. 帕金森病　　B. 脑栓塞

C. 吉兰－巴雷综合征　　D. 重症肌无力

E. 周期性肌麻痹

75. 为了确诊，应进一步做哪项检查

A. 血钾　　B. 新斯的明试验

C. 腰穿　　D. 心电图

E. 头部CT

（76～78题共用题干）

患者，男，64岁，咳嗽咯血，体重减轻2个月。吸烟史40年，每天1包。1个月前胸部X线示右肺中叶肺不张，经抗生素治疗没有明显效果。通过后来的一些证据诊断为右肺癌，准备择期手术。

76. 该患者通过后来的一些证据诊断为右肺癌，诊断证据可以通过一些方法获得，但不包括

A. 支气管镜检查和刷拭活组织检查

B. 痰细胞学检查

C. 颈部或腋下可扪及的淋巴结活组织检查

D. 纵隔镜检查

E. 家族史

77. 该患者拟行右全肺切除，下列哪一项指标通常提示术后患者易发生呼吸功能不全

A. MVV 占预计值55%

B. FEV_1占预计值的50%

C. $PaCO_2$ >45mmHg

D. $ppoFEV_1$ <30%

E. FEV_1 2000ml

78. 患者如期进行手术，麻醉行双腔气管插管。下列哪些不是双腔气管插管的相对禁忌证

A. 气道狭窄　　B. 气管肿瘤

C. 巨大肺囊肿　　D. 口咽喉解剖严重畸形

E. 无适合规格双腔管的小体重的患者

（79～82题共用题干）

患者，男，19岁，体态消瘦，身长184cm，既往体健。3天前，跑步时突然出现左侧刺激性胸痛，休息后缓解，自感闷气，活动耐量降低，遂来院就诊。经询问病史、体格检查及胸部X线初步诊断为左侧自发性气胸。拟手术治疗。

79. 对该患者行术前评估的重点不包括

A. 病史　　B. X线检查

C. 肺部压缩情况　　D. 家族史

E. 心脏彩超

80. 该患者拟行胸腔镜下肺大疱切除术，麻醉方法应首选

A. 清醒镇静麻醉　　B. 局麻

C. 全麻＋喉罩　　D. 全麻＋单腔管

E. 全麻＋双腔气管插管

81. 该患者术前未放置胸管引流，在麻醉诱导期间，血压突然骤降至60/30mmHg，心率145次/分，听诊患者几乎无呼吸音。首先应考虑为

A. 肺栓塞　　B. 过敏

C. 张力性气胸　　D. 心衰

E. 麻醉过深

82. 需要立即给予的处理措施是

A. 胸腔闭式引流　　B. 补液

C. β受体阻断剂　　D. 紧急开胸探查

E. 升压药

（83～86题共用题干）

患者，女，55岁，50kg。1个月前，无诱因出现胸闷、气促、心悸，劳累后加重，伴咳嗽、咳痰等症状，查体心尖部可闻及收缩期2/6级杂音。超声心动图示二尖瓣轻度狭窄伴中度关闭不全，肺动脉高压（轻度），左室射血分数60%。心电图提示窦性心律。胸片示心影增大，左房大。诊断为“风湿性心脏病，二尖瓣狭窄（轻度）伴关闭不全（中度），肺动脉高压（轻度）”，拟在全麻下行二尖瓣置换术。

83. 该患者的心功能分级为

A. Ⅰ级　　B. Ⅱ级
C. Ⅲ级　　D. Ⅳ级
E. Ⅴ级

84. 关于该患者的主要的病理生理改变，不包括的是

A. 一部分血液在左心房和左心室之间进行无效交换
B. 左心房和肺静脉压增高
C. 左心室前向性血流减少
D. 右心室和左心房压力负荷过重
E. 左心房和左心室容量负荷过重

85. 关于该患者的麻醉管理要点，不包括的是

A. 维持较慢的心率
B. 复合吸入低浓度的吸入麻醉药
C. 应用扩血管药适当减低血管阻力
D. 换瓣后应用正性肌力药支持
E. 体位循环停机应注意容量的补充

86. 该患者瓣膜置换后，不能迅速改善的是

A. 心脏指数显著增加　　B. 左房压显著下降
C. 肺静脉压显著下降　　D. 右房压显著下降
E. 左心室舒张末期容积显著减少

（87～89 题共用题干）

患者，男，54 岁，肥胖，既往有糖尿病，高血压，缺血性心肌病（EF 30%），择期拟行冠状动脉搭桥术。1 周前，患者出现非 ST 段抬高型心肌梗死。冠脉造影示冠心病，严重三支病变。

87. 患者体外循环结束前，主动脉开放后，多次除颤恢复窦性心律，心率慢 40 次/分，心肌收缩乏力，使用大量的血管活性药物，患者血压难以维持，持续低于 70/45mmHg，出现这种情况的原因最可能是

A. 低血容量性休克　　B. 低心排综合征
C. 急性左心衰竭　　D. 新发大面积心肌梗死
E. 麻醉过深

88. 出现上述原因的机制最可能是

A. 心肌顿抑或者冬眠
B. 心肌腱索受损
C. 心房血栓脱落
D. 移植血管大量血栓形成
E. 麻醉药对心肌的抑制作用

89. 针对上述情况，可供选择的情况除外

A. 体外膜肺　　B. 左心室辅助装置的使用
C. 主动脉内球囊反搏　　D. 考虑心脏移植
E. 应用增强心肌收缩药

（90～92 题共用题干）

患者，女，53 岁，体重 60kg，活动后出现胸闷气急 4 年加重半个月入院。入院时，胸闷气短，下肢水肿，夜间不能平卧，心脏超声提示二尖瓣中度狭窄，瓣口面积 1.2cm^2。诊断为风湿性心脏病，二尖瓣中度狭窄。

90. 该患者局麻下行二尖瓣球囊扩张术，术中患者突然出现烦躁，大汗淋漓，脸色苍白，伴血压下降，最可能的原因是

A. 心脏压塞　　B. 心肌梗死
C. 急性心力衰竭　　D. 主动脉夹层
E. 肺栓塞

91. 除上述症状外，还可能出现

A. Beck 三联征　　B. Wipple 三联征
C. 周围血管征　　D. 奇脉
E. 水冲脉

92. 针对上述症状，最有效的治疗措施是

A. 停止手术操作
B. 紧急手术切开心包减压术
C. 安慰患者不要紧张
D. 紧急二尖瓣切开减压术
E. 紧急溶栓

（93～95 题共用题干）

患者，男，37 岁，诊断为重度主动脉瓣狭窄，拟行心内直视术，术前 1 天突感左心前区疼痛，伴冷汗、恶心。

93. 该患者最可能是

A. 伴有冠心病而发生心绞痛
B. 狭窄部痉挛，心排血量减少
C. 伴有渗出性心包炎摩擦所致
D. 冠脉病变严重导致心肌梗死
E. 心肌氧耗量增加，使心内膜下血流灌注减少

94. 此时对于该患者的处理，错误的是

A. 硝酸甘油是解除此类心绞痛的首选措施
B. 应当立即进行氧治疗
C. 硝酸甘油有可能加重心绞痛
D. 可以选用去氧肾上腺素
E. 如果同时有 LVEDP 增高，则硝酸甘油可能有效

95. 该患者围术期最重要的措施是

A. 维持左室的收缩功能
B. 保持充分给氧
C. 维持外周循环稳定
D. 适当降低血压，减少左室负担
E. 维持窦性心律，避免心动过速

(96～99 题共用题干)

患者，男，65 岁，诊断为胸降主动脉瘤，高血压及冠心病病史 10 年。ECG 提示冠状动脉供血不足。血压 150/105mmHg，心率 76 次/分。拟行主动脉瘤切除、人造血管替换术。

96. 麻醉诱导最不合适的搭配是

A. 艾司洛尔 0.5mg/kg + 地西泮 5mg + 芬太尼 50μg/kg + 顺式阿曲库铵 0.6mg/kg
B. γ－OH 60mg/kg 缓慢静注，入睡后芬太尼 60μg/kg + 泮库溴铵 0.08mg/kg
C. 氯胺酮 1.5mg/kg + 琥珀胆碱 1.5mg/kg + 芬太尼 50μg/kg
D. 0.5% 恩氟烷吸入 + 咪达唑仑 0.1mg/kg + 芬太尼 60μg/kg + 维库溴铵 0.08mg/kg
E. 艾司洛尔 0.5mg/kg + 依托咪酯 0.1mg/kg + 芬太尼 50μg/kg + 顺式阿曲库铵 0.6mg/kg

97. 麻醉中，下列哪种药物最好不使用

A. 芬太尼　B. 异氟烷
C. 舒芬太尼　D. 泮库溴铵
E. 顺式阿曲库铵

98. 机械通气最合适的选择是

A. 单腔气管插管间歇正压通气
B. 右支气管双腔管插管 PEEP 通气
C. 右支气管双腔管插管间歇正压通气
D. 左支气管双腔管插管间歇正压通气
E. 单腔气管插管 PEEP 通气

99. 主动脉钳开放后，容易发生

A. 中心低血容量综合征　B. 气栓
C. 低心排综合征　D. 肝功能衰竭
E. 肾衰竭

(100～103 题共用题干)

患者，男，69 岁，因车祸被送入院，主诉剧烈背痛和呼吸困难。胸片显示胸降主动脉增宽，无肋骨骨折及气胸。

100. 患者出现哪种表现时，应高度怀疑降主动脉夹层动脉瘤

A. 测不到血压　B. 心绞痛
C. 腹部压痛　D. 下肢血压明显低于上肢
E. 头痛

101. 该患者拟急诊行降主动脉覆膜支架型人工血管腔内成形术，术前准备中最重要的措施是

A. 镇痛　B. 准备大量库血
C. 镇静　D. 控制血压
E. 准备体外循环

102. 该手术中最容易出现的外科并发症是

A. 人工血管难以释放　B. 急性下肢缺血
C. 动脉瘤破裂　D. 急性肾衰
E. 人工血管内漏

103. 该患者既往有高血压病史 20 年，药物控制不满意。进入手术室时心率 100 次/分，右桡动脉 120/80mmHg，左桡动脉 200/100mmHg。术中控制血压的措施选择

A. 硝普钠 + 艾司洛尔　B. 丙泊酚 + 异氟烷
C. 丙泊酚 + 艾司洛尔　D. 硝普钠 + 普罗帕酮
E. 不需要控制血压

(104～108 题共用题干)

患者，男，69 岁，因降主动脉夹层动脉瘤，拟行降主动脉覆膜支架型人工血管腔内成形术。既往有高血压病史 12 年，2 型糖尿病，脑梗史。

104. 为了确定动脉瘤和左侧锁骨下动脉关系，术中需要

A. 监测患者神志
B. 监测左侧桡动脉压力
C. 经左侧桡动脉置入标记导管
D. 监测左侧颈动脉搏动
E. 经降主动脉造影

105. 对于此患者，最主要的原则是

A. 准备心肺复苏　B. 镇痛完善
C. 充分镇静　D. 抗凝治疗
E. 控制性降压

106. 对于高血压患者，控制性降压过程中应注意的是

A. 血压过高，缩短全麻复苏时间
B. 血压过高，满足重要器官灌注
C. 血压过低，充分满足手术需要
D. 血压过高，影响人工血管的释放
E. 血压过低，而不能满足重要脏器灌注

107. 行控制性降压治疗时，通常不选择下列哪种药物

A. 佩尔地平　B. 硝酸甘油
C. 硝普钠　D. 乌拉地尔
E. 美托洛尔

108. 如果人工血管释放后，此患者出现意识障碍，造影显示人工血管阻断了左锁骨下动脉，部分阻断左颈动脉，则进一步的治疗措施是

A. 进行脑部 CT 检查　B. 重建右侧颈动脉血流
C. 抗凝治疗　D. 提高体循环血压
E. 加深麻醉

(109～113 题共用题干)

患者，女，46 岁，平地跳跃后觉腰部剧痛伴左下肢疼痛，左腰 3～4、4～5 棘间及棘旁压痛，小腿前内侧、膝前部、足背内侧浅感觉减退。左直腿抬高 30°试验明显阳性。

109. 对该患者的诊断最可能的是

A. 腰椎间盘突出症　B. 椎管内肿瘤
C. 急性腰肌纤维组织炎　D. 腰椎骨折
E. 棘间韧带炎

110. 该患者神经根受累及的范围主要为

A. L_4神经　B. L_3神经
C. $L_{3\sim4}$神经　D. L_5神经
E. $L_{3\sim5}$神经

111. 该患者最可能存在的病变是

A. $L_{3\sim4}$椎间盘突出　B. $L_{3\sim4}$、$L_{4\sim5}$椎间盘突出
C. 第四腰椎滑脱　D. 腰椎管内肿瘤
E. 腰椎骨折

112. 该患者最需要进行的辅助检查为

A. B超　B. 脑脊液检查
C. CT扫描　D. 血液检查
E. 肌电图

113. 该患者首先不应采用的治疗方案是

A. 休息　B. 神经阻滞
C. 针灸　D. 手术
E. 牵引

（114～118题共用题干）

患者，男，29岁，60kg，从高处坠落，致全身多处骨折，多处软组织损伤。查BP 70/30mmHg，HR 120次/分，Hb 96g/L，Hct 28%。输入平衡液500ml和代血浆500ml后送手术室，准备行骨折切开复位内固定术。

114. 在向手术台搬运患者时，最有可能出现

A. 脉搏无明显变化
B. 血压升高，脉搏减慢
C. 血压升高，脉搏增快
D. 血压降低，脉搏增快
E. 血压降低，脉搏不变

115. 上手术台后，下列哪项处理是错误的

A. 立即输血，输液
B. 立即吸氧
C. 立即全麻诱导，气管插管
D. 立即保持呼吸道通畅
E. 立即给予抗胆碱药

116. 在下列麻醉处理中，不必要的是

A. 加快输液速度　B. 加大全麻诱导剂量
C. 气管插管全麻　D. 机械控制，纯氧通气
E. 全麻诱导剂量酌减

117. 术毕患者自主呼吸恢复，BP 110/70mmHg，HR 106次/分，VT 450ml，RR 26次/分，吸入氧浓度95%，SpO_2 85%，PaO_2 54mmHg，$PaCO_2$ 30mmHg。引起缺氧的原因不可能是

A. DIC　B. 肌松药
C. 休克　D. 输血、输液
E. 肺挫伤

118. 在下列处理措施中，错误的是

A. 利尿
B. 抗感染治疗
C. 给予激素
D. 带管送ICU，呼吸机治疗
E. 拔出气管导管，回病房

（119～122题共用题干）

患者，女，28岁，ASA Ⅰ级，在腰-硬联合阻滞下行宫腔镜下子宫肌瘤切除术。手术开始后3小时，患者主诉心慌、憋气，并且出现烦躁和反复咳嗽。ECG提示窦性心动过速、偶发室性期前收缩，血压为52/30mmHg，SpO_2下降为88%。

119. 该患者血压下降的最可能的原因是

A. 缺氧　B. 容量不足
C. 水中毒　D. 麻醉平面过高
E. 全脊麻

120. 处理此问题的第一步是

A. 暂停手术　B. 处理心律失常
C. 测量麻醉平面　D. 扩容
E. 吸氧

121. 为处理此并发症，所采取的措施除外

A. 吸氧
B. 强心、利尿
C. 静脉给予麻黄碱升压
D. 艾司洛尔治疗心律失常
E. 控制液体输入

122. 为了指导进一步治疗，以下哪种检查很有必要

A. 12导联心电图　B. 血气分析
C. 胸片　D. 血常规
E. 心脏彩超

（123～125题共用题干）

患者，女，35岁，在妇科腹腔镜手术过程中，患者突然出现$P_{ET}CO_2$下降，心动过缓，动脉血氧饱和度下降，心前区听诊闻及大水泡音。

123. 此时应首先考虑的原因为

A. 空气栓塞　B. 麻醉过深
C. 皮下气肿　D. 高碳酸血症
E. 药物过敏

124. 此时首先应进行的处理是

A. 减浅麻醉　B. 抗过敏治疗
C. 立刻停止气腹　D. 置患者于头低位
E. 过度通气

125. 紧接着的处理是

A. 置患者左侧卧位　B. 置患者头高脚低位
C. 置患者右侧卧位　D. 置患者头低脚高位
E. 置患者坐位

（126～128 题共用题干）

初产妇，孕 39 周，剖宫产胎盘取出后，静脉给予缩宫素 20U 快速滴注，子宫收缩佳，产妇突发烦躁不安、呼吸困难，伴有大汗淋漓，HR 136 次/分，血压 64/35mmHg，SpO_2 81%。

126. 此时该患者最可能的诊断为

A. 急性心力衰竭　B. 急性呼吸衰竭
C. 子宫破裂　D. 失血性休克
E. 羊水栓塞

127. 下列关于急救措施，不妥当的是

A. 肝素　B. 正压持续给氧
C. 氨茶碱　D. 氢化可的松
E. 胃肠减压

128. 如果患者病情继续进展，需要尽早解除肺动脉高压，才能根本改善缺氧，预防急性右心衰竭、末梢循环衰竭和急性呼吸衰竭。常用的药物是

A. 罂粟碱　B. 氨茶碱
C. 阿托品　D. 酚妥拉明
E. 以上药物均可使用

（129～132 题共用题干）

患者，女，73 岁，患有高血压 22 年，不规律服药，偶有胸闷，自服麝香保心丸缓解，可上三楼，因子宫内膜癌行腹腔镜手术。

129. 此患者拟选用的麻醉方式为

A. 气管内全麻　B. 腰麻
C. 腰－硬联合麻醉　D. 喉罩全麻
E. 静脉麻醉

130. 该患者拟选用的术中监测是

A. $P_{ET}CO_2$　B. 心电监测
C. 动脉穿刺监测血压　D. CVP
E. 以上各项都是

131. 人工气腹对该患者可能造成的影响是

A. 人工气腹造成腹腔内压力增加，影响手术视野
B. 人工气腹引起膈肌上移，胸肺顺应性下降，肺活量减少，气道压力增加
C. 心肺功能降低的老年人可给予 PEEP 以改善氧合，不影响 $P_{ET}CO_2$
D. 不考虑输入碳酸氢钠纠正代谢性酸中毒，以免产生过多 CO_2 入血
E. 气腹压力设定为 15mmHg 不会对呼吸和循环造成较大的影响

132. 关于患者的术后镇痛，正确的是

A. 腹腔镜手术为微创手术，术后不需要镇痛
B. 老年患者腹腔镜术后使用 PCIA 时需调整用药剂量及种类，避免发生呼吸抑制
C. PCIA 不能有效地解除 CO_2 气腹所致的颈肩痛
D. 腹腔镜手术后 PCIA 的药物剂量应当略高于开腹手术
E. 老年妇科腔镜手术患者术后使用 PCIA 后易增加恶心、呕吐的发生率

（133～137 题共用题干）

患者，女，47 岁，60kg，心肺功能正常，门诊行整个面部激光换肤术，手术时间拟 2 小时。

133. 下列哪种麻醉方案较好

A. 局部浸润麻醉
B. 局部涂膏表面渗透麻醉
C. 针刺＋强化镇痛麻醉
D. 非气管插管全麻
E. 气管插管全麻

134. 如选用全麻，哪种药的并发症较多

A. 氯胺酮　B. 咪达唑仑
C. 异丙酚　D. 地氟烷
E. 七氟烷

135. 如行气管插管全麻，哪种肌松药的不良反应最多

A. 琥珀胆碱 1.5mg/kg
B. 泮库溴铵 2mg＋琥珀胆碱 1.5mg/kg
C. 阿曲库铵 0.6mg/kg 静注
D. 维库溴铵 0.1mg/kg 静注
E. 阿曲库铵 10mg＋琥珀胆碱 1.5mg/kg

136. 如为气管插管全麻，下列哪种药用于维持麻醉不妥当

A. 七氟烷　B. 阿芬太尼
C. 地氟烷　D. 硫喷妥钠
E. 异丙酚

137. 如果只有氯胺酮，最好的麻醉方法是

A. 硬脊膜外隙阻滞
B. 局麻
C. 放置口咽通气道＋氯胺酮静脉麻醉
D. 咽喉气管内表麻气管插管＋氯胺酮静脉麻醉
E. 氯胺酮肌注麻醉

（138～141 题共用题干）

患者，女，36 岁，拟在放射科导管治疗室行风心二尖瓣球囊扩张术。

138. 患者精神紧张，心功能Ⅲ级，下列关于麻醉前准备，不恰当的是

A. 按全麻要求准备麻醉器械和药品

B. 麻醉前禁食 12 小时，禁饮 4 小时

C. 尽可能纠正心肺功能紊乱

D. 术前 0.5 小时肌注阿托品 0.5mg

E. 术前 1 小时肌注哌替啶 50mg

139. 术中最不可能出现的并发症是

A. 高血压　B. 低血压

C. 窦性心动过速　D. 房性或室性期前收缩

E. 窦性心动过缓

140. 术中可能出现低血压，下列关于其原因和处理方案，错误的是

A. 导管刺激导致窦性心动过速，常引起低血压

B. 造影剂刺激血管壁，是低血压的原因之一

C. 窦性心动过缓时可注射阿托品

D. 注射麻黄碱或去氧肾上腺素

E. 对于持续室速、多源室性期前收缩或三度房室传导阻滞，用药物治疗，不必立即终止心内操作

141. 如曾有房颤史，局麻下突然意识不清约 2 分钟，右上肢短暂抽搐后无力，最可能的原因是

A. 脑血栓形成　B. 脑出血

C. 脑栓塞　D. 颅内小动脉瘤破裂

E. 低血压晕厥

（142～147 题共用题干）

患者，女，57 岁，尿毒症，左心衰。多次出现肺水肿，经急诊血透、强心等处理后好转。查体：血压 128/70mmHg，心率 102 次/分，EKG 示左室高电压，冠心病，血钾 5.9mmol/L，行肾移植术。

142. 在术前了解病情时，下列哪项对麻醉有帮助

A. 家族史　B. 最后一次血液透析时间

C. 心肺功能　D. 测血压

E. 以上均是

143. 最佳的麻醉方法是

A. 局麻加强化　B. 硬膜外麻醉

C. 气管内插管麻醉　D. 腰麻

E. 针麻

144. 因肿瘤压迫气管，气管变窄不应采用的措施是

A. 插管钳　B. 喉镜

C. 管芯　D. 高频通气机

E. 普通气管导管

145. 关于术前了解，下列哪项对麻醉的意义最小

A. 心功能　B. 肺功能

C. 肝功能　D. 脑功能

E. 维持血透后的“干体重”

146. 为增强心功能保持循环稳定，下列描述错误的是

A. 吸氧

B. 适当输血补液

C. 肾上腺素 0.5～1μg/(kg·min)

D. 静滴能量合剂

E. 多巴胺 2～3μg/(kg·min)

147. 实施麻醉时，下列哪个药物应慎用

A. 琥珀胆碱　B. 顺式阿曲库铵

C. 利多卡因　D. 芬太尼

E. 咪达唑仑

（148～151 题共用题干）

患者，男，45 岁，患有原发性肺动脉高压伴严重低氧血症及心衰的终末期支气管肺疾病，行心肺联合移植术。入手术室后心率 120 次/分，血压 110/70mmHg，$PaCO_2$ 55mmHg，PaO_2 75mmHg。

148. 下列哪项监测是错误的

A. 有创动脉压监测

B. 设置漂浮导管

C. 右颈内静脉置管测 CVP

D. ECG

E. SpO_2 及呼气末 CO_2 浓度

149. 诱导期出现低血压伴发绀加重，下列哪项处理方案不正确

A. 吸入 100% 氧　B. 静滴支气管解痉药

C. 应用正性变力药　D. 扩张肺血管药

E. α 肾上腺素能受体阻断剂

150. 移植肺恢复机械通气后出现支气管痉挛伴肺过度膨胀，应立刻采取的措施是

A. 应用激素　B. 提高氧浓度

C. 降低氧流量　D. 静注氨茶碱

E. 雾化吸入 β_2 肾上腺素能兴奋药

151. 停止体外转流，鱼精蛋白中和肝素后支气管内仍持续渗血，首先要做的是

A. 使用止血剂　B. 补充鱼精蛋白

C. 复查 ACT　D. 静注维生素 K

E. 反复行气管内吸引

（152～156 题共用题干）

患者，女，44 岁，既往有乙肝病史 20 年，肝硬化，高血压口服尼卡地平控制在 140/70mmHg。入室神志清，皮肤黄染，血压 156/78mmHg，心率 98 次/分。化验检

查：Hb 7.9g/L，RBC 5.2×10^{9}/L，AST 267IU/L，ALT 284IU/L，行肝移植术。

152. 宜选用下列哪种药物作为麻醉维持用药

A. 氟烷　B. 恩氟烷
C. 异氟烷　D. 氧化亚氮
E. 普鲁卡因

153. 关于无肝期的主要问题，不包括

A. 下腔静脉回心血量减少
B. 凝血功能障碍
C. 少尿
D. 低血糖
E. 大出血

154. 关于术后处理，错误的是

A. 呼吸机支持呼吸　B. 免疫抑制剂应用
C. 静脉 PCA　D. 硬膜外阻滞止痛
E. 输入新鲜血小板

155. 下列关于手术中阻断下腔静脉后血压急剧下降时的处理措施，错误的是

A. 使患者处于浅麻醉状态
B. 分两路紧急输血
C. 立即静注大量多巴胺
D. 50% 葡萄糖适量静脉注射
E. 心动过缓者则给予少量阿托品

156. 肝移植开放下腔静脉时可能出现的问题是

A. 代谢性酸中毒　B. 低血压
C. 高钾血症　D. 血容量不足
E. 以上都是

四、案例分析题

（1～4 题共用题干）

患儿，男，6 岁，因睡觉时发现腹部正中有跳动感来院就诊，无疼痛及其他不适症状。患者查体：HR 76 次/分，BP 175/90mmHg，腹部触及一个约 5cm × 7cm 大小的搏动性包块，与心搏一致，有轻压痛，可横向活动。

1. 根据上述症状、体征，该患者可能的诊断是

A. 胃肿瘤　B. 脾动脉瘤
C. 肾肿瘤　D. 肠套叠
E. 肠扭转　F. 腹主动脉瘤

2. ［提示：超声多普勒检查、磁共振（MRI）、CT 检查均提示腹主动脉瘤，患者同意施行腹主动脉人造血管旁路术。］该手术可以选择的麻醉方法有

A. 局麻加镇静
B. 局部浸润麻醉
C. 蛛网膜下腔阻滞麻醉
D. 区域阻滞麻醉
E. 全身麻醉复合硬膜外麻醉
F. 单纯氯胺酮麻醉
G. 静吸复合全身麻醉

3. ［提示：经过充分术前准备，该患者决定在全麻复合硬麻下行腹主动脉人造血管旁路术。］该患者全麻复合硬膜外麻醉操作管理的要点是

A. 硬膜外穿刺置管应在肝素化前 2 小时完成
B. 术中因主动脉两端钳闭，因此无需担心血栓脱落造成栓塞
C. 术中应注意脊髓保护
D. 术中主动脉阻断后，应当行控制性降压
E. 如在肾动脉以上阻断主动脉，宜在体外循环下手术，以保护肾功能
F. 术中适度扩容以防主动脉开放后血压骤降

4. ［提示：该患者血管旁路建立完毕，开放主动脉时血压骤降至 60/45mmHg。］预防和处理该反应的方法是

A. 缓慢松开主动脉阻断钳
B. 术中最好不做控制性降压，以免松钳时血压惯性下降
C. 主动脉开放前，掌握好时机预防性应用血管收缩药
D. 术前、术中合适的扩容
E. 麻醉过程中，尽量避免使用 β 受体阻断剂
F. 主动脉开放前，即可开始加速补液

（5～7 题共用题干）

患者，女，68 岁，反复腹胀 4 个月，消瘦，体重 43.5kg，服用泻药效果欠佳。1 个月前结肠镜检查未见明显异常。腹胀加重 1 周，伴有腹痛 10 小时，体温 39.2℃，腹部肠形明显。腹部摄片示横结肠扩展。收治入院行剖腹探查术。

5. 该患者的麻醉术前准备包括

A. 完善各项检查如心电图、动脉血气分析等
B. 纠正血容量不足
C. 进一步行结肠镜检查
D. 纠正电解质紊乱
E. 心脏彩超、心肌酶谱
F. 加强利尿
G. 心肌扩血管治疗

6. 关于全身麻醉诱导插管，正确的方法是

A. 琥珀胆碱快诱导气管插管
B. 气管环压迫
C. 清醒插管
D. 硬膜外麻醉才能防止误吸
E. 肌松剂可用维库溴铵
F. 丙泊酚用量需较正常大
G. 准备好负压吸引装置

7. 患者术后2小时，呼吸慢慢恢复，呼吸频率28次/分，潮气量130ml，意识没有恢复。呼吸及意识较难恢复的原因是

A. 镇静药、镇痛药残余
B. 肌松剂残余
C. 电解质紊乱，低钠血症
D. 代谢慢
E. 酸中毒
F. CO_2过高
G. 血浆蛋白偏高

（8～10题共用题干）

患者，男，38岁，因醉酒闹事被人砍伤多处，在午夜1点急症入院行清创缝合术，术前曾大量进食，患者大量出血，昏迷，生命垂危，需紧急在全麻下行清创和探查术。

8. 下列处理正确的是

A. 等待8小时，让患者空腹后再进行手术
B. 粗大胃管减压引流后立刻手术
C. 静脉使用抗酸药
D. 采用氯胺酮静脉麻醉，非气管插管保留患者自主呼吸
E. 快速输血、补液
F. 开放中心静脉通路和有创动脉压监测
G. 药物催吐后，患者空腹手术

9. 全麻诱导给氧去氮时，发现大量食物从口中涌出，患者SpO_2进行性下降。对此，应如何进行误吸预防

A. 术前服用降低胃液酸度和容量的药物
B. 由于琥珀胆碱作用快速而短暂，因此不增加胃内压
C. 采用快诱导气管插管技术，缩短气管插管时间
D. 麻醉诱导面罩吸氧时，尽可能采用深而快的辅助呼吸
E. 全麻诱导和气管插管时采用环状软骨按压技术（Sellick手法）
F. 如果患者清醒，可采用清醒插管
G. 采用高压低容气管导管

10. 当患者在麻醉诱导时出现呕吐和误吸，处理正确的是

A. 迅速吸引清理呼吸道
B. 由于喉罩插入快速和操作简便，因此喉罩的应用对误吸的预防优于气管插管
C. 尽快完成气管插管
D. 大剂量氢化可的松静脉注射对误吸有确定的疗效
E. 正压通气，确保氧合
F. 大剂量碳酸氢钠反复气管内冲洗，中和胃酸（气管插管后）
G. 虽然误吸物为普通食物，但长期大剂量抗生素的应用对预防感染有确定效果
H. 纤维支气管镜清除颗粒状误吸物

（11～13题共用题干）

患者，女，73岁，因右颞叶脑膜瘤拟在全身麻醉下行脑膜瘤切除术。既往有高血压病史22年，平素规律服降压药，血压维持在（140～160）/（90～100）mmHg；心房颤动病史9年。颅脑CT可见：肿瘤约8cm×10cm大小。ECG：心房颤动，HR 80～100次/分。

11. 该患者还应进行的术前检查包括

A. 心脏超声　　B. 血常规检查
C. 胸部X线片　　D. 下肢静脉超声
E. 血生化检查　　F. 凝血四项

12. ［提示：切皮后，患者的血压为190/110mmHg，HR 150次/分，P 70次/分。］拟采取的措施为

A. 过度通气　　B. 头低位
C. 应用降压药物　　D. 给予艾司洛尔
E. 给予胺碘酮　　F. 加深麻醉

13. 若术中患者出现颅内压增高，术者要求采取措施，则可以采取的方法包括

A. 控制性降压
B. 过度通气
C. 静脉输注甘露醇
D. 头高位
E. 单次少量静脉注射异丙酚
F. 静脉输注呋塞米
G. 单次少量静脉注射东莨菪碱

（14～17题共用题干）

患者，女，39岁，65kg。喷施农药3小时后，突发腹痛而入院，腹痛性质为脐周痛，压痛明显，反跳痛明显，在当地医院诊断为农药中毒，给予阿托品3mg静推后紧急转诊求治。入院后，测得血压100/55mmHg、心率120次/分，神志淡漠，肢端冷，请妇产科会诊，诊断为宫外孕，而行急诊探查手术。

14. 关于宫外孕手术的麻醉前准备，下列叙述正确的是

A. 先治疗失血性休克，再行手术治疗
B. 抗休克治疗以血管活性药为主
C. 一边抗休克，一边尽快手术治疗
D. 先手术治疗，再治疗失血性休克
E. 抗休克治疗以补充血液为主
F. 抗休克治疗应以补充晶体为主

15. 患者入室血压82/45mmHg，心率130次/分，常规监测血压、心率、脉氧，静脉给予氯胺酮50mg后，在局麻下立即开始手术。下列叙述错误的是

A. 宫外孕休克手术患者麻醉可以选择连续硬膜外麻醉
B. 宫外孕休克手术患者可选择全麻

C. 紧急情况下局麻也是本类手术的一种麻醉方法
D. 休克患者全麻时单纯应用氯胺酮已足够
E. 宫外孕休克患者术前禁用肌肉松弛药
F. 对于休克患者，氯胺酮可以提升血压，不会降低血压

16. 术中腹腔积血 2400ml，补液：平衡液 3000ml、红细胞悬液 5U、0.9%盐水 250ml。术中血压平稳，维持在 110/65mmHg、心率 115 次/分，SpO_2 维持在 99%，术中间断给予氯胺酮维持麻醉。术毕前给予咪达唑仑 2mg 静注，术毕送恢复室，20 分钟后患者清醒。下列对该患者情况的判断和处理，正确的是

A. 单纯氯胺酮配合局麻是宫外孕休克患者施行麻醉的最好方法
B. 术中给予面罩吸氧可以维持 SpO_2，使 SpO_2 维持在 99%表明微循环状态良好
C. 失血 2400ml 属中度失血性休克
D. 术中腹腔积血不能回收
E. 血压维持在正常水平说明抗休克成功
F. 术前大剂量阿托品的应用不会对患者产生影响

17. 患者清醒后烦躁不安，给予咪达唑仑 5mg 后，患者情绪安定。10 分钟后，患者又开始烦躁不安，给予咪达唑仑 5mg，无效，给予冬眠半量后患者入睡。5 小时后，清醒。7 天后痊愈出院。下列叙述正确的是

A. 输血反应是引起患者烦躁不安的主要原因
B. 术前过量的阿托品及术后疼痛是引起患者术后烦躁的主要原因
C. 低血容量是引起患者术后烦躁的原因
D. 有机磷中毒是患者术后烦躁的主要原因
E. 阿片类的药物有助于治疗术后烦躁
F. 咪达唑仑不是治疗术后烦躁的最好药物

答案和精选解析

一、单选题

1. A “三叉神经支配眼轮匝肌的运动”的说法是错误的。事实上，眼轮匝肌由展神经支配，而不是三叉神经。其他各项均正确。

2. B 眼内压的正常值波动范围为 10 ~ 21mmHg。

3. D 深吸气时眼内压并不会升高，相反眼内压可能会略微下降。这是因为在深吸气时，胸腔内的压力增加，导致静脉回流减少，眼内静脉回流受阻，从而减少了眼内压。

4. E 眼 - 心反射是指瞳孔缩小和心率加快的生理现象。导致眼 - 心反射发生率增高的因素通常包括缺氧、麻醉减浅、术前焦虑和低血压。然而，选项 E 中提到的眼肌张力降低并不是导致眼 - 心反射发生率增高的因素。眼肌张力降低更可能导致瞳孔扩大或无法正常收缩。

5. C 在眼科手术操作中，眼内压应该维持在正常范围内。正常眼内压通常介于 10 ~ 21mmHg 之间。保持眼内压在正常范围有助于维护眼球结构的稳定性和正常功能，并减少手术期间可能出现的并发症风险。

6. D 眼科手术的首选方法通常是局部麻醉（选项 D）。这是因为大多数眼科手术只需要麻醉眼部区域，而不需要整个身体麻醉。局部麻醉可以通过眼滴、注射或局部麻醉剂来实现，使患者保持清醒状态，同时减少全身麻醉带来的风险和不适感。其他选项如全身麻醉（选项 A）、硬膜外阻滞（选项 B）、蛛网膜下腔阻滞（选项 C）和静脉麻醉（选项 E）在眼科手术中可能用于特定情况，但并非正常成年人眼科手术的首选方法。

7. D 眼 - 心反射是指当眼球被刺激时，瞳孔会发生收缩的现象。实际上，老年人相对于儿童来说更少出现眼 - 心反射异常的情况。在老年人中，眼动过程可能出现一些变化，但这并不意味着老年人比儿童更容易出现眼 - 心反射异常。

8. C 氯胺酮是一种全身麻醉药物，它可以引起眼内压升高。这可能是由氯胺酮在眼部引起的交感神经兴奋导致。其他选项咪达唑仑、七氟烷、丙泊酚和硫喷妥钠没有明确的眼内压升高的作用。

9. B 七氟烷（选项 B）是一种常用的全身麻醉药物，其具有降低眼内压的效果。这种药物在手术中常被用于控制眼内压，特别适用于一些需要降低眼内压的眼科手术。其他选项中，瑞芬太尼（选项 A）是一种强力镇痛药物，氯胺酮（选项 C）是一种全身麻醉药物，它可以引起眼内压升高。琥珀胆碱（选项 E）是一种肾上腺素类似物，维库溴铵（选项 D）是一种抗胆碱药物，它们并没有直接影响眼内压的作用。

10. D 在麻醉过程中，可能导致的眼睛损伤包括急性青光眼、缺血性眼损伤、角膜磨损和患者意外活动造成的损伤。视神经损伤多由手术本身导致。

11. D 高龄患者一般采取局麻方式进行手术，不需要全麻。因此，除了高龄患者，婴幼儿、不能合作的小儿、智力障碍患者和不能耐受局麻的患者都可能需要于全身麻醉下行眼科手术。

12. C 眼科手术通常需要局部麻醉以及对患者保持意识状态的镇静。麻醉监控镇静（MAC）是一种能够同时提供疼痛缓解和镇静效果的方法。在 MAC 过程中，丙泊酚常用于产生快速起效的镇静效果，而瑞芬太尼则用于提供额外的镇痛作用。这种药物组合可以使患者在手术期间保持舒适和安静的状态，并且具有较高的安全性和可控性，因此被视为眼科手术中最适合的镇静药物配方。

13. C 在开放性眼外伤的麻醉中，肌松药物的选择

应根据具体情况进行。琥珀胆碱是一种起效迅速的非去极化型肌松药物，适用于需要快速肌松和短时间作用的情况。然而，在眼外伤手术中可能需要较长时间的手术操作，因此通常会选择作用持久的去极化型肌松药物（如维库溴铵）或部分去极化型肌松药物（如罗库溴铵），以确保肌肉松弛的持续时间足够。因此，选择起效迅速的琥珀胆碱并不是全麻处理开放性眼外伤时的最佳选择。

14. B　鼻窦内镜手术是一种常见的眼部手术，但与开角型青光眼无直接关联。因此，不属于鼻窦内镜手术眼部并发症的为开角型青光眼。

15. D　一些眼科手术可能需要全身麻醉，特别是对于复杂的手术或对患者而言较为困难或不适合接受局部麻醉的情况。因此，选项D的说法是错误的。

16. E　选项A，10%肾上腺素不会减少房水分泌，但可以提高房水引流，降低开角型青光眼眼内压。选项B，碘磷灵是一种催泪剂，主要用于检查和手术操作时扩大瞳孔，并不直接促进房水引流。选项C，阿托品是一种抗胆碱能药物，具有长效散瞳作用。选项D，碳酸酐酶抑制药乙酰醋胺并不会干扰房水生成，但可以降低眼内压力。

17. B　氯胺酮可以引起麻醉手术后的暂时性失明。这种副作用被称为氯胺酮相关视觉障碍（KVD）。虽然氯胺酮是一种有效的麻醉药物，但在一些情况下，它可能会导致短暂的视觉问题，包括模糊、颜色变化、光线敏感和暂时性失明等。丙泊酚是一种用于静脉麻醉的药物，阿托品是一种抗胆碱药物，芬太尼是一种强效的阿片类镇痛药物，琥珀胆碱是一种神经递质。在常规使用下，这些药物通常不会导致暂时性失明。

18. C　缺血性失明是一种由于视神经缺血引起的严重并发症。其常见原因包括长时间失血性低血压休克、脊柱手术和体位压迫等。使用氯胺酮并不是导致缺血性失明的原因。氯胺酮是一种用于麻醉和镇痛的药物，并没有被广泛报告与缺血性失明之间存在直接关联。

19. E　肾移植后可能发生眼部并发症的是开角型青光眼。开角型青光眼是一种由眼内压升高引起的眼病，可能会发生在接受肾移植手术的患者身上。这是因为长期使用免疫抑制剂预防器官排斥反应时可能导致眼压升高。纸样板损伤、内直肌损伤和鼻泪管损伤与肾移植手术一般不直接相关。视力丧失也不是常见的肾移植后的眼部并发症。

20. D　斜视手术的麻醉关键是防治眼－心反射。斜视手术通常涉及对眼外肌进行调整，以解决眼球不正常对准的问题。在手术期间，眼－心反射可能会被触发，导致眼球移动和调整受到干扰。因此，通过防治眼－心反射，可以确保手术过程中眼球保持稳定并准确调整。其他选项如镇静、镇痛、控制眼内压和肌松良好也是麻醉中需要考虑的因素，但在斜视手术中，防治眼－心反射更为重要。

21. D　外耳的神经支配主要来自三叉神经（第Ⅴ对脑神经）和面神经（第Ⅶ对脑神经）。枕神经（第Ⅺ对脑神经）主要负责颈部和肩部的肌肉运动，与外耳的神经支配无关。

22. B　在一些耳部手术中，特别是涉及面神经的手术，如面神经瘤切除手术，监测面神经功能非常重要。肌松剂的使用可以帮助麻醉医生更好地控制患者的肌肉松弛，使手术操作更容易进行。然而，在需要监测面神经功能的手术中，麻醉医生需要谨慎使用肌松剂，以避免影响到对面神经功能的观察和评估。因此，正确的做法是谨慎选择肌松剂的使用，并密切监测面神经功能。

23. B　中耳的鼓室通过咽鼓管与大气连通，鼻窦开口于鼻腔。当这些腔隙的开口阻塞时，其压力便不能与外界大气平衡。此时，如果吸入氧化亚氮，由于氧化亚氮的血/气分配系数是氮气的34倍，氧化亚氮便大量进入该腔隙，使腔隙内压急剧升高，甚至使鼓膜穿破。而当术毕停用氧化亚氮时，腔隙内的氧化亚氮又很快进入血液内，使中耳腔内压力下降。这种压力改变将影响中耳成形手术的效果，甚至使手术失败，因此禁用氧化亚氮。其他选项恩氟烷、琥珀胆碱、硫喷妥钠和芬太尼都不是全身麻醉药物，可以在中耳手术中使用。

24. C　小儿外耳短小手术通常是一种较小的手术，需要提供局部麻醉或轻度的全身麻醉。在小儿患者中，不插管静脉全麻是一种常用的麻醉方法，不需要插管，减少了插管相关的并发症风险；通过静脉途径给予麻醉药物，可以更好地控制麻醉深度和药物的使用；麻醉药物的代谢和清除较快，可以更快地恢复意识和活动能力。选项A，局部麻醉是一种常用的麻醉方法，但对于小儿外耳短小手术来说，可能无法提供足够的麻醉效果。选项B，气管内插管全麻是一种全身麻醉方法，但对于小儿外耳短小手术来说，可能过于复杂和不必要。选项D，不插管吸入全麻是一种全身麻醉方法，但对于小儿外耳短小手术来说，可能过于复杂和不必要。选项E，不需麻醉并不适用于需要麻醉的手术。

25. E　内镜下行鼻咽血管瘤切除术是一种较为复杂和刺激性较高的手术，需要保证患者的舒适度和安全性。全身麻醉可以提供充分的无痛和无意识状态，使患者处于深度麻醉状态，以确保手术的顺利进行，并减少患者的疼痛和不适感。此外，通过全身麻醉可以实施控制性降压，即通过药物调节患者的血压，降低术中出血的风险，有利于手术操作。局部麻醉可能无法提供足够的麻醉深度和舒适度，而静脉复合麻醉和静吸复合麻醉的方法在这种手术中并不常用，因为全身麻醉更适合保证手术的安全性和顺利进行。

26. C 麻黄碱是一种具有收缩血管作用的药物，常用于鼻腔滴入以收缩鼻黏膜血管。在经鼻气管插管过程中，鼻腔内的黏膜血管可能会扩张，导致出血或困难。通过滴入麻黄碱，可以收缩鼻黏膜血管，减少出血的风险，并使插管过程更加顺利。虽然在插管过程中需要使用润滑剂，但麻黄碱并不是用来润滑鼻腔的。麻黄碱的主要作用是收缩血管，而不是预防低血压，而且麻黄碱并不具有局部麻醉作用和预防感染作用。

27. C 表面麻醉剂是一种用于局部麻醉的药物，常用于鼻腔内手术以减轻患者的疼痛和不适感。1%丁卡因是一种局部麻醉药物，常用于鼻腔内手术的表面麻醉。它可以通过鼻腔滴入或喷雾的方式应用于鼻腔黏膜，产生局部麻醉效果。利多卡因是一种局部麻醉药物，但在鼻腔内手术中并不常用作表面麻醉剂。达克罗宁是一种抗组胺药物，常用于缓解过敏症状，不常用作鼻腔内手术的表面麻醉剂。普鲁卡因是一种局部麻醉药物，但在鼻腔内手术中并不常用作表面麻醉剂。可卡因是一种局部麻醉药物，但在鼻腔内手术中并不常用作表面麻醉剂。

28. B 如果明视鼻插管，看见套囊进入声门可确定，如果盲探鼻插管，一般比估测的口插管深度多2～3cm。

29. D 呼吸道的解剖特点包括喉腔狭窄处、气管分叉部位、气管隆嵴等。备选答案中，选项D错误，正确说法应该是右支气管与气管所成的夹角小。在正常情况下，右支气管与气管所成的夹角较小，大约为20°。

30. B 气道激光手术最大的危险是气道烧伤。激光手术最重要的问题在于做好激光的防护，其中麻醉医生应高度警惕激光引发的气道烧伤，并做好应对突发事件的准备。

31. D 扁桃体术后出血再次手术者暂不给术前药，送至手术室后视病情给药，并需评估出血量及有无凝血功能障碍等，根据上呼吸道梗阻情况决定是否清醒诱导插管，应按饱胃患者处理，导管妥善固定。当需要手术止血时，通常会选择全身麻醉，因此清醒诱导并不适用。

32. E 选项A，全麻下进行手术时，使用气管内插管可以确保患者的气道通畅，并提供充足的通气和辅助呼吸。选项B，在扁桃体摘除手术中，套囊充气是一种常用的技术，通过给气管内插管套上气囊并充气，可以有效防止术中出血进入气管内，从而避免术后并发症的发生。选项C，操作开口器时需注意其对气管导管的压迫，以避免气管导管被压迫导致呼吸受限或损伤。选项D，在全麻下行扁桃体摘除术，由于视野受限，出血量的准确估计可能较为困难。选项E，全麻并不影响手术出血。

33. C 选项A，小儿在探索环境时，常常将异物放入口中，导致气道异物的发生率较高。选项B，由于右主支气管比左主支气管更为直立、短和宽大，异物更容易进入右侧支气管。选项C，气道异物取出术的麻醉诱导前应充分吸氧，完善表面麻醉，适当镇静，避免抑制呼吸，尽可能保留自主呼吸，以防面罩加压通气改变异物位置及气管镜放入困难带来的通气障碍。选项D，在气管异物取出术期间，手术操作可能会阻塞呼吸道，因此需要进行有效的麻醉管理。选项E，在气管异物取出术期间，刺激喉部可能引起喉痉挛，导致呼吸困难。

34. D 选项A，喉痉挛是一种喉部肌肉痉挛，不是喉返神经受刺激引起的保护性反射。选项B，喉返神经的感觉支分布于喉咽部和喉部黏膜，而不仅限于会厌到声带的黏膜。选项C，可卡因局部应用可能引起心律失常，特别是在高剂量或者静脉注射时。选项D，喉上神经是喉部的主要运动神经，负责喉部肌肉的运动。当喉上神经受到损伤时，可能导致喉部肌肉功能减退或丧失，而这可能增加误吸（吸入食物或液体进入呼吸道）的风险。选项E，全麻药物对中耳内压力有影响，可以导致中耳内压力升高。

35. C 环状软骨为喉软骨中唯一呈环形的软骨，对于保持呼吸道畅通有极为重要的作用。

36. C 小儿喉水肿一般在术后24～28小时内发生。

37. C 直接喉镜观察喉部结构可分为四级，Ⅲ级和Ⅳ级都有插管困难，误入食管的危险性约为50%。

38. A 在咽喉部手术中，麻醉的关键是确保气道通畅和充分的通气。这是因为咽喉部手术可能会引起气道堵塞或限制通气，导致缺氧和呼吸困难。通过维持气道通畅并提供充分的通气，可以确保患者在手术期间得到足够的氧气，减少并发症的风险，并确保手术的顺利进行。其他选项与麻醉过程中咽喉部手术的关键目标没有直接关联。

39. C 在全喉切除术中，突然出现的心动过缓和血压下降可能是由颈动脉窦反射引起的。颈动脉窦是位于颈动脉旁边的一个感受器，它对血压的调节有重要作用。当颈动脉窦受到刺激时，会触发一系列反应，包括心动过缓和血压下降。在全喉切除术中，可能会误碰到或刺激颈动脉窦，导致颈动脉窦反射被触发，进而引起心动过缓和血压下降的症状。选项A，眼－心反射是指通过刺激眼球造成的心率改变，与心动过缓和血压下降的症状不相关。选项B，如果出血过多导致失血性休克，则会出现心动过速和血压下降，而不是心动过缓。选项D，麻醉过深可能导致呼吸抑制和低血压，但通常不会引起突然的心动过缓。选项E，麻醉过浅通常不会导致心动过缓和血压下降，而是可能引起患者的意识和反应性增强。

40. A 在耳鼻喉科手术中，由于手术部位的特殊性，可能会对气道造成一定的阻塞或限制。因此，需要麻醉医师与耳鼻喉科医师密切合作，不仅要做好充分的术前准备，关键是要加强气道管理，使患者麻醉平稳和安全苏醒，确保手术顺利完成。维持循环稳定也是麻醉处理的重要方面，但在共用同一气道的情况下，保持气道通畅和气体交换量更为关键。尽量保留患者的自主呼吸是一个可选的麻醉处理策略，但在某些情况下可能需要进行人工通气。减少麻醉药用量和确保麻醉足够深也是麻醉处理的考虑因素，但并不是共用同一气道时的关键问题。

41. C　气管异物是指误吸入气管的异物，如果异物紧贴声门，会导致气道完全阻塞，患者无法呼吸。在这种情况下，需要紧急开放气道以确保患者的呼吸通畅。气管切开是一种紧急处理措施，通过在颈部进行手术，在气管上开一个小孔，直接通向气道，以绕过声门下的异物，确保气道通畅。这样可以保证患者的呼吸，避免窒息。其他选项的处理措施可能无法解决紧贴声门下的气管异物导致的气道阻塞问题。例如，面罩加压氧供可能无法通过气道提供足够的氧气；全麻气管插管、喉罩置入和纤支镜引导插管需要通过声门，无法绕过紧贴声门下的异物。因此，对紧贴声门下的“气管异物”患者而言，紧急开放气道的处理措施是气管切开。

42. E　清醒气管插管的关键是完善的表面麻醉，可以用1%丁卡因1.5～2ml或2%利多卡因2ml行环甲韧带穿刺进行充分的气管上端及声门会厌的表面麻醉。以0.5%～1%的丁卡因喷射舌根、硬腭及咽部，每1～2分钟一次，共2～3次，并且在会厌背面、腹面及声门上方各喷射2～3次。

43. E　发生喉痉挛时首选面罩加压纯氧吸入，缓解缺氧症状。重度喉痉挛可选用琥珀胆碱静注、环甲膜穿刺给氧或气管插管、气管切开等操作以保证氧供。

44. E　甲状腺功能亢进症患者术后最严重的危及生命的并发症是甲状腺危象，特别是甲状腺功能亢进症患者术前准备不充分时，手术中的发生几率大大增加。

45. D　在甲状腺手术中，患者突然出现血压下降、心率减慢，最可能是由于刺激了颈动脉窦神经反射。颈动脉窦是位于颈动脉近端的一处特殊感受器，可以感知到血压的变化。当颈动脉窦受到刺激时，会引发颈动脉窦神经反射，导致血压下降和心率减慢。在甲状腺手术中，由于手术操作的位置和解剖关系，可能会刺激到颈动脉窦，引发颈动脉窦神经反射。这种反射作用会导致血压下降和心率减慢。选项A，喉返神经是喉部的运动神经，与血压和心率无直接关系。选项B，喉上神经是喉部的感觉神经，与血压和心率无直接关系。选项C，星状神经是位于颈部的交感神经，与血压和心率的调节有关，但在甲状腺手术中刺激星状神经不太可能导致血压下降和心率减慢。选项E，窒息是指呼吸受阻或停止，与血压和心率的变化有关，但在甲状腺手术中窒息不太可能是导致血压下降和心率减慢的原因。

46. C　甲亢患者的术前准备要求基础代谢率下降，并稳定在±20%以内。

47. B　选项A，了解甲状腺肿大对气道的压迫程度和部位，以便选择合适的麻醉方法和气道管理策略。选项B，在甲状腺肿大压迫气管造成气道梗阻的情况下，药物剂量的选择应根据患者的具体情况和需要进行个体化调整，而不是一概而论地认为剂量要比正常人大。选项C，东莨菪碱是一种抗胆碱药物，可以减少分泌物和黏膜水肿，有助于改善气道通畅。在甲状腺肿大的情况下，可以考虑使用东莨菪碱替代阿托品。选项D，甲状腺肿大可能会对心脏功能产生影响，了解患者的心脏受累情况，以便在麻醉中提供适当的心脏监测和支持。选项E，由于气道受压，气管导管的选择可能需要考虑使用较小号的导管，以确保气道通畅。

48. A　在甲亢患者麻醉中，局麻药添加肾上腺素可能会增加心率和血压，进一步加重甲亢患者的代谢状态，不推荐使用。右美托咪定是一种α_2肾上腺素能受体激动剂，可以减少交感神经活性，降低血压和心率，适用于甲亢患者的麻醉诱导。丙泊酚是一种静脉麻醉药物，可以用于甲亢患者的麻醉诱导，具有快速起效和短效的特点。舒芬太尼是一种强效的阿片类镇痛药物，可以用于甲亢患者的麻醉维持，提供镇痛和稳定的麻醉状态。氟哌利多是一种多巴胺受体阻断剂，可以用于甲亢患者的麻醉维持，减少交感神经活性，稳定心率和血压。

49. B　选项A，重症肌无力是一种自身免疫性疾病，主要表现为肌肉无力和疲劳。虽然甲亢患者可能出现肌无力的症状，但突然出现下肢不能动不是重症肌无力的典型表现。选项B，周期性瘫痪是一种遗传性疾病，主要表现为间歇性的肌肉瘫痪，通常发生在运动或休息后。甲亢患者可能出现周期性瘫痪，特别是在甲亢发作期间。选项C，周围神经炎是一种神经系统疾病，主要表现为神经炎症状，如感觉异常、肌力减退等。虽然甲亢患者可能出现神经炎的症状，但突然出现下肢不能动不是典型的周围神经炎表现。选项D，甲亢性肌病是甲亢患者罕见的并发症，主要表现为肌肉病变和肌无力。虽然甲亢患者可能出现肌病的症状，但突然出现下肢不能动不是典型的甲亢性肌病的表现。选项E，肌营养不良是一种遗传性疾病，主要表现为肌肉无力和萎缩。虽然甲亢患者可能出现肌无力的症状，但突然出现下肢不能动不是典型的肌营养不良的表现。因此，选项B周期性瘫痪是最可能导致甲亢患者突然出现下肢不能动的原因。

50. C　甲状腺危象是甲状腺功能亢进症的一种严重并发症，表现为高热、心动过速、高血压、意识障碍等症状。丙硫氧嘧啶是一种抗甲状腺药物，可以抑制甲状腺激素的合成和释放，减轻甲状腺危象的症状。甲硫氧嘧啶也是一种抗甲状腺药物，但在甲状腺危象的急救处理中，丙硫氧嘧啶更常用。普萘洛尔是一种β受体阻断剂，可以减慢心率和降低血压，但在甲状腺危象的急救处理中，丙硫氧嘧啶更为首选。碘化钠可以抑制甲状腺激素的合成和释放，但在甲状腺危象的急救处理中，丙硫氧嘧啶更常用。氢化可的松是一种糖皮质激素，具有抗炎和免疫抑制作用，但在甲状腺危象的急救处理中，丙硫氧嘧啶更为首选。

51. E 普萘洛尔是一种β受体阻断剂，可以引起支气管痉挛，加重哮喘症状，因此在哮喘患者中应慎用或不用普萘洛尔。普萘洛尔是一种负性肌力药物，可以减慢心率和降低心肌收缩力，对心功能已经严重受损的Ⅳ级患者可能会产生不良影响，因此在心功能Ⅳ级的患者中应慎用或不用普萘洛尔。普萘洛尔可以降低血压，如果患者已经存在低血压的情况，使用普萘洛尔可能会进一步降低血压，导致血流灌注不足，因此在低血压的患者中应慎用或不用普萘洛尔。普萘洛尔是一种β受体阻断剂，可以抑制心脏传导系统，对于已经存在重度房室传导阻滞的患者，使用普萘洛尔可能会加重传导阻滞，导致心脏传导异常，因此在重度房室传导阻滞的患者中应慎用或不用普萘洛尔。

52. B 口腔颌面外科麻醉特点：①患者年龄跨度大；②手术区域邻近或覆盖气道，气道管理困难；③手术时间长，创面大；④口腔颌面止血困难，出血量大；⑤涉及颅内操作；⑥组织缺损修复时需要显微外科技术。

53. D 应用光导纤维内镜插管时，常需使用方向控制器调节镜杆前端的角度以寻找会厌和声门，但其最大角度不能超过90°，否则将损坏光导纤维和方向控制器。

54. E 应用光导纤维内镜经口插管时，常需使用9号和10号插管专用口咽通气道，9号通气道适用于内径（ID）为<8.0mm的导管。

55. E 选项A，选择合适的麻醉药物和麻醉技术，确保手术过程中患者的舒适和安全。选项B，通过结扎颈外动脉或暂时阻断颈外动脉的血流，减少手术区域的血液供应，降低出血的风险。选项C，控制通气量和气道压力，避免头颈部静脉回流受阻，减少术中出血的可能性。选项D，通过抬高手术部位和控制性降压，减少手术区域的血流量，降低出血的风险。低温并不是减少口腔颌面手术中出血的常用措施。低温可能会引起血管收缩，导致术中出血的增加，因此不适合作为减少口腔颌面手术中出血的措施。

56. C 对于颈丛神经阻滞后声音嘶哑和失声的原因，最可能的是迷走神经被阻滞。颈丛神经阻滞可能会导致迷走神经的阻滞，进而影响喉返神经的功能，导致声音嘶哑和失声的症状。

57. D 小颌畸形综合征是指以新生儿、婴儿时期的先天性小颌畸形、舌下垂、腭裂及吸气性呼吸道阻塞为特征的疾病，又称腭裂 - 小颌畸形 - 舌下垂综合征、小下颌 - 舌下垂综合征、小颌大舌畸形综合征、吸气性气道阻塞综合征、Robin综合征、Pierre - Robin综合征等。主要特征是下颌发育不全、大舌、腭裂和呼吸困难。

58. D ASA有关气管插管困难的定义为常规喉镜试插3次以上才获成功且插管时间超过10分钟。

59. B 因Ⅲ级或Ⅳ级喉部显露所致的插管失败的发生率为0.05%～0.35%。因Ⅲ级或Ⅳ级喉部显露是指在插管过程中，喉部的视野较差或无法清晰显示，导致插管失败的情况。这可能是由喉部解剖结构异常、肿瘤、炎症等引起的。

60. B 正常成人最大张口时上下门齿间距离为3.5～5.6cm。

61. A Klippel - Feil综合征为两个或两个以上颈椎融合性畸形，表现为颈椎数目减少，颈项缩短，头颈部运动受限，并常伴有其他部位的畸形，少数患者可伴有神经系统障碍。患者颈部较正常人短、枕部发际降低和头部运动受限。因此，选项A（先天性颈椎多关节融合、颈部活动受限）是Klippel - Feil综合征的主要临床表现。巨舌（选项B）和张口困难（选项C）不是Klippel - Feil综合征的主要临床表现。巨舌可能是其他疾病或综合征的表现，而张口困难可能与颞下颌关节疾病或其他颅颌面部疾病有关。呼吸道狭窄（选项D）可能是Klippel - Feil综合征的并发症之一，但不是其主要临床表现。小颌（选项E）也不是Klippel - Feil综合征的主要临床表现。

62. B 眶下神经为上颌神经本干的延续，眶下裂入眶，行经眶下沟、眶下管，再经眶下孔出眶，分布于眼睑、鼻外侧部、鼻内侧部、上唇和颊部皮肤，在沿途发出上牙槽中支和前支。

63. A 麻药注入眶下管内的麻醉效果较眶下孔注射为好，麻醉区域亦较广泛。可以麻醉同侧下眼睑、鼻眶下区、上唇、上颌前牙、前磨牙，以及这些牙的唇颊侧牙槽突、骨膜、牙龈和黏膜等组织。

64. C 正常人仰卧位做最大限度仰颈，上门齿前端至枕骨粗隆的连线与身体纵轴相交的角度应大于90°。

65. C 寰枕关节是颈椎的第一和第二椎骨之间的关节，它允许头部的前倾和后仰运动。正常的寰枕关节的伸展运动范围约为35°。这意味着头部可以向后仰35°，使得头部与颈椎形成一个相对较大的角度。

66. B 三叉神经阻滞通常分为末梢支阻滞及半月状神经节阻滞。前者又可以分为第一支阻滞包括眶上神经和滑车上神经阻滞，第二支阻滞包括眶下神经和上颌神经阻滞，第三支阻滞包括颏神经和下颌神经阻滞。并发症主要包括：出血、血肿；视力障碍；复视；面神经麻痹等，但不会导致一过性耳聋。

67. D 三叉神经是头部的主要感觉神经，分为眼支、上颌支和下颌支。阻滞三叉神经第二支时，需要在口外进针，找到合适的进针点。进针点位于颧弓和下颌升支乙状切迹之间的中点。这个点位于下颌角的前上方，大约在耳垂前方1.5cm处。

68. E　眶上神经是面神经的一个分支，负责眼睑上提肌的运动。在进行眶上神经阻滞时，需要找到合适的进针点。进针点位于额骨眶上嵴切迹上。额骨眶上嵴切迹是额骨上方的一个凹陷，位于眶上缘的中央位置。

69. B　在行眶下神经阻滞时，进针方向应该是向外、下、前方进针，而不是向内、上、后方进针。眶下神经位于眶下孔的外侧，进针方向应该与神经走行方向相反。眶下神经阻滞时，如果刺中了眶下神经，患者可能会产生由鼻翼向上唇的放散痛。眶下神经阻滞的适应证：三叉神经第二支疼痛和其他情况引起的下眼睑、鼻旁、上唇、上颌中切牙和尖牙等部位的疼痛。10%酚甘油或无水酒精可以用于眶下神经阻滞的注射。在眶下神经阻滞时，确认穿刺针尖进入眶下孔后，可以注药，不需要进针过深。

70. B　腭前神经是面神经的一个分支，负责上唇和鼻翼的感觉传导。腭前神经阻滞麻醉是一种通过注射麻醉药物来阻断腭前神经的方法。腭前神经阻滞麻醉又被称为腭大孔注射法，因为在该方法中，麻醉药物被注射到腭大孔附近，以达到阻断腭前神经的目的。

71. A　面颊部分缺损患者行手术麻醉时通常采用经鼻腔清醒盲探插管。

72. B　面颊部分缺损患者行手术麻醉时，由于面部缺损的特殊性，需要选择适合的麻醉方法。经鼻腔清醒盲探插管是一种在麻醉状态下，通过鼻腔插入气管导管的方法。对于面颊部分缺损患者，经鼻腔清醒盲探插管可以更好地保护患者的面部缺损区域，减少手术干扰，并且保持患者的呼吸道通畅。

73. C　小颌畸形是指下颌骨发育不良或畸形，导致上下颌之间的咬合不正常。在采用快速诱导插管时，最常见的插管困难原因是咽腔部缩小，声门位置高（选项C）。由于小颌畸形，患者的咽腔部缩小，声门位置较高，使得插管时的视野受限，插管困难。其他选项中，声门狭窄（选项A）、气管偏移中线（选项B）、上呼吸道狭窄并移位（选项D）、舌体肥大视野不清（选项E）也可能导致插管困难，但在小颌畸形患者中，咽腔部缩小，声门位置高是最常见的原因。

74. E　选项A，在严重颏胸瘢痕粘连患者中，由于颏部和胸部的瘢痕粘连，导致三条轴线（口腔轴线、喉部轴线和气管轴线）无法重叠，从而使插管困难。选项B，由于插管困难和可能的气道梗阻风险，对于严重颏胸瘢痕粘连患者，宜采用清醒插管，以确保患者的气道通畅。选项C，纤维光导喉镜是一种用于观察和引导插管的工具，对于严重颏胸瘢痕粘连患者，使用纤维光导喉镜可以提供较好的视野，帮助插管。选项D，由于颏部和胸部的瘢痕粘连，面罩通气可能会受到限制，导致通气困难。选项E（表面麻醉常能取得满意效果）是错误的。在严重颏胸瘢痕粘连患者中，由于瘢痕粘连的存在，表面麻醉可能无法达到满意的效果，需要采用其他麻醉方法来确保患者的安全和舒适。

75. D　选项A，连续硬膜外麻醉可以通过血管扩张作用，减少或预防血管痉挛的发生，有利于血液循环和组织灌注。选项B，连续硬膜外麻醉可以通过留置硬膜外导管并定期给予局麻药物，减少术后疼痛和预防血管痉挛的发生。选项C，连续硬膜外麻醉可以避免全麻后苏醒期的不自主活动，使患者在麻醉过程中保持清醒。选项D，连续硬膜外麻醉一般不使用血管收缩药物，因为血管收缩药物可能会导致血管痉挛，影响血液循环和组织灌注。选项E，连续硬膜外麻醉的麻醉范围较局限，对患者的生理干扰较少。

76. C　正常成人颈部完全伸展时，甲颏间距应大于6.5cm。

77. D　对于放置鼻胃管的患者，通过吸引减压可以减少胃内容物的积聚，降低反流和误吸的风险。对于饱胃的患者，应施行清醒插管，以避免全麻诱导期间的胃内容物反流和误吸。对于择期手术的成人患者，应禁止进食和饮水6~8小时，以减少胃内容物的积聚，降低反流和误吸的风险。术前给予H_2受体阻断剂可以减少胃酸分泌，降低胃内容物的酸度，从而减少反流和误吸的风险。抗胆碱药物会抑制胃肠道的蠕动和分泌，但并不能有效防治围术期的反流与误吸。因为在围术期使用抗胆碱药物可能会导致胃排空延迟，增加胃内容物的积聚，增加反流和误吸的风险。

78. C　腹部连续硬膜外阻滞会引起内脏牵拉反应，包括肠管收缩和手术野显露较好。

79. B　胆绞痛是由胆囊或胆道的梗阻引起的疼痛，吗啡是一种镇痛药物，可以通过抑制疼痛传导来缓解疼痛。然而，吗啡也可以引起胆道括约肌收缩，可能加重或诱发胆绞痛。因此，在有胆绞痛的患者中，术前禁用吗啡。其他选项地西泮、哌替啶、苯巴比妥和阿芬太尼在胆绞痛患者中可以使用。

80. D　硬膜外阻滞是一种用于镇痛和麻醉的技术，适用于多种急腹症患者。但是腹主动脉瘤破裂是一种严重的情况，需要紧急手术治疗，硬膜外阻滞可能会延误手术的进行，因此在这种情况下不适合进行硬膜外阻滞。其他选项胃十二指肠穿孔、上消化道大出血但无休克、急性坏死性胰腺炎和急性阑尾炎都可以考虑进行硬膜外阻滞。

81. C　肝叶切除术后，患者需要密切监测呼吸循环和肝功能等指标，确保患者的稳定。在麻醉术后，即使呼吸循环尚未稳定，也不应过早进行气管拔管，应根据患者的具体情况和指标来决定是否拔管。其他选项 A、B、D 和 E 都是关于肝叶切除术管理的正确注意事项。

82. B 在肝硬化门脉高压症患者的麻醉管理中，关键是避免肝缺氧和缺血。由于门脉高压导致肝脏血流减少，容易引起肝缺血和缺氧，因此在麻醉管理中需要采取措施保证足够的肝脏血流和氧供，如维持稳定的血压、避免过度输血、使用正性肌力药物等。其他选项 A、C、D 和 E 也是肝硬化门脉高压症患者麻醉管理中需要注意的方面，但避免肝缺氧和缺血是最关键的。

83. E 肾和肾上腺手术的穿刺点为 $T_{10\sim11}$ 间隙，向上置管，麻醉范围为 $T_6\sim L_1$。

84. C 恩氟烷是一种全身麻醉药物，长时间或高浓度的使用可能对肾功能产生有害影响，包括肾小管损伤和肾血流减少。阿曲库铵是一种非去极化肌松药，异氟烷是一种全身麻醉药物，多巴胺是一种多功能药物，阿芬太尼是一种强效镇痛药物。虽然这些药物在一些情况下可能对肾功能产生一定影响，但相对来说对肾功能的损害较小。

85. C 在麻醉下进行人工气腹时，通气功能最主要的影响是潮气量减少。人工气腹是通过向腹腔内注入气体来创造一定的工作空间，以便进行腹腔镜手术。这会导致腹腔内压力增加，使得肺部受压，减少了潮气量的容积。其他选项 A、B、D 和 E 也可能在人工气腹时发生，但潮气量减少是最主要的影响。肺顺应性减少可能导致肺泡膨胀困难，腹式呼吸消失可能是由于腹腔内压力增加而受限，功能残气量减少可能是由于肺泡萎陷而减少，呼气阻力增加可能是由于气体在腹腔内的阻力增加而导致。

86. A 气腹压力超过 10mmHg 者，可影响循环功能，主要表现为心排血量下降、高血压、体循环和肺循环血管张力升高，以及迷走神经张力增高和心律失常，其影响程度与气腹压力高低有关。

87. C 在腹腔镜手术中，术中基本监测应包括血压、心率、心电图、氧饱和度和 $P_{ET}CO_2$。血压和心率是监测患者循环状态的重要指标，心电图可以监测心脏的电活动情况，氧饱和度可以反映患者的氧合情况，而 $P_{ET}CO_2$ 则可以监测患者的呼吸情况和二氧化碳排出。CVP 和血气分析在一些情况下可能需要进行监测，但不是腹腔镜手术中的基本监测指标。

88. A 目前腹腔镜气腹最常用的气体技术是二氧化碳。二氧化碳被广泛应用于腹腔镜手术中的气腹，主要是因为它具有以下优点：①可吸收性：二氧化碳可以被人体吸收，减少了术后气体残留的风险；②非易燃性：二氧化碳是非易燃气体，使用安全；③低毒性：二氧化碳在适当浓度下对人体无明显毒性。选项 B、C、D、E 中的氮气、空气、惰性气体和氧气在腹腔镜气腹中使用较少。

89. A 对于一般患者来说，在 CO_2 气腹中造成 $PaCO_2$ 升高的最主要因素是 CO_2 经腹膜吸收。在腹腔镜手术中，将二氧化碳注入腹腔，以创造工作空间。部分注入的二氧化碳会被吸收到血液中，进入循环系统，导致 $PaCO_2$ 升高。其他选项 B、C、D 和 E 也可能对 $PaCO_2$ 产生一定影响，但 CO_2 经腹膜吸收是最主要的因素。代谢增加可能导致二氧化碳产生增加，术前用药和麻醉药物可能影响自主呼吸，腹压增高可能导致通气血流失调，CO_2 的排除减少可能导致二氧化碳潴留，但它们相对于 CO_2 经腹膜吸收的影响较小。

90. A 在一般患者行腹腔镜胆囊切除时，常规的气腹压力为 12～14mmHg。这个压力可以提供足够的工作空间，同时减少腹腔内器官的移动。患者取头高左倾的姿势可以使肝脏下移，胆囊暴露更好，有利于手术操作。选项 B、C、D 中的气腹压力过低或姿势不合适，可能会影响手术操作的可行性和安全性。

91. C 在人工气腹时，如果保持气腹前的通气状态，则患者容易发生 $PaCO_2$ 升高。人工气腹会增加腹腔内的压力，导致肺部受压，减少了潮气量的容积。这会导致二氧化碳在肺泡中的排出减少，从而导致 $PaCO_2$ 升高。选项 A、B、D 和 E 中的 $PaCO_2$ 降低、PaO_2 降低和 PaO_2 升高都不符合人工气腹时的情况。

92. B 二氧化碳气腹后，虽然 $P_{ET}CO_2$ 和 $PaCO_2$ 之间的平均差值无显著变化，但不同患者个体差异很大，危重患者尤其是术前呼吸功能不全的患者，两者差值增大，故用 $P_{ET}CO_2$ 取代 $PaCO_2$ 时应谨慎，必要时行动脉血气测定。

93. C 人工气腹时发生 CO_2 皮下气肿是最常见的并发症。

94. D 对于腹腔镜手术，术后恶心、呕吐的发生率较高，达 40%～70%。

95. A 在腹腔镜手术中出现气胸并发症时，首选措施是立即行胸腔穿刺和胸腔闭式引流术，并通过腹腔镜迅速查看膈肌是否有缺损。气胸是指气体进入胸腔，导致胸腔内压力增加，影响肺的膨胀和通气。如果出现气胸，应立即进行胸腔穿刺和胸腔闭式引流术，以减轻胸腔内的气体压力，并通过腹腔镜检查膈肌是否有缺损。选项 B、C、D 和 E 都不是首选措施。不处理气胸并继续手术可能会加重气胸的症状和影响肺的通气功能。降低腹腔压力和增加潮气量也不能解决气胸的问题。换双腔支气管插管，行非气胸侧通气也不能解决气胸的根本问题。

96. D 与传统开腹手术相比，腹腔镜阑尾切除手术可以提供更清晰的病灶局部视野。腹腔镜手术使用腹腔镜器械和摄像系统，可以通过小切口或腹腔镜插入口进入腹腔，从而提供更清晰的视野，使医生能够更准确地定位和切除阑尾。腹腔镜手术费用可能较高，麻醉手术时间可能较长，住院时间可能较短，而术后并发症的发生率与手术技术和患者的具体情况有关，不能一概而论。

97. A　在颅内压增高的情况下，吸入麻醉可以通过降低呼吸中枢的敏感性和减少二氧化碳的产生，从而减少脑血管扩张和颅内压力的增加。因此，在一些情况下，吸入麻醉可以是颅内压增高患者的选择。糖尿病患者可以选择静脉麻醉，这是一种常用的麻醉方法，可以有效控制糖尿病患者的血糖水平。体表手术通常需要较好的镇痛效果，因此宜选择镇痛完善的麻醉方法，以确保患者的手术舒适度。小儿由于年龄和认知能力的限制，不易合作，因此在小儿手术中常常选择全身麻醉，以确保手术的顺利进行。头颈部手术通常需要较好的气道管理和通气支持，因此通常以气管内插管麻醉为首选。

98. B　脑血流量是指通过脑血管的血液量，通常以每分钟通过脑血管的血液量来表示。脑血流量的正常范围是占心输出量的12%～15%，相当于每100g脑组织50～70ml/min。

99. D　脑疝是指颅内压力增高导致脑组织向低压区移位，出现脑组织压迫和功能障碍的情况。虽然脑疝可能导致血压下降和心率变化，但在麻醉中首先考虑的是血容量不足。颅内压增高可能导致脑血流减少，从而导致血容量不足。血容量不足会导致血压下降和心率增快。严重缺氧可能导致心率增快，但在颅内压增高的情况下，血压下降和心率增快更可能是由血容量不足引起的。麻醉过浅和二氧化碳蓄积可能导致血压下降和心率增快，但在颅内压增高的情况下，血容量不足更可能是主要原因。

100. C　颅内压增高常常由于颅内占位性疾病或其他原因引起。当颅内压力过高时，会影响到脑神经的正常功能，从而导致一系列的神经系统症状和体征。展神经是最容易受到颅内压增高影响的脑神经之一。展神经主要负责舌头的运动、感觉和咽喉肌肉的控制，同时还参与到呼吸和消化等生命活动中。当颅内压增高时，由于其所在的延髓底部处于颅腔的最低点，容易受到压迫和挤压，进而引起神经元的功能异常和损伤。因此，颅内压增高患者容易出现展神经麻痹的情况，表现为舌头偏斜、吞咽困难、声音嘶哑等症状。

101. C　甘露醇和呋塞米是利尿剂，可以通过增加尿液排出量来降低体液负荷，从而减少颅内压。这是一种常用的降低颅内压的方法。皮质激素（如地塞米松）在某些情况下可以用于降低颅内压，例如在脑肿瘤引起的颅内压增高时。过度通气可以通过降低动脉血二氧化碳分压来引起脑血管收缩，从而降低颅内压。然而，过度通气可能会导致低氧血症，因此需要谨慎使用。低温可以通过降低脑代谢率来降低颅内压。在某些情况下，如颅脑损伤后的重症监护中，可以采用低温治疗来降低颅内压。

102. C　三磷腺苷是一种抗心律失常药物，对于控制性降压可能不是最佳选择。硝普钠是一种血管扩张剂，可以降低血压，但在合并冠心病的情况下，可能会引起冠状动脉血流的进一步减少，不适合作为控制性降压的首选药物。硝酸甘油是一种血管扩张剂，可以通过扩张冠状动脉和降低心脏前负荷来降低血压，对于合并冠心病的脑动脉瘤手术患者，硝酸甘油可能是较好的选择。异氟烷是一种全身麻醉药物，对于控制性降压可能不是最佳选择。艾司洛尔是一种选择性β_1受体阻断剂，主要用于治疗心脏病，对于控制性降压可能不是最佳选择。

103. D　在颅内高压患者的围术期液体管理中，降低颅内压是一个重要的目标。通过控制液体输入和维持适当的血容量，可以减少颅内压力的增加。在颅内高压患者的围术期液体管理中，稳定和适当提高平均动脉压是为了保证脑灌注压的稳定，维持脑组织的血液供应。在颅内高压患者的围术期液体管理中，如果没有低血容量的表现，手术前晚的不显性失水一般不需要补充液体。在颅内高压患者的围术期液体管理中，为了降低血浆渗透压，一般不会给予5%葡萄糖或0.45%氯化钠溶液。这些溶液会增加血浆渗透压，可能导致脑组织水肿和颅内压力的增加。在颅内高压患者的围术期液体管理中，为了补充胶体丢失，可以适当选用5%白蛋白或全血。这些溶液可以提供胶体渗透压，维持血容量和血液循环。

104. A　脑膜刺激征和颅内压增高都可以引起头痛。头痛是由于颅内压力增高或脑膜受到刺激导致的。呕吐是颅内压增高的常见症状，但不是脑膜刺激征的典型表现。颈项强直是脑膜刺激征的典型表现，但不是颅内压增高的典型表现。视神经乳头水肿是颅内压增高的典型体征，但不是脑膜刺激征的典型表现。痉挛性瘫痪是颅内压增高的严重表现，但不是脑膜刺激征的典型表现。

105. B　滑车神经是交感神经系统的一部分，主要调节血管的收缩和舒张，对血压和脉搏的突然下降影响较小。迷走神经是副交感神经系统的一部分，主要调节心率和血管的舒张，当迷走神经受到刺激时，可以导致血压和脉搏的突然下降。三叉神经是头部的感觉神经，对血压和脉搏的调节影响较小。听神经是负责听觉的神经，对血压和脉搏的调节影响较小。展神经是头部的运动神经，对血压和脉搏的调节影响较小。

106. D　腰椎穿刺是一种通过穿刺腰椎间隙来放出脑脊液的方法，可以减轻颅内压力。但是，在颅内压增高的情况下，腰椎穿刺放出脑脊液容易诱发脑疝。对于颅内压增高的患者，绝对卧床是非常重要的，可以减少头部运动和颈部屈曲，从而减少颅内压力的变化。利尿药可以通过增加尿液排出量来减少体液负荷，从而减轻颅内压力。高渗脱水是一种通过应用高渗溶液来减少体液负荷的方法，从而减轻颅内压力。地塞米松是一种糖皮质激素，可以通过减少脑组织的水肿和炎症反应来减轻颅内压力。综上，对于颅内压增高的患者，最危险的因素为腰椎穿刺放出脑脊液。

107. D 选项 A，异氟烷具有一定的呼吸道刺激性，不宜用于吸入诱导，低浓度时并不增加脑血流量，但可使脑脊液重吸收增加，因此对颅内压增高患者而言应谨慎使用。选项 B，过度通气可能导致血管收缩和脑血流减少，进一步增加颅内压力。因此，过度通气并不能缓解高颅压。选项 C，全吸入麻醉是指使用吸入麻醉药物维持全身麻醉。虽然全吸入麻醉可以使患者处于无痛无意识状态，但并不能直接缓解高颅压。选项 D，使用低浓度的吸入麻醉药物可以减少对脑血流的影响，从而缓解颅内高压。选项 E，使用高流速和高浓度的吸入麻醉药物可能增加脑血流和颅内压力，不适合颅内高压患者。

108. A 急性脊髓损伤后 48 ~ 72 小时，应用去极化肌松剂氯琥珀胆碱，可导致大量的钾离子释放，由此可能造成心搏骤停。急性脊髓损伤后的 2 天以上禁忌使用氯琥珀胆碱，应选择非去极化肌松剂。

109. A 脊髓损伤可以导致呼吸肌麻痹或受损，影响呼吸功能。这可能导致肺部通气不足和氧合不良，进而引发肺水肿。因此，脊髓损伤患者容易合并肺水肿。脊髓损伤患者可能出现自主神经功能紊乱，导致心率异常，包括心动过速。但并非所有脊髓损伤患者都会出现心动过速。脊髓损伤患者可能由于呼吸肌麻痹或受损而导致呼吸困难，但并非一定会出现呼吸急促。脊髓损伤患者可能由于伤及交感神经或自主神经功能紊乱而导致心律失常，但心搏骤停并非常见的合并症。脊髓损伤患者可能由于交感神经功能紊乱而导致血压升高，但并非所有脊髓损伤患者都会出现血压升高。

110. C 恩氟烷是一种全身麻醉药物，可以通过扩张支气管平滑肌来缓解支气管痉挛。地塞米松是一种糖皮质激素，具有抗炎和免疫抑制作用，可以减轻支气管痉挛。去甲肾上腺素是一种肾上腺素类药物，它具有收缩支气管平滑肌的作用，但在颅脑手术中不适用。利多卡因是一种局部麻醉药物，可以通过减少神经传导来缓解支气管痉挛。间羟沙丁胺醇是一种 β_2 受体激动剂，可以扩张支气管平滑肌，缓解支气管痉挛。

111. C 抗癫痫药物在治疗癫痫的同时，也可能对肝脏产生一定的毒性作用。长期使用抗癫痫药物可能导致肝功能异常，包括肝酶升高、肝功能不全等。选项 A，抗癫痫药物通常通过肾脏排泄，但并非所有抗癫痫药物都会导致肾功能不全。选项 B，抗癫痫药物通常不会直接导致心功能不全。选项 D，抗癫痫药物通常不会直接导致肺功能减退。选项 E，抗癫痫药物的主要作用是控制癫痫发作，不会直接导致脑功能减退。

112. E 选项 A，脑外伤后，由于脑组织的损伤和炎症反应，可能导致脑水肿的发生。脑水肿会增加颅内压力，对脑功能造成进一步损害。选项 B，脑外伤后，颅内压力增高可能导致脑组织向低压区移位，形成脑疝。脑疝会导致脑组织受压和功能障碍。选项 C，脑外伤时，血管破裂导致脑出血的发生。脑出血会增加颅内压力，对脑功能造成进一步损害。选项 D，脑外伤时，颅内压力增高可能导致脑干受压。脑干受压会影响呼吸、心跳等重要生命体征。选项 E，感染和脑积水不是脑外伤的常见并发症。感染和脑积水可能是其他疾病或手术的并发症，与脑外伤的直接关系较小。

113. A 恩氟烷是一种吸入麻醉药，可以引起痉挛性脑电图改变。

114. D 脑 MRI 是一种更详细的影像学检查方法，可以提供更准确的脑血管病的信息，但在急性脑疝形成时，最急需的措施不是进行脑 MRI。脑 CT 是一种常用的影像学检查方法，可以用于评估脑血管病的情况，但在急性脑疝形成时，最急需的措施不是进行脑 CT。腰椎穿刺是一种检查脑脊液的方法，可以用于评估脑血管病的情况，但在急性脑疝形成时，最急需的措施不是进行腰椎穿刺。急性脑疝形成时，最急需的措施是通过静脉注射甘露醇来降低颅内压力。甘露醇具有渗透性，可以通过渗透作用减少脑组织的水肿，从而减轻颅内压力。脑血管造影是一种影像学检查方法，可以评估脑血管病的情况，但在急性脑疝形成时，最急需的措施不是进行脑血管造影。

115. D 肺有两套血管系统，即功能性血管和营养性血管。功能性血管是指组成肺循环的肺动脉和肺静脉，与气体交换有关。营养性血管是属于体循环的支气管动脉和支气管静脉，与肺的营养有关。与体循环比较，肺是一个低压、低阻、高容的器官。

116. D 剖胸手术时，患者可能会出现反常呼吸，即呼吸肌的协调性受到破坏，导致呼吸模式异常。由于胸腔开放，通气/血流比值增加，导致肺内分流增加，影响氧合功能。剖胸手术时，纵隔的解剖结构可能会受到破坏，导致纵隔摆动增加。剖胸手术时，出现纵隔摆动而不是纵隔移位。剖胸手术时，由于胸腔开放和纵隔摆动增加，可能会对心脏的充盈和排血功能产生一定的影响，导致心排血量降低。

117. C 肺门部迷走神经分布丰富，牵拉该部位易出现心动过缓，甚至心搏骤停。肺门反射是一种刺激肺门区域引起的反射性心动过缓和期前收缩的现象。牵拉、解剖肺门部位可以刺激迷走神经，引起肺门反射。迷走神经是肺门反射的主要神经，它的激活导致心率减慢和心律不齐。局麻药的封闭可以减轻或缓解肺门反射的反应。

118. B　尽管戒烟48小时已可明显降低体内碳氧血红蛋白浓度，有利患者术中、术后心肌氧供。但戒烟4周可显著降低围术期呼吸系统并发症，故临床上一般要求至少戒烟4周。

119. C　手动膨肺既要保证避免肺不张，又要控制气道压力避免气压伤。

120. C　无通气时，肺血流量减少且肺阻力增高。

121. A　开胸手术是一种需要切开胸腔进行手术的过程，为了确保手术操作的安全和顺利进行，通常会选择气管插管控制呼吸。气管插管可以确保气道通畅，并通过连接到呼吸机上控制患者的呼吸。这种方式可以提供更好的气道管理和呼吸控制，以满足手术期间的需要。鼻导管给氧是一种常见的给氧方式，但在开胸手术中，需要更精确的气道管理和呼吸控制，因此不是最常用的呼吸管理方法。面罩给氧自主呼吸是一种常见的给氧方式，但在开胸手术中，需要更精确的气道管理和呼吸控制，因此不是最常用的呼吸管理方法。气管插管自主呼吸是一种较少使用的呼吸管理方式，通常在特定情况下使用，如患者需要保留自主呼吸功能或手术结束后需要较长时间的机械通气。面罩辅助通气是一种常见的呼吸管理方式，但在开胸手术中，需要更精确的气道管理和呼吸控制，因此不是最常用的呼吸管理方法。

122. B　支气管胸膜瘘患者的麻醉诱导要根据瘘口的大小而定，该类患者既存在漏气，又存在大量的脓液。因此盲目选用快速诱导的风险极大。

123. D　气道异物的发生确实更常见于1～3岁的儿童，因为他们的探索欲望强，容易将小物体放入口中。在气道异物取出术中，手术医生确实需要做好紧急气管切开术或环甲膜切开的准备，以备不时之需。在进行支气管镜检查之前，常规做法是在气道表面应用2%～4%利多卡因进行麻醉，以减轻患者的不适感。在气道异物取出术中，通常采用自主呼吸模式，而不是控制呼吸模式。自主呼吸模式允许患者自主调节呼吸频率和潮气量，以保持气道通畅。在气道异物取出术中，如果患者的病情突然恶化，严重缺氧，应该怀疑并发气胸，需要及时处理。

124. D　双腔管支气管插管是一种特殊的气管插管技术，它具有两个独立的气囊和两个独立的导管，可以将气道分隔成两个独立的通道。双腔管的最主要作用就是可实施良好的肺隔离技术。通过将气道分隔成两个独立的通道，可以实现对两侧肺的分侧通气，从而更好地控制和调节每侧肺的通气量和氧合。

125. C　肺挫伤时，肺组织间隙渗出明显，液体治疗上应限制液体摄入避免肺水肿发生。

126. E　肺大疱破裂后可导致气胸出现，术前胸腔闭式引流可改善症状，有利于降低麻醉风险。

127. A　当气道不通畅时，患者需要用更大的力气来呼吸，导致气道压力升高。因此，监测气道压力的变化可以提供及时的指示，以便及时采取措施来解决气道不通畅的问题。

128. D　慢性阻塞性肺病（COPD）是一种慢性进行性肺部疾病，其特征之一是小气道阻塞。小气道阻塞导致阻塞性通气功能障碍，尤其是肺泡有效通气量下降，使得肺泡与动脉血氧分压差加大。肺气肿是COPD的典型表现之一，它是由气道阻塞导致肺组织弹性减低，气体在呼气过程中难以完全排出而导致的。由于小气道阻塞，患者在呼气过程中气体排出不完全，导致功能残气量增加。小气道阻塞导致气体在呼吸过程中难以顺利通过，有效呼吸面积减少。由于小气道阻塞，患者在呼气过程中气体排出不完全，导致肺泡内残留气体增加，$PaCO_2$升高。

129. B　当支气管套囊滑出时，可能导致术侧肺不能塌陷。双腔管的一个腔通气术侧肺，另一个腔通气非术侧肺。如果支气管套囊滑出，术侧肺无法塌陷，可能会影响手术操作和可视性。皮下气肿可能发生在插管过程中，但不是支气管套囊滑出的直接并发症。支气管导管尖端突入手术区域内可能发生在插管过程中，但不是支气管套囊滑出的直接并发症。大规模的气道出血可能发生在插管过程中，但不是支气管套囊滑出的直接并发症。漏气可能发生在插管过程中，但不是支气管套囊滑出的直接并发症。

130. A　保留双腔管进行术后通气可以减少发生紧急气道的风险，而缺点包括：①气道阻力增加（难脱机）。②对位不良（低氧血症）。③分泌物易堵塞气道。④吸痰困难。⑤容易发生气道水肿或损伤气道。⑥易损伤声带。

131. C　房颤会导致心房不规则收缩，使心房内的血液不能充分排空，可能导致血液淤积和血栓形成，但对循环功能的干扰相对较小。房颤时，心房不规则收缩会增加心脏的负荷，但由于心室收缩的不规则性，心脏做功的增加对循环功能的干扰相对较小。房颤时，心房不规则收缩会导致心室充盈不充分，心室舒张期时间缩短，使心室充盈减少，影响了心室的充盈和射血。房颤时，心房不规则收缩会导致心室充盈不充分，血液回心受到一定程度的影响，但对循环功能的干扰相对较小。房颤时，心室收缩的不规则性会导致心室的收缩力和节律性降低，但对循环功能的干扰相对较小。

132. E　先天性心脏病患者术后最主要的风险包括出血、血栓形成、感染、心律失常。

133. D　动脉导管未闭是一种先天性心脏病，其特点是主动脉和肺动脉之间存在一条开放的血管通道。这种疾病会导致左右心室之间的血液混合，但不会明显增加左室前负荷。房间隔缺损是一种先天性心脏病，其特点是心房之间存在一个缺损。这种疾病会导致左右心室之间的血液混合，但不会明显增加左室前负荷。室间隔缺损是一种先天性心脏病，其特点是心室之间存在一个缺损。这种疾病会导致左右心室之间的血液混合，但不会明显增加左室前负荷。主动脉瓣关闭不全是一种心脏瓣膜疾病，其特点是主动脉瓣在收缩期未能完全关闭，导致血液从主动脉回流到左心室。这种疾病会明显增加左室前负荷，因为左心室需要承受额外的血液负荷。Ebstein 畸形是一种罕见的先天性心脏病，其特点是三尖瓣异常发育。这种疾病会导致右心室功能受损，但不会明显增加左室前负荷。

134. A 洋地黄中毒的重要依据是具有诊断价值的特征性心律失常，即多源性室性期前收缩呈二联律，特别是发生在房颤基础上。

135. C 持续胸外按压是在心脏骤停时进行的基本生命支持措施，但对于终止急性心室颤动来说，单独进行胸外按压通常不足以恢复正常心律。胺碘酮是一种抗心律失常药物，可以用于治疗心室颤动。然而，在急性心室颤动的情况下，静脉推注胺碘酮的作用可能不够迅速和有效。非同步直流电除颤是终止急性心室颤动的最有效方法。通过施加电击来重置心脏的电活动，恢复正常的心律。利多卡因是一种抗心律失常药物，可以用于治疗心室颤动。然而，在急性心室颤动的情况下，静脉注射利多卡因的作用可能不够迅速和有效。同步直流电除颤是一种用于治疗心室颤动的方法，但通常用于有心电图监测的情况下，以确保电击的时机和能量选择正确。

136. D 主动脉瓣关闭不全是指主动脉瓣在收缩期关闭不完全，导致血液回流到左心室。严重主动脉瓣关闭不全可能导致左心室负荷过重，不适合使用主动脉内球囊反搏。重度主动脉及外周血管粥样硬化可能导致血管壁硬化、狭窄或闭塞，影响主动脉内球囊反搏的效果和安全性。主动脉夹层是指主动脉内血液在血管壁内形成夹层，可能导致主动脉破裂或血液供应不足。主动脉夹层是主动脉内球囊反搏的禁忌证，因为其可能加重主动脉破裂的风险。严重二尖瓣关闭不全是指二尖瓣在收缩期关闭不完全，导致血液回流到左心房。严重二尖瓣关闭不全通常不是主动脉内球囊反搏的禁忌证。严重凝血功能障碍可能增加主动脉内球囊反搏操作的出血风险，但通常不是绝对禁忌证，可以在严密监测下进行。

137. B 在先天性心脏病患者的麻醉诱导中，一般不推荐使用吸入诱导剂，因为吸入诱导剂可能引起氧合不足，对发绀性患者尤其要谨慎。因此，对于非发绀性患者，可以采用吸入诱导剂，如七氟烷等，选项 A 正确。而对于发绀性患者，应该采用静脉注射诱导剂，如氯胺酮等，以避免氧合不足，选项 B 错误，选项 C 正确。较大儿童可考虑采用静脉配合吸入诱导，但仍需注意氧合情况，选项 D 正确。不配合患儿可先肌内注射氯胺酮诱导，但这是一种紧急情况下的备选方案，不作为常规方法使用，选项 E 正确。

138. D 选项 A，在主动脉瓣狭窄患者中，左心室负荷增加，需要左心房协助完成左心室充盈，因此左心房功能对左心室充盈至关重要。选项 B，主动脉瓣狭窄引起心脏排血受阻，可导致心肌缺血，进而引起心绞痛；晕厥则可能由左心室流出道狭窄致使脑血流量减少；呼吸困难则可能是由于左心室排血受阻，导致肺部淤血。选项 C，在主动脉瓣狭窄患者中，左心室负荷明显增加，在手术过程中需要注意心肌保护，避免心肌缺血导致并发症。选项 D，虽然主动脉瓣狭窄的主要表现与左心室有关，但是左心室收缩时冠状动脉供应心肌，主动脉瓣狭窄可导致心肌缺血，从而引起心绞痛。选项 E，由于主动脉瓣狭窄导致左心室排血受阻，为了维持对体循环的有效排血，左心室需要通过向心性肥厚来增加心肌收缩力，以适应高负荷状态。

139. A 多数升主动脉瘤是由于主动脉壁中层囊性变性导致，而马方综合征是一种典型的大血管中层弹力纤维结构功能丧失的常染色体显性遗传病。

140. D 通常都在动脉瘤逐渐增大时发生疼痛，性质为深部钻孔样，部位胸主动脉瘤多在上胸部或者背部，肩胛下向左肩、颈部、上肢放射。腹主动脉瘤则主诉下背部疼痛。如果疼痛的强度增加可能预示着即将破裂。声音嘶哑是瘤体压迫喉返神经的表现；而突发性撕裂性剧痛是夹层的症状。

141. D 动脉壁中层囊性坏死是国内主动脉夹层的主要病因。主动脉壁中膜包含大量胶原蛋白、弹性蛋白和平滑肌细胞。随着年龄增长，这些组成部分分解并被嗜碱性基质所替代，这一过程称为囊状中层坏死。

142. E 主动脉缩窄分导管前、导管后型。导管前型容易合并心脏畸形。患儿常常在婴儿期因充血性心力衰竭就诊，选项 E 正确；导管后型在患儿幼年时期一般无症状。大儿童及成人常因上肢高血压、高血压并发症就诊。

143. E

144. B 上腔静脉炎是上腔静脉发炎引起的疾病，虽然可以导致上腔静脉狭窄或阻塞，但在上腔静脉综合征中并不是最常见的病因。胸内恶性肿瘤是导致上腔静脉综合征最常见的病因。恶性肿瘤如肺癌、淋巴瘤等可以侵犯或压迫上腔静脉，导致上腔静脉狭窄或阻塞，引起上腔静脉综合征。血栓性栓塞是指血栓形成并阻塞了上腔静脉，导致上腔静脉综合征。虽然血栓性栓塞可以是上腔静脉综合征的病因之一，但并不是最常见的病因。先天性上腔静脉梗阻是指出生时上腔静脉存在梗阻，导致上腔静脉综合征。虽然先天性上腔静脉梗阻可以是上腔静脉综合征的病因之一，但相对较少见。良性肿瘤如甲状腺肿瘤、纵隔肿瘤等可以压迫上腔静脉，导致上腔静脉狭窄或阻塞，引起上腔静脉综合征。虽然良性肿瘤的压迫可以是上腔静脉综合征的病因之一，但相对较少见。

145. E　Ⅰ型：主动脉夹层累及范围自升主动脉到降主动脉甚至到腹主动脉，撕裂位置在升主动脉，仅对腹主动脉进行处理不合适。

146. A　在主动脉弓手术深低温停循环（DHCA）中，室温应控制在较低的温度，应控制于23℃以下，18℃最佳。降低体温可以减少代谢氧耗量，保护组织器官免受缺血缺氧的损伤。利多卡因是一种局部麻醉药物，可以用于心脏手术中的心肌保护。给予利多卡因可以减少心肌缺血和心律失常的发生。甲泼尼龙是一种糖皮质激素，具有抗炎和免疫调节作用。给予甲泼尼龙可以减少术后炎症反应和免疫反应。硫喷妥钠是一种抗癫痫药物，可以用于控制癫痫发作。在停循环前给予硫喷妥钠可以预防术中癫痫发作。甘露醇和呋塞米是利尿药物，可以帮助排除体内多余的液体，减少组织水肿。

147. A　在胸降主动脉瘤手术中，开放主动脉钳前并不需要控制输液以防心衰。相反，术前通常需要充分补充血容量，以确保足够的心输出量和组织灌注。开放主动脉钳后，由于主动脉血流重新恢复，可能会导致中心低血容量综合征。这是由于主动脉血流的突然增加，导致心脏前负荷的减少和心输出量的下降。处理方法包括逐渐减少主动脉钳的夹压时间，同时补充足够的液体和正性肌力药物来维持心输出量。在胸降主动脉瘤手术中，开放主动脉钳后，血流动力学变化与钳夹时相反。开放主动脉钳后，主动脉血流重新恢复，心输出量增加，心脏前负荷增加。一般情况下，当主动脉血流重新恢复时，左心室和右心室的充盈压会上升。这是因为主动脉血流的重新开放增加了对心室的回流和充盈，从而增加了心室的充盈压。在胸降主动脉瘤手术中，开放前应补充足够的血容量，以确保足够的心输出量和组织灌注。

148. A　如果出现升主动脉瘤导致主动脉瓣环扩大，主动脉瓣关闭不全，可引起舒张期血液反流入左室，舒张压降低。

149. C　在成人主动脉缩窄手术治疗中，麻醉管理需要注意控制血压，以确保患者的安全和手术的顺利进行。在麻醉诱导时，将血压控制在下肢正常水平或上肢正常水平都不是常规的做法。在成人主动脉缩窄手术治疗中，由于主动脉缩窄的存在，需要在麻醉诱导时将血压控制在稍低于上肢正常水平，以减少主动脉狭窄区域的压力和负荷。在成人主动脉缩窄手术治疗中，需要严格控制血压，以确保手术的安全和成功。在麻醉诱导时，并不需要加大诱导剂量。

150. B　升主动脉夹层累及窦部导致急性主动脉瓣关闭不全，左室容量负荷急剧增加，引起急性左心衰。

151. A　升主动脉夹层动脉瘤累及主动脉窦部，导致窦部及主动脉瓣环扩张，引起主动脉瓣关闭不全。

152. C　病灶长度是胸主动脉夹层动脉瘤的一个重要指标，但它通常不是决定手术方式和范围的主要因素。病灶直径是胸主动脉夹层动脉瘤的另一个重要指标，但它通常不是决定手术方式和范围的主要因素。破口位置及范围是决定胸主动脉夹层动脉瘤手术方式和范围的主要因素。根据破口的位置和范围，医生可以确定手术的具体操作方法和范围，以修复破口并恢复主动脉的正常血流。脑和脊髓的灌注是胸主动脉夹层动脉瘤手术中需要考虑的因素之一，但它通常不是决定手术方式和范围的主要因素。下肢缺血范围是胸主动脉夹层动脉瘤手术中需要考虑的因素之一，但它通常不是决定手术方式和范围的主要因素。

153. C　在胸主动脉瘤合并重度主动脉瓣关闭不全的情况下，维持桡动脉平均压＜70mmHg可能会导致血流灌注不足，不利于心脏和其他重要器官的灌注。中心静脉压是反映心脏前负荷的指标，但在胸主动脉瘤合并重度主动脉瓣关闭不全的情况下，维持中心静脉压＜10cmH_2O可能会导致心脏前负荷不足，进一步加重主动脉瓣关闭不全。在胸主动脉瘤合并重度主动脉瓣关闭不全的情况下，维持心率＞60次/分可以保持心脏的有效收缩和心输出量，有利于维持血流循环的稳定。呼末异氟烷浓度是麻醉深度的指标，但它与胸主动脉瘤合并重度主动脉瓣关闭不全的麻醉管理关系不大。丙泊酚TCI效应室浓度是麻醉深度的指标，但它与胸主动脉瘤合并重度主动脉瓣关闭不全的麻醉管理关系不大。

154. B　先天性主动脉缩窄好发于动脉导管近端部位和主动脉峡部（左锁骨下动脉和动脉导管之间）。

155. E　氟哌利多具有神经安定作用及增强镇痛药的镇痛作用，大剂量能引起体位性低血压，但不作为控制性降压药物。

156. A　此类手术在进行控制性降压过程中应注意动脉压不能过低，以防导致远心端灌注不足，导致急性肾衰竭和截瘫等并发症。

157. C　主动脉缩窄术后往往出现动脉顺应性丧失，导致术后高血压，可以持续数周或数月，需要降压药物治疗。

158. E　覆膜支架型人工血管腔内成形治疗可以用于Debakey Ⅲ型夹层动脉瘤的治疗。这种治疗方法可以通过在夹层动脉瘤内放置支架来修复血管壁，防止夹层动脉瘤进一步扩张和破裂。覆膜支架型人工血管腔内成形治疗可以用于降主动脉真性动脉瘤的治疗。这种治疗方法可以通过在动脉瘤内放置支架来修复血管壁，防止动脉瘤进一步扩张和破裂。覆膜支架型人工血管腔内成形治疗可以用于降主动脉溃疡的治疗。这种治疗方法可以通过在溃疡部位放置支架来修复血管壁，防止溃疡进一步扩大和破裂。覆膜支架型人工血管腔内成形治疗可以用于 Debakey Ⅰ型动脉瘤合并降主动脉破口的治疗。这种治疗方法可以通过在破口处放置支架来修复血管壁，防止破口进一步扩大和破裂。覆膜支架型人工血管腔内成形治疗不适合降主动脉瘤真性动脉瘤合并附壁血栓的情况。附壁血栓可能会影响支架的放置和血流通畅，增加治疗的风险。

159. C 闭孔神经（L_{2-4}）的皮支主要支配大腿内侧面中部皮肤和髋关节的感觉。

160. D 腓总神经损伤可导致下肢外侧皮肤感觉异常、垂足等表现。

161. D 选项 A，脊柱侧弯畸形可以发生于任何年龄，但在小儿时期更为常见。选项 B，脊柱侧弯畸形矫正术可能涉及胸腔内的操作，如植入螺钉或钢板等。这些操作可能会损伤胸膜，导致气胸的发生。选项 C，脊柱侧弯畸形矫正术通常选择气管内全麻作为麻醉方法，以确保患者的呼吸道通畅和安全。选项 D，脊柱侧弯手术失血量大。选项 E，为了确保术中没有脊髓损伤，常规做法是在放置好 Harrington 支架后进行唤醒试验，以评估患者的神经功能。

162. A 尺神经是上肢的主要神经之一，负责供应手臂和手部的感觉和运动功能。尺神经的分支包括掌侧皮神经和背侧皮神经。掌侧皮神经负责供应手掌和手指的感觉，其中包括第 5 指和第 4 指的内侧部分。因此，当尺神经受损时，可能会导致第 5 指和第 4 指内侧部分的麻木感。

163. C 全髋关节置换术是一种创伤较大的手术，通常需要较大的切口和骨骼重建，因此失血量较多。全髋关节置换术常见于老年患者，常见的病因包括髋关节骨性关节炎、类风湿性髋关节强直和股骨头的无菌性坏死等。全髋关节置换术的麻醉方法可以根据患者的具体情况和医生的判断而定，全身麻醉并不是唯一的选择。局部麻醉、脊麻或联合麻醉等方法也可以用于全髋关节置换术。在全髋关节置换术中，术中可能会使用骨黏合剂来固定人工关节。然而，骨黏合剂的使用可能会引发心血管不良反应，因此需要谨慎使用。长期服用激素可能导致股骨头的无菌坏死，对于这类患者，在全髋关节置换术的围术期需要进行合理的替代治疗，以减少手术风险。

164. E 选项 A，在四肢显微血管手术中，全麻的维持需要保持平稳，以确保患者的稳定状态。同时，阻滞麻醉的止痛效果也需要完善。选项 B，疼痛和寒冷可以引起血管痉挛，增加吻合血管的痉挛和堵塞的风险。因此，需要避免疼痛和寒冷刺激，并避免滥用血管收缩药物。选项 C，降低血液黏滞度和改善微循环可以提高血液流动性，减少血管痉挛和堵塞的风险。选项 D，及时补足失血和失液可以维持患者的血容量和血压稳定，减少血管痉挛和堵塞的风险。选项 E，在四肢显微血管手术麻醉处理中，一般不会全身应用肝素来防止吻合血管的痉挛和堵塞。

165. B 骨盆截骨术通常在 3～6 岁进行，这是因为在这个年龄段，骨盆发育尚未完全，手术效果较好。骨盆截骨术的手术特点包括创面大、范围广，渗血量多且不易止血，因此需要注意术中的出血控制。骨盆截骨术通常选择全麻作为麻醉方法，而不是椎管内麻醉。椎管内麻醉的平面选择应根据手术的具体需求和患者的情况而定。在骨盆截骨术中，需要严密监测患者的脉搏、血压、中心静脉压（CVP）和尿量等指标，以确保患者的生命体征和血流动力学的稳定。骨盆截骨术术后需要行髋人字石膏固定，这个过程耗时较长，因此不宜过早停止麻醉。

166. E 口腔和头颈整形手术通常需要保持患者的头颈部位固定，以便手术操作。因此，肌肉松弛剂可能会用于手术期间，以达到手术需要的肌肉松弛效果。然而，并不是所有口腔和头颈整形手术都需要高度的肌肉松弛。具体的肌肉松弛要求会根据手术类型和手术操作而有所不同。由于手术区域的特殊性，麻醉医师可能需要远距离操作，气道管理可能会更加困难，术中异物、分泌物和血液误入气道的危险性较高，拔管后可能发生气道梗阻，因此需要麻醉镇静镇痛完全。

167. D 根据婴幼儿的年龄和消化系统的发育情况，术前禁食的时间会有所不同。一般来说，6 个月的婴儿需要禁食 2～4 小时，而不是 4～6 小时。

168. C 选项 A，妊娠期间，由于胎儿和胎盘的需求增加，孕妇体内的铁负荷也增加，容易导致缺铁性贫血的发生。选项 B，妊娠期间，孕妇体内的白细胞计数会轻度升高，这是正常的生理变化，可能与孕妇免疫系统的调节有关。选项 C，血红蛋白普遍增高是错误的，妊娠期间，血红蛋白水平可能会稍微下降，或在正常范围内。选项 D，妊娠期间，孕妇体内的凝血因子和纤维蛋白原水平会升高，血液处于一种高凝状态，这是为了保护孕妇在分娩过程中减少出血的风险。选项 E，妊娠期间，孕妇的红细胞沉降率（血沉）会加快，这是由孕妇体内红细胞聚集性增加导致的。

169. C 妇科手术的特点主要有：①妇科手术集中在下腹盆腔及会阴部，手术野深，要求麻醉有充分的镇痛和肌肉松弛。要注意特殊体位（头低位、截石位等）对呼吸和血流动力学的影响。预防周围神经和肌肉长时间压迫性损伤及深静脉血栓的发生。②盆腔自主神经丰富，手术牵拉子宫可反射性引起心动过缓和低血压。③妇科患者以中老年为多，常并存高血压、冠心病、糖尿病、慢性阻塞性肺病、电解质紊乱，恶性肿瘤可存在低蛋白血症、大量腹水，异位妊娠可出现出血性休克等情况，术前应予以积极治疗和纠正。④近年来机器人手术、腹腔镜与宫腔镜手术量日益增多，需考虑术中 CO_2 气腹、宫腔冲液和体位对呼吸和血流动力学的影响。

170. A　孕足月时功能残气量（FRC）下降20%，潮气量（TV）增加40%，每分通气量增加50%。HCO_3^- 减少15%左右，PaO_2 轻度增高，氧合血红蛋白离解曲线右移，这有利于氧在组织的释放。

171. B　妊娠期妇女由于子宫的增大，可能会对下腔静脉施加压力，导致脊椎静脉丛扩张。这会使得硬膜外隙的容积减小，从而需要减少局麻药的用量来避免过量的药物扩散。因此，选项B是导致妊娠妇女硬膜外阻滞麻醉时局麻药用量减少的原因。

172. B　马来酸麦角新碱是一种催产药物，可以促进子宫收缩，用于处理子宫收缩不良引起的产后出血。它可以刺激子宫平滑肌收缩，帮助止血和恢复子宫的正常收缩功能。

173. B　妊娠晚期增大的子宫压迫下腔静脉和腹主动脉导致回心血量减少，有超过20%的足月妊娠妇女会发生仰卧位低血压综合征，出现低血压、面色苍白、出汗、恶心、呕吐、神志改变等临床表现。

174. E　急诊异位妊娠手术麻醉需要注意：①饱胃患者诱导前使用静脉抑酸药物并应放置粗胃管以利吸引或诱吐，为了防止误吸，必要时可采用清醒气管插管。诱导时避免过度手控加压通气，防止大量气体进入胃内；同时采用压迫环状软骨手法以压扁食管上口阻止气体入胃；②掌握好诱导用药剂量，减轻血压影响；③快速输液、补充血容量和抗休克治疗，维持血流动力学稳定；④大量失血患者需进行体温监测，并使用保温措施及加温输血输液。

175. A　阴式全子宫切除术需要自阴道对盆腔脏器进行操作，因此需要一种能够提供局部麻醉效果的麻醉方式。静脉麻醉无法提供局部麻醉效果，无法满足手术的需求，因此不宜选用。

176. D　脐带脱垂宫口尚未开大，估计短期内胎儿不能娩出者，应迅速行剖宫产。在准备手术时，需抬高产妇的臀部，以防脐带进一步脱出。阴道检查者的手可在阴道内将胎儿先露部上推，并分开手指置于先露与盆壁之间，使脐带由指缝通过而避免受压，根据触摸脐带搏动监测胎儿情况以指导抢救，直至胎儿娩出为止。此类患者无法改动体位行椎管内麻醉，需尽快在全身麻醉下进行手术。

177. D　在胸腔镜手术中，由于胸腔被充气，导致胸腔内压力增加，可能会影响肺部的通气和氧合功能，从而引起低氧血症。低氧血症是胸腔镜手术麻醉中最常见的并发症之一。低血压、心动过速、心动过缓、二氧化碳蓄积是胸腔镜手术中可能发生的并发症，但相对于低氧血症来说较为少见。

178. E　在胸腔镜手术中，为了保持手术区域的清晰视野，通常会使用双腔管单肺通气，即将一侧肺部通气，另一侧肺部塞住。然而，选择使用右侧双腔支气管导管并不是常见的做法。通常情况下，选择使用左侧双腔支气管导管更为常见，因为左侧主支气管较短且较直，更容易插入双腔导管。相比于传统开放手术，胸腔镜手术的创伤较小，术后疼痛轻。胸腔镜手术对术后肺功能的影响相对较小，手术创伤较小，术后恢复较快，可以缩短住院时间。胸腔镜手术可以用于肺叶、心包、食管等多种手术。

179. C　法洛四联症的麻醉应注重：①实施有创动脉压和CVP监测，保持血流动力学稳定，避免任何可能导致体循环阻力下降的因素，PVR/SVR比率失调，加重右向左分流；②右心功能不全时，应提高充盈量，增强右心射血，以保证肺动脉血流，因此需维持足够的血容量，避免回心血量减少。应用右心漂浮导管测定右心室舒张期末容量可以准确反映前负荷，且不受心脏顺应性的影响，作为容量监测指标优于CVP和PCWP；③避免使用能引起心肌抑制的药物。一旦出现体循环压下降，应及时处理。

180. C　在门诊手术麻醉中，一般情况下不需要使用麻醉性镇痛药。门诊手术通常是较小的手术，麻醉的目的是提供手术期间的无痛和舒适，而不是为了产生全身麻醉效果。在门诊手术麻醉中，为了减轻患者的紧张和焦虑，可以考虑使用镇静剂。阿托品是一种抗胆碱能药物，常用于减少分泌物和预防手术相关的心律失常。在一些情况下，麻醉前可以使用阿托品。在门诊手术麻醉中，一般需要患者进行禁食水，以减少术中误吸的风险。麻醉前用药可以通过肌注或静注给药，具体的给药途径会根据患者的具体情况和手术类型来决定。

181. E　门诊手术是指在门诊或日间手术中心进行的手术，患者在手术后可以在同一天回家恢复。然而，并非所有患者都适合进行门诊手术。患有卧位性或不稳定型心绞痛的患者可能在手术期间或术后出现心脏问题，因此不适合进行门诊手术。低血钾水平可能导致心律失常和其他心脏问题，因此血清钾水平低于3mmol/L的患者不适合进行门诊手术。近期有房颤或阵发性室上速的患者可能在手术期间或术后出现心脏问题，因此不适合进行门诊手术。伴有频发室性期前收缩的患者可能在手术期间或术后出现心脏问题，因此不适合进行门诊手术。

182. A 门诊手术是一种在门诊或日间手术中心进行的手术，患者在手术后可以在同一天回家恢复。然而，不是所有年龄段的患者都适合进行门诊手术。年龄是选择门诊手术的一个重要因素。对于年龄较大的患者，特别是存在心、肺储备功能减退以及肝肾功能减退的老年人，门诊手术的风险可能会增加。对于 1～60 周岁的小儿，门诊手术需要慎重考虑，因为他们的生理功能和免疫系统可能尚未完全发育，对手术和麻醉而言，可能有更高的风险。早产儿的生理功能和免疫系统可能尚未完全发育，因此他们通常不适合进行门诊手术。ASA 分级是根据患者的身体状态和手术风险进行评估的，ASA 1～2 级患者通常适合进行门诊手术。

183. E 高龄患者不宜进行门诊手术的理由是因为他们术后易并发多种并发症，包括呼吸系统感染、排尿障碍、心脑血管意外或精神障碍等。由于高龄患者的机体功能相对较弱，术后的恢复和并发症的处理可能会更加困难，因此不宜选择门诊手术。

184. B 呼吸和循环功能是影响麻醉手术的两大关键。

185. D 术前用药的目的是为了减轻患者的焦虑和不安情绪，以及为手术做好准备。然而，给焦虑不安者麻醉性镇痛剂并不是常规做法。术前用药的选择与患者的具体情况和手术类型有关，但一般来说，成人可以不用术前药。对于心率和血压正常的患者，可以给予适量的短效镇静药来减轻焦虑和不安情绪。麻醉前用药可以通过口服给药，但也可以通过其他途径给药，如静脉注射或皮下注射。阿托品是一种抗胆碱药物，常用于麻醉前的预防性用药，以减少分泌物和防止气道痉挛。

186. C 在开展门诊手术麻醉时，最好的做法是建立麻醉科门诊，并由专门的门诊麻醉医生负责。门诊麻醉科门诊可以提供专业的麻醉评估和管理，确保手术患者在门诊环境下得到安全和有效的麻醉。门诊麻醉医生可以根据患者的病情和手术需求，制定个性化的麻醉方案，并提供必要的术前指导和术后管理。选项 A 和 B 提到通知麻醉科或患者到麻醉科亲自联系，这是为了确保麻醉科能够提前了解手术情况并做好准备，但并不是最好的做法。选项 D 表示手术随到随做，不需要与麻醉医生预约，这是不安全和不合理的做法。选项 E 表示可以拒绝门诊麻醉，但在需要麻醉的情况下，拒绝门诊麻醉可能会影响手术的进行和患者的安全。

187. B 在门诊手术的麻醉中，除了要做到有效的麻醉管理外，还要尽早使患者苏醒，并尽量减少副作用，以确保患者能够早期离院。门诊手术的特点是手术时间较短，患者通常希望尽快恢复并回到正常生活。

188. A 氯胺酮易出现兴奋幻觉及呕吐等不良反应。

189. B 异丙酚的作用时间快，半衰期短，并发症少，是最适用于门诊手术的全身麻醉药物。

190. C 在进行出血量不多的门诊手术前，对于 40～59 岁的健康男性，术前至少应进行心电图（ECG）、血尿素氮（BUN）和血糖的检查。这些检查可以评估患者的心脏功能、肾功能和血糖水平，以确保手术的安全进行。

191. D 心导管检查和心血管造影是一种介入性的心血管检查方法，用于评估心脏功能和血管病变。在这些检查中，心律失常是最常见的并发症之一。这可能是由导管的刺激、心脏充盈压力的改变、心脏激动性的增加等因素引起的。急性肺水肿和心肌梗死是严重的并发症，但在心导管检查和心血管造影中并不是最常见的。血压降低和呼吸抑制是可能发生的并发症之一，但并不是最常见的。

192. D 门诊麻醉后的离院标准通常包括：患者应当恢复清醒，能够正确回答问题和理解指令；患者的下肢感觉和肌张力应当恢复正常，能够正常行走；患者的呼吸和循环应当稳定，没有明显的呼吸困难或循环不稳定的情况；患者在坐起和走动后应当没有明显的眩晕、恶心或呕吐的症状。选项 D 错误，用肌松药后，患者不需要能够主动抬头持续达 20 秒作为离院标准。肌松药通常在手术中使用，用于放松患者的肌肉，方便手术进行。在麻醉后，肌松药的作用会逐渐消退，患者的肌肉功能会逐渐恢复，但没有要求患者能够主动抬头持续达 20 秒作为离院标准。

193. D 气脑造影是一种通过向脑部注入气体来进行脑部成像的检查方法。在气脑造影中，使用氧化亚氮作为麻醉剂是不适宜的。氧化亚氮是一种强效的麻醉剂，但它具有扩张气体空腔的作用，可能会导致气脑造影的结果不准确。

194. C 体位引流有利于痰液排出，为造影提供条件。

195. D 食管镜检查是一种通过插入食管镜来观察食管和胃部的检查方法。在婴幼儿进行食管镜检查时，由于婴幼儿的气道较小，食管镜的插入可能会对气管造成压迫，导致呼吸困难。喉痉挛是指喉部肌肉痉挛，可能导致呼吸困难，但在食管镜检查中并不是最常见的原因。支气管痉挛是指支气管肌肉痉挛，可能导致呼吸困难，但在食管镜检查中并不是最常见的原因。呕吐误吸是指呕吐物误入气道，可能导致呼吸困难，但在食管镜检查中并不是最常见的原因。分泌物阻塞支气管可能导致呼吸困难，但在食管镜检查中并不是最常见的原因。

196. E CT 检查是一种需要患者保持静止的检查方法，以获得清晰的图像。给患者镇静的目的是为了使患者保持安静不动，以确保图像的质量和准确性。其他选项如减轻患者疼痛、防止心血管反应、使患者入睡和缓解患者不自主活动并不是给患者镇静的主要目的。

197. B　门诊手术麻醉后的最常见并发症是恶心、呕吐。这可能是由麻醉药物对胃肠道的刺激或对中枢神经系统的影响导致的。

198. A　MRI 检查是一种非侵入性的影像检查方法，不会对人体健康产生明显的影响。MRI 检查需要患者在磁场中保持静止，以获得清晰的图像。因此，施行麻醉的目的是为了确保患者在检查过程中保持安静不动，以获得准确的影像。MRI 扫描使用强磁场和无线电波来生成图像，因此任何含铁成分或铁磁性物质都会被磁场吸引并可能引起危险。因此，在进行 MRI 检查时，禁止任何含铁成分或铁磁性物质接近扫描机。在进行 MRI 检查时，麻醉的呼吸管理非常重要。麻醉师需要密切监测患者的呼吸情况，确保患者的氧气供应和二氧化碳排出正常。MRI 又称磁共振，两者指的是同一种影像检查方法。

199. B　在手术室外的麻醉处理中，一般不需要深麻醉。手术室外麻醉通常是指在非手术场合下进行的麻醉，如疼痛治疗、诊断性检查等。与手术麻醉相比，手术室外麻醉的深度要求较低，通常只需要达到足够的镇静和痛觉阻滞效果即可。

200. D　咪达唑仑是一种镇静催眠药物，常用于门诊麻醉。它的优点包括消除半衰期和作用维持时间短、对循环抑制轻、可减轻氯胺酮的苏醒期不良反应以及可安全的用于过敏体质的患者。然而，咪达唑仑并不能防止气管插管时的眼压升高。

201. D　早期诊断心腔气栓最有效的手段是经食管超声心动图（TEE）。TEE 可以提供高分辨率的心脏图像，能够清晰地显示心腔内的血栓形成情况，从而帮助医生进行早期诊断。

202. E　食管镜检查的罕见并发症包括压迫气管窒息、食管黏膜损伤甚至穿孔、纵隔气肿或炎症以及喉返神经损伤。然而，高位截瘫并不是食管镜检查的并发症。

203. C　门诊手术通常是较小的手术，不需要全身麻醉。区域麻醉是一种局部麻醉技术，可以使手术部位麻木，从而减轻疼痛和不适感。区域麻醉可以通过局部麻醉药物的注射或局部麻醉器械的应用来实现。静脉麻醉和吸入麻醉的组合，适用于较大的手术或需要全身麻醉的情况，不适用于门诊手术。静脉麻醉是通过静脉注射药物来实现的，可以用于一些较小的手术，但区域麻醉更适合门诊手术。吸入麻醉是通过吸入麻醉气体来实现的，适用于一些较大的手术或需要全身麻醉的情况，不适用于门诊手术。基础麻醉是一种全身麻醉技术，适用于较大的手术或需要全身麻醉的情况，不适用于门诊手术。

204. A　在门诊手术中，局麻常用于小手术或需要局部麻醉可达到手术部位的情况。例如，皮肤切除、皮下缝合等。局麻是一种相对安全和简便的麻醉方式，可以避免全身麻醉带来的潜在风险和副作用，因此最适宜。

205. D　支气管镜检是一种通过插入支气管镜来观察和检查气道和支气管的检查方法。在这个过程中，可能会发生一些并发症，其中最危险的是缺氧和支气管痉挛。缺氧是指氧气供应不足，导致血液中氧气含量降低。在支气管镜检时，如果患者出现缺氧，可能会导致严重的氧气供应不足，对患者的生命和健康造成严重威胁。支气管痉挛是指支气管平滑肌痉挛，导致气道狭窄和呼吸困难。在支气管镜检时，如果患者出现支气管痉挛，可能会导致气道阻塞和呼吸困难，严重时甚至可能导致窒息。

206. D　行心导管检查和造影术是一种对心脏进行详细评估的检查方法，因此在进行这些检查之前，麻醉医生应充分了解患者的心脏功能和心肌缺血程度。了解患者的心脏功能可以帮助麻醉医生预测潜在的风险，并采取相应的措施来保护患者的心脏。了解心肌缺血程度可以帮助麻醉医生评估患者的心脏状况，并制定相应的麻醉方案。呼吸功能、过去病史、过敏状态、心率和血压虽然也需要了解，但对于行心导管检查和造影术的心脏病患者来说，心脏功能和心肌缺血程度更为重要。

207. E　在进行诊断性检查时，麻醉医生需要与检查人员密切配合，以确保麻醉过程不会干扰或影响检查结果。这包括在适当的时机给予麻醉药物，以确保患者在检查过程中保持稳定的麻醉状态，同时不会干扰检查的进行。选项 A、B、C、D 虽然也是麻醉过程中需要注意的因素，但不是必须讲究的因素。

208. D　门诊麻醉是指在门诊或日间手术中使用的麻醉方法。全麻时间较长的患者可能需要更长的时间来从麻醉状态中恢复过来。长时间的全麻可能会增加患者术后呕吐的风险。缺氧可能会延长患者从麻醉状态中苏醒的时间。麻醉后的患者通常在麻醉恢复室或监护室接受观察和监测，以确保他们的安全和恢复。虽然麻醉可能会对患者的观察和判断力产生一定的影响，但通常在麻醉恢复后，患者会逐渐恢复正常的观察和判断能力。在门诊麻醉后，患者通常可以在术后回家后恢复正常的饮食。

209. D　在进行气管、支气管镜检查之前，患者通常需要进行术前禁食，以减少术中误吸的风险。在气管、支气管镜检查中，常常需要使用抗胆碱药物，如阿托品，以减少分泌物和支气管痉挛。在成人气管、支气管镜检查中，常常使用表面麻醉，如喷雾麻醉剂或局部麻醉药物，以减轻患者的不适感。在小儿气管、支气管镜检查中，也可以使用表面麻醉，但需要根据患儿的年龄和情况进行适当的选择和调整。在成人气管、支气管镜检查中，常常使用1%丁卡因作为表面麻醉药物，剂量通常不超过4~6ml。

210. E 膀胱镜检查是一种常见的检查方法，用于检查膀胱和尿道的病变。表面麻醉是通过在膀胱和尿道口附近使用局部麻醉药物，如用利多卡因凝胶来麻醉局部区域，以减轻患者的疼痛感。骶管阻滞是通过在骶骨尾部进行局部麻醉，以阻断神经传导，达到麻醉效果。硬膜外麻醉是通过在硬膜外腔注射麻醉药物，使药物作用于神经根和脊髓，达到麻醉效果。脊麻是通过在腰椎间隙注射麻醉药物，使药物作用于脊髓，达到麻醉效果。硫喷妥钠是一种抗癫痫药物，不适合用于膀胱镜检查的麻醉，因为它的作用机制和麻醉效果与其他麻醉药物不同。

211. A 在肾移植手术中，血管吻合后应维持适当的血压水平，以确保供体肾和受体肾的血液灌注。维持适当的血压可以减少术后出血的风险，并促进移植肾的功能恢复。因此，选项A“维持相对低血压”是错误的，通常不会维持相对低血压来防止出血。相反，手术后会努力维持适当的血压水平，以确保足够的组织灌注和器官功能。

212. A 在心脏移植手术中，通常不需要采取大潮气量过度通气的方法。过度通气可能导致肺泡过度膨胀和气压伤，增加术后肺部并发症的风险。因此，在心脏移植手术中，通常采用正常的通气策略，以维持适当的氧合和通气。

213. C 在肾移植患者进行硬膜外阻滞时，补液量的掌握并不比全麻时容易。硬膜外阻滞可能导致液体在硬膜外腔积聚，增加了液体的吸收和分布的不确定性。因此，在硬膜外阻滞中，需要仔细监测患者的液体平衡，并根据患者的情况进行适当的液体管理。

214. C 阿曲库铵在体内主要通过Hoffman反应代谢，消除速率与机体正常的内环境和体温关系较大，不依赖于肝肾功能，因此，不会增加肝肾负担，适合用于肾移植手术术中的肌松维持。

215. E 在肾移植手术中，不建议在局麻药中加入肾上腺素。肾上腺素可以增加局麻药的吸收和分布，可能导致心血管系统的不良反应，如心动过速、高血压等。因此，在肾移植手术中，应避免使用肾上腺素作为局麻药的添加剂。

216. D 泮库溴铵是一种肌松药物，主要通过肝脏代谢和胆汁排泄。在肝移植手术中，由于患者的肝功能受损，肝脏代谢功能可能受到影响，因此泮库溴铵的代谢和排泄可能会受到影响。因此，在无肝期使用泮库溴铵时，需要减少用量或延长给药间隔，以避免药物在体内积累过多，导致肌松过度。

217. B 前列腺素 E_1 是一种血管扩张剂，可以通过扩张肺动脉和改善肺循环来提高供体肺的功能。在心肺联合移植手术中，供体肺动脉开放前静注前列腺素 E_1 可以帮助提高供体肺的血液灌注和氧合能力，减少术后肺功能不全的风险。

218. B 胃肠道淤血及大量保存液中的钾离子回流导致高钾血症，是开放时循环不稳定和再灌注综合征的主要原因。

219. A 大隐静脉并不是常用的静脉输液通道，它位于头部的深部，较难插管。在肝移植手术中，常用的静脉输液通道包括颈内静脉、锁骨下静脉、肘正中静脉和贵要静脉。这些静脉较为容易插管，可以提供足够的输液和输血通道。

220. D 吸入高浓度甲氧氟烷能引起肝小叶中心坏死及肾血流量减少，对肝，肾功能不全患者应禁用。

221. D 在无肝期，患者的肝脏功能受损或完全缺失，无法正常代谢和调节血糖水平。因此，通常情况下，患者在无肝期不会出现高血糖的情况。相反，无肝期中可能会发生心排血量减少（选项A）、低温（选项B）、高钾血症（选项C）和代谢性酸中毒（选项E）。这些是无肝期的常见并发症，需要及时监测和处理。

222. B 在肝移植手术中，血管开放后，供体肝开始接收血液供应，但由于供体肝的温度较低，冷血进入循环可能导致体温下降和心排血量的降低。这是因为冷血进入循环后，会引起血管收缩和心脏的反射性抑制，从而导致心排血量的下降。因此，在肝移植手术中，需要采取措施来预防和处理冷血进入循环所引起的心排血量下降。

223. A 麻醉诱导是整个心脏移植手术过程中最危险的阶段，诱导时应避免使用对心肌有抑制或增快心率的药物，减少影响心肌功能的药物，保证充分氧供、保证体循环和冠脉灌注压以及体、肺循环间的有效平衡。由于循环迟滞，诱导药起效迟缓，诱导药应分次缓慢注入，以免造成循环不稳定。通常麻醉诱导选用咪达唑仑（0.02~0.03mg/kg）、芬太尼（0.5~1.0μg）。

224. B 依托咪酯是一种短效的静脉麻醉药物，具有快速诱导和恢复的特点。它可以通过静脉注射迅速诱导麻醉，并且具有较好的血流动力学稳定性和心脏保护作用。因此，在心脏移植术受体的麻醉诱导中，依托咪酯是首选的静脉麻醉药物。

225. D 供肾以24小时冷缺血时间为限。

226. A 在肝移植手术中，为了便于进行肝脏切除和移植，下腔静脉通常需要暂时阻断。在阻断下腔静脉期间，血液回流受到限制，导致心脏前负荷减少，心排血量下降，血压降低。这会引起循环干扰，可能导致低血压和组织灌注不足。因此，在肝移植术中，阻断下腔静脉时是循环干扰最大的阶段。

227. E 去神经后改变了心脏对心输出量增加需求的反应。移植中切断了交感节后、副交感节前以及心脏的传入神经，失去了交感传出神经的分布，心脏就不能对运动、低血容量或血管扩张快速反应来增加心率和收缩力。传入神经的切断会扰乱 RAS 系统的调节和对心脏充盈压改变的血管调节反应，也消除了心绞痛的传入信号，因此，心肌缺血或梗死常是无痛的。

228. C 在麻醉诱导中，应慎用琥珀胆碱。琥珀胆碱是一种抗胆碱酯酶药物，可增强神经肌肉阻滞剂的作用。在全身麻醉诱导时，琥珀胆碱可能增加肌松药物的效果，导致肌松过度，进而引起呼吸肌无力和呼吸抑制。

229. D 静－吸复合麻醉是眼科常用的麻醉方式。眼科手术通常需要患者保持固定的头位和眼位，以便医生能够准确进行手术操作。静－吸复合全麻通过给予患者镇静药物和吸入麻醉药物，能够提供深度的全身麻醉，让患者保持静止和无痛的状态。

230. B ST 段抬高是急性心肌梗死的一种表现，而完全性传导阻滞则是一种心电图上的异常现象。根据题干中给出的信息，可以推测患者出现了急性心肌梗死，并且最有可能受累的冠状动脉分支为右冠状动脉，因为右冠状动脉是供应心脏右部的主要冠状动脉，如果受到阻塞，就会导致右心室和右心房的缺血甚至坏死，从而引起 ST 段抬高和完全性传导阻滞等症状。

231. C 根据提供的信息，患者在眼外肌探查中突然出现心率、脉搏显著减慢和血压下降。根据这些症状，最可能的原因是眼－心反射。眼－心反射是指在眼部受到刺激时，通过迷走神经的反射作用引起心率减慢和血压下降。这种反射通常发生在眼球运动有关的手术或检查中，如眼外肌探查术。

232. D 在患者既往有病毒性肝炎、肝硬化的情况下，进行鼻骨骨折复位术需要选择合适的肌松药物。顺式阿曲库铵是一种非去极化型肌松药物，具有快速起效和短效的特点。它通过竞争性阻断神经肌肉接头的乙酰胆碱受体，从而产生肌松效果。相比之下，其他选项中的肌松药物可能需要肝脏代谢或排泄，因此在病毒性肝炎、肝硬化患者中使用的安全性可能较低，药物时效也会有所延长。

233. C 患者颈部受到撞击后，出现喉咙明显疼痛、脖子变粗和颈部皮下有捻发音的症状。根据这些症状，提示可能存在喉部或颈部软组织损伤的风险。在这种情况下，预防性用药的目的是减少手术相关的并发症和风险。口服双柠檬酸盐中和胃酸的目的是减少胃酸对食管和胃黏膜的刺激，预防术后胃酸反流和胃黏膜损伤。然而，在这种情况下，患者的主要问题是颈部软组织损伤，与胃酸中和无直接关系。因此，术前口服双柠檬酸盐中和胃酸不是合适的预防性用药。选项 A，术前静脉给予抗生素用于预防手术相关感染的发生。选项 B，术前静脉给予甲氧氯普胺用于促进胃排空，减少术后胃内容物反流的风险。选项 D，术前静脉给予雷尼替丁用于减少术后误吸的风险。选项 E，术后早期低分子量肝素用于预防术后深静脉血栓的形成。

234. C 甲状腺危象是甲状腺功能亢进症的一种严重并发症，表现为高热、心动过速、出汗增多、极度烦躁、心律失常等症状。体温升高是由甲状腺激素的过度产生和代谢率的增加导致的。心率增快是由甲状腺激素对心脏的直接作用和交感神经兴奋引起的。大汗和极度烦躁也是甲状腺危象的典型表现。感染性休克通常伴随感染症状，如发热、寒战、低血压等，与甲状腺危象的症状不符。急性肾上腺功能衰竭通常伴随低血压、呕吐、腹痛等症状，与患者的症状不符。心衰通常伴随呼吸困难、水肿、乏力等症状，与患者的症状不符。嗜铬细胞瘤高血压危象通常伴随剧烈头痛、出汗、心悸等症状，与患者的症状不符。结合本例病史应为甲状腺危象。

235. C 根据患者的病史和术前影像显示，他曾进行喉部分切除术并接受放疗，导致会厌缺如和声门呈术后改变。这些情况可能会导致气道管理的困难。由于会厌缺如和声门改变，患者可能无法有效密封面罩，导致通气困难。由于声门改变，插管可能会受到阻碍，使插管困难。由于喉部分切除术和放疗的影响，患者的气道结构可能发生改变，使外科气道管理困难。因此，对这位患者进行气道评估时，需要应对的气道管理问题包括面罩通气困难、插管困难和外科气道困难。

236. C 左下颌神经是三叉神经的一个分支，负责面部的感觉传导。当患者在左颞部皮肤触摸耳屏部时出现剧烈疼痛，可能是由于左下颌神经的异常引起的，应阻滞左下颌神经。

237. D 选项 A，患者术前血压低，脉搏快，可能存在休克状态，因此需要立即开放静脉通路，加快输血、输液来纠正低血压和维持循环稳定。选项 B，在处理休克的同时，需要重点评估患者的气道情况，确保气道通畅，以便进行麻醉和手术。选项 C，在术前，需要纠正患者可能存在的电解质和酸碱平衡紊乱，以维持正常的生理状态。选项 D，在患者休克状态下，首选的麻醉方法应该是通过静脉途径给予液体和药物来纠正休克，而不是立即进行快速诱导气管插管全身麻醉。选项 E，在患者气道受限或存在气道梗阻的情况下，需要准备好气管切开等紧急气道预案，以便在需要时能够迅速采取措施保证气道通畅。

238. D 选项 A，常规全身麻醉诱导气管插管是一种常见的气道建立方式，但在患者休克状态下，需要先积极抗休克，纠正循环不稳定，再进行气道建立。选项 B，在患者休克状态下，需要先积极抗休克，纠正循环不稳定，再进行气道建立。快速顺序诱导气管插管可能会增加患者的应激反应和循环负担，不是首选的气道建立方式。选项C，在患者意识淡漠的情况下，清醒纤支镜引导气管插管可能会导致患者的不适和焦虑，不是首选的气道建立方式。选项D，在患者休克状态下，首选的气道建立方式应该是通过局部麻醉下进行气管切开，以确保气道通畅，并在需要时进行全身麻醉。选项E，静脉镇静下采用喉罩行气道管理可能会增加患者的循环负担，不是首选的气道建立方式。

239. D　在拟行上颌骨骨折切开复位内固定术之前，应该排除颅底骨折。颅底骨折是一种严重的颅骨骨折，常常伴随着颅内损伤和颅内出血等严重并发症。如果患者存在颅底骨折，进行口内切开手术可能会增加颅内感染和颅内压力增高的风险。舌外伤不会影响经口内切开手术的进行。下颌关节松动和下颌骨骨折可能会影响气管插管的操作，但不会影响经口内切开手术的进行。牙齿松动不会影响经口内切开手术的进行。

240. D　血常规用于评估患者的血液状况，包括血红蛋白水平、白细胞计数等。胸部X线片用于评估患者的胸部情况，包括肺部和心脏的形态和结构。动脉血气分析用于评估患者的氧合和酸碱平衡情况，可以提供有关患者呼吸和循环功能的信息。头颅CT用于评估患者头颅部的损伤情况，包括骨折、出血等。心电图检查通常用于评估患者的心脏电活动，检测心脏的节律和传导情况。在急诊全身麻醉下行清创术之前，心电图检查可能不是必需的，除非患者有心脏病病史或其他相关症状。

241. C　在横结肠瘤完全性肠梗阻急诊剖腹探查和根治准备的情况下，限制输液是不适当的。患者在肠梗阻情况下可能存在脱水和电解质紊乱的情况，需要适当补液以维持血容量和电解质平衡。因此，输液量应根据患者的具体情况和监测指标进行调整，而不是简单地限制输液量。选项A、B、D和E中的处理是正确的。

242. B　胆-心反射（迷走神经反射）是指胆道手术时由于牵扯胆囊，或探查胆道时所引起的心率减慢、血压下降，严重者可因反射性冠状动脉痉挛导致心肌缺血、心律失常，甚至心搏骤停等现象。

243. D　对3岁的患儿进行先天性尿道下裂修补术时，首选的麻醉方式是基础麻醉+骶麻。先天性尿道下裂修补手术通常需要较长的手术时间和较深的麻醉水平，因此需要使用全身麻醉。基础麻醉是指通过静脉给药给予全身麻醉，而骶麻是指在手术区域进行局部麻醉，以减轻手术后的疼痛和提供术后镇痛效果。这种麻醉方式可以减少全身麻醉药物的使用量，降低全身麻醉的风险，并提供良好的术后镇痛效果。选项A、B、C和E都不是首选的麻醉方式。气管内全麻可能不适合3岁的患儿，脊麻可能无法提供足够的麻醉深度，局麻可能无法覆盖到整个手术区域，静-吸复合麻醉可能无法提供足够的麻醉深度和术后镇痛效果。

244. A　根据该患者的临床情况和血气分析结果，最可能的原因是低钙血症（选项A）。低钙血症可以导致肌松药的拮抗效果不佳。血气分析结果中的Ca^{2+}浓度为0.78mmol/L，低于正常范围。低钙血症可以影响神经肌肉传导，导致肌松药的拮抗效果减弱。高钾血症、呼吸性酸中毒、低温和高钠血症都不会导致肌松药的拮抗效果不佳。

245. B　患者在全身麻醉下行腹腔镜胆囊切除术，术前给予甲氧氯普胺和东莨菪碱，采用氯胺酮行全身麻醉诱导，手术过程顺利。但在术后恢复室中患者自述不能近距离看物体，发生这种情况最有可能是由于东莨菪碱的作用。东莨菪碱是一种胆碱能受体拮抗剂，常用于全身麻醉中预防和治疗术后恶心呕吐。它可以阻断毛细血管括约肌收缩，增加角膜的曲度并使其暂时变得更加近视。

246. B　患者血压剧烈下降可能是由氯胺酮对心肌的直接抑制作用引起的。氯胺酮是一种麻醉药物，具有负性肌力和负性传导作用，可以导致心肌收缩力减弱和心率下降，从而引起血压下降。血容量不足可能导致血压下降，但在这种情况下，血容量不足不是最可能的原因。琥珀胆碱可以引起组胺释放，导致小动脉舒张，但在这种情况下，琥珀胆碱不是最可能的原因。直接喉镜可能引起迷走神经反射，导致心率下降，但在这种情况下，直接喉镜不是最可能的原因。监护不严可能导致对患者血压下降的及时处理延误，但不是最可能的原因。

247. E　美国麻醉医师协会（ASA）分级系统是用于评估患者术前身体状态和麻醉风险的一种分类系统。根据ASA分级系统，Ⅴ级患者指的是患者处于危重病情，预期手术风险非常高的状态。对于该患者，颅脑外伤后3小时，昏迷，颅压高，需要进行开颅减压术，属于危重病情，预期手术风险非常高，因此该患者的ASA分级为Ⅴ级。Ⅰ级：指的是正常健康的患者，没有任何系统性疾病。Ⅱ级：指的是有轻度系统性疾病的患者，但没有限制日常活动。Ⅲ级：指的是有中度系统性疾病的患者，有限制日常活动。Ⅳ级：指的是有严重系统性疾病的患者，已经对日常活动有很大限制。

248. C　术前出现呼吸系统感染的患者在术后发生呼吸系统并发症的概率会显著增高。因此，在进行择期手术之前，需要确保感染得到充分控制，以减少术后并发症的风险。呼吸系统急性感染得到充分控制1~2周后，其术后呼吸系统并发症的发生率与普通人群无异。

249. B　肺功能检查中的FVC（用力肺活量）和FEV_1（第一秒用力呼气容积）是评估肺功能的重要指标。在这种情况下，患者的FVC与预计值相比是正常的，意味着患者的肺活量正常。然而，当 FEV_1 低于正常范围时，则表明患者在第一秒的用力呼气能力受到了限制。这种情况通常与阻塞性通气功能障碍相关。限制性通气功能障碍通常表现为 FVC 和 FEV_1 均降低。吸气性呼吸困难通常与肺活量降低有关。混合性通气功能障碍通常表现为 FVC 和 FEV_1 均降低。部分膈肌麻痹通常与肺活量降低有关。

250. E　交换导管可以将单腔管改造成双腔管，在任何情况下正常成人交换导管插入深度不应超过 25cm，选项 E 正确。交换导管具有多种型号，其中最适合拔管使用的型号是 83cm 长的 11F 或 14F 的导管，选项 C 错误。在使用交换导管时，必须小心使导管尖端在任何时间均位于气管的中部，选项 B 错误。交换导管通常是有外部标记的，以便在手术中进行正确的插入和定位，选项 D 错误。在插入交换导管时，患者的头部应处于仰卧位（头向后仰）的位置，选项 A 错误。

251. B　该患者有房颤病史，是肺栓塞的高危因素；突发的表现为氧合的下降和呼气末二氧化碳的降低，以及血流动力学剧烈波动，符合肺栓塞的临床表现。

252. B　患者在全麻下行食管癌切除术后，气管拔管后出现了嗜睡和呼吸困难。在全麻下，患者的呼吸由机械通气器来维持，而氧气和麻醉剂的代谢会产生大量的二氧化碳，如果患者的呼吸系统不能及时排出体内积累的二氧化碳，就会导致二氧化碳蓄积，从而引起一系列的问题，比如意识水平下降、心率加快、血压升高、肌肉僵直等。最严重的情况是，患者的呼吸系统完全停止工作，这种情况需要立即采取有效的措施，比如气管插管、人工通气等。在本题中，患者在气管拔管后出现了嗜睡和呼吸困难，这很可能是由 CO_2 蓄积导致，患者呼吸不足，体内 CO_2 浓度升高，导致意识水平下降和呼吸停止。

253. E　患者行左肺癌手术后出现胸痛，并伴有轻度呼吸功能不全。在这种情况下，中枢性镇痛药是一种常用的治疗方法。曲马多胶囊是一种中枢性镇痛药，常用于控制中度至重度疼痛。它可以通过作用于中枢神经系统来减轻疼痛感觉。

254. C　在手术初始时，吸入 50% O_2 和 50% N_2O，SpO_2 为 98%，说明患者的肺功能正常。之后外科医生要求停用 N_2O，并采取头部屈曲，头低足高位的姿势。这种姿势可能导致气管导管进入主支气管，从而堵塞部分呼吸道，影响氧气的供应，使得 SpO_2 下降至 90%。

255. B　根据描述，新生儿出生时 Apgar 评分为 3 分，羊水Ⅲ度混浊，说明新生儿可能存在呼吸困难和氧合不良的情况。在新生儿复苏时，首要的处理是通过吸出鼻腔、口腔中的黏液及羊水，以确保气道通畅，促进呼吸。在新生儿复苏时，如果存在心搏骤停或严重心动过缓等情况，可能需要进行心肺复苏，包括开放静脉通路和给予肾上腺素等药物。然而，在本题描述的情况下，首要的处理是确保气道通畅，而不是给予药物。刺激呼吸是新生儿复苏中的一项重要步骤，但在本题描述的情况下，首要的处理是确保气道通畅，而不是刺激呼吸。在新生儿复苏中，如果存在呼吸困难无法纠正的情况，可能需要进行气管插管。然而，在本题描述的情况下，首要的处理是通过吸出鼻腔、口腔中的黏液及羊水，以确保气道通畅。面罩正压给氧是新生儿复苏中的一项常用措施，可以提供额外的氧气和呼气末正压，促进氧合。然而，在本题描述的情况下，并非为首要处理措施。

256. A　患者的血压下降，心率升高，可能是由蛛网膜下腔阻滞麻醉引起的。为了维持胎儿的血供和氧供，最佳的处理措施是给予去氧肾上腺素。去氧肾上腺素可以收缩血管，提高血压，同时减少局部麻醉药物的吸收，减少对胎儿的影响。肾上腺素也可以提高血压，但由于其对胎儿的影响较大，不是最佳的选择。麻黄碱是一种兴奋交感神经的药物，可以提高血压和心率，但对胎儿的影响较大，不是最佳的选择。葡萄糖溶液可以提供能量，但对血压的改善作用有限，不是最佳的选择。在血压下降和心率升高的情况下，继续观察可能会延误处理时机，不是最佳的处理措施。

257. D　在宫腔镜检查术中，扩宫颈时出现心动过缓和低血压，可能是由迷走神经紧张综合征引起的。迷走神经紧张综合征是一种常见的麻醉并发症，其特点是心动过缓、低血压和可能的晕厥症状。在宫腔镜检查术中，扩宫颈时可能会刺激子宫和宫颈，导致迷走神经兴奋，从而引起迷走神经紧张综合征。膨宫介质的不良反应可能会导致过敏反应或其他不良反应，但通常不会引起心动过缓和低血压。肺栓塞是一种严重的血管阻塞性疾病，通常不会在宫腔镜检查术中出现心动过缓和低血压。水中毒是指体内液体过多，导致电解质紊乱和水中毒症状。在宫腔镜检查术中，水中毒通常不会引起心动过缓和低血压。麻醉过深可能导致血压下降和心动过缓，但在宫腔镜检查术中，迷走神经紧张综合征更常见。

258. B　根据患者的年龄、性别、ASA 分级和手术类型，这是一种较小的手术，患者的身体状况良好，不需要额外的麻醉前用药。在这种情况下，不需要给予任何麻醉前用药。哌替啶是一种镇痛药，通常用于术后镇痛，不适合作为麻醉前用药。咪达唑仑是一种镇静药，通常用于焦虑和紧张的患者，不适合作为麻醉前用药。阿托品和苯巴比妥钠是一种抗胆碱药和镇静药的组合，通常用于全身麻醉，不适合作为麻醉前用药。地西泮是一种镇静药，通常用于焦虑和紧张的患者，不适合作为麻醉前用药。

二、多选题

1. ABCE　低氧血症可能导致眼部组织代谢紊乱，引起眼内压升高。仰卧位时，头部相对于身体位置较高，这可能导致眼内液体排出受阻，从而使眼内压略有升高。眼内压在24小时周期中会经历昼夜节律的变化，通常在早晨较低，在晚间较高。深吸气会增加胸腹腔内压力，但这对眼内压没有直接影响。高血压可能导致眼部血管病变和视网膜破裂，进而增加眼内液体的产生和阻碍其排出，导致眼内压升高。

2. ABE 选项A，眼－心反射通常在眼底手术中发生，但该处并非是最常发生的地方。选项B，并非所有患者术前均常规使用阿托品抑制腺体分泌，这可能因手术类型和患者特点而有所变化。选项C，在眼科手术中，避免呛咳是重要的，因为呛咳可能会对手术过程产生不利影响。选项D，避免恶心和呕吐也是重要的，因为它们可以引起不适和干扰手术进行。选项E，眼科手术时间的选择与氯琥珀胆碱作为肌松药无直接关联，这取决于手术的具体情况和医生的判断。

3. ABCDE 选项A，在小儿眼科手术的麻醉恢复期管理中，通常等待肌松作用消失、自主呼吸恢复并确保潮气量接近正常后，才会拔管。选项B，在小儿眼科手术后的麻醉恢复期，3岁以下的患儿发生恶心、呕吐的概率相对较高。这可能是因为年龄较小的儿童在手术过程中更容易出现麻醉药物的代谢和排泄速度较慢，以及他们的自主调节功能尚未完全发育成熟。此外，手术本身也可能引起恶心和呕吐反应。选项C，在小儿眼科手术中，充分的镇痛可以帮助控制眼内压力，预防术后出血。选项D，一般情况下，小儿眼科手术后需要等待一段时间，允许患者完全清醒并恢复正常的饮食和水分摄入。选项E，在小儿眼科手术中，使用静脉麻醉药作为麻醉方式可能会增加恶心、呕吐的风险。静脉麻醉药通常包括吗啡、异丙酚等，它们可能引起恶心和呕吐反应。相比之下，吸入麻醉药如氧化亚氮和七氟醚等则被认为能够有效降低术后恶心、呕吐的发生率。

4. ABCE 儿童在眼科手术中难以保持稳定的头部姿势和协作，因此需要全身麻醉才能安全地进行手术。婴幼儿无法配合眼科手术过程，且局部麻醉可能引起不适或并发症，所以通常需要全身麻醉。智力障碍患者可能无法理解和配合眼科手术过程，而且局部麻醉可能导致不适或困惑，因此需要全身麻醉。有些患者对局部麻醉药物可能存在过敏反应或其他不良反应，因此无法接受局部麻醉，需要进行全身麻醉。高龄患者不需要常规全麻下手术，多采取局麻。

5. ABCD 选项A，老年患者常合并心血管疾病、糖尿病以及肺部疾病等其他疾病，这是因为随着年龄增长，老年人更容易患上这些疾病。选项B，小儿多为先天性白内障，术中可能发生眼－心反射。在手术过程中，刺激眼睛可能引起心跳加快或异常的心电图变化。选项C，白内障摘除术时间短，多数在球后神经阻滞下完成。选项D，对于先天性白内障的小儿或不能合作的患者，可以选择全身麻醉。选项E，白内障摘除术虽然时间短、创伤小，但也需关注心率、血压。

6. ABCD 老年患者常并存呼吸、循环及内分泌系统病变，应了解病变的进展情况，尽量改善全身情况。鼾症、肿瘤、再次手术者、发育畸形者等应进行气道困难程度评估，做好技术和设备上的准备。拟经鼻气管插管者行术前鼻道检查，拟行气管异物取出术者明确气管异物的性质，有无肺不张、气胸等。

7. CD 选项A，在耳鼻喉科手术麻醉前，不是常规应用吗啡。吗啡是一种镇痛药物，使用需要根据患者的具体情况和手术需求来决定。选项B，在耳鼻喉科手术麻醉前，不是常规应用抗胆碱药和镇静药。具体的药物使用需要根据患者的具体情况和手术需求来决定。选项C，对于存在气道阻塞的患者，使用镇静药要慎重。镇静药可能会进一步抑制呼吸道反应，加重气道阻塞的情况。选项D，对于气道严重阻塞的患者，禁用镇静药是为了避免进一步抑制呼吸道反应，导致呼吸困难或呼吸衰竭。选项E，并非所有情况下都禁用抗胆碱药和镇静药。具体的药物使用需要根据患者的具体情况和手术需求来决定。

8. ABC 鼻咽腔手术时咽腔纱条填塞可因局部刺激引起患者不适，促使集聚在咽部的液体进入胃内，使失血量难以估计，但不会使血液进入气管，也不会引起CO_2蓄积。

9. ABCD 发生激光燃烧后处理的“4个E”：①Extract（拔除），即拔除所有可燃物，包括气管导管、棉片等；②Eliminate（清除），即清除所有助燃剂，如立即断开氧供导管；③Extinguish（灭火），即立即在气道内注入生理盐水熄灭余火；④Evaluation（评估），即应立即在直接喉镜和硬支气管镜下评估上、下呼吸道的损伤情况，如果有明显损伤应重新气管插管，严重病例需要气管切开，并立即请相关专家会诊治疗。

10. ABCD 选项A，通过气管内插管可以有效防止手术过程中出现的大量出血而引起的吸入风险。选项B，气管内插管可以维持气道通畅，避免因喉部肿胀等原因导致气道阻塞。选项C，麻醉和气管内插管可以减轻患儿在手术过程中的痛苦和不适。选项D，在进行气管内插管时，可以选择较浅的麻醉水平，从而减少对患儿的麻醉深度和副作用。选项E的说法是错误的，因为在儿童扁桃体摘除术中行气管内插管并不能直接减少创面出血。气管内插管主要是为了保持气道通畅和预防吸入风险，并不直接影响或减少手术创面出血。

11. BCDE 喉痉挛的主要诱因：①气道内操作，浅麻醉下吸痰、放置口咽或鼻咽通气道、气管插管或拔管对咽喉部产生的刺激；②气道内血液、分泌物或呕吐、反流的胃内容物等刺激诱发；③药物：刺激性挥发性麻醉药（如乙醚）以及某些静脉麻醉药如硫喷妥钠，盐酸氯胺酮等；④缺氧，二氧化碳蓄积；⑤迷走神经亢进。对重度喉痉挛亦可应用去极化肌松药琥珀胆碱1.0～1.5mg/kg静脉注射后行气管插管。

12. ABDE 选项A，小儿喉头的外形呈漏斗状，上部较宽，下部较窄。选项B，小儿喉头相对于颈椎的位置较高，比成人的喉头位置更高。选项C，小儿喉头最狭窄的部位是环状软骨处。选项D，小儿喉头的黏膜下血管丰富，因此容易发生水肿，特别是在感染或过敏等情况下。选项E，小儿的会厌形状通常呈U形或V形，与成人的会厌形状不同。

13. ABCE 选项A，高频喷射通气的频率通常为60～120次/分之间。选项B，驱动压是指用于推动气体进入肺部的压力，控制呼吸时成年人的驱动压通常在0.8～1.2kg/cm^{2}之间，辅助呼吸时通常在0.5～0.6kg/cm^{2}之间。选项C，高频喷射通气可以用于支气管镜检查和异物取出术等操作中，以提供更好的可视化和操作条件。选项D，喷射通气时，气压伤和气胸的发生率相对较低。高频喷射通气的气流是间断的，而不是连续的，因此对肺组织的压力较小，不容易引起气压伤和气胸。选项E，喷射通气可以通过直接通过支气管镜或经镜外气管内置吹氧管进行。

14. ABCDE 全喉切除术是一种手术方法，用于治疗喉部恶性肿瘤等疾病。全喉切除术的手术范围涉及整个喉部，包括喉管、声带和相关组织的切除。全喉切除术后，由于喉部被切除，可能会导致气道部分阻塞。这是因为喉部是呼吸道的一部分，切除后可能会影响气道通畅。全喉切除术中，手术操作可能会涉及颈动脉窦的压迫，这可能引起反射性心动过缓和低血压。全喉切除术中的断喉操作需要维持足够的麻醉深度，以确保患者的无痛感和手术的顺利进行。全喉切除术后，患者需要通过气管套管进行通气。在手术后期更换气管套管时，需要注意维持通气，以确保患者的呼吸功能正常。

15. ABC 选项A，为了确保气道通畅，可以选择插入细的气管导管，以便进行气道管理和通气。选项B，对于小儿内镜检查及内镜手术，可以使用强效吸入全麻药物进行诱导，同时保留自主呼吸，辅以局部麻醉，以确保患者的舒适和安全。选项C，诱导后可以在隆突上方置入细塑料导管，以氧供和通气。在一些情况下，可以静注小量琥珀胆碱使呼吸暂停，以便进行内镜检查或手术。选项D，对于小儿内镜检查及内镜手术，氧供是必要的，以确保患者的氧合和呼吸功能正常。选项E，虽然鼻导管可以用于氧供，但在小儿内镜检查及内镜手术中，通常会选择置入细塑料导管进行气道管理和氧供。

16. ABCDE 选项A，由于喉显微手术需要较好的视野，选择较细的气管插管可以减少对手术视野的干扰。选项B，喉显微手术可能会引起刺激性反应，如咳嗽和呕吐，这可能导致心血管负反应，如血压升高或心律失常。因此，需要注意抑制这些反应，以维持心血管稳定。选项C，喉显微手术中常使用喷射通气技术，这可能导致二氧化碳在气道中蓄积。因此，需要注意监测二氧化碳水平，以避免高碳酸血症的发生。选项D，喉显微手术后可能需要较长时间的观察和恢复，因此需要避免术后呼吸抑制的发生，并及时处理任何呼吸问题。选项E，喉显微手术中可能会出现出血，这可能导致呼吸道阻塞。因此，在手术中需要保证呼吸道的通畅，及时清除血块或其他阻塞物。

17. ABCE 选项A，阻塞性睡眠呼吸暂停综合征是一种影响呼吸系统的疾病，但它也可能引起全身各系统的病理生理改变，如心血管系统、代谢系统等。选项B，由于阻塞性睡眠呼吸暂停综合征患者的气道可能存在狭窄、阻塞等问题，因此在行腭垂腭咽成形术时，气管插管可能会困难一些。选项C，氧化亚氮是一种常用的麻醉药物，但在阻塞性睡眠呼吸暂停综合征患者中，由于其可能加重呼吸抑制和气道阻塞，应避免使用氧化亚氮。选项D，控制性降压是一种麻醉管理策略，旨在维持患者的血压在一定范围内，以减少术中和术后的心血管并发症。但对于阻塞性睡眠呼吸暂停综合征行腭垂腭咽成形术，通常不需要使用控制性降压。选项E，由于阻塞性睡眠呼吸暂停综合征患者可能存在呼吸抑制的风险，因此在气管拔管后需要采取措施来防止呼吸抑制的发生。

18. ACDE 甲状腺大部切除术后出现手足抽搐和心电图显示QT延长可能是由低血钙引起的。因此可以先通过静脉注射钙剂来迅速纠正低血钙状态，然后再考虑口服钙剂来维持血钙水平。选项A，手足抽搐和心电图显示QT延长与低血镁无直接关联，因此静脉补镁可能不会有效解决问题。选项C，手足抽搐和心电图显示QT延长与低血钾无直接关联，因此静脉补钾可能不会有效解决问题。选项D，毛花苷丙是一种心脏糖苷类药物，用于治疗心力衰竭等心脏疾病，与手足抽搐和心电图显示QT延长无直接关联，因此不适用于此情况。选项E，丙泊酚是一种全身麻醉药物，与手足抽搐和心电图显示QT延长无直接关联，因此不适用于此情况。

19. ABCDE 甲状旁腺有以下的作用：①促进近侧肾小管对钙的重吸收，使尿钙减少，血钙增加。②抑制近侧肾小管对磷的吸收，使尿磷增加，血磷减少。③促进破骨细胞的脱钙作用，提高血钙和血磷的浓度。④促使维生素D的羟化作用，促进肠道对食物中钙的吸收。血钙过低刺激甲状旁腺素的合成和释放，使血钙上升，血钙过高抑制甲状旁腺素的合成和释放，使血钙向骨骼转移，降低血钙。上述作用使正常人的血钙维持在正常范围。正常人的血钙与血磷间呈相反的关系，甲状旁腺功能亢进引起的消化系统疾病可导致水电解质紊乱和酸碱失衡。高钙血症还可致心律失常，甚至心力衰竭等。

20. ACDE 选项A，巨大甲状腺肿物可能会压迫气管，导致气管受压移位，进而引起呼吸困难。为了确保患者的通气和氧合，需要进行气管插管麻醉。选项B，甲亢伴心脏病并不是必须进行气管插管麻醉的情况。是否需要进行气管插管麻醉需要根据患者的具体情况和手术需求来决定。选项C，胸骨后甲状腺肿位于气管后方，手术切除时可能会涉及气管。为了确保手术操作的安全和顺利，需要进行气管插管麻醉。选项D，怀疑气管软化可能会导致气管的功能受损，影响患者的通气和氧合。为了确保患者的呼吸功能，需要进行气管插管麻醉。选项E，如果巨大甲状腺肿物过大，无法通过气管切开进行手术切除，那么需要进行气管插管麻醉，以便通过气管插管进行手术切除。

21. ABCDE 选项A，甲状腺手术可能涉及喉返神经，手术操作时可能会损伤喉返神经，导致声带麻痹和窒息的风险。选项B，巨大甲状腺肿物可能会压迫气管，导致气管狭窄。在进行气管插管时，插管深度应通过狭窄部位，以确保通气通畅。选项C，胸骨后甲状腺位于气管后方，手术切除时可能会涉及气管，需要在手术操作中注意避免气胸的发生。选项D，甲状腺手术后，由于甲状腺激素的减少，可能会导致低钙血症。低钙血症可以引起手足抽搐等症状，因此需要注意观察和及时补充钙剂。选项E，颈丛麻醉是一种常用的麻醉方法，用于甲状腺手术。然而，有时颈丛麻醉的效果可能不理想，无法达到足够的麻醉效果。在这种情况下，可以辅助使用局部麻醉来提供更好的麻醉效果。

22. ABCDE 甲状腺手术全麻苏醒期，可能会发生急性呼吸道梗阻，即呼吸道受阻，导致呼吸困难。选项A，甲状腺手术后，手术部位可能会出血，血液积聚在喉部或气道中，导致呼吸道梗阻。选项B，手术刺激或其他原因可能导致喉头水肿或喉痉挛，使喉部通气受阻，引起呼吸道梗阻。选项C，甲状腺手术后，气管周围的组织可能受到损伤或松弛，导致气管软化塌陷，阻碍气流通过，引起呼吸道梗阻。选项D，手术刺激或其他原因可能导致气道炎症，引起分泌物增多，堵塞气道，导致呼吸道梗阻。选项E，甲状腺手术可能涉及喉返神经，手术操作时可能会损伤喉返神经，导致声带麻痹，影响气道通畅，引起呼吸道梗阻。

23. ABCDE 选项A，甲状腺功能减退症患者常常出现全身症状，如乏力、体重增加、便秘等。术前给予甲状腺激素治疗可以改善这些症状。选项B，甲状腺功能减退症患者对麻醉和手术的耐受性较差。术前给予阿托品可以减少术中和术后的心血管和呼吸系统的并发症。选项C，甲状腺功能减退症患者常常伴随着低血压的情况。麻醉后由于体位变化，容易发生血压下降，需要密切监测和适当的液体管理。选项D，甲状腺功能减退症患者如果术中发生昏迷，可能是由甲状腺危象或肾上腺功能不全引起的。在这种情况下，应该静注甲状腺激素和肾上腺皮质激素来纠正这些问题。选项E，甲状腺功能减退症患者对升压药物的反应较弱。在处理低血压的情况时，可能需要使用较高剂量的升压药物。

24. BD 选项A，甲状腺危象的发生机制尚不完全清楚，但近年来有研究认为甲状腺危象和肾上腺皮质激素分泌不足相关。选项B，甲状腺危象患者常常出现高热和明显的心动过速。体温一般高于40℃，心率常常超过120～140次/分。选项C，对于甲状腺功能亢进症患者，即使甲状腺功能已控制到正常，但患者仍然存在精神紧张、情绪不稳、易于激动，因此麻醉前充分镇静极为重要。选项D，在甲状腺危象的治疗中，换血疗法主要用于清除体内的甲状腺激素，但它并不是治疗甲状腺危象的首选方法。选项E，普萘洛尔可以改善高动力循环状态，麻醉前准备可以使用安定药，但宜循序渐进，缓慢调整。

25. ABCDE 选项A，甲状腺危象是甲状腺功能亢进的一种严重并发症，通常由创伤、感染、酸中毒等因素诱发。选项B，在甲状腺危象的治疗中，皮质醇可以用于抑制甲状腺激素的合成和释放，从而减轻甲状腺危象的症状。选项C，甲状腺危象时，甲状腺激素的过度释放会导致心率加快，使用β受体阻断剂可以有效地控制心率。选项D，在甲状腺危象的治疗中，通常会使用大剂量的碘来抑制甲状腺激素的合成和释放，从而减轻甲状腺危象的症状。选项E，甲状腺危象的发生与术前准备不足有关，术中和术后的管理和监测对于预防和处理甲状腺危象非常重要。

26. ABCD 甲亢患者由于甲状腺功能亢进，甲状腺激素水平升高，可能导致心律失常，其中最常见的是房颤。甲亢患者的甲状腺激素水平升高，会导致心率加快，而且心率可能会出现剧烈波动，不稳定。甲亢患者由于甲状腺功能亢进，代谢率增加，消耗能量加快，导致体重减轻。甲亢患者常常表现出精神紧张、焦虑、易激动等症状，这可能是由甲状腺激素对中枢神经系统的影响导致的。甲亢患者的甲状腺激素水平升高，可能导致心输出量增加，血管扩张，收缩压升高、舒张压正常或偏低。然而，血压下降不是术前准备不充分的典型表现。

27. ABCD 选项A，在甲状腺功能亢进的患者中，由于甲状腺激素的影响，患者对肾上腺素的敏感性增加，因此在局麻时应避免使用含有肾上腺素的局麻药物，以防止引起心血管反应。选项B，硬膜外麻醉可以通过阻滞心脏交感神经的传导，减少交感神经兴奋，从而使术中患者的脉率保持平稳。选项C，甲状腺危象是甲状腺功能亢进的一种严重并发症，其典型表现包括情绪激动、血压升高、心率加快，甚至可能高达140次/分，以及体温上升等症状。选项 D，在甲状腺功能亢进麻醉中，如果术中患者出现体温上升，应立即采取措施进行降温，以防止甲状腺危象的发生或加重。选项 E，甲亢患者术前使用镇静剂时，用量不需减少，可使用苯二氮草类药物。

28. ABCD　口腔、颌面外科麻醉的特点：①患者年龄跨度大；②手术区域邻近或覆盖气道，气道管理困难；③手术时间长，创面大；④口腔、颌面止血困难，出血量大；⑤涉及颅内操作；⑥组织缺损修复时需要显微外科技术。口腔、颌面外科麻醉对肌肉松弛要求不高。

29. ACDE　Goldenhar 综合征的临床特征为不同程度的面部不对称，患侧可有狭窄的上睑下垂，不同程度的耳郭畸形、外耳道狭窄或闭锁，包括面神经通路异常、颅底畸形。5% ~15% 的病例有智力低下，一个肾缺失、双输尿管、异位肾、肾血管异常、肾积水，患侧前后径及椎体体积变小，颞下颌关节前后移动，眼眶缩小，颈椎融合；可见单侧横颊裂或假性横颊裂，还有心脏、肺和胃肠畸形等。

30. ABCDE　选项 A，选择合适的气管导管对于减少插管时对喉部的刺激和损伤非常重要。合适的导管尺寸可以减少对喉部黏膜的压迫和损伤，降低喉水肿的风险。选项 B，正确固定气管导管可以减少插管时对喉部的刺激和移位，减少喉水肿的发生。固定导管时应注意不要过紧，以免影响气道通畅。选项 C，在麻醉诱导和维持过程中，应保持患者的深度和稳定的麻醉状态，以减少喉部的刺激和反射。抑制喉、气管及吞咽反射可以减少喉水肿的发生。选项 D，糖皮质激素具有抗炎和抗过敏作用，可以减轻喉部组织的水肿和炎症反应。适量应用糖皮质激素可以预防和减轻喉水肿。选项 E，术后常规雾化吸入药物可以减轻喉部组织的水肿和炎症反应，促进喉部的恢复和愈合。

31. ABCE　清醒鼻腔盲探插管是一种在麻醉状态下，通过鼻腔插入气管导管的方法，适用于一些特殊情况下的麻醉操作。在颈部血管瘤或单纯颈淋巴结清扫手术中，由于手术部位的特殊性和敏感性，使用清醒鼻腔盲探插管可以更好地保护患者的呼吸道，减少手术干扰。其他选项中，面颊部缺损、舌体部巨大肿瘤、颞下颌关节强直和双下颌骨折伴口内有多处开放性伤口，都不是特别需要使用清醒鼻腔盲探插管的情况，可以选择其他适合的麻醉方法。

32. ABCDE　口腔、颅面大手术后常需留置气管插管 24 小时。留管期间患者不得激动，激动可能增加血压和血流量，导致口内出血。激动时可能导致黏膜缝线撕开，影响伤口愈合。激动可能导致口腔内的护板、填充物或固定物移位、脱落和破裂，影响手术效果。激动可能诱发恶心、呕吐，导致伤口敷料污染，增加感染的风险。激动可能导致喉部肿胀，引起喉水肿。

33. ABCDE　口腔、颌面及颈部手术后，由于肌松弛、舌后坠、咽或颈部肿胀、血肿压迫等，可能会导致上呼吸道梗阻。在患者完全清醒后，可以拔除气管插管，但在某些情况下，可能需要留置气管插管 24 小时以确保患者的上呼吸道通畅。为了防止舌后坠，可以在舌深部缝一根丝线，并在必要时进行牵拉，以保持舌的位置。在拔除气管插管后，患者可以采取坐位，以促进头颈部的引流，减少肿胀和血肿的发生。在口腔、颌面及颈部手术中，可能需要进行气管插管或切开，以确保患者的上呼吸道通畅。因此，需要提前做好相关的准备工作。术后组织肿胀可能会持续 3 天，因此在这段时间内，需要持续警惕气道梗阻的危险，并采取相应的预防措施。

34. ABCE　选项 A，在腹部外科麻醉前准备中，麻醉医师应全面评价患者的消化系统疾病，了解其对全身生理功能的影响，以便制定合适的麻醉方案。选项 B，对于急腹症患者，虽然时间紧迫，但仍需要尽量在短时间内对患者的病情进行全面评估和准备，以确保麻醉的安全性。选项 C，在麻醉手术期间以及对于手术后的危重患者，一般应维持患者的血红蛋白水平超过 100g/L，以保证组织氧供的充足。选项 D，消化道出血可能存在内出血，不能按呕血或便血量估计。在麻醉前准备中，应根据患者的临床症状、体征和实验室检查结果来评估消化道出血的严重程度。选项 E，在麻醉手术前的准备中，纠正体液、电解质和酸碱失衡是非常重要的，以确保患者的生理状态处于最佳状态。

35. ABCDE　喉罩通气是一种常用的气道管理方法，可以提供有效的通气和保护气道，适用于腹腔镜手术中的全麻。在腹腔镜手术中，需要进行气腹以提供操作空间。气腹后，腹腔内的气道压力会有所增加，一般增加约 10cmH_2O。氧化亚氮是一种常用的全麻药物，但在腹腔镜手术中一般不使用氧化亚氮，因为它可以扩张气腹，增加手术操作的难度。在腹腔镜手术中，需要进行肌松以达到肌肉松弛和操作空间的增加。良好的肌松可以提供更好的手术条件。阿托品是一种抗胆碱药物，可以减少腹腔镜手术中的腹腔器官的运动，提供更好的手术视野。因此，经常需要给予阿托品。

36. ABCD　腹腔镜手术的麻醉方式应根据手术部位和患者的具体情况来决定，腹腔镜手术选用气管内插管控制呼吸的全身麻醉最为常用和安全。下腹部或盆腔手术通常选择插管全麻，因为这种方式可以提供更好的气道控制和通气管理。上腹部手术可以选择喉罩通气全麻，但具体选择还要考虑患者的情况和手术要求。对于老年人，尽量采用免气腹或低气腹的方式，可以减少对心肺功能的影响。在人工气腹期间，应增加通气量，以保持患者的正常通气状态。

37. ABCDE　对于肝硬化门脉高压症患者在麻醉管理

中的关键是避免肝缺氧、缺血。为此，麻醉期间应给予高浓度氧气吸入，并积极防治低血压，尽量避免使用经肝代谢的药物。术中如有大量失血、渗血，应监测凝血机制，作针对性处理。门静脉系统是腹腔脏器与肝脏毛细血管网之间的静脉系统。当门静脉的压力因各种病因而高于 25cmH_2O 时，可表现一系列临床症状，统称门脉高压症。其主要病理生理改变为：①肝硬化及肝损害；②高动力型血流动力学改变：容量负荷及心脏负荷增加，动静脉血氧分压差降低，肺内动静脉短路和门、肺静脉间分流；③出凝血功能改变：有出血倾向和凝血障碍。原因为纤维蛋白原缺乏、血小板减少、凝血酶原时间延长、第Ⅴ因子缺乏、血浆纤溶蛋白活性增强；④低蛋白血症：腹水，电解质紊乱，钠和水潴留，低钾血症；⑤脾功能亢进；⑥氮质血症，少尿，稀释性低钠，代谢性酸中毒和肝肾综合征。选项 A，门脉高压症患者常伴有血管扩张和血容量不足的情况，因此需要维持有效血容量，以保持血流动力学的稳定。选项 B，保持血浆蛋白量，低蛋白血症患者麻醉时应将白蛋白提高到 25g/L 以上，不足时应补充白蛋白，以维持血浆胶体渗透压和预防间质水肿。心功能正常者，为保持有效循环血量，宜使血细胞比容保持在 30% 左右，以降低血液黏滞度，保证最佳组织灌流。选项 C，门脉高压症患者常伴有凝血功能异常和血小板减少，因此在手术过程中需要根据凝血功能监测结果酌情补充凝血因子和血小板，以预防或纠正出血的风险。选项 D，有出血倾向者可给予维生素 K 等止血药，以纠正出凝血时间和凝血酶原时间。如系肝细胞合成第Ⅴ因子功能低下所致，麻醉前应输新鲜血或血浆。选项 E，门脉高压症患者的肝功能可能受损，因此应尽量避免使用或减少使用经肝代谢的药物，以减轻对肝脏的负担。

38. ACDE 选项 A，在腹腔镜手术过程中，患者的心输出量一般会有轻微的变化。选项 B，在腹腔镜手术过程中，患者心输出量的变化多发生在人工气腹的充气期。行腹腔镜手术时，会向患者的腹腔内注入二氧化碳气体，以扩大腹腔的可视范围。这个过程可能导致一些影响患者循环系统和尿液产生的因素，如压力增加、循环动力学变化等，从而影响尿液的产生和排泄。因此，在人工气腹充气期间，患者的心输出量变化较为常见。选项 C，中心静脉压（CVP）是通过插入中心静脉导管测量的，它反映了心脏前负荷的状态，即心脏接收血液的能力。在腹腔镜手术中，由于腹腔内充气导致腹压增加，可能会影响患者的回心血量。通过监测 CVP 的变化，可以及时了解患者的心脏前负荷情况，判断回心血量是否正常，以便进行相应的调整和处理。选项 D，在腹腔镜手术中，由于腹腔内的气体充填和腹压增加，可能会导致回心血量减少。通过扩容，可以增加血容量，提高回心血量，从而维持循环稳定。选项 E，在腹腔镜手术中，由于腹腔内的气体充填和腹压增加，可能会对腔静脉造成压迫。这可能会导致腔静脉回流受阻，进一步影响回心血量。

39. ABE 人工气腹时发生二氧化碳皮下气肿是最常见的并发症，多数是由于建立人工气腹时穿刺针没有穿通腹膜进入腹腔，针尖仍停留在腹壁组织中，注入的气体进入腹壁各层之间的空隙，即形成气肿。发生二氧化碳皮下气肿者，术终应等待 $PaCO_2$ 恢复正常后再拔除气管导管，但少量的皮下气肿并不是拔管的禁忌证。

40. ABDE 神经外科手术的围术期麻醉管理包括：调整血压以平均动脉压不超过或不低于基础值 10mmHg 为界限值，维持氧供需平衡。控制性低血压不应超过基础值的 30%。术中恰当的血液稀释与控制性降压相结合，Hb < 80g/L 时应予输血。如有组织缺氧证据或未控制的持续性出血，即使 Hb > 80g/L 也应输血。正常情况下主张采用常规通气模式，维持 $PaCO_2$ 30 ~ 35mmHg 为宜等。

41. ABDE 选项 A，坐位体位在某些情况下可以减少空气栓塞的风险，但并非所有颅脑手术都适用坐位体位。低血压等并发症与体位关系较小，与手术本身和患者的整体情况更相关。选项 B，在某些颅脑手术中，确实需要将头部低于心脏水平，以减少空气栓塞的风险。但并非所有颅脑手术都需要头部低于心脏水平。选项 C，侧卧体位在某些颅脑手术中常用，但需要注意避免臂丛神经的压迫和损伤。选项 D，俯卧体位在颅后窝手术中常用，但头位应保持平或略低于心脏水平，以减少颅内压力。选项 E，坐位体位在某些额颞侧手术中常用，但并非所有额颞侧手术都适用坐位体位。

42. ABCE 脑疝的临床表现有：昏迷、对侧偏瘫、同侧瞳孔散大、对光反射消失，伴有血压升高、脉率变慢及呼吸减慢。

43. ABCD 颅内活动性出血者（开颅手术除外）禁用甘露醇，甘露醇还可进入血 - 脑屏障破坏区，加重局部脑水肿；甘露醇对肾脏是有一定影响的，如果使用小剂量的甘露醇可能会使肾脏血管扩张，而大剂量会使肾脏血管收缩，如果长期使用大剂量的甘露醇可能会引起肾小管损害及血尿。

44. ABC 癫痫持续状态是一种紧急情况，应立即进行处理。常规处理措施包括给予足量的抗癫痫药物来终止癫痫发作，这是治疗癫痫持续状态最关键的步骤。同时，需要防止并发症的发生，如脑水肿、高血压、心律失常等。此外，保持呼吸道通畅也非常重要，可以通过头偏侧位、吸氧、氧流量加大、使用人工气道等方法实现。常规情况下不需要气管插管。地西泮具有快速镇静和抗癫痫作用，可以迅速停止癫痫发作。但是，地西泮并非在所有情况下都是首选药物，具体要结合患者的具体情况和反应来进行选择。如果患者在过去曾经使用过地西泮或其他苯二氮䓬类药物，且对这些药物产生了耐受性，那么再次使用地西泮的效果可能会大打折扣。此时，可考虑使用其他药物，如苯巴比妥等。

45. BCE　选项A，脑脊液循环障碍可能导致颅内高压，但它是由颅内因素引起的，不是由颅外因素引起的。选项B，颅腔狭小可以导致颅内容积减少，从而增加颅内压力。选项C，长时间升高的胸、腹内压力可以通过压迫下腔静脉和颈静脉，导致颅内静脉回流受阻，进而引起颅内高压。选项D，脑组织体积增加可以导致颅内容积增加，从而增加颅内压力。然而，这是由颅内因素引起的，不是由颅外因素引起的。选项E，持续升高的动脉血压或静脉压可以导致颅内压力增加。

46. ACE　颅内高压可以导致头痛，通常是持续性、进行性加重的头痛。大小便失禁不是颅内高压的常见症状，它更常见于脊髓损伤等其他疾病。颅内高压刺激脑干呕吐中枢，导致患者出现恶心和呕吐。瞳孔散大不是颅内高压的常见症状，它更常见于交感神经系统的异常。颅内高压可以导致视神经乳头水肿，这是颅内压力增加导致视神经受压的结果。

47. ABCD　硫喷妥钠是一种抗癫痫药物，也可用于降低颅内压。它通过抑制神经元的兴奋性和减少脑血流来降低颅内压。异丙酚是一种静脉麻醉药，具有镇静和催眠作用。它可以降低颅内压，减少脑代谢和脑血流。苯二氮䓬类药物（如地西泮、劳拉西泮）具有抗焦虑和镇静作用，可以降低颅内压。依托咪酯是一种中枢性 α_2 受体激动剂，具有镇静和镇痛作用。它可以通过降低交感神经活性和减少脑血流来降低颅内压。氯胺酮是一种麻醉药物，具有麻醉和镇痛作用。此药对中枢具有抑制效果，可能使颅内压升高。

48. ABCDE　通过控制性降压，可以降低术中动脉瘤破裂的风险，减少手术中的出血量。控制性降压可以降低脑动脉瘤手术中的血压，减少术中的出血和术后的并发症，有利于手术的顺利进行。控制性降压可以将平均动脉压降低到安全范围内，以减少术中的出血和术后的并发症。慢性高血压患者的脑血管自身调节功能可能受损，通过控制性降压可以调整脑血管的调节水平，以保护脑血管。对于存在堵塞性脑血管疾病的患者，控制性降压需要根据个体情况进行调整，以确保血压降低在自身调节可耐受的范围内。

49. ABCDE　颅内肿瘤可能导致颅内高压，因此在麻醉过程中需要注意监测和控制颅内压力。颅内肿瘤可能导致病灶部位的组织顺应性降低，因此在麻醉过程中需要注意避免过度通气或过度充气，以免增加颅内压力。颅内肿瘤可能导致电解质紊乱，如钠、钾等的异常，因此在麻醉过程中需要注意监测和纠正电解质的平衡。颅内肿瘤患者可能由于长期卧床、瘫痪、厌食等导致体弱和营养不良，因此在麻醉过程中需要注意患者的营养支持和体力恢复。不适当的麻醉管理可能导致急性脑肿胀，因此在麻醉过程中需要注意控制麻醉深度和维持合适的脑灌注压。

50. ABCD　在急性脊髓外伤的麻醉中，不需要过度通气。过度通气可能导致颅内压增高，进一步损害脊髓和脑组织，选项E错误。选项A，在急性脊髓外伤的麻醉中，全身麻醉是常用的麻醉方法，可以提供全身肌肉松弛和无痛感，有利于手术操作。选项B，在急性脊髓外伤的麻醉中，选择短效的麻醉药可以更好地控制麻醉深度和恢复意识的时间，减少对患者的不良影响。选项C，琥珀胆碱是一种乙酰胆碱酯酶抑制剂，会增加乙酰胆碱的作用，可能导致脊髓损伤患者的肌肉松弛和呼吸抑制，因此应避免使用琥珀胆碱。选项D，在急性高位颈髓损伤的情况下，进行气管插管时最好能保持术前的自然体位，以减少颈椎的移动和进一步损伤。

51. BCDE　吸烟者术前停止吸烟是非常重要的，术前一般要求戒烟4周。支气管痉挛可能会导致呼吸道狭窄和气道阻塞，增加手术期间和术后的呼吸困难风险。因此，在胸部手术麻醉前，控制支气管痉挛非常重要，可以通过使用支气管扩张剂或其他适当的药物来实现。肺部感染可能会增加手术期间和术后的并发症风险，如肺炎。因此，在胸部手术麻醉前，应积极治疗肺部感染，以减少术后并发症的发生。胸部手术后，引流排痰和训练呼吸是非常重要的。引流排痰可以帮助清除术后积聚的分泌物和血液，减少感染和其他并发症的风险。训练呼吸可以帮助患者恢复正常的呼吸功能，以预防术后肺部并发症。营养不良可能会影响患者的免疫功能和术后恢复能力。在胸部手术麻醉前，纠正营养不良是非常重要的，以提高患者的整体健康状况和手术后的康复能力。

52. CDE　在胸科手术麻醉中，心脏功能极差的患者或心血管手术应用大剂量芬太尼或芬太尼类行静脉麻醉不抑制心肌，但延长了术后机械通气的使用，若术前情况尚可，也采用小剂量芬太尼（5～8μg/kg）辅助异丙酚（3～4μg/kg）或咪达唑仑（0.08～0.1mg/kg）并用吸入麻醉及非去极化肌松剂行机械通气，维持正常通气功能，选项C正确。胸部手术麻醉一般选用气管内或支气管内插管全麻，也可以全麻与硬膜外麻醉联合应用，两者合用既可阻断大部分手术刺激的传导、减少全麻药用量，又可留置硬膜外导管术后镇痛。

53. ABDE　在胸科术前的准备中，不主张常规吸入高浓度氧气，除非患者存在明显的呼吸困难。相反的是，对于COPD这类慢性缺氧的患者，更主张低浓度氧气吸入。

54. ABCDE　开胸手术是一种较为复杂的手术，麻醉管理应该综合考虑多个因素。选项A，开胸手术需要通过胸腔切口进入体腔进行操作，对患者通气功能有一定的影响，因此需要保证患者在手术过程中保持良好的通气状态，维持正常的氧合和二氧化碳排出。选项 B，开胸手术是一种创伤性较大的手术，需要适当的麻醉深度来减轻患者的疼痛和刺激反应。不足的麻醉深度可能导致患者意识清醒，感受到手术的疼痛或其他刺激，增加手术风险和不适感。选项 C，开胸手术过程中患者需要进行大量液体输注和失血纠正，同时手术本身也会对循环系统产生一定的刺激作用。因此需要保证患者在手术过程中维持良好的循环状态，保证组织灌注和氧供。选项 D，开胸手术需要切开胸腔进行操作，因此需要足够的肌肉松弛，减轻手术对患者的不适感和压力。同时还有助于手术操作，提高手术成功率。选项 E，目前进行开胸手术的麻醉方式通常会选择全身麻醉，也就是气管插管全身麻醉。

55. ADE 选项 A，使用下胸段硬膜外阻滞可以减少全麻药的使用量，从而降低全麻药的不良反应和副作用。选项 D，下胸段硬膜外阻滞可以有效地减轻手术后的疼痛，从而使患者更容易进行深呼吸和咳嗽等呼吸康复训练，有利于预防和减少术后肺内感染等并发症的发生。选项 E，下胸段硬膜外阻滞还可以延长术后的镇痛时间，因为硬膜外导管可以用于输注局部麻醉剂以提供术后的疼痛缓解。选项 B 和选项 C 在这种情况下没有明显的优势。心血管系统和呼吸管理都可以通过其他方式进行监测和控制。

56. BCDE 胸部手术的麻醉前准备：①手术前停止吸烟 2～3 周；②治疗肺部感染；③控制气管与支气管痉挛；④胸部物理治疗与体位引流；⑤引流排痰，训练呼吸；⑥纠正营养不良及电解质失衡。

57. ABE 长期吸烟者终止吸烟后，体内的一氧化碳含量会减少，血液中的氧解离曲线会右移。这意味着在相同的氧分压下，氧与血红蛋白的结合和释放更加容易，有助于提高组织的氧供应。长期吸烟者终止吸烟后，血液中的一氧化碳含量减少，血红蛋白的氧结合能力会恢复正常。这可以提高血红蛋白携氧能力，增加氧供应到各组织器官的能力。吸烟会导致黏液分泌增加和纤毛功能受损，终止吸烟可以减少黏液分泌，改善纤毛功能，提高术后的排痰能力。停止吸烟不能解除气道痉挛，也不能增强通气功能。

58. ABCDE 术后肺不张是指手术后部分或全部肺泡萎陷，导致肺功能减退和呼吸困难。术后积聚在呼吸道中的分泌物和痰液可能导致气道阻塞和肺不张。经常吸痰可以帮助清除呼吸道中的分泌物，保持气道通畅。膨肺是指通过深呼吸或使用呼吸器等方法，使肺部充分膨胀。每 30 分钟膨肺一次可以帮助预防肺不张，促进肺部的通气和血液循环。在胸腔手术中，萎陷的肺泡需要在关胸前充分膨胀。这可以通过使用正压通气或其他适当的方法来实现，以确保肺部的通气和充分膨胀。关胸后需要加压膨肺，直到引流管中没有气泡排出。在胸腔手术后，恢复胸腔负压是非常重要的。这可以通过适当的呼吸训练和活动来实现，以帮助肺部恢复正常功能和形态。

59. AB 单侧肺通气（OLV）期间低氧血症的发生主要是由于通气血流比值的失调，而 HPV 是机体对低氧环境的一种保护性代偿反应。

60. BCDE 虽然在开胸手术期间需要监测患者的心电图，但这并不是呼吸循环管理的关键措施。心电图监测主要用于监测心脏的电活动和心律，以及检测可能的心律失常。除选项 A 外其他四项均是围术期呼吸循环管理的主要措施。在开胸手术期间，维持适当的麻醉深度和足够的肌松非常重要。适当的麻醉深度可以减少患者的疼痛感和不适，同时保持稳定的呼吸循环。足够的肌松可以帮助手术进行，并减少肌肉的抵抗和干扰，同时能减少术后肌肉酸痛，减少肌肉损伤。在开胸手术期间，应尽量避免气道阻力的增加。这可以通过选择正确尺寸的气管插管、保持气道通畅、避免气道分泌物的堆积等措施来实现。支气管痉挛可能导致气道狭窄和呼吸困难。在开胸手术期间，应避免支气管痉挛的发生，如使用支气管扩张剂或其他适当的药物。保持呼吸道通畅是非常重要的，可以通过适当的气道管理和引流排痰来实现。同时，还应注意避免麻醉期间患者出现低氧血症和高或低碳酸血症的发生，以维持正常的呼吸循环。

61. ABCDE 肺脓肿是一种肺部感染引起的脓液积聚。在某些情况下，如果脓液量超过 50ml，可能需要进行单肺通气来帮助清除脓液和恢复肺功能。肺泡蛋白沉积症是一种罕见的肺部疾病，其中肺泡内积聚了大量的蛋白质。在某些情况下，单肺通气可以用于治疗肺泡蛋白沉积症，以帮助清除积聚的蛋白质并改善肺功能。大咯血是指咯血量较大的情况，可能会导致气道阻塞和呼吸困难。在某些情况下，单肺通气可以用于治疗大咯血，以减少气道阻塞和维持呼吸功能。全肺切除术是指通过手术切除一侧的全部肺叶。在这种情况下，单肺通气是必要的，以维持患者的呼吸功能。胸主动脉瘤是指由于各种原因导致胸主动脉出现异常和发生病变，形成瘤样的凸出。在某些情况下，单肺通气可以用于治疗胸主动脉瘤，以减少对受影响的肺部的压力和损害。

62. ABCD 吸烟会导致肺功能下降、气道炎症、黏液分泌物增加等，这些因素都会增加术后肺部感染、肺不张等并发症的发生率。中度肥胖会增加手术的难度和风险，同时也会增加术后并发症的发生率。肥胖会增加手术创口感染、深静脉血栓形成等并发症的风险。随着年龄的增长，患者的器官功能逐渐下降，免疫力减弱，术后恢复能力也会减弱。因此，年龄超过 60 岁的患者术后并发症的发生率会显著增高。如果患者的肺功能已经受损，术后肺部并发症的风险会增加。肺功能受损可能导致术后肺不张、肺部感染等并发症的发生。虽然高血压可能会增加手术的风险，但并没有明确的证据表明1期高血压会显著增加术后并发症的发生率。

63. ABDE　该急症为胸主动脉瘤破裂，盲目的胸外心脏按压可导致瘤体破裂程度的加重，使得病情进一步恶化，因此选项C错误，其余各项均正确。

64. ABCDE　该患者一般情况可，既往无特殊病史。麻醉的选择上具有较大的自由度，不论是单纯全麻还是联合使用神经阻滞，不论静脉或吸入再或静吸复合均可满足手术需要。

65. ABCE　二尖瓣狭窄的体征包括心尖区可闻及第一心音亢进及开瓣音、二尖瓣面容和心尖区低调隆隆样舒张中晚期杂音；二尖瓣狭窄会引起左房压增加，左房扩大，肺静脉压增加，肺血流淤滞，导致右心排血受阻，肺动脉压力增加，右室压增加，从而引起右房扩大。由于左室容量负荷减少，左室收缩功能减低，左室容积变小。

66. ABDE　主动脉瓣狭窄时左室后负荷增加，左室收缩期压力负荷增加，导致心肌纤维肥厚，左室向心性肥厚，心脏重量增加，心肌氧耗增加，而心肌毛细血管并不增加，左室压增加及肥厚心肌纤维的挤压，使壁内心肌血管血流量减少，而左室收缩压增加与外周动脉舒张压降低严重影响冠脉的血流供应。

67. ABCE　心内直视手术围术期心律失常的预防措施包括：消除紧张情绪和控制适宜的麻醉深度，要避免使用诱发心律失常的药物，有助于维持血流动力学的稳定。

68. ABDE　电转复禁用于电解质紊乱，特别是低钾血症；伴有病态窦房结综合征或高度房室传导阻滞者；3个月内有栓塞史者；甲亢引起的心律失常，原发病尚未控制或伴有急性感染、风湿活动、明显心衰者；洋地黄中毒引起的心房颤动患者。

69. ABCDE　大量输血可能导致血容量增加，增加心脏负荷，进而导致肺动脉压力升高。心脏压塞是指心脏腔内充盈物质（如血块、气体等）阻塞了心脏的血流，导致肺动脉压力升高。急性肺动脉栓塞是指肺动脉内有血栓形成，阻塞了肺动脉的血流，导致肺动脉压力升高。急性左心衰竭导致左心室排血不足，血液回流到肺循环，导致肺动脉压力升高。严重的缺氧和高碳酸血症会导致肺动脉收缩，肺动脉压力升高。

70. ABCD　围术期经食管超声心动图检查有助于评估术前左室功能和主动脉瓣反流量的大小，测量瓣环大小和瓣膜置换后监测有无瓣周漏、反流量和跨瓣压力梯度，有助于心内直视手术中心腔内残留气体的排出，指导非直视下微创心外科手术的相关操作，却不能完全替代肺动脉漂浮导管在临床上的使用价值，选项E错误。

71. ACD　在胸降主动脉瘤手术中，常常需要进行非体外循环（non－CPB）手术，其中包括单肺通气麻醉。单肺通气麻醉可以通过单侧肺通气来提供手术区域的可视性和操作空间。在胸降主动脉瘤手术中，并不需要全身深低温麻醉。深低温麻醉一般用于主动脉弓手术中，通过降低体温来减少代谢氧耗量，保护组织器官免受缺血缺氧的损伤。在胸降主动脉瘤手术中，为了避免主动脉破裂，常常需要在手术前停用硝普钠等降压药物，并备好去氧肾上腺素、多巴胺和碳酸氢钠等药物以备急用。胸降主动脉瘤手术的最严重并发症是主动脉破裂，而不是截瘫。主动脉破裂可能导致严重的出血和休克，需要紧急处理。

72. BCDE　选项A，未采用选择性脑灌注时DHCA的安全极限是45～60分钟，采用此技术则延长至90分钟。选项B，在DHCA过程中，为了保护脑组织免受缺血缺氧的损伤，可以采取多种脑保护措施，包括应用激素、利多卡因、镇静剂、头部局部降温等。选项C，逆行灌注脑（RCP）是一种在DHCA过程中用于保护脑组织的方法。经上腔静脉引流管进行脑灌注，灌注压一般控制在20～25mmHg。选项D，DHCA深低温是指在体外循环中将患者的体温降低到较低的水平，一般鼻咽温度控制在19～20℃，肛温低于22℃。选项E，DHCA后可能会出现严重的并发症，包括偏瘫、深昏迷、肾衰竭、截瘫等。这些并发症与脑组织的缺血缺氧以及手术本身的风险有关。

73. ABCDE　在DebakeyⅢ型夹层患者行覆膜支架植入手术时，为了减少主动脉瓣关闭不全和夹层动脉瘤进一步扩张的风险，可以在支架释放前进行控制性降压，以降低主动脉内的压力。在DebakeyⅢ型夹层患者行覆膜支架植入手术时，可以根据患者的具体情况选择全麻、椎管内麻醉或局麻。具体的麻醉方式应根据患者的病情、手术操作的需要和麻醉医生的经验来决定。由于主动脉夹层的存在，左侧桡动脉的血压可能不准确，因此需要监测右桡动脉血压来评估患者的血压状态。由于主动脉夹层的存在，气管插管时可能会引起血压的剧烈波动，因此需要采取措施来避免这种情况的发生，如缓慢插管、使用药物控制血压等。在DebakeyⅢ型夹层患者行覆膜支架植入手术时，可以使用经食管超声心动图（TEE）来评估支架释放部位和效果，以确保支架的准确放置和治疗效果。

74. ABCDE　在胸主动脉瘤切除和人工血管置换术后，由于手术过程中可能因主动脉支架覆盖而导致脑血管缺血，术后可能发生脑血管意外，导致脑卒中的发生。胸主动脉瘤切除和人工血管置换术后，由于手术过程中可能会涉及肾脏的血供，术后可能导致肾功能不全，进而发展为肾衰竭。在胸主动脉瘤切除和人工血管置换术后，由于手术过程中可能会涉及脊髓的血供，术后可能发生脊髓损伤，导致截瘫的发生。胸主动脉瘤切除和人工血管置换术后，由于手术过程中可能会涉及呼吸道的操作，术后可能导致肺部感染的发生。在胸主动脉瘤切除和人工血管置换术后，由于手术过程中可能会出现长时间低血压、心肌保护不佳、电解质紊乱、酸中毒等，术后可能导致心脏功能不全，进而发展为心衰。

75. ABCDE 硝酸甘油是一种血管扩张剂，可以通过扩张血管，降低血压，从而实现控制性降压的效果。β受体阻断剂可以通过阻断β受体的作用，减少心率，从而降低血压，实现控制性降压的效果。硝普钠是一种强效的血管扩张剂，可以通过扩张血管，降低血压，实现控制性降压的效果。异氟烷是一种全身麻醉药物，具有血管扩张和降低血压的作用，可以用于控制性降压。酚妥拉明是一种α_1受体激动剂，可以通过周围血管扩张使血压降低，从而实现控制性降压的效果。

76. ABCD 预防性使用氨基己酸、氨甲苯酸和抑肽酶都是通过抗纤溶作用来减少出血；自体血回收是一种减少异体血输注的物理方法。

77. ABCD 手术野血液回收是一种技术，通过回收手术过程中流失的血液，经过处理后再输回患者体内，减少异体库血的使用。控制性降压是一种手术中的技术手段，通过降低患者的血压，减少术中出血量，从而减少异体库血的使用。术前自体采血是在手术前将患者自身的血液采集出来，经过处理后再在手术中输回患者体内，减少异体库血的使用。急性等容性血液稀释（ANH）是在手术开始时，将一部分患者的血液抽取出来，同时输入等量的液体替代物，以稀释患者的血液，减少术中出血量，从而减少异体库血的使用。呼气末正压（PEEP）是一种呼吸支持技术，用于维持患者的肺功能，与减少使用异体库血无直接关系。

78. ABCDE DHCA期间的脑保护措施主要有：降低脑代谢（降温、镇静）、提高灌注（顺行和逆行脑灌注）和减轻脑水肿（激素）等。

79. ABDE 选项A，脊柱肿瘤摘除术通常需要较大的切口和骨骼重建，因此手术创伤较大，失血量较多。特别是骶骨肿瘤切除，由于骶骨区域丰富的血供，手术中的出血量可能更多。选项B，脊柱肿瘤患者常常伴有低血容量、低蛋白血症和营养不良等情况，这可能会对麻醉管理带来一定的挑战。选项C，脊柱肿瘤摘除术的麻醉方法可以根据患者的具体情况和手术需求而定。硬膜外阻滞是一种常用的麻醉方法，但并不是所有脊柱肿瘤摘除术都采用硬膜外阻滞。选项D，在脊柱肿瘤摘除术中，刺激骶神经可能会引起反射性血压下降，这是需要注意和避免的。选项E，在脊柱肿瘤摘除术中，控制出血和防止失血性休克是麻醉管理的重点之一，以确保患者的安全。

80. BCD 在重度脊柱侧弯矫形术的患儿中，术后存在呼吸功能衰竭的高度危险。选项A是对正常肺功能的描述，但并不是判断是否需要先进行人工呼吸器辅助治疗的指征。选项B，当患儿的动脉血氧分压（PaO_2）低于70mmHg，动脉血二氧化碳分压（$PaCO_2$）高于55mmHg时，说明患儿存在呼吸功能衰竭，需要进行人工呼吸器辅助治疗。选项C，动脉－静脉氧分压差（$AaDO_2$）>45mmHg，表示患儿存在氧合障碍，需要进行人工呼吸器辅助治疗。选项D，当患儿的死腔通气量（VD）与潮气量（VT）的比值大于0.6时，说明患儿存在通气不足，需要进行人工呼吸器辅助治疗。选项E，（V_D/V_T）=0.3～0.6是正常范围，不是判断是否需要进行人工呼吸器辅助治疗的指征。

81. ABCE 选项A，下肢的神经分布主要包括腰丛和骶丛，这两个神经丛负责供应下肢的感觉和运动功能。选项B，骶神经丛是下肢的主要神经之一，负责供应大腿后侧和会阴部的感觉。如果骶神经丛阻滞不完全，这些区域仍然会有感觉。选项C，在进行止血带下的下肢手术时，需要对胸10至骶部进行麻醉，以确保麻醉效果满意。选项D，硬膜外麻醉时因为腰5和骶1的神经根直径粗大，常用浓度麻药在此很难起到阻滞作用，尤其是年轻人，骶1阻滞麻醉的失败率更高。选项E，老年人和高血压患者对局麻药物的敏感性可能增加，因此在应用硬膜外间隙阻滞时，需要适当减少药物的用量。

82. ACDE 选项A，在手指、足趾等末端进行局麻时，应避免加用肾上腺素，因为肾上腺素可能导致末梢血管收缩，影响局部血液循环。选项B，经锁骨上路径行臂丛阻滞主要用于手、前臂和肘部的手术，而不是上臂内侧手术。对于上臂内侧手术，通常需要考虑其他的神经阻滞方法。选项C，经腋路行臂丛神经阻滞可以阻滞大部分臂丛神经的分支，但对于桡神经和肌皮神经的阻滞效果较差。选项D，臂丛神经由C_5～C_8和T_1的脊神经前支组成，负责供应上肢的感觉和运动功能。选项E，对于小腿内侧手术，仅进行骶丛阻滞可能无法完全阻滞该区域的神经，可能需要考虑其他的神经阻滞方法。

83. ABCD 股骨骨折手术的并发症是血栓栓塞。此外，股骨骨折做髓内钉固定时，扩髓的过程中容易出现脂肪栓塞。而选项A、B、C、D均会出现空气栓塞。

84. ABCDE 在全髋关节置换术中，置入骨黏合剂前必须确保患者的收缩压在90mmHg以上，以维持足够的血流灌注，预防心血管功能紊乱。全髋关节置换术会伴随一定的失血，因此需要及时补充失血，避免低血容量，以维持足够的血流灌注。吸入纯氧可以提供足够的氧气供应，预防心血管功能紊乱。为了预防血压的突然下降，可以通过静脉滴注多巴胺来维持血压的稳定。如果患者出现心动过缓，可以通过分次静脉注射阿托品来增加心率，维持心血管功能的稳定。

85. ABDE　在使用四肢手术止血带之前，应该仔细检查止血带，确保其接触平面平整，没有漏气的情况，以确保止血带的有效性。下肢止血带应该放置在大腿上方近腹股沟部，上肢止血带应该放置在上臂的中上1/3部，这样可以有效地控制出血。在充气止血带时，上肢的充气压力应该高于患者的收缩压30～50mmHg，下肢的充气压力应该高于患者的收缩压50～70mmHg，以确保有效的止血效果。应用四肢手术止血带时，在充气前应先抬高患肢进行彻底驱血。对于存在感染、肿瘤和心脏功能不全等情况的患者，应谨慎使用止血带，并在使用前评估患者的具体情况，避免对患者造成不良影响。选项E，通常情况下，四肢手术止血带的维持时间有一定的限制。对于上肢，止血带的维持时间一般不超过1.5小时；对于下肢，止血带的维持时间一般不超过2小时。

86. ABCE　选项A，整形外科手术通常需要精细的操作，手术时间较长。虽然手术不需要太深的麻醉和肌肉松弛，但麻醉的维持需要保持平稳。选项B，整形外科手术可能需要多次手术才能完成治疗，因此每次麻醉都需要完善、舒适和恢复平稳，以避免给患者造成痛苦回忆。选项C，由于整形外科手术可能需要多次手术，因此需要考虑多次应用麻醉药物的毒性和耐药性。选项D，整形外科手术可能涉及较大的手术创伤和出血，特别是在一些复杂的整形手术中。此外，由于手术涉及面部和神经结构，不良神经反应发生的可能性也存在。因此，选项D是错误的。选项E，对于小范围的整形手术，可以采用局部神经阻滞或浸润麻醉来实现局部麻醉效果。

87. ABD　随着胎儿不断增大，仰卧时，增大的子宫压迫下腔静脉，使盆腔和下腔静脉的血液回流受阻，回心血量骤减，导致心排血量迅速下降，血压随之降低。增大的子宫还会压迫横膈，引起迷走神经兴奋，使心跳减慢，心脏血管扩张，同样导致血压下降。发生仰卧位低血压综合征可以通过左倾30°体位，减轻对下腔静脉的压迫，并可通过补液、缩血管药物的使用来缓解症状。

88. AE　妊娠期间的腹腔镜手术需要选择合适的时机，以减少对胎儿的不良影响。最佳手术时机一般是在14～23孕周期间，这段时间引起流产的可能性较小，而且腹腔内有足够的手术操作空间。在妊娠期间的腹腔镜手术中，气腹压一般限制在15mmHg以内，以避免对胎儿和母体的不良影响。CO_2气腹期间，需要维持$P_{ET}CO_2$（呼末二氧化碳分压）在32mmHg左右，以避免增加呼吸性酸中毒的风险。

89. ACDE　腹腔镜手术是一种微创手术，微创手术并非无创，术后患者仍有程度不同的疼痛。PCIA（患者控制静脉镇痛）是一种常用的术后镇痛方法，可以通过患者自行控制镇痛药物的输注来缓解疼痛。PCIA还可有效地解除CO_2气腹所致的颈肩痛和防治腹腔镜术后常见的恶心、呕吐。老年妇科腹腔镜手术患者术后使用PCIA需根据年龄、体重、手术创伤等调整剂量，避免发生呼吸抑制，使用PCIA可以促进早期活动，减少肺部并发症的发生率。腹腔镜手术后PCIA的药物剂量应当参考患者年龄、体重及手术类型做到个体化精准用药。

90. ABCE　宫腔镜术中的常见并发症有：①机械性损伤，宫颈撕裂或子宫穿孔；②出血。术中术后大量出血的原因可能为宫颈管损伤、子宫收缩不良、止血不彻底；③气栓。一旦有气喘、胸闷、呛咳等症状或全麻中出现血流动力学不稳定、$P_{ET}CO_2$骤降等，应高度怀疑有气栓发生；④水中毒。宫腔镜手术需要大量灌注液进行膨宫，大量液体在膨宫压力作用下，被宫腔创面迅速吸收入血液循环，吸收过量可引起体液的超负荷和低钠血症，严重者表现为急性左心衰和肺水肿；⑤迷走神经紧张综合征。

91. ABCE　长时间气腹时大量CO_2在一定压力下经腹膜弥散进入血液循环，使动脉血中CO_2分压升高。由于人工气腹造成腹腔内压力增加引起膈肌上移，运动受限，致胸肺顺应性下降，肺活量减少，气道压力增加。需要通过调整呼吸频率和每分通气量改善CO_2分压及气道峰压，心肺功能降低的老年人吸收入血的CO_2不能很快通过血液缓冲系统调节，也不能很好地经肺和肾代谢，易发生呼吸性酸中毒合并代谢性酸中毒失代偿，如动脉血气$PaCO_2$高于60mmHg，经调整呼吸参数过度通气仍无改善，可以适当降低气腹压力。同时需要输入适量的碳酸氢钠纠正代谢性酸中毒，并发高钾血症时应及时纠正。因此选项D输入适量的碳酸氢钠纠正代谢性酸中毒，产生过多CO_2入血并不是导致高碳酸血症的原因。

92. ABCDE　选项A，在胸腔镜手术中，为了减轻术后疼痛，可以在切口上下两个肋间行神经阻滞来达到镇痛效果。选项B，在胸腔镜手术中，为了保持手术区域的清晰视野，通常会使用双腔管单肺通气，即将一侧肺部通气，另一侧肺部塞住。选项C，胸腔镜手术是一种通过小切口在胸腔内进行操作的微创手术技术。在胸腔镜手术中，通常会通过切口引入一定量的气体（如二氧化碳）来扩张胸腔，以便更好地显示手术视野。选项D，在胸腔镜手术中，为了减少手术过程中的呛咳反射，可以行同侧星状神经节阻滞。选项E，胸腔镜手术可以用于肺大疱手术，是一种常规的治疗方法。

93. ABCDE　产科麻醉中常使用肌松药来实现肌肉松弛，以便进行手术操作。适用于产科麻醉的肌松药包括阿曲库铵、琥珀胆碱、维库溴铵、罗库溴铵和顺式阿曲库铵。

94. ABDE 选项A，妊娠期母体黄体酮的分泌增加会抑制胃肠道对乙酰胆碱和促胃液素的收缩反应，导致胃肠道平滑肌张力降低，贲门括约肌松弛。因此，术前禁食可以减少胃内容物反流和误吸的风险。选项B，孕期胎盘分泌的促胃液素会导致胃酸分泌增加。术前禁食可以减少胃酸分泌，降低胃内容物的反流和误吸的风险。选项C，孕期由于胎盘分泌的促胃液素的水平升高，妊娠妇女胃酸的分泌增加，加上胃肠运动减弱，食物在胃肠道停留的时间延长，胃排空时间延长，且胃内压增高、贲门括约肌松弛，所有这些改变都增加呕吐、反流、误吸的危险性，全麻时易出现吸入性肺炎。术前禁食可以减少胃内容物的反流和误吸的风险，降低吸入性肺炎的发生率。

95. BC 妊娠妇女对全麻药和局麻药的敏感性都增高，对麻药的需求比非妊娠妇女要低。对于腰麻或硬膜外麻醉，局麻药的用量可减少30%～50%，就可以达到理想的平面。一般认为，由于妊娠妇女腹腔压力增大，硬膜外静脉怒张，从而使硬膜外和蛛网膜下腔的间隙减小，导致局麻药的用量减少，但也有认为局麻药用量的减少是因为妊娠妇女的神经纤维对局麻药的敏感性增加。

96. ABC 前置胎盘产前出血可能导致胎儿宫内窘迫，需要采取紧急措施，如紧急剖宫产。全身麻醉可以提供快速、有效的麻醉和镇痛，以确保手术的顺利进行。前置胎盘产前出血可能导致母体出血，如果出血无法控制，可能需要进行紧急剖宫产。全身麻醉可以提供全身肌肉松弛和无痛的手术环境，以便进行手术操作和出血控制。前置胎盘产前出血时，如果患者存在凝血功能异常或DIC（弥散性血管内凝血），可能需要进行紧急剖宫产。全身麻醉可以提供稳定的麻醉状态，以便进行手术操作和血液管理。对于已经放置硬膜外导管进行分娩镇痛的产妇，如果出现前置胎盘产前出血需要进行紧急剖宫产，可能需要采用全身麻醉。硬膜外导管可能会干扰手术操作和麻醉药物的使用，因此全身麻醉可能是更安全和有效的选择。如果前置胎盘产前出血但母体和胎儿情况相对稳定，可以考虑使用局部麻醉或腰麻。然而，由于前置胎盘产前出血可能会迅速恶化，为了确保手术的安全和迅速进行，采用全身麻醉可能是更可靠的选择。

97. ABCD 恶心和呕吐是门诊手术麻醉后常见的并发症之一，但与麻醉时间长短有一定的关联。一般来说，麻醉时间越长，恶心和呕吐的发生率也会增加。这可能是由于麻醉药物的代谢和排泄过程中的影响。小儿相比于成人更容易出现恶心和呕吐的情况。对于小儿患者，如果出现恶心和呕吐，需要等待症状停止后才能离院。使用麻醉性镇痛药物可能增加恶心和呕吐的发生风险。

98. ACDE 琥珀胆碱是一种非去极化肌松药，常用于全麻中放松患者的肌肉。在使用琥珀胆碱后，有时会出现肌肉疼痛的副作用，这被称为琥珀胆碱相关肌痛。琥珀胆碱相关肌痛的发生率在门诊全麻中较高，相比住院患者更常见。琥珀胆碱相关肌痛的持续时间有时会比手术切口痛持续时间更长。儿童或肌肉发达的成人更容易出现琥珀胆碱相关肌痛。使用小剂量的非去极化肌松药可以预防术后肌痛的发生。

99. ABDE 门诊手术全麻适用于老年人、小儿、局麻药过敏者以及估计单纯局麻不能满足手术要求的患者。然而，对于范围广、时间长的手术，可能需要更复杂的麻醉技术和更长的麻醉时间，因此不适合门诊手术。

100. ABCDE 阿托品是一种抗胆碱药物，可以减少食管镜检查过程中的分泌物和痉挛，提高可视性。因此，成人和小儿在食管镜检查中都需要使用足量的阿托品。表麻是指在食管镜检查过程中使用局部麻醉药物，如喉喷麻醉剂或喉咽神经阻滞。这种麻醉方法可以减轻患者的不适感，同时避免全身麻醉的风险。在进行全麻麻醉时，应确保患者的胃是空的，以减少误吸的风险。因此，在食管镜检查前，患者应该按照医生的指示进行禁食。在食管镜检查过程中，保持患者的呼吸道通畅非常重要。医生和麻醉师需要密切监测患者的呼吸情况，确保患者的氧气供应和二氧化碳排出正常。在某些情况下，如食管镜检查时间较长或患者存在呼吸道问题时，可能需要进行气管插管来控制患者的呼吸。这样可以确保患者的氧气供应和二氧化碳排出，并减少误吸的风险。

101. ACDE 阿托品是一种抗胆碱药物，常用于麻醉前的预防性用药。然而，在心导管检查中，阿托品可能加快心率，不利于手术的进行，因此不常用阿托品作为麻醉前用药。阿托品常用于气管、支气管镜检查，以减少分泌物和防止气道痉挛。阿托品常用于食管镜检查，以减少分泌物和防止食管痉挛。阿托品常用于脑血管造影的麻醉，以减少分泌物和防止气道痉挛。阿托品常用于支气管造影的麻醉，以减少分泌物和防止气道痉挛。

102. BCDE 选项A，在全麻支气管造影后，拔管需要在确保患者的呼吸和循环稳定的情况下进行。仅仅是造影完毕并不足以确定患者已经适合拔管。选项B，在全麻支气管造影后，通常需要进行透视检查，以确保支气管内的造影剂已经大部分排除，这样才能安全地进行拔管。选项C，在全麻支气管造影后，患者的咳嗽和吞咽反射需要恢复正常，以确保患者能够自主维持呼吸道通畅。选项D，在全麻支气管造影后，患者的神志和意识需要恢复正常，以确保患者能够配合呼吸和拔管过程。选项E，在全麻支气管造影后，患者的呼吸交换需要恢复正常，以确保患者能够维持足够的氧合和通气。

103. ABCDE 纵隔镜检查是一种通过插入纵隔镜来观察纵隔内部的检查方法。尽管这是一种相对安全的检查，但仍然存在一些潜在的并发症。在纵隔镜检查中，可能会发生纵隔出血，尤其是在有血管病变或创伤的患者中。纵隔镜检查可能导致气胸，即气体进入胸腔，导致肺部受压缩。纵隔镜检查可能导致喉返神经损伤，这是一种影响声带运动和声音产生的并发症。纵隔镜检查可导致膈神经损伤和食管损伤，尤其是在有食管病变或创伤的患者中。

104. ABDE 尽管全麻的麻醉药物选择和管理可以减少副作用的发生，但患者仍然可能有恶心、呕吐、嗜睡等副作用。因此，选项C错误，其余各项均正确。

105. ACDE 选项A正确，因为造影剂可能会引起气道痉挛和狭窄，导致通气障碍。选项B错误，在有大量咯血的患者中进行支气管造影术可能会增加出血风险和并发症的发生。选项C正确，因为咳嗽可能会干扰造影剂的注入和影响检查结果。选项D正确，因为及时清除造影剂可以减少呼吸道梗阻和其他并发症的发生。选项E正确，因为在支气管造影术中，呼吸道梗阻是一种常见的并发症，可能会导致呼吸困难和其他呼吸道问题。

106. AB 地氟烷具有快速的诱导和苏醒作用，可以使患者迅速进入麻醉状态和快速苏醒，适合门诊手术的需要。相比于其他麻醉药物，地氟烷术中恶心和呕吐的发生率较低，可以减少患者的不适感和并发症的发生。地氟烷的价格相对较高，不属于价格便宜的麻醉药物。地氟烷在麻醉诱导和维持过程中可能会对血压产生一定的影响，但具体影响取决于患者的病情和麻醉管理。地氟烷在麻醉过程中可能会对肝肾功能产生一定的影响，但具体影响取决于患者的病情和麻醉管理。

107. ABCDE 在门诊手术麻醉前，麻醉医生需要对患者进行全面的评估和检查，以确保手术的安全性和患者的适应性。血常规检查可以评估患者的血红细胞、白细胞和血小板等指标，以了解患者的血液状况和可能存在的疾病。血压和心率是评估患者循环系统功能的重要指标，麻醉医生需要监测患者的血压和心率，以确保患者在手术过程中的循环稳定。心电图检查可以评估患者的心脏电活动，检测心律失常和心脏病变等情况，以确保患者的心脏功能正常。胸透检查可以评估患者的肺部情况，检测肺部疾病和异常，以确保患者的呼吸功能正常。体重是评估患者的身体状况和药物剂量的重要指标，麻醉医生需要了解患者的体重，以确定合适的麻醉药物剂量。

108. BCDE 支气管造影是一种需要患者进入麻醉状态的检查方法，麻醉原则需要根据患者的具体情况和手术需求来确定。在支气管造影麻醉中，给予抗胆碱药可以减少气道分泌物的分泌，减少气道痉挛和支气管痉挛的发生。在支气管造影中，成人可以选择表麻（局部麻醉），具体选择取决于患者的病情和麻醉医生的判断。在支气管造影中，对于小儿患者，通常需要进行气管内插管全麻，以确保患者的安全和手术的顺利进行。在支气管造影麻醉中，需要准备好麻醉机、氧气和吸引器等设备，以确保麻醉过程的顺利进行和患者的安全。在支气管造影麻醉中，对于湿肺患者，需要先控制炎症和体位引流，以减少并发症的发生。

109. ABCDE 在气管、支气管镜检中，刺激气道黏膜可能引起心律失常，尤其是在敏感的患者中。气管、支气管镜检可能导致喉头水肿，尤其是在敏感的患者或存在喉部疾病的患者中。在气管、支气管镜检中，刺激气道黏膜可能引起患者呕吐，导致误吸。在气管、支气管镜检中，可能会发生纵隔气肿，尤其是在气道黏膜受损或气道通气不畅的情况下。在气管、支气管镜检中，可能会引起患者呛咳或窒息，尤其是在气道黏膜受刺激或气道通气受阻的情况下。

110. AB 支气管造影是一种用于检查支气管和肺部病变的影像学检查方法。尽管支气管造影是一种相对安全的检查，但在极少数情况下可能会出现严重的并发症。在支气管造影过程中，可能会发生严重的心律失常，导致心搏骤停。也可能会发生气道阻塞，导致患者无法正常呼吸，出现窒息的情况。气胸是一种较常见的并发症，但通常是轻度的，可以通过适当的处理和观察进行管理。主动脉破裂是一种非常罕见的严重并发症，在支气管造影中发生的可能性非常低。肺水肿是一种较常见的并发症，但通常是轻度的，可以通过适当的处理和观察进行管理。

111. ABCD 为了确保患者的血流畅通和血压稳定，通常会在手术前开放静脉通路，以便给予输液和药物。为了减少心脏刺激和心律失常的发生，常常会给予抗胆碱药物，如阿托品，以减少迷走神经的影响。小儿心导管检查通常需要患者保持静止和合作，因此常常需要进行全身麻醉，以确保患者的安全和舒适。在小儿心导管检查中，为了减少术后疼痛和不适，常常会在手术部位进行局部麻醉，以提供局部镇痛效果。氯胺酮是一种全身麻醉药物，但在小儿心导管检查中不常使用，因为它可能会引起心律失常和血压下降。

112. BC 选项A，适当提高局麻药的浓度可以增加麻醉深度，减少手术中出现疼痛和运动反应等情况的发生。但需要注意不能过度增加，以免出现神经系统和循环系统的不良反应。选项B，在肾移植麻醉中可以选用椎管内麻醉，常选用双管麻醉。上管麻醉平面需满足肌松、局麻药需要的较高浓度，但不应加入肾上腺素，因局麻药加入肾上腺素可使肾血流量减少25%，还可使血压增高，因此应尽量避免加用。选项C，术中最好将血压维持于术前水平，特别是血管吻合完毕开放前，不宜低于术前85%。左髂血管阻断钳开放后，可以通过调节麻醉深度，快速输液或输注血管活性达到目标血压。如发生低血压，一般通过扩容来治疗，而较少应用收缩性血管活性药物，以防止肾血管的过度收缩而降低肾灌注和肾小球滤过率。选项D，手术过程中应适当输血和平衡液以维持正常血压，防止术中出现低血压和缺氧等并发症，同时也要注意避免输液过量造成的水电解质失衡。选项E，于硬膜外麻醉下行肾移植手术需要气管插管是为了保证患者的呼吸道通畅，防止术中发生低氧血症和误吸等并发症。在硬膜外麻醉下，患者可以有自主呼吸，但由于在手术操作中需要对患者进行体位调整等操作，而且手术时间较长，如果不进行气管插管，则容易出现呼吸困难、低氧血症等情况，因此气管插管是必需的。

113. ADE 肾移植受体术前pH应控制在>7.25，否则应进行血液透析。麻醉前应急查血钾，特别是在患者因手术时机错过了一次常规透析。血钾浓度大于6mmol/L时，应推迟手术以纠正血钾水平。血压控制的目标为术前的或基础血压以下的20%范围。对于刚诊断为肾衰竭的非糖尿病年轻患者，术前仅检查心电图就可，而对于长期糖尿病患者，则建议行超声心动图负荷试验，如果患者存在心肌缺血症状，则应行冠状动脉造影检查。

114. ABCDE 开放下腔静脉会导致血液回流受限，从而引起血容量不足和低血压。此外，由于肝脏功能受损或缺失，可能会出现高钾血症和代谢性酸中毒。另外，由于手术过程中可能会使用低温灌注和冷冻保存的方法，患者可能会出现低体温。因此，开放下腔静脉在肝移植手术中可能引起多种问题，需要及时监测和处理。

115. ABCDE 终末期肾病患者有效肾单位减少，肾小球滤过率和尿量减少，引起细胞外液增加，内环境紊乱，通常表现为低钠血症和高钾血症；血容量增加、高肾素-血管紧张素水平、自主神经兴奋性增加引起高血压；继发性贫血的原因主要包括促红素生成减少、红细胞破坏增加。

116. ABCDE 肾移植的绝对禁忌证包括围术期死亡高风险、恶性肿瘤全身播散、活动性感染、持续凝血异常、下腔静脉及髂静脉完全血栓形成；相对禁忌证包括药物滥用、尿路异常、活动性系统疾病、不依从及智力低下的患者。

117. BCD 在全麻下进行肾移植手术时，禁用的肌松剂包括加拉碘铵（选项C）、氨酰胆碱（选项D）和氯琥珀胆碱（选项B）。这些肌松剂在肾移植手术中可能会引起肌肉松弛，影响手术操作和患者的肌肉功能恢复。因此，在肾移植手术中应避免使用这些肌松剂。维库溴铵（选项A）和泮库溴铵（选项E）不是常用的肌松剂，一般情况下也不会在肾移植手术中使用。

118. ACE 血液透析可以清除体内的代谢产物和水分，减轻尿毒症的症状，为移植术创造良好的条件。输全血可以提供足够的氧和营养物质，改善受者的营养状态，增强免疫功能，有助于移植肾的存活。腹膜透析可以清除体内的代谢产物和水分，减轻尿毒症的症状，为移植术创造良好的条件。选项B和D是错误的，按常规血液透析或不给患者输全血可能无法提供足够的净化和营养支持，影响移植肾的存活。

119. ABC 在移植术中，常使用的免疫抑制治疗药物包括环孢素、硫唑嘌呤和甲基泼尼龙。这些药物被称为免疫三联疗法，用于抑制移植术后的免疫反应，减少移植器官的排斥反应。环孢素是一种免疫抑制剂，可以抑制T细胞的活性，减少免疫反应。硫唑嘌呤是一种免疫抑制剂，可以抑制DNA合成，抑制免疫细胞的增殖。甲基泼尼龙是一种糖皮质激素，具有抗炎和免疫抑制作用。泼尼松和地塞米松也是糖皮质激素，但在免疫抑制治疗中使用较少。

120. ABCDE 心肺移植完毕后，待窦性心律重新出现、血流动力学稳定、体温恢复正常、血气值恢复正常、酸碱平衡后即可停止体外转流。

三、共用题干单选题

1. C 小儿行斜视手术时无法很好合作，首选全身麻醉。

2. A 眼-心反射是指眼球运动与头部位置变化之间的协调关系发生障碍，可能导致手术过程中眼球移位异常，是斜视手术中最常见的并发症。

3. D 感冒症状可能增加手术风险，影响麻醉和手术效果。因此，应该暂停手术，等待感冒症状完全消退后再进行手术。

4. B 根据提供的情况，患儿在施行斜视矫正术后出现心动过速、体温急剧上升和肌肉强直。这是恶性高热的典型表现。恶性高热是一种罕见但严重的药物相关性反应，通常与麻醉药物中的氟烷等挥发性麻醉药有关。该病症会导致肌肉骨骼的代谢异常，释放大量的钙离子，进而引起心动过速、高热、肌肉僵硬等症状。恶性高热是一种紧急情况，需要及时处理以避免不良后果的发生。

5. C 恶性高热是一种罕见但严重的遗传性肌肉代谢紊乱疾病，与氟烷等麻醉药物的使用相关。应立即停止手术和麻醉，以纯氧行过度通气，因为通过纯氧通气可以帮助排除体内的二氧化碳，并积极降温，使体温保持在38~39℃，因为高体温可能会导致严重并发症，包括中枢神经系统损伤。维库溴铵不适用于恶性高热反应的治疗。甘露醇通常用于降低颅内压和促进尿量增加，推荐的剂量通常是0.25~1mg/kg，以静脉注射方式给予。丹曲林是一种有效治疗恶性高热的骨骼肌松弛剂，对于该患儿，出现骨骼肌挛缩则可以应用特效拮抗药丹曲洛林。

6. B 患者在接受局麻下行扁桃体摘除术后，出现颜面苍白、意识恍惚、脉搏细弱等症状，随后出现全身抽搐、末梢发绀、呼吸停止等严重症状。这些表现符合局麻药毒性反应的临床特征。

7. A　根据题干描述，患者接受的局麻药是2%利多卡因，使用了18ml作局部浸润。这个剂量可能超过了患者所能耐受的范围，导致局麻药毒性反应的发生。

8. A　地西泮是一种苯二氮䓬类药物，具有镇静、抗焦虑和抗抽搐的作用。当局麻药毒性反应引起抽搐时，地西泮是首选药物之一，可以通过静脉注射给予患者，以制止抽搐。

9. B　在阻塞性睡眠呼吸暂停综合征患者行腭垂腭咽成形术的麻醉前准备中，术前充分镇静是不恰当的。由于患者存在睡眠呼吸暂停综合征，术前充分镇静可能会加重呼吸抑制，增加术中和术后的呼吸道风险。因此，在麻醉前准备中，应避免过度的镇静。选项A，全面评估患者的全身情况可以帮助确定麻醉方案和风险评估。选项C，术前继续服用抗高血压药物可以维持患者的血压稳定。选项D，进行喉镜检查可以评估气道情况，预测插管的困难程度。选项E，根据需要，做好气管造口准备可以应对可能的气道问题。

10. E　术后清醒、肌力恢复后即刻拔管是错误的。在拔管前，应综合考虑患者的气道稳定性、呼吸功能、神经肌肉恢复情况等因素，确保患者能够自主维持呼吸和气道通畅，才能安全拔管。过早拔管可能导致气道梗阻、呼吸困难等并发症。选项A，清醒气管插管可以减少插管相关的并发症和风险。选项B，根据手术需要，选择经鼻插管可以提供更好的手术操作空间。选项C，密切观察气管导管深度可以确保气道通畅和插管的准确性。选项D，术后送入ICU进行辅助通气可以确保患者的呼吸功能和氧合状态。

11. C　在术毕拔管后出现呼吸急促和氧饱和度下降的情况下，首先应考虑上呼吸道梗阻。上呼吸道梗阻可能导致气流受阻，引起呼吸困难和氧饱和度下降。选项A，在辅助通气2小时后，肌松药物的作用已经消退，肌松残余作用不太可能是导致呼吸急促和氧饱和度下降的原因。选项，高血压危象通常表现为血压升高，而不是呼吸急促和氧饱和度下降。选项D，支气管痉挛可能导致呼吸急促，但通常不会导致氧饱和度下降。选项E，肺不张可能导致呼吸困难和氧饱和度下降，但在拔管后出现呼吸急促和氧饱和度下降的情况下，上呼吸道梗阻的可能性更高。

12. A　在术毕拔管后出现呼吸急促和氧饱和度下降的情况下，首先应采取的处理方式是面罩加压给氧。面罩加压给氧可以提供高浓度的氧气，改善患者的氧合状态，缓解呼吸困难。其他选项的处理方式不太适合当前情况。选项B，茶碱类药物主要用于治疗支气管痉挛，而当前情况下的呼吸急促和氧饱和度下降更可能是由上呼吸道梗阻引起的，因此茶碱类药物不是首选治疗。选项C，重新气管插管可能会增加患者的痛苦和不适，并且不一定能够解决上呼吸道梗阻的问题，因此不是首选处理方式。选项D，肌松拮抗剂主要用于逆转肌松药物的作用，而在当前情况下，肌松药物的作用已经消退，肌松拮抗剂不是必要的。选项E，气管切开是一种紧急的气道管理措施，适用于气道梗阻无法解除的情况，但在当前情况下，首先应尝试非侵入性的处理方式，如面罩加压给氧。

13. C　术前评估气管插管困难的检查主要是为了评估患者的气道解剖特点和预测气管插管的难易程度。常用的评估指标包括头颈活动度、张口度、Mallampati试验和测甲颏间距。屏气试验不是术前评估气管插管困难的检查，屏气试验主要用于麻醉术前评估患者的肺功能和氧合能力。

14. A　在无法暴露声门的情况下，应考虑使用其他插管方式。弯头光纤维喉镜可以提供更好的视野，帮助重新插管。因此，正确的处理方法是使用弯头光纤维喉镜重新插管。如果无法暴露声门，使用普通喉镜再次试插管的成功率较低。气管切开是一种紧急的气道管理措施，适用于无法通过插管或其他气道管理方式维持气道通畅的情况，但在当前情况下，应首先尝试重新插管。纤维喉镜经鼻插管是一种选择，但在当前情况下，使用弯头光纤维喉镜重新插管更为合适。环甲膜切开是一种紧急的气道管理措施，适用于无法通过插管或其他气道管理方式维持气道通畅的情况，但在当前情况下，应首先尝试重新插管。

15. C　再次插管后，挤压呼吸囊发现气道阻力大，可能是由于患者发生支气管痉挛。支气管痉挛会导致气道狭窄，增加气道阻力，使呼吸困难。监护仪显示有二氧化碳波形，说明气道通畅，气体能够顺利进入肺部，排出二氧化碳，选项C正确。其他选项的可能性较低：选项A，如果气管导管误入食管，监护仪不会显示二氧化碳波形。选项B，麻醉机漏气通常不会导致气道阻力大和呼吸困难。选项D，气胸通常会导致呼吸困难和气道阻力增加，但监护仪不会显示二氧化碳波形。选项E，气囊打气过多可能导致气道压力过高，但不会导致气道阻力大和呼吸困难。

16. D　听诊患者双肺有哮鸣音可能是由支气管痉挛引起的。支气管痉挛会导致气道狭窄，气流受阻，产生哮鸣音。因此，正确的处理是使用支气管解痉药（如β_2受体激动剂）来缓解支气管痉挛，减轻哮鸣音。其他选项的处理方法不太适合当前情况：选项A，非去极化肌松药主要用于肌松，不适合用于缓解支气管痉挛。选项B，将气管导管拔出1cm不会改变支气管痉挛的病理生理过程。选项C，吸痰可以清除呼吸道分泌物，但不会直接缓解支气管痉挛。选项 E，抗生素主要用于治疗感染，不适合用于缓解支气管痉挛。

17. E 在因甲状腺瘤行甲状腺大部切除术的术前检查中，头部 CT 不是必要的。头部 CT 主要用于评估颅内病变或头部损伤，与甲状腺手术无直接关联。其他选项的术前检查在甲状腺手术中是常规的：选项 A，基础代谢率用于评估甲状腺功能。选项 B，心电图用于评估心脏功能和排除心脏疾病。选项 C，血糖用于评估血糖水平，排除糖尿病等疾病。选项 D，颈部胸部 X 线片用于评估甲状腺瘤的大小和位置，以及颈部和胸部的其他异常。

18. C 术前给予碘剂口服的目的主要是为了准备手术和保护甲状腺。碘剂可以抑制腺垂体分泌促甲状腺激素，从而减少甲状腺激素的合成和释放。碘剂可以促使甲状腺组织退化，降低血管丰富度，使腺体变得更加硬化和缩小，有利于手术操作。碘剂可以抑制甲状腺激素的释放。碘剂可以减少甲状腺球蛋白的分解，从而减少手术中甲状腺球蛋白的释放。术前给予碘剂口服并不是因为患者缺碘，术前需要补碘。

19. B 如果患者已经有呼吸困难，麻醉应选择表麻自主呼吸下插管，全麻。这是因为呼吸困难可能会导致气道阻塞或呼吸功能不足，需要通过插管来确保气道通畅，并提供适当的通气支持。表麻自主呼吸下插管是指在患者清醒状态下进行插管，保持自主呼吸，同时给予全身麻醉以确保手术的顺利进行。喉罩通气适用于正常呼吸功能的患者，不适合呼吸困难的情况。局麻只能麻醉局部区域、颈丛麻醉只能麻醉颈部区域、针刺麻醉只能麻醉局部区域，均无法提供全身麻醉和呼吸支持。

20. E 当手术拉钩向两侧牵拉以便暴露甲状腺时，患者出现了心率减慢，血压下降，心率减慢时不宜使用肾上腺素，以免血压、心率剧烈波动。

21. B 如果患者麻醉前心率持续 100 次/分左右，使用泮库溴铵作为肌松药可能不适合。泮库溴铵是一种非去极化型肌松药物，其作用是通过阻断神经肌肉传导来产生肌松效果。然而，如果患者的心率已经较低，使用泮库溴铵可能会进一步降低心率，导致心律失常或心功能不全等问题。因此，在心率已经较低的情况下，应该避免使用泮库溴铵。维库溴铵是一种去极化型肌松药物，不会对心率产生明显影响，可以考虑使用。阿曲库铵是一种非去极化型肌松药物，对心率的影响较小，可以考虑使用。顺式阿曲库铵是一种非去极化型肌松药物，对心率的影响较小，可以考虑使用。米库氯铵是一种去极化型肌松药物，不会对心率产生明显影响，可以考虑使用。

22. A 根据患者的症状描述，可能诊断为甲状腺危象。甲状腺危象是甲状腺功能亢进症的一种严重并发症，其特点是高热、心动过速、高血压、多汗等症状。甲状腺危象可能是由手术刺激或甲状腺功能异常引起的甲状腺激素释放过多导致。感染性休克通常伴随感染症状，如发热、心率增快、低血压等，但需要进一步的临床评估和检查来确定诊断。手术后吸收热通常是由于手术创面感染或组织损伤引起的发热，但一般不会出现心率增快和低血压的症状。低血糖通常伴随血糖水平下降，而不是体温升高和心率增快的症状。急性炎性反应通常伴随发热和炎症症状，但一般不会出现心率增快和低血压的症状。

23. E 对于甲状腺功能亢进患者，在手术前需要进行甲状腺功能的调节和控制。卢戈碘液含有碘，可以抑制甲状腺激素的合成和释放，减少甲状腺的血供，有助于减小术中和术后出血的风险。普萘洛尔是一种非选择性 β 受体阻断剂，可以减慢心率、降低血压，减轻甲状腺功能亢进的症状。因此，患者术前治疗应该使用卢戈碘液和普萘洛尔联合治疗，以达到减小手术风险和控制甲状腺功能的目的。

24. C 术前治疗的持续时间根据患者的具体情况而有所不同。一般来说，术前治疗的持续时间为 14 天左右。这段时间可以使甲状腺功能得到较好的控制，并降低手术的风险。

25. D 术前心率的控制是为了降低手术期间的心血管风险。对于甲状腺功能亢进患者，术前心率宜控制在 60～80 次/分的范围内。这个范围可以保证心率在手术期间的稳定性，避免心率过快引起的心律失常等问题。如果术前心率过高，可以考虑使用普萘洛尔等药物进行控制。

26. A 对于双侧甲状腺次全切除术，常用的麻醉方法是全身麻醉。全身麻醉可以使患者处于无意识状态，同时通过药物控制患者的疼痛、呼吸和循环等生理参数，确保手术的安全进行。

27. B 在甲状腺手术前的麻醉中，常用的麻醉前用药包括地西泮、哌替啶、东莨菪碱和可乐定。这些药物可以帮助患者放松、镇静，并减少手术期间的疼痛和不适感。阿托品可使心率增快，不是常用的麻醉前用药，因此不合适。

28. A 根据患者的症状描述（突然烦躁、心率急剧增快、大汗淋漓等），结合手术结束后的时间点，最可能是甲状腺危象。甲状腺危象是甲状腺功能亢进患者在应激状态下甲状腺激素释放过多引起的严重症状，包括心率增快、高热、烦躁不安等。

29. E 碘可以抑制甲状腺激素的合成和释放，减少甲状腺激素的作用。提供足够的氧气供应，维持氧合状态。采取物理降温或药物降温的方法，控制体温的升高。毛花苷丙是一种 β 受体阻断剂，可以减慢心率、降低血压，控制甲状腺危象的症状。因此，出现上述情况后，应该同时进行以上措施，以控制甲状腺危象的症状和保护患者的生命。

30. C　根据患者的病情描述，该患者有上下颌骨粉碎开放骨折、口腔和咽腔严重撕裂伤，伴有呼吸困难和休克的表现。在这种情况下，应立即清理口腔分泌物，牵引舌体后作气管切开插管，同时快速补液治疗休克。清理口腔分泌物可以保持气道通畅，牵引舌体可以防止舌后坠，气管切开插管可以确保患者的呼吸道通畅，快速补液治疗休克可以维持患者的血压稳定。该患者舌、口底、咽腔和右侧扁桃体严重撕裂伤，双鼻腔通气不畅，故不考虑鼻插管。

31. B　由于该患者有严重的口腔和咽腔损伤，循环不稳定，休克状态，且患者不能仰卧，双鼻腔通气不畅，因此选择全身麻醉并控制呼吸是安全的。选择全身麻醉并控制呼吸可以确保患者的呼吸道通畅，同时提供足够的麻醉效果。

32. E　在手术进行 3 小时，骨折已复位固定时，该患者出现心率加快、呼吸末 CO_2正常，但是心率偏快，因此暂不考虑呼吸因素，该患者血压正常，因此基本排除交感兴奋和疼痛刺激，结合患者术前就处于休克状态，因此血容量不足是该患者发生以上情况的最可能原因。手术过程中可能有出血或液体丢失，导致患者的血容量不足，进而引起心率加快。

33. A　该患者复苏期呼之能睁眼，但自主呼吸 9 次/分，潮气量 300ml，呼吸浅慢，胸壁肌肉有僵硬感，结合患者阿片类药物芬太尼停药时间 20 分钟，恩氟烷停药时间 10 分钟，判断患者是阿片类药物尚未代谢完全导致的呼吸功能恢复不全，此时，如果进行拮抗应该选择阿片类药物拮抗药纳洛酮。纳洛酮是阿片类药物的拮抗剂，可以逆转芬太尼的镇痛效果，恢复患者的自主呼吸和肌肉活动。

34. C　根据患儿在口面部消毒时出现吸气时伴有鸡鸣音和轻度三凹征的症状，最可能的诊断是喉痉挛。喉痉挛是指喉部肌肉痉挛导致气道狭窄或阻塞的情况。在患儿进行唇裂修补术的基础麻醉过程中，可能会刺激喉部引起喉痉挛，导致气道狭窄和鸡鸣音的出现。轻度三凹征是喉痉挛的典型体征之一，表现为胸骨上、胸骨下和胸骨中部出现三个凹陷。麻醉过深通常表现为呼吸抑制和意识丧失，与患儿出现鸡鸣音和轻度三凹征不符。舌后坠是指舌头向后坠落导致气道阻塞，通常会出现呼吸困难和氧饱和度下降的症状，与患儿出现鸡鸣音和轻度三凹征不符。下颌松弛可能导致舌后坠和气道阻塞，但与患儿出现鸡鸣音和轻度三凹征不符。麻醉过浅通常表现为意识清醒和对刺激的反应，与患儿出现鸡鸣音和轻度三凹征不符。

35. C　根据患儿在口面部消毒时出现吸气时伴有鸡鸣音和轻度三凹征的症状，应立即停止操作，避免进一步刺激喉部，同时给予患儿吸氧以维持氧合状态。追加硫喷妥钠可能会加重喉痉挛，不是最佳处理方案。托下颌可以帮助保持气道通畅，但在这种情况下，应首先停止操作和给予吸氧。在喉痉挛的情况下，气管内插管可能会进一步刺激喉部，不是最佳处理方案。在喉痉挛的情况下，正压通气可能会加重气道痉挛，不是最佳处理方案。

36. D　在喉痉挛缓解后，如果患儿的气道通畅，可以使用鼻导管吸氧，并在局部麻醉下完成手术；如果患儿的气道通畅且自主呼吸良好，可以选择保留气管内插管并在局部麻醉下完成手术；如果患儿的气道通畅但不稳定，可以选择全麻下进行气管内插管并完成手术；如果患儿的气道通畅且稳定，可以在严密监护下，在局部麻醉下完成手术。

37. B　膈下脓肿是一种急性腹痛，常伴有发热、恶心、呕吐等症状。由于患者近期一直禁食，可能会出现电解质紊乱的情况。剖腹探查是一项较大的手术，需要全身麻醉，并且切口和术后恢复期都可能对患者产生一定的影响。因此，在手术前进行血清电解质检查可以帮助评估患者的身体状态，避免术中术后出现不必要的并发症。其他选项中，肺功能、总蛋白含量、血常规和肝肾功能等方面也需要关注，但在这种病情下，血清电解质检查是更为重要的检查之一。

38. E　患者因膈下脓肿入院，近期一直禁食，身体可能处于代谢失调和营养不良状态。在这种情况下，为了避免手术中麻醉药物过量而导致意识障碍、呼吸抑制等并发症，需要特别关注用药的选择和剂量的控制，术前麻醉用药量需酌减，在诱导用药时需谨慎缓慢，选项 A、C 正确。在实施麻醉时，需要根据手术类型和患者病情，选择合适的麻醉方式和药物，并注意监测生命体征、控制麻醉深度等问题。对于腹部手术而言，通常建议采用气管内插管全麻，以确保呼吸道的畅通和手术操作的顺利进行，选项 B 正确。因为患者有反复高热 2 个月的病史，说明其身体内部存在严重感染，可能伴随着全身炎症反应，包括发热、心率加快等症状。在手术切口处进行切开操作时，会进一步刺激患者的免疫系统，导致全身炎症反应的加剧，从而影响到体温的调节和控制。因此，在手术过程中，麻醉医师在实施麻醉时需要注意观察患者的体温变化，以便在出现不正常情况时采取及时有效的处理措施，选项 D 正确。由于患者身体情况较为复杂，包括反复高热 2 个月、近期禁食等，身体状态较差，手术风险也相应增加。因此，在实施麻醉时必须特别谨慎，并结合患者的具体情况选择短效、对循环影响小的药物，如芬太尼、丙泊酚、异氟醚等，选项 E 错误。

39. E　由于患者诊断为膈下脓肿，需要进行急诊剖腹探查治疗。不同的麻醉药物对患者的影响和作用机制不同，应根据患者的具体情况选择合适的麻醉方案。由于患者近期一直禁食，身体代谢产生的废物和毒素积聚较多，可能会导致肝肾功能受损，影响药物的代谢和排泄。因此，在选择麻醉药物时需要特别注意，尽量避免对肝肾功能的进一步损害。羟丁酸钠是一种强效的镇痛药，也是目前常用的麻醉药物之一。但是，该药物具有较强的肝肾毒性，并且容易产生镇静和呼吸抑制等副作用，不适用于该患者。

40. D 该患者频繁呕吐 5 天，大量体液丢失，由于腹胀、频繁呕吐和未予补液，可能导致体液丢失和血容量不足。粘连性肠梗阻和肠绞窄可以导致肠腔内容物的阻塞和积聚，进一步加重液体丢失和血容量不足。

41. A 在剖腹探查手术前，通过胃肠减压可以减少胃肠道内的气体和液体积聚，降低手术操作的难度和风险。胃肠减压可以通过胃管或肠管进行。

42. C 由于患者存在腹胀、频繁呕吐和可能的肠绞窄，可能导致电解质紊乱和酸碱失衡。电解质和血气检查可以评估患者的酸碱平衡和电解质紊乱情况，帮助医生了解患者的病情和指导治疗。

43. A 在手术过程中，当牵拉阑尾系膜时，可能会刺激腹腔内的神经末梢，引起牵拉反射，导致恶心和呕吐的发生。这是一种常见的手术并发症。

44. E 此时应嘱术者暂停手术牵拉，密切监测血压，静注氟芬合剂，可行阑尾系膜根部封闭。静注镇吐药并不能解决问题，在出现恶心、呕吐的情况下，静注镇吐药可能会进一步抑制呕吐中枢，减轻恶心和呕吐的症状。

45. A 胆 - 心反射是指在胆囊刺激时，通过迷走神经的反射作用，引起心率减慢和心律失常。胆囊刺激可以通过胆囊牵拉、胆囊切除或胆囊引流等操作引起。缺氧（选项 B）可能导致心脏供血不足，但在这种情况下，通常会出现心绞痛等症状。手术牵拉刺激了心脏（选项 C）可能导致心率变化，但通常不会引起室性二联律。高碳酸血症（选项 D）可能导致心率增加，而不是减慢。低血压（选项 E）可能导致心率变化，但通常不会引起室性二联律。因此，根据患者在胆囊切除术中处理胆囊时突然出现心率减慢、室性二联律的情况，最可能的原因是胆 - 心反射（选项 A）。

46. B 选项 A 中，术前给予阿托品是合理的，因为阿托品可以通过抑制迷走神经的作用，减少胆囊刺激引起的心率减慢和心律失常。选项 B，减浅全麻并不能解决问题，可通过胆囊三角区神经局麻药封闭，阻滞迷走神经来预防胆 - 心反射的发生。选项 C 中，减少气管插管的心血管反应也是合理的，可以通过使用局部麻醉药物或选择合适的插管技术来减少心血管反应。选项 D 中，用硝酸甘油治疗心肌缺血也是合理的，因为硝酸甘油可以扩张冠状动脉，增加心脏血流供应。选项 E 中，控制术中高血压也是重要的，可以通过使用合适的药物来降低血压，减少心脏负荷。

47. D 全麻气管内插管是一种常用的麻醉方法，可以确保患者的气道通畅，并提供有效的通气和氧合。在这种情况下，全麻可以提供稳定的麻醉状态，使麻醉医师能够更好地控制患者的心率和血压。针刺麻醉（选项 A）和连续硬膜外阻滞（选项 B）可能无法提供足够的麻醉深度和稳定性，无法满足手术的需要。脊麻（选项 C）可以提供较好的麻醉效果，但可能会导致血压下降，进一步加重心脏供血不足的情况。局麻 + 强化（选项 E）可能无法提供足够的麻醉深度和稳定性。因此，根据患者的病情和手术需求，最好的麻醉方法是全麻气管内插管（选项 D）。

48. C 胆囊三角区神经局麻药封闭是一种常用的麻醉技术，可以通过局部麻醉药物的注射，阻断胆囊三角区的神经传导，减少胆囊刺激引起的心率减慢和心律失常，选项 C 正确。术前肌注阿托品（选项 A）和静注异丙肾上腺素（选项 B）都可以增加心率，但可能会引起心律失常，并不是最好的办法。不牵拉胆囊（选项 D）可以减少胆囊刺激，但可能无法完全避免心率减慢和心律失常。氯胺酮（选项 E）是一种麻醉药物，可以提供全身麻醉，但可能无法针对胆囊刺激引起的心率减慢和心律失常进行特定的预防。

49. D 乙状结肠癌根治术为限期手术，但 4 周前出现急性心肌梗死，故手术应安排在梗死后 3 个月。

50. B 心动过速会导致心脏收缩频率增加，从而增加心脏的氧耗。同时，心动过速还会减少心脏舒张期的时间，使心脏充盈不充分，从而减少心脏的氧供，选项 B 正确。高血压（选项 A）可能增加心脏的负荷，但不会直接导致氧耗和氧供的改变。缺氧（选项 C）可能导致氧供不足，但不会增加氧耗。高热（选项 D）可能增加心脏的代谢率，但不会直接导致氧供的减少。低血压（选项 E）可能导致氧供不足，但不会增加氧耗。

51. D 经食管超声心动图实时监测心脏运动情况，是麻醉中监测心肌缺血最敏感和准确的手段。

52. D 在硬膜阻滞下行肿瘤切除手术时，常规监测包括呼吸的变化（选项 A）、血压的变化（选项 B）、液体的输入（选项 C）和肾功能的变化（选项 E）。这些监测可以帮助评估患者的生理状况和手术的安全性。脑电图的变化通常不是硬膜阻滞手术的常规监测项目。硬膜阻滞主要影响脊髓和周围神经的功能，与脑电图无直接关系。

53. D 在术中探查肿瘤时出现高血压，硝普钠是一种常用的药物选择。硝普钠是一种血管扩张剂，可以降低血压，减轻术中高血压对患者的不良影响，选项 D 正确。利血平（选项A）是一种降压药物，但在术中探查肿瘤时可能不够迅速和有效。甘露醇（选项B）是一种利尿药物，用于治疗脑水肿和降低颅内压力，并不适用于降低血压。三磷腺苷（选项C）是一种用于心脏复苏的药物，不适用于降低血压。呋塞米（选项E）是一种利尿药，可以通过增加尿液排出来降低血压。在这种情况下，呋塞米可能不是首选药物。

54. B 肿瘤切除后出现呼吸困难可能是由多种原因引起的，包括神经损伤（选项A）、麻醉平面过高（选项C）、血压下降（选项E）和辅助药物的作用（选项D）等。但最常见的原因是胸膜损伤引起的气胸（选项B）。胸膜损伤可能发生在手术过程中，导致气胸形成，进而影响呼吸功能。气胸会导致肺部膨胀不良，使患者出现呼吸困难的症状。

55. D 该患者行肿瘤切除后出现血压过低可能是由手术过程中的血容量减少引起的。处理低血压的方法包括补充血容量和使用血管收缩剂，因此可补充血容量+去甲肾上腺素静滴。

56. B 根据患者的情况，在麻醉诱导中发生胃内容物反流，气管内插管后进行人工通气，发现气道阻力增加，气道压力升高，同时伴有痉挛和血氧饱和度降低，可以诊断为Mendelson综合征。Mendelson综合征是指胃内容物反流进入气道，导致气道梗阻和肺部损伤的一种情况。在全身麻醉诱导过程中，由于麻醉药物的作用，胃肠道的运动减弱，胃内容物易于反流进入气道。在这种情况下，胃内容物进入气道会导致气道阻力增加，气道压力升高，同时伴有痉挛和血氧饱和度降低。

57. C 根据描述，患者在麻醉诱导中发生胃内容物反流，气管内插管后出现气道阻力增加、气道压力升高、两肺闻及哮鸣音以及血氧饱和度降低。这些症状表明患者可能发生了气道梗阻和低氧血症。激素可以减轻气道痉挛，抗生素可以预防或治疗感染。通过冲洗气管内的分泌物和异物，以减轻气道阻塞。可以通过给予氧气或调整机械通气参数来提高血氧饱和度。停用所有吸入性麻醉药可能不足以解决气道阻塞和低氧血症的问题。增加肌松药剂量可能会进一步加重气道阻力。强心和利尿可能不是首要的处理方法，因为患者的主要问题是气道阻塞和低氧血症。

58. D 根据描述，患者在麻醉诱导中发生胃内容物反流，气管内插管后出现气道阻力增加、气道压力升高、两肺闻及哮鸣音以及血氧饱和度降低。这些症状表明患者可能发生了气道梗阻和低氧血症。术前置大口径胃管，尽可能吸除胃内容物，可以降低胃内压力，减少胃内容物反流的风险，从而预防气道阻塞和低氧血症的发生。麻醉诱导时加用肌松药、禁用吸入性麻醉药、预防性应用氨茶碱和应用大剂量抗胆碱能药物都不是针对胃内容物反流引起的气道阻塞和低氧血症的预防措施。

59. B 该患者在腹腔镜下行胆囊切除术时，气腹半小时后，突然发现气道压高，患者心率增快，血压升高，加深麻醉后，血压变化不明显。此时，首先考虑的原因是CO_2潴留（选项B）。CO_2潴留是指在腹腔镜手术中，由于腹腔内充气导致二氧化碳（CO_2）在体内潴留，引起血压升高、心率增快等症状。CO_2潴留可能是由腹腔内充气导致二氧化碳的吸收和清除受阻导致。腹腔镜胆囊手术气腹半小时出现二氧化碳潴留应立即观察是否有皮下气肿。麻醉浅可能导致患者意识清醒，可以引起血压升高和心率增快的症状。高血糖可能与患者的糖尿病有关，但不会导致突然的血压升高和心率增快。容量过多可能导致血压升高，但不会引起心率增快的症状。心衰可能导致血压升高和心率增快，但加深麻醉后血压变化不明显，与心衰不符。

60. B 根据描述，患者在腹腔镜下行胆囊切除术后出现气道压高、心率增快、血压升高。这些症状可能是由于CO_2气腹引起的。CO_2气腹可以导致腹腔内压力增加，从而影响心脏和血管的功能。增加分钟通气量可以通过增加呼气末正压（PEEP）或调整呼吸机参数来改善气道压力和血流动力学。这可以帮助减轻CO_2气腹引起的心率增快和血压升高。再次加深麻醉可能不足以解决气道压力和血流动力学的问题。降血糖、使用扩血管药物和强心利尿可能不是首要的处理方法。

61. E 根据描述，该患者在腹腔镜下行胆囊切除术后出现气道压高、心率增快、血压升高。导致气道压高的因素可能包括气腹、体位、患者偏胖和气管导管阻塞。麻醉加深通常不会导致气道压力升高。

62. A 根据患者的病情描述，他是因车祸致脑外伤昏迷，清醒5小时后又转入昏迷，并伴有右侧瞳孔散大和左侧肢体瘫痪。这些症状表明患者的脑功能受损严重，需要进行手术治疗。在这种情况下，最适宜选择气管插管全麻。气管插管全麻可以确保患者的气道通畅，保证氧气和麻醉药物的输送，同时可以控制患者的呼吸和循环状态，提供稳定的麻醉深度和血压控制。

63. E 该患者已经处于昏迷状态，心率较慢（60次/分），使用维拉帕米可能会进一步降低心率，因此不适合该患者的治疗。

64. D 甘露醇是一种渗透性利尿剂，可以通过增加肾小管的渗透压，促进尿液的排出，从而减少脑组织的水肿。甘露醇的利尿起效时间通常在用完后15分钟左右。

65. E 在麻醉前准备中，给氧、准备口咽通气道、建立中心静脉通道和准备吸引器都是常规的步骤，有助于确保患者在手术过程中的安全和顺利进行。使用降压药将血压降至正常水平并不是麻醉前准备的常规步骤。在这种情况下，患者的血压升高可能是由颅内压增高导致，降低血压可能会进一步加重脑灌注不足。因此，在这种情况下，应该优先处理颅内压增高的原因，而不是单纯降低血压。

66. D 根据患者的入室情况描述，其处于昏迷状态，瞳孔不等大，血压升高，心率增快，呼吸不规则且有鼾声。这些症状和体征可能与颞叶巨大血肿有关。在这种情况下，应避免使用氯胺酮作为麻醉诱导药物。氯胺酮是一种麻醉药物，具有镇静和麻醉效果，但它也会引起血压升高和心率增快的副作用。由于患者已经存在血压升高和心率增快的情况，使用氯胺酮可能会进一步加重这些副作用，不利于患者的病情控制。其他选项中，瑞芬太尼、芬太尼、顺式阿曲库铵和丙泊酚都可以作为麻醉诱导药物使用，且不会引起血压升高和心率增快的副作用。

67. D 术中打开颅骨瓣减压时，由于减压导致颅内压力减少，脑血流量增加，可使血压骤降。这是因为脑血流自身调节机制的影响，使脑血管扩张，导致血压下降。

68. E 在关颅时，如果发现颅内压突然增高，需要采取措施来降低颅内压。呋塞米是一种利尿药，可以通过排尿减少体液，从而降低颅内压。甘露醇是一种渗透性利尿剂，可以通过渗透作用减少脑组织的水分，从而降低颅内压。通过增加呼吸频率和深度，可以降低动脉血二氧化碳分压，从而导致脑血管收缩，减少脑血流量，降低颅内压。高血压会增加颅内压，因此需要控制血压在正常范围内。头低足高位会增加颅内压，因此在颅内压增高的情况下不适合采用。

69. D 在脑动脉瘤切除术中，麻醉处理的目标是为了保护患者的脑功能，预防并发症的发生。血压波动大可能会增加脑动脉瘤破裂的风险，因此需要控制血压在稳定的范围内。血管痉挛可能会导致脑血流减少，引起脑缺血，因此需要预防和处理血管痉挛。动脉瘤破裂是脑动脉瘤的严重并发症，需要采取措施预防破裂，如控制血压、避免血压波动等。过度通气可能会导致呼吸性碱中毒，引起血管痉挛和脑血流减少，不利于脑动脉瘤切除术的进行。术中呛咳可能会增加脑动脉瘤破裂的风险，因此需要采取措施避免呛咳，如使用合适的麻醉药物。

70. E 在脑动脉瘤切除术中，术中控制性降压是为了降低脑动脉瘤破裂的风险。降低平均动脉压可以减少脑动脉瘤的血流压力，从而降低破裂的风险。根据一般的临床经验，术中控制性降压时，平均动脉压最低不宜低于 60mmHg。保持平均动脉压在 60mmHg 以上可以确保脑组织的灌注和氧供，避免脑缺血和损伤。

71. A 选项 A，过度通气并不是预防和治疗脑血管痉挛或梗死的处理措施。过度通气可能导致呼吸性碱中毒，引起血管收缩，进一步加重脑血管痉挛。选项 B，保持较高的收缩压可以确保脑血流的充分灌注，预防脑血管痉挛或梗死的发生。选项 C，尼莫地平是一种钙通道阻滞剂，可以通过扩张血管，降低血压，预防脑血管痉挛的发生。选项 D，保持足够的血容量可以维持良好的血液循环，预防脑血管痉挛或梗死的发生。选项 E，乌拉地尔是一种降压药物，可以通过降低血压，减少脑血管痉挛的发生。

72. D 选项 A，插管时血压骤升可能会增加脑动脉瘤破裂的风险，因此需要采取措施避免血压骤升。选项 B，诱导时颅内压骤升可能会增加脑动脉瘤破裂的风险，因此需要采取措施避免颅内压骤升。选项 C，诱导插管和术中呛咳或挣扎可能会增加脑动脉瘤破裂的风险，因此需要采取措施避免呛咳或挣扎。选项 D，在一些特定情况下，动脉瘤切除术前可能需要进行放射治疗，以减小动脉瘤的大小或缩小其血流动力学影响。但是，放射治疗并不是预防动脉瘤破裂的常规措施。选项 E，血压大幅度的波动可能会增加脑动脉瘤破裂的风险，因此需要采取措施避免血压波动。

73. E 根据患者的症状描述，其出现了双侧眼睑下垂、四肢无力，休息后症状减轻，查体发现双侧眼睑裂小、外展欠佳、四肢肌力弱、反射减弱。这些症状和体征提示患者可能患有重症肌无力。在重症肌无力的手术治疗中，琥珀胆碱是一种去极化肌松药物。因为重症肌无力对非去极化肌松药极为敏感，琥珀胆碱可以通过阻断神经肌肉接头的神经传递，达到肌肉松弛的效果，从而方便手术操作。

74. D 根据患者的症状描述和体格检查结果，其的症状和体征与重症肌无力相符。重症肌无力是一种自身免疫性疾病，轻度的肌无力主要特征是肌肉无力和疲劳，常表现为眼睑下垂、双眼外展困难、四肢无力等症状。重度的肌无力可导致呼吸无力，咽下困难，误吸性肺炎。

75. B 为了确诊重症肌无力，可以进行新斯的明试验。新斯的明试验是通过给予患者新斯的明这种抗胆碱酯酶药物，观察患者的症状和体征是否有改善来判断。在新斯的明试验中，如果患者的症状和体征在给药后有明显的改善，可以支持重症肌无力的诊断。这是因为新斯的明可以抑制胆碱酯酶的活性，增加乙酰胆碱在神经肌肉接头的浓度，从而改善神经肌肉传递，减轻肌无力症状。

76. E 除家族史外，其他备选答案所列出的检查都有助于对肺癌的诊断，必要时剖胸探查。

77. D 最大自主通气量（MVV）是评估肺功能的指标之一，但仅仅知道 MVV 占预计值的 55% 并不能明确预测术后呼吸功能不全的发生。用来评估肺功能的一秒钟用力呼气容积（FEV_1）占预计值的 50% 可能表明肺功能存在一定程度的损害，但不能明确预测术后呼吸功能不全的发生。动脉血二氧化碳分压（$PaCO_2$）高于45mmHg可能表明患者存在呼吸性酸中毒，但不能明确预测术后呼吸功能不全的发生。ppoFEV_1是预测术后肺功能的指标，表示术后预计的一秒钟用力呼气容积（FEV_1）占正常预计值的百分比。当ppoFEV_1低于30%时，提示术后患者可能发生呼吸功能不全。仅仅知道一秒钟用力呼气容积（FEV_1）为2000ml并不能明确预测术后呼吸功能不全的发生。

78. C 气道狭窄是双腔气管插管的相对禁忌证之一。如果患者存在气道狭窄，可能会导致插管困难或插管后气道通畅性差，增加术后并发症的风险。气管肿瘤是双腔气管插管的相对禁忌证之一。如果患者存在气管肿瘤，可能会影响插管的位置和通畅性，增加术后并发症的风险。巨大肺囊肿不是双腔气管插管的相对禁忌证，是双腔气管插管的绝对适应证。如果患者体重过小，可能无法使用适合规格的双腔管进行插管，这是双腔气管插管的相对禁忌证之一。口咽喉解剖严重畸形是双腔气管插管的相对禁忌证之一。如果患者存在口咽喉解剖的严重畸形，可能会导致插管困难或插管后气道通畅性差，增加术后并发症的风险。

79. E 该患者年轻，目前诊断基本明确，心脏彩超不作为主要术前评估内容。

80. E 清醒镇静麻醉不适合胸腔镜手术，胸腔镜手术需要患者处于全身麻醉状态。局麻不适合胸腔镜手术，因为胸腔镜手术需要患者处于全身麻醉状态。全麻+喉罩和全麻+单腔管都是麻醉方法，但对于胸腔镜手术来说，双腔气管插管更为常用和适合。对于胸腔镜手术，全麻+双腔气管插管是首选的麻醉方法。双腔气管插管可以实现单肺通气，使手术区域清晰可见，同时保护对侧肺。

81. C 该患者术前无胸腔闭式引流，诱导期间正压通气容易导致张力性气胸，表现为心率加快，血压下降。

82. A 一旦发生张力性气胸，最有效最快的解决办法是立即穿刺引流气体，行胸腔闭式引流可减轻对心脏大血管的压迫，可迅速改善症状。

83. C 该患者无诱因出现胸闷、气促、心悸等，故心功能分级为Ⅲ级。

84. D 二尖瓣关闭不全的主要病理生理改变为左心房和左心室压力负荷过重，在左心室收缩时一部分血液返回左心房，造成无效交流，左心室前向性血流减少，同时还使左心房和肺静脉压增高，继而导致肺动脉高压形成。

85. A 在二尖瓣置换术中，应该维持正常的心率而不是较慢的心率。相反，对于风湿性心脏病患者，心率的控制是非常重要的，以减少心脏负荷和维持心脏功能。使用复合吸入低浓度的吸入麻醉药可以提供稳定的麻醉深度和快速的恢复，是麻醉管理的常用方法。在二尖瓣置换术中，应用扩血管药物可以减低血管阻力，降低心脏负荷，有助于维持心脏功能。在二尖瓣置换术后，可能需要应用正性肌力药物来支持心脏功能，以确保足够的心输出量。在体位循环停机过程中，由于体位改变可能会影响血液回流和心脏充盈，需要注意及时补充液体来维持循环稳定。

86. D 对于二尖瓣关闭不全的患者，在二尖瓣置换术后，瓣膜功能得到改善，心脏指数通常会显著增加。心脏指数是衡量心脏泵血功能的指标，它表示每分钟心脏将血液泵出体内的能力。二尖瓣置换术后，瓣膜功能得到改善，左心室的充盈压力减少，左房压通常会显著下降，左心室舒张末期容积通常会显著减少。二尖瓣置换术后，瓣膜功能得到改善，左心室的充盈压力减少，肺静脉压通常会显著下降。二尖瓣置换术主要是针对左心室和二尖瓣的病变，对右房的影响相对较小，因此右房压通常不会显著下降。

87. B 患者既往有缺血性心肌病，心肌功能已经受损，此次冠状动脉搭桥术可能会进一步损害心肌功能，导致低心排综合征。这种情况下，心率慢、心肌收缩乏力、血压难以维持而低于正常范围。低血容量性休克通常由失血、脱水等引起，但在这个情况下，患者在体外循环过程中的血液容量是通过体外循环机器维持的，因此低血容量性休克的可能性较低。急性左心衰竭通常表现为肺淤血、呼吸困难等症状，但在这种情况下，患者并没有明显的肺淤血表现，因此急性左心衰竭的可能性较低。虽然患者在1周前出现非ST段抬高型心肌梗死，但在体外循环过程中，多次除颤恢复窦性心律，心肌收缩乏力可能是由心肌功能受损引起的，而不是新发大面积心肌梗死。麻醉过深可能导致血压下降和心率减慢，但在这种情况下，患者的心率慢和心肌收缩乏力可能更多是由心肌功能受损引起的。

88. A 患者既往有缺血性心肌病，心肌功能已经受损，此次冠状动脉搭桥术可能会进一步损害心肌功能，导致心肌顿抑或者冬眠。在这种情况下，心率慢、心肌收缩乏力、血压难以维持低于正常范围。心房血栓脱落通常会导致栓塞，引起其他器官的血液供应不足，但在这种情况下，患者症状的发生主要是因为心脏泵血功能不足，与心房血栓脱落相关的症状较少。心肌腱索受损通常会导致二尖瓣关闭不全，但在这种情况下，患者症状的发生主要是因为心脏泵血功能不足。移植血管大量血栓形成可能导致血液供应不足，但在这种情况下，患者症状的发生主要是因为心脏泵血功能不足。麻醉药对心肌有一定的抑制作用，但在这种情况下，患者的心率慢、心肌收缩乏力、血压难以维持而低于正常范围可能更多是由心肌功能受损引起。

89. D 体外膜肺（ECMO）是一种通过机械装置替代心肺功能的治疗方法，可以提供氧合和循环支持。在患者心脏功能严重受损的情况下，可以考虑使用体外膜肺来维持生命。左心室辅助装置（LVAD）是一种植入式机械装置，可以帮助心脏泵血，提供心脏功能支持。在心肌收缩乏力的情况下，可以考虑使用 LVAD 来改善心脏功能。主动脉内球囊反搏（IABP）是一种通过在主动脉内放置气囊来改善心脏泵血功能的治疗方法。它可以增加冠状动脉的灌注压，改善心肌供血，减轻心脏负荷。在心肌收缩乏力的情况下，可以考虑使用增强心肌收缩药物来改善心脏收缩力，提高心输出量。心脏移植是一种极端情况下的治疗选择，适用于心脏功能严重受损，无法通过其他治疗手段改善的患者。该患者目前的情况不需要考虑心脏移植。

90. A 术中患者突然出现烦躁，大汗淋漓，脸色苍白，伴血压下降，考虑心肌破裂出现心脏压塞的可能性大。

91. A 心脏压塞患者可出现静脉压升高、动脉压下降和心音遥远征象，简称 Beck 三联征。

92. B 对于出现心脏压塞的患者，必须解除压塞，才能有效维持血流动力学的稳定，切开心包减压术可以迅速减轻心包内的压力，恢复心脏的正常功能。虽然停止手术操作可以减轻患者的症状，但对于心包压塞这种严重的病情，仅仅停止手术操作是不够的，需要进行紧急处理。溶栓治疗通常用于急性冠脉综合征等血栓形成的情况，对于心包压塞并不是首选的治疗方法。二尖瓣切开减压术通常用于二尖瓣狭窄的治疗，对于心包压塞并不是首选的治疗方法。虽然安慰患者可以缓解一些症状，但对于心包压塞这种严重的病情，仅仅安慰患者是不够的，需要进行紧急处理。

93. E 根据患者的症状描述，突感左心前区疼痛，伴冷汗、恶心，最可能的原因是心肌氧耗量增加，使心内膜下血流灌注减少。虽然冠心病可以导致心绞痛，但在这种情况下，患者的症状主要是左心前区疼痛，与冠心病相关的心绞痛症状较少。主动脉瓣狭窄导致心排血量减少，但在这种情况下，患者的症状主要是左心前区疼痛，与狭窄部痉挛导致心排血量减少相关的症状较少。渗出性心包炎摩擦通常会导致胸痛，但在这种情况下，患者的症状主要是左心前区疼痛，与渗出性心包炎摩擦相关的症状较少。虽然冠脉病变严重可以导致心肌梗死，但在这种情况下，患者的症状主要是左心前区疼痛，与心肌梗死相关的症状较少。

94. A 对于重度主动脉瓣狭窄患者，狭窄的主动脉瓣会导致心肌氧耗量增加，同时狭窄部位的血流灌注减少，使用硝酸甘油可能无法有效解除心绞痛。氧治疗可以提供足够的氧气供应，缓解心肌缺氧，是心绞痛的常规治疗措施之一。对于重度主动脉瓣狭窄患者，使用硝酸甘油可能会导致血压下降，进一步减少狭窄部位的血流灌注，加重心绞痛。去氧肾上腺素可以增加心脏收缩力，提高心输出量，是心绞痛的治疗选项之一。LVEDP（左室舒张末压）增高可能是由于主动脉瓣狭窄导致的左心室充盈不足，使用硝酸甘油可扩张冠状动脉，改善心肌灌注，减轻心绞痛。

95. E 主狭患者围术期的处理要点是：维持窦律，避免心动过速，维持后负荷。

96. C 选项 A，艾司洛尔 0.5mg/kg + 地西泮 5mg + 芬太尼 50μg/kg + 顺式阿曲库铵 0.6mg/kg 是一种常用的麻醉诱导方案，适用于大多数患者。选项 B，γ - OH 是一种静脉麻醉剂，因为使用有一定的风险，目前医学实践中一般不推荐使用 γ - OH 进行麻醉诱导。但在本题中，选项 C 的氯胺酮和琥珀胆碱是心脏抑制药物，可能加重患者的冠心病病情，较之选项 B 的 γ - OH，选项 C 的麻醉诱导更为不合适。选项 D，0.5% 恩氟烷吸入 + 咪达唑仑 0.1mg/kg + 芬太尼 60μg/kg + 维库溴铵 0.08mg/kg 是一种常用的麻醉诱导方案，适用于大多数患者。选项 E，艾司洛尔 0.5mg/kg + 依托咪酯 0.1mg/kg + 芬太尼 50μg/kg + 顺式阿曲库铵 0.6mg/kg 是一种常用的麻醉诱导方案，适用于大多数患者。

97. B 芬太尼是一种强效的镇痛药物，常用于麻醉中的镇痛管理，可以有效控制术后疼痛。异氟烷是一种全身麻醉药物，具有血管扩张和降低血压的作用。有增加心脏供血不足的风险。舒芬太尼是一种强效的镇痛药物，常用于麻醉中的镇痛管理，可以有效控制术后疼痛。泮库溴铵是一种肌松药物，常用于麻醉中的肌肉松弛，以助手术顺利进行。顺式阿曲库铵常用于麻醉中的肌肉松弛，以助手术顺利进行。

98. D 单肺通气能够提供最佳的手术视野，并减少左肺回缩造成的损伤；左侧支气管导管容易放置且不易发生位置异常，应优先选用。

99. A 中心低血容量综合征是主动脉开放后最常见的血流动力学表现，主要原因是主动脉开放后阻断远侧反应性充血，而近心侧血容量相对不足。

100. D 降主动脉夹层动脉瘤是一种严重的血管疾病，通常由于主动脉内的血液经内膜撕裂口流入囊样变形的中层，形成夹层血肿，随血流压力的驱动，逐渐在主动脉中层内扩展，是主动脉中层的解离过程。在这种情况下，下肢的血液供应可能会受到影响，导致下肢血压明显低于上肢。头痛并不是降主动脉夹层动脉瘤的典型症状，虽然在某些情况下可能出现。心绞痛是冠心病的典型症状，与降主动脉夹层动脉瘤无直接关系。腹部压痛并不是降主动脉夹层动脉瘤的典型症状，虽然在某些情况下可能出现。无法测量血压可能是由于技术原因或其他因素，与降主动脉夹层动脉瘤无直接关系。

101. D　对于怀疑有主动脉撕裂的患者，首先应控制血压，避免夹层血肿进一步发展甚至破裂。

102. E　根据患者的主诉和胸片显示的胸降主动脉增宽，怀疑患者可能患有胸降主动脉瘤。手术治疗胸降主动脉瘤通常涉及替换或修复主动脉的部分或全部。在手术中，植入的人工血管可能会出现内漏的情况。内漏是指支架和血管壁未完全吻合导致的异常血流。这可能会导致血液外渗或血管破裂，进而引发严重的出血和其他并发症。

103. A　根据该患者的主诉、胸片显示的胸降主动脉增宽以及既往有高血压史，怀疑患者可能患有胸降主动脉瘤。手术治疗胸降主动脉瘤时通常需要控制血压，以减少主动脉瘤破裂的风险。该患者的左桡动脉血压明显升高，需要采取措施以降低血压。硝普钠是一种血管扩张剂，可以降低血压。艾司洛尔是一种选择性 β_1 受体拮抗剂，可以减慢心率和降低血压。丙泊酚是一种静脉麻醉药，异氟烷是一种吸入性全身麻醉药，它们并不是用于控制血压的药物。丙泊酚是静脉麻醉药，并不是用于控制血压的药物。硝普钠、普罗帕酮具有扩张血管作用，并不是用于控制血压的药物。在胸降主动脉瘤手术中，需要控制血压以减少主动脉瘤破裂的风险。

104. C　降主动脉覆膜支架型人工血管腔内成形术是一种用于治疗降主动脉夹层动脉瘤的手术方法。在手术中，为了确定动脉瘤和左侧锁骨下动脉的关系，需要进行特殊的导管置入。通过经左侧桡动脉置入标记导管，可以在动脉瘤和左侧锁骨下动脉之间建立联系，帮助确定手术操作的位置和方向。虽然手术过程中需要监测患者的神志，但这与确定动脉瘤和左侧锁骨下动脉的关系不大。监测左侧桡动脉压力可以提供有关左侧上肢血流情况的信息，但并不能直接确定动脉瘤和左侧锁骨下动脉的关系。监测左侧颈动脉搏动可以提供有关颈动脉血流情况的信息，但并不能直接确定动脉瘤和左侧锁骨下动脉的关系。经降主动脉造影可以提供有关降主动脉的详细信息，但并不能直接确定动脉瘤和左侧锁骨下动脉的关系。

105. E　对于怀疑有主动脉撕裂患者，应首先控制血压，避免夹层血肿进一步发展甚至破裂。

106. E　在高血压患者中，控制性降压是为了减少术中和术后心血管并发症的风险。然而，在降低血压的过程中，需要注意避免血压过低，以充分满足重要脏器的灌注。血压过高可能增加术中和术后心血管并发症的风险，但并不会直接影响全麻复苏时间。血压过高可能增加术中和术后心血管并发症的风险，但并不是为了满足重要器官灌注。血压过低可能导致重要脏器的灌注不足，从而增加术中和术后并发症的风险。血压过高可能增加术中和术后心血管并发症的风险，但不会直接影响人工血管的释放。

107. E　美托洛尔为 β_1 肾上腺素受体阻断药，心脏选择性较高，且作用时效较长，应用时术中难以掌控血压。其余药物都可以扩张后负荷，可作为此类手术控制性降压治疗的可选药物。

108. B　人工血管释放后导致左锁骨下动脉阻断和左颈动脉部分阻断，可能导致脑部供血不足，从而引起意识障碍。为了恢复脑部的血流供应，进一步的治疗措施是重建右侧颈动脉血流。脑部 CT 检查可以提供有关脑部结构和异常情况的信息，但在这种情况下，治疗的重点是恢复脑部的血流供应，而不是进行进一步的影像学检查。抗凝治疗可能有助于预防血栓形成，但在这种情况下，治疗的重点是恢复脑部的血流供应，而不是抗凝治疗。提高体循环血压可能有助于增加脑部的灌注压力，但在这种情况下，治疗的重点是恢复脑部的血流供应，而不是单纯提高血压。加深麻醉可能有助于控制患者的意识状态，但在这种情况下，治疗的重点是恢复脑部的血流供应，而不是加深麻醉。

109. A　根据患者的症状描述，包括平地跳跃后腰部剧痛伴左下肢疼痛，腰部压痛，小腿前内侧、膝前部、足背内侧浅感觉减退，以及直腿抬高试验阳性，最可能的诊断是腰椎间盘突出症。腰椎间盘突出症是指纤维环破裂后髓核突出压迫神经根造成以腰腿痛为主要表现的疾病。

110. C　根据患者的症状描述，包括左下肢疼痛和直腿抬高试验阳性，神经根受累的范围主要为 $L_{3\sim4}$ 神经。腰椎间盘突出症的神经根受累通常是根据突出的椎间盘的位置确定。

111. B　根据患者的症状描述，包括腰部剧痛伴左下肢疼痛和直腿抬高试验阳性，最可能存在的病变是 $L_{3\sim4}$、$L_{4\sim5}$ 椎间盘突出。这是因为患者的症状涉及 $L_{3\sim4}$ 和 $L_{4\sim5}$ 的神经根受压。

112. C　为了明确诊断，该患者最需要进行的辅助检查是 CT 扫描。CT 扫描可以提供详细的椎间盘和神经根的影像，帮助确定椎间盘突出的位置和程度。

113. D　对于腰椎间盘突出症，手术通常是最后考虑的治疗方案，只有在保守治疗无效或出现严重的神经功能损害时才考虑手术。其他治疗方案如神经阻滞、针灸、休息和牵引可以作为保守治疗的选择。

114. D　根据患者的休克症状描述，包括低血压（BP 70/30mmHg）和心率增快（HR 120 次/分），在向手术台搬运患者时，最有可能出现血压降低和脉搏增快的情况。这是由于患者的严重创伤而导致的失血和休克状态。

115. E　在这种情况下，应立即全麻诱导和气管插管。由于患者的血压低、心率快，以及血红蛋白和血细胞比容的降低，表明患者可能存在失血性休克。为了维持患者的血压和氧供，需要立即输血和输液。同时，由于患者可能存在颅脑损伤和呼吸道受限的风险，需要立即保持呼吸道通畅和给予吸氧。给予抗胆碱药物（如阿托品）在这种情况下并不是首要的方案，因此选项 E 是错误的。

116. B 在麻醉处理中，不必要的是加大全麻诱导剂量。全麻诱导剂量应根据患者的具体情况和需要进行调整，不需要盲目加大或减少剂量。

117. B 根据患者的呼吸参数和血气分析结果，患者出现缺氧（SpO_2 85%，PaO_2 54mmHg）。引起缺氧的原因不可能是肌松药，因为肌松药主要影响肌肉的收缩，配合控制通气提高血氧。

118. E 在处理措施中，错误的是拔出气管导管，回病房。患者在术后需要继续接受监护和治疗，包括利尿、给予激素、抗感染治疗，并带管送 ICU 进行呼吸机治疗。拔出气管导管并回病房是不适当的，因为此时的患者仍需要密切监测和支持治疗。

119. C 患者主诉心慌、憋气，并且出现烦躁和反复咳嗽，血压下降和 SpO_2 下降，发生这些症状和体征的原因可能是水中毒。水中毒可以导致血浆渗透压降低，血容量增加，从而导致血压下降和心血管功能受损。

120. A 患者出现严重的症状和体征，需要立即停止手术，以便进一步评估和处理。

121. D 在这种情况下，患者的血压下降和心血管功能受损可能是由水中毒引起的，而不是心律失常导致的。因此，使用艾司洛尔治疗心律失常可能不恰当。

122. B 血气分析可以提供关于患者的氧合状态、酸碱平衡和电解质水平的信息，有助于评估患者的呼吸和循环功能，并指导进一步的治疗。

123. A 该患者突然出现 $P_{ET}CO_2$ 下降、心动过缓、动脉血氧饱和度下降和心前区听诊闻及大水泡音，这些症状和体征提示可能是由空气栓塞引起。在腹腔镜手术中，如果气体进入血管造成栓塞，可导致血流动力学不稳定和呼吸功能受损。

124. C 在怀疑发生空气栓塞的情况下，首先应立即停止气腹，以阻止更多的气体进入血管系统。

125. A 将患者置于左侧卧位，该体位有助于气体浮向右心室尖部，避免阻塞肺动脉入口，随着心脏的舒缩，空气被血液打成泡沫，可分次小量进入肺动脉内，最后逐渐被吸收。

126. E 羊水栓塞是指在分娩过程中羊水突然进入母体血液循环引起急性肺栓塞，过敏性休克，弥散性血管内凝血，肾衰竭或猝死的严重的分娩期并发症。

127. E 羊水栓塞抢救成功的关键在于早诊断、早处理，以及早用肝素和及早处理妊娠子宫。胃肠减压是一种常用的治疗措施，用于减轻胃肠道膨胀和减少胃肠道内容物的压力。然而，在患者出现休克的症状和体征时，需要立即处理，胃肠减压可能会浪费宝贵的时间。因此，胃肠减压不是首要的急救措施。肝素可以用于预防血栓形成，早用肝素是羊水栓塞抢救成功的关键之一。给予氧气可以改善患者的氧合状态，是急救过程中的重要措施。氨茶碱可以扩张支气管，改善患者的呼吸困难，是急救过程中的常用药物之一。氢化可的松是一种糖皮质激素，可以用于抗炎和抗过敏，有助于稳定患者的循环状态。

128. E 常用药物包括：①氨茶碱：具有解除肺血管痉挛，扩张冠状动脉及利尿作用，还有解除支气管平滑肌痉挛的作用。②罂粟碱：对冠状血管和肺、脑血管均有扩张作用，是解除肺动脉高压的理想药物。③阿托品：解除肺血管痉挛，还能抑制支气管的分泌功能，改善微循环。④酚妥拉明：解除肺血管痉挛。

129. A 考虑到患者年龄较大、高血压病史和手术类型，选择气管内全麻是较为安全和合适的麻醉方式。

130. E 在腹腔镜手术中，术中监测应包括呼气末二氧化碳（$P_{ET}CO_2$）、心电监测、动脉穿刺监测血压和 CVP（中心静脉压力），以全面评估患者的呼吸、循环和心肺功能。

131. B 人工气腹会增加腹腔内压力，导致膈肌上移，胸肺顺应性下降，肺活量减少，气道压力增加。这可能会对患者的呼吸功能产生不利影响。

132. B 微创手术后患者仍有程度不同的疼痛。腔镜下行肿瘤根治术后需进行术后患者自控静脉镇痛（PCIA）。PCIA 还可有效地解除 CO_2 气腹所致的颈肩痛和防治腹腔镜术后常见的恶心、呕吐。老年妇科腔镜手术患者术后使用 PCIA 需根据年龄、体重、手术创伤等调整剂量，避免发生呼吸抑制。

133. E 整个面部激光换肤术通常需要较长的手术时间，而且对患者的舒适度和安全性要求较高，因此选择气管插管全麻可以确保患者在手术过程中处于无意识状态，同时保持呼吸道通畅。

134. A 选用的药物应选择半衰期短、副作用小的药物。氯胺酮是一种全身麻醉药物，虽然具有麻醉和镇痛的效果，但它可能引起心律失常和血压升高等不良反应。

135. A 琥珀胆碱是一种肌松药物，用于促进气管插管的顺利进行，过量可致呼吸肌麻痹；可引起眼内压升高，故禁用于青光眼，白内障晶状体摘除术；产生肌松作用前有短暂肌束颤动，有 25% ~50% 的患者出现后肩胛部、胸腹部肌肉疼痛；由于肌肉持久性去极化而释放钾离子，使血钾升高；尚有腺体分泌增加，促进组胺释放的作用；特异质反应尚可表现为恶性高热。

136. D　硫喷妥钠是一种抗癫痫药物，虽然具有镇静和抗惊厥的效果，但它不适合用于维持麻醉，因为它的作用时间较短，不足以维持手术的持续时间。

137. D　在这种情况下，由于只有氯胺酮作为麻醉药物，为了确保患者的呼吸道通畅和手术的顺利进行，最好的选择是通过咽喉气管内表麻气管插管来维持患者的呼吸，同时给予氯胺酮静脉麻醉。

138. D　阿托品是一种抗胆碱药物，可以增加心率和心输出量，但在心功能不全的患者中使用可能会加重心脏负担，因此不适合在这种情况下使用。

139. A　风心二尖瓣球囊扩张术通常用于治疗二尖瓣狭窄，而高血压不是该手术的常见并发症。

140. E　术中可能出现低血压，但以下选项中处理低血压的方法不可取的是 E 项。在出现持续室速、多源性室性期前收缩或三度房室传导阻滞导致低血压时，应立即终止心内操作，并采取相应的治疗措施。

141. C　如果患者曾有房颤史，在局麻下突然意识不清约 2 分钟，右上肢短暂抽搐后无力，最可能的原因是脑栓塞。脑栓塞是由血栓或栓子阻塞脑血管而导致的脑供血不足，可以引起意识障碍和神经功能缺失的症状。

142. E　术前了解病情可以帮助麻醉医师评估患者的整体健康状况，包括了解心肺功能、最后一次血液透析时间、家族史和测血压等因素，依此可制定合适的麻醉方案。

143. C　由于患者存在左心衰竭和肺水肿的情况，因此需要保证气道通畅和呼吸功能的支持。气管内插管麻醉可以确保气道通畅，便于呼吸机辅助通气和氧合，同时也方便进行手术操作。

144. E　由于气管变窄，使用普通气管导管可能无法顺利插入气管，导致气道阻塞。因此，应避免使用普通气管导管，而选择其他措施，如喉镜、插管钳或管芯等。

145. E　术前了解患者的心功能、肺功能、肝功能和脑功能等对麻醉非常重要，可以帮助麻醉医师评估患者的整体健康状况和麻醉风险。而维持血透后的“干体重”对麻醉的意义较小。

146. C　肾上腺素是一种强力的血管收缩剂和正性肌力药物，可以增强心脏收缩力和心输出量，但副作用较大，可能导致心律失常和高血压。因此，在术前增强心功能保持循环稳定时，应慎用肾上腺素。

147. A　琥珀胆碱是一种肌松剂，用于促进肌肉松弛，但在肾移植手术中应慎用，以避免影响手术操作和患者的肌肉功能恢复。其他选项中的顺式阿曲库铵、利多卡因、咪达唑仑和芬太尼在麻醉中常用且相对安全。

148. C　在心肺联合移植术中，左颈内静脉置管测中心静脉压（CVP）是常用的监测手段，可以评估患者的血容量和心脏充盈情况。右颈内静脉可进行活检。有创动脉压监测可以实时监测患者的血压变化，评估循环状态。设置漂浮导管可以监测患者的肺动脉压力和肺动脉楔压，评估肺循环状态。ECG 可以监测患者的心电图变化，评估心率、心律失常以及心肌缺血状态。SpO_2 及呼气末 CO_2 浓度可以监测患者的氧合和通气情况，评估呼吸功能。

149. E　患者出现低血压伴发绀加重，可能是由于心肺功能不足导致的循环衰竭。处理的目标是增加心脏收缩力和改善肺血管扩张，以提高血压和氧合。使用 α 肾上腺素能受体阻断剂（选项 E）可能会进一步降低血压，加重循环衰竭。

150. E　在移植肺恢复机械通气后出现支气管痉挛伴肺过度膨胀的情况下，应立即采取的措施是缓解支气管痉挛和减少肺过度膨胀。雾化吸入 β_2 肾上腺素能兴奋药可以扩张支气管，减少痉挛，改善通气功能。激素可能需要一定时间才能发挥作用，不适合紧急情况。提高氧浓度可能会加重肺过度膨胀。降低氧流量可能会使低氧血症加重。氨茶碱可以扩张支气管，但静注需要一定时间才能发挥作用，不适合紧急情况。

151. E　在停止体外转流、鱼精蛋白中和肝素后，如果支气管内仍持续渗血，首先应该进行反复行气管内吸引。这可以帮助清除支气管内的血块和凝血物，减少渗血。使用止血剂可能需要一定时间才能发挥作用，不适合紧急情况。鱼精蛋白已经中和了肝素，不需要再补充。ACT 是用来监测肝素的抗凝作用，不适合用于判断支气管内渗血的情况。维生素 K 主要用于逆转口服抗凝药物的作用，不适合用于判断支气管内渗血的情况。

152. C　在肝移植手术中，选择麻醉维持药物时应考虑到肝功能受损的情况。异氟烷是一种麻醉维持药物，具有较低的肝毒性，适合在肝功能受损的患者中使用。氟烷具有较高的肝毒性，不适合在肝功能受损的患者中使用。恩氟烷具有中等肝毒性，不适合在肝功能受损的患者中使用。氧化亚氮不适合作为麻醉维持药物使用，主要用于麻醉诱导。普鲁卡因不适合作为麻醉维持药物使用，主要用于神经阻滞。

153. E　无肝期是指在肝移植手术中，移除患者原有的肝脏后，等待新肝脏移植的时间段。在无肝期，主要问题包括下腔静脉回心血量减少、尿少、凝血功能障碍和低血糖。大出血不是无肝期的主要问题。

154. D　在肝移植术后的疼痛管理中，硬膜外阻滞不是首选的止痛方法。硬膜外阻滞需要穿刺硬膜外腔，可能增加出血和感染的风险，不适合在肝移植术后的患者中使用。在术后的早期，患者可能需要呼吸机支持呼吸。肝移植术后需要应用免疫抑制剂来预防移植物排斥反应。静脉 PCA 是一种常用的术后疼痛管理方法，可以提供有效的镇痛效果。在术后可能需要输入新鲜血小板来纠正凝血功能障碍。

155. C 在手术中阻断下腔静脉后，如果出现血压急剧下降，立即静注大量多巴胺是错误的处理方法。多巴胺是一种升压药物，但在这种情况下，血压下降可能是由于血容量不足引起的，应该首先考虑增加血容量。选项A，可以通过减少麻醉药物的使用来减轻血压下降。选项B，可以通过输血来增加血容量。选项D，可以通过给予葡萄糖来增加血糖水平，提高血压。选项E，可以通过给予阿托品来增加心率，提高血压。

156. E 在肝移植手术中，开放下腔静脉可能会导致血容量不足、低血压、高钾血症和代谢性酸中毒等问题。因为开放下腔静脉后，血液回流增加，可能导致血容量不足和低血压。同时，肝功能受损可能导致高钾血症和代谢性酸中毒。

四、案例分析题

1. BF 选项A，在腹部触及包块的情况下，胃肿瘤不太常见，但是仍然需要考虑。胃肿瘤引起的腹部包块，通常不伴随明显的搏动感。而且，胃肿瘤引起的高血压是罕见的，而该患者的血压值较高，也不支持胃肿瘤的诊断。本例中患者也没有消瘦、食欲减退等其他表现，因此胃肿瘤的可能性相对较小。选项B，脾动脉瘤是脾血管疾病中最常见的一种，通常会出现类似于本例中的腹部搏动性包块，而且可以与心搏一致。此外，患者的血压也可能升高。因此，本例中脾动脉瘤的可能性比较大，选项B正确。选项C，肾肿瘤通常不会引起腹部搏动性包块，而且伴随其他症状，如血尿、腰痛等。选项D“肠套叠”和选项E“肠扭转”通常会伴随剧烈腹痛、呕吐、便血等症状，而不是单纯的腹部搏动性包块。选项F，腹主动脉瘤是一种罕见但非常严重的情况，患者腹部触及一个约5cm×7cm大小的搏动性包块，与心搏一致，有轻压痛，可横向活动，这种表现更符合腹主动脉瘤的表现。患者通常可能伴随腹痛、背痛、恶心、呕吐等症状，如果大动脉破裂可能会引起失血性休克。因此，本例中腹主动脉瘤也需要考虑，选项F正确。

2. EG 选项A，局麻加镇静适用于局部小手术，不能满足该手术的麻醉需求。选项B，局部浸润麻醉适用于局部较小的手术，如皮肤切除、痔核切除等，不能满足该手术的麻醉需求。选项C，蛛网膜下腔阻滞麻醉适用于下腹部和下肢手术，不能完全覆盖腹主动脉瘤手术的范围。选项D，区域阻滞麻醉适用于局部手术和术中术后疼痛控制，无法提供足够的全身麻醉效果。选项E，全身麻醉复合硬膜外麻醉适用于需要完成深度麻醉和术中疼痛管理的手术。选项F，单纯氯胺酮麻醉已不再推荐用于单独的麻醉方式。选项G，静吸复合全身麻醉是通过静脉注射诱导剂和维持剂，使患者进入麻醉状态，然后使用挥发性麻醉药物来维持麻醉深度。对于需要全身麻醉的手术来说，这是一个常见的选择。综上所述，由于该手术需要完成深度麻醉和术中疼痛管理，因此可以选择全身麻醉复合硬膜外麻醉或静吸复合全身麻醉。

3. ACDEF 选项A，硬膜外穿刺置管应在肝素化前2小时完成，此时患者还未进行抗凝治疗，此操作可避免出血及神经系统并发症。选项B，术中因主动脉两端钳闭，因此无需担心血栓脱落造成栓塞，这个叙述错误，术中要注意防止血栓形成和脱落。选项C，手术可能影响到脊髓，需要采取措施进行保护。选项D，术中主动脉阻断后，应当行控制性降压，以减少术中的出血量和保护器官功能。选项E，肾脏缺血时间较长会造成不可逆的损伤，需要在手术前考虑保护措施。如在肾动脉以上阻断主动脉，宜在体外循环下手术，以保护肾功能。选项F，手术结束后可能会出现低血压等情况，需要适当扩容以维持血容量。

4. ACDE 选项A. 缓慢松开主动脉阻断钳，避免血压惯性下降。选项B，术中需要控制血压，降低出血量，但要注意控制幅度和速度，避免血压过低，因此选项B的叙述错误。选项C，主动脉开放前，掌握好时机预防性应用血管收缩药，如麻黄碱、多巴胺等。选项D，术前、术中合适的扩容可维持血容量，防止出现低血压。选项E，麻醉过程中，尽量避免使用β受体阻断剂，因为β受体阻断剂会影响心脏搏出量和血压。在开放主动脉时，血压骤降至60/45mmHg可能是由于术中出血或主动脉阻断钳夹紧时间过久引起的血管神经反射性低血压。此时，立即加速补液可能会加重心脏负担，进一步降低血压，并导致术后心力衰竭等严重并发症。因此，在术中补液需要根据患者的具体情况进行掌握，如有必要，可以适当增加输液速度或用药支持，但要避免补液过量，选项F错误。

5. ABD 该患者需要进行剖腹探查手术，根据题干叙述，应该选择完善各项检查（如心电图、动脉血气分析等）、纠正血容量不足和纠正电解质紊乱作为麻醉术前的准备措施。选项A，完善各项检查可以帮助医生评估患者的一般情况，判断手术的适宜性，同时还有助于麻醉医师了解患者的身体状况，制定合理的麻醉方案。选项B，在麻醉过程中，患者很可能出现血容量不足的情况，如果不能及时处理，将会影响手术效果和患者的恢复。选项D，电解质紊乱可能会对心脏、肌肉等器官造成损害，不同的电解质异常对身体的影响也有所不同。因此，在麻醉前应及时检查患者的电解质水平，并进行必要的纠正。其他选项，如选项C、E、F、G与该患者手术相关性不强，因此不适用于该患者的麻醉术前准备。

6. BCEG 选项A，琥珀胆碱虽然可以实现快速诱导，但它会引起呼吸道分泌物增多，容易导致误吸，因此在该情况下不太安全。选项B，气管环压迫可以减少误吸的风险，在插管时需要有专家现场进行操作。选项 C，清醒插管可以避免出现呼吸道受损等并发症，但需要配合有效的局部麻醉技术。选项 D，硬膜外麻醉通常用于局部麻醉或镇痛，而不是全身麻醉诱导，因此它在该情况下并不适用。选项 E，肌松剂可以增加插管成功率，并且维库溴铵是一种作用相对平缓、持续时间较短的肌松药，更适合这种手术使用。选项 F，丙泊酚虽然可以用于麻醉诱导，但是使用量需要根据患者体重而定，并不能简单地说需要较正常大。选项 G，准备好负压吸引装置可以及时清除呼吸道中的分泌物和血液，避免误吸和其他并发症的发生。

7. ABCDEF　患者术后 2 小时，呼吸频率 28 次/分钟，潮气量 130ml，意识没有恢复。呼吸及意识较难恢复可能是多种因素综合作用的结果。选项 A，手术中使用的镇痛或镇静药物可能会导致神经和肌肉功能受损，影响呼吸和意识恢复。选项 B，肌松剂可以在手术中减少肌肉对抗，帮助实现机械通气，但剂量过大或时间过长会导致肌肉无力甚至瘫痪，影响呼吸恢复。选项 C，失水、输液、泻药等因素可能引起电解质紊乱，导致血钠过低，从而影响酸碱平衡和神经肌肉功能。选项 D，由于年龄增长、基础疾病等因素，患者代谢能力可能降低，导致麻醉药代谢和排泄速度减慢，从而影响呼吸和意识恢复。选项 E，由于呼吸困难、代谢异常等因素，血液中的二氧化碳浓度升高，引起酸中毒，对神经和肌肉功能产生负面影响，进一步影响呼吸和意识恢复。选项 F，CO_2 过高可能是由机械通气参数不当或者呼吸道阻塞等原因导致，对神经和肌肉功能也会产生不良影响。选项 G，血浆蛋白偏高不是呼吸及意识较难恢复的原因。

8. BCEF　选项 A，患者生命垂危，需要紧急手术，不能等待 8 小时。选项 B，患者大量进食后出血，可能导致胃内容物反流和胃扩张，进一步加重患者的病情。通过粗大胃管减压引流，可以减轻胃内压力，降低胃内容物反流的风险。选项 C，患者可能有胃内容物反流和胃酸的刺激，使用抗酸药可以减轻胃酸对食道和呼吸道的刺激，预防进一步的并发症。选项 D，患者昏迷，生命垂危，需要进行全麻和气管插管，以保证气道通畅和呼吸功能。选项 E，患者大量出血，需要迅速进行输血和补液，以维持血容量和血压，保证组织器官的灌注。选项 F，患者生命垂危，需要进行中心静脉通路和有创动脉压监测，以便及时监测血流动力学状态和给予相应的治疗。选项 G，患者生命垂危，不能进行药物催吐，需要立即进行手术。

9. ACEF　为预防反流误吸，术前服用降低胃液酸度和容量的药物，如质子泵抑制剂或 H_2 受体拮抗剂，可以减少胃液的酸度和容量，降低误吸的风险；如果患者清醒，可采用清醒插管，患者可以主动咳嗽和吞咽，有助于清除气道中的分泌物，减少误吸的风险，选项 A、F 正确。选项 B，琥珀胆碱会增加胃内压，气管导管多采用低压高容者。选项 C，采用快诱导技术可以尽快完成气管插管，缩短插管时间，减少误吸的机会。选项 D，深而快的辅助呼吸可能增加胃内压力，增加误吸的风险。选项 E，Sellick 手法是一种通过按压环状软骨来闭合食管入口，防止胃内容物进入气道的方法，可以减少误吸的风险。选项 G，高压低容气管导管可能增加误吸的风险，不适合在这种情况下使用。

10. ACEH　患者在麻醉诱导出现呕吐和误吸时，应立即使用吸引器清理呼吸道中的呕吐物和误吸物，以保持呼吸道通畅，并尽快完成气管插管以确保气道的稳定和通畅，防止误吸物进一步进入下呼吸道。通过正压通气，可以确保氧气供应和氧合，维持患者的血氧饱和度。如果有颗粒状的误吸物，可以使用纤维支气管镜进行清除，以防止误吸物引起气道梗阻或感染。因此，选项 A、C、E、H 均正确。喉罩的应用并不能预防误吸，而气管插管可以更好地保护气道免受误吸的影响。大剂量氢化可的松静脉注射并不能直接治疗误吸，它主要用于减轻炎症反应和过敏反应。大剂量碳酸氢钠反复气管内冲洗并不能中和胃酸，也不能直接治疗误吸。长期大剂量抗生素的应用并不是预防误吸感染的标准处理方法。

11. ABCDEF　该患者因脑膜瘤拟在全身麻醉下行手术，因此应进行全面的术前检查以评估患者的手术风险和制定合理的麻醉计划。心房颤动是一种常见的心律失常，可导致血栓形成和栓塞。因此，该患者需要进行心脏超声检查以评估左心功能、瓣膜情况和可能存在的左心血栓。血常规可以评估患者的血红细胞、白细胞和血小板计数，有助于评估术后出血和感染的风险。胸部 X 线片可以评估患者的肺部情况，排除肺部感染、胸腔积液或肺栓塞等并发症。下肢静脉超声可以评估患者是否存在下肢深静脉血栓，并指导预防和治疗措施。血生化检查可以评估患者的肝功能、肾功能和电解质状态等，有助于术后监测和治疗。凝血四项包括凝血酶原时间（PT）、活化部分凝血活酶时间（APTT）、纤维蛋白原（FIB）和凝血酶时间（TT），可以评估患者的凝血功能。这对于手术中出血控制和术后预防深静脉血栓形成非常重要。

12. CDEF　患者术中血压升高，可能导致脑出血、心脏负担过重等风险，需要采取相应措施降低血压。在手术过程中，若患者血压不稳定，可以先通过静脉给予降压药物，如硝普钠、硝酸甘油或乌拉地尔等降低血压，保证手术操作安全。选项 D，艾司洛尔是 β 受体阻断剂，可以通过阻断交感神经系统的兴奋作用，减少心肌氧耗量和收缩力，使心率下降、心律平稳。可以通过静脉给予，来降低心率和血压。选项 E，胺碘酮是一种抗心律失常药物，适用于治疗多种类型的心律失常，包括房颤/扑等。可以通过静脉给予，来控制心房颤动引起的心率快速增加和心律不齐。选项F，当麻醉深度不足时，可能引起血压升高和心率增快。在这种情况下，麻醉医师需要加深麻醉，以降低患者的血压和心率，确保手术的顺利进行。选项A、B不是降低血压的方法，过度通气有可能导致呼吸性碱中毒，头低位也不利于术中监测和手术操作。

13. BCDFG 颅内压增高是脑外科手术中常见的并发症之一，如出现应立即采取措施予以纠正。选项A，控制性降压可能会影响脑血流灌注，不适合用于颅内压增高的处理。选项B，可通过提高动脉血二氧化碳分压，从而引起脑血管收缩，减少脑血容量，降低颅内压。选项C，静脉输注甘露醇，可以通过渗透作用，促进脑细胞外液向血管内移动，从而达到减少脑组织水肿和降低颅内压的效果。选项D，头高位可以通过提高头部位置，降低颅内静脉压力，从而减轻颅内压。选项E，单次少量静脉注射异丙酚虽然可以减少意识程度和脑代谢率，但是对降低颅内压的作用不太明显。选项F，静脉输注呋塞米，可以通过排钠利尿，减少体液负荷，降低颅内压。选项G，单次少量静脉注射东莨菪碱，可通过扩张脑血管，增加脑血流量，改善脑供血，从而达到降低颅内压的目的。

14. C 该患者已经出现失血性休克的症状，需要尽快抗休克，以维持其体循环的稳定。但是，在进行抗休克治疗的同时，应该尽快进行手术治疗，以避免患者病情恶化。因此，正确的叙述应该是“一边抗休克，一边尽快手术治疗”，即在进行抗休克治疗的同时，尽快安排手术治疗，以最大限度地保护患者的生命安全。选项A，先治疗失血性休克，再行手术治疗，不符合临床实际操作。选项B，虽然血管活性药可以维持血压，但并不能解决宫外孕的问题。选项D，先手术治疗，再治疗失血性休克，不符合临床实际操作。选项E，尽管输液可以纠正部分体循环问题，但并不能解决宫外孕的问题。选项F，血浆和白蛋白等也可使用，但仍不能解决宫外孕的问题。

15. ADF 选项A，休克患者应禁止做椎管内麻醉，选项A错误。选项B，宫外孕休克患者需要行紧急手术，全身麻醉具有迅速有效的麻醉深度控制和肌肉松弛作用，对手术操作有利。选项C，根据叙述，患者出现突发腹痛、脐周痛、压痛和反跳痛，同时伴随血压下降、心率加快等表现，应该高度怀疑宫外孕并进行手术治疗。在紧急情况下，局麻是可以作为宫外孕手术麻醉的一种选择，可让患者在保持意识清醒的情况下，减轻术中疼痛和不适。同时，在手术前需要对患者进行全面评估和监测，包括血压、心率、呼吸、脉氧等指标，确保患者安全度过手术过程。选项D，氯胺酮是一种静脉麻醉药物，具有镇静、催眠、抗惊厥、肌肉松弛等作用，但不足以维持手术期间的麻醉深度和对患者的心血管功能进行支持管理。选项E，肌肉松弛药可引起血管扩张和降压，使已经处于低血压状态的宫外孕患者血压进一步下降，病情加重，因此宫外孕休克患者术前禁用肌肉松弛药。选项F，氯胺酮作为一种麻醉药，用于手术前镇痛和镇静，其主要作用是通过阻断神经递质去极化，使神经细胞无法接收刺激信号，达到全身麻醉的效果。此外，氯胺酮还有一定的降压作用，可以引起血管扩张和心脏抑制，导致血压下降。因此，在休克患者进行手术时，静脉注射氯胺酮可能会进一步降低血压，加重病情。在这个案例中，由于患者已经处于低血压状态，应注意不要过度使用氯胺酮，以免对患者产生不良影响。

16. BE 选项A，单纯氯胺酮配合局麻不是宫外孕休克患者施行麻醉的最好方法，因为氯胺酮有一定的降压作用，可能会进一步降低低血压患者的血压。在这个案例中，术前患者已经处于低血压状态，如果过度使用氯胺酮可能会对患者产生不良影响。选项B，由于患者失血较多，面色苍白，但 SpO_2 维持在99%，说明氧合状态较好，基本能够保证微循环的正常。选项C，根据临床判断标准，成年人失血量达到总血容量的30%以上即为严重失血性休克。在这个案例中，患者失血2400ml，虽然血量较多，但并没有占到总血容量的30%，因此应该属于轻度失血性休克。选项D，在手术中，医生会通过吸引管等器械将腹腔内积聚的血液进行回收，以减少术后并发症。选项E，在手术中，血压是反映患者循环状态的一个重要指标，如果能够维持在正常水平，通常说明抗休克治疗取得了一定的效果。选项F，阿托品是一种常用的抗胆碱药物，可以通过抑制迷走神经使心率加快，血压升高。但是，过量使用阿托品可能会导致心动过速、血压波动等不良反应，对患者的健康产生影响。

17. BCEF 选项A，本案例中没有提到患者接受输血，因此输血反应不应该是患者烦躁不安的原因。选项B，患者在急诊探查手术时接受了阿托品，而且手术后需要应用镇痛药物，因此阿托品过量和术后疼痛可能导致患者烦躁不安。选项C，患者在手术中失血2400ml，通过输液和输血进行补充，但仍然处于低血容量状态，这可能会影响血液供应和氧气供应，导致患者情绪不稳定。选项D，虽然题干中提到了患者曾经接触农药，但没有明确说明患者出现了有机磷中毒的症状，因此不能将其作为患者术后烦躁不安的原因。选项E，虽然题干中没有明确提到给予患者阿片类药物，但这类药物通常能够缓解疼痛和焦虑，对于减轻患者烦躁不安的症状可能有帮助。选项F，尽管咪达唑仑具有镇静安眠的作用，但它可能有成瘾性，并且在使用过程中可能出现注意力障碍、情感淡漠等不良反应。因此，咪达唑仑不是治疗术后烦躁的最佳药物。

第六章　特殊患者的麻醉

一、单选题

1. 下列关于老年患者药代动力学特点的叙述，正确的是

A. 肠道吸收的速度减慢，吸收总量减低
B. 经静脉给药，吸收将减慢
C. 经皮肤黏膜给药，药物吸收将减少
D. 经皮下给药，吸收速度不变
E. 肌内注射给药的吸收速度增快

2. 下列关于老年人呼吸系统改变的描述，错误的是

A. 肺活量减少
B. 残气量减少
C. 解剖和肺泡无效腔增加
D. 气道阻力增加
E. 呼吸储备功能降低

3. 下列关于老年人心血管系统功能改变的叙述，错误的是

A. 整个心血管系统的顺应性降低，循环血容量改变常难以适应
B. 输血补液时，应严格控制补液速度和数量，否则易引起充血性心衰
C. 容量不足而补充不及时，也容易发生休克等不良后果
D. 老年患者心血管代偿功能减退，麻醉药对循环功能的抑制明显，麻醉和手术期间易发生血流动力学波动
E. 肺动脉压升高，手术麻醉风险极大

4. 老年患者术中体温低与下列哪一项无关

A. 基础代谢率降低　　B. 体温调节能力降低
C. 血管收缩反应减弱　　D. 术前使用阿托品
E. 大量补液

5. 关于高血压患者围术期降压药物的使用，错误的是

A. 考虑到常用降压药物对麻醉期血流动力学的影响，手术当日应停用
B. 利尿药不仅可进一步减少高血压患者的血容量，还可引起低钾血症
C. 中枢作用降压药可减少麻醉药的用量
D. 解交感药可减弱循环系统对失血和麻醉抑制的代偿能力
E. 应用β受体阻断剂可消除低血容量、麻醉过浅和高碳酸血症时的心率加速反应

6. 关于老年人麻醉前用药的说法，错误的是

A. 老年患者对麻醉药物的耐受性降低，药物作用时间延长，麻醉前用药剂量较青年人减少
B. H_2受体拮抗剂可以减少误吸的风险
C. 东莨菪碱常使患者出现兴奋、谵妄，老年患者应酌情慎用
D. 阿托品有利于麻醉的实施和调整心率，但若患者心率增快、有明显心肌缺血时应避免使用
E. 可以常规使用麻醉性镇痛药

7. 下列关于老年人术中低血压的常见原因，错误的是

A. 低血容量　　B. 心输出量降低
C. 外周血管扩张　　D. 低温
E. 术中觉醒

8. 老年人对下列药物敏感性增加，但除外

A. 吸入麻醉剂　　B. 巴比妥类药物
C. 麻醉性镇痛药　　D. 苯二氮䓬类药
E. 肌松药

9. 下列因素与老年患者手术危险性无关的是

A. 年龄（大于65岁）　　B. 全身状况（ASA分级）
C. 手术类型　　D. 急诊或择期
E. 婚育史

10. 老年患者因窦性心动过缓行阿托品试验，阳性结果为给药后窦性心律低于

A. 50次/分　　B. 90次/分
C. 100次/分　　D. 120次/分
E. 70次/分

11. 老年冠心病患者术前常接受多种药物长期治疗，但不应包括的药物是

A. β受体阻断剂　　B. 左甲状腺素
C. 钙通道阻滞剂　　D. 阿司匹林
E. 他汀类药

12. 老年患者术后出现频发室性期前收缩时，最重要的处理是

A. 快速给予胺碘酮静脉注射
B. 快速给予利多卡因静脉注射
C. 先判断病因，对因处理
D. 快速给予艾斯洛尔静脉注射
E. 快速给予毛花苷丙静脉注射

13. 老年人连续硬膜外麻醉的特点是

A. 所需药量减少，起效慢
B. 所需药量增加，起效快
C. 所需药量不变，起效慢
D. 所需药量减少，起效快
E. 所需药量增加，起效慢

14. 关于老年患者蛛网膜下腔阻滞的特点，错误的是

A. 老年人脊麻后头痛发生率低
B. 老年人 CSF 容量减少，压力降低，故局麻药容易在蛛网膜下腔扩散，少量的局麻药就可以获得满意的阻滞效果
C. 麻醉平面可控制在 T_{10} 以下，对血流动力学有一定的影响，但不大
D. 局麻药剂量较青壮年应减少
E. 禁忌与其他麻醉方法联合

15. 关于老年人气管插管的叙述，错误的是

A. 颈椎病妨碍颈部活动
B. 老年患者肥胖者居多，颈部短而粗，头不易后仰，旋转幅度也受限，给气管插管带来困难
C. 常规使用抗胆碱能药物，减少口咽部分泌物，改善插管条件
D. 牙齿常有松动脱落或参差不齐或全口义齿等均可造成气管插管困难
E. 糖尿病患者麻醉前必须常规检查颞下颌关节和颈椎的活动度以评估是否为困难气道

16. 老年患者实施静脉全身麻醉，以下静脉麻醉药物对循环系统抑制最轻的是

A. 丙泊酚　　B. 硫喷妥钠
C. 咪达唑仑　　D. 依托咪酯
E. 苯巴比妥

17. 关于老年患者接受神经阻滞麻醉，叙述错误的是

A. 神经阻滞麻醉对全身干扰小，适用于老年人的短小手术，机体功能恢复快，便于早期活动
B. 老年人对局麻药的耐量降低，需根据患者的具体情况恰当定量，并注意局麻药的毒性反应
C. 臂丛神经阻滞适用于上肢手术，腰神经丛和坐骨神经阻滞适用于下肢手术
D. 也可考虑与全身麻醉联合应用，以减少全麻药的剂量
E. 周围神经系统传导速度随年龄增加而逐渐减慢，神经阻滞多选择较高浓度局麻药

18. 关于小儿呼吸系统的特点，下列叙述错误的是

A. 婴儿肋骨呈水平位，胸壁顺应性高
B. 肋骨在维持胸内负压和支持呼吸中起重要作用
C. 在新生儿及婴儿肋间肌及膈肌中，Ⅰ型肌纤维较多，重复作功能力较强
D. 任何因素所致的呼吸作功增加都可以引起呼吸肌早期疲劳，导致呼吸暂停、二氧化碳蓄积和呼吸衰竭
E. 婴儿胸式呼吸不发达，胸廓的扩张主要靠膈肌，如腹腔内容物增加，可影响膈肌活动，也影响呼吸

19. 关于小儿气管发育的特点，叙述错误的是

A. 婴儿和儿童从喉到细支气管的实际气道直径较青少年和成人小得多，婴儿气管短，仅长 4.0 ~ 4.3cm，新生儿气管直径为 3.5 ~ 4.0mm（成人 10 ~ 14mm），气道阻力绝对值非常高
B. 将肺容量和体重综合来看，相对成人而言，婴儿的气道内径较小，气道阻力较大
C. 婴幼儿由于绝对气道直径小，容易发生上、下气道阻塞。即使轻微的气道炎症、水肿或分泌物也可能导致严重的气道阻塞
D. 婴儿气管支气管分叉高，气管支气管分叉处所成角度在小婴儿两侧基本相同，如气管导管插入较深，导管进入左侧支气管的机会与右侧相等
E. 婴儿支气管的平滑肌较儿童少，故小婴儿哮喘时，用支气管扩张药治疗的效果差

20. 婴幼儿喉头最狭窄的部位是

A. 声门裂　　B. 舌骨下
C. 环状软骨　　D. 甲状软骨
E. 喉咽部

21. 小儿咽和喉部的保护性反射不包括

A. 打喷嚏　　B. 吞咽
C. 咳嗽　　D. 咽喉腔的关闭
E. 喉痉挛

22. 关于新生儿血容量的特点，下列叙述错误的是

A. 围术期输血输液过多又很容易引起容量超负荷，在低体重儿或早产儿中更为明显
B. 新生儿血容量按千克体重计算比成人大，但因体重低，其血容量绝对值较小，手术时稍有出血，血容量明显降低，危及小儿安全
C. 新生儿出生时血容量变化显著，其取决于脐带钳夹前自胎盘回流血的多少。延迟钳夹或结扎脐带，可使血容量增加 20% 以上，因此有可能引起暂时性呼吸困难
D. 分娩时，胎儿缺氧引起血管收缩，使血液转移至胎盘循环，因此窒息新生儿多存在血容量不足
E. 刚出生的新生儿的平均血容量为 100ml/kg

23. 关于新生儿心脏功能特点，下列叙述错误的是

A. 心功能的前负荷、后负荷、收缩力和心率处于高水平状态，导致心脏储备很有限

B. 当新生儿处于某不利状况时（如缺氧、酸中毒和麻醉影响等），心输出量的急剧下降并非少见

C. 新生儿对前、后负荷的增加或收缩力下降的情况耐受性较差

D. 新生儿由于卵圆孔和动脉导管闭合，心室作功明显增加，尤以左心室更为明显，处于超负荷状态

E. 新生儿心输出量呈容量依赖性

24. 新生儿及婴幼儿的脑血流丰富，但早产儿的脑血管很脆弱，当出现缺氧、二氧化碳过高、高钠血症、动脉压或静脉压波动以及过度输注高张液体等时可诱发下列哪项意外

A. 颅内出血　B. 脑水肿

C. 脑梗死　D. 脑积水

E. 脑萎缩

25. 关于小儿氧输送的特点，下列叙述错误的是

A. 胎儿有较高浓度的胎儿型血红蛋白，它比成人型血红蛋白更有效地携氧

B. 胎儿血红蛋白具有其独特的携氧特性，在宫外却是不利的，妨碍了氧向组织的转运

C. 6个月时，胎儿血红蛋白由成人血红蛋白替代

D. 6个月以内婴儿，血红蛋白携氧能力显著下降，轻度缺氧可兴奋心肌收缩增加心输出量，而严重缺氧则导致心输出量减少

E. 新生儿血红蛋白偏低100g/L左右，全部为胎儿血红蛋白

26. 新生儿脊髓终止于

A. T_{12} ~ L_1　B. L_{1-2}

C. L_2　D. L_3

E. L_4

27. 哮喘患儿麻醉中禁用

A. 氯胺酮　B. 阿托品

C. 硫喷妥钠　D. 琥珀胆碱

E. 恩氟烷

28. 关于小儿蛛网膜下腔阻滞的特点，下列叙述错误的是

A. 蛛网膜下腔阻滞适用于大部分手术时间较短的婴幼儿下腹部和下肢手术

B. 与在成人中的应用效果相比，其起效迅速、镇痛效果确切、肌松良好

C. 小儿蛛网膜下腔阻滞局麻药的药效维持时间较成人短

D. 穿刺间隙通常选择 L_{4-5} 或 L_{3-4}

E. 饱胃是蛛网膜下腔阻滞的禁忌证

29. 关于小儿硬膜外麻醉的特点，下列叙述错误的是

A. 小儿穿刺层次感分明

B. 局麻药液在硬膜外腔中扩散较大，以及小儿循环代偿功能良好，所以行腰部硬膜外腔阻滞常能取得满意的效果

C. 胸腰段硬膜外麻醉简单可靠，安全，可以满足小儿腹部以下部位的手术需求

D. 穿刺点应选 L_{3-4} 或 L_{4-5}，以避免损伤脊髓，在婴儿中尤应注意

E. 利多卡因，布比卡因，罗哌卡因均可以安全地应用于小儿

30. 患儿麻醉手术期间心率快速下降首先考虑

A. 低血容量　B. 心功能不全

C. 缺氧　D. 麻醉过深

E. 心肌梗死

31. 小儿苏醒拔除气管导管后出现吸气性呼吸困难，发绀。在下列可能的病因中，错误的是

A. 舌后坠　B. 喉头水肿

C. 误吸　D. 输液不足

E. 喉痉挛

32. 2岁小儿行骶管阻滞，选择利多卡因进行麻醉的浓度为

A. 1%　B. 0.5%

C. 0.75%　D. 2%

E. 1.33%

33. 小儿张力性气胸的紧急处理是

A. 气管切开　B. 胸腔闭式引流

C. 开胸探查　D. 气管插管，正压通气

E. 加压给氧

34. 为判断全麻苏醒期患儿是否恢复意识，下列不可靠的观察指标是

A. 患儿自发睁眼

B. 患儿自发揉眼

C. 患儿哭闹

D. 患儿挣扎欲自行拔管

E. 患儿听从指令完成动作

35. 下列关于氯胺酮全麻的叙述，错误的是

A. 常常作为小儿肌注的首选药物

B. 具有意识消失快，镇痛作用强，对呼吸系统影响小，不会抑制咽喉反射的特点

C. 氯胺酮肌内注射剂量为4~6mg/kg，3~5分钟后起效，持续时间30~50分钟

D. 不良反应有拟交感作用，可出现心率快、血压高

的心血管系统兴奋作用、分泌物增加等

E. 术后清醒迅速，苏醒很快

36. 对急性心肌梗死患者施行非心脏手术，应尽可能推迟至多长时间后进行

A. 1个月以后　　B. 2个月以后

C. 3个月以后　　D. 6个月以后

E. 12个月以后

37. β受体阻断剂通过下列途径控制冠心病症状，但除外

A. 减慢心率以降低心肌氧耗

B. 降低肺动脉压，提高血氧含量

C. 降低心肌收缩力来降低心肌氧耗

D. 降低血压以降低心肌氧耗

E. 延长心室舒张期时间，增加心内膜下及梗死心肌组织的灌注来增加氧供

38. 左心室射血分数小于多少时通常提示心功能差，围术期心肌梗死的发生率增高，充血性心衰的发生率也增多

A. 35%　　B. 15%

C. 25%　　D. 45%

E. 50%

39. 关于体能状态，下列描述错误的是

A. 老年人体能与青壮年相同

B. 如果体能状态 <4METS，则提示患者体能状态差

C. 体能活动一般可以大于7METS

D. 中等体能状态为4～7METS

E. 阿托品不能增强体能状态

40. 判断冠状动脉病变的金标准是

A. 冠状动脉造影　　B. 放射性核素心肌显像

C. 心脏超声图　　D. 心脏危险指数（CRI）

E. NYHA心功能分级

41. 急性左心功能不全伴有明显的肺充血时，下列治疗方案错误的是

A. 通过鼻导管吸氧　　B. 平卧并将下肢抬高

C. 应用强心苷治疗　　D. 应用吗啡

E. 利尿剂

42. 成人高血压的标准是

A. 收缩压≥140mmHg和（或）舒张压≥90mmHg

B. 仅舒张压≥100mmHg

C. 收缩压大于年龄数+100（mmHg）

D. 收缩压≥160mmHg和（或）舒张压≥95mmHg

E. 收缩压≥150mmHg和（或）舒张压≥95mmHg

43. 麻醉前对高血压程度的判断，下列描述正确的是

A. 舒张压≤110mmHg属轻度高血压

B. 舒张压≥110mmHg即为严重高血压，围术期极易发生并发症

C. 舒张压在100～109mmHg时为中度高血压，有一定危险性

D. 虽然舒张压<100mmHg，但麻醉危险性高于正常人

E. 舒张压在110～120mmHg时为中度高血压

44. 关于高血压的叙述，错误的是

A. 90%为原发性高血压

B. 死亡的主要原因是脑血管意外

C. 眼底变化可反映高血压的严重程度

D. 高血压患者常有血容量减少

E. 血压越高，麻醉风险越小

45. 高血压最主要的病理生理学改变是

A. 心肌收缩力增加　　B. 心排血量增加

C. 外周血管阻力增加　　D. 血容量增加

E. 心率增快

46. 下列关于高血压患者血压的叙述，错误的是

A. 舒张压越高，麻醉风险越大

B. BP>160/95mmHg即诊断为高血压

C. 高血压患者的低血压定义为血压下降超过原水平的25%

D. 高血压是导致冠心病的原因之一

E. 血压过高对心肌氧供损害有时超过低血压

47. 高血压患者的舒张压超过下列哪项时，麻醉危险性大增

A. 舒张压80mmHg　　B. 舒张压85mmHg

C. 舒张压90mmHg　　D. 舒张压100mmHg

E. 舒张压110mmHg

48. 麻醉期间，高血压患者的血压降至原水平的多少时视为低血压

A. 20%　　B. 25%

C. 10%　　D. 15%

E. 5%

49. 正常血压患者的血压较麻醉前升高多少，即应视为高血压

A. 15mmHg　　B. 25mmHg

C. 30mmHg　　D. 35mmHg

E. 40mmHg

50. 高血压病患者麻醉前评估的重点是

A. 病期及进展速度　　B. 高血压程度

C. 器官受累情况　　D. 并存疾病

E. 治疗用药

51. 关于高血压患者术中低血压的原因，下列描述错误的是

A. 腹腔内手术操作引起牵拉反射

B. 窦性心律变为交界性心律

C. 夹层动脉瘤破裂

D. 长期服用利血平，血容量少时往往先出现心率代偿反应

E. 椎管内麻醉阻滞平面过高

52. 高血压患者术中血压过高的首要表现是

A. 引起脑血管破裂　B. 急性肾衰竭

C. 急性左心衰竭　D. 严重室性心律失常

E. 心肌氧耗和氧供失衡

53. 高血压危象的最主要临床表现是

A. 头痛

B. 血压异常升高，如舒张压超过150mmHg

C. 视物模糊

D. 心绞痛

E. 心律失常

54. 关于抗高血压药的药理作用，下列描述错误的是

A. 利血平可以引起心动过缓，使血管对去甲肾上腺素敏感

B. 可乐定突然停药可以引起高血压危象

C. 氢氯噻嗪应用后可以引起血容量减少和高血糖

D. 普萘洛尔能阻滞 β 肾上腺素能受体，导致心动过缓、支气管扩张

E. 硝苯地平可以增强肌松药的肌松效应

55. 对于长期服用降压药的高血压患者，术前应当停用的药物是

A. 可乐定　B. 卡托普利

C. 普萘洛尔　D. 利血平

E. 硝苯地平

56. 为预防气管内插管所致的高血压，下列措施中不恰当的是

A. 麻醉越深越好

B. 麻醉诱导时注意与术前用药的协同作用

C. 置喉镜前静注艾司洛尔

D. 置喉镜前静脉注射乌拉地尔

E. 插管前充分表面麻醉

57. 高血压患者服用可乐定，其处理原则错误的是

A. 术前 3 天停用，麻醉前 1 小时服用 1 次

B. 术前继续服用，麻醉前 1 小时服用 1 次，术后继续服用

C. 如术后不能口服，术前 3 天逐渐减量，改用注射制剂，至术前 1 天停用

D. 术后不能口服先用注射制剂

E. 待可口服后用口服制剂

58. 麻醉期间观察呼吸运动时，观察指标不恰当的是

A. 观察呼吸节律、频率、幅度

B. 直接观察呼吸运动类型

C. 观察鼻翼活动情况

D. 观察膈肌或胸廓活动状况

E. 观察呼吸囊的活动状况

59. 麻醉期间哮喘患者危险性较大是因为此类患者比一般人易发生

A. 心搏骤停　B. 呼吸骤停

C. 血压骤降　D. 突然误吸

E. 血压骤升

60. 于哮喘活动期行急诊手术时，下列描述正确的是

A. 不必使用支气管扩张剂

B. 必须使用支气管扩张剂

C. 必须使用非甾体抗炎药

D. 必须使用钙通道阻滞剂

E. 必须使用补钙制剂

61. 关于急性呼吸性酸中毒的治疗原则，下列叙述正确的是

A. 静注 5% $NaHCO_3$，纠正 pH 至正常范围

B. 增加吸入氧浓度，改善缺氧

C. 应用麻黄碱，纠正低血压

D. 通畅气道，缓慢增加肺通气量

E. 静注毛花苷丙强心

62. 气管内插管后麻醉机环路内压力过低，最可能的原因是

A. 吸气支梗阻　B. 气源不足

C. 发生张力性气胸　D. 导管打折

E. 患者咳嗽或用力

63. 呼吸功能不全患者开胸术后止痛宜选用

A. 肌内注射吗啡

B. 静脉滴注吗啡

C. 硬膜外低浓度局麻药

D. 硬膜外低浓度局麻药 + 吗啡

E. PCA（患者自控镇痛）

64. 严重慢性阻塞性肺气肿（COPD）患者上腹部术后易出现肺部并发症，最可能的诱发因素是

A. 上腹部肌肉受损　B. 血流动力学不稳定

C. 引流不畅　D. 术后感染

E. 膈肌功能受损和咳嗽受抑制

65. 导致 COPD 肺动脉高压最重要的原因是

A. 肺小动脉痉挛　B. 肺小动脉内膜增厚
C. 肺小动脉壁纤维化　D. 肺小动脉微血栓栓塞
E. 肺小动脉硬化

66. COPD 晚期最主要的并发症是
A. 肺源性心脏病　B. 肺脓肿
C. 肺间质病变　D. 肺不张
E. 肺纤维化

67. 慢性支气管炎继发下列哪项疾病时，不能使用氯胺酮
A. 大量脓痰　B. 肺结核
C. 肺动脉高压　D. 支气管痉挛
E. 呼吸衰竭

68. 对于有湿肺、气胸的患者，开胸手术麻醉不宜选用
A. 芬太尼　B. 咪达唑仑
C. N_2O　D. 依托咪酯
E. 硫喷妥钠

69. 对于并存急性呼吸系统感染的患者，其择期手术必须推迟到感染完全控制后
A. 1 周　B. 2 周
C. 3 周　D. 4 周
E. 6 周

70. 在小儿麻醉呼吸系统的并发症中，最常见的是
A. 呼吸骤停　B. 肺梗死
C. 肺不张　D. 肺气肿
E. 呼吸道梗阻

71. 下列关于老年人麻醉期间呼吸问题的叙述，正确的是
A. 中期最大呼吸流速明显增大
B. 时间肺活量明显增大
C. 胸内及上腹部手术均对呼吸功能影响较大
D. 仅胸内手术对呼吸功能影响较大
E. 仅上腹部手术对呼吸功能影响较大

72. 急性呼吸衰竭时开展各种治疗方案、措施的首要目的是
A. 迅速去除病因
B. 维持循环稳定
C. 纠正酸碱平衡
D. 纠正水、电解质平衡
E. 建立肺通气和换气，迅速纠正低氧血症

73. 关于糖尿病患者的术前准备，下列描述正确的是
A. 糖化血红蛋白 >9%
B. 空腹血糖 >10mmol/L
C. 糖耐量试验 2 小时血糖 >13mmol/L
D. 尿糖阴性
E. 尽量避免胰岛素治疗

74. 麻醉和手术刺激可以引起
A. 交感兴奋，血糖升高
B. 副交感兴奋，血糖升高
C. 交感兴奋，血糖降低
D. 副交感兴奋，血糖降低
E. 以上都不对

75. 术中常规血糖监测，应该多长时间一次
A. 1 小时　B. 2 小时
C. 30 分钟　D. 3 小时
E. 1.5 小时

76. 围术期血糖监测的金标准是
A. 血气分析　B. 采耳血床旁血糖仪
C. 血糖试纸　D. 手指血床旁血糖仪
E. 以上都不是

77. 关于糖尿病患者麻醉的特点，下列叙述错误的是
A. 对于口服降糖药的糖尿病患者，小手术不需要特殊处理，维持原有治疗
B. 对于单纯饮食控制的糖尿病患者，小手术不需要特殊处理
C. 糖尿病患者，重大手术时应改用胰岛素治疗
D. 糖尿病患者麻醉，二甲双胍不应停用
E. 术前 3 天，停用长效药物，改用短效药物

78. 术中出现低血糖时，下列处理方案错误的是
A. 静注 50% 葡萄糖 10 ~ 20ml
B. 术中补充葡萄糖 5 ~ 10g/h
C. 监测血糖
D. 保持血糖稍高于正常水平
E. 减浅麻醉深度

79. 对于严格控制血糖的糖尿病患者，术前血糖应控制在什么水平
A. 轻度升高状态　B. 轻度降低状态
C. 平均 6mmol/L　D. 大于 11mmol/L
E. 大于 12mmol/L

80. 对于糖尿病患者，术前常规使用胰岛素的调整方案为
A. 改口服药
B. 停用长效的药物，改成短效的药物
C. 停用长效的药物，改成中、短效的药物
D. 停用
E. 继续使用

81. 下列关于糖尿病心脏病患者在手术前用药的描述，错误的是
A. 手术前晚口服适量安定类药
B. 可肌注适量吗啡
C. 继续口服磺脲类和双胍类药物

D. 术日晨可给予地西泮
E. 用胰岛素

82. 皮质醇增多症患者最主要的临床表现是
A. 向心性肥胖 B. 碱中毒
C. 低钾血症 D. 高血压
E. 骨质疏松

83. 对于原发性醛固酮增多症的患者，应用肌松药物的注意事项是
A. 肌松药适当减量 B. 肌松药增加用量
C. 不影响药物使用 D. 不要使用非去极化药物
E. 根据患者的实际情况有所不同

84. 下列可以安全应用在原发性醛固酮增多症的药物除外
A. 氯胺酮 B. 丙泊酚
C. 咪达唑仑 D. 芬太尼
E. 依托咪酯

85. 嗜铬细胞瘤患者最常见的症状是
A. 低血压、休克 B. 头痛、心悸、多汗
C. 心慌、气短 D. 颜面潮红、高血压
E. 口渴、多尿

86. 嗜铬细胞瘤术前准备最常用的药物是
A. 钙通道阻滞剂 B. 利血平
C. 抗高血压药 D. 长效α受体拮抗剂
E. 硝普钠

87. 关于嗜铬细胞瘤患者的代谢紊乱，下列叙述错误的是
A. 基础代谢率可增高 B. 血糖升高
C. 血游离脂肪酸增高 D. 血钾可升高
E. 血钙可升高

88. 关于嗜铬细胞瘤患者的病理生理改变，下列叙述错误的是
A. 术中可发生高血压危象
B. 血容量显著减少
C. 肿瘤切除后易发生高血糖
D. 多数以分泌去甲肾上腺素为主
E. 伴有甲状腺及肾上腺皮质激素分泌增加

89. 关于嗜铬细胞瘤手术的麻醉，正确的观点是
A. 术前因儿茶酚胺大量分泌，血管收缩，因此不能考虑补充血容量
B. 选用硬膜外阻滞的优点是肿瘤切除前后血流动力学稳定
C. 全麻诱导插管及探查分离肿瘤时常常会导致血压剧烈升高，甚至高血压危象，应特别注意
D. 麻醉处理原则主要是针对嗜铬细胞瘤切除前的高血压和心律失常，切除后即安全
E. 肿瘤切除后会出现高血压

90. 嗜铬细胞瘤术中不宜单独应用的肾上腺素受体拮抗药物是
A. 阿替洛尔 B. 哌唑嗪
C. 酚妥拉明 D. 硝普钠
E. 酚苄明

91. 关于嗜铬细胞瘤手术的麻醉，下列叙述正确的是
A. 硬膜外阻滞能有效抑制术中儿茶酚胺的分泌，为首选的麻醉方法
B. 术中一旦发生心律失常，首先考虑利多卡因药物治疗
C. 全身麻醉气管插管时，需有足够的麻醉深度
D. 嗜铬细胞瘤静脉结扎后出现血压下降时，首选缩血管药物
E. 患者术后常发生高血糖反应

92. 为防止发生急性肾上腺皮质功能不全，患者通常应在麻醉前适当补充肾上腺皮质激素，下列情况中，可以除外的是
A. 术前证实有肾上腺皮质功能减退
B. 行垂体手术
C. 术前6个月曾用过皮质激素治疗
D. 近期连续应用激素超过2周
E. 行肾上腺手术

93. 为防止和减轻血液病患者的术中出血，可在术前多久开始泼尼松龙治疗
A. 1天 B. 3天
C. 1周 D. 2周
E. 4周

94. 贫血最早出现的症状是
A. 吞咽困难 B. 恶心、呕吐
C. 低热 D. 脉压增大
E. 疲乏无力

95. 血液稀释小于50%的情况下，下列胶体液对凝血功能无明显影响的是
A. 尿素交联明胶 B. 低分子右旋糖酐
C. 中分子右旋糖酐 D. 琥珀明胶
E. 羟乙基淀粉

96. 下列哪种疾病在骨髓穿刺时易发生“干抽”
A. 再生障碍性贫血 B. 巨幼细胞贫血
C. 急性白血病 D. 骨髓纤维化
E. 脾功能亢进

97. 原发免疫性血小板减少症（特发性血小板减少性紫癜）的首选治疗是

A. 脾切除　　B. 大剂量免疫球蛋白
C. 长春新碱　　D. 糖皮质激素
E. 输浓缩血小板混悬液

98. 关于重症肌无力的叙述，错误的是
A. 15% ~20%的肌无力患者存在胸腺肿瘤
B. 可使用抗胆碱酯酶药物治疗
C. 具有活动后加重，休息后减轻的特点
D. 为急性、非免疫性疾病，症状晨重晚轻
E. 常合并有胸腺肥大

99. 对于重症肌无力患者术中肌松药问题的考虑，正确的是
A. 椎管内麻醉对患者肌力无影响
B. 患者对琥珀胆碱极其敏感
C. 对非去极化肌松药不敏感
D. 肌松药的使用应通过肌松监测仪精确定量
E. 若术中使用肌松药，则术晨必须停用抗胆碱酯酶药

100. 并存癫痫的手术患者，全麻药宜选用
A. 异氟烷或硫喷妥钠　　B. 氯胺酮
C. 羟丁酸钠　　D. 丙泊酚
E. 恩氟烷

101. 关于癫痫患者的麻醉，下列叙述错误的是
A. 避免缺氧、二氧化碳蓄积及体温升高
B. 麻醉前应对患者进行心理疏导和情绪安抚
C. 强调麻醉前禁饮食
D. 选择氯胺酮和恩氟烷联合用药
E. 避免局麻药过量或者误入血管

102. 关于重症肌无力患者的麻醉，下列叙述错误的是
A. 了解患者肌肉软弱的程度及其对新斯的明的反应
B. 麻醉前禁用阿托品
C. 应用琥珀胆碱后一般无异常反应
D. 禁用对神经肌肉接头有阻滞作用的抗生素，如链霉素、新霉素、卡那霉素
E. 避免使用对神经肌肉传导和呼吸功能有影响的药物

103. 关于肌无力危象，下列叙述错误的是
A. 肌无力危象系乙酰胆碱分泌过少所致
B. 患者瞳孔正常或较大，分泌物不多
C. 无肌肉跳动
D. 肠蠕动亢进和大汗淋漓
E. 应用抗胆碱酯酶药治疗有效

104. 重症肌无力患者全身麻醉的关键在于
A. 诱导平稳　　B. 镇痛完全
C. 加强监测　　D. 防治呼吸危象
E. 以上均错

105. 琥珀胆碱可以用于下列哪种患者
A. 长期高位截瘫患者　　B. 重症肌无力患者
C. 挤压综合征患者　　D. 高钾血症患者
E. 大面积烧伤

106. 关于重症肌无力患者，以下描述错误的是
A. 对非去极化肌松药不敏感
B. 对去极化肌松药不敏感
C. 应用琥珀胆碱有可能Ⅱ相阻滞
D. 应用琥珀胆碱可抵抗
E. 万古霉素可增加肌松药作用

107. 关于重症肌无力患者，以下描述错误的是
A. Ⅰ型病变（眼肌型）仅局限于眼内肌
B. 全身型有一组以上肌群受累
C. 重度激进型发病数周可累及咽喉肌
D. 迟发重症型起病隐匿，缓慢进展
E. 肌肉萎缩型起病半年可出现骨骼肌萎缩无力

108. 关于重症肌无力患者行胸腺瘤切除术，叙述错误的是
A. 患有胸腺瘤的重症肌无力患者应尽早切除
B. 部分患者行胸腺瘤切除术后重症肌无力症状会改善
C. 部分患者行胸腺瘤切除术后重症肌力可治愈
D. 部分患者行胸腺瘤切除术后重症肌无力症状会复发
E. 年龄越小治疗效果越好，手术年龄尽量小于12岁

109. 关于肌无力危象，以下描述错误的是
A. 是危及生命的并发症
B. 大剂量激素治疗
C. 机械通气治疗
D. 使用多黏菌素和万古霉素治疗
E. 使用新斯的明治疗

110. 关于重症肌无力患者行全身麻醉，下列描述错误的是
A. 可以硬膜外+全麻气管插管
B. 不使用肌松药气管插管麻醉
C. 可以使用肌松药气管插管麻醉
D. 可以使用喉罩+肌松药麻醉
E. 不用肌松药喉罩麻醉

111. 关于胆碱酯酶危象，以下正确的是
A. 新斯的明用量过多
B. 5% ~20%的胆碱酯酶危象可转为肌无力危象
C. 可导致瞳孔大

D. 可导致心率减慢

E. 以上均正确

112. 腹横肌平面阻滞（TAP）用于重症肌无力患者术后镇痛，下列描述正确的是

A. 常用药物是罗哌卡因

B. 促进胃肠蠕动

C. 适用于胸外科手术

D. 有良好的抗炎作用

E. 以上均正确

113. 可以拮抗肌松药肌松作用的是

A. 新斯的明　　B. 东莨菪碱

C. 阿托品　　D. 山莨菪碱

E. 格隆溴铵

114. 临床麻醉中最常用的肌松药监测装置是

A. 加速度仪　　B. 肌电图仪

C. 肌机械图仪　　D. 神经刺激器

E. 以上均不是

115. 关于评定肌张力充分恢复的临床指标，下列叙述错误的是

A. 清醒患者能够保持睁眼、伸舌、有效的咳嗽

B. 握力有劲且持续不减，能保持抬头并维持 5 秒

C. $P_{ET}CO_2$ 监测波形和值正常

D. 肺活量达 15 ~ 20ml/kg

E. 最大吸气负压达 20 ~ 25cmH_2O

116. 与正常体重者比较，吸入麻醉药在肥胖患者体内的代谢

A. 较少

B. 较多

C. 类似

D. 手术前期较多、后期减少

E. 手术前期较少、后期增多

117. 关于肥胖患者的术前准备，下列描述错误的是

A. 并存急性上呼吸道感染者，择期手术应推迟到治愈 1 ~ 2 周以后

B. 过度肥胖者，宜警惕困难气道

C. 拟行椎管内麻醉者，需常规检查脊柱情况和脊髓功能

D. 瓣膜病和心脏扩大者，对麻醉耐受性好

E. 拟行神经阻滞麻醉者，应检查局部解剖标志是否清楚

118. 肥胖患者使用罗库溴铵时，如按实际体重给药，会出现

A. 起效慢、时效缩短　B. 起效快、时效缩短

C. 起效快、时效延长　D. 起效慢、时效延长

E. 起效快、但时效不变

119. 当严重肥胖 OSA 患者存在困难气道时必须考虑

A. 清醒纤支镜气管插管

B. 使用普通喉镜

C. 慢诱导气管插管

D. 快诱导气管插管

E. 寻求帮助

120. 对肥胖患者行麻醉诱导及气管插管时，确定气管导管位置最精确的指标是

A. 听诊法

B. 观察胸壁起伏

C. 手捏呼吸囊

D. 呼气末二氧化碳分压监测

E. 脉搏血氧饱和度监测

121. 肥胖患者麻醉诱导后，气管插管时的无呼吸时间应控制在

A. 1 分钟以内　　B. 2 分钟以内

C. 3 分钟以内　　D. 4 分钟以内

E. 5 分钟以内

122. 肥胖患者首选的吸入麻醉药为

A. 异氟烷　　B. 恩氟烷

C. 七氟烷　　D. 乙醚

E. 氧化亚氮

123. 肥胖患者全麻术中出现无诱因黄疸，多见于吸入

A. 甲氧氟烷　　B. 氟烷

C. 七氟烷　　D. 恩氟烷

E. 异氟烷

124. 肥胖患者全麻应禁用

A. 甲氧氟烷　　B. 恩氟烷

C. 异氟烷　　D. 丙泊酚

E. 芬太尼

125. 关于肥胖患者麻醉，叙述错误的是

A. 椎管内麻醉穿刺易出现困难

B. 局麻药的需要量随体重增加而增加

C. 全麻插管前维持气道通畅有困难

D. 易将导管插入食管且不易被发现

E. 巴比妥类药物的作用时间可能会延长

126. 下列关于肥胖患者椎管内麻醉中应注意的问题，不包括的是

A. 硬膜外用药量为正常人的 75% ~ 80%

B. 使用粗的穿刺针穿刺后头痛的发生率较低

C. 术后不宜采用硬膜外镇痛作为首选方法

D. 肥胖患者可采用坐位穿刺

E. 慎用辅助性镇静剂

127. 肝功能障碍时易出血的主要原因是

A. 肝素增多 B. 凝血因子减少
C. 血小板减少 D. 维生素K缺乏
E. 纤溶酶增多

128. 关于肝硬化患者低氧血症的原因，叙述错误的是

A. 氧离曲线左移
B. 通气/血流比例失调（损伤缺氧性肺血管收缩机制）
C. 腹水引起通气不足
D. 细胞外液体增加导致肺弥散能力下降
E. 肺内右向左分流增加

129. 肝功能障碍患者麻醉时，应减少药物用量的原因是

A. 血浆氨基酸含量升高
B. 糖耐量降低
C. 甲胎蛋白（AFP）重现
D. 尿素合成减少
E. 低蛋白血症

130. 肝功能障碍患者糖代谢紊乱，易出现

A. 易发生低血糖
B. 糖耐量无改变
C. 血中乳酸和丙酮酸减少
D. 血中乳酸浓度降低
E. 利用乳酸再合成糖原的能力增强

131. 引起抗利尿激素分泌增多的因素不包括

A. 血浆晶体渗透压升高
B. 机体失水过多
C. 循环血量减少
D. 循环血量增加
E. 大出血

132. 下列哪一药物的肝脏毒性最明显

A. 氟烷 B. 恩氟烷
C. 异氟烷 D. 七氟烷
E. 地氟烷

133. 下列哪个凝血因子不是在肝内合成的

A. Ⅱ因子 B. Ⅷ因子
C. Ⅶ因子 D. Ⅸ因子
E. Ⅹ因子

134. 肝功能与电解质代谢有密切关系，肝功能障碍时常发生电解质紊乱，下列错误的是

A. 高钾血症 B. 水潴留
C. 低磷血症 D. 低钙血症
E. 低钠血症

135. 严重肝、肾功能不全时，选择哪一种肌松药最合理

A. 维库溴铵 B. 琥珀胆碱
C. 泮库溴铵 D. 顺式阿曲库铵
E. 罗库溴铵

136. 术中快速放出大量腹水的最大危险是

A. 低血压 B. 低钠
C. 低钾 D. 脱水
E. 肺水肿

137. 肾衰竭患者行肾移植手术，下列叙述正确的是

A. 首选全麻，次选椎管内麻醉
B. 首选椎管内麻醉，次选全麻
C. 硬膜外麻醉穿刺的层次感与常人一样
D. 术中输液无特别禁忌
E. 术前已有电解质紊乱的患者不需要处理

138. 肝功能不全患者行择期手术，术前准备的血浆白蛋白量最少应达到

A. 20g/L B. 25g/L
C. 30g/L D. 35g/L
E. 40g/L

139. 肾衰竭患者应首选的吸入麻醉药是

A. 恩氟烷 B. 氟烷
C. 七氟烷 D. 地氟烷
E. 异氟烷

140. 下列关于肝功能障碍患者应用肌松药时的正确叙述是

A. 诱导剂量适当加大，维持剂量要减小
B. 诱导剂量和维持剂量均应适当减小
C. 诱导剂量和维持剂量均应适当增加
D. 诱导剂量要减小，维持剂量适当增加
E. 与正常人用法不应有差别

141. 关于肾衰竭患者行椎管内麻醉时局麻药应用的注意事项，错误的表述是

A. 局麻药中加肾上腺素
B. 椎管内麻醉时应该控制平面在T_5以下
C. 慎用缩血管药物
D. 局麻药的用量须减少
E. 局麻药的药效会延长

142. 腹部创伤最易出现

A. 肝破裂 B. 肠破裂
C. 脾破裂 D. 肠系膜血管破裂
E. 肾破裂

143. 大面积烧伤的休克期患者出现烦躁的主要原因是

A. 早期毒血症 B. 剧烈疼痛
C. 血容量不足 D. 应激反应

E. 神经系统功能紊乱

144. 避免创伤患者麻醉诱导过程中出现误吸的最安全的方法是

A. 推迟麻醉，使进食时间达 6 小时以上
B. 诱发呕吐
C. 置胃管吸引
D. 表面麻醉后清醒气管插管
E. 插管时压迫环状软骨

145. 判断创伤患者是否饱胃，主要是为了明确

A. 进食与手术麻醉的间隔时间
B. 进食与受伤的间隔时间
C. 受伤与手术麻醉的间隔时间
D. 进食的多少
E. 是否伴有休克

146. 关于对创伤患者的处理，错误的是

A. 严重者应给予吸氧
B. 失血量少于 15%，可暂不输血
C. 不宜单纯使用葡萄糖溶液
D. 颈椎骨折脱位者，气管插管不宜过度仰头
E. 血压数值是反映创伤程度的唯一依据

147. 对全脊麻导致的神经源性休克，最有效的处理是

A. 快速输注晶体液
B. 快速输注胶体液
C. 快速输注全血
D. 静注 α 受体兴奋药
E. 静注 α 和 β 双受体兴奋药

148. 出现过敏性休克时，下列关于体内变化的描述错误的是

A. 微循环淤血　　B. 血管床容积增大
C. 支气管收缩　　D. 小血管通透性增加
E. 血管收缩

149. 患者，男，81 岁，既往有冠心病病史 20 年，实施非心脏手术麻醉前准备，下列观点不恰当的是

A. 术前放置冠脉支架
B. 术前过度紧张可通过交感系统兴奋而增加心肌氧耗量，可加用苯二氮䓬类药
C. 氯吡格雷、噻氯匹定等抗血小板药物常规术前 7 天停用
D. 理想的麻醉前用药应使入手术室时患者呈嗜睡状态，无焦虑、紧张，没有烦躁不安，也无胸痛、胸闷等心血管症状。呼吸、心率和血压稳定
E. 不需要常规停用阿司匹林

150. 患者，男，71 岁，拟行前列腺电切术，既往有脑梗死病史 15 年，可以选择哪种麻醉方式

A. 全身麻醉
B. 椎管内麻醉
C. 神经阻滞
D. 麻醉监控镇静术（MAC）
E. 全身麻醉联合脊麻

151. 患者，男，76 岁，胃癌根治术后，入 PACU 留观 10 分钟后出现 SpO_2 下降，意识淡漠，下列哪种情况可能性较小

A. 肺梗死　　B. 麻醉药物残留
C. 低血容量性休克　　D. 分泌物堵塞气道
E. 误吸

152. 患者，男，76 岁，既往有脑卒中病史，下列关于麻醉应注意的问题，错误的是

A. 必须警惕心血管疾病和脑血管疾病之间可能发生的相互作用，对于潜在的心血管疾病也要进行处理
B. 这类患者手术麻醉前应对其神经系统、心血管系统和肾功能进行详尽的评估
C. 术前常规给予足量抗凝药物以预防脑梗死
D. 在老年患者中，卒中或潜在的脑血管疾病可能表现为术后精神状态的改变或谵妄
E. 手术麻醉期间尽力使血压维持在术前水平，力求减少波动

153. 患者，女，79 岁，既往有糖尿病病史，麻醉方面错误的是

A. 术前麻醉评估应注意：糖尿病的类型、血糖控制情况、目前正在使用的降糖药和相关疾病用药
B. 术前应重点检查心血管、呼吸和肾脏功能
C. 糖尿病引起的自主神经病变使胃肠动力减低，容易引起误吸，术中、术后循环与呼吸衰竭的风险增加
D. 围术期血糖管理不需要担心低血糖的发生
E. 尽可能安排上午手术，空腹不超过 8 小时

154. 患者，女，主动脉瓣反流患者，入室血压 160/40mmHg，以丙泊酚诱导麻醉、维库溴铵肌松，血压降至 80/20mmHg，并出现心动过缓。此时，符合患者情况的是

A. 外周血管阻力增高　B. 前负荷增加
C. 左房压降低　　D. 冠脉充盈压降低
E. 心输出量增高

155. 患者，女，53 岁，入院诊断为心功能不全，PCWP 升高，血浆渗透压 9mmHg，行非心脏手术时，术中输液应首选

A. 乳酸钠林格液

B. 5%葡萄糖液
C. 胶体或含胶体的晶体液
D. 林格液
E. 0.9%生理盐水

156. 患者，男，40岁，因胆囊炎收入院。入院时3次血压测定值为（145~155）/（95~98）mmHg，可以认为他
A. 血压偏高，尚在正常范围内
B. 血压正常，无高血压病
C. 高血压病临近失代偿期
D. 临界性高血压
E. 确诊为高血压病

157. 患者，女，68岁，咳嗽、咳痰20余年。近5年来，出现活动后气促。查体：肺气肿征，双下肺可闻及湿啰音，散在哮鸣音。吸入异丙托溴铵可缓解症状。最可能的诊断是
A. 支气管肺癌　B. 肺间质纤维化
C. 慢性阻塞性肺疾病　D. 支气管扩张
E. 支气管哮喘

158. 患者，男，64岁，慢性肺心病、心衰、呼衰患者，经治疗后出现躁动不安，打人毁物，查体不合作。该患者发生了下列哪项并发症
A. 慢性肺心病并发肺性脑病
B. 慢性肺心病并发精神分裂症
C. 慢性肺心病并发酸碱失衡
D. 慢性肺心病并发癫痫
E. 慢性肺心病并发癔症

159. 患者，男，67岁，既往有COPD病史10年，1周前受凉后因咳嗽加重前来就诊。查体：神志模糊，双肺可闻及哮鸣音，心率115次/分，动脉血气分析示pH 7.25，PaO_2 50mmHg，$PaCO_2$ 78mmHg。下列对该患者的治疗措施，最正确的是
A. 静滴碳酸氢钠以纠正酸中毒
B. 静滴尼可刹米
C. 行机械通气
D. 静脉注射呋塞米
E. 低流量鼻导管给氧

160. 患者，男，50岁，糖尿病患者，出现大汗、颤抖、软弱无力、心悸时，应考虑
A. 酸中毒　B. 低血糖
C. 脑梗死　D. 心肌缺血
E. 药物反应

161. 患者，男，38岁，有间断血压升高伴心悸3个月。查体：双上肢血压为180/110mmHg，双肺呼吸音清，心率78次/分，心律齐，腹软，腹部未闻及杂音。血压增高时，测血游离去甲肾上腺素和尿儿茶酚胺显著增高。血钾和肌酐正常，尿常规正常。B超提示：双肾、肾上腺和肾动脉未见异常。该患者首先考虑为
A. 皮质醇增多症　B. 嗜铬细胞瘤
C. 肾动脉狭窄　D. 原发性醛固酮增多症
E. 肾上腺皮质功能减退症

162. 患者，男，34岁，发作性头晕、头痛，伴有面色苍白、心悸、冷汗1年有余，每次持续20分钟左右，发作时血压（180~220）/（110~140）mmHg，平素血压正常。查体：血压120/80mmHg，体型偏瘦，心率90次/分，心律齐，四肢末端稍凉。对明确诊断最有帮助的是在发作时监测
A. 血皮质醇　B. 血儿茶酚胺
C. 血电解质　D. 血浆肾素活性
E. 血醛固酮

163. 孕妇，25岁，孕1产0，患有重症肌无力（MG），在腰段硬膜外腔阻滞麻醉下行剖宫产手术。对新生儿重症肌无力的叙述，正确的是
A. 新生儿大多数会被感染肌无力
B. 新生儿无需治疗
C. 新生儿需要抗乙酰胆碱治疗4周
D. 新生儿需要终生治疗
E. 新生儿会被母体的IgM抗体感染

164. 患者，男，56岁，重症肌无力数年，ⅡA型，腹股沟斜疝嵌顿数小时。急诊手术首先考虑使用以下何种麻醉方式
A. 腹横肌平面阻滞（TAP）
B. 硬膜外麻醉
C. 使用肌松药全麻气管插管
D. 喉罩麻醉
E. 静脉麻醉

165. 患者，男，52岁，血清胆红素30.2μmol/L，白蛋白39g/L，凝血酶原时间比对照延长3秒，无腹水及神经系统改变，营养佳。拟行阑尾切除术，按Child-Pugh分级标准，手术危险是
A. 手术危险度小　B. 手术危险度中等
C. 手术危险度大　D. 手术危险度极高
E. 无明显手术危险

166. 患者，男，38岁，因车祸导致多发伤3小时入院。查体：皮肤苍白，湿冷，腹部略膨隆，血压75/45mmHg，凝血酶原时间25秒，血小板计数80×10^9/L，血肌酐180μmol/L，血钾3.5mmol/L，入院

1 小时尿量 20ml。需要考虑的急需治疗不包括

A. 积极扩容同时完善检查，了解出血部位
B. 配血、血浆
C. 立即透析
D. 急诊请多学科会诊
E. 做好急诊术前准备

167. 患者，女，24 岁，车祸致伤，查体：体温 38.5℃，心率 130 次/分，呼吸 24 次/分，血压 70/50mmHg。对创伤后发生的休克，急救的首要措施是

A. 及时手术　B. 分级救治
C. 应用抗休克药物　D. 止血、补充血容量
E. 尽快包扎伤口

二、多选题

1. 下列关于老年人的药效动力学特点，正确的描述是

A. 老年人药物清除减慢
B. 药物作用时间延长
C. 对药物的敏感性增加，容易出现不良反应
D. 老年人用药应酌减剂量，加强监护，制订个体化用药方案
E. 老年人用药时避免采用滴定（titration）的方法

2. 关于老年人肾结构及功能的改变，正确的是

A. 肾脏总体积减小
B. 肾血流量可降低
C. 肾小球滤过率（GFR）降低
D. 储备功能下降
E. 肾素浓度和活性增高

3. 下列关于老年房颤患者的叙述，正确的是

A. 房颤是老年患者中常见的持续性心律失常
B. 发病率随年龄的增长而升高
C. 对有阵发性房颤伴快速心室率的患者，控制心室率非常重要
D. 还需防止左房血栓形成脱落，改善预后提高生存率
E. 术前采取措施转复为窦性心律，有助于提高老年患者的心脏功能

4. 老年患者合并冠心病，围术期增加心肌氧供的措施包括

A. 保持适当的心率
B. 保持适当的血压
C. 积极输血
D. 保持适当的血红蛋白含量
E. 维持较高的氧饱和度

5. 关于帕金森病患者麻醉的注意事项，正确的是

A. 大多数帕金森病患者属于高龄，常采用多种药物联合治疗
B. 帕金森病患者术前服用左旋多巴的，对于吸入麻醉药七氟烷可使心脏致敏，造成心律失常
C. 手术麻醉时间过长时，术中可给予左旋多巴
D. 帕金森病患者还易于发生术后思维混乱和幻觉，应该避免使用可能会促发或加剧帕金森的药物
E. 术前常规服用的抗帕金森病药物，在术后也不能停药

6. 老年患者在麻醉后的恢复过程中应注意

A. 老年患者较年轻人苏醒慢，在麻醉后恢复室中停留时间较长
B. 老年人肌松药和麻醉性镇痛药的作用时间延长，应重点注意加强呼吸功能和肌松药作用监测，以免发生呼吸抑制意外
C. 患者完全清醒，呼吸和循环功能稳定后才能拔除气管导管，拔管过程需注意监测 SpO_2、心率和血压，及时处理低氧血症、高碳酸血症、低血压和心动过速或过缓
D. 麻醉性镇痛药可引起老年患者嗜睡或呼吸抑制，麻醉苏醒后避免使用
E. 老年危重患者术后送 SICU，在运送过程中应吸氧并有脉搏氧饱和度监测

7. 在老年人术前肺功能检查中，提示发生术后肺不张，呼吸功能不全和脱机困难等问题的几率很高的指标有

A. 肺活量低于预计值的 50%
B. 最大吸气压低于 $15cmH_2O$
C. MVV 低于预计值的 45%
D. 动脉血二氧化碳分压（$PaCO_2$）超过 45mmHg
E. 第 1 秒用力呼气容量（FEV_1）<2L

8. 关于小儿中枢和自主神经生理功能特点，正确的有

A. 婴儿由于缺乏控制系统，故神经生理功能不稳定，如呼吸、肌肉活动及体温调节不稳定，这与神经系统解剖结构发育不成熟和神经肌肉功能不协调有关
B. 新生儿大脑皮质发育不成熟，传导路径及神经纤维末梢未完全形成，故其运动多呈无规律、不协调
C. 新生儿及婴幼儿皮层下中枢兴奋性较高，且对皮层下中枢的调控不足，因此它的兴奋或控制过程很容易扩散，受强烈刺激时易发生惊厥
D. 婴儿对疼痛刺激有反应，但不能明确鉴别疼痛的来源
E. 与中枢神经系统相比，出生后自主神经系统发育较好

9. 关于婴幼儿的呼吸道特点，叙述正确的是

A. 婴儿头部及舌较大，颈较短
B. 鼻孔开口大小约与环状软骨处相等，这有助于麻醉

医师选择适合婴幼儿的气管导管的型号，若导管能进入鼻孔，在绝大多数情况下也能进入气管

C. 因其鼻腔较狭窄，易被分泌物或黏膜水肿阻塞，婴儿主要经口呼吸

D. 婴儿喉头位置较高，位于第3～4颈椎平面（成人第5～6颈椎平面）

E. 会厌常下垂，呈U形，用喉镜检查时常妨碍声门显露，造成气管插管困难，有时需用直型喉镜片暴露声门行气管插管

10. 关于小儿麻醉前的胃肠道准备，叙述正确的是

A. 为了避免术中出现呕吐窒息，择期手术患儿进行适当的禁食禁饮是必需的

B. 小儿术前禁食禁饮时间过长，造成的不适常常是患儿哭闹的原因之一，甚至出现脱水、低血糖等

C. 目前较公认的术前禁饮禁食时间：6个月以下的儿童，禁母乳、配方乳及固体食物6小时，禁清亮液体2小时

D. 对于6个月至3岁的儿童，禁奶及固体食物6小时，禁清亮液体2～3小时

E. 对于3岁以上儿童，禁奶及固体食物6～8小时，禁清亮液体2～3小时

11. 关于小儿蛛网膜下腔阻滞的并发症，叙述正确的是

A. 阻滞平面过高与药物用量较大以及脑脊液循环较快有关

B. 较高阻滞平面可以引起交感神经抑制和副交感神经张力增高，导致胃肠道蠕动增强，这可能是恶心、呕吐发生的重要原因

C. 蛛网膜下腔阻滞后小儿头痛的发生率较高

D. 小儿循环代偿功能良好，麻醉期间很少发生血压下降。10岁以下小儿，不论交感神经阻滞的平面多高，即使不预先扩充血容量，血流动力学仍稳定

E. 虚弱、脱水病儿应在适当纠治后才实施蛛网膜下腔阻滞或选用全身麻醉

12. 关于气管导管插管深度的叙述，正确的是

A. 插管深度的计算可以根据公式大致估计：气管插管深度（cm）= 年龄/2 + 12

B. 临床上可以根据气管导管套囊进入声门或使导管头端的两条黑线处于声门处即可

C. 通过听诊双肺呼吸音、观察 CO_2 波形确定气管导管在气管内，然后听两肺的所有区域，检查通气情况

D. 仔细确定导管的位置和充分考虑到头位置发生变化时的影响，每次体位发生变化时均应检查通气情况

E. 气管导管深度“宁深勿浅”

13. 拔除气管插管前患儿须具备的条件有

A. 维持足够的通气量，不出现反常呼吸

B. 能持续产生强直收缩

C. 产生足够的吸气负压以防气道闭合

D. 抬头和（或）有力咳嗽

E. 大腿抬高能保持10秒并能维持髋关节的屈曲

14. 粗略评估小儿全麻苏醒期肌力恢复足够的指针主要有

A. 四个成串刺激（TOF）恢复90%以上

B. 临床上常采用“抬腿征”来反映小儿能够在拔管后达到充分的肌力，以保持呼吸道通畅和维持足够通气

C. 潮气量 > 15ml/kg

D. 最大吸气负压低于 $-25cmH_2O$

E. 呼吸频率20次/分

15. 小儿术前注射阿托品的目的是

A. 抑制胃肠蠕动

B. 减少呼吸道分泌物

C. 减少消化道分泌

D. 减少麻醉药的副作用

E. 延长麻醉药的作用时间

16. 小儿于麻醉中出现体温下降的主要因素是

A. 年龄越小，体温越易下降

B. 新生儿汗腺不健全

C. 呼吸道梗阻

D. 手术室温度过冷，体腔开放

E. 输冷的液体，输血

17. 对心血管疾病患者的术前评估，应着重了解的事项是

A. 心脏疾病的类型

B. 心脏疾病的严重程度

C. 对体能的影响

D. 预估围术期发生心脏事件的风险

E. 术前制定降低围术期心血管事件的方案和麻醉管理策略

18. 下列哪些试验可以估计患者的心脏功能

A. 屏气试验

B. 吹气试验

C. 体能状态评估

D. 平板运动

E. Allen 试验

19. 下列关于抗凝血药的叙述，正确的是

A. 低分子肝素（LMWH）常用于预防和治疗下肢深静脉血栓

B. 椎管内穿刺应在预防剂量的LMWH使用后10～12小时或治疗剂量的LMWH使用后24小时进行

C. 术中LMWH的应用最好在麻醉穿刺置管操作后至少2小时，穿刺过程发现硬膜外穿刺针有血染，手术中LMWH应推迟应用

D. 拔除硬膜外导管应在 LMWH 后 12 小时
E. 华法林通常术前停药 4 天，使 PT 的 INR 降至 1.5 以下

20. 下列关于估计患者围术期发生心脏高危并发症的叙述，正确的是
A. 心脏高危患者，择期非心脏手术应延期进行或取消，直至心脏疾病得到明确诊断和正确处理
B. 心脏高危患者包括不稳定冠状动脉综合征，急性心肌梗死后（7 天内）或近期有心肌梗死病史（心肌梗死后 7～30 天）和严重或不稳定型心绞痛
C. 心脏高危患者包括失代偿充血性心力衰竭
D. 心脏高危患者包括严重心律失常（高度房室传导阻滞、病理性有症状的心律失常、室上性心动过速且心室率未得到控制）
E. 心脏高危患者包括严重瓣膜病变：严重的主动脉瓣狭窄（平均跨瓣压 >47mmHg，主动脉瓣口面积 <1.0cm^2，或者有明显临床症状）

21. 冠心病患者，择期非心脏手术前病情控制应尽可能做到
A. 心衰竭症状已基本控制
B. 无心绞痛发作
C. 室性期前收缩少于 5 次/分
D. 血钾高于 3.0mmol/L
E. 血清尿素氮（BUN）低于 17.85mmol/L

22. 关于冠心病患者围术期血流动力学的控制措施，正确的是
A. 使用 β 受体阻断剂的患者如需增强心肌收缩力和提高心率，可以用交感神经兴奋药或解迷走药。钙剂和胰高血糖素常能有效地加强心肌收缩力
B. 钙通道阻断剂与 β 受体阻断剂同时使用时，如果再使用吸入麻醉药，可以出现叠加的心肌抑制作用
C. 洋地黄用药期间低钾血症易发多源室性期前收缩和室上速等异常心律，影响心脏功能
D. 长期服用的药物，应坚持服用至术晨，以免因撤药引起心动过速、异常高血压及冠状动脉痉挛
E. 维持浅麻醉避免循环抑制

23. 下列临床表现中，可诊断为第二期高血压的是
A. 血压 170/105mmHg
B. 左心室扩大
C. 眼底动脉普遍变窄
D. 眼底出血
E. 无心、脑、肾等脏器的并发症状

24. 治疗高血压的目的是
A. 必须维持血压处于正常水平
B. 控制长时期高血压对心脑肾等重要脏器功能的损害
C. 减少高血压继发性疾病
D. 减少高血压病的并发症
E. 减少高血压病的死亡率

25. 关于高血压患者实施麻醉前需要注意的问题，正确的是
A. 术前询问病史时，应该了解患者高血压的严重程度和持续时间、目前用药及是否有并发症
B. 高血压患者总血容量减少，脱水或失血时容易发生低血压
C. 肾功能不全、充血性心衰、脑血管意外的发生率增高
D. 高血压伴冠心病的患者在血压波动时容易发生心内膜下心肌缺血
E. 由于患者的脑血流自主调节功能已经发生改变，保持心、脑灌注相对稳定所需的平均动脉压要比正常生理值高出 20～30mmHg，血压过度降低会影响这些重要器官的灌注

26. 高血压病患者术中发生低血压的原因有
A. 麻醉药物的抑制　　B. 体位变化
C. 低血容量　　D. 心律失常
E. 手术因素

27. 麻醉期间血压过高可引起一系列严重并发症，如
A. 心绞痛　　B. 脑卒中
C. 夹层动脉瘤破裂　　D. 急性心肌梗死
E. 脑疝

28. 关于预防围术期低血压的方法，正确的是
A. 减少麻醉对循环的影响
B. 及时并正确使用强心药物和升压药物
C. 及时补充血容量
D. 进行有效监测
E. 进行术前评估

29. 全麻下高血压患者血压过高的原因有
A. 气管插管刺激　　B. 血容量剧增
C. 膀胱胀满　　D. 二氧化碳蓄积
E. 麻醉浅，疼痛反应

30. 下列哪些为高血压三期的临床表现
A. 脑出血　　B. 眼底出血
C. 肾衰竭　　D. 左心衰竭
E. 视神经乳头水肿

31. 下列关于高血压病患者麻醉前用药的描述，正确的是
A. 术前口服地西泮 5～10mg

B. 术前肌注哌替啶 50mg 和异丙嗪 25mg
C. 对于用利血平、普萘洛尔的患者，常规用阿托品
D. 阿托品应在术前 1 小时肌注
E. 为防止阿托品的不良反应，可在诱导前静注

32. 下列关于高血压患者的麻醉，叙述正确的是
A. 局麻药中不宜加用肾上腺素
B. 一般不宜采用腰麻
C. 上腹部手术慎用硬膜外麻醉
D. 静吸复合麻醉避免麻醉过浅
E. 常温下控制性低血压应 <30% 收缩压

33. 患者，男，50 岁，行右肺癌手术，术中单肺通气出现低氧性肺血管收缩（HPV），下列哪些麻醉药物会抑制 HPV
A. 芬太尼　　B. 氯胺酮
C. 七氟烷　　D. 异氟烷
E. 地氟烷

34. 单肺通气时，下列哪些措施可以提高机体氧合
A. 吸入 100% 氧气
B. 检查双腔管的位置是否正确
C. 增大健侧肺潮气量，同时实施反比通气
D. 间断双肺通气
E. 短暂夹闭非通气侧肺动脉

35. 慢性阻塞性肺病往往存在小气道阻塞，可导致一系列病理生理改变，包括
A. 肺气肿
B. 有效呼吸面积减少
C. 功能残气量增加
D. PaO_2 降低，$A-aDO_2$ 减少
E. $PaCO_2$ 升高

36. 下列关于 COPD 患者的围术期处理，正确的是
A. 治疗包括应用 β 肾上腺素能药物、副交感神经阻断药、全身应用或吸入糖皮质激素和白三烯拮抗剂等
B. 治疗药物可能与麻醉药物发生相互作用，如果使用不当既不能发挥最大疗效，还会出现不良反应。所以，术前评估应了解患者的用药方案及疗效
C. 长期应用激素治疗者，术前要减低用量
D. 长期服用茶碱和吸入支气管扩张药物的患者应一直服用至术晨
E. 术前积极治疗呼吸道感染与戒烟可减少呼吸系统并发症的发生

37. 关于 GIK 液在麻醉中的应用，下列错误的是
A. GIK 液可以使组织器官代谢率及氧耗量下降
B. GIK 液可以避免严重的低血糖和高血糖
C. GIK 液不用根据血糖水平调整
D. GIK 液可以降低麻醉药代谢，使苏醒延迟
E. GIK 液实施前应给予适量的吩噻嗪类药物

38. 嗜铬细胞瘤患者在术中容易发生的情况主要有
A. 高血压危象　　B. 心律失常
C. 呼吸抑制　　D. 低血压危象
E. 肾衰竭

39. 嗜铬细胞瘤患者易导致哪些心脏问题
A. 胸痛　　B. 心肌病
C. 心绞痛　　D. 心律失常
E. 预激综合征

40. 下列关于嗜铬细胞瘤手术的麻醉管理，叙述正确的是
A. 高血压危象使用酚妥拉明或硝普钠
B. 低血压时必须及时补充晶体液或胶体液
C. 心律失常时，在降压的同时应使用 β 受体阻断剂
D. 由于术后镇痛理想，硬膜外阻滞适合于所有嗜铬细胞瘤手术患者
E. 对术后原因不明的持续低血压，可尝试补充足量的肾上腺皮质激素

41. 关于血液系统疾病患者术中异常出血的诱因，正确的是
A. 高碳酸血症可引起循环迟滞，渗血增多
B. 酸中毒或碱中毒都可显著延长纤维蛋白形成时间
C. 低温可延长出血时间
D. 枸橼酸钠可降低毛细血管的张力
E. 肝功能正常患者也可出现原发性纤溶

42. 关于血液系统疾病患者的麻醉前用药，正确的是
A. 经全面治疗后全身情况改善者可常规用药
B. 全身情况差，应避免用吗啡
C. 应尽量避免皮下或肌内注射用药
D. 麻醉前 30 分钟用药以口服为佳
E. 有脑出血或严重出血者，不能用哌替啶

43. 对于必须手术的血友病患者，麻醉应尽量避免的操作是
A. 局部浸润麻醉　　B. 椎管内穿刺
C. 经口快速气管内插管　　D. 经鼻插管
E. 颈内静脉穿刺

44. 关于血液系统疾病患者手术时的麻醉选择，正确的是
A. 只能选用局麻
B. 如选全麻应经鼻腔插管
C. 应以快速诱导气管内或喉罩通气全麻为主
D. 可以用硬膜外麻醉用于下腹部以下手术
E. 气管插管或吸引应注意不要损伤气管黏膜

45. 肌松药作用监测的目的有

A. 用药剂量个体化，合理使用肌松药
B. 监测肌松药的起效、维持和消退
C. 鉴别术后呼吸抑制的原因
D. 根据手术需要控制肌松深度
E. 减少不良反应

46. 下列应进行神经肌肉传递功能监测的是

A. 肝肾功能障碍或全身情况差，影响肌松药代谢和药效者
B. 过度肥胖、严重胸部创伤、严重肺部疾病及呼吸功能受损已近临界水平、术后需充分恢复肌力者
C. 支气管哮喘、严重心脏病，以及其他需要避免在手术结束时使用抗胆碱酯酶药拮抗残余肌松作用者
D. 重症肌无力和肌无力综合征等肌松药药效有异常者
E. 长时间应用或持续静脉滴注肌松药者

47. 重症肌无力的临床表现包括

A. 骨骼肌无力　B. 活动后加重
C. 休息后缓解　D. 平滑肌松弛
E. 易疲劳

48. 关于重症肌无力患者对术前阿片类药物的使用，以下正确的是

A. 有一定镇静效果消除患者紧张，应常规用于重症肌无力患者
B. 可影响神经肌肉接头功能，因此不宜应用
C. 对于重症肌无力患者可能会引起呼吸抑制，不适合常规应用
D. 有镇痛效果，应常规用于重症肌无力患者
E. 可以减少术中麻醉药用量，有助于术后苏醒，应常规用于重症肌无力患者

49. 哪些抗生素增强肌松药的作用

A. 新霉素　B. 链霉素
C. 庆大霉素　D. 先锋霉素
E. 青霉素

50. 对神经肌肉传递功能监测的神经刺激的种类包括

A. 单次肌颤刺激　B. 强直刺激
C. 四个成串刺激　D. 双短强直刺激
E. 强直刺激后单刺激肌颤计数

51. 呼吸肌乏力的原因有

A. 高位硬膜外阻滞　B. 吉兰－巴雷综合征
C. 低钾血症　D. 肌营养不良
E. 重症肌无力

52. 重症肌无力的发病机制包括

A. 乙酰胆碱受体数目减少
B. 乙酰胆碱受体抗体增加
C. 突触后膜 IgG 和 C3 复合体沉积
D. 神经脱髓鞘
E. 横纹肌溶解

53. 重症肌无力的治疗手段包括

A. 抗胆碱酯酶药物　B. 血浆置换
C. 免疫抑制剂　D. 胸腺切除术
E. 激素

54. 关于肌无力危象的处理，错误的是

A. 禁止使用影响神经肌肉接头的药物
B. 机械通气治疗
C. 钙剂
D. 激素治疗
E. 大剂量抗胆碱药物

55. 重症肌无力患者麻醉前准备包括

A. 了解病情、类型和有无肌无力危象
B. 术前常规应用抗胆碱酯酶药物
C. 术前常规应用镇静药以缓解患者术前的紧张情绪
D. 术前常规应用阿片类药物可以减少术中麻醉药的用量
E. 此类手术慎用肌松药

56. 可以用于重症肌无力患者的麻醉方式有

A. 硬膜外麻醉　B. 无肌松插管
C. 脊麻　D. 神经阻滞麻醉
E. 使用肌松药插管

57. 关于重症肌无力患者的术后镇痛，正确的有

A. 可以硬膜外镇痛
B. 首选区域镇痛
C. 因为影响患者呼吸功能，术后镇痛为禁忌证
D. 可以采取神经阻滞镇痛
E. 可以减轻对呼吸系统的影响

58. 关于重症肌无力危象的表现，正确的有

A. 瞳孔显著缩小　B. 分泌物不多
C. 无腹部胀气　D. 肠鸣音亢进
E. 心率减慢

59. 关于胆碱能危象的表现，正确的有

A. 瞳孔显著缩小　B. 分泌物增多
C. 腹痛　D. 心率加快
E. 肠鸣音亢进

60. 患者，女，53 岁，患有重症肌无力，拟行结肠癌根治术，可以选用的麻醉方式包括

A. 用肌松药插管全身麻醉

B. 不用肌松药插管全身麻醉，术中不用肌松药
C. 硬膜外麻醉
D. 硬膜外+全麻复合麻醉
E. 腹横肌平面阻滞（TAP）

61. 患者，女，33岁，患有重症肌无力。肱骨上段骨折，拟行切开内固定术，可以选用的麻醉方式有
A. 用肌松药插管全身麻醉
B. 不用肌松药插管全身麻醉，术中不用肌松药
C. 喉罩麻醉
D. 经肌间沟臂丛麻醉
E. 经腋路臂丛麻醉

62. 关于肥胖患者吸入麻醉药的代谢，下列叙述正确的是
A. 异氟烷首选
B. 甲氧氟烷禁用
C. 含氟麻醉药代谢的血清氟离子浓度增高
D. 吸入麻醉后苏醒时间延长
E. 使用高脂溶性恩氟烷或氟烷，清醒时间并不一定延长

63. 下列关于部位麻醉用于肥胖患者的优点，正确的有
A. 可以避免全麻时的困难插管和反流误吸
B. 提供术后安全有效的镇痛方法
C. 减少术中和术后阿片类药物的用量
D. 降低呼吸系统的相关并发症
E. 舒适麻醉

64. 关于过度肥胖患者的麻醉前准备，下列叙述正确的有
A. 继发性肥胖患者，应先施行病因治疗
B. 术前数日内应严格限制饮食以减轻体重
C. 清醒插管
D. 全面估计心脏代偿功能
E. 应当检查在水平仰卧位时的呼吸状况

65. 关于肥胖患者麻醉，下列叙述正确的有
A. 硫喷妥钠的血液与组织中浓度可以迅速达到平衡
B. 因吸入麻醉药在脂肪蓄积而导致苏醒延迟
C. 硫喷妥钠的作用与常人一样
D. 异氟烷因低代谢率是很好的麻醉选择
E. 椎管内麻醉用药应按体重增加的比例而增加

66. 肥胖患者全麻后的拔管指征包括
A. 患者完全清醒
B. 肌松药及阿片类药的残余作用已完全消失
C. 吸入50%氧时，血pH为7.35～7.45，PaO_2 > 80mmHg或SpO_2 > 96%，$PaCO_2$ < 50mmHg
D. 循环功能稳定
E. 呼吸器显示的最大吸力至少达25～30cmH_2O，潮气量>5ml/kg

67. 肥胖仰卧位死亡综合征是指
A. 在体位变化为仰卧位时，腹腔内容物可明显压迫膈肌，使膈肌运动受限，造成FRC下降、肺总顺应性下降和明显的通气/血流比例失调，导致动脉血氧分压低下
B. 少数病态肥胖者伴有心功能障碍，当体位变为仰卧位时可导致心脏储备失代偿，继发肺淤血、低氧血症、高二氧化碳血症和呼吸性酸中毒，肺血管阻力升高，血管外肺水增加，形成恶性循环
C. 严重者可猝死
D. 臂丛神经阻滞时术前不需要使用抗胆碱药
E. 抗胆碱药可抑制汗腺分泌

68. 关于肥胖的叙述，正确的是
A. 肥胖人群胸腹部堆积大量脂肪，肺和胸壁的顺应性均降低，呼吸系统总体顺应性可降低35%
B. 肥胖人群膈肌抬高，补呼吸量（ERV）、功能余气量（FVR）、肺活量（VC）及肺总量（TLC）减少
C. 闭合容量（CC）不减少反而可能增加
D. 严重时功能余气量小于闭合容量，部分小气道提前关闭，肺血流增加
E. 当远端无通气的肺泡仍有灌注时，便可产生通气/灌注（V/Q）失调

69. 关于肥胖患者术后并发症的叙述，正确的是
A. 术后低氧可持续至术后2～3天
B. 术后半坐位优于卧位
C. 术后宜采用硬膜外镇痛
D. 为防止气管拔管并发症，应在患者清醒前拔管
E. 有低通气综合征的患者术后第1天给予呼吸机辅助通气

70. 关于围术期急性肾损伤（AKI）的叙述，正确的是
A. 是一组临床综合征，指突发（1～7天内）和持续（>24小时）的肾功能突然下降
B. 肾前性因素由肾血流量急剧减少所致
C. 肾后性因素由肾以下尿路梗阻引起
D. 严重创伤增加围术期发生AKI的危险
E. 围术期AKI的危险因素与年龄无关

71. 肝功能严重损害时激素代谢紊乱的表现不包括
A. 雌激素浓度升高　　B. 醛固酮浓度升高
C. 胰岛素浓度下降　　D. 抗利尿激素浓度下降
E. 皮质醇浓度升高

72. 严重肝病时，影响麻醉手术过程的因素有
A. 血浆胆碱酯酶活性降低
B. 低血浆蛋白血症
C. 水、电解质紊乱

D. 出凝血功能障碍

E. 麻醉药物的代谢时间延长

73. 下列关于肝功能异常患者手术麻醉的呼吸管理，正确的有

A. 吸入高浓度氧　　B. 维持 $PaCO_2$ 30 ~ 40mmHg

C. 避免高碳酸血症　　D. 可以过度通气

E. 建议常规应用 PEEP

74. 关于严重肝脏疾病患者的术中管理，正确的有

A. 应控制输入含钠液体，晶体液的补充以醋酸林格液为最好

B. 应维持正常的血容量和灌注压，血细胞比容 ≥25%

C. 应保证术中尿量达到 1ml/（kg · h）

D. 术中出血多时应及时输大量库血

E. 应监测和及时纠正凝血功能障碍

75. 关于黄疸患者手术麻醉时的注意事项，正确的有

A. 术前应给予维生素 K

B. 术前、术中及术后应保护肾脏功能

C. 术前常有凝血酶原时间延长

D. 易发生胆 - 心发射

E. 手术操作易影响呼吸功能

76. 关于急性肾损伤患者的麻醉管理，正确的有

A. 一般认为能避免应用则避免应用羟乙基淀粉

B. 吸入 50% ~ 60% N_2O，对肾脏无毒性

C. 常规大量应用呋塞米

D. 地高辛用于肾功能不全的患者应慎重

E. 选择主要不从肾排泄的肌松药

77. 下列可能引起肾血流减少的是

A. 椎管内麻醉阻滞平面在 T_5 以上

B. 硬膜外阻滞时局麻药中加肾上腺素

C. 收缩压低于 70mmHg

D. 血容量不足

E. 小剂量应用异丙基肾上腺素

78. 关于肝硬化患者手术麻醉过程中的叙述，正确的有

A. 此类患者对低血压、缺氧耐受极差

B. 禁用内脏血管收缩的药物

C. 术前应于 48 小时内放腹水以提高肺功能

D. 手术前后应当静脉注射维生素 K

E. 大手术常继发肝性脑病，应谨慎应用镇静药

79. 创伤患者出现呼吸困难的原因主要有

A. 颅脑及延髓损伤

B. 高位脊髓损伤

C. 肋骨骨折

D. 膈肌破裂或纵隔气肿

E. 血气胸、肺挫伤和肺不张

80. 创伤后的病理生理反应主要有

A. 血容量减少　　B. 心功能改变

C. 肾功能改变　　D. 肺功能改变

E. 神经 - 体液内分泌改变

81. 创伤患者出现血糖升高的原因是

A. 肝糖原分解　　B. 糖原异生作用

C. 胰岛素分泌抑制　　D. 胰高血糖素分泌增加

E. 糖利用受限

82. 单纯胃肠道损伤情况较好时选择连续硬膜外阻滞，应当注意

A. 正确判断循环功能

B. 根据手术需要选择最低穿刺点

C. 置管后需平卧，循环无明显变化，再给试验剂量

D. 阻滞平面尽量不超过 T_6

E. 分次、小剂量给药

83. 创伤患者出现 ARDS 的主要发病因素有

A. 胸部直接损伤　　B. 休克

C. 大量输血　　D. 误吸

E. 败血症

84. 创伤患者出现呼吸道梗阻的原因有

A. 昏迷患者出现舌后坠

B. 呼吸道黏膜水肿、血肿

C. 异物、分泌物及凝血块阻塞

D. 颌面部软组织损伤

E. 颌骨骨折错位

85. 麻醉手术中引起神经性休克的常见原因是

A. 低位脊髓麻醉　　B. 高位脊髓麻醉

C. 情绪紧张　　D. 深度麻醉

E. 大量失血

86. 休克早期患者有哪些临床表现

A. 面色苍白　　B. 神志淡漠

C. 脉搏细速　　D. 尿量减少

E. 血压下降

三、共用题干单选题

（1 ~ 4 题共用题干）

患者，女，81 岁，42kg，腹痛、呕吐 2 天，拟行开腹探查术。

1. 麻醉方式首选

A. 全身麻醉

B. 连续硬膜外麻醉

C. 脊麻

D. 麻醉监控镇静术（MAC）

E. 腹横筋膜阻滞

2. 关于麻醉前应了解的相关情况，最不重要的是

A. 发病后是否进饮食
B. 既往病史以及药物使用情况
C. 发病前的活动能力
D. 输血史
E. 入院前治疗过程

3. 关于麻醉前需了解的化验检查，相对不重要的是

A. 血常规　B. 电解质水平
C. 血糖　D. 凝血系列
E. 便常规

4. 关于麻醉前准备措施，相对不重要的是

A. 胃肠减压　B. 留置尿管
C. 有创动脉压监测　D. 输血
E. 体温监测和保温

（5～12 题共用题干）

患者，男，72 岁，入院诊断为右肺下叶肺癌，拟行肺叶切除术，既往有吸烟史 40 年，伴有慢性支气管炎。

5. 术前了解病情时下列哪项对麻醉意义相对不大

A. 饮食情况　B. 近期用药情况
C. 体格检查　D. 婚育史
E. 查看病例

6. 在术前准备中，下列不必要的是

A. 停止吸烟　B. 给予镇痛药物
C. 治疗肺部感染　D. 呼吸功能锻炼
E. 改善机体营养状况

7. 术前戒烟需多长时间才有意义

A. 1 周　B. 2 周
C. 4 周　D. 6 周
E. 12 周以上

8. 在下列检查项目中，对于麻醉前准备最重要的是

A. 通气功能　B. 血常规
C. 心电图　D. 脑部 CT
E. 腹部 B 超

9. 为进一步了解肺功能，下列最重要的是

A. 生化检查　B. 血气分析
C. 凝血功能　D. 血脂系列
E. 心肌肌钙蛋白 – I

10. 在麻醉监测中，一般不需要监测

A. 体温　B. 血氧饱和度
C. 有创动脉血压　D. BIS
E. 肺动脉压

11. 术中单肺通气开始后 40 分钟，血氧饱和度进行性下降至 92%，以下措施不恰当的是

A. 吸痰
B. 增加潮气量以及呼吸频率
C. 间断双肺通气
D. 吸入纯氧
E. 患侧肺 CPAP 5～10cmH_2O

12. 为预防术后低氧血症，下列措施不恰当的是

A. 及时清理呼吸道分泌物
B. 纠正贫血
C. 术后镇痛
D. 限制液体大量输入
E. 给予大剂量麻醉性镇痛药

（13～16 题共用题干）

患者，女，75 岁，身高 165cm，体重 55kg，拟行胃癌根治术，否认心脑血管以及糖尿病等慢性病史。

13. 关于麻醉前访视需了解的病例资料，相对不重要的是

A. 发病以及诊断治疗经过
B. 过敏史
C. 体格检查
D. 伴发的系统疾病及药物治疗史
E. 外伤史

14. 进入手术室后测血压 170/85mmHg，心率 88 次/分，出现上述情况时最可能的原因是

A. 精神紧张　B. 疼痛刺激
C. 二氧化碳蓄积　D. 颅压升高
E. 发热

15. 若继续处理，首选

A. 立即行有创动脉压监测
B. 床旁 ECG
C. 适度镇静
D. 复查血气分析
E. 暂缓手术

16. 手术结束患者苏醒后拔除气管导管，血压 165/100mmHg，心率 104 次/分，在可能的原因中应排除

A. 疼痛刺激　B. 输液量过大
C. 通气不足　D. 肾功能障碍
E. 低钾血症

（17～20 题共用题干）

患儿，女，8 岁，因车祸致双下肢碾压伤，多发骨折被急送手术室。意识淡漠，血压 55/30mmHg，心率 160 次/分。

17. 询问病史时，下列哪项最不重要

A. 是否昏迷　B. 伤前健康状况
C. 最后一次进食情况　D. 过敏史
E. 分娩及喂养史

18. 关于术前准备，下列哪项不是必需的

A. 保温　　B. 交叉配血
C. 胃肠减压　　D. 中心静脉置管
E. 插尿管

19. 选择的麻醉方法是

A. 椎管内麻醉
B. 气管插管全麻
C. 全麻 + 神经阻滞联合麻醉
D. 全麻 + 硬膜外联合麻醉
E. 喉罩全麻

20. 关于患儿可能面临的病理生理改变，不恰当的是

A. 低血容量　　B. 代谢性酸中毒
C. 凝血障碍　　D. 贫血
E. 高热

（21～24 题共用题干）

患儿，4 岁，肱骨髁上髁间骨折，拟行闭合复位内固定术。

21. 进行麻醉前访视时，最重要的体格检查是

A. 呼吸道功能检查　　B. 脊柱检查
C. Allen 试验　　D. 胸片检查
E. ECG

22. 麻醉前用药患儿最易接受的方式是

A. 肌内注射　　B. 口鼻黏膜给药
C. 口服　　D. 吸入
E. 静脉注射

23. 拟采用全身麻醉联合神经阻滞，神经阻滞技术最好采用

A. 局部浸润　　B. 神经刺激仪引导
C. 超声引导神经阻滞　　D. 盲探寻找异感法
E. 静脉局麻技术

24. 在麻醉中，不必要的监测是

A. ECG　　B. SpO_2
C. 呼末二氧化碳　　D. 有创动脉血压
E. 体温

（25～28 题共用题干）

患儿，3 岁，因腹痛来院，拟行开腹探查术。

25. 病史询问时，最不重要的是

A. 分娩及喂养情况
B. 近期是否有上感病史
C. 发病后进食及呕吐情况
D. 发病时间及治疗情况
E. 发病前一般状况

26. 下列所述的化验检查项目对麻醉安全意义最小的是

A. 血细胞分析　　B. 离子
C. 肾功能　　D. 血气分析
E. 腹水常规

27. 为选择气管导管（ID）而采用的公式是

A. 年龄（岁）+14　　B. 年龄（岁）+18
C. 年龄（岁）/4+4　　D. 年龄（岁）/3+8
E. 年龄（岁）/2+12

28. 下列关于苏醒期的处理，错误的是

A. 多模式术后镇痛　　B. 吸净口咽分泌物
C. 吸氧　　D. 浅麻醉下拔管
E. 完全清醒后拔管

（29～32 题共用题干）

患者，女，54 岁，发现心脏杂音 18 年，近半年来因劳力性心悸、气短收入院。查体：BP 110/70mmHg，心界扩大，心率 130 次/分，律不齐，第一心音强弱不等，脉短细，心尖 3/6 级全收缩期杂音，向腋下传导，有轻度舒张期隆隆样杂音，肺底部湿啰音。

29. 此患者最确切的诊断是

A. 二尖瓣脱垂、反流
B. 二尖瓣狭窄、关闭不全
C. 主动脉瓣狭窄、二尖瓣狭窄
D. 室间隔缺损
E. 梗阻性肥厚型心肌病

30. 此患者的首要治疗措施为

A. 洋地黄　　B. β 受体阻断剂
C. 硝酸甘油　　D. 维拉帕米
E. 奎尼丁

31. 此患者经治疗后病情好转，手术治疗时最必要的检查是

A. 心电图　　B. 动态心电图
C. 活动平板　　D. 多普勒超声心动图
E. 心脏核素检查

32. 行仔细心脏听诊时，此患者最容易听到

A. 第三心音　　B. 第四心音
C. 第二心音分裂　　D. A_2亢进
E. Austin－flint 杂音

（33～36 题共用题干）

患者，男，46 岁，术前血压 170/100mmHg，心率 84 次/分，在异氟烷吸入麻醉下行胃癌根治术。诱导后当异氟烷浓度达 1.6MAC 时，血压降至 95/50mmHg，心率为 118 次/分，ECG 出现多个室性期前收缩。

33. 此时出现低血压最可能的原因是

A. 血容量过低，回心血量少
B. 术中发生脑血管意外

C. 患者出现急性心力衰竭

D. 吸入麻醉过深，心血管受抑制

E. 麻醉药物选择不当

34. 此时首先应做的处理是

A. 立即加快输液，扩充血容量

B. 静脉注射麻黄碱 15mg，必要时连续追加

C. 静脉注射 2% 利多卡因 1 ~ 2mg/kg

D. 立即静脉滴注多巴胺 5 ~ 10μg/(kg · min)

E. 先减浅麻醉，再视情况给予升压和抗心律失常治疗

35. 下列关于该患者麻醉中的血压管理，错误的表述是

A. 将血压维持在 120/70mmHg 左右

B. 血压维持在麻醉前水平

C. 维持血压于平时可耐受水平

D. 补充血容量

E. 血压偏低时提高氧供和 Hct

36. 如患者经减浅麻醉、少量扩容及升压处理后，低血压持续半小时仍难矫正，仍频发期前收缩，此时应考虑

A. 血管反应性差，继续观察

B. 出现心衰，立即给强心药处理

C. 脑血管破裂，血管运动中枢麻痹

D. 围术期输液过少，应加速输液

E. 可能出现心肌梗死，立即行紧急处理

(37 ~ 38 题共用题干)

患者，女，70 岁，拟行胆囊切除术，术前血压为 150/98mmHg，HR 92 次/分。诱导后，吸入 2% ~ 3% 异氟烷维持麻醉，术中分离胆囊时血压达 182/105mmHg，HR 118 次/分。

37. 关于造成血压升高的可能原因，下列表述错误的是

A. 麻醉深度不足，疼痛刺激反应

B. 高碳酸血症

C. 膀胱胀满

D. 急性高血压危象

E. 交感神经过度受抑制

38. 为处理术中高血压，正确的措施是

A. 一旦出现高血压，应当立即用降压药控制

B. 伴有心率慢者可用拉贝洛尔

C. 硝普钠降压效果最佳，应为首选

D. 降压同时注意控制输液量

E. 先寻找原因，再做相应处理

(39 ~ 44 题共用题干)

患者，女，62 岁，有高血压病史 10 年。慢性胆囊炎胆石症急性发作，准备行胆囊切除术。术前血压 185/100mmHg，心电图检查示左心室肥大，ST 段下移，心率 68 次/分。

39. 此患者属于高血压几期

A. 一期　　B. 二期

C. 三期　　D. 四期

E. 五期

40. 术前为了解病情，下列项目可省略的是

A. 服降压药情况

B. 询问有无心力衰竭及冠心病病史

C. 眼底变化

D. 有无糖尿病

E. 肾脏功能

41. 该患者最好的麻醉方法是

A. 腰麻　　B. 局麻

C. 硬膜外麻醉　　D. 气管内插管全麻

E. 针刺麻醉

42. 患者服用可乐定治疗高血压，下列相关处理措施错误的是

A. 术前 3 天停用可乐定

B. 控制气管插管反应

C. 控制术中高血压

D. 术前给阿托品

E. 避免以浅全麻加肌松剂维持全麻

43. 术中处理胆囊时若血压下降，此时首先应考虑

A. 全麻药的抑制作用　　B. 低血容量

C. 心律失常　　D. 缺氧

E. 胆 - 心反射

44. 该患者在麻醉过程中尤应注意心电图变化的阶段是

A. 麻醉诱导时　　B. 气管插管时

C. 手术探查时　　D. 气管拔管时

E. 大量出血时

(45 ~ 49 题共用题干)

患者，男，40 岁，烟龄 40 年，平均每日 20 支。近 10 年来，每年冬季均有咳嗽、咳痰，清晨尤重。需行胸腔镜下肺肿瘤切除术。

45. 该患者极可能患有

A. 肺炎　　B. 肺源性心脏病

C. 慢性支气管炎　　D. Ⅱ型呼吸衰竭

E. 肺不张

46. 在下列的术前检查中，麻醉医师最为关心的项目是

A. 胸部 X 线摄片　　B. 心电图

C. 肺通气功能　　D. 胸部 CT

E. 痰培养

47. 麻醉医师欲在病床旁大概了解该患者的肺通气功能，

下列最好的检查方法是

A. 末梢循环颜色　　B. 吹火柴试验

C. 量胸廓周径　　D. 床边X线检查

E. 肺部听诊

48. 该患者最佳的麻醉方式是

A. 连续硬膜外麻醉

B. 静脉麻醉

C. 气管内插管全麻

D. 左侧双腔支气管插管全麻

E. 右侧双腔支气管插管全麻

49. 在术前用药中，下列哪一种药物最好不要使用

A. 阿托品　　B. 东莨菪碱

C. 地西泮　　D. 咪达唑仑

E. 吗啡

（50～52题共用题干）

患者，女，71岁，咳嗽，咳痰30余年，加重1周入院。查体：肺气肿征，口唇发绀，双肺可闻及痰鸣音，心率110次/分，律齐，无杂音。血气分析示：pH 7.30，PaO_2 58mmHg，$PaCO_2$ 64mmHg。

50. 该患者最可能的诊断是

A. COPD急性加重期　　B. 肺间质纤维化

C. 支气管扩张　　D. 支气管哮喘

E. ARDS

51. 确诊该病的最主要依据是

A. 胸部X线片　　B. 动脉血气分析

C. 肺功能　　D. 临床症状

E. 胸部检查

52. 目前对该患者考虑采取的措施是

A. 低流量吸氧　　B. 气管插管机械通气

C. 气管切开　　D. 高浓度吸氧

E. 高压氧疗

（53～57题共用题干）

患者，男，62岁，肠梗阻10天，入院后行小肠梗阻段切除，术后呼吸25次/分。潮气量400ml，带管回病房保留自主呼吸，由一细导管向气管导管内供氧。

53. 术后12小时该患者的呼吸频率仍为25次/分，潮气量420ml，循环尚稳定，但有轻度呼吸困难，此时最急需检查的项目是

A. 动脉血气　　B. X线片

C. 胸前听诊呼吸音　　D. ECG

E. 尿量

54. 此时呼吸治疗的最佳方案是

A. 气管切开行呼吸支持

B. 继续自主呼吸，观察病情变化

C. 经原气管导管行同步呼吸支持

D. 拔除气管导管，以减轻刺激

E. 等待血气结果后再做有针对性的处理

55. 术后16小时，患者的呼吸频率为30次/分，循环尚稳定，FiO_2为0.5时PaO_2为55mmHg，SpO_2 90%，此时最佳的呼吸治疗是

A. 使用镇静剂并用肌松剂行控制呼吸

B. 使用镇静剂行同步呼吸支持

C. 不用呼吸抑制剂行同步呼吸支持

D. 改为面罩行CPAP

E. 使用镇静剂行控制呼吸

56. 术后第3天，患者循环尚稳定，但仍为低氧血症，行PEEP后PaO_2略好转，X线片显示右肺有多处片状阴影，此时最确切的诊断是

A. ARDS Ⅰ期　　B. ARDS Ⅱ期

C. ARDS Ⅲ期　　D. ARDS Ⅳ期

E. 目前不能明确分期

57. 术后1周内最值得注意的外科并发症是

A. 肠出血　　B. 肠麻痹

C. 肠坏死　　D. 肠梗阻

E. 肠瘘

（58～61题共用题干）

患者，男，34岁，有进行性高血压8年。近4年来昏倒3次，过去心电图曾记录到室扑、室颤。查体：血压240/140mmHg，血钾2.2mmol/L，24小时尿醛固酮100.8μg。VMA正常高限。心电图显示心肌损害。

58. 该患者最可能的诊断为

A. 垂体瘤　　B. 库欣综合征

C. 醛固酮增多症　　D. Addison病

E. 嗜铬细胞瘤

59. 该患者发生室扑、室颤的原因最可能为

A. 严重高血压　　B. 严重低钙血症

C. 严重低钾血症　　D. 严重呼吸功能不全

E. 严重冠脉供血不足

60. 关于术前高血压的控制，首选

A. 利血平　　B. 螺内酯

C. 双氢克尿噻　　D. 酚苄明

E. 复方降压片

61. 术前纠正水钠潴留与低钾血症，以下不适用的是

A. 口服补钾　　B. 依他尼酸

C. 螺内酯　　D. 静脉补钾

E. 氨苯蝶啶

（62～64 题共用题干）

患者，女，80 岁，体重 80kg，既往有糖尿病 30 余年，高血压 15 年，血压控制稍差，160/85mmHg，近期左足剧痛，第一、第二足趾红肿、变黑，局部发干变硬。

62. 该患者最可能的诊断是

A. 糖尿病足趾坏死　B. 血栓性静脉炎
C. 血栓性动脉炎　D. 外伤后坏死
E. 感染

63. 确诊的首选检查方法是

A. 心电图　B. X 线胸片
C. 血管超声　D. CT
E. 磁共振

64. 该患者欲行截趾手术，不易采用下列何种麻醉方式

A. 全麻　B. 丙泊酚静脉麻醉
C. 腰麻　D. 硬膜外麻醉
E. 局部麻醉

（65～67 题共用题干）

患者，男，77 岁，糖尿病合并冠心病 20 年，慢支 30 年。查体示体重 75kg，血压 150/90mmHg，EKG 检查示心肌缺血，心功能Ⅲ级。肺功能检查示中度阻塞性通气功能障碍。血气分析 PaO_2 72mmHg，$PaCO_2$ 40mmHg。

65. 因前列腺增生入院拟行经尿道前列腺电切（TURP），手术麻醉不能选择

A. 腰麻　B. 硬膜外麻醉
C. 尿道黏膜表面麻醉　D. 气管内插管静脉麻醉
E. 非气管插管静脉麻醉

66. 该患者在硬膜外麻醉下行 TURP 手术时出现烦躁不安、视物模糊、心率明显增快、血压先高后低、脉搏细弱、呼吸急促困难、发绀、肺水肿、氧饱和度明显下降等。应考虑

A. 心肌梗死　B. 低氧血症
C. 急性呼吸衰竭　D. 局麻药过敏
E. 稀释性低钠血症

67. 应采取的抢救措施除外

A. 立即面罩加压给氧或气管插管辅助呼吸
B. 静脉推注 40mg 的呋塞米
C. 滴注高渗生理盐水
D. 应用强心药维持心功能
E. 低流量吸氧

（68～70 题共用题干）

患者，男，41 岁。因双眼睑下垂，复视，咀嚼无力，有呛咳及吞咽困难就诊，胸部 CT 提示胸腺瘤，拟行手术治疗。

68. 下列关于重症肌无力的叙述，错误的是

A. 有症状时都适于施行胸腺切除术
B. 常伴有胸腺肥大
C. 8%～10% 肌无力患者系胸腺小细胞性肿瘤所致
D. 为急性、非免疫性疾病，症状晨重晚轻
E. 可用抗胆碱酯酶药物治疗

69. 重症肌无力患者不宜使用下列哪种药物

A. 氟烷　B. 异丙酚
C. 琥珀胆碱　D. 右旋筒箭毒碱
E. 新斯的明

70. 术中最关键的监测为

A. 体温监测　B. 肌松监测
C. 循环监测　D. 麻醉深度监测
E. 尿量监测

（71～77 题共用题干）

患者，男，35 岁，因外伤，急诊行下肢清创 + 血管神经探查术。自述“下午常常抬眼皮费力”未进行治疗，否认有心脑血管病史以及其他慢性疾病。

71. 对于该患者，应首先考虑

A. 硬膜外阻滞　B. 股神经 + 坐骨神经阻滞
C. 全麻气管插管　D. 静脉麻醉
E. 腰丛神经阻滞

72. 该患者在腰麻下行手术，手术 50 分钟后，患者全身冷汗躁动，不能耐受手术，自述下肢酸胀难受，应考虑为

A. 可能是神经 – 肌肉接头受损导致疼痛过敏
B. 可能是止血带反应
C. 可能是肺栓塞
D. 可能是心肌梗死
E. 可以静脉注射小剂量的肌松剂然后高流量面罩吸氧以缓解患者的躁动

73. 如果该患者改为全身麻醉，首先考虑以下哪一项

A. 丙泊酚 100mg + 芬太尼 0.2mg + 罗库溴铵 50mg 气管插管，静吸复合麻醉
B. 丙泊酚 100mg + 芬太尼 0.2mg + 顺式阿曲库铵 10mg 气管插管，静吸复合麻醉
C. 丙泊酚 100mg + 芬太尼 0.15mg 置入喉罩，静吸复合麻醉
D. 丙泊酚 100mg + 芬太尼 0.2mg + 琥珀胆碱 100mg 气管插管，全凭静脉麻醉
E. 丙泊酚 100mg + 芬太尼 0.15mg + 罗库溴铵 30mg 置入喉罩，吸入麻醉

74. 为该患者行术后镇痛时，应首选

A. 芬太尼静脉镇痛
B. 吗啡静脉镇痛

C. 布比卡因硬膜外镇痛
D. 舒芬太尼静脉镇痛
E. 罗哌卡因静脉镇痛

75. 术后送往 SICU 机械通气 1.5 小时，该患者仍无吞咽反射、无自主呼吸无法拔管，最有可能的是
A. 重症肌无力患者肌松药作用时效延长
B. 重症肌无力危象
C. 成人呼吸窘迫综合征
D. 恶性高热
E. 胆碱能危象

76. 此时发现该患者 HR 127 次/分，BP 179/100mmHg，眼泪和口腔分泌物增多，首先应考虑
A. 麻醉变浅　B. 肌无力危象
C. 胆碱酯酶危象　D. 恶性高热
E. 高血压危象

77. 对于该患者，以下哪项处理最恰当
A. 静注拉贝洛尔，既有降血压也有降低心率的效应
B. 丙泊酚靶控输注镇静
C. 芬太尼 0.2mg 静注
D. 罗库溴铵 30mg 静注
E. 帕瑞昔布 40mg 静注

（78～80 题共用题干）
患者，男，58 岁，身高 164cm，体重 110kg。诊断为重症肌无力 6 年。行胸腺瘤切除术。术后第 2 天继续口服抗胆碱酯酶药物，但开始出现呼吸道分泌物增加，在吸空气情况下氧饱和度难以维持在 90% 以上。

78. 在予以吸痰、清理气道分泌物及吸氧等对症处理后，首先应做的是
A. 查明病因
B. 行辅助通气或气管切开
C. 停用抗胆碱酯酶药物
D. 予以阿托品减少分泌物
E. 加用肾上腺皮质激素

79. 如果出现肌无力危象，处理方式不包括
A. 快速清理气道分泌物，并且使用呼吸机辅助通气
B. 症状不能控制时可加用类固醇激素
C. 予以新斯的明 1mg 肌内注射
D. 立即停用肾上腺皮质激素
E. 阿托品治疗

80. 关于重症肌无力患者围术期出现危象的诱因，不包括的是
A. 睡眠不足　B. 疼痛刺激
C. 肺部感染　D. 缺氧或高碳酸血症
E. 对手术的紧张情绪

（81～84 题共用题干）
患者，男，46 岁，身高 180cm，体重 171kg，有 6 年高血压病史，有非胰岛素依赖型糖尿病病史，阻塞性睡眠呼吸暂停（OSA）。既往服用美托洛尔，吡格列酮和氢氯噻嗪，拟行腹腔镜下胃旁路手术。查体：双肺呼吸音清晰，心音正常，气道 Mallampati 分级为Ⅲ级，颈部粗且伸展受限，吸空气时血氧饱和度为 94%。术前检查：血糖 200mg/d；心电图提示：左室肥厚、右心劳损；超声心动图提示：中度三尖瓣关闭不全，右室肥厚和肺动脉收缩峰压为 45mmHg，左室功能正常。

81. 根据 BMI 分类，可以将该患者分为
A. 超重　B. 病态肥胖
C. 肥胖　D. 显著肥胖
E. 显著超重

82. 该患者行减肥手术后，哪种疾病的发生率降低的最少
A. 高脂血症　B. 糖尿病
C. 冠心病　D. 高血压
E. 睡眠呼吸暂停综合征

83. 下列药物中，哪种药物应该按照总体重给药
A. 芬太尼　B. 罗库溴铵
C. 维库溴铵　D. 瑞芬太尼
E. 丙泊酚（负荷剂量）

84. 在下列特征中，哪种会增加减肥手术后的发病率和死亡率
A. 阻塞性睡眠呼吸暂停（OSA）
B. 体重指数 >40kg/m^2
C. 年龄 >40 岁
D. 糖尿病
E. 女性

（85～87 题共用题干）
患者，男，58 岁，近 1 年来，出现心慌气短，腹胀，食欲减退。现因右下腹转移性疼痛收入院。在医院出现 2 次呕血。查体：血压 90/52mmHg，心率 100 次/分，肝肋下 4cm，脾未及，腹部膨隆。双肺底闻及湿啰音。实验室检查：Hb 85g/L，AST 170U/L，ALT 195U/L。

85. 如果该患者需要全身麻醉，首选的静脉麻醉药物是
A. 依托咪酯　B. 丙泊酚
C. 氯胺酮　D. 羟丁酸钠
E. 硫喷妥钠

86. 该患者行全身麻醉时，首选的肌松药为
A. 维库溴铵　B. 顺式阿曲库铵
C. 罗库溴铵　D. 琥珀胆碱
E. 泮库溴铵

87. 通过了解病史，该患者长期酗酒，则术中吸入异氟烷

时，MAC 可能

A. 下降　　B. 不变

C. 升高　　D. 先升高后下降

E. 先下降后升高

（88～89 题共用题干）

患者，女，57 岁，慢性肾功能不全，尿毒症，已透析治疗 5 年。既往有糖尿病、高血压 10 年，拟行肾移植手术。入手术室测量血压 170/90mmHg，HR 86 次/分。

88. 关于该患者的术前准备，下列描述错误的是

A. 术前 24～48 小时行透析疗法，以降低麻醉和手术风险

B. 术前应使血钾降到 5mmol/L 以下

C. 术前如有严重贫血，Hb 应纠正到 80～100g/L

D. 术前详细了解患者心、肺、肝、肾、电解质及凝血功能并尽可能纠正

E. 按择期手术对待，不需要按饱胃处理

89. 不宜选择的麻醉药物是

A. 麻醉前用药：吗啡

B. 局部麻醉药：利多卡因、罗哌卡因

C. 静脉麻醉药：丙泊酚、芬太尼、舒芬太尼

D. 肌松药：维库溴铵、罗库溴铵

E. 肌松药：琥珀胆碱

（90～94 题共用题干）

患者，女，77 岁，因从楼梯跌倒致裆部撞击铁桶后面部、前胸着地而急诊入院。患者呼吸急促，神志欠清。BP 130/60mmHg，呼吸 35～40 次/分，SpO_2 85%～88%，脉搏 115～140 次/分。听诊双肺无明显哮鸣音。

90. 关于该患者的初步诊断，不包括的是

A. 会阴外伤　　B. 颅脑外伤

C. 肋骨骨折　　D. 哮喘

E. 心律失常

91. 如果术前心电图提示频发交界性期前收缩，偶发室性期前收缩，右心肥厚，心肌缺血。在下列处理中不恰当的是

A. 立即纠正心律失常　　B. 吸氧

C. 暂不处理心律失常　　D. 给予 β 受体阻断剂

E. 给硝酸甘油泵注

92. 如果需急诊手术，应先行下列检查但应除外

A. 血气分析　　B. X 线胸片检查

C. 心脏彩超　　D. 肺功能

E. 凝血功能

93. 如果该患者因会阴挫裂伤拟行手术治疗，麻醉方式选择

A. 腰麻　　B. 鞍麻

C. 全麻　　D. 硬膜外麻醉

E. 局麻

94. 如果该患者胸片正常，但家属交代既往有手术全麻史，曾因气管插管特别困难差点丢命，此会阴挫裂伤手术的麻醉宜选

A. 硬膜外麻醉　　B. 阴部神经阻滞

C. 喉罩全麻　　D. 骶麻

E. 鞍麻

（95～98 题共用题干）

患者，男，65 岁，既往有冠心病、糖尿病病史。车祸致多处外伤入院，神志尚清、表情淡漠、口渴、面色苍白、皮肤湿冷、脉搏 116 次/分、血压 95/67mmHg、呼吸 24 次/分。中心静脉压 5mmHg、血气 pH 7.32，Hct 31%。

95. 该患者此时应该属于

A. 未发生休克　　B. 休克代偿期

C. 休克失代偿期　　D. 休克 DIC 期

E. 发展到感染性休克期

96. 循环系统的生理改变最可能是

A. 心功能不全

B. 血容量不足

C. 因血液重新分配，血容量足够

D. 容量血管过度收缩

E. 血容量严重不足

97. 首要的处理措施是

A. 扩充血容量　　B. 强心

C. 利尿　　D. 纠正酸中毒

E. 用缩血管药

98. 下列关于影响手术麻醉原则的因素，不包括的是

A. 是否有潜在的受伤的部位

B. 是否存在饱胃，饱胃不是麻醉禁忌

C. 是否存在饱胃，饱胃是麻醉的禁忌

D. 不太合适使用氯胺酮诱导全麻

E. 可以用依托咪酯或丙泊酚诱导全麻

四、案例分析题

（1～4 题共用题干）

患者，男，25 岁，身高 172cm，体重 90kg。因咳痰 2 年，活动后气促 10 余天就诊。CT 示双肺弥漫性磨玻璃灶，怀疑肺泡蛋白沉积症。为进一步明确病理病因，拟全身麻醉下行纤支镜检查或治疗。

1. 患者入室前于吸纯氧状态行动脉血气分析。结果显示：pH 7.56，$PaCO_2$ 27.4mmHg，PaO_2 63mmHg，SaO_2 90%。该结果提示

A. 低氧血症伴呼吸性酸中毒

B. 低氧血症伴代谢性酸中毒
C. 低氧血症伴呼吸性碱中毒
D. 低氧血症伴代谢性碱中毒
E. 呼吸性酸中毒伴代谢性碱中毒
F. 呼吸性碱中毒伴代谢性酸中毒

2. 该患者生化检查显示肝肾功能正常，心电图基本正常。在急诊室内，患者吸氧后被推入病房，神志清醒，脉搏为 108 次/分，呼吸为 25 次/分，血压为 128/75mmHg，SaO_2为 89%。从发病开始，患者时常咳出块状黏痰，明确病因同时拟行纤支镜下清理。最适用于该患者的麻醉通气方式为

A. 镇静置入口咽通气道保留自主呼吸
B. 全身麻醉下行喉罩维持通气
C. 清醒局部麻醉
D. 全身麻醉气管插管
E. 镇静保留自主呼吸
F. 镇静置入鼻咽通气道保留自主呼吸

3. 如选用气管插管全身麻醉，在维持适当血氧饱和度的同时，采用保护性通气的最佳策略为

A. VT 500ml，FiO_2 40%，PEEP 0cmH_2O
B. VT 400ml，FiO_2 100%，PEEP 6cmH_2O
C. VT 500ml，FiO_2 60%，PEEP 0cmH_2O
D. VT 400ml，FiO_2 40%，PEEP 6cmH_2O
E. VT 600ml，FiO_2 40%，PEEP 6cmH_2O
F. VT 400ml，FiO_2 40%，PEEP 0cmH_2O

4. 若采用双侧序贯大容量肺泡灌洗治疗患者肺泡蛋白沉积症，改善氧合状态，最佳的单肺通气策略为

A. 左双腔支气管导管插管，纤支镜定位
B. 单腔支气管导管插管，纤支镜定位
C. 气管导管插管，支气管封堵器，纤支镜定位
D. 右双腔支气管导管插管，纤支镜定位
E. 气管导管插管，纤支镜定位
F. 支气管阻塞管插管

（5～6 题共用题干）

患者，66 岁，体重 75kg，患有糖尿病、急性肠梗阻，因恶心、呕吐 7 天入院。患者呼吸深而快，20 次/分，血压 90/50mmHg，急症手术，术中突发室颤，拟行胸外电除颤。

5. 下列措施正确的是

A. 首先保证呼吸通畅，保证氧供
B. 如 EKG 为细颤应将其转为粗颤
C. 准备除颤前立即心脏按压
D. 两电极板分别置于胸骨左右缘第 4 肋间
E. 应在呼气末放电
F. 准备除颤前维持循环稳定

6. 心肺复苏后，此患者应进行的后续处理是

A. 进行血气分析　　B. 维持循环稳定
C. 纠正电解质紊乱　　D. 评估容量
E. 输血液制品　　F. 测血糖

（7～8 题共用题干）

患者，男，63 岁，诊断为原发性醛固酮增多症，在手术过程中挤压肾上腺，血压 190/100mmHg，心率 100 次/分。

7. 该患者应如何处理

A. 维持一定麻醉深度　　B. 短效降压药
C. 立刻告知手术医生　　D. 麻醉过浅加深麻醉
E. 补充血容量　　F. 测血糖

8. 该患者肿瘤切除后出现血压 80/50mmHg，心率 120 次/分，应如何处理

A. 补充血容量　　B. 纠正酸中毒
C. 升压药　　D. 补充皮质激素
E. 监测电解质　　F. 不需特殊处理

（9～15 题共用题干）

患者，男，46 岁，体重 68kg，诊断为嗜铬细胞瘤，欲行腹腔镜下手术。

9. 该患者术前需要做哪些准备

A. 控制高血压
B. 监测电解质
C. 纠正血容量
D. 镇静
E. 镇痛
F. 避免使用兴奋交感神经的药物

10. 该患者在术前进行血压控制时可首选哪种药物

A. 长效 α 受体阻断剂　　B. β 受体阻断剂
C. 钙通道阻滞剂　　D. 利尿剂
E. ACEI 类药物　　F. 万古霉素

11. 该患者采取哪种麻醉方法为妥

A. 全麻　　B. 硬膜外麻醉
C. 腰麻　　D. 腰－硬联合麻醉
E. 蛛网膜下腔阻滞　　F. 以上均可

12. 术中不宜使用的药物有

A. 甲氧氯普胺　　B. 丙泊酚
C. 氯胺酮　　D. 泮库溴铵
E. 维库溴铵　　F. 筒箭毒碱

13. 对于该患者，有必要进行的监测是

A. 血压　　B. 中心静脉压
C. 心电图　　D. 尿量
E. 动脉血气分析　　F. 血液电解质

14. 该患者手术进行至游离病变组织时，突发血压230/130mmHg，心率120次/分，此时应如何紧急处理

A. 给予硝普钠

B. 给予酚妥拉明

C. 给予硝酸甘油

D. 给予尼卡地平

E. 给予普萘洛尔

F. 输注生理盐水或进行其他适当的补液

15. 1小时后，切除肿物，出现严重低血压，65/35mmHg，此时的紧急处理方案为

A. 给予去甲肾上腺素　B. 给予肾上腺素

C. 给予多巴胺　D. 给予间羟胺

E. 给予液体支持　F. 给予硝普钠

（16～22题共用题干）

患者，女，45岁，因进行性高血压1年来诊。肾CT提示：右肾上腺占位。尿3－甲氧基－4－羟苦杏仁醛（VMT）升高。诊断为嗜铬细胞瘤，拟行肾上腺肿瘤切除术。

16. 术前准备中，降压常用的药物是

A. 苯苄明　B. 酚妥拉明

C. 硝酸甘油　D. 硝普钠

E. 双氢克尿噻　F. 拉贝洛尔

17. ［提示：术前准备应用降压药后，心率增快。］药物的选择最好是

A. 利多卡因　B. 普萘洛尔

C. 毛花苷丙　D. 艾司洛尔

E. 普罗帕酮　F. 拉贝洛尔

18. 除了上述的术前准备外，最重要的准备是

A. 降低血糖　B. 增加营养

C. 扩充血容量　D. 利尿

E. 纠正酸中毒　F. 纠正电解质紊乱

19. 最适合此患者的麻醉方式是

A. 局部浸润麻醉

B. 蛛网膜下腔麻醉

C. 喉罩＋全凭静脉麻醉

D. 气管内插管全身麻醉

E. 连续硬膜外麻醉

F. 硬膜外复合气管内插管全身麻醉

20. ［提示：手术过程中探查肿瘤时，血压急剧上升至200/120mmHg。］此时，最适宜的处理是

A. 追加芬太尼　B. 给予苯苄明

C. 给予酚妥拉明　D. 给予利血平

E. 静脉放血　F. 给予硝酸甘油

21. ［提示：肿瘤切除后，血压逐渐下降至70/30mmHg。］此时的处理措施是

A. 适当减浅麻醉　B. 静脉注射麻黄碱

C. 泵注去甲肾上腺素　D. 泵注异丙肾上腺素

E. 快速输血、补液　F. 静脉注射毛花苷丙

G. 静脉注射阿托品

22. ［提示：术后2小时，患者仍未清醒，但自主呼吸恢复，瞳孔等大正圆，对光反射存在。］使患者苏醒延迟的因素可能是

A. 心肌梗死　B. 脑血管意外

C. 全身麻醉药残余作用　D. 低血糖

E. 肌松剂残余作用　F. 高血糖

（23～26题共用题干）

患者，男，56岁，重症肌无力（MG），病变累及眼外直肌，有眼睑下垂和复视症状。平时每日服用吡斯的明660mg和泼尼松20mg，分次口服。术前检查肺活量实测值/预计值为50%，FEV_1/FVC 80%，最大通气量（MVV）实测值/预计值为45%。拟在全身麻醉下行经颈部胸腺切除术。

23. 关于重症肌无力患者麻醉用药的叙述，下列正确的是

A. 禁用氯胺酮

B. 对去极化肌松药极为敏感，应考虑使用非去极化肌松药

C. 为了抑制呼吸道分泌及预防抗胆碱酯酶药的副作用，应常规用阿托品或东莨菪碱，但剂量宜小

D. 重症肌无力患者肌松药的起效时间明显延长，故应在麻醉诱导前先预用1/10诱导剂量的肌松药

E. 为保持患者充分镇静，术前常规使用吗啡

F. 部分患者在采用吸入麻醉情况下，可以不使用肌松药

24. 因长期服用吡斯的明和泼尼松两种药物，麻醉管理中需要考虑药物引起的相关问题是

A. 对非去极化肌松药不敏感

B. 引起骨质疏松

C. 引起肾上腺皮质功能亢进

D. 易出汗，上呼吸道分泌物增多

E. 引起消化道溃疡或出血

F. 引起关节疼痛

G. 引起低钾血症

25. 患者出现呼吸困难的原因最可能是

A. 肌松拮抗不完全　B. 拔管指征掌握不当

C. 泼尼松的协同作用　D. 胆碱能危象

E. 琥珀胆碱的残留作用　F. 肌无力危象

26. 对该患者的进一步处理，正确的是

A. 新斯的明 0.5 ~ 1mg + 阿托品 0.5mg 静注

B. 立即气管插管人工通气，辅助或控制呼吸

C. 保持呼吸道通畅及吸氧

D. 阿托品 0.5 ~ 1mg 静注

E. 静注吗啡 2mg 镇静

F. 呋塞米 20mg 静注

（27 ~ 29 题共用题干）

患者，男，55 岁，术前诊断为重症肌无力，主要影响眼外和延髓肌肉系统，拟行经颈部胸腺切除术。该患者每天分次口服吡啶新斯的明共 660mg 和泼尼松共 20mg，每天 4 次口服甲氧氯普胺 10mg 治疗反流性食管炎。肺功能测定：肺活量是预期值的 50%，一秒率为 80%，最大呼吸量为预期值的 45%。患者入室后，吸入纯氧，压迫环状软骨，静脉给予硫喷妥钠 4mg/kg 和琥珀胆碱 1mg/kg 进行快速诱导。60s 后，当颤搐高度下降 60% 时进行气管内插管，插管有困难。采用吸入氧化亚氮、氧气与七氟烷维持麻醉，控制通气。在颤搐高度恢复到 100% 时，给予维库溴铵 0.05mg/kg，神经刺激引发的颤搐反应消失。手术时间为 1.5h，停止给予麻醉药物，当 4 个成串（TOF）刺激完全出现时，给予肌松药拮抗剂新斯的明 0.06mg/kg、格隆溴铵 0.01mg/kg。当患者对指令有反应时拔除气管导管，患者立刻出现呼吸困难症状。

27. 诊断重症肌无力常用的确证试验包括

A. 肌电图描记法　　B. 依酚氯铵试验

C. 阿托品试验　　D. 局部箭箭毒碱试验

E. 乙酰胆碱受体抗体　　F. CT 和 MRI

28. 可以增强非去极化肌肉松弛药作用的因素包括

A. 吸入麻醉药的残余作用

B. 代谢性碱中毒

C. 呼吸性酸中毒

D. 电解质紊乱

E. 抗心律失常药物

F. 抗生素

29. 结合该病例，下列叙述正确的是

A. 全面掌握重症肌无力的病理生理变化

B. 应仔细询问病史

C. 术前常规应用抗胆碱药物

D. 术前常规应用小剂量地西泮

E. 足量应用非去极化肌松药

F. 预防胆碱能危象

（30 ~ 33 题共用题干）

患者，女，36 岁，有 7 年重症肌无力病史，在内科长期口服抗胆碱酯酶药治疗，肌无力症状时轻时重。近期感觉呼吸日渐费力，经过 CT 检查发现胸腺瘤，经讨论后拟行手术切除胸腺瘤。

30. 该患者麻醉前访视除常规了解病情外，还应当特别注意

A. 胸腺瘤的性质

B. 有无突眼征

C. 口服抗胆碱酯酶药的品种、剂量

D. 复习影像学资料，了解气管有无受压及受压情况

E. 估计气管最狭窄处和门齿的距离

F. 了解体位变化对患者呼吸的影响

31. ［提示：CT 和气管 X 线片均证实患者气管受压较严重，经过充分的术前准备和评估，决定择期在气管内插管全麻下行胸腺瘤切除术。］为了确保该患者能安全顺利插入气管导管，应采取下列哪些方法和应急预防措施

A. 应用食管气管联合导管

B. 在表麻、镇静、保留自主呼吸下插管

C. 准备足够长度和硬度的气管导管

D. 有条件时可以在纤维支气管镜引导下清醒气管内插管

E. 准备气管切开的器械和技术力量

F. 如果患者不能合作，可采用快诱导插管

32. ［提示：患者顺利插入气管导管，术中吸入七氟烷、静脉输注瑞芬太尼、丙泊酚维持全麻。患者取胸骨正中切口，手术操作近 1 小时后，麻醉医师发现患者气道压力逐渐增高，脉搏血氧饱和度逐渐下降。］气道压增高、脉搏血氧饱和度降低的原因可能是

A. 气管导管位置移动

B. 手术操作压迫气管、支气管

C. 气胸

D. 肌无力危象

E. 气管导管被痰液堵塞

F. 喉痉挛

33. ［提示：患者经过紧急处理后循环稳定、气道压力恢复正常，血氧饱和度 99%，手术顺利结束。］患者术毕不宜拔管而需保留气管导管行机械呼吸支持的指标有

A. 困难气道

B. 术前肺活量 2.8L

C. 术中出血 600ml

D. 术前口服吡啶斯的明的剂量为 1g/d

E. 术中曾有低氧血症

F. 术中阿曲库铵的总剂量为 25mg

G. 肌无力病史 7 年

（34～36 题共用题干）

患者，男，55 岁，因胆囊结石拟行腹腔镜胆囊切除术。既往体健。查体：体重 120kg，身高 174cm。

34.［提示：根据患者的 BMI，可以诊断为肥胖。］关于肥胖对生理功能的影响，下列叙述正确的是

A. 使肺－胸顺应性降低

B. 使肺活量、深吸气量减少

C. 使功能余气量增加

D. 使通气/血流比值减低

E. 使肺泡通气量降低

F. 使通气/血流比值升高

35. 关于肥胖患者术前的病情评估及准备，正确的是

A. 了解患者有无夜间打鼾、呼吸暂停

B. 常规进行插管困难的评估

C. 肺功能检查、动脉血气分析以及屏气试验等

D. 有无高血压、肺动脉高压、心肌缺血等的病史或症状

E. 询问患者入院前 6 个月内及住院期间的用药史

F. 术前用药：抗焦虑药、镇痛药、抗胆碱能药物

36. 结合该病例，下列叙述正确的是

A. 麻醉诱导前，建立并固定稳妥输血、输液或静脉给药途径极为重要

B. 臂周径过大，使无创测压不确切或无法选择合适的袖套时，可以考虑使用有创动脉压监测

C. 为了便于术中呼吸管理，肥胖患者全麻后最好行气管内插管

D. 长时间全麻可造成大量脂溶性麻醉药贮积于脂肪组织内，往往使肥胖患者的苏醒时间延迟，术后并发症也相应增加

E. 麻醉维持期间应设法保持充足的气体交换，避免缺氧和二氧化碳蓄积等不利因素

F. 如选择椎管内麻醉，也应当加强对呼吸和循环功能的观察

（37～40 题共用题干）

患者，女，67 岁，身高 157cm，体重 71kg，10 年前有胆囊切除史。因腹痛、发热、巩膜黄染 3 天，嗜睡、低血压 7 小时入院，因急性梗阻性化脓性胆管炎行急诊手术。患者自诉无胸闷、气促等病史，无其他系统疾病史。查体：T 39℃，BP 106/60mmHg、HR 125 次/分、RR 24 次/分，巩膜黄染，神志模糊，心肺听诊无明显异常发现，腹胀。胸 X 线片显示：两肺纹理增多。ECG 提示：窦性心动过速，ST－T 改变、电轴左偏。

37. 患者出现休克的类型可能包括

A. 心源性休克　　B. 感染性休克

C. 低血容量性休克　　D. 失血性休克

E. 过敏性休克　　F. 创伤性休克

38. 下列指标中，对判断休克的严重程度很重要的指标是

A. 动脉压　　B. 心输出量

C. 总外周阻力　　D. 中心静脉压

E. 休克指数　　F. 尿量

39. 术毕，患者小便量不足 50ml。造成肾功能不全的因素主要是

A. 休克

B. 胆红素作用

C. 内毒素作用

D. 液体进入第三间隙

E. 不合理地使用 α 受体兴奋药

F. 肝肾综合征

40. 对于该患者，治疗急性肾功能不全的措施主要有

A. 保持适当的心输出量

B. 尽快足量补充血容量

C. 使用高浓度缩血管药

D. 使用高渗溶液

E. 使用 5%～10% 甘露醇

F. 围术期使用抗生素

G. 注意肝功能的保护

H. 监测尿量，必要时使用利尿药

答案和精选解析

一、单选题

1. C　老年人的肠黏膜随年龄增加而逐渐萎缩，肠道吸收面积减少，肠道蠕动减慢，药物吸收速度可能减慢，但是肠道面积巨大，药物在肠道停留时间延长，吸收总量基本不变。

2. B　潮气量（TV）与肺总量（TLV）随年龄增加变化不大或者略有减少。肺活量（V_C）和补呼气量（ERV）、补吸气量（IRV）随年龄增加而显著下降，70～80 岁老年人的 V_C 只有年轻人的 40%～50%，残气量（RV）与功能残气量（FRV）随年龄增加而明显增加，最大通气量（MVV）、用力肺活量（FEC）、第一秒用力呼气量（FEV_1）、峰流量（PEF）、最大呼气流量（FEF 75%、FEF 50%、FEF 25%）、用力呼气中段流量（FEF 25%～75%）、FEV_1/FVC 等流量指标都随年龄增加而明显下降，闭合气量（CV）则随年龄增加而增加。

3. E　肺动脉压和肺血管阻力确实会随着年龄的增长而升高，但这并不意味着在没有左心室功能异常的老年人中，肺动脉压可升高到 26/11mmHg，而在青壮年中则不超过 20/9mmHg。实际上，正常的肺动脉压范围是在 25/8mmHg 至 30/12mmHg 之间，并且老年人的肺动脉压

可能高于20/9mmHg而仍被认为是正常的。因此，在老年人中监测到稍高的肺动脉压时，不能过高估计其临床严重性。

4. D　老年患者术中体温低通常与基础代谢率降低、体温调节能力降低和血管收缩反应减弱等因素有关。基础代谢率降低意味着身体在休息状态下消耗能量较少，这可能导致体温下降。老年人的体温调节能力普遍较弱，难以维持正常体温。此外，老年患者的血管收缩反应通常减弱，影响了体温的稳定性。阿托品可抑制体内乙酰胆碱的作用，影响体温调节中枢的功能，导致体温上升。

5. A　选项A，在围术期，对于高血压患者，通常不建议突然停用降压药物，因为这可能引起血压升高和其他潜在的并发症。抗高血压药物应持续应用至术晨，但必须注意常用降压药物特别是ACEI和ARB有可能在全麻诱导过程中引起的低血压。选项B，利尿药可以帮助高血压患者减少体内的血容量，从而降低血压。但某些利尿药如噻嗪类和利尿酮类药物可能会引起低钾血症，即体内钾离子水平过低。这是因为这些药物在排尿时会增加尿液中的钾排泄量，而不仅仅是水分。低钾血症可能对心脏和肌肉功能产生影响，并导致一系列症状，如乏力、肌肉无力和心律失常。因此，在使用利尿药时应密切监测血钾水平，并根据需要采取适当的措施来纠正低钾血症。选项C，中枢作用降压药主要通过影响中枢神经系统来调节血压，同时也能导致全身血管扩张。当患者同时接受中枢作用降压药和麻醉药时，由于血管扩张作用，血管内的阻力降低，使得血流更容易通过，从而使达到相同效果所需的麻醉药物剂量较少。这种联合应用可以减少麻醉药的不良反应和副作用，并提高手术过程中的安全性。然而，在临床使用时请遵循医生的指导和建议。选项D，交感神经系统在应对失血和麻醉时会发挥重要作用，通过增加心率、收缩血管等措施来维持血压和组织灌注。解交感药的使用会抑制交感神经系统的功能，导致心率降低、血管扩张等作用，从而减弱循环系统对失血和麻醉所造成的负面影响的能力。选项E，应用β受体阻断剂可以减少交感神经系统的兴奋。在低血容量、麻醉过浅和高碳酸血症等情况下，身体可能出现心率加速反应，使用β受体阻断剂可以阻止这种反应，使心率保持较稳定的水平。

6. E　麻醉性镇痛药容易产生呼吸、循环抑制，导致呼吸频率减慢、潮气量不足和低血压，只有当患者术前存在明显疼痛时才考虑使用阿片类药物。

7. E　术中觉醒不是老年人术中低血压的常见原因。术中觉醒是指手术患者在麻醉或镇静状态下意识恢复的过程，术中觉醒多引起血压升高。低血容量、心输出量降低、外周血管扩张和低温都可以导致老年人术中低血压的发生。

8. E　老年人对肌松药物的敏感性不会增加。肌松药物被用于手术期间使患者的肌肉放松，以帮助进行手术或机械通气。尽管老年人常常需要降低肌松药物的剂量，但他们并没有比其他年龄段的人更容易对肌松药物产生过敏或敏感反应。

9. E　对于65岁以上老年患者，有四项因素影响其预后：①年龄，②ASA分级，③急诊或择期手术，④外科手术类型。一般情况下，危险因素越多，程度越重或其性质越严重则风险越大。选项E“婚育史”与老年患者手术危险性的相关因素无关。婚育史指的是一个人的婚姻和生育情况，与手术风险没有直接的关系。

10. B　缓慢性心律失常，特别是合并有眩晕，晕厥史的患者，需要安置起搏器。一般心动过缓患者，如心率低于50次/分，术前可先考虑做阿托品试验，采用阿托品0.02~0.04mg/kg，在1分钟内静注完毕，记录注射后1、2、3、5、10、15、20分钟Ⅱ导心电图，阳性标准为给药后窦性心律低于90次/分，可辅助诊断窦房结功能低下或病态窦房结综合征。

11. B　冠心病是一种心脏病，术前用于长期治疗的药物包括β受体阻断剂、钙通道阻滞剂、阿司匹林和他汀类药。左甲状腺素不是常规用于冠心病的药物。左甲状腺素主要用于甲状腺功能减退时的替代治疗。

12. C　频发室性期前收缩（PVC）是指心脏在心电图上出现超过30%的室性期前收缩。老年患者术后出现频发室性期前收缩可能是由术后应激、电解质紊乱、药物不良反应等引起。发生频发室性期前收缩时首先要确定其病因，针对病因进行相应的处理。例如，如果是由电解质紊乱引起，需要纠正电解质异常；如果是由药物不良反应引起，需要停止或调整相关药物；如果是由术后应激引起，需要给予适当的镇静或抗焦虑药物。选项A、B、D和E提供了一些药物的选择，但在没有明确病因的情况下，仅仅给予药物注射并不能解决问题。

13. D　老年患者椎间孔狭窄，药液向椎旁扩散减少。老年人硬膜外间隙狭窄，椎管狭窄所需药量减少。老年人硬膜变薄，药液容易通过硬膜，起效增快。

14. E　选项A，头痛是脑脊液漏出或扩散导致的一种并发症，而脊麻是一种常用于硬膜外麻醉和脊麻手术的方法。尽管在某些情况下可能会发生头痛，但老年人由于身体的生理变化和其他相关因素，与年轻人相比，其脊麻后头痛的发生率较低。选项B，与年轻人相比，老年人CSF压力较低，CSF比重较高，增龄所致的体内水分和细胞外液的减少，导致老年人CSF容量减少，压力降低，故局麻药容易在蛛网膜下腔扩散，少量的局麻药就可以获得满意的阻滞效果。选项C，在老年患者中，行蛛网膜下腔阻滞时可以控制麻醉平面在T_{10}以下。虽然蛛网膜下腔阻滞可能对血流动力学产生一定影响，但这种影响通常不会很大。需要注意的是，个体差异和其他因素可能会导致患者对麻醉的反应有所不同。最好在具体情况下由医生评估和监测患者的血流动力学状态。选项D，老年患者进行蛛网膜下腔阻滞时，通常需要减少局麻药的剂量。这是因为老年人的生理功能和代谢能力可能下降，对药物的处理和清除速度较慢，容易导致药物积累和不良反应的风险增加。因此，为了确保安全性，通常会在老年患者中降低局麻药的用量。选项E，蛛网膜下腔阻滞通常与其他麻醉方法（如全身麻醉或表面麻醉）结合使用，以提供更全面的疼痛控制和手术条件。这种联合麻醉方法可以根据患者的情况和手术需求进行个体化选择，并由专业医生进行评估和管理。

15. C 常规使用抗胆碱能药物并不能减少口咽部分泌物或改善插管条件。抗胆碱能药物有多种不良反应，仅在有确切适应证时使用，不作为常规使用。

16. D 依托咪酯是一种常用的静脉麻醉药物，它对循环系统的抑制相对较轻。丙泊酚、硫喷妥钠和苯巴比妥等药物可能会产生不同程度的循环抑制作用。咪达唑仑虽然是一种镇静药物，但不常被用于全身麻醉，因此不属于最佳选项。

17. E 选项A，神经阻滞麻醉对全身干扰小，适用于老年人的短小手术，它使机体功能恢复快，便于早期活动。选项B，老年人对局麻药的耐受力降低，需要根据患者的具体情况确定适当剂量，并注意局麻药的毒性反应。选项C，臂丛神经阻滞适用于上肢手术，腰神经丛和坐骨神经阻滞适用于下肢手术。选项D，在某些情况下，可以考虑与全身麻醉联合应用，以减少全身麻醉药物的使用剂量。选项E，周围神经系统的传导速度随年龄增加并不逐渐减慢，相反，在老年人中可能出现神经传导速度增加或相对不变的情况。因此，选择神经阻滞时，并不是根据年龄来选择较高浓度的局麻药。

18. C 婴儿的肋骨相对成人而言较水平，胸壁弹性较高，顺应性也较好。这种特点使得婴儿的胸廓能够更为灵活地适应呼吸运动和内脏器官的发育。肋骨在维持胸内负压和支持呼吸中起到重要的作用。肺部被肋骨所包围，并且通过膈肌与胸腔相连。当进行吸气时，肋骨向外扩张，膈肌下降，使胸腔容积增大，从而导致负压形成并吸入空气。而在呼气时，肋骨回缩，膈肌上升，胸腔容积减小，将二氧化碳排出体外。在新生儿及婴儿肋间肌及膈肌中，Ⅰ型肌纤维少，Ⅰ型肌纤维可提供重复作功的能力，当Ⅰ型肌纤维缺少时，任何因素所致的呼吸作功增加均可引起呼吸肌早期疲劳，导致呼吸暂停、二氧化碳蓄积和呼吸衰竭。一些常见的因素包括长时间的剧烈运动，肺部疾病，呼吸系统的限制或阻塞以及其他影响呼吸效率和肌肉功能的身体条件。婴儿的胸廓和呼吸系统在出生时尚未完全发育成熟。婴儿的呼吸主要依靠膈肌运动进行，而不是像成人一样主要依靠胸部肋骨运动。当腹腔内容物增加，例如消化系统中的食物或气体增加，会对膈肌的活动产生影响，进而影响婴儿的呼吸能力。因此，腹腔内的压力变化可能会对婴儿的呼吸造成一定的影响。

19. B 婴儿和儿童相比于青少年和成人，从喉到细支气管的实际气道直径要小得多。婴儿的气管长度只有4.0～4.3cm，而新生儿气管的直径为3.5～4.0mm（成人10～14mm），因此婴儿的气道阻力绝对值非常高。相对成人而言，婴儿的气道内径较大。婴儿的气道阻力主要与气道直径和黏液分泌有关，而与肺容量和体重无关。婴幼儿由于绝对气道直径较小，容易发生上、下气道阻塞。即使是轻微的气道炎症、水肿或分泌物也可能导致严重的气道阻塞。因此，在处理婴幼儿的呼吸问题时要格外小心和及时采取适当的措施。婴儿的气管支气管分叉处所成角度在两侧基本相同。因此，如果气管导管插入较深，导管进入左侧支气管的机会与右侧是相等的。婴儿的支气管平滑肌较儿童少，因此在小婴儿哮喘时使用支气管扩张药物治疗的效果通常较差。这是因为支气管扩张药主要通过作用于支气管平滑肌来舒张支气管，增加通气能力，但由于婴儿的支气管平滑肌较少，药物的作用受限，可能无法产生理想的效果。

20. C 婴幼儿喉头最狭窄的部位是环状软骨。它位于甲状软骨的下方，是喉头中最狭窄的部位。所以在婴幼儿发生喉部阻塞或狭窄时，常会导致呼吸困难。

21. E 小儿咽和喉部的保护性反射包括打喷嚏、吞咽、咳嗽和咽喉腔的关闭。这些反射机制可以帮助清除异物或刺激物质，保护呼吸道免受损害。打喷嚏是一种迅速的、气体冲击的反射，可清除鼻腔和上呼吸道的异物。吞咽是将食物或液体从口腔顺利带入食管的动作，确保无异物卡住喉咙。咳嗽是一种迅速的、有力的呼气反射，用于清除气道中的异物或分泌物。咽喉腔的关闭是指喉部肌肉的收缩，防止异物进入气道。喉痉挛不属于保护性反射。喉痉挛是由于刺激迷走神经的分支喉上神经引起内收肌收缩，造成声带持续紧张的关闭。婴儿特别容易发生喉痉挛，其原因可能是从出生到神经系统成熟的过程中存在一个短暂的喉部高兴奋期。

22. E 选项A，低体重儿或早产儿由于血容量较小，若输血输液过多，可能导致血容量超负荷，增加心脏负担，并可能引发其他并发症。选项B，新生儿的血容量按体重计算比成人大，但由于体重较小，其血容量的绝对值较小。因此，即使有轻微出血，也可能导致血容量明显下降，对婴儿的安全构成威胁。选项C，新生儿血容量在出生时会发生显著变化，取决于自胎盘回流血的多少。延迟钳夹或结扎脐带可以增加血容量，但这也可能导致暂时性呼吸困难。选项D，分娩时，胎儿缺氧会导致血管收缩，并使血液转移至胎盘循环，从而导致窒息的新生儿存在血容量不足的情况。选项E，刚出生的新生儿平均血容量为90ml/kg。

23. E　选项A，新生儿的心功能处于高水平状态，但其心脏储备确实有限。这是因为新生儿在出生后需要适应体外环境的要求，心脏结构和功能尚未完全成熟，不能像成人一样具备较大的心力储备。选项B，由于新生儿心脏功能的不完善，其对负性刺激的耐受性较差，因此在不利状况下（如缺氧、酸中毒和麻醉等），心输出量可能会显著减少。选项C，新生儿心脏的弹性和调节机制尚未完全发展，无法有效地应对负荷的增加或收缩力的下降。选项D，在胎儿时期，卵圆孔和动脉导管起到分流血液的作用，但它们在出生后会逐渐闭合，使左心室面临更大的负荷，需要更多的收缩力来推动血液流动。选项E，新生儿心输出量呈心率依赖性。

24. A　新生儿及婴幼儿的脑血流丰富，但早产儿的脑血管很脆弱，当出现缺氧、二氧化碳过高、高钠血症、动脉压或静脉压波动以及过度输注高张液体等时可诱发颅内出血。

25. E　胎儿具有较高浓度的胎儿型血红蛋白（胎红蛋白），相比成人型血红蛋白（HbA）更有效地携氧。这是因为胎红蛋白在低氧环境中的氧亲和力高于HbA，使其能够从母体血液中吸收更多的氧气。尽管胎儿血红蛋白对于胎儿来说很有效，但在宫外生活中，由于胎红蛋白与成人气体交换的方式不同，其携氧特性会变得不利，妨碍氧气向组织的转运。成人的血红蛋白在肺部与氧结合后可以释放氧到周围的组织中，但胎红蛋白则不能有效地释放氧。在胎儿发育到6个月左右时，胎红蛋白开始被成人血红蛋白所取代，这是正常的生理现象。在出生后的头几个月内，婴儿的血红蛋白携氧能力显著下降。轻度缺氧可以刺激心肌收缩，增加心输出量，但严重缺氧会导致心输出量减少。新生儿出生后，胎儿型血红蛋白逐渐被成人型血红蛋白替代，新生儿血红蛋白为170g/L，76%～80%的血红蛋白为胎儿血红蛋白。

26. D　脊髓是中枢神经的一部分，位于脊椎骨组成的椎管内，呈长圆柱状，人的脊髓全长41～45厘米。上端与颅内的延髓相连，下端呈圆锥形随个体发育而有所不同，成人终于第一腰椎下缘或第二腰椎上部（初生儿则平第三腰椎）。临床上作腰椎穿刺或腰椎麻醉时，多在第3～4或第4～5腰椎之间进行，因为在此处穿刺不会损伤脊髓。

27. C　哮喘患者应用硫喷妥钠可引起支气管痉挛。

28. E　蛛网膜下腔阻滞适用于大部分手术时间较短的婴幼儿下腹部和下肢手术。这种技术相对安全，麻醉效果良好，并且有助于减少手术期间和术后的疼痛。这种麻醉技术在小儿手术中被广泛使用，因为它可以提供有效的镇痛和肌松效果，同时减少了患者对全身麻醉的需求，降低了麻醉相关的风险。小儿蛛网膜下腔阻滞局麻药的药效维持时间通常比成人短。这是因为儿童的代谢率较高，药物在体内的消除速度更快，导致局麻药的作用时间相对较短。在小儿蛛网膜下腔阻滞穿刺中，通常选择$L_{4\sim5}$或$L_{3\sim4}$椎间隙进行穿刺。这些椎间隙相对较宽，使得穿刺更容易并且更安全。选择具体的椎间隙应该根据患儿年龄、解剖结构以及医生的临床经验来决定。饱胃也是蛛网膜下腔阻滞的适应证。蛛网膜下腔阻滞不影响保护性气道反射，发生误吸的风险很低，因此对那些有较高术后恶心、呕吐风险的患儿，蛛网膜下腔阻滞是可以选择的。

29. C　选项A，小儿行硬膜外穿刺，穿刺中突破感明显。选项B，小儿的椎间孔相对较大，脊神经细，疏松结缔组织的通透性较大，局部麻醉药溢出至锥旁的量较多，因此局部麻醉药的容积相对增大，扩散较大。同时，小儿循环代偿功能良好，所以行腰部硬膜外腔阻滞时常能取得满意的效果。选项C，胸腰段穿刺时，硬膜穿刺针或过量麻醉药有引起脊椎意外损伤的风险，需要加以小心，并非完全简单、可靠、安全。选项D，穿刺点的选择应该避免损伤脊髓，因此选择穿刺点时需要特别小心和准确。对于婴儿来说，更需要注意选择适当的穿刺点，以确保安全性。选项E，利多卡因、布比卡因和罗哌卡因是常用的小儿硬膜外麻醉药物，安全地应用于小儿手术中。这些药物可在小儿硬膜外麻醉中提供良好的镇痛和麻醉效果，并且已经在临床实践中得到充分验证。

30. C　小儿缺氧时出现心率减慢，这通常意味着严重缺氧引起的心肌氧供不足，需立即查明并处理。

31. D　小儿苏醒拔除气管导管后出现吸气性呼吸困难和发绀，可能的病因有舌后坠、喉头水肿、喉痉挛和误吸。输液不足通常不会导致这些症状。这些症状可能是由气道阻塞或其他气道相关问题引起，而与液体输注无关。

32. B　选择利多卡因进行骶管阻滞时，＜3岁为0.5%；3～5岁0.75%～1%；6～10岁1%；＞10岁1.2%～1.5%。

33. B　张力性气胸是指气体进入胸腔后，由于呼吸运动导致空气在胸腔内积聚，增加胸腔内压力，从而压迫心脏和肺组织。张力性气胸的紧急处理是立即排气解除胸膜腔的高压状态，因此小儿张力性气胸的紧急处理是胸腔闭式引流。通过胸腔闭式引流可以快速减压，将积聚的气体引流出胸腔，恢复正常的胸腔压力，缓解对心脏和肺的压迫，从而保护患者的生命。其他选项如开胸探查、气管切开和气管插管，正压通气等可能需要在进一步评估和治疗时考虑，不是紧急处理的首选方法。

34. D　在全麻苏醒期，患儿可能会出现自发睁眼

（选项A）、自发揉眼（选项B）和哭闹（选项C），这些反应是常见的神经兴奋性反应，表明患儿正在从麻醉状态中苏醒。然而，患儿挣扎欲自行拔管（选项D）可能并不表示完全恢复意识，此时患儿可能仍处于混乱和不稳定的状态。在评估患儿苏醒程度时，需要综合考虑多个指标和观察患儿的整体表现。

35. E 选项A，氯胺酮在小儿手术中广泛应用，因其安全性和有效性而被认为是首选药物之一。选项B，氯胺酮具有意识消失快、镇痛作用强、对呼吸系统影响小，并且不会抑制咽喉反射的作用。选项C，氯胺酮肌内注射剂量为4～6mg/kg，3～5分钟后起效，持续时间30～50分钟。选项D，氯胺酮的不良反应包括拟交感作用，可能导致心率增快、血压升高以及分泌物增加等情况的发生。选项E，氯胺酮全麻在术后可能导致持久的迟发性恢复期精神症状，包括幻觉、嗜睡和情绪不稳定等。苏醒很慢，特别是剂量较大时。

36. D 对于急性心肌梗死患者，进行非心脏手术需要谨慎考虑。一般来说，推迟手术时间可以有助于患者的康复。根据当前的指南和建议，通常建议将非心脏手术推迟至少6个月后进行。在心肌梗死后的早期阶段，患者可能面临较高的手术风险。这是因为心肌梗死会导致心功能减弱、血液循环不稳定以及其他并发症的风险增加。通过等待至少6个月，患者的心脏有足够的时间进行康复和重新适应，从而降低手术风险。

37. B 选项A，β受体阻断剂可以减慢心率，从而降低心脏的工作负荷和氧耗量。选项B，降低肺动脉压，提高血氧含量的说法是错误的，因为β受体阻断剂并不直接影响肺动脉压或血氧含量。选项C，β受体阻断剂可以降低心肌收缩力，减少心肌的氧耗量。选项D，β受体阻断剂可以降低血压，减少对心脏的负荷，从而降低心肌氧耗。选项E，β受体阻断剂可以延长心室舒张期，改善心脏舒张功能，促进心肌灌注，增加氧供。

38. A 左心室射血分数小于35%时常提示心功能差，围术期心肌梗死的发生率增高，充血性心衰的发生率也增多。

39. A 患者的体能状态也是围术期和远期心脏事件的重要预测指标，通过对患者日常活动能力的了解，从而估计患者的最大活动能力。老年人的体能状态通常会随着年龄的增长而下降，相比于青壮年，他们的身体机能可能会有所减弱。老年人在进行体力活动时需要更多的时间恢复和适度的锻炼。因此，老年人的体能一般不同于青壮年。

40. A 冠状动脉病变的金标准是冠状动脉造影（选项A）。冠状动脉造影是一种通过注入放射性染料来观察冠状动脉血管情况的影像学检查方法。它可以直接显示冠状动脉是否存在狭窄、堵塞或其他结构异常，因此被视为判断冠状动脉病变最可靠的方法。其他选项B、C、D和E也可以用于辅助诊断和评估心脏疾病，但它们不是直接用于确定冠状动脉病变的金标准。

41. B 当出现急性左心功能不全伴有明显的肺充血时，应提供足够的氧气供应，改善氧合情况。选项B是错误的，因为在急性左心功能不全时，平卧并将下肢抬高可能加重肺充血。这个姿势会导致更多的血液回流到心脏，增加心脏的负担，并加重肺循环堵塞。相反，坐位或半卧位对于减轻肺充血和呼吸困难可能更有益。选项C，应用强心苷治疗如洋地黄类药物，可以增强心脏收缩力，改善心脏泵血功能。选项D，吗啡可以减轻血管张力，减少心脏前后负荷，缓解症状。选项E，通过促进尿液排泄来减轻体液潴留和水肿。

42. A 高血压的定义为收缩压140mmHg以上和（或）舒张压90mmHg以上。

43. C 舒张压在100～109mmHg时被认为是中度高血压，具有一定的危险性。舒张压在90～99mmHg时属于轻度高血压；舒张压≥110mmHg并不一定表示严重高血压，并发症的风险也不仅与舒张压相关；虽然舒张压<100mmHg，但麻醉危险性并不一定高于正常人；舒张压在110～120mmHg时并不属于中度高血压。

44. E 实际上，血压越高，麻醉的风险越大。高血压患者在接受麻醉时需要额外的关注和监测，因为高血压可能增加手术和麻醉的并发症风险，如心脏问题、脑血管意外或肾功能损害等。因此，在麻醉过程中应该采取适当的措施来管理和控制高血压。

45. C 高血压最主要的病理生理学改变是外周血管阻力增加。外周血管收缩导致血流通过动脉时遇到更大的阻力，从而使血压升高。其他选项中，心肌收缩力增加、心排血量增加、心率增快和血容量增加在一些情况下可能与高血压有关，但它们不是高血压最主要的病理生理学改变。

46. B 根据当前的临床定义，诊断高血压的标准是收缩压140mmHg以上和（或）舒张压90mmHg以上。

47. E 按舒张压高低分为轻度高血压（90～99mmHg），中度高血压（100～109mmHg）和重度高血压（大于110mmHg）三类。

48. B 无论原血压值高低，凡血压低于原水平25%～30%即为低血压或严重低血压。

49. C 比原血压水平升高30mmHg以上者均称为手术期高血压。

50. C 在高血压患者的麻醉前评估中，重点是评估器官受累情况。高血压可以对多个器官和系统产生影响，包括心脏、血管、肾脏和神经系统等。通过评估器官受累情况，麻醉医师可以更好地了解患者的整体健康状况，制定适当的麻醉计划，并采取必要的预防措施，以确保手术过程安全顺利。其他选项中，病期及进展速度、高血压程度、治疗用药和并存疾病也是评估的重要因素，但器官受累情况通常被视为最重要的指标。

51. D 选项A，手术时对腹腔内器官进行操作可能刺激神经反射，导致血压下降。选项B，心律变化可能对血压产生影响，从而导致低血压。选项C，夹层动脉瘤破裂可引起严重的出血和血压下降。选项D，由于高血压患者长期服用抗高血压药，特别是利血平、哌唑嗪、普萘洛尔等抗肾上腺素能神经活性药能抑制血管运动张力，当体位突然改变时即可发生低血压。选项E，麻醉的过高平面可能抑制自主神经功能，导致低血压。

52. E 高血压患者术中血压过高的首要表现是心肌氧耗和氧供失衡。高血压会导致心脏负荷增加，使心肌氧耗量增加。在手术过程中，如果血压过高，会进一步增加心肌的氧需求，并可能导致氧供不足。这可能引发心绞痛、心肌缺血或心肌梗死等心血管事件。因此，对高血压患者而言，控制手术中的血压非常重要，以确保心肌的氧供与氧耗平衡。

53. B 血压异常升高是高血压危象最主要的临床表现，伴随着因血压升高造成的一些比较敏感的重要脏器的损害。

54. A 普萘洛尔是一种β受体阻断剂，它通过阻断β肾上腺素能受体来减慢心率，以及扩张支气管。这可能导致心动过缓和支气管扩张的副作用。利血平主要影响交感神经末梢对去甲肾上腺素的摄取，耗尽去甲肾上腺素的储存。可乐定（克罗尼丁）在突然停药后可以引起高血压危象。氢氯噻嗪是一种利尿药，应用后可引起血容量减少和高血糖。硝苯地平是一种钙通道阻滞剂，它可以增强肌松药物的肌松效应。

55. D 利血平作用缓慢，维持时间长，通过交感神经递质耗竭来降低血压，麻醉中可出现严重低血压，所以术前应停用。

56. A 深度麻醉可能导致血管舒张，从而降低血压。在气管内插管的过程中，需要维持稳定的血压，所以麻醉应该控制在适当的深度，以避免血压波动过大。诱导时麻醉用药应注意与术前用药特别是降压药的协同作用，应适当减少麻醉诱导药，但又应保持一定的深度以减少气管插管时的应激反应，必要时在诱导期应用少量利多卡因、β受体阻断剂艾司洛尔、钙通道阻滞剂尼卡地平或压宁定等。

57. A 可乐定是一种抗高血压药物，也用于麻醉前的镇静和止痛。突然停用可乐定后术中可诱发高血压危象。一旦患者可以口服药物，可以改为口服制剂进行治疗。如术后不能口服，可以通过逐渐减量，并改用注射制剂来避免手术前的口服需求。如果术后患者无法口服药物，也可以使用注射制剂来维持治疗效果。

58. C 观察鼻翼活动情况通常用于评估呼吸困难或气道阻塞的情况，而不是用于麻醉期间观察呼吸运动。在麻醉期间，医护人员会使用其他方法来观察和监测患者的呼吸情况，如观察呼吸节律、频率、幅度以及观察膈肌或胸廓的活动状况等。

59. B 麻醉期间哮喘患者危险性较大是因为此类患者比一般人易发生呼吸骤停。哮喘是一种慢性气道疾病，其特点之一是气道阻塞和呼吸困难。在麻醉时，哮喘患者往往处于一种易激发气道收缩的状态，而麻醉药物可能加剧这种气道收缩，导致呼吸道阻塞，最终引发呼吸骤停。因此，哮喘患者在麻醉期间需要额外的关注和监测，以确保他们的呼吸通畅和安全。

60. B 支气管扩张剂对哮喘活动期患者必不可少，能有效扩张痉挛的支气管，可加用激素。

61. D 急性呼吸性酸中毒的治疗原则是通过纠正导致酸中毒的原因来恢复呼吸功能和血液酸碱平衡。选择D项是正确的，因为通畅气道并逐渐增加肺通气量可以帮助提供足够的氧气和排出二氧化碳，从而改善呼吸功能，并有助于纠正酸中毒。选项A，静注5% $NaHCO_3$可以用于治疗代谢性酸中毒，但对急性呼吸性酸中毒的治疗效果有限，因此不是首选治疗方法。选项B，增加吸入氧浓度可以改善缺氧，但不能直接纠正呼吸性酸中毒的原因。选项C，应用麻黄碱纠正低血压也不能直接治疗呼吸性酸中毒。选项E，增加心肌收缩力，与呼酸无关。

62. B 如果气管内插管的位置正确且无明显梗阻迹象，那么最有可能的原因是气源不足。在这种情况下，需要检查气源供应是否正常，确保气瓶或气体管道连接正确，并排除环路中的任何漏气点。

63. C 呼吸功能不全患者在开胸手术后，需要进行疼痛管理以减轻患者的不适和疼痛感。然而，由于呼吸功能不全，使用吗啡类药物可能导致呼吸抑制，增加呼吸困难的风险。因此，对于这种情况，最好选择非阿片类药物或麻醉技术来控制疼痛。硬膜外低浓度局麻药是一种较为安全的选择，它可以通过影响神经传导来达到疼痛缓解的效果，同时避免了阿片类药物引起的呼吸抑制风险。肌注吗啡（选项A）和静脉滴注吗啡（选项B）都不太妥当，吗啡是阿片类药物，使用时需谨慎考虑呼吸抑制的风险。硬膜外低浓度局麻药＋吗啡组合可能增加阿片类药物的使用量，增加呼吸抑制的风险。PCA（患者自控镇痛）是一种给予患者自我控制镇痛药物的方法，但在呼吸功能不全的患者中需要谨慎使用，以防止过度镇痛和呼吸抑制。

64. E 在严重慢性阻塞性肺气肿（COPD）患者中，术后出现肺部并发症的最可能的诱发因素是膈肌功能受损和咳嗽受抑制。膈肌是呼吸肌肉之一，对于有效的呼吸至关重要。手术过程中可能会影响膈肌的功能，导致患者呼吸困难和肺部排痰能力下降，增加发生肺部并发症的风险。

65. A 肺动脉高压（PAH）是指肺动脉平均压力超过25mmHg的一种疾病。导致慢性阻塞性肺疾病（COPD）合并PAH最重要的原因是肺小动脉痉挛（肺血管收缩）。这主要由于COPD时肺部气道炎症反应、纤维化和肺血管收缩剂的释放，导致肺小动脉痉挛及其内膜增厚。

66. A 肺源性心脏病是COPD晚期最主要的并发症，COPD晚期由于肺动脉高压，导致肺源性心脏病。

67. C 慢性支气管炎继发肺动脉高压时，不宜使用氯胺酮。氯胺酮是一种静脉麻醉药物，具有镇静、催眠和抗惊厥作用。然而，对于存在肺动脉高压的患者，使用氯胺酮可能导致肺血管收缩，加重肺动脉高压，甚至引起严重的心衰。

68. C 湿肺是指肺部充满液体，导致呼吸功能受损的情况。N_2O是一种惰性气体，使用时会扩张气体空间，可能增加肺部积液的压力，进一步加重患者的呼吸困难。气胸是胸腔内积聚过多的气体，使肺部受到压迫，影响正常的呼吸。N_2O的应用可能会进一步扩大胸腔内的气体容积，导致气胸加重，患者症状恶化。因此，在湿肺和气胸的患者中，行开胸手术时不宜选用N_2O作为麻醉药物。

69. B 呼吸道感染完全控制后2周才可行择期手术。

70. E 在小儿麻醉呼吸系统的并发症中，最常见的是呼吸道梗阻。麻醉过程中，由于药物作用、气道管理不当或其他原因，可能导致呼吸道受阻。在这种情况下，及时采取适当的紧急处理措施非常重要，以确保患儿的安全和正常呼吸。

71. C 胸内及上腹部手术均对老年人麻醉期间的呼吸功能影响较大。这是因为在这些手术中，操作常常涉及胸腔和腹腔的器官，可能会导致呼吸肌肉的受限或压迫，从而影响呼吸功能。相比之下，仅进行胸内手术或上腹部手术的影响较小。选项A和B与老年人麻醉期间的呼吸问题无关。

72. E 在急性呼吸衰竭时，开展各种治疗方案和措施的首要目的是建立肺通气和换气，迅速纠正低氧血症。急性呼吸衰竭通常由氧合不足和二氧化碳潴留引起，因此需要采取措施来改善氧合和清除二氧化碳。这可能包括给予氧气疗法、机械通气支持或其他适当的治疗方法，以确保足够的氧供应和二氧化碳排出，从而纠正低氧血症。

73. D 糖尿病患者的术前准备主要是控制血糖水平，以减少手术风险和促进康复。选项D中的尿糖阴性表示在糖尿病患者的尿液中没有检测到糖分，这意味着他们的血糖控制较好。选项A中糖化血红蛋白>9%表示长期血糖控制不佳；选项B中空腹血糖>10mmol/L表示空腹时的血糖水平过高；选项C中糖耐量试验2小时血糖>13mmol/L表示糖耐量异常；选项E中的尽量避免胰岛素治疗不符合该糖尿病患者，应根据医生建议进行必要的胰岛素治疗。

74. A 麻醉和手术刺激通常引起交感神经系统的兴奋，这会导致一系列生理反应，如心率增加、血压升高等。同时，交感神经的兴奋也会导致肝脏释放更多的葡萄糖进入血液，从而增加血糖水平。副交感神经系统则具有相反的作用，它通常在休息和消化状态下活跃，可以降低心率、降低血压，并促进胃肠道活动。副交感神经的兴奋对血糖水平没有直接影响。

75. B 常规每2小时监测一次，必要时调整时间。

76. A 血气分析是通过采集动脉血样本，并使用专门的仪器分析血液中的各种指标，包括血糖水平。血气分析提供了准确和可靠的血糖监测结果，被认为是围术期血糖监测的最佳方法。手指血床旁血糖仪和血糖试纸是常见的血糖检测方法，但它们可能存在一定的误差。采耳血床旁血糖仪并不是常用的血糖监测方法。

77. D 选项A，在小手术中，通常可以继续使用口服降糖药物，以保持糖尿病的控制。选项B，对于只依靠饮食控制的糖尿病患者，在进行小手术时通常无需特殊处理，因为饮食调节可以维持血糖水平的稳定。选项C，对于糖尿病患者而言，如果需要进行重大手术，则常常需要停止口服降糖药物，并转而使用胰岛素治疗，以更好地控制血糖水平。选项D，在糖尿病患者接受麻醉时，通常建议停用二甲双胍。二甲双胍可能增加术后发生乳酸酸中毒的风险。选项E，在接受手术之前的几天，一般建议停用长效口服降糖药物，改为使用短效药物，以便更好地调整血糖水平，并降低手术风险。

78. D 低血糖是指血糖浓度过低，可能会导致一系列不适症状和严重的并发症。处理低血糖的目标是迅速纠正血糖水平，同时避免出现过高的血糖反应。静注50%葡萄糖10~20ml是一种迅速提高血糖水平的方法，但同时要注意剂量过大可能导致血糖反应过高。术中补充葡萄糖5~10g/h是持续给予葡萄糖以保持血糖水平稳定的方法。然而需要注意的是，对于术中出现的急性低血糖情况，较小的剂量可能不能迅速纠正低血糖。保持血糖稍高于正常水平是一种预防低血糖发生的策略，但对已经出现低血糖的患者来说，保持血糖稍高并不能迅速纠正低血糖。在手术中，低血糖可能是由麻醉药物或输液引起，减浅麻醉深度可以帮助恢复神经和内分泌系统的正常功能，从而改善低血糖状态。同时，还应该监测血糖水平以确保其逐渐恢复到正常范围。

79. A 由于担心围术期低血糖的危害，可以适当控制血糖在轻度升高状态。

80. C 对于糖尿病患者，术前常规使用胰岛素的调整方案为停用长效的药物，改成中、短效的药物。

81. C 在糖尿病心脏病患者进行手术前用药时，通常需要停止口服磺脲类和双胍类药物。这是因为这些药物可能会对手术过程中的麻醉、血糖控制和代谢产生不良影响。

82. A 皮质醇增多症的主要表现为向心性肥胖。

83. A 原发性醛固酮增多症是一种肾上腺产生过多醛固酮激素的疾病。在使用肌松药物时，应该注意减少剂量，因为这些患者通常会出现高血钾、低血容量和低血压的情况。而肌松药物可能进一步增加上述问题的风险，所以需要适当减量以减少不良反应的发生。

84. A 氯胺酮可以促进醛固酮的分泌，不宜使用。

85. B 嗜铬细胞瘤是一种嗜铬细胞来源的肿瘤，这些细胞分泌大量肾上腺素和去甲肾上腺素等。这些激素的过度分泌会导致血压升高，出现头痛、心悸和多汗等症状。其他症状可能包括颜面潮红、恶心、呕吐和体重减轻等。具体症状可因个体差异而有所不同。

86. D 由于手术中的精神紧张、创伤刺激、肿瘤部位的挤压，均可诱发儿茶酚胺的释放，出现严重的高血压危象；因此，不论哪一型嗜铬细胞瘤，在术前给予α受体拮抗剂（酚苄明）后可使血压下降，减轻心脏负担。手术前α受体拮抗剂的应用时间一般不得少于2周。

87. D 嗜铬细胞瘤患者的代谢紊乱可能导致基础代谢率增高、血糖升高和血游离脂肪酸增高等。然而，血钾水平通常会下降，而不是升高。

88. C 嗜铬细胞瘤由于分泌大量儿茶酚胺可引起糖原分解，并抑制胰岛β细胞分泌胰岛素而导致血糖升高。肿瘤切除后儿茶酚胺的分泌量急剧下降，糖原和脂肪分解随之下降，同时胰岛素分泌增加，常可导致血糖分泌降低，甚至发生低血糖休克。

89. C 在外周血管张力缓解情况下可补充血容量，使因血管痉挛引起的体液相对不足得以纠正和改善，并对术中肿瘤切除后儿茶酚胺分泌骤降的低血压有一定预防作用。术中血流动力学波动较大，不宜使用硬膜外麻醉。嗜铬细胞瘤手术中的全麻诱导插管和肿瘤分离过程可能会引起血压剧烈升高，甚至出现高血压危象。因此，在手术过程中需要特别注意监测和控制患者的血压，以避免相关并发症的发生。肿瘤切除后，儿茶酚胺的分泌迅速降低，引起外周血管扩张，再加上血容量不足，导致低血压甚至休克。手术切除肿瘤后，如果成功彻底去除了肿瘤组织，通常情况下患者的血压会回到正常水平，不再出现由嗜铬细胞瘤引起的高血压。

90. A 嗜铬细胞瘤是一种来自肾上腺髓质的肿瘤，它会分泌肾上腺素和去甲肾上腺素等儿茶酚胺类物质。手术切除嗜铬细胞瘤时，患者可能会面临高血压危机和剧烈的血压波动。在嗜铬细胞瘤手术中，不宜单独应用阿替洛尔，即β受体阻断剂。使用阿替洛尔单独治疗可能会引起儿茶酚胺释放过多的副作用，导致血压危机。因此，在嗜铬细胞瘤手术中，一般采用α受体阻断剂（如哌唑嗪、酚妥拉明）和β受体阻断剂的联合治疗，以减少血压波动和降低儿茶酚胺的影响。

91. C 在嗜铬细胞瘤手术的麻醉中，硬膜外阻滞并不能有效抑制术中儿茶酚胺的分泌，因此并非首选的麻醉方法（选项A错误）。如果术中出现心律失常，首选的治疗药物通常是β受体阻滞剂，如美托洛尔、阿替洛尔等，而不是利多卡因药物（选项B错误）。对于全身麻醉气管插管，确实需要足够的麻醉深度，以确保患者的安全和手术的顺利进行（选项C正确）。当嗜铬细胞瘤静脉结扎后出现血压下降时，首选的治疗是补充血容量而不是给予收缩血管药物（选项D错误）。术后高血糖反应与麻醉方式无直接关联，因此选项E与问题无关。

92. C 在防止急性肾上腺皮质功能不全的情况下，术前6个月曾用过皮质激素治疗是可以除外的。这是因为在使用皮质激素治疗的过程中，肾上腺皮质会受到抑制，导致肾上腺皮质功能减退。如果在手术前6个月内已经使用了皮质激素治疗，肾上腺皮质可能已经适应并开始正常产生足够的激素，因此不需要额外补充肾上腺皮质激素。而其他选项A、B、D、E都是需要考虑补充肾上腺皮质激素的情况。

93. D 术前2周开始泼尼松龙治疗可以帮助预防和减轻血液病患者的术中出血。这是因为泼尼松龙是一种皮质类固醇类药物，它具有抑制炎症反应、减少血管通透性和稳定血小板功能的作用。通过在手术前给予足够的时间，泼尼松龙可以发挥其效果，从而减少出血风险。

94. E 贫血最早出现的症状通常是疲乏无力。贫血是指血液中红细胞数量或功能异常而导致氧运输能力减弱的情况。由于缺氧，患者会感到疲倦、虚弱和无力，这通常是最早出现的症状。其他症状可能随着病情的进展而出现，如头晕、呼吸困难、心悸和皮肤苍白等。

95. D 胶体液对凝血功能的影响与其分子大小和稀释程度有关。在血液稀释小于50%的情况下，琥珀明胶（选项D）是一种中等分子大小的胶体液，它对凝血功能没有明显影响。尿素交联明胶（选项A）和低分子右旋糖酐（选项B）是较小的分子，它们可能会影响凝血功能。中分子右旋糖酐（选项C）和羟乙基淀粉（选项E）是较大分子的胶体液，它们可能会更明显地影响凝血功能。

96. D 骨髓纤维化是一种骨髓疾病，其特征是骨髓内纤维组织的增生和沉积，导致正常造血功能受损。在进行骨髓穿刺时，由于骨髓纤维组织的增生和纤维化，骨骼变得异常硬化，使得骨髓穿刺针难以穿过骨骼进入骨髓腔，出现干抽的情况。

97. D 原发免疫性血小板减少症（ITP）是一种自身免疫性疾病，其特征是机体对自身血小板产生抗体，导致血小板被破坏和消耗。糖皮质激素（如泼尼松）可以抑制免疫系统的过度反应，减少对自身血小板的攻击和破坏。因此，糖皮质激素被认为是ITP的首选治疗方法。选项A，在某些情况下，当药物治疗无效时，可能会考虑脾切除手术，因为脾脏是血小板破坏的主要场所。然而，这通常不是首选的治疗方法，且存在副作用和风险。选项B，免疫球蛋白可通过提供抗体来暂时提高血小板计数，但其效果通常是短暂的，并不是长期的治疗选择。选项C，长春新碱是一种免疫抑制剂，但其在ITP的治疗中并不是首选药物。选项E，输注浓缩血小板混悬液可以迅速提高血小板计数，但其效果通常是暂时的，并不是长期的治疗选择。

98. D 选项A，胸腺肿瘤是导致重症肌无力的常见原因之一，15%～20%的重症肌无力患者存在胸腺肿瘤。选项B，抗胆碱酯酶药物可以缓解重症肌无力的症状，这类药物能够提高乙酰胆碱在神经肌肉接头处的浓度，改善神经肌肉传递功能。选项C，重症肌无力患者的肌肉疲劳和无力症状通常表现出活动后加重，休息后减轻的特点。选项D，重症肌无力是一种慢性、自身免疫性疾病，主要特征为肌肉无力和易疲劳，该病起病缓慢，症状呈波动性；早晨较轻，劳动后和傍晚加重，休息后好转。选项E，重症肌无力患者常伴有胸腺肥大，约有70%的患者存在不同程度的胸腺增生或肿大。

99. D 重症肌无力是一种自身免疫性疾病，会导致肌肉无力和易疲劳。在患者接受手术时，麻醉医师需要考虑使用肌松药物来实现肌肉松弛。选项A错误，因为椎管内麻醉可以影响患者的肌力。选项B错误，患者对琥珀胆碱通常不敏感。选项C错误，患者对非去极化肌松药物可能敏感，应注意用药量不宜太大。因为他们的神经肌接头传递神经冲动的能力已经受损。选项E错误，如果在手术中使用了肌松药物，抗胆碱酯酶药物（抗重症肌无力药物）不应立即停用。因为术后恢复期间，患者仍然可能需要这些药物的支持。选项D正确，肌松药物的使用应该通过肌松监测仪精确定量，以确保达到适当的肌肉松弛效果，并避免剂量过度导致并发症。

100. D 选项A，异氟烷或硫喷妥钠这两种药物在一定程度上可能会降低癫痫阈值，不适合癫痫患者使用。选项B，氯胺酮作为麻醉药物可以产生局部麻醉和镇痛的作用，但是并不能控制持续癫痫的发作。选项C，羟丁酸钠作为镇痛药物使用较多，但并不能控制持续癫痫的发作。选项D，丙泊酚是一种常用的全身麻醉药物，具有良好的镇静、催眠、抗惊厥等作用，对于控制持续癫痫的发作有一定的效果。选项E，恩氟烷是一种快速作用的全身麻醉药物，但对癫痫患者也有抑制作用，可能会使其发作。因此，对于并存癫痫的手术患者，全麻药宜选用丙泊酚。

101. D 选项A，缺氧、二氧化碳蓄积及体温升高都可能诱发或加重癫痫发作，因此应该避免这些因素的产生。选项B，麻醉前并非必须稳定患者的情绪。但对于癫痫患者，在手术前进行必要的心理疏导和情绪安抚则有助于减少患者的不安与紧张，从而降低癫痫发作的风险。选项C，麻醉前禁饮食是保证手术安全的重要措施之一。癫痫患者在麻醉前同样需要遵守禁食规定，以防止术中误吸引起的肺部感染等并发症。选项D，氯胺酮和恩氟烷都是常用的全身麻醉药物，但是它们的联合使用可能会降低癫痫阈值，增加癫痫发作的风险，因此应该避免联合使用。选项E，对于需要局部麻醉的患者，应该遵循剂量准确、注射技术正确等原则，以避免局麻药过量或者误入血管所导致的神经系统反应。这些反应可能会引起癫痫发作，因此尤其需要注意。

102. A 选项A，麻醉前需要评估患者的病情和肌肉软弱的程度，以便更好地选择麻醉方法和药物，并避免因麻醉导致的肌肉无力加重。但是新斯的明并不是麻醉药物，它主要用于治疗心血管疾病，与重症肌无力患者的麻醉没有直接关系。选项B，阿托品是一种抗胆碱能药物，它可减弱乙酰胆碱兴奋性并影响神经肌肉接头传导。而重症肌无力患者本身就存在着神经肌肉接头传导障碍，因此使用阿托品可能会加重患者的肌肉软弱程度，增加呼吸肌无力的风险，并导致其他严重的并发症。因此，在进行重症肌无力患者的麻醉前需要禁用阿托品。选项C，琥珀胆碱是一种能够增加乙酰胆碱浓度的药物，可以改善神经肌肉接头传导，对重症肌无力患者的麻醉有一定的辅助作用，一般不会引起异常反应。选项D，链霉素、新霉素、卡那霉素这些药物会干扰神经肌肉接头传导，使重症肌无力患者的肌肉软弱程度加重，应该避免使用。选项E，在麻醉过程中应该尽量避免使用对神经肌肉传导和呼吸功能有影响的药物，以免加重患者的病情。

103. D 肌无力危象是一种与重症肌无力相关的急性恶化情况，其特征包括肌肉无力、乏力、疲劳等症状。选项D，肠蠕动亢进和大汗淋漓并不是肌无力危象的特征表现，为胆碱能危象的表现。

104. D 重症肌无力患者全身麻醉的关键在于防治术后的呼吸危象。

105. B 琥珀胆碱是一种乙酰胆碱酯酶抑制剂，可增加乙酰胆碱在神经肌肉连接处的浓度，从而增强肌肉收缩。重症肌无力是一种自身免疫性疾病，患者的神经肌肉连接处受损，导致肌肉无法正常收缩。琥珀胆碱可以帮助改善重症肌无力患者的肌肉功能并减轻症状。对于其他选项中的长期高位截瘫患者、挤压综合征患者和高钾血症患者等，琥珀胆碱并不是主要的治疗方法。

106. A　重症肌无力患者对非去极化肌松药通常是敏感的。在重症肌无力中，自身免疫系统攻击了神经肌肉接头，导致肌肉无法正常收缩。非去极化肌松药通过阻断乙酰胆碱受体来产生肌松作用，因此在重症肌无力患者中，这些药物可能会加剧肌无力症状。

107. A　选项A，Ⅰ型病变（眼肌型）不仅局限于眼内肌。事实上，Ⅰ型病变主要累及眼部肌肉，但也可波及其他肌群。选项B，全身型重症肌无力会导致一组以上肌群受累。这是重症肌无力最常见的表现形式，全身多个肌群都可能受到影响。选项C，重度激进型重症肌无力发病数周后，可累及咽喉肌。该类型病情恶化迅速，很快波及咽喉肌肉，导致呼吸困难等严重症状。选项D，迟发重症型重症肌无力起病较慢，进展缓慢。这种类型的重症肌无力起初病情相对轻微，然后逐渐恶化。选项E，肌肉萎缩型重症肌无力在起病半年后可出现骨骼肌萎缩。

108. E　年龄并不是决定重症肌无力患者胸腺瘤切除术治疗效果的唯一因素。手术的适应证通常由症状的严重程度、其他治疗方法的有效性以及医生的建议等多种因素综合决定。重症肌无力患者行胸腺瘤切除术时，手术年龄目前提倡大于18岁。

109. D　肌无力危象是一种危及生命的并发症，其特征是肌无力患者出现严重的肌力衰竭，可能导致呼吸衰竭。机械通气可以作为治疗肌无力危象的手段之一，用于支持呼吸功能。大剂量激素治疗也是肌无力危象的常规治疗方法，可以减轻炎症反应。然而，多黏菌素和万古霉素并不是肌无力危象的常规治疗药物。

110. B　在重症肌无力患者行全身麻醉时，由于肌无力的特点，需要使用肌松药物来达到有效的肌肉松弛，方便气管插管和维持通气。

111. A　胆碱酯酶危象是指由于胆碱酯酶抑制剂（如新斯的明）使用过多导致的一种严重症状。选项B，胆碱酯酶危象和肌无力危象是两种不同的病理情况，虽然它们都与神经肌肉传递有关，但产生的机制和表现是不同的。选项C，胆碱酯酶危象通常导致瞳孔缩小，而不是变大。选项D，胆碱酯酶危象可能导致心率增快，但这并不是胆碱酯酶危象的特征性症状之一。其他的症状包括肌肉无力、眼睑下垂、呼吸困难等。

112. A　TAP阻滞是一种通过在腹横肌平面注射局部麻醉药物来提供术后镇痛的技术。罗哌卡因是常用的局部麻醉药物之一，通常在TAP阻滞中使用，可减轻手术创伤引起的疼痛。

113. A　肌松药通常通过干扰神经肌肉传导使肌肉松弛。新斯的明是一种胆碱酯酶抑制剂，可以增加乙酰胆碱在神经肌肉接头的浓度，从而逆转肌松药的作用，恢复肌肉收缩能力。东莨菪碱、阿托品、山莨菪碱和格隆溴铵等选项不具有拮抗肌松药的作用。

114. D　在临床麻醉中，最常用的肌松药监测装置是神经刺激器。神经刺激器用于监测肌松药物的效果，通过电刺激肌肉神经来评估肌肉的反应。这种监测方法可以帮助麻醉医师确定肌松药物的剂量和效果，并确保患者在手术期间适当地放松肌肉。其他选项如肌电图仪、加速度仪和肌机械图仪在临床上也有一些应用，但神经刺激器是最常用的肌松药监测装置。

115. C　肌张力充分恢复的临床指标包括清醒患者能保持睁眼、伸舌、有效的咳嗽（选项A）、握力有劲且持续不减，能保持抬头并维持5秒（选项B）、肺活量达到15～20ml/kg（选项D）以及最大吸气负压达到20～25cmH_2O（选项E）。选项C中提到的$P_{ET}CO_2$监测波形和值正常，并没有直接与肌张力恢复相关的信息，因此并不作为评定肌张力充分恢复的临床指标。

116. B　肥胖患者相比于正常体重者，麻醉药在其体内的代谢是较多。这是因为肥胖患者通常具有较高的脂肪组织含量，而脂肪组织可以吸收和分布麻醉药物。

117. D　在术前准备中，瓣膜病和心脏扩大可能会增加麻醉的风险。这些患者可能存在心功能不全、心律失常等并发症，因此需要进行更详细的评估和监测。正确的做法是在手术前对心脏功能进行评估，并根据患者的具体情况确定最适合的麻醉方式和监测措施。

118. C　当肥胖患者使用罗库溴铵时，按实际体重给药会导致起效快但时效延长的情况（选项C）。这是因为肥胖患者的药物代谢和分布容积通常增加，导致药物在体内的清除速度减慢。

119. A　当严重肥胖OSA患者存在困难气道时，清醒纤支镜气管插管（选项A）是必须考虑的选择。这是因为纤支镜能够提供更好的可视化和操作性，使医生在插管过程中能够更准确地定位气管，并避免引起进一步的呼吸道问题。清醒状态下进行纤支镜气管插管还可以减少意识状态改变对呼吸控制的影响，进一步保证患者的安全。其他选项可能在特定情况下也有应用的可能性，但在严重肥胖OSA患者的困难气道管理中，清醒纤支镜气管插管是首选的方法。

120. D　肥胖患者由于脂肪组织的积聚和颈部软组织松弛等原因，容易造成气管插管困难和误插食管的情况。而呼气末二氧化碳分压监测可以通过监测呼气末二氧化碳分压值，判断气管导管是否正确插入气管内并排除误插食管的可能性。这是一种非常精确、可靠的方法，也是目前临床上常用的气道确认的方法之一。其他选项A、B、C、E都不如呼气末二氧化碳分压监测精确可靠。例如，听诊法和观察胸壁起伏可以作为气道确认的辅助手段，但受到主观因素的影响较大；手捏呼吸囊可以检查气道通畅性，但并不能判断气管导管位置是否正确；脉搏血氧饱和度监测可以反映组织的氧供情况，但并不能判断气管导管的位置是否正确。

121. B 在肥胖患者进行麻醉诱导后，气管插管时的无呼吸时间应控制在2分钟以内。这是因为肥胖患者往往存在睡眠呼吸暂停综合征或呼吸功能受限的情况，延长无呼吸时间可能会导致氧合不足和二氧化碳潴留，进而引发严重的并发症。控制气管插管后的无呼吸时间有助于维持患者的氧合和通气，减少术后并发症的发生风险。一般来说，无呼吸时间超过2分钟可能会对患者产生负面影响。

122. A 肥胖患者由于脂肪组织的积聚和颈部软组织松弛等常常会出现气道阻塞和通气不良等问题。因此，在选择麻醉药物时，需要考虑一些特殊因素，如快速诱导、快速清醒、稳定血流动力学、减少呼吸抑制等。异氟烷是吸入麻醉药中的一种，其具有起效迅速、作用深度易控制、血管扩张和心肌保护等优点，且对呼吸系统的抑制较小，不会引起明显的低血压和心率降低，因此适合用于肥胖患者的麻醉诱导和维持。相比之下，恩氟烷、七氟烷、乙醚等吸入麻醉药可能会导致更多的呼吸系统抑制和心血管不稳定，而氧化亚氮则不能提供足够的麻醉深度。因此，在肥胖患者的麻醉中，异氟烷是首选的吸入麻醉药。

123. B 氟烷是一种常用的吸入式全身麻醉药物，具有快速起效、作用深度可控等优点，被广泛应用于临床。但是，少数情况下会引起肝功能损害，表现为手术后出现无诱因的黄疸。特别是在肥胖患者中，由于肥胖本身就会对肝脏造成一定程度的负担，而氟烷又可能加重肝脏损伤，导致手术后出现黄疸的风险更高。其他吸入麻醉药物如甲氧氟烷、恩氟烷、异氟烷、七氟烷等在临床上也有应用，但相比之下，与黄疸发生的相关性较低。

124. A 选项A，甲氧氟烷已不再常用，原因之一是其代谢产物对肾脏和神经系统有毒性。此外，甲氧氟烷还可以导致骨髓抑制、心律失常等，并发症较多，在肥胖患者中应避免使用。选项B，恩氟烷是一种吸入麻醉剂，主要作用是中枢神经系统抑制，但它也可以引起肝脏损伤和肾脏毒性。肥胖患者使用全麻时，通常不会禁用恩氟烷。但肥胖患者通常需要特别注意全麻药物的选择和剂量，以避免可能的并发症和风险。研究表明，恩氟烷对肥胖患者的心血管系统、呼吸系统等方面的影响可能较大。此外，在手术中使用恩氟烷时，还需要密切监测肥胖患者的血压、心率、呼吸等生命体征，及时发现并处理任何异常情况。选项C，异氟烷是一种吸入麻醉剂，它可以通过改变神经递质的释放和受体的敏感性来产生镇静和麻醉效果。与其他麻醉药物相比，异氟烷在肥胖患者中的代谢和分布变化较小，因此通常被认为是一种相对安全的选择。选项D，丙泊酚常用于静脉全麻，具有快速起效、作用时间短、苏醒迅速等特点。尽管肥胖患者可能需要更高的剂量才能达到理想的麻醉效果，但丙泊酚仍然是一种相对安全的选择。选项E，芬太尼是一种麻醉药物，属于阿片类药物，主要用于镇痛和手术麻醉。在肥胖患者中，由于药物分布和代谢的影响，芬太尼的剂量需要调整，但通常情况下仍然可以使用。

125. B 选项B错误，因为对肥胖患者使用局麻药时，并不需要增加剂量。相反，由于脂肪组织的增多，局麻药物可以更容易地在组织中分散，从而导致作用范围扩大。因此，相同的剂量可以产生更广泛的麻醉效应。选项A，由于肥胖患者的体形和脂肪积累，椎管内麻醉的穿刺可能会更加困难。选项C，肥胖患者由于颈部脂肪积累和气道解剖变化，全麻中插管前的气道管理可能会更加困难。选项D，由于肥胖患者的颈部脂肪积累和气道解剖变化，导管插入食管的风险可能增加，且可能不易被发现。选项E，肥胖患者由于脂溶性药物的分布容积增加，巴比妥类药物的作用时间可能会延长。

126. B 肥胖患者在椎管内麻醉中，术后硬膜外镇痛可能存在一些问题。选项A，由于肥胖患者的体重增加，药物的分布容积也增加，因此硬膜外用药量通常需要减少。选项B，使用粗的穿刺针进行椎管内麻醉穿刺后，头痛的发生率并没有明确的证据显示较低。头痛是椎管内麻醉的常见并发症之一，与硬膜外空气进入或脑脊液泄漏有关。穿刺针的粗细与头痛的发生率之间没有直接的关系。头痛的发生主要取决于多个因素，包括穿刺技术、穿刺部位和患者个体差异等。选项C，由于肥胖患者的皮下脂肪较多，硬膜外导管的定位和留置可能会受到阻碍。此外，肥胖患者的硬膜外间隙较窄，药物扩散可能受限，影响镇痛效果。因此，术后不宜采用硬膜外镇痛作为首选方法。选项D，在椎管内麻醉中，肥胖患者可以选择采用坐位穿刺。由于肥胖患者的体形和脂肪积累，坐位穿刺可以提供更好的麻醉区域暴露和更容易的穿刺。坐位穿刺可以使患者的椎管开放更佳，减少穿刺难度和并发症的风险。选项E，肥胖患者由于呼吸道和通气功能的限制，使用辅助性镇静剂时需要慎重，以避免呼吸抑制和氧合不足的风险。

127. B 肝功能障碍会导致肝脏无法正常合成和分泌凝血因子，这些凝血因子对于正常的血液凝固过程至关重要。当凝血因子减少时，血液的凝血能力会降低，容易有出血倾向。选项A，肝素增多不是肝功能障碍导致出血的主要原因。肝素是一种抗凝血物质，它不会导致出血倾向。选项C，血小板减少是肝功能障碍时可能出现的现象之一，但并不是导致出血的主要原因。选项D，维生素K缺乏是影响凝血因子合成和功能的重要因素，但不是肝功能障碍导致出血的主要原因。选项E，纤溶酶增多与肝功能障碍导致出血没有直接关系。纤溶酶是一种溶解血栓的物质，在出血过程中发挥重要作用，但在肝功能障碍时纤溶酶的增多并不是主要原因。

128. A 肝硬化门脉高压患者的红细胞2,3－二磷酸甘油酸（2,3－DPG）含量升高，导致血红蛋白与氧的亲和力下降，氧离曲线右移，最终引起低氧血症。肝硬化会导致肺血管收缩机制的损害，使得肺内血流分布不均匀，通气和血流比例失调。腹水的积聚会增加膈肌的压力，限制肺部的扩张，导致通气不足。肝硬化患者由于血浆渗透压下降和肾功能损害，会出现体液潴留，导致细胞外液体增加，进而影响肺的弥散能力。肝硬化患者常伴有门静脉高压，这可能导致肺内存在右向左分流，使血液中的未氧合血与已氧合血混合，从而引起低氧血症。

129. E 肝功能障碍患者多有低蛋白血症，血中与血浆蛋白结合的药物浓度相对减少，游离药物浓度增多，从而增强药物的作用，所以麻醉用药应适当减少药物的用量。

130. A 肝脏是维持血糖的重要器官，当肝脏受损时，它无法有效地合成和储存糖原。糖原是一种能够提供机体能量的多聚糖，它主要储存在肝脏和肌肉中。在需要时，肝脏可以将糖原分解成葡萄糖并释放到血液中，以维持血糖水平稳定。由于肝脏功能受损，无法适当地合成、储存和释放糖原，肝功能障碍患者容易出现低血糖（血糖浓度过低）的情况。易发生低血糖是肝功能障碍患者糖代谢紊乱的常见表现。其他选项都与肝功能障碍导致的糖代谢紊乱不相符。

131. D 抗利尿激素的分泌增多通常是机体对于血浆晶体渗透压升高、失水过多或循环血量减少等的一种生理反应。这些情况会引起机体的抗利尿激素释放，以帮助维持水分和电解质的平衡。循环血量增加并不是导致抗利尿激素分泌增多的原因。

132. A 氟烷60%～80%以原形由呼吸道排出，约20%在肝内代谢，代谢产物可引起氟烷性肝炎；恩氟烷80%以上仍以原形从呼吸道排出，约2.5%在肝内代谢，对肝有轻度毒性，肝病患者应慎用。异氟烷、七氟烷、地氟烷的肝毒性很低或不具有肝毒性。

133. B 凝血因子Ⅷ是不在肝脏内合成的。它主要由内皮细胞合成，并储存于血管内壁。当发生损伤并启动凝血过程时，Ⅷ因子与Ⅸ因子共同作用形成凝血酶，促进血液凝结。

134. A 肝功能障碍时，肝细胞对醛固酮的灭活减弱；腹水形成，有效循环血量减少，反射性增加醛固酮的分泌；术前利尿剂应用；输注葡萄糖使钾离子转移入细胞内，这些因素均可导致低钾血症。

135. D 当患者存在严重肝、肾功能不全时，最合理的选择是顺式阿曲库铵（选项D）。这是因为阿曲库铵的分解主要在血液中通过霍夫曼消除，不经过肝肾代谢，适用于肝肾功能受损的患者。维库溴铵（选项A）、琥珀胆碱（选项B）、泮库溴铵（选项C）和罗库溴铵（选项E）在肝肾功能不全的情况下使用可能增加药物的积累和毒性风险。

136. A 对于有腹水患者，术中短时间大量放出，容易导致回心血量骤降，引起严重低血压。应根据患者的具体情况适量放出，一般以一次量不超过3000ml为原则。

137. B 对肾衰竭患者行肾移植手术时，一般首选椎管内麻醉，因为椎管内麻醉可以减少全身麻醉药物的使用，降低对肾脏的负担。全麻在肾衰竭患者的手术中也可采用，但相对而言椎管内麻醉更为安全和可行。全麻对肾脏的负担较大。此类患者长期服用激素，引起周身组织疏松，硬膜外层次感不明显，需要谨慎，以免误入蛛网膜下腔。

138. C 在肝功能不全的患者中，血浆白蛋白是评估肝功能和预测手术风险的重要指标之一。低血浆白蛋白水平可能表明肝脏合成功能减退，并且与手术后并发症的发生率增加相关。根据一般的临床实践和指南建议，肝功能不全患者行择期手术前，通常需要进行相应的术前准备，以最大限度地减少手术相关的风险。其中，维持足够的血浆白蛋白水平是重要的一项准备措施。术前应纠正低蛋白血症，使白蛋白浓度达到30g/L以上。

139. D 吸入麻醉药在体内生物转化后生成的代谢产物几乎全部通过肾脏排除，异氟烷麻醉后的无机氟水平只有3～5μmol/L；七氟烷遇到碱石灰容易分解，其生物转化类似恩氟烷，有实验表明长时间吸入七氟烷时，血浆中的无机氟可以达到肾毒阈水平50μmol/L；地氟烷的化学性质较为稳定，遇到碱石灰不分解，实验证明地氟烷麻醉后无机氟的水平小于1μmol/L，并且在各种肾功能检查中并未发现肾损害。

140. A 肌松药是用于肌肉松弛的药物，在肝功能障碍的患者中代谢和排泄可能受到影响。因此，在给予肌松药时，诱导剂量需要适当增加，以达到所需的效应。由于肝功能障碍患者的代谢和排泄能力降低，维持剂量需要减小，以避免药物在体内积累过多。

141. A 对于肾衰竭患者，在椎管内麻醉中使用带有肾上腺素的局麻药可能会增加心血管的负担，引起血压升高和心律失常等不良反应。因此，对肾衰竭患者行椎管内麻醉时不应该加入肾上腺素。椎管内麻醉的阻滞平面在T_5以上时，肾血流量会有一定程度的降低，因此椎管内麻醉时应该控制平面在T_5以下。

142. C 腹部闭合性损伤中最常受累的器官依次是脾、肾、小肠、肝、肠系膜等。胰、十二指肠、膈、直肠等由于解剖位置较深，损伤的发生率较低。

143. C 大面积烧伤后的48小时内为休克期。休克的原因是由烧伤组织毛细血管通透性增强，血浆渗出，有效回流量减少造成的。烧伤休克为低血容量性休克，患者会出现烦躁不安的表现，这是脑细胞因血液灌流不良而缺氧的表现。

144. D 表面麻醉后清醒气管插管是避免创伤患者麻醉诱导过程中出现误吸的最安全的方法。推迟手术时间、诱发呕吐以及插管时压迫环状软骨等方法都不适合创伤急诊手术患者。表面麻醉后清醒气管插管可以避免误吸食物或胃内容物。在这种方法中，患者首先接受表面麻醉，然后在清醒状态下进行气管插管。这样可以确保气管插管过程中患者不会吸入口腔或咽喉中的物质，从而减少误吸的风险。推迟麻醉时间可以增加空腹时间，但并不能完全消除误吸的风险；置胃管吸引可以清除胃内容物，但操作要求高，并且仍存在误吸的可能性；诱发呕吐也不能保证完全排空胃内容物，同时还有误吸的风险。

145. B 判断创伤患者是否饱胃主要是为了明确进食与受伤的间隔时间。这是因为如果患者在受伤后未经足够时间进行消化和吸收，就可能存在饱胃状态，存在饱胃状态时进行手术麻醉会增加误吸和呼吸道相关并发症的风险。因此，了解进食与受伤的间隔时间可以帮助医生判断是否需要采取额外的预防措施来减少手术风险。

146. E 对创伤患者来说，血压数值并不是反映创伤程度的唯一依据。创伤患者的病情评估应该综合考虑多个因素，包括呼吸状况、心率、精神状态、出血情况等。仅仅依靠血压数值来评估创伤程度是片面的，可能导致忽略其他重要的临床指标。

147. E 神经源性休克是由于交感神经失去正常控制而导致的血管扩张和循环衰竭。对于全脊麻导致的神经源性休克，最有效的处理是静注α和β双受体兴奋药。这些药物可以同时作用于α肾上腺素能受体和β肾上腺素能受体，从而增强心脏收缩力、收缩期压力和外周血管阻力，以提高血压和维持有效的组织灌注。其他选项不够理想或者并非首选，因为晶体液、胶体液和全血输注仅仅是提供液体容量，无法解决血管扩张和循环衰竭的根本问题；而单独静注α受体兴奋药可能会引起血管收缩过度而加重血流动力学障碍。

148. E 过敏性休克是一种严重的过敏反应，通常由过敏原引起。选项A，过敏性休克时，血管扩张和血管通透性增加导致微循环淤血，这可能导致器官灌注减少。选项B，由于血管扩张和血管通透性增加，血液流入微血管系统增多，血管床容积也会增大。选项C，过敏性休克时，支气管平滑肌收缩，导致呼吸困难和喘息声。选项D，过敏性休克时，炎症介质的释放导致小血管通透性增加，使得血浆成分、细胞和其他物质能够渗漏到周围组织中。选项E，在过敏性休克时，血管扩张是常见的生理反应，血管收缩是不符合过敏性休克的体内变化特征。

149. A 4周内行支架植入的患者禁行择期手术。不建议手术前预防性的放置支架，因为这并不能改善心脏病患者行非心脏手术的预后。对于放置药物支架不足1年的患者，不推荐进行择期手术，因为围术期停用血小板药物会增加血栓的风险。

150. B 根据患者的情况，既往有脑梗死病史15年，进行前列腺电切术时可以选择椎管内麻醉。全身麻醉可能增加手术期间和术后神经系统并发症的风险，因为患者有脑梗死病史。椎管内麻醉是一种通过将麻醉药物注射到脊髓腔内实现局部麻醉效果的方式，可以减少对全身麻醉药物的使用量，降低全身麻醉相关的风险。

151. C 在胃癌根治术后，出现SpO_2下降、意识淡漠时，低血容量性休克（选项C）的可能性较小。这是因为低血容量性休克通常会导致血压下降和心率增快等征象，而不仅仅是SpO_2下降和意识改变。肺梗死（选项A）、麻醉药物残留（选项B）以及分泌物堵塞气道（选项D）都可以引起SpO_2下降和意识改变的情况。误吸（选项E）也是一种可能性。

152. C 选项A，在脑卒中患者中，必须警惕心血管疾病和脑血管疾病之间可能发生的相互作用，并对潜在的心血管疾病进行处理。选项B，在这类患者中，手术麻醉前应进行神经系统、心血管系统和肾功能的详尽评估，以了解患者的基础状况。选项C，在既往有脑卒中病史的患者中，应根据患者病情和手术类型酌情选择抗凝药物。因此，在手术麻醉前给予足量抗凝药物并不是一个正确的做法。选项D，在老年患者中，卒中或潜在的脑血管疾病可能表现为术后精神状态的改变或谵妄。选项E，在手术麻醉期间，尽力使血压维持在术前水平，以减少血压波动。

153. D 选项A，对于患有糖尿病的患者，术前麻醉应评估糖尿病的类型、血糖控制情况、目前正在使用的降糖药和相关疾病用药，有助于确定合适的麻醉方法和药物选择。选项B，糖尿病患者常伴随其他并发症，如心血管疾病、呼吸系统疾病和肾脏损害，这些都需要在术前进行评估。选项C，自主神经病变可能会影响胃肠道功能，增加误吸的风险，并增加术中和术后循环及呼吸衰竭的风险。选项D，围术期血糖管理的重点在于控制高血糖的同时避免出现低血糖。选项E，尽量安排手术在上午进行，可以减少患者的禁食时间，降低术前低血糖的风险。

154. D 当主动脉瓣反流严重时，部分血液在主动脉闭合后会返回到左心室，导致冠脉充盈受到影响，进而降低冠脉充盈压。这可能导致心肌氧供不足，从而引起心动过缓。

155. C 患者心功能不全，PCWP升高，血浆渗透压偏低，需要进行非心脏手术。在手术期间，输液首选胶体或含胶体的晶体液。胶体溶液可以帮助提高循环血容量和有效循环血量，同时改善组织灌注，对于心功能不全的患者而言，胶体溶液更具优势。

156. E 高血压的定义为收缩压 140mmHg 以上和（或）舒张压 90mmHg 以上。

157. C 根据患者的临床表现和体征，咳嗽、咳痰 20 余年以及活动后气促是 COPD 的常见症状。查体发现肺气肿征、湿啰音和散在哮鸣音也支持了 COPD 的诊断。吸入异丙托溴铵可缓解症状进一步提示了 COPD 的可能性，因为异丙托溴铵是一种常用于 COPD 治疗的支气管舒张剂。选项 A，支气管肺癌通常会伴有其他症状，如咯血、体重下降等；选项 B，肺间质纤维化主要表现为进行性呼吸困难，不太符合患者的症状和体征；选项 D，支气管扩张通常不会导致咳嗽、咳痰等症状；选项 E，支气管哮喘在 COPD 的鉴别诊断中需考虑，但该患者的长期咳嗽、咳痰史以及湿啰音和肺气肿征更支持 COPD 的诊断。

158. A 在提供的信息中，该患者出现了躁动不安、打人毁物和查体不合作的情况。这些行为表明他可能有神经系统方面的问题。慢性肺心病是一种导致心脏和肺部功能衰竭的疾病，但通常不会直接引起精神分裂症、癔症或癫痫等疾病。躁动不安和行为异常可以是肺性脑病的症状之一。肺性脑病是由高碳酸血症（血液中二氧化碳浓度升高）引起的脑功能障碍。在慢性肺心病患者中，肺功能严重受损可能导致高碳酸血症，从而导致肺性脑病的发生。

159. C 该患者有 COPD 病史 10 年，目前出现咳嗽加重并伴有神志模糊、哮鸣音、心率增快和动脉血气分析异常。根据所提供的信息，最合适的治疗措施是行机械通气（选项 C）。机械通气是一种有效的治疗方法，可以改善氧合和清除二氧化碳，减轻呼吸肌疲劳，纠正酸中毒，并提供支持性呼吸。选项 A，尽管该患者存在酸中毒，但静滴碳酸氢钠不是首选的治疗方法，机械通气更能直接解决通气问题。选项 B，尼可刹米是一种镇静剂，无法直接解决患者的通气问题。选项 D，呋塞米是利尿药物，对于 COPD 急性加重并不是首选的治疗方法。选项 E，给氧是 AE－COPD 患者的常规治疗，但根据所提供的信息，患者需要更进一步的支持性呼吸治疗，即机械通气。

160. B 在这种情况下，应该考虑低血糖（选项 B）。大汗、颤抖、软弱无力和心悸是低血糖的常见症状。糖尿病患者如果注射胰岛素或口服降糖药物过量，或者没有及时进食而导致血糖过低，就可能出现这些症状。酸中毒（选项 A）、脑梗死（选项 C）和心肌缺血（选项 D）在此情况下通常不会引起这样的症状，而药物反应（选项 E）在给出的信息中并未提到。

161. B 根据患者的临床表现和检查结果，最可能的诊断是嗜铬细胞瘤。嗜铬细胞瘤可分泌大量儿茶酚胺，故发作时血、尿儿茶酚胺及其产物含量显著增高。嗜铬细胞瘤好发于中青年，其特点为阵发性高血压。选项 A，皮质醇增多症通常与高血压无关。选项 C，肾动脉狭窄可能导致高血压，但通常不会伴随明显的心悸症状，并且 B 超检查未见异常。选项 D，原发性醛固酮增多症通常伴有低钾和代谢性碱中毒的特点，本例中血钾正常。选项 E，肾上腺皮质功能减退症通常不会引起血压升高和心悸症状。

162. B 根据患者的症状描述，包括发作性头晕、头痛，面色苍白、心悸、冷汗，以及发作时的高血压，最有可能的诊断是嗜铬细胞瘤。嗜铬细胞瘤是一种产生过多儿茶酚胺（如肾上腺素和去甲肾上腺素）的肿瘤。为了明确诊断，最有帮助的是在发作时监测血儿茶酚胺的水平。通过检测血中儿茶酚胺代谢产物或直接测量血中儿茶酚胺水平，可以提供诊断嗜铬细胞瘤的重要线索。

163. C 重症肌无力（MG）是一种自身免疫性神经肌肉疾病，孕妇患有 MG 并不会直接引起新生儿的感染或患病，但是新生儿可能会出现转移性肌无力。这是由于母体的自身抗体可以通过胎盘传递到胎儿，影响其神经肌肉传导功能，从而引起重症肌无力症状。因此，对于 MG 患者的新生儿，需要密切观察和治疗。选项 A，重症肌无力并不是一种传染病，新生儿不会被感染。选项 B，如果新生儿出现了重症肌无力症状，需要及时进行治疗。选项 C，对于转移性肌无力的新生儿，抗乙酰胆碱药物是常规的治疗方法，一般需要持续治疗 4 周。选项 D，如果新生儿出现了重症肌无力症状，一般需要进行持续的治疗和观察，但并不代表需要终生治疗。选项 E，MG 通常是由 IgG 自身抗体引起的，因此并不存在母体的 IgM 抗体感染问题。

164. B 由于该患者已经有数年的重症肌无力病史，使用肌松药全麻气管插管可能会导致呼吸肌无力和呼吸抑制的风险。而静脉麻醉也可能增加呼吸抑制的风险，并且在急诊手术中可能不够快速有效。腹横肌平面阻滞（TAP）和喉罩麻醉可能无法提供足够的麻醉效果以应对手术刺激和疼痛。因此，硬膜外麻醉被认为是一个较为安全和有效的选择。硬膜外麻醉可以通过在硬膜外腔注射麻醉药物，实现腹部和下肢的麻醉效果，同时避免了对呼吸系统的负担。这种麻醉方式有助于减轻手术刺激和疼痛，同时可以在术中进行监测和调整麻醉深度。

165. A Child－Pugh 分级是一种常用于评估肝硬化和肝疾病严重程度的方法，它基于血清胆红素水平、白蛋白水平、凝血酶原时间等指标。根据提供的数据，患者的血清胆红素为 30.2μmol/L，白蛋白为 39g/L，凝血酶原时间比对照延长 3 秒。根据 Child－Pugh 分级标准，可以得出以下结论：血清胆红素水平正常（<34μmol/L），白蛋白水平轻度降低，凝血酶原时间延长（增加3秒）。根据Child－Pugh分级，将患者分为A、B、C三个级别，其中A级最好、C级最差。根据提供的数据，患者的指标符合Child－Pugh A级，意味着患者的肝功能较好。因此，拟行阑尾切除术时，根据Child－Pugh A级，手术危险度小。

166. C 创伤急救的主要原则是先救命、后治伤，分步骤进行：①把握呼吸、血压、心率、意识和瞳孔等生命体征，检查伤部，迅速评估伤情；②对生命体征的重要改变迅速作出反应，如心肺复苏、抗休克及外出血的紧急止血等；③重点询问受伤史，分析受伤情况，仔细体格检查；④实施各种诊断性穿刺或安排必要的辅助检查；⑤进行确定性治疗，如各种手术等。透析治疗主要针对肾衰竭，不是该患者急需的治疗；⑥如怀疑脊柱损伤者，应注意脊髓保护，必要时药物预防。

167. D 患者外伤后引起心率加快，血压降低，首先考虑为低血容量性休克。需要呼吸支持、循环支持，积极抗休克，包括保持足够的氧供、建立一条以上静脉通路、快速输血、输液、酌情使用血管活性药物等措施。其中，止血和补充血容量是首要措施。

二、多选题

1. ABCD 随着年龄的增长，老年人的肝脏和肾脏功能可能下降，导致药物代谢和排泄速度减慢，从而延长药物的作用时间。由于生理功能的变化，老年人对药物可能更加敏感，容易出现药物的不良反应或副作用。考虑到老年人的生理特点和药物代谢的变化，通常建议在给老年人用药时降低剂量，并且密切监测药物疗效和不良反应，以便制定适合个体的用药方案。滴定法（titration）是一种常用的药物剂量调整方法，通过逐渐增加或减少药物剂量，以达到最佳疗效或最小副作用。尽管老年人对药物的敏感性可能增加，但并没有规定老年人应避免使用滴定法来调整药物剂量。相反，老年人用药时可能需要更频繁地进行剂量调整和监测，以确保药物的安全和有效使用。

2. ABCD 选项A，随着年龄的增长，老年人的肾脏总体积通常会减少。这是由肾单位的结构和功能变化，以及可能存在的血管硬化和纤维化等因素导致的。这种减少可能会影响肾脏的滤过功能和尿液的产生能力。选项B，随着年龄的增长，老年人的肾血流量通常会减少。这是由于多种因素，包括动脉硬化、肾小动脉狭窄和肾功能减退等。这种血流减少可能导致肾功能下降和慢性肾病的风险增加。选项C，随着年龄的增长，老年人的肾小球滤过率（GFR）通常会下降。这是因为随着年龄的增长，肾脏的结构和功能会发生变化，包括肾小球数量减少、肾小管功能降低等。这些变化可能导致肾脏处理废物和清除体内毒素的能力下降，从而引起肾功能衰退。选项D，老年人在身体和认知方面会经历一些功能下降。随着年龄的增长，老年人的身体功能和认知能力可能会减弱。这可能包括肌肉力量和灵活性下降、反应速度变慢、记忆力减退以及注意力不集中等方面的改变。选项E，肾素是由肾脏分泌的激素，它在调节血压和水、电解质平衡方面起着重要作用。随着年龄的增长，老年人的肾素浓度和活性通常会降低。综上所述，肾脏总体积减小、肾血流量可降低、肾小球滤过率（GFR）降低以及储备功能下降都是老年人肾结构及功能的常见改变。

3. ABCD 选项A、B，房颤是老年患者中常见的持续性心律失常，发病率随年龄的增长而升高，尤其是65岁以上的人群。选项C，快速心室率可能导致心功能不全和其他并发症，因此对于这类患者，控制心室率可以改善症状和预后。选项D，房颤患者由于心房收缩不协调，容易形成血栓。这些血栓可能脱落并引发栓塞事件，如中风。因此，预防血栓形成，特别是左房血栓的形成，对于老年房颤患者非常重要。选项E，慢性房颤患者多难以转复及维持窦律，强行转复可能出现难以预料的不良后果。

4. ABDE 输血过多会增加心脏前负荷，增加血黏度以增加心脏后负荷，最后增加心肌氧耗量。围术期增加心肌氧供的措施主要是为了保证心脏氧供充足，而不包括积极输血。选项A，维持适当的心率可以避免心肌氧耗量过大，有助于提高心肌氧供。选项B，保持适当的血压可以确保冠状动脉灌注压，保持心肌氧供充足。选项D，血红蛋白是携带氧气的重要组成部分，保持适当的血红蛋白含量可以提供足够的氧气给心肌。选项E，保持较高的氧饱和度可以增加氧在血液中的含量，有利于保证心肌氧供。

5. ACDE 选项A，老年人更容易罹患帕金森病，因此大多数患者确实属于高龄，并且通常需要使用多种药物来进行联合治疗。选项B，帕金森病患者通常需要长期服用左旋多巴等药物来缓解症状。帕金森病患者术前服用左旋多巴不会对吸入麻醉药七氟烷产生心律失常的致敏作用。选项C，在手术过程中，如果麻醉时间过长，可以考虑给予左旋多巴。左旋多巴是帕金森病的主要治疗药物，可以缓解症状。选项D，帕金森病患者在手术后容易出现思维混乱和幻觉的症状，因此需要避免使用可能会促发或加剧帕金森病的药物。选项E，帕金森病患者通常需要长期使用抗帕金森病药物进行控制，术前停药可能导致症状加重，因此在术后也应该继续服用这些药物。

6. ABCDE 应加强老年患者术后镇痛监测和管理，采用多模式镇痛，调节和控制麻醉性镇痛药的剂量，合用非甾体类消炎镇痛药。选项A，老年患者相较于年轻人，苏醒慢，在麻醉后恢复室中停留时间较长。这是因为老年人的新陈代谢率较低，药物代谢速度减慢，因此需要更多的时间来清除麻醉药物并从麻醉状态中恢复过来。选项B，老年人对肌松药和麻醉性镇痛药的反应可能更加敏感，并且这些药物的作用时间可能延长。因此，在监测呼吸功能时应特别注意，以防止发生呼吸抑制等意外情况。选项C，在拔除气管导管之前，患者应完全清醒，呼吸和循环功能应稳定。在拔管过程中，需要监测血氧饱和度（SpO_2）、心率和血压，并及时处理低氧血症、高碳酸血症、低血压和心动过速或过缓等问题。选项D，麻醉性镇痛药物在老年患者中可能引起嗜睡和呼吸抑制。因此，在麻醉苏醒后，应避免再次使用这些药物，以减少副作用和并发症的风险。选项E，对于老年危重患者术后送往重症监护病房（SICU），在运送过程中应该给予吸氧，并监测脉搏氧饱和度。这是为了确保患者得到足够的氧气供应并及时发现氧合情况异常，以便采取适当的干预治疗。

7. ABCD　一般来说，肺活量在预计值的50%～75%之间、最大吸气压在15～30cmH_2O之间、MVV在预计值的50%～75%之间，其术后呼吸系统并发症的危险为轻、中度；如果肺活量低于预计值的50%、最大吸气压低于15cmH_2O、最大自主通气量（MVV）低于预计值的45%、动脉血二氧化碳分压（$PaCO_2$）超过45mmHg，则发生术后肺不张，呼吸功能不全和脱机困难等问题的几率很高。成人第1秒用力呼气容量（FEV_1）<2L，提示中度危险；如果FEV_1小于1L，FEV_1/FVC<45%，最大通气量（MVV）小于预计值的50%，动脉血CO_2分压>45mmHg，则表示存在严重COPD，手术麻醉风险极大。

8. ABCDE　选项A，婴儿由于缺乏控制系统，故神经生理功能不稳定，如呼吸、肌肉活动及体温调节不稳定，这与神经系统解剖结构发育不成熟和神经肌肉功能不协调有关。这意味着婴儿的中枢神经系统尚未完全发育成熟，导致各种生理功能不稳定。选项B，新生儿大脑皮质发育不成熟，传导路径及神经纤维末梢未完全形成，故其运动多呈无规律、不协调。这表明新生儿的中枢神经系统对运动的控制能力有限，导致运动表现为无规律和不协调。选项C，新生儿及婴幼儿皮层下中枢兴奋性较高，且对皮层下中枢的调控不足，因此它的兴奋或控制过程很容易扩散，受强烈刺激时易发生惊厥。这意味着婴儿的中枢神经系统在调控兴奋过程时存在一定的不足，容易受到刺激而引发惊厥。选项D，婴儿对疼痛刺激有反应，但不能明确鉴别疼痛的来源。婴儿的中枢神经系统对疼痛刺激具有反应，但由于发育尚未完全成熟，无法明确识别疼痛的来源。选项E，与中枢神经系统相比，出生后自主神经系统发育较好。这意味着婴儿的自主神经系统相对于中枢神经系统在出生后的发育较为完善。

9. ABDE　选项A，婴儿头部相对较大，颈部相对较短，这种解剖结构使得婴儿呼吸道在某些情况下更容易受到阻塞或限制。选项B，婴儿的鼻孔开口大小与环状软骨处相等，这方便了麻醉医师在进行气管插管时选择合适的导管型号。选项C，鼻腔狭窄和分泌物或黏膜水肿的问题确实存在，但并不意味着婴儿主要经口呼吸。婴幼儿通常通过鼻子进行呼吸，而不是主要经口呼吸。选项D，婴儿的喉部位置相对较高，在第3～4颈椎平面，而成人的喉部位置在第5～6颈椎平面。选项E，会厌在婴幼儿中常常下垂，呈U形，这可能会妨碍声门显露，使气管插管变得困难，有时需要使用直型喉镜片来揭开声门以进行气管插管。

10. ABDE　为了避免术中出现呕吐窒息，择期手术患儿进行适当的禁食禁饮是必需的。但目前小儿术前禁食禁饮时间普遍过长，造成的不适常常是患儿哭闹的原因之一，甚至出现脱水、低血糖等。目前较公认的术前禁饮禁食时间：6个月以下的儿童，禁母乳4小时，禁配方乳及固体食物6小时，禁清亮液体2小时；6个月至3岁儿童，禁奶及固体食物6小时，禁清亮液体2～3小时；3岁以上儿童，禁奶及固体食物6～8小时，禁清亮液体2～3小时。

11. ABDE　选项A，阻滞剂物的用量和注射位置会影响阻滞平面的高低，同时脑脊液的循环速度也会影响药物的分布范围。选项B，高阻滞平面可以引起交感神经抑制和副交感神经张力增加，从而导致胃肠道蠕动增强，这可能是恶心、呕吐的重要原因。选项C，蛛网膜下腔阻滞后小儿极少发生头痛。选项D，小儿的循环代偿功能相对成人较好，即使在高阻滞平面下，血流动力学也可以保持相对稳定。选项E，虚弱和脱水的患儿在进行蛛网膜下腔阻滞或全身麻醉之前应该进行适当的纠治，以确保患者的身体状态良好。

12. ABCD　选项A，气管插管深度（cm）=年龄/2+12这个公式是常用的估计气管导管插管深度的方法，通常适用于成人患者。选项B，气管导管套囊进入声门或使导管头端的两条黑线处于声门处时可以表明导管在气管内的位置合适，这是插管深度正确的指标之一。选项C，通过听诊双肺呼吸音和观察CO_2波形可以确定气管导管的位置是否在气管内，并检查通气情况。这是确认插管位置和通气状况的常用方法。选项D，确保导管的位置正确并考虑到头位置变化对插管的影响是重要的。每次体位变化时都应该检查患者的通气情况，以确保气道通畅。选项E，气管导管深度应适当，过深易刺激气管隆嵴以及进入一侧支气管出现单肺通气。

13. ABCDE　在拔除气管插管前患儿须具备：①维持足够的通气量，不出现反常呼吸；②产生足够的吸气负压以防气道闭合；③能持续产生强直收缩；④大腿抬高能保持10秒并能维持髋关节的屈曲；⑤抬头和（或）有力咳嗽。

14. ABCD 手术结束时肌力的恢复取决于停用麻醉药物的时间、最后一次给肌松药的时间以及拮抗剂的使用。所有中长效的非去极化肌松药都应使用抗胆碱酯酶药来拮抗其残余肌松作用，给药时间至少距离最后一次肌松药15～20分钟。大多数小儿在使用拮抗剂后迅速恢复肌力，有条件时，可监测四个成串刺激（TOF）反应作为评估肌力恢复的客观指标，临床上也常采用"抬腿征"来反映小儿能够在拔管后达到充分的肌力，以保持呼吸道通畅和维持足够通气。最大吸气负压低于$-25cmH_2O$和潮气量>15ml/kg也同样反映小儿肌力恢复足够。

15. ABCD 阿托品是一种抗胆碱能药物，通过抑制乙酰胆碱的作用，可以减少麻醉过程中引起的副作用，如呼吸道分泌物增多、消化道分泌增加和胃肠蠕动加快等。选项E，阿托品不能延长麻醉药的作用时间。

16. ADE 选项A，婴儿和幼儿的体温调节功能尚未完全发育，因此在麻醉期间更容易出现体温下降。选项B，新生儿汗腺不健全、散热功能较差可能出现发热。选项C，呼吸道梗阻也可能导致体温下降，但它不是小儿麻醉中体温下降的主要因素。选项D，手术室温度过低或手术中体腔（如胸腹腔）暴露会导致体温下降。选项E，输注低温液体或输血也可能引起体温下降。

17. ABCDE 选项A，了解患者是否存在冠心病、心肌病、心律失常等心脏疾病，以便在手术过程中采取相应的措施。选项B，评估心脏疾病的程度和影响范围，包括心功能状态、心肌损害程度等，以便确定手术风险和制定合适的治疗方案。选项C，了解心脏疾病对患者体能的限制程度，以便在手术前期做好体力恢复和康复训练，提高手术成功率。选项D，根据患者的临床特征和心脏疾病的情况，评估围手术期发生心脏事件（如心肌梗死、心力衰竭等）的潜在风险。选项E，根据患者的具体情况，制定个性化的围手术期管理方案，包括药物治疗、术前心血管干预措施、合理的麻醉管理等，以减少围手术期心血管事件的发生风险。

18. ACD 选项A，屏气试验（Valsalva maneuver）可以评估心脏功能。这个试验通过让患者屏住呼吸并用力呼气，以增加胸腔压力，然后观察心脏的反应。它可以提供关于心脏自主神经调节和心脏泵血功能的信息。选项B，吹气试验（Breath－holding test）通常不用于评估心脏功能，而更多用于评估肺功能和血液氧合能力。选项C，体能状态评估可以间接反映心脏功能。通过观察患者在体力活动中的表现，如耐力、疲劳程度和心率变化等，可以对心脏功能进行初步评估。选项D，平板运动试验（Treadmill test）是一种常见的心脏功能评估方法。患者在跑步机上进行有控制的运动，同时监测心电图、心率和血压等指标，以评估心脏的性能和响应。选项E，Allen试验（Allen's test）用于评估肱动脉和尺动脉的通畅性，与心脏功能无直接关系。

19. ABC 选项A，低分子肝素（LMWH）常用于预防和治疗下肢深静脉血栓。选项B，椎管内穿刺（也称为腰椎穿刺或脊髓穿刺）应在预防剂量的低分子肝素（LMWH）使用后10～12小时或治疗剂量的LMWH使用后24小时进行。这是为了减少椎管内穿刺后出血的风险，因为LMWH可以影响血液凝结功能。选项C，术中低分子肝素（LMWH）的应用最好在麻醉穿刺置管操作后至少2小时进行。如果在穿刺过程中发现硬膜外穿刺针有血染，手术中的LMWH应该推迟使用。这是因为在有血液存在的情况下使用抗凝剂可能增加出血风险，而推迟使用可以避免这种风险。选项D，拔除硬膜外导管一般不需要等待低分子肝素（LMWH）作用时间后的12小时。通常在拔除硬膜外导管时，医生会综合考虑患者的凝血功能、出血风险以及LMWH的使用情况，以确保在安全范围内进行操作。选项E，华法林（Warfarin）是一种抗凝药物，常用于预防血栓形成。通常情况下，对于华法林患者而言，在手术前需要停药，以使其国际标准化比值（INR）降至手术安全范围内。具体停药时间以及目标INR水平应由医生根据患者的病情、手术类型和其他相关因素进行评估和确定。因此，术前停药4天并不能确切地将PT的INR降至1.5以下，这个时间可能需要根据具体情况进行调整。

20. ABCDE

21. ABCDE 在择期非心脏手术前，应确保心衰竭症状得到有效控制，如呼吸困难和水肿等。冠心病患者通常会出现心绞痛，手术前需要确保没有心绞痛发作。室性期前收缩是心脏电活动异常，频繁的室性期前收缩可能增加手术风险，因此需要控制室性期前收缩的频率。血清尿素氮是用于评估肾功能的一个指标，较高的BUN可能表示肾功能不良。在手术前，需要确保BUN水平在正常范围内。血钾水平的过低可能会导致心律失常等问题。在手术前，需要确保血钾水平正常或高于3.0mmol/L。这些措施可以帮助在非心脏手术中降低冠心病患者的手术风险。

22. ABCD 选项A，使用β受体阻断剂的患者如需增强心肌收缩力和提高心率，可以用交感神经兴奋药或解迷走药。钙剂和胰高血糖素常能有效地加强心肌收缩力。选项B，钙通道阻滞剂和β受体阻断剂具有心脏抑制作用，同时使用时可能会出现叠加效应。当再加上吸入麻醉药物时，这些药物的心肌抑制作用可能相互增强，导致心功能下降、心率变慢和血压降低等不良反应。选项C，洋地黄药物治疗期间低钾血症可以引发多源室性期前收缩和室上速等异常心律，这可能会影响心脏功能。洋地黄药物本身具有正性肌力作用，可增强心脏收缩力，但同时会增加心脏对钾的依赖性。因此，如果在洋地黄治疗期间出现低钾血症，心脏的电活动可能会受到影响，导致心律失常的发生。选项D，对于长期服用的药物，通常应该坚持按照医生的建议继续使用，直到手术前。突然停止某些药物可能会引起一系列副作用，包括心动过速、异常高血压和冠状动脉痉挛等。选项E，麻醉过浅可以引起患者觉醒，躁动，心率加快，血压升高，引起心肌氧耗增加。

23. ABC 选项A，高血压的定义是持续性血压升高，而170/105mmHg的血压属于高血压范围，符合高血压的诊断标准。选项B，二期高血压在体检、X线、心电图或超声检查时，可见左心室肥大。选项C，眼底检查是高血压并发症的早期筛查方法之一，普遍的眼底动脉变窄可能是高血压引起的血管损害的表现。选项E，第二期高血压通常伴有血压持续增高，可以出现心悸、气促、头痛、头晕、尿中出现蛋白质管型等心脑肾并发症。选项D，眼底出血常常是高血压严重并发症的表现，通常不属于第二期高血压的典型表现。

24. BCDE 治疗高血压的目的是将血压降至正常或基本接近正常，并且控制长时期高血压对心脑肾等重要脏器功能的损害，最终减少高血压病的并发症和死亡率。

25. ABCDE 在术前了解患者高血压的严重程度、持续时间、用药情况以及并发症可以帮助医生做出合适的麻醉决策。高血压患者总血容量减少，因此脱水或失血时容易发生低血压。高血压患者伴有肾功能不全、充血性心衰和脑血管意外的风险增加。高血压伴冠心病的患者在血压波动时容易发生心内膜下心肌缺血。由于高血压患者的脑血流自主调节功能改变，为了保持心、脑灌注的稳定，需要相对较高的平均动脉压，血压过度降低会影响这些重要器官的灌注。

26. ABCDE 高血压病患者术中发生低血压的原因常包括全麻药对心肌的抑制、心输出量减少，外周血管扩张使有效循环血量下降，麻醉中由于出血、大量体液丧失等而不能及时补给致低血容量等，以及手术中的刺激等。

27. ABCDE 血压过高可增加心肌作功和氧耗，并可诱发心律失常和心力衰竭直至心搏骤停。伴随着因血压升高造成一些比较敏感的重要脏器的损害，如头痛、恶心呕吐、视物模糊，心绞痛、心律失常、左心衰竭、无尿、蛋白尿、管型及血肌酐升高等。

28. ABCDE 围术期低血压的预防和治疗强调综合措施，入手术室后应对患者作出全面评价，测量基础血压和心电图，选择最适当的麻醉方法，无论选用神经阻滞或全身麻醉均应首选开放静脉通道，根据心功能情况补给适量的晶体液，保证足够的血容量。①减少麻醉对循环的影响，正确选用麻醉药，注意剂量、方法和静注速度，控制麻醉阻滞范围；②及时补充血容量；③及时并正确使用强心药物和升压药物；④静脉连续输注多巴胺或肾上腺素。同时根据低血压的原因作相应处理。

29. ABCDE

30. ABCDE 选项A，高血压可以导致脑动脉病变，增加脑血管发生破裂出血的风险。选项D，慢性高血压可以导致心脏肥大和心肌功能障碍，最终引起左心衰竭。选项C，长期高血压会对肾脏造成损害，可能导致肾功能逐渐恶化，最终发展为肾衰竭。选项B，高血压会导致眼底小动脉受损，引起出血或渗出，表现为眼底出血。选项E，高血压引起视网膜动脉病变，导致视网膜缺血和水肿，进而引起视神经乳头水肿。

31. ABCE 选项A正确，术前口服地西泮5～10mg可以帮助高血压患者放松和缓解焦虑。选项B，术前肌注哌替啶50mg和异丙嗪25mg可以帮助镇静和缓解焦虑。选项C，对于使用利血平和普萘洛尔等降压药物的患者，常规使用阿托品可以对抗这些药物的降压效应，避免血压过度下降。选项D，阿托品应该在术前30分钟至1小时之间肌注，而不是1小时。选项E，阿托品可能引起一些不良反应，如视物模糊等。为了减轻这些不良反应，可以选择静脉注射阿托品，使其作用更快，同时剂量要根据患者具体情况来确定。

32. ABCDE 选项A，肾上腺素可以引起血管收缩，增加心率和血压，而高血压患者已经存在高血压，因此不宜在局麻中使用肾上腺素。选项B，蛛网膜下腔麻醉对血流动力学的影响剧烈，应用于高血压病患者的风险较大，需控制好麻醉平面。选项C，硬膜外麻醉可能导致交感神经兴奋，引起血压升高，因此在上腹部手术时需要慎用。选项D，静吸复合麻醉是一种将静脉麻醉和吸入麻醉药物结合使用的麻醉方法。对于高血压患者，应当避免麻醉过浅，以防止血压升高。选项E，在某些手术中，控制性低血压可以用来减少出血量和保护器官。对于高血压患者，在常温下，控制性低血压应保持在收缩压的30%以下，以避免心脏和脑血流灌注不足。

33. CDE 低氧性肺血管收缩（HPV）是指在单肺通气时，由于局部低氧刺激引起的肺血管收缩现象。抑制HPV有助于维持肺循环的平衡和提高氧合。氯胺酮和芬太尼并不具有明显的抗HPV作用，因此不属于抑制HPV的麻醉药物。选项C，七氟烷是静脉麻醉药物，具有抗HPV效果，可以通过抑制肺血管收缩来改善氧合。选项D，异氟烷是吸入麻醉药物，同样具有抗HPV效果，可以减轻肺血管收缩，提高氧合。选项E，地氟烷也是吸入麻醉药物，具有类似的抗HPV作用，能够抑制肺血管收缩，增加氧合。

34. ABDE 单肺通气是指只有一侧肺部正常通气，而另一侧肺部无法进行有效通气的情况。选项A，增加吸入的氧气浓度可以提高血液中的氧合程度，从而改善机体氧合。选项 B，确保双腔管（双腔导管）在正确的位置可以确保气体流向健侧肺部，从而提高机体氧合。选项 C，通过增大正常通气的肺部的潮气量，可以提高气体交换效率。反比通气会使健侧肺血流被压向开胸侧肺，导致肺内分流量增加。选项 D，在单肺通气时，定期进行短暂的双肺通气可以通过将氧气输送到非通气的肺部来提高机体氧合。选项 E，通过短暂地夹闭非通气的肺部，可以减少该侧肺部的通气量，从而提高健侧肺部的通气比例，进而改善机体氧合。

35. ABCE 选项 A，慢性阻塞性肺病导致气道狭窄和气体滞留，引起肺组织过度膨胀，从而形成肺气肿。选项 B，由于气道狭窄和肺气肿的存在，患者的有效呼吸面积减少，影响气体交换。选项 C，功能残气量指呼气末残气量，即在正常呼吸结束后，肺内仍然存在的空气量。慢性阻塞性肺病时，由于气道阻塞和肺气肿的存在，导致功能残气量增加。选项 E，由于气道阻塞，患者排出二氧化碳的能力降低，导致动脉血中二氧化碳浓度升高。选项 D，小气道阻塞导致阻塞性通气功能障碍，尤其是肺泡有效通气量下降，使得肺泡与动脉氧分压差增大。

36. ABCDE 围术期的处理包括应用 β 肾上腺素能药物、副交感神经阻断药、全身应用或吸入糖皮质激素和白三烯拮抗剂等。这些药物可以帮助缓解 COPD 患者在围手术期间的呼吸困难和炎症反应。上述药物可能与麻醉药物发生相互作用，因此在使用这些药物时需要注意相互作用和合理搭配，以充分发挥药物的疗效，并避免不良反应。长期应用激素治疗的患者，在术前需要逐渐减低激素用量，以降低围手术期间激素相关的风险。长期服用茶碱和吸入支气管扩张药物的患者应一直继续使用至术晨，以维持呼吸道通畅，并避免出现戒断症状和加重症状。术前积极治疗呼吸道感染和戒烟可以减少围手术期间呼吸系统并发症的发生。因为呼吸道感染和吸烟可能加重 COPD 患者的症状，并增加术后并发症的风险。

37. ACDE GIK 液在麻醉中的应用可以避免严重的低血糖和高血糖情况发生。GIK 液含有葡萄糖、胰岛素和钾离子，可以提供能量和维持血糖平衡，以防止低血糖发生；同时，胰岛素的作用可以促进葡萄糖的利用，减少高血糖的发生。选项 A 错误，因为 GIK 液中的葡萄糖可以提供能量，促进组织器官代谢；选项 C 错误，因为根据患者的血糖水平，可能需要调整 GIK 液的浓度；选项 D 错误，因为 GIK 液并不能降低麻醉药代谢；选项 E 错误，目前没有提及 GIK 液实施前给予适量吩噻嗪类药物的必要性。

38. ABD 嗜铬细胞瘤是一种肾上腺髓质细胞起源的肿瘤，它会分泌儿茶酚胺类物质，如肾上腺素和去甲肾上腺素。嗜铬细胞瘤患者因为肿瘤产生过多的儿茶酚胺类物质，术中可能引发剧烈的、难以控制的高血压危象。过量的儿茶酚胺类物质可以对心脏起到直接作用，引发心律失常，包括快速心率、心律不齐等。在嗜铬细胞瘤手术中，肿瘤切除后，过量的儿茶酚胺类物质会突然减少，可能导致血压急剧下降，引发低血压危象。在术中，由于手术刺激和应激反应，嗜铬细胞瘤患者可能会出现呼吸抑制，但并非所有患者都会出现此情况。由于嗜铬细胞瘤产生过多的肾上腺素和去甲肾上腺素等激素，手术切除后可能导致血压的急剧下降，进而影响肾脏的灌注。此外，手术中可能会涉及肾脏的血管或造成出血，也可能对肾功能造成不良影响，但术中发生肾衰竭的风险相对较低。

39. ABCD 嗜铬细胞瘤患者，由于大剂量的儿茶酚胺释放，可以导致心律失常、心绞痛、心肌梗死和胸痛、心衰等。预激综合征是指心脏传导系统出现异常，导致心脏收缩过早，可能引发心律失常。预激综合征是一种较少与嗜铬细胞瘤相关的心脏问题。

40. ABCE 嗜铬细胞瘤是一种肾上腺髓质肿瘤，手术治疗是主要的治疗方式。关于嗜铬细胞瘤手术麻醉管理，选项 A、B 和 C 都是正确的做法，因为高血压危象需使用酚妥拉明或硝普钠来控制血压，低血压时需要及时补充液体以维持循环，心律失常时可使用 β 受体阻断剂进行治疗。选项 D 是错误的。虽然硬膜外阻滞在许多手术中可以用于术后镇痛，但在嗜铬细胞瘤手术中并非适用于所有患者。这是因为嗜铬细胞瘤患者可能存在高血压和心血管问题，硬膜外阻滞可能引起血压波动和心血管反应，增加手术风险。因此，在选择术后镇痛管理方法时，应根据患者的具体情况进行综合评估，并与麻醉医师和外科医生共同决定最适合的镇痛方案。选项 E，对于术后原因不明的持续低血压，补充足量的肾上腺皮质激素是一种常用的管理方法。嗜铬细胞瘤手术可能会导致肾上腺皮质激素分泌不足或功能受损，从而引起低血压。适当的肾上腺皮质激素补充可以帮助恢复血压稳定，并减少并发症的风险。然而，具体的治疗方案应由医生根据患者的情况进行评估和确定。

41. ABCDE 选项 A，高碳酸血症会导致血液酸碱平衡紊乱，使血管扩张，循环迟滞，并增加组织间隙的液体渗出，进而增加术中异常出血的风险。选项 B，酸中毒或碱中毒会影响凝血系统，导致凝血因子活性降低，纤维蛋白形成时间延长，从而增加术中出血的可能性。选项 C，低温会影响血小板功能和凝血因子活性，使血液凝固能力下降，出血时间延长。选项 D，枸橼酸钠具有血管扩张作用，可以降低毛细血管的张力，增加毛细血管的通透性，导致渗血增多，从而增加术中异常出血的风险。选项 E，原发性纤溶是一种凝血系统异常，与肝功能无关，因此即使肝功能正常的患者也可能出现原发性纤溶。

42. ABCDE　选项A，对于血液系统疾病患者，如果经过全面治疗后全身情况得到改善，可以按照常规程序进行麻醉前用药。选项B，如果患者的全身情况较差，应该避免使用吗啡这类镇痛药物，因为这些药物可能会对呼吸和循环系统产生负面影响。选项C，对于血液系统疾病患者，由于可能存在出血倾向，应尽量避免采用皮下或肌内注射的方式给药，以减少出血风险。选项D，在麻醉前，口服给药是比较安全和方便的方法。选项E，对于存在脑出血或严重出血的患者，应避免使用哌替啶这类具有抗血小板作用的药物，以免进一步加重出血情况。

43. ABDE　选项A，在血友病患者中，由于凝血因子缺乏，局部浸润麻醉可能导致出血并增加手术风险。选项B，椎管内穿刺是一种常用的麻醉方法，但对于血友病患者来说，这个操作可能引起脊髓或神经根出血的风险增加。选项C，在必须手术的血友病患者中，经口快速气管内插管（RSI）是一种常用的全身麻醉技术，在某些情况下可以作为血友病患者手术的选择之一。选项D，经鼻插管是将插管通过鼻孔置入气管，这个过程可能导致鼻黏膜损伤并引起出血。选项E，颈内静脉穿刺是在颈部进行的一种操作，用于获取静脉通路。对于血友病患者来说，这个操作可能导致出血并增加手术风险。

44. CE　血液系统疾病患者手术时的麻醉选择应综合考虑病情、手术类型和患者个体差异等因素。对于血液系统疾病患者，常常需要较长时间的手术操作，而局部麻醉无法提供足够的麻醉效果，因此一般会选用全麻进行手术。快速诱导气管内或喉罩通气全麻可以迅速建立和维持患者的通气和麻醉状态，有利于手术进行。同时，在进行气管插管或吸引过程中，需要注意避免损伤气管黏膜，以减少并发症的发生。硬膜外麻醉适用于下腹部以下手术，但并非血液系统疾病患者行手术麻醉的唯一选择。

45. ABCDE　肌松药作用监测的目的：①个体化用药，合理使用肌松药；②监测肌松药的起效、维持和消退，知晓使用肌松药的方法和追加肌松药的时间，维持适当肌松，满足手术需要，确定气管插管和拔管时机；③节约肌松药用量，减少不良反应；④鉴别术后呼吸抑制的原因，指导及时正确地使用拮抗药，逆转肌松药的残余作用。

46. ABCDE　应对特殊患者进行神经肌肉传递功能监测：①肝肾功能障碍或全身情况差、疾病严重以致肌松药的药代动力学或药效动力学可能受影响者。②重症肌无力和肌无力综合征等肌松药药效有异常者。③支气管哮喘、严重心脏病，以及其他需要避免在手术结束时使用抗胆碱酯酶药拮抗肌松残余作用者。④过度肥胖、严重胸部创伤、严重肺部疾病及呼吸功能受损已近临界水平、术后需充分恢复肌力者。⑤长时间应用或持续静脉滴注肌松药者。

47. ABCE　重症肌无力是一种影响神经肌肉连接的自身免疫性疾病，主要特征是骨骼肌无力。患者通常会出现肢体乏力、眼睑下垂、双眼外展困难等症状。症状通常在活动后加重，而在休息后会有一定程度的缓解。易疲劳也是该疾病的常见症状之一。但是平滑肌松弛并不属于重症肌无力的典型表现。

48. BC　选项A，尽管阿片类药物可以产生镇静效果，但对于重症肌无力患者来说，使用这类药物可能会引起呼吸抑制和其他不良反应，因此并不建议常规使用。选项B，阿片类药物会影响神经肌肉接头的功能，从而可能加重重症肌无力患者的症状，并且可能导致肌力下降和呼吸困难。选项C，对于重症肌无力患者，阿片类药物的使用可能会引起呼吸抑制，因此不适合常规应用。这是因为重症肌无力患者通常存在呼吸肌无力的情况，使用阿片类药物可能进一步抑制呼吸功能，增加呼吸困难的风险。因此，在术前选择药物时，应谨慎考虑患者的具体情况，并避免使用可能产生呼吸抑制的药物。选项D，虽然阿片类药物可以产生镇痛效果，但对于重症肌无力患者来说，并不建议常规使用这类药物，因为其可能会加重呼吸抑制和其他不良反应。选项E，虽然阿片类药物可以减少术中麻醉药物的使用量，并且在某些情况下可能有助于术后苏醒，但对于重症肌无力患者来说，由于其可能引起呼吸抑制等不良反应，不建议常规使用这类药物。

49. ABC　抗生素可以增强肌松药物的作用，其中新霉素、链霉素和庆大霉素具有这种效果。这些抗生素属于氨基糖苷类抗生素，可以通过阻断神经肌肉接头处的乙酰胆碱释放来增强肌松药物的肌肉松弛效果。青霉素和先锋霉素不具备增强肌松药物的作用。

50. ABCDE　选项A，单次肌颤刺激用于评估神经肌肉接头的传导情况。选项B，持续的肌肉收缩刺激，可以提供有关神经肌肉接头的乏力情况和疾病诊断的信息。选项C，连续四次的刺激，用于检测神经肌肉接头的反应时间和传导速度。选项D，两次较短且持续的肌肉收缩刺激，用于评估神经肌肉接头的疲劳情况。选项E，在进行强直刺激后，通过单次刺激计算肌颤的次数，用于评估神经肌肉接头的功能和疲劳情况。这些刺激方式能够提供关于神经肌肉传递功能的不同方面的信息，帮助医生进行诊断和评估。

51. ABCDE　高位硬膜外阻滞是指硬膜外麻醉药物在注射点以上扩散，影响到呼吸肌功能。这可能导致呼吸肌乏力。重症肌无力是一种自身免疫性疾病，导致神经肌肉接头处的传递信号异常，引起肌肉无力和疲劳，其中呼吸肌也可能受到影响。低钾血症是指体内钾离子水平过低，这可能导致肌肉功能紊乱，包括呼吸肌无力。

肌营养不良指的是机体缺乏正常运作所需的营养物质，这可能导致肌肉无力，包括呼吸肌。吉兰－巴雷综合征是一种自身免疫性疾病，主要影响神经系统，导致神经传导受损，其中包括呼吸肌的功能减退。

52. ABC 重症肌无力的发病机制包括乙酰胆碱受体数目减少（选项A）和乙酰胆碱受体抗体增加（选项B）。在重症肌无力患者中，免疫系统产生了自身免疫反应，导致自身抗体产生，这些抗体攻击和破坏神经肌肉连接点上的乙酰胆碱受体。这使得神经肌肉传递信号的能力受到干扰，导致肌肉无法正常收缩。突触后膜IgG和C3复合体沉积（选项C）也是重症肌无力的发病机制之一。患者体内产生的自身抗体可以沉积在神经肌肉接头的突触后膜上，导致炎症反应和损伤。神经脱髓鞘（选项D）通常与其他神经系统疾病（如多发性硬化症）相关，而不是重症肌无力的发病机制。横纹肌溶解（选项E）也不是重症肌无力的发病机制，它是指横纹肌纤维的溶解和释放，通常与其他肌肉病或创伤有关。

53. ABCDE 重症肌无力的治疗手段包括：抗胆碱酯酶药物、激素、免疫抑制剂、胸腺切除术、血浆置换。

54. CE 肌无力危象是一种严重并可能危及生命的并发症，常见于肌无力患者。某些药物（如氨基糖苷类抗生素、镇静剂等）可能会加重肌无力危象，因此应禁止使用这些药物。肌无力危象导致呼吸肌无力，可能引起呼吸困难甚至呼吸衰竭。在这种情况下，机械通气可以提供呼吸支持，保证患者的呼吸功能。肌无力危象通常是由于免疫系统攻击神经肌肉接头引起的，激素（如泼尼松）可以抑制免疫反应，减少神经肌肉接头的受损程度，从而缓解危象症状。钙剂通常不是肌无力危象的首选治疗方法。虽然在某些情况下，钙剂可以增强肌肉收缩力，但过量的钙剂使用可能会导致其他严重并发症，因此应由医生判断是否需要使用钙剂。大剂量抗胆碱药物通常不是肌无力危象的处理措施。在肌无力危象期间，神经肌肉接头已经受损，过量的抗胆碱药物可能会加重症状，并使情况恶化。

55. ABE 在重症肌无力患者的麻醉前准备中，了解患者的病情、类型以及是否存在肌无力危象是非常重要的。这有助于确定最合适的麻醉方案和监测方法。术前常规应用抗胆碱酯酶药物可以延长乙酰胆碱（一种神经递质）的作用时间，从而减轻肌无力症状。术前常规应用镇静药以缓解患者术前紧张情绪和术前常规应用阿片类药物减少术中麻醉药的用量并不是重症肌无力患者麻醉前的常规做法。使用镇静药或阿片类药物可能会对患者的呼吸功能产生负面影响，并增加麻醉风险。选项E是正确的，因为肌松药可能加重肌无力症状，引发或加重肌无力危象。

56. ABCDE 硬膜外麻醉是一种通过将麻醉剂注入患者脊髓外间隙来产生麻醉效果的方法。这种麻醉方式可以避免使用全身麻醉药物，减少对呼吸肌的影响。在无肌松插管麻醉中，患者通常不会接受肌松药物，而只是靠自己的呼吸维持通气。这种麻醉方式可以减少对呼吸肌的抑制。有时为了确保有效的通气和操作空间，可能需要使用肌松药物插管。但在重症肌无力患者中，需要非常小心使用肌松药物，以避免加重肌无力的症状。神经阻滞麻醉是通过注射局部麻醉药物靶向性地阻断感觉或运动神经传导来产生麻醉效果的方法。这种麻醉方式可以避免对呼吸肌的影响，但其适用范围和效果视具体手术部位而定。脊麻是一种将麻醉药物注射到脊髓腔内以产生麻醉效果的方法。与硬膜外麻醉类似，脊麻也可以减少对呼吸肌的影响。因此，重症肌无力患者可选择使用硬膜外麻醉、无肌松插管、使用肌松药插管、神经阻滞麻醉和脊麻这五种麻醉方式。

57. ABDE 硬膜外镇痛是一种常用的术后镇痛方法，可以通过在脊椎周围注射镇痛药物来缓解疼痛。在重症肌无力患者中，为了避免使用影响呼吸功能的全身镇痛药物，区域镇痛成为首选方法。虽然重症肌无力患者可能存在呼吸功能的问题，但并不意味着术后镇痛就是禁忌证。相反，适当的术后镇痛可以帮助控制疼痛，减少对全身镇痛药物的需要，从而减轻对呼吸系统的影响。

58. BC 重症肌无力危象表现为：瞳孔无变化或略大，分泌物不多，无腹部胀气，心率加快。重症肌无力危象是一种由于自身免疫性疾病引起的神经肌肉传导障碍，其表现为肌无力加重的急性恶化。发生重症肌无力危象时，患者通常出现口腔、咽喉和呼吸道分泌物减少的情况。这是因为患者的肌无力加重，影响到了相关肌肉的功能。发生重症肌无力危象时，患者往往呈现呼吸肌无力的症状，导致呼吸困难和浅表呼吸，而不是腹部胀气。重症肌无力危象并不直接导致瞳孔的缩小，也并不会直接影响心率。重症肌无力危象与肠鸣音的关系不大。

59. ABCE 胆碱能危象表现为：瞳孔缩小，分泌物增多，腹痛，肠鸣音亢进，心率减慢。胆碱能危象是由过多的乙酰胆碱在神经系统中积累引起的，并且常与使用胆碱酯酶抑制剂类药物有关。胆碱能危象会导致瞳孔收缩，因为过多的乙酰胆碱刺激了毛细血管平滑肌。胆碱能危象可导致分泌物增加，如流涎、流泪和鼻涕增多。虽然腹痛不是胆碱能危象的典型表现，但它可能是一种非特异性症状，因为胆碱能过度刺激可能影响消化道平滑肌。胆碱能危象可以导致肠道运动增加，从而引起肠鸣音亢进。心率加快（心动过速）并不是胆碱能危象的典型表现，相反，胆碱能危象往往会导致心率降低（心动过缓）。

60. ACD　用肌松药插管全身麻醉是一种常见的麻醉方式，通过给予肌松药物使肌肉放松，插入气管插管确保通气和人工呼吸。硬膜外麻醉是一种局部麻醉方法，将麻醉药物注入硬膜外腔，从而使下半身感觉丧失。硬膜外 + 全麻复合麻醉结合了硬膜外麻醉和全身麻醉的特点，可以提供更好的镇痛效果和手术控制。腹横肌平面阻滞（TAP）是一种神经阻滞技术，在手术部位注射麻醉药物，以达到疼痛缓解的目的。综上所述，该患者可选择的麻醉方式有用肌松药插管全身麻醉、硬膜外麻醉、硬膜外 + 全麻复合麻醉。

61. ABCD　对于患有重症肌无力的女性患者，拟行切开内固定术治疗肱骨上段骨折。用肌松药插管全身麻醉是一种常见的麻醉方式，通过使用肌松药使患者的肌肉松弛，并插入气管导管进行全身麻醉。对于不用肌松药插管全身麻醉、术中不用肌松药的麻醉方式，患者不会接受肌松药物，但仍然需要进行全身麻醉，可能更适合患有重症肌无力的患者，因为使用肌松药可能增加呼吸肌无力的风险。喉罩麻醉是一种局部麻醉技术，通过将喉罩放置在声门以上，给予麻醉药物并使其进入气道进行手术麻醉。经肌间沟臂丛麻醉是一种局部麻醉技术，通过将麻醉药物注射到肱二头肌和肱三头肌之间的肌间沟区域，实现对手臂的麻醉。经腋路臂丛麻醉不适合肱骨上段手术。

62. ABCE　异氟烷在肝脏中的代谢较少，不易引起肝脏负担，且对心脏和血管系统影响较小，适用于肥胖患者。肥胖可增加甲氧氟烷、氟甲氧氟烷、氟烷的生物转化率，导致血浆氟化物离子水平增加；长时间的暴露使氟化物离子浓度增加而引起相应的肾毒性，因此禁用。选项 C，含氟麻醉药在肥胖患者体内的代谢速度相对较慢，导致药物代谢产生的氟离子在血液中积累，进而导致血清氟离子浓度升高。肥胖患者相对于正常体重的人，吸入麻醉后的苏醒时间反而更短，这可能与肥胖患者的药代动力学和药效学有关。选项 E，虽然高脂溶性的恩氟烷和氟烷可以在肥胖患者体内积聚得更多，但其清醒时间并不一定会延长，而且对呼吸系统的抑制也较小。

63. ABCD　部位麻醉用于肥胖患者的优点：①可以避免全麻时的困难插管和反流误吸。②提供术后安全有效的镇痛方法、减少术中和术后阿片类药物的用量。③降低呼吸系统的相关并发症。

64. ACDE　对于过度肥胖患者，麻醉前的准备非常重要，需要充分评估患者的身体状况和手术风险。选项 A，继发性肥胖患者，在进行手术治疗之前，需要确定患者是否存在继发性肥胖，如果有，应首先进行病因治疗，如治疗代谢紊乱、神经内分泌失调等。选项 B“术前数日内应严格限制饮食以减轻体重”的叙述是错误的。虽然减轻体重可以降低手术风险，但仅仅在术前数日内严格限制饮食是不可取的，因为这样会导致营养不良和水、电解质紊乱，会削弱肥胖患者对麻醉和手术的耐受力。应该在手术前几周或几个月开始控制饮食、运动等，逐渐减轻体重。选项 C，由于过度肥胖患者颈部和口腔内部的组织增厚，插管时需要更谨慎，以免对气道造成损伤。因此，在进行插管时最好保持患者处于清醒状态，能配合自主呼吸。选项 D，过度肥胖患者存在心血管系统的代偿功能减弱和心脏负担加重等问题，需要对心脏功能进行全面评估，确定麻醉方案。选项 E，过度肥胖患者易患睡眠呼吸暂停综合征等呼吸系统疾病，需要检查患者在仰卧位时的呼吸状况，确定麻醉方式和手术姿势。

65. DE　选项 A，硫喷妥钠是一种快速起效的镇静剂，在肥胖患者中使用时需要注意剂量的调整。由于肥胖患者体内脂肪组织丰富，硫喷妥钠容积分布增大，血液与组织中的浓度不能迅速达到平衡，因此需要更小的剂量才能达到理想的镇静效果。选项 B，临床上通常将全麻停止 60 ~ 90 分钟内患者意识未恢复，对外界刺激不能做出有效反应称为麻醉苏醒延迟。而肥胖患者采用吸入麻醉药物进行麻醉，药物容易被脂肪吸收，导致药物在体内分布和代谢速度减慢，使肥胖患者苏醒时间可能相对较慢，但并不一定会导致苏醒延迟。选项 C，硫喷妥钠是一种镇静剂，其作用机制与常规麻醉药有所不同。在肥胖患者中使用时，需要根据患者的身体特征和手术需求确定适当的剂量和给药方式。选项 D，异氟烷是一种麻醉药，具有较低的代谢率，不会对肝脏负担过重，且对心血管系统影响较小，适用于肥胖患者。选项 E，肥胖患者的体重增加，需要在椎管内麻醉用药时相应地增加药物剂量，以确保充分的麻醉效果。

66. ABDE　肥胖患者全麻后的拔管指征包括：①患者完全清醒：患者在全麻后需要完全清醒，以保证能够有效地呼吸和咳嗽排痰等，预防术后发生误吸和肺部感染等并发症。②肌松药及阿片类药的残余作用已完全消失：肌松药和阿片类药物是全麻过程中使用的常见药物，这些药物会影响患者的呼吸和咳嗽反射等自主呼吸功能，因此在拔管前必须确认这些药物的作用已经完全消失，才能保证拔管后患者能够正常呼吸和维持氧合。③吸入 40% 氧时，pH 为 7.35 ~ 7.45，PaO_2 > 10.7kPa（80mmHg）或 SpO_2 > 96%，$PaCO_2$ < 6.7kPa（50mmHg）；④呼吸器显示的最大吸气力至少达 25 ~ 30cmH$_2$O，潮气量 > 5ml/kg；⑤循环功能稳定。

67. ABC　选项 D 是关于臂丛神经阻滞的术前药物使用。臂丛神经阻滞是一种麻醉技术，用于手术期间或术后疼痛管理，与肥胖仰卧位死亡综合征不同。选项 E 是关于抗胆碱药物对汗腺分泌的影响。抗胆碱药物通常用于治疗胆碱能神经系统相关疾病，如肌无力和胆碱能过敏综合征，与肥胖仰卧位死亡综合征无关。

68. ABCDE 选项A，肥胖导致胸腹部堆积脂肪，降低了肺和胸壁的顺应性，从而降低呼吸系统的总体顺应性。选项B，肥胖人群膈肌抬高，影响了呼吸肌肉的功能，导致补呼吸量、功能余气量、肺活量和肺总量减少。选项C，闭合容量指在最大吸气或最大呼气后，剩余的气体量，肥胖者的闭合容量可能增加。选项D，严重肥胖时，功能余气量小于闭合容量，部分小气道可能会提前关闭，并且肺血流也会增加。选项E，当远端无通气的肺泡仍然有灌注时，就会出现通气/灌注失调。

69. ABCE 选项A，术后肥胖患者可能面临呼吸功能受限和低氧血症的风险，这种情况可能会持续数天。选项B，术后半坐位可以促进肺通气和减轻呼吸困难，尤其对肥胖患者的术后恢复有益。选项C，术后镇痛对于控制疼痛、减少并发症和促进患者早期康复非常重要，而硬膜外镇痛在术后肥胖患者中被认为是较为有效和安全的方法之一。为了减少气管拔管后的并发症风险，通常会等待患者完全清醒，并具备良好的自主呼吸能力和咳嗽反射后才进行气管拔管。在患者清醒之前拔管可能增加拔管相关并发症的风险，选项D错误。选项E，低通气综合征是指术后出现的呼吸功能不足，可能导致低氧血症和其他并发症。给予呼吸机辅助通气可以改善通气功能，提高氧合。

70. ABCD 急性肾损伤（AKI）是一组临床综合征，指突发（1~7天内）和持续（>24小时）的肾功能突然下降。AKI分为三类。①肾前性：由低血容量、心功能不全、血管床容积扩大等导致肾血流量急剧减少。常发生于休克、大面积烧伤、急性腹膜炎等。②肾性：包括肾小管、肾小球、肾间质及肾血管疾患。如严重挤压伤、烧伤、持久低血容量性休克、严重感染、误输异型血等。③肾后性：是肾以下尿路梗阻，如肾结石、神经源性膀胱或前列腺疾病等。年龄越大围术期发生急性AKI的危险越大。

71. CD 在肝功能严重损害时，激素代谢可出现紊乱。肝脏是雌激素代谢的主要器官之一。当肝功能受损时，肝脏无法正常代谢和清除体内的雌激素，导致其浓度升高。醛固酮是由肾上腺分泌的一种激素，它在肝脏中被代谢和清除。如果肝功能受损，肝脏无法有效清除醛固酮，导致其浓度升高。胰岛素是由胰岛β细胞产生的激素，用于调节血糖水平。虽然肝脏参与胰岛素代谢的过程，但在肝功能严重损害时，胰岛素的分泌通常不会直接受到影响，因此其浓度一般不会明显下降。肝脏参与抗利尿激素的代谢和清除。然而，肝功能严重损害通常不会直接影响抗利尿激素的浓度，因此其浓度一般不会下降。皮质醇是由肾上腺分泌的一种激素，它在肝脏中被代谢和清除。当肝功能受损时，肝脏无法有效清除皮质醇，导致其浓度升高。

72. BCDE 严重肝病可能导致胆碱酯酶活性升高，这可能增加麻醉药物的降解和清除速度，缩短药物的作用时间。肝脏负责合成大部分血浆蛋白，严重肝病可能导致蛋白合成功能受损，血浆中的蛋白水平下降，这可能影响麻醉药物的分布和结合，增加药物的效应。严重肝病患者常伴有水、电解质紊乱，如低钠血症、低钙血症等，这些紊乱可能影响麻醉药物的代谢和药效。肝脏在凝血过程中扮演着关键角色，严重肝病可能导致凝血功能障碍，如血小板减少、凝血因子合成不足等，这可能增加手术过程中的出血风险。严重肝病可能影响麻醉药物的代谢能力，导致药物的降解和清除速度减慢，延长其作用时间。

73. ABC 严重肝病患者往往存在低氧血症，为防止和纠正低氧血症，必须吸入高浓度氧，不宜用氧化亚氮。在肝功能异常患者的手术麻醉中，维持适当的动脉二氧化碳分压（$PaCO_2$）范围可以帮助调节呼吸和血液酸碱平衡。高碳酸血症可刺激交感神经系统兴奋，增加血管阻力，降低肝脏血流，避免高碳酸血症对于患者的肺功能和血流动力学状态都是有利的。过度通气可能导致低碳酸血症，增加颅内压等不良影响，因此不建议在肝功能异常患者的手术麻醉中行过度通气。PEEP的应用并非常规，需根据患者的具体情况和手术需求来决定是否使用。

74. ABCE 在严重肝脏疾病患者的手术中，控制输入含钠液体是重要的管理策略之一。醋酸林格液可用于补充容量，并且有助于维持正常的酸碱平衡。在术中管理中，维持正常的血容量和血流灌注压是关键。保持血细胞比容（红细胞比例）≥25%可以确保足够的氧输送。监测和保持足够的尿量对于肝脏疾病患者的术中管理非常重要。目标是维持每千克体重每小时至少1ml的尿量。肝脏疾病可能导致凝血功能异常。术中出血多应及时输血，而且尽量用新鲜血，因为大量输注晶体液和代血浆，血液过度稀释，会进一步加重肝组织缺氧和凝血功能障碍。大量输库存血也可影响凝血功能，并能引起高钾血症。在术中管理过程中，监测凝血功能，并根据需要及时进行纠正是必要的，以预防或处理出血风险。

75. ABCDE 黄疸患者常存在凝血酶原时间延长，术前应用维生素K以提高凝血酶原活性。黄疸患者往往伴随肝功能异常，可能会对肾脏产生负担，因此需要加强对肾脏功能的保护。胆－心发射是指在黄疸患者手术过程中胆汁反流进入血液循环，导致黄疸恶化和心脏功能受损。胆盐可引起迷走神经兴奋，易发生胆－心发射，可引起心动过缓和心搏骤停，同时胆囊抬高后腔静脉回流受阻及分离暴露胆囊时将横膈上抬，使其运动受限，影响呼吸功能，故主张气管内全麻更为安全。黄疸患者可能伴随肝大或胆道阻塞等情况，手术操作时需避免对呼吸系统的不良影响，以防止呼吸功能受损。

76. ADE　一般认为能避免应用则避免应用羟乙基淀粉，因为羟乙基淀粉在急性肾损伤患者中可能增加肾脏损害的风险。虽然氧化亚氮（N_2O）在正常情况下对肾脏没有毒性，但在急性肾损伤患者中使用时，可能会产生气体积聚，增加肾血流和压力，导致进一步的肾损害。噻嗪类和呋塞米各有 90% 和 70% 由肾脏排除，在肾功能不全患者中其半衰期显著延长，袢利尿药也可引起肾皮质血管扩张导致从已经缺血的肾髓质内“窃血”。临床证据认为大量应用呋塞米可能造成肾脏损伤。地高辛是一种心脏强效药物，但在肾功能不全的患者中应该谨慎使用，因为它的排泄需要依赖肾脏功能，如果肾脏受损，地高辛可能在体内积聚并引起毒性反应。在急性肾损伤患者的麻醉管理中，应选择主要不从肾排泄的肌松药。

77. ABCD　椎管内麻醉阻滞平面在 T_5 以上时，肾血流量有一定程度的降低，局麻药中加肾上腺素可以使肾血流减少 25%，并能影响肾滤过率。当收缩压降至 70mmHg 时，肾血流减少。血容量不足会导致有效循环血量减少，当有效循环血量减少时，机体通过神经内分泌反应来维持血压稳定，这可能包括通过肾素 - 血管紧张素 - 醛固酮系统的激活，导致血管收缩和水钠潴留以增加血压。这种调节机制会使肾脏灌注压下降，从而减少肾血流量。异丙基肾上腺素具有兴奋 β 肾上腺素受体的作用，小剂量使用可以使肾血管扩张，肾血流量和尿量增加。

78. ABCDE　该类患者的肝脏经常处于低氧状态，因而对低血压、缺氧耐受极差。术中应及时补充血容量，禁用使内脏血管收缩的药物。严重腹水影响膈肌运动，术前应放腹水提高肺功能，但应在 48 小时内进行且需及时补充胶体以提高血浆胶渗压。维生素 K 是一种促进凝血因子合成的重要物质，通过静脉注射维生素 K 可以帮助纠正凝血功能异常，减少手术过程中出血的风险。长时间和应激性大手术常继发肝性脑病，易误为麻醉的残留作用，用镇静药时要谨慎。

79. ABCDE　选项 A，颅脑和延髓是控制呼吸的关键结构，损伤这些区域可能导致呼吸困难。选项 B，高位脊髓损伤可能影响呼吸肌肉的功能，造成呼吸困难。选项 C，肋骨骨折可能导致胸廓的稳定性受损，限制正常呼吸运动，从而引起呼吸困难。选项 D，膈肌破裂或纵隔气肿可以导致胸腔内压力变化，影响肺部的膨胀和收缩，进而导致呼吸困难。选项 E，血气胸、肺挫伤、肺不张等肺部损伤可能导致气体无法正常进入或排出肺部，导致呼吸困难。

80. ABCDE　创伤后的病理生理反应包括多个方面，其中血容量减少、心功能改变、肾功能改变、肺功能改变以及神经 - 体液内分泌改变都是常见的反应。创伤后的出血、组织液丢失等因素可以导致血容量下降。创伤后的应激反应可以引起心率增加、心输出量增加或减少等心功能上的变化。创伤后的肾脏灌注减少、应激性利尿激素释放等因素可导致肾功能受损或改变。创伤后的炎症反应、疼痛、限制性胸廓等因素可能导致肺功能的变化，如通气障碍和氧合障碍。创伤后的应激反应会影响神经内分泌系统，引起肾上腺皮质激素、抗利尿激素等的变化，进而影响体液平衡和代谢调节。

81. ABCDE　创伤后，体内的应激反应会导致肝脏释放储存的糖原，以提供能量。在创伤情况下，机体会通过糖原异生作用将非糖类物质（如乳酸、脂肪和氨基酸）转化为葡萄糖，从而增加血糖水平。创伤后，体内产生的应激激素（如肾上腺素、皮质醇等）可以抑制胰岛素的分泌，从而降低组织对葡萄糖的摄取和利用，导致血糖升高。创伤后，机体可使胰高血糖素的分泌增加，胰高血糖素的作用是促进肝脏释放储存的糖原，增加血糖水平。创伤后，机体可能由于代谢紊乱、组织损伤及炎症反应等而导致糖的利用受限，血糖升高。

82. ABCDE　单纯胃肠道损伤选用连续硬膜外阻滞时应正确判断循环功能，根据手术需要选择最低穿刺点。在置管后，患者应保持平卧位，并观察循环功能是否有明显变化。如果循环稳定，可以给予试验剂量以确定阻滞效果。连续硬膜外阻滞的阻滞平面应根据手术需要进行调整，但在单纯胃肠道损伤情况较好时，阻滞平面应尽量不超过 T_6，避免对呼吸肌群和循环功能产生不利影响。连续硬膜外阻滞需要通过药物输注来实现。为了避免过量药物导致不良反应，应采用分次、小剂量给药的方法，确保患者的安全。

83. ABCDE　ARDS（急性呼吸窘迫综合征）是一种严重的肺部疾病，常见于创伤患者。选项 A，创伤导致胸部直接损伤可能引起肺组织受损，从而导致 ARDS 的发生。选项 B，休克是指机体血液供应不足，通常由大量失血、低血容量或心脏功能障碍等原因引起。休克可以导致全身缺氧和器官功能损害，包括肺部，从而增加患者发展 ARDS 的风险。选项 C，在创伤患者中，如果需要大量输血来纠正失血或血容量不足，输血本身可能触发一系列复杂的炎症反应，进而导致 ARDS 的发生。选项 D，创伤患者在呼吸过程中可能发生误吸，也就是吸入异物或胃内容物到气道中。误吸可以引起肺部感染和炎症反应，增加患者发展 ARDS 的风险。选项 E，创伤患者可能由于伤口感染或其他原因导致败血症，败血症可引起全身炎症反应，并损害肺部功能，增加发生 ARDS 的可能性。

84. ABCDE　当昏迷的患者失去意识时，舌头可能会松弛向后坠落，阻塞呼吸道。创伤引起的炎症反应可能导致呼吸道黏膜水肿或血肿，从而造成呼吸道阻塞。外部物质如异物、分泌物或凝血块可能进入呼吸道并堵塞气流通道。颌面部软组织损伤可能引起组织肿胀或出血，导致呼吸道梗阻。颌骨骨折或错位可能导致口腔和喉部结构异常，从而限制空气流通。

85. BD 神经性休克是指由于神经系统功能障碍引起的一种严重循环衰竭状态。在麻醉手术中，常见的引起神经性休克的原因是深度麻醉和高位脊髓麻醉。深度麻醉可以导致全身血管扩张、心输出量降低等，从而引起循环衰竭。高位脊髓麻醉可能会影响交感神经传导，导致血压下降和血管舒张，进而引发神经性休克。其他选项（低位脊髓麻醉、情绪紧张、大量失血）虽然在某些情况下也可能与休克相关，但并不是麻醉手术中引起神经性休克的常见原因。

86. ABCD 休克早期患者的临床表现可以包括面色苍白（选项A）、神志淡漠（选项B）、脉搏细速（选项C）和尿量减少（选项D）。这些表现反映了患者循环系统的异常，如血液供应不足导致全身器官灌注不良。血压下降（选项E）也是休克的常见特征之一，但在早期可能尚未出现明显的血压下降。

三、共用题干单选题

1. A 麻醉方式的选择应该根据患者的具体情况和手术类型进行评估。全身麻醉（选项A）通常是最常用的麻醉方式，特别适用于需要进行较大手术或需要深度麻醉的情况。由于开腹探查术可能涉及对内脏器官进行检查和处理，因此全身麻醉可以提供完全无意识状态和维持稳定的麻醉深度。连续硬膜外麻醉（选项B）和脊麻（选项C）主要用于下腹部和下肢手术，对于开腹探查术来说，覆盖范围可能不够全面。麻醉监控镇静术（MAC）（选项D）通常用于较小的手术或局部麻醉的情况，而开腹探查术可能需要更深层次的麻醉。腹横筋膜阻滞（选项E）是一种局部麻醉技术，适用于腹部手术。然而，在这个具体的情况下，可能需要更全面的麻醉来满足手术需求。因此，根据提供的信息和常规实践，最合适的选择是全身麻醉。

2. D 了解患者是否有输血史对麻醉决策和操作来说并不是最关键的因素。

3. E 便常规检查通常与麻醉无直接关系，其他选项更能提供详细的健康状况信息，可全面了解患者情况。

4. D 输血虽然在某些情况下可能需要，但相对于其他选项，如胃肠减压、留置尿管、有创动脉压监测及体温监测和保温，输血并不是麻醉前准备过程中最重要的一项。

5. D 婚育史与麻醉无直接关系，不会对麻醉产生重要影响。

6. B 术前给予镇痛药物并非常规准备步骤，麻醉医师在手术时会根据需要进行适当的镇痛处理。其他项目均可改善患者手术麻醉的耐受性。

7. C 术前戒烟至少需要4周的时间，以确保尽可能减少手术风险和提高术后恢复的机会。

8. A 在胸部手术麻醉前评估中，评估患者的通气功能是最为重要的，以确定麻醉管理的方案和采取适当的措施。

9. B 血气分析可以提供肺通气换气功能指标，包括氧合情况、酸碱平衡等，为进一步评估肺功能提供依据。

10. E 肺动脉导管测压可能影响手术操作，创伤较大，多用于心脏功能严重受损，血流动力学波动剧烈的手术麻醉。在一般情况下，在术中的麻醉监测中不需要监测肺动脉压。

11. B 增加潮气量和呼吸频率并不能有效提高氧合情况，适当的措施应该是调整氧浓度或采取其他改善通气和氧合的方法。

12. E 给予大剂量麻醉性镇痛药可能会导致呼吸抑制和低氧血症，不适合预防术后低氧血症。

13. E 在胃癌根治术的麻醉前访视中，了解患者的发病以及诊断治疗经过、伴发的系统疾病及药物治疗史、体格检查和过敏史都是比较重要的信息，而外伤史与胃癌根治术的麻醉相关性较低，因此相对不重要。

14. A 在这种情况下，高血压和正常心率的出现可能是因为患者在手术前感到紧张或焦虑。

15. C 该患者既往无高血压病史，入室后精神紧张导致血压偏高的可能性最大，应先给予小量镇静药物观察，其他有创操作应等待患者紧张缓解后进行。胃癌为限期手术，不应随意暂缓。

16. E 低钾血症通常不会导致血压升高和心率增加，而其他选项如疼痛刺激、输液量过大、通气不足和肾功能障碍都可能导致血压升高和心率增加。

17. E 对于车祸致伤的患儿，与麻醉和手术相关的病史信息更为重要，而分娩及喂养史则与当前情况没有直接关系。

18. C 胃肠减压是常规的术前准备之一，但在紧急情况下可能无法进行完整的胃肠减压程序，因此相对于其他选项来说，胃肠减压并非必需的。

19. B 针对这种严重的多发骨折情况，气管插管全麻是较为安全和可行的麻醉方法，能够确保患者的通气和氧合情况。休克状态禁忌椎管内麻醉。

20. E 患儿创伤严重，失血量大可能出现低血容量性休克、失血性贫血、凝血障碍、代谢性酸中毒以及低体温。在车祸致伤后的急性期，高热并不是一个常见的病理生理改变。

21. A 进行麻醉前访视时，最重要的体格检查是呼吸道功能检查，患儿应重点检查扁桃体是否肿大，以及肺部听诊。

22. C 口服是最好的首选途径，常常最易被患儿所接受。口服给药的优点是无痛、较易实施、抗焦虑作用快、副作用少。

23. C　拟采用全身麻醉联合神经阻滞，神经阻滞技术最好采用超声引导神经阻滞。超声引导神经阻滞在患儿入睡或全身麻醉后实施安全，定位准确，成功率高。

24. D　因手术创伤较小，有创动脉压监测没有必要。

25. A　对于腹痛来院的患儿，分娩及喂养情况与当前的腹痛症状无直接关系，因此在确定手术方式时，该信息的重要性较低。而其他项目对于麻醉安全的意义更大。

26. E　腹水常规属于手术前的检查项目，与麻醉的安全性关系较小。

27. C　选择气管导管（ID）的公式为年龄（岁）/4＋4，根据患儿的年龄，使用该公式计算可得到适合的导管尺寸。

28. D　在苏醒期处理中，浅麻醉下拔管是错误的做法，可能诱发喉痉挛。在患者（儿）完全清醒后拔管是正确的做法，以确保患者（儿）能够自主呼吸并维持通气功能。

29. B　根据描述的心脏杂音、充血性肺部症状以及心界扩大等体征，结合心尖3/6级全收缩期杂音和轻度舒张期隆隆样杂音，可怀疑该患者存在二尖瓣狭窄和关闭不全。

30. A　洋地黄是一种常用于治疗心力衰竭和心律失常的药物，对于该患者的劳力性心悸和心功能不全有益处。

31. D　多普勒超声心动图可以评估心脏结构和功能，帮助确定手术治疗的指征和方案。

32. C　由于患者存在二尖瓣狭窄和关闭不全，可能导致二尖瓣关闭时的心音出现分裂，因此最容易听到第二心音分裂。

33. D　在此情况下，发生低血压最可能的原因是吸入麻醉过深，导致心血管系统被抑制。异氟烷是一种麻醉药物，具有剂量依赖性的抑制作用。当浓度达到1.6MAC时，可能引起血压降低和心率增加，并且可能导致心律失常，如室性期前收缩。

34. E　该患者正处于麻醉诱导期间。血压降低、心率增加和室性期前收缩的出现提示可能存在麻醉深度过深或对异氟烷敏感而引起的副作用。因此，首先应该减轻麻醉深度。选项E符合处理该情况的正确步骤。

35. B　高血压患者的麻醉管理原则是尽量保持术中血压稳定，避免血压剧烈波动造成的心律失常，心力衰竭或脑血管意外的发生，保证心脑肾等重要脏器的血液灌注。该患者手术前血压为170/100mmHg，血压偏高，应该采取措施加以控制。择期手术的降压目标：中青年患者＜130/85mmHg。

36. E　根据提供的信息，患者在手术中出现了低血压、心率增快以及多个室性期前收缩。这种情况下，应考虑可能发生了心肌梗死，应立即进行紧急处理。心肌梗死是一种严重的心血管疾病，如果未经及时处理，可能导致严重的后果。

37. E　血压升高的常见原因是术前患者紧张和焦虑，镇静镇痛等术前准备不足。全麻中血压过分升高大都由手术或麻醉的操作刺激而麻醉的深度不够所致，呼吸管理不当致缺氧或二氧化碳蓄积的早期表现也为血压升高和心率增快。引起血压升高的原因不包括交感神经过度受抑制。交感神经系统通常会导致血压升高，而过度受抑制则会产生相反的效果，即血压降低。而麻醉深度不足、急性高血压危象、膀胱胀满和高碳酸血症都可能导致血压升高。

38. E　在处理术中高血压时，首先应该寻找引起高血压的原因，然后做出相应的处理。可能的原因包括手术刺激、疼痛、应激反应等。一旦发现引起高血压的原因，可以采取相应的措施，如减轻刺激、提供充分的镇静和麻醉、调整麻醉深度等。如果需要使用药物来降低血压，药物应根据患者的具体情况来确定，例如伴有心率慢者可使用拉贝洛尔。同时，在降压的过程中要注意控制输液量，以避免过度液体负荷。

39. B　根据提供的信息，患者有高血压病史10年，术前血压为185/100mmHg，心电图显示左心室肥大和ST段下移。根据一般的分类系统，高血压可分为四期。在第二期高血压中，血压达到或超过140/90mmHg，同时出现器官损害的证据，如左心室肥大和心电图异常。因此，根据提供的信息，此患者属于高血压的二期。

40. C　高血压患者进行手术前应对其病情作出客观评估。高血压病的危险除与血压水平有关外，还与心血管危险因素有关：①吸烟、血脂、血糖、年龄大于60岁、男性或绝经期女性、有心血管病家族史；②靶器官损害如脑血管病、心脏疾病、肾脏疾病、外周血管疾病、糖尿病等；③拟行手术的危险程度。该患者为高血压二期，并合并有几项危险因素及心脏改变。在准备行胆囊切除术时，了解患者的眼底变化并不是必要的信息。对于该患者，了解服用降压药的情况非常重要，以确保血压在手术前能够得到控制。此外，了解是否存在心力衰竭和冠心病病史以及肾脏功能情况也是为了评估手术风险和采取适当的措施。

41. D　术前病史显示患者有高血压、心电图异常和左心室肥大等心脏问题。在这种情况下，最好的麻醉方法是气管内插管全麻。全麻可以提供更好的控制和监测患者的呼吸、循环和麻醉深度。对于具有心血管风险的患者，全麻更安全，可以确保手术期间的稳定状态，并减少心脏负担。

42. A 在高血压患者准备行胆囊切除术时，停用可乐定可能会引起血压反跳和戒断症状。可乐定是一种中枢性 α_2 肾上腺素能受体激动剂，常用于治疗高血压。在手术前突然停用可乐定可能导致血压升高和心率增加，从而增加术中的心血管风险。因此，术前3天停用可乐定是错误的处理。

43. E 术中处理胆囊时若出现血压下降，首先应该考虑胆－心反射。胆－心反射是指刺激胆囊的疼痛感受器引起迷走神经兴奋，导致心率减慢和血压下降的反射性反应。其他选项的可能性也存在，但根据给定信息，考虑胆－心反射是最合理的选择。

44. C 在这种情况下，尤应注意心电图变化的阶段是手术探查时。手术探查时可能会引起心脏负荷的改变，如血流动力学的波动、血压的变化和心律的改变，因此需要密切监测患者的心电图变化，以及对心率、心律和ST段的改变进行评估。这有助于发现心肌缺血或心律失常等与手术相关的心脏问题，及时采取必要的干预措施。

45. C 根据患者的病史描述，有40年的烟龄，每天吸烟20支，并且在近10年来每年冬季都有咳嗽和咳痰，清晨尤为严重。这些症状提示他可能患有慢性支气管炎。慢性支气管炎是一种呼吸道疾病，其特征是咳嗽、咳痰和呼吸困难。长期吸烟是慢性支气管炎的主要危险因素之一。

46. C 在这种情况下，麻醉医师最关心的术前检查是肺通气功能。由于患者长期吸烟并有咳嗽和咳痰的症状，可能存在呼吸系统的损害或潜在的肺功能障碍。肺通气功能测试可以评估患者的肺功能状态，包括肺容积、气流速度和气体交换能力等指标，以确定患者是否适合进行胸腔镜下肺肿瘤切除术，并为麻醉管理提供重要信息。其他选项也是常规的术前检查，但在这个特定的情况下，肺通气功能是最关键的因素。

47. B 吹火柴试验是一种简单而常用的检查方法，用于初步评估患者的肺通气功能。在这个测试中，患者被要求吹灭一根点燃的火柴，观察他们能够吹灭多少个火柴以及吹灭火柴时的呼吸状态。通过吹火柴试验，麻醉医师可以大致了解患者的呼吸力量和协调性，从而推测其肺通气功能的情况。这对于评估患者是否适合进行胸腔镜下肺肿瘤切除术非常有帮助，因为手术需要较好的肺功能。选项A，末梢循环颜色变化可以提供关于氧合水平的信息，但不能直接评估肺通气功能。选项C，胸廓周径可以作为评估肺容积和形态的参考，但不能直接反映肺通气功能。选项D，床边X线检查主要用于评估肺部结构和可能存在的异常，无法提供关于肺通气功能的直接信息。选项E，肺部听诊可以检查呼吸音和可能存在的异常，但不能提供关于肺通气功能的直接信息。

48. D 胸腔镜下肺肿瘤切除手术需要保持通气，而且由于患者长期吸烟，可能存在呼吸道分泌物较多的情况。通过左侧双腔支气管插管可以分别通气左右肺，这样在手术过程中可以单独通气手术肺，有利于手术操作。另外，支气管插管可以有效清除呼吸道分泌物，并且保持通气通畅。连续硬膜外麻醉不适合这种手术，静脉麻醉无法满足通气的需求，气管内插管全麻不能实现对左右肺的独立通气。

49. E 在术前使用吗啡可能不是最好的选择。吗啡是一种镇痛药物，同时也是一种中枢神经抑制剂。它可以引起呼吸抑制和咳嗽抑制，这可能会增加手术期间和术后呼吸并发症的发生风险。由于患者过去有咳嗽、咳痰并且清晨尤重，因此最好避免使用吗啡。其他选项（阿托品、东莨菪碱、地西泮和咪达唑仑）通常不会对咳嗽或呼吸产生明显的负面影响，因此较适合用于术前。

50. A 患者有长期咳嗽和咳痰的病史，入院前1周咳嗽加重，并出现肺气肿征。口唇发绀可能是由缺氧引起的。双肺闻及痰鸣音提示存在痰液堵塞或阻塞性疾病。血气分析结果显示低pH值、低 PaO_2（动脉血氧分压）和高 $PaCO_2$（动脉血二氧化碳分压），这与COPD急性加重期的呼吸功能障碍的特征相符。因此，最可能的诊断是COPD急性加重期。

51. C 根据患者的临床症状和血气分析结果，可以怀疑患者可能存在肺气肿。然而，要进行确切的诊断需要进行肺功能测试。肺功能测试可以评估患者的呼吸功能，包括肺容积、通气功能和气流限制情况。这些测试可以提供肺气肿的确诊和进一步评估疾病的严重程度。虽然胸部X线片和动脉血气分析可以提供一些支持性的信息，但肺功能测试是最具鉴别诊断价值的方法。

52. A 根据患者的临床表现和血气分析结果，该患者可能患有慢性阻塞性肺疾病（COPD）导致的急性加重。在这种情况下，首选的治疗措施是低流量吸氧（选项A），以维持适当的氧合水平，同时避免抑制呼吸中枢和引起二氧化碳潴留。气管插管机械通气（选项B）和气管切开（选项C）一般用于治疗呼吸衰竭且无法维持氧合的情况。高浓度吸氧（选项D）可能导致二氧化碳潴留加重。高压氧疗（选项E）一般用于其他特定的病情，不适用于此患者的情况。

53. A 在术后12小时，患者有轻度呼吸困难，此时最急需检查的项目是动脉血气分析。动脉血气分析可以评估患者的氧合情况、酸碱平衡和呼吸功能等重要指标，以帮助判断患者的呼吸状态和是否需要调整氧疗或其他治疗措施。通过检查动脉血气可以提供有关患者呼吸功能的详细信息，从而指导进一步的治疗计划。

54. C 根据提供的信息，患者术后呼吸为25次/分，潮气量为400ml，并且带有一细导管向气管导管内供氧。在这种情况下，最佳的呼吸治疗方案是经原气管导管行同步呼吸支持。通过给予同步呼吸支持，可以确保患者的呼吸与机械通气设备的呼吸同步，以促进有效的气体交换和减轻患者的呼吸负担。这对于恢复肠梗阻手术后的患者来说是重要的。对于目前的情况，气管切开可能过于侵袭性，并不是首选的选择。虽然可以观察病情变化，但在患者已经存在肠梗阻、呼吸速率增加和需要氧气补充的情况下，进一步的处理是必要的。在患者需要氧气补充和存在呼吸问题的情况下，拔除气管导管可能不适合。虽然了解血气结果对评估和管理患者是重要的，但在这种情况下，提供同步呼吸支持是及时处理的最佳选择。

55. A　根据提供的信息，患者术后呼吸频率增加，PaO_2降低，SpO_2下降，提示存在低氧血症。此时最佳的呼吸治疗选择是使用镇静剂并用肌松剂行控制呼吸。这种治疗方法可以减少患者的呼吸功，改善通气和氧合，从而纠正低氧血症。

56. C　ARDS 分为四期：Ⅰ期为急性损伤期，主要为临床改变，可不表现肺部症状；Ⅱ期为稳定期，轻度呼吸困难，$PaCO_2$下降，X 线片见浸润影；Ⅲ期为急性呼吸衰竭期，吸氧难以纠正 $PaCO_2$，呼吸窘迫，X 线片出现典型弥漫性浸润影；Ⅳ期为终末期，X 线片呈白肺。根据提供的信息，患者术后第 3 天出现低氧血症，X 线片显示右肺有多处片状阴影，这表明患者可能出现了急性呼吸窘迫综合征（ARDS）。根据 ARDS 的分期标准，最确切的诊断应该是 ARDS Ⅲ期。

57. E　肠瘘是一种术后并发症，它指的是在肠道和其他组织或腔隙之间形成异常的通道。肠瘘可导致消化物质泄漏到邻近组织或腔隙中，引起感染、炎症和其他严重问题。该患者的肠梗阻已经通过手术治疗，但仍需要密切关注是否发生了肠瘘。这是因为肠道手术后的创口愈合过程可能受到各种因素的影响，例如缺血、感染或其他并发症。因此，在术后 1 周内，特别要留意肠瘘的出现，以便及早采取必要的治疗措施。

58. C　患者有高血压，血钾降低，尿醛固酮增多，同时有心肌损害，提示可能为醛固酮增多症，VMA 正常，故排除嗜铬细胞瘤。

59. C　室扑和室颤是心脏电活动的异常，常常与心肌损害和电解质紊乱有关。该患者有血压控制不良、血钾低以及心电图显示心肌损害的表现，这些表现都提示可能存在严重低钾血症。低钾血症会影响心肌细胞的正常电信号传导，导致心律失常的发生，包括室扑和室颤。

60. B　螺内酯特异性地拮抗醛固酮的作用，可作为首选的治疗药物。

61. B　依他尼酸与呋塞米类似，使用后可致血钾进一步降低，故不适用。

62. A　根据患者的症状描述，最可能的诊断为糖尿病足趾坏死。这是由于长期糖尿病和高血压导致的微循环障碍和神经损害，使得足部容易受伤并引发感染。典型的糖尿病足趾坏死表现为红肿、变黑、局部发干变硬，患者通常伴有剧痛。及早地诊断和治疗是至关重要的，以避免进一步的组织坏死和可能的截肢风险。

63. C　血管超声是一种无创检查方法，可以评估动脉和静脉的血流情况，帮助医生确定是否存在血管狭窄或闭塞。在这种情况下，血管超声可以显示足部血管的情况，包括是否存在动脉闭塞和血流减少。心电图主要用于评估心脏功能和心律异常，对此情况的诊断帮助有限。X 线胸片常用于检查肺部疾病和胸腔结构，不作为首选的检查方法。CT 和磁共振在某些情况下可能有助于评估血管病变，但血管超声是一种更常用且相对简单、经济的检查方法。

64. E　由于患者的左足出现剧痛、红肿、变黑、发干和变硬等症状，这可能是发展成了糖尿病足。糖尿病足是糖尿病患者常见的并发症之一，它会导致神经和血管损伤，而该患者已经有 30 余年的糖尿病和 15 年的高血压史，血压控制稍差。在这种情况下，选择全麻对糖代谢影响较大，可以选用影响较小的麻醉药物，选项 A、B 可用。腰麻和硬膜外麻醉为椎管内麻醉，对机体代谢影响小，选项 C、D 也可用。相比之下，糖尿病患者对局部麻醉药的需要量小，神经损伤概率较大，不易采用。

65. C　由于患者合并糖尿病、冠心病、慢支以及心功能Ⅲ级，需要谨慎选择手术麻醉方式。TURP 手术一般不采用表面麻醉，因其可增加手术期间血压，糖尿病患者可有心率剧烈波动，容易引发心血管意外事件。

66. E　患者在手术过程中出现的烦躁不安、视物模糊、心率明显增快、血压先高后低、脉搏细弱、呼吸急促困难、发绀、肺水肿以及氧饱和度明显下降等症状与稀释性低钠血症相符合。稀释性低钠血症是指血液中钠浓度下降，这可能是由于手术期间大量液体输入或药物引起。

67. E　选项 E（低流量吸氧）不是适宜的抢救措施。根据患者的病史和检查结果，患者有严重的心肌缺血和冠心病、慢性阻塞性肺疾病（COPD），以及中度呼吸功能障碍和低氧血症，应提供充足的氧气供应，支持呼吸功能。呋塞米可减轻心脏负荷，减少肺水肿。可以通过静脉滴注高渗生理盐水来纠正低血容量和低血压。强心药物可帮助改善心脏收缩力和心功能。低流量吸氧在这种情况下可能无法提供足够的氧气，并不能有效纠正低氧血症。

68. D　重症肌无力是一种自我免疫系统的疾病，常伴有胸腺肥大，约 10% 的重症肌无力患者会有胸腺肿瘤。重症肌无力的症状一般是晨轻晚重，亦可多变。病程迁延，可自发减轻缓解。可用抗胆碱酯酶药物治疗。抗胆碱酯酶药物增加神经肌肉传递，改善临床症状。

69. D 重症肌无力患者对非去极化肌松药十分敏感，而对去极化肌松药有轻度拮抗。肌松药宜选用琥珀胆碱，不宜使用右旋筒箭毒碱。重症肌无力患者可用抗胆碱酯酶药物新斯的明治疗，增加神经肌肉传递，改善临床症状，应用至术晨。对肌无力症状有影响的吸入麻醉药按照强弱依次为异氟烷、七氟烷、恩氟烷、地氟烷、氟烷、氧化亚氮。肌无力患者在麻醉诱导时可选用异丙酚。

70. B 重症肌无力患者全麻时应慎用肌松药，术中除了常规监测外，最好行肌松监测。

71. A 根据患者的症状描述，其在下午常常抬眼皮费力，而且没有心脑血管病史或其他慢性疾病。在这种情况下，首先应该考虑硬膜外阻滞。硬膜外阻滞是一种用于麻醉和镇痛的方法，可通过注射麻醉药物到硬膜外间隙来实现。这可以帮助减轻患者的疼痛，并且对于下肢的手术干预是常见的选择。

72. B 根据患者的症状描述，在手术后出现全身冷汗、躁动和下肢酸胀难受等症状，考虑到手术过程中可能使用了止血带，这些症状可能是由止血带反应引起的。止血带在使用时可以导致肢体供血不足，引起组织缺氧和代谢产物堆积，进而导致不适感。神经-肌肉接头受损通常表现为肌无力或乏力，与患者的症状不符。肺栓塞通常表现为呼吸困难、胸痛和咳嗽等症状，与患者的症状也不符。心肌梗死通常表现为胸痛、胸闷、呼吸困难等症状，与患者的症状也不符。静脉注射小剂量的肌松剂和高流量面罩吸氧可以缓解患者的躁动，但无法解释其全身冷汗和下肢酸胀难受的症状。

73. C 根据患者的症状描述，主要问题是眼睑抬起困难。这可能与肌肉功能或神经传导有关。在全身麻醉中，需要选择合适的药物组合来满足手术需求并考虑患者的症状。罗库溴铵是一种肌松药物，可以减轻肌肉活动。然而，根据患者的症状，肌松剂可能会加重其眼睑抬起的困难程度。顺式阿曲库铵也是一种肌松药物，同样可能加重患者的症状。琥珀胆碱是一种用于肌肉松弛逆转的药物，并不适用于诱导全身麻醉。选项C中，使用喉罩进行气道管理，无需气管插管。这意味着没有使用肌松剂，可以避免加重患者的眼睑抬起困难症状。丙泊酚和芬太尼用于诱导和维持全身麻醉。

74. C MG患者首选区域镇痛，尽量静脉少用长效阿片药物以防呼吸抑制，罗哌卡因不可以用于静脉镇痛。

75. A 患者手术后出现吞咽反射缺失、自主呼吸无法恢复，这可能是由麻醉过程中使用的肌松药物对于重症肌无力患者的作用时间延长导致。重症肌无力是一种免疫介导的神经肌肉接头疾病，其特点是容易出现肌肉无力和疲劳。在手术前应该评估患者是否有重症肌无力的风险，并在使用肌松药物时谨慎对待。

76. A 根据患者的症状和术后情况，出现下肢清创+血管神经探查术后机械通气时无吞咽反射、无自主呼吸无法拔管以及心率增快、血压升高等表现，首先应考虑麻醉变浅。这种情况可能是由麻醉药物在患者体内的作用消退导致的，需要进一步评估和调整麻醉深度。

77. B 硬膜外+全麻的患者术毕后不会马上疼痛，停用肌松剂后镇静没有跟上容易发生麻醉过浅，因此应用小剂量的丙泊酚靶控输注可以使患者耐受呼吸机治疗。根据描述，患者术后出现心率增快、血压升高以及口腔分泌物和眼泪增多。这可能是由患者存在麻醉过浅或手术应激引起的自主神经失调导致。在这种情况下，最适当的处理是丙泊酚靶控输注镇静。丙泊酚是一种用于镇静和全身麻醉的药物，可以通过控制注入速度和剂量来实现所需的镇静效果，并具有较少的影响呼吸系统的副作用。它可以帮助调整患者的神经状态，降低心率和血压，同时提供必要的镇静效果。拉贝洛尔主要用于控制心率过快，对血压的影响较小；罗库溴铵主要用于减少唾液分泌，对心率和血压没有直接影响；芬太尼是一种强效镇痛药，但不适合用于降低心率和血压；帕瑞昔布是一种抗胆碱药物，对心率和血压的调节作用有限。

78. A 围术期肌无力危象常发生在术后，常见诱因包括生理应激原、睡眠不足、手术、疼痛、过低或过高温、吸入性肺炎、感染和对手术的恐惧等情绪应激。任何原因不明的呼吸衰竭患者均应怀疑是否存在重症肌无力危象。在予以吸痰、清理气道分泌物及吸氧等对症处理后，首先应该做的是查明病因（选项A）。通过进一步的评估和诊断，可以确定导致这些问题的具体原因，并采取相应的治疗措施。其他选项中，辅助通气或气管切开（选项B）可能是在严重情况下需要考虑的选择，但在确定病因之前不应该过早地进行这些干预措施。停用抗胆碱酯酶药物（选项C）可能会导致重症肌无力症状的恶化，所以不是首选。给予阿托品减少分泌物（选项D）可作为一种对症处理方法，但在确定病因之前也不是首要选择。加用肾上腺皮质激素（选项E）在这种情况下不是首先应做的事项，因为它并没有直接针对呼吸道分泌物增加的问题。

79. D 在出现肌无力危象时，应快速清理气道分泌物，并且使用呼吸机辅助通气，这是确保患者通气畅顺的重要步骤。清除呼吸道分泌物可以改善氧合和通气情况。如症状不能控制则加用类固醇激素，类固醇激素（如甲基泼尼松龙）可以减轻炎症反应，减少免疫系统对自身神经肌肉接头的攻击，从而缓解肌无力症状。停用激素应逐渐减量，以防症状反跳。新斯的明是一种抗胆碱酯酶药物，可以增加乙酰胆碱在神经肌肉接头的浓度，从而改善肌无力症状。阿托品是一种抗胆碱能药物，可以减少乙酰胆碱在神经肌肉接头的作用，从而缓解肌无力症状。

80. D　在该情况下，患者术后出现呼吸道分泌物增加和氧饱和度难以维持在90%以上，可能是由围手术期肺部感染引起的。缺氧或高碳酸血症可以是重症肌无力危象的诱因，但在这个特定的情况下，它并不是导致患者症状恶化的原因。

81. D　根据BMI分类，可以将该患者分为显著肥胖。BMI（身体质量指数）是衡量一个人体重与身高之间关系的指标。根据提供的信息，患者身高为180cm，体重为171kg，计算BMI为52.8，远远超过肥胖范围（28以上）。

82. C　腹腔镜下胃旁路手术（常用于治疗肥胖症）可能对某些相关疾病有积极影响，但不同疾病的影响程度可能不同。根据提供的信息，减肥手术后发生率降低最少的疾病是冠心病。这是因为该患者已经有高血压、糖尿病和睡眠呼吸暂停综合征等相关疾病，在手术后可能会改善这些疾病的发展，而高脂血症和高血压也可能受到一定程度的改善。但是冠心病在此情况下可能未能得到显著的改善。

83. E　根据《2017版中国麻醉学指南与专家共识》相关药物剂量计算推荐依据，需要按照全体重给药的药物有：丙泊酚（负荷剂量）、咪达唑仑、琥珀胆碱、泮库溴铵、阿曲库铵和顺式阿曲库铵（负荷剂量）；需按照瘦体重给药的是：丙泊酚（维持剂量）、芬太尼、舒芬太尼、瑞芬太尼、罗库溴铵、维库溴铵、阿曲库铵和顺式阿曲库铵（维持剂量）、对乙酰氨基酚、吗啡、利多卡因、布比卡因。由于患者的体重为171kg，丙泊酚的给药剂量应该按照他的总体重来确定，以确保充分的麻醉效果。

84. A　在本病例中，阻塞性睡眠呼吸暂停（OSA）是减肥手术后发病率和死亡率增加的主要因素。OSA是一种严重的睡眠障碍，患者在睡眠过程中出现多次呼吸暂停和低通气事件。由于手术后恢复期的影响，OSA患者可能面临更高的风险，包括呼吸困难、低氧血症和心血管并发症。因此，对于患有OSA的肥胖患者，在进行减肥手术前应谨慎评估和管理其呼吸功能。其他选项中，体重指数>40kg/m^2、年龄>40岁、糖尿病和女性并非是影响减肥手术后发病率和死亡率增加的主要因素。

85. A　患者有长期心慌气短、腹胀和食欲减退的症状，现因右下腹转移性疼痛入院，并发生了2次呕血。查体显示低血压、快速心率、肝肋下4cm、腹部膨隆和双肺底湿啰音。实验室检查结果显示贫血（Hb 85g/L）和肝功能异常（AST 170U/L，ALT 195U/L）。基于此，如果该患者需要全身麻醉，首选的静脉麻醉药物是依托咪酯。依托咪酯是一种常用的全身麻醉药物，具有镇静、催眠和肌肉松弛的作用。它可以通过静脉注射迅速诱导和维持麻醉状态，同时具有镇痛和抑制呕吐反应的效果。

86. B　患者的氨基转移酶升高，提示肝功能受损，肌松药宜选用不依赖肝脏代谢的阿曲库铵。顺式阿曲库铵属于非去极化性肌松药物，主要用于促进肌肉松弛，使手术操作更容易进行。其他选项维库溴铵、罗库溴铵、泮库溴铵和琥珀胆碱不是常用的肌松药物，或者不适用于全身麻醉的情况。

87. C　长期酗酒可能导致肝脏功能受损，从而影响麻醉药物的代谢和清除能力。异氟烷是一种需要经过肝脏代谢的麻醉药物，因此，肝功能损害可能会导致异氟烷的代谢和清除减慢。由于异氟烷的清除减慢，它在患者体内的血浓度可能会增加，从而延长其作用时间。这意味着为了维持相同的麻醉效果，需要增加异氟烷的浓度，即提高最低肺泡浓度（MAC）。

88. E　尿毒症患者的肾移植手术一般要求在术前24~48小时行透析疗法，以降低麻醉和手术风险。术前应使血钾降到5mmol/L以下，尿素氮降到7mmol/L以下，血肌酐降到140μmol/L以下为宜。术前如有严重贫血，Hb应纠正到80~100g/L，以提高手术后的恢复能力。术前详细了解患者心、肺、肝、肾、电解质及凝血功能并尽可能纠正，以确保手术安全性。肾移植手术多为急诊手术，术前禁食时间有限，为安全起见，按饱胃处理。

89. E　琥珀胆碱是一种去极化型肌松药，它能够引起肌肉松弛，但在肾功能不全患者中使用时需要格外谨慎。由于患者已有慢性肾功能不全和尿毒症，肾脏无法有效清除琥珀胆碱，可能导致药物积累和延长作用时间，增加肌松药的副作用风险。

90. D　在本案例给出的病例信息中，没有提到患者有哮喘的症状，而其他选项中的会阴外伤、颅脑外伤、肋骨骨折和心律失常都可能与患者的情况有关，所以初步诊断不应包括哮喘。

91. A　根据描述，患者出现跌倒导致头部和胸部受伤，并出现呼吸急促、神志欠清、低氧血症等症状。心电图提示频发交界性期前收缩、偶发室性期前收缩、右心肥厚和心肌缺血。在这种情况下，立即纠正心律失常可能不是首要的处理措施。首先，需要确保患者的气道通畅和稳定呼吸。由于患者呼吸急促且有低氧血症，给予吸氧是必要的。其次，患者可能存在心脏损伤和心肌缺血的风险，立即纠正心律失常可能会增加心脏负担，加重心肌缺血。此时应该优先稳定患者的呼吸和血氧饱和度。选项D，术前心电图显示频发交界性期前收缩、偶发室性期前收缩、右心肥厚和心肌缺血。在这种情况下，给予β受体阻断剂是正确的处理措施之一。选项E，硝酸甘油是一种血管扩张剂，可以改善心脏的血液供应，对缓解心肌缺血可能有帮助。因此，给予硝酸甘油泵注是合适的处理选择。

92. D　在这种情况下，急诊手术需要优先考虑患者的肺功能。患者呼吸急促且氧饱和度较低（SpO_2 85% ~ 88%），这表明可能存在呼吸道或肺部受损。因此，进行肺功能测试可以评估患者的呼吸状况，判断是否需要进一步的呼吸支持或干预措施。血气分析可以提供关于氧合状态、酸碱平衡和呼吸功能的信息，但在这种紧急情况下，肺功能的评估更为紧迫。虽然 X 线胸片可以检查肺部和胸部的损伤，但它可能需要一定时间进行拍摄和解读，不适合作为急诊手术前的首要检查。心脏彩超用于评估心脏结构和心功能，但在这种情况下，肺功能的评估更重要。虽然凝血功能也是重要的，但在这种情况下，首要任务是评估患者的呼吸状况和氧合状态，以便及时采取必要的干预措施。

93. C　患者因跌倒致撞击，出现呼吸急促，神志欠清，氧饱和度低，脉搏加快。这些症状表明患者可能存在严重的颅内损伤或胸部损伤，需要全身麻醉来进行手术治疗。

94. D　根据患者的病情和既往史，选择骶麻较为合适。由于患者曾经有气管插管困难的经历，选择全身麻醉可能会增加气道相关的风险。而骶麻是一种通过在脊椎下方注射局部麻醉药物来实现麻醉效果的方法，能够避免气道插管过程中的困难，并且对于该患者的手术范围而言已足够。

95. B　该患者有冠心病、糖尿病病史，发生车祸后，患者表情淡漠、口渴、面色苍白、皮肤湿冷，这些是休克早期的常见临床特征。此外，患者的脉搏快（116 次/分），血压低（95/67mmHg），呼吸快（24 次/分），进一步支持休克的存在。中心静脉压（CVP）为 5mmHg，说明患者的血容量减少。血气分析显示 pH 为 7.32，该值略低于正常生理范围，这可能是由于组织缺血导致的代谢性酸中毒。综上所述，这位患者的临床表现和生理指标符合休克代偿期。

96. B　患者呈现低血压、快速脉搏和口渴等症状，血气分析显示轻度酸中毒（pH 7.32），同时中心静脉压测得的值较低（5mmHg）。血容量不足可以导致有效循环血量减少，从而引起低血压和组织灌注不足。患者面色苍白、皮肤湿冷也支持血容量不足的诊断。选项 A，虽然患者有冠心病的病史，但给出的信息并未明确显示心功能不全的表现，如心音异常、心肌梗死等。选项 C，患者有多处外伤和血容量不足的临床表现，血液重新分配的假设不符合实际情况。选项 D，尽管患者的血压偏低，但脉搏却相对较快，不符合血管过度收缩的特征。选项 E，给出的信息并未提供足够的证据来支持血容量严重不足的诊断。

97. A　患者目前表现为低血压和容量不足的状态，可能由于车祸引起的失血导致休克。因此，首要的处理措施应该是扩充血容量。通过输注适当的液体来提高循环血量和血压，以改善组织灌注。这可以帮助恢复正常的生理功能，并为进一步治疗提供稳定的基础。

98. C　患者的病史中没有提到饱胃，而且在给出的选项中也没有与饱胃相关的其他信息。因此，饱胃不是影响手术麻醉原则的因素。

四、案例分析题

1. C　PaO_2 63mmHg 提示低氧血症，$PaCO_2$ 降低提示呼吸性碱中毒。因此该患者处于呼吸性碱中毒以及低氧血症状态。

2. D　肥胖患者在接受镇静后容易出现上呼吸道梗阻，导致通气困难。如果需要对这类患者进行纤支镜下清理，使用喉罩或其他口咽通气道可能无法提供长时间有效通气。此外，由于该患者氧合不佳、呼吸急促，以及意识水平下降，因此不能使用清醒局部麻醉。

3. D　保护性肺通气的策略主要有以下几点：①使用基于理想体重的小潮气量通气（≤6ml/kg）；②常规应用呼气末正压（5 ~ 6cmH_2O）；③避免高浓度吸氧和低气道压力，现在也倾向于使用压力控制容量模式来减少肺损伤。目前研究所用的吸氧浓度（FiO2）约为 40%。

4. A　目前大部分情况下使用左双腔支气管导管插管技术进行肺隔离，尤其是对于需进行双侧序贯大容量肺泡灌洗的患者，需要完全隔离双侧肺，以避免灌洗液流入对侧肺，并且这种方法可以灵活更换灌洗侧和通气侧。右侧主支气管长度较短，且右上肺支气管开口解剖变异很大，因此右侧双腔管的准确对位非常困难，所以目前的观点认为，尽量选择左侧双腔支气管导管，只有当存在左侧双腔管支气管导管禁忌时才选用右侧双腔管。支气管封堵器适用于单肺通气的困难插管患者，但是其缺点是肺萎陷较慢，在肺隔离单肺通气期间，不能有效或间断地对通气肺的远端进行吸引，在治疗操作过程中，如果支气管封堵器被移动，会出现气管阻塞或肺隔离失败，因此不适合用于该病例。

5. ABCEF　选项 A，在抢救突发室颤时，保证呼吸通畅和充分氧供是非常重要的，应立即进行人工呼吸或使用呼吸机等方式。选项 B，如果 EKG 显示细颤，则应该考虑输注肾上腺素、去甲肾上腺素等药物来增强心肌收缩力，将其转换为粗颤，从而增加电击复律的成功率。选项 C，心脏按压是在突发室颤时一种非常重要的手段，可以保证患者心脏有足够的血液灌注，增加电击复律成功的可能性，并且也有助于促进心脏自主律的恢复。选项 D，在突发室颤时，应将除颤电极放置在胸骨左右缘第 2 肋间和第 5 肋间之间的位置，而不是第 4 肋间。选项 E，在突发室颤时，应在患者的呼气期进行电击除颤，这样可以减少电流通过心肺系统的时间，降低对心脏外其他器官的损伤。选项 F，患者因为急性肠梗阻、恶心、呕吐等症状入院，并出现血压降低和呼吸深而快等表现，需要立即采取措施维持循环和呼吸功能，以避免发生危及生命的严重并发症。在急症手术中，突发室颤需要进行胸外电除颤，但除颤前必须确保患者的循环状态稳定，否则除颤可能会引起更加严重的循环障碍。因此，在进行胸外电除颤前，需要先行维持患者的循环稳定，包括补液、纠正电解质紊乱、给予血管活性药物等措施。只有当患者的循环状态得到有效控制后，才可考虑进行除颤治疗。

6. ABCD 选项 A，通过检测血液中二氧化碳、氧气分压和酸碱平衡等指标，了解患者的氧合和通气情况，有助于制定合理的呼吸治疗方案。选项 B，采取有效措施维持患者的循环稳定，包括进行有效的循环支持和监测、纠正低血压、补液等。选项 C，突发室颤后，患者可能出现电解质紊乱等生化指标异常情况，需要及时进行调整。选项 D，通过评估患者的体液和输液情况，制订合理的补液方案，维持患者的有效循环。选项 E，此选项并不适合所有患者，需要根据患者的具体情况进行判断。对于该患者，输血液制品并不是首要考虑的处理方法。选项 F，虽然患者有糖尿病，但突发室颤后需要进行的处理措施主要包括维持循环、纠正电解质紊乱等。测血糖可以较好地了解患者的血糖水平，但在此情况下并不是必需的处理方法。

7. ABC 患者诊断为原发性醛固酮增多症，手术中出现高血压和心率加快的情况。解决这种情况的方法包括维持一定的麻醉深度（选项 A），使用短效降压药（选项 B）和立即告知手术医生（选项 C）。通过维持适当的麻醉深度可以控制患者的血压和心率，同时使用短效降压药物可迅速降低血压。补充血容量（选项 E）和测血糖（选项 F）与当前情况无直接联系，因此不是首选的处理方法。麻醉过浅加深麻醉（选项 D）可能会导致其他问题，因此也不是首选策略。

8. ABCDE 对于该患者，出现术后低血压和心率增加的原因可能是手术过程中挤压肾上腺而导致醛固酮分泌减少。选项 A，低血压可能是由血容量不足引起的，可以通过输注适量的液体来扩充血容量，提高血压。选项 B，考虑到术后低血压和心率增加，可能会伴随代谢性酸中毒，可以根据患者的具体情况纠正酸中毒。选项 C，在低血压的情况下，可以考虑使用升压药物来提高血压，如血管收缩剂或正性肌力药物。选项 D，由于原发性醛固酮增多症是由肾上腺产生过多的醛固酮引起的，手术后可能会导致醛固酮分泌减少，因此可以考虑补充皮质激素以帮助恢复醛固酮的正常分泌。选项 E，由于原发性醛固酮增多症与钠和钾的代谢紊乱有关，术后需要监测患者的电解质水平，及时纠正异常。

9. ABCDEF 选项 A，嗜铬细胞瘤是一种可以分泌儿茶酚胺类物质的肿瘤，而这些物质会引起交感神经兴奋、血管收缩等反应，从而导致高血压。为了避免手术时出现高血压危机，需要提前控制和治疗高血压。选项 B，嗜铬细胞瘤可以分泌多巴胺和去甲肾上腺素等儿茶酚胺类物质，这些物质可能会影响体内的电解质平衡，尤其是钠和钾等离子的水平。因此，在手术前需要监测电解质水平，保持电解质的平衡。选项 C，术前需要进行血容量修复和纠正，以确保手术过程中有足够的血流量和氧供。如果患者存在低血容量、贫血等情况，需要提前采取输液、输血等方法进行补充。选项 D、E，手术前需要给予患者充分的镇静和镇痛，以减轻术中不适感，降低心理压力，保持术后的舒适度。选项 F，在手术前需要避免使用能够兴奋交感神经的药物，如麻黄素、利福平等，以防止引起血压升高、心律失常等不良反应。

10. A 嗜铬细胞瘤是一种来自肾上腺髓质的肿瘤，常伴有交感神经系统的高度兴奋状态，会导致血压升高、心动过速、出汗等症状。在嗜铬细胞瘤手术前进行血压控制可以降低手术中和术后的心血管风险。对于嗜铬细胞瘤患者术前的血压控制，应避免使用 β 受体阻断剂和其他可能诱发或加重嗜铬细胞瘤危象的药物，如钙通道阻滞剂、万古霉素、氯丙嗪等。优先选择 α 受体阻断剂进行血压控制，可以减轻交感神经系统的兴奋状态，并防止手术中嗜铬细胞瘤引起的血压暴涨。利尿剂类药物在一定情况下也可以用于术前降压，但需要注意避免过度利尿导致血容量不足，加重术中和术后的心血管风险。在本题中，长效 α 受体阻断剂是首选药物，因为它可以缓解交感神经系统过度兴奋引起的高血压，并且对嗜铬细胞瘤本身也有一定的抑制作用。

11. A 嗜铬细胞瘤是一种由肾上腺嗜铬细胞分泌过多儿茶酚胺类物质引起的肿瘤。手术切除是治疗嗜铬细胞瘤的有效措施。但是，在手术过程中会因为肿瘤分泌出大量的儿茶酚胺而导致血压升高和心律失常等严重后果。因此，需要针对这种情况选择合适的麻醉方式。全麻可以通过静脉使用药物控制患者的呼吸、心跳和血压等生理指标，以保证手术安全。同时，全麻还可以阻断体内应激反应，减少儿茶酚胺的分泌，降低血压和心率。因此，全麻是手术嗜铬细胞瘤的首选麻醉方式。硬膜外麻醉、腰麻、腰 - 硬联合麻醉和蛛网膜下腔阻滞等麻醉方式不能有效地控制患者的应激反应和儿茶酚胺分泌，因此不适合嗜铬细胞瘤手术。

12. ACDF 嗜铬细胞瘤是一种可以分泌儿茶酚胺类物质的肿瘤，而这些物质会引起交感神经兴奋、血管收缩等反应，从而导致高血压。甲氧氯普胺可能会引起高血压危险，术前避免使用，氯胺酮、泮库溴铵可以增强交感活性使心率增快，血压升高。嗜铬细胞瘤麻醉过程中的肌松药可选用阿曲库铵、维库溴铵等，少用琥珀胆碱，不推荐使用筒箭毒碱。

13. ABCDEF 嗜铬细胞瘤手术的常规监测项目包括：①血压：由于嗜铬细胞瘤释放出过多的儿茶酚胺，导致患者血压升高，手术期间需要密切监测血压。②心率：儿茶酚胺还可以引起心率加快或不规则，因此需要对患者心率进行监测。③尿量：由于嗜铬细胞瘤可能会释放出大量的肾上腺素和去甲肾上腺素，导致尿量减少，因此需要监测患者的尿量。④血糖：嗜铬细胞瘤分泌的儿茶酚胺可以促进肝糖原分解，使血糖升高，手术期间需要经常监测血糖水平。⑤动脉血气分析：由于嗜铬细胞瘤产生的儿茶酚胺可以影响患者的呼吸，需要定期进行动脉血气分析，以确保患者的呼吸功能正常。⑥血液电解质：由于手术期间可能会有大量的输液和出血，需要定期监测患者的电解质水平，以避免发生电解质紊乱。⑦麻醉深度：嗜铬细胞瘤手术需要全身麻醉，需要监测麻醉深度和呼吸功能，保证手术顺利进行。此外，在嗜铬细胞瘤手术过程中还需要监测心电图、中心静脉压、体温等指标，以确保手术安全顺利。

14. ABCDF 嗜铬细胞瘤手术可能会引起剧烈的血压波动，出现高血压危象时需要紧急处理。选项A，硝普钠是一种强效的血管扩张剂，可迅速降低血压。选项B，酚妥拉明可以解除血管平滑肌收缩，减轻血管痉挛，从而降低血压。选项C，硝酸甘油也是一种有效的血管扩张剂，可快速降低血压、减轻心绞痛等症状。选项D，尼卡地平是一种钙通道阻断剂，可以通过作用于平滑肌细胞的钙离子通道来降低血压。选项E，普萘洛尔是一种β受体阻断剂，可以通过抑制心脏β受体而减慢心率和降低血压。但对于行嗜铬细胞瘤手术的患者，使用普萘洛尔需要慎重考虑。由于嗜铬细胞瘤是一种分泌儿茶酚胺的肿瘤，使用普萘洛尔可能会引起交感神经反应的加重，导致血压升高和心血管情况恶化。因此，对于嗜铬细胞瘤手术患者，普萘洛尔通常不会被单独使用。医生通常会根据患者的情况，结合其他药物例如α受体阻断剂等，来制定个体化的治疗方案。选项F，输注生理盐水或其他适当的补液，以维持患者的循环稳定。根据医生的临床经验和患者具体情况，可以采用单独或联合应用上述药物进行治疗。

15. ABCDE 在嗜铬细胞瘤手术切除后，肿瘤产生的儿茶酚胺的分泌将停止，导致血液中儿茶酚胺浓度急剧下降。这会引起血管床扩张和有效血容量的急剧减少，可能导致低血压的出现。因此需使用儿茶酚胺类药物加强心肌收缩力和提高血压，如去甲肾上腺素、肾上腺素、间羟胺等。多巴胺是一种β受体激动剂，可以通过作用于心肌β_1受体而增强心脏的收缩力，并可增加心率和扩张肾脏血管，从而改善肾脏灌注。适用于低血容量性休克和心源性休克。液体支持是首选的紧急处理方法之一，可以通过静脉输注等途径迅速补充失血和循环不足所需的容量和压力，提高血压和灌注器官，从而避免出现严重低血压所带来的并发症和风险。硝普钠是一种强效的血管扩张剂，可迅速降低血压，故错误。

16. A 在嗜铬细胞瘤手术的术前准备中，降压常用的药物是苯苄明。苯苄明是一种α_1受体阻断剂，在高血压患者中常用于降低血压。

17. B 嗜铬细胞瘤是一种肾上腺肿瘤，常伴有高血压和心动过速。术前准备中，对于心率增快的情况，最好的药物选择是普萘洛尔（选项B）。普萘洛尔是一种非选择性β受体阻断剂，可降低心率和血压，用于控制心动过速和高血压。利多卡因（选项A）是局部麻醉药，不适合用于降低心率。毛花苷丙（选项C）是一种血管扩张药，对心率增快的控制效果较差。艾司洛尔（选项D）是一种β受体阻断剂，用于控制心动过速和高血压，但在这种情况下不是首选。普罗帕酮（选项E）是一种ⅠC类抗心律失常药，虽然可以降低心率，但在此情况下不是首选。拉贝洛尔（选项F）是一种选择性β_1受体阻断剂，同样用于控制心动过速和高血压，但相较于普萘洛尔，后者被认为是更好的选择。

18. C 嗜铬细胞瘤是一种来自肾上腺髓质的神经内分泌肿瘤，会产生过多的肾上腺素和去甲肾上腺素。选项A，嗜铬细胞瘤通常不会引起血糖异常，因此降低血糖并非是最重要的准备措施。选项B，虽然手术前的良好营养状态对恢复有益，但在嗜铬细胞瘤手术准备中，增加营养并不是最重要的方面。选项C，由于嗜铬细胞瘤会分泌大量肾上腺素，手术切除后可能会导致剧烈的交感神经激活和血压下降。为了预防低血压和休克，在手术前增加血容量可以提高术中和术后的稳定性。这通常通过静脉输液、补液和血浆代用品来实现。因此，手术前最重要的准备是扩充血容量。选项D，利尿剂可能会导致血容量减少，不利于手术前的血压控制和稳定。选项E，嗜铬细胞瘤通常不会导致酸中毒，所以纠正酸中毒在手术前的准备中并不是最重要的。选项F，尽管嗜铬细胞瘤可能导致一些电解质紊乱，如高钾血症或低钠血症，但扩充血容量对手术准备的重要性更大。

19. F 对于嗜铬细胞瘤患者拟行肾上腺肿瘤切除手术，最适合的麻醉方式是硬膜外复合气管内插管全身麻醉。这种麻醉方式结合了硬膜外麻醉和气管内插管全身麻醉，可以提供较好的麻醉效果和安全性。

20. C 对于嗜铬细胞瘤引起的血压急剧上升，最适宜的处理是给予酚妥拉明。酚妥拉明是一种α_1受体阻断剂，能够减轻嗜铬细胞瘤所引起的交感神经过度刺激，从而降低血压。它被广泛应用于嗜铬细胞瘤的手术前和手术中的治疗，以控制高血压的发作。

21. CE 嗜铬细胞瘤术后可能引发低血压和休克。去甲肾上腺素是一种血管收缩剂，用于提高血压。快速输血和补液可以通过增加循环血量来提高血压。选项 A，适当减浅麻醉并非首要处理措施，因为低血压需要紧急处理。选项 B，麻黄碱是一种强心药，但它不会直接解决低血压的问题。选项 D，异丙肾上腺素是一种选择性 α_1 肾上腺素能受体激动剂，可用于提高血压。选项 F，毛花苷丙不适合在此情况下使用。选项 G，阿托品是一种抗胆碱能药物，不适合在此情况下使用。

22. D　根据给定的病史和术后表现，导致患者苏醒延迟的最可能因素是低血糖。嗜铬细胞瘤是一种肾上腺肿瘤，它分泌过多的儿茶酚胺类物质，如肾上腺素和去甲肾上腺素。这些物质会增加基础代谢率和血糖水平。在肾上腺肿瘤切除术后，患者可能会出现低血糖的情况，因为肿瘤被切除后，过多的儿茶酚胺类物质产生停止，导致血糖下降。低血糖可以引起意识状态不清，延迟患者的苏醒过程。

23. CF　重症肌无力（MG）患者在麻醉过程中需要特别注意，因为其神经肌肉接头的功能障碍可能影响麻醉药物的代谢和排泄，同时使用肌松药也需谨慎。选项 A，氯胺酮不是重症肌无力的禁忌用药；选项 B，重症肌无力对非去极化肌松药的敏感性高于去极化肌松药；选项 C，为抑制呼吸道分泌及预防抗胆碱酯酶药的副作用应常规用阿托品或东莨菪碱，但剂量宜小，以免过量造成呼吸道分泌物黏稠或掩盖胆碱能危象的表现。选项 D，重症肌无力患者的肌松药代谢能力较低，肌松药的作用时间明显延长，因此不建议在诱导前预先使用肌松药。选项 E，吗啡和抗胆碱酯酶药物间有协同作用，不宜使用。选项 F，因吸入麻醉药本身具有一定的肌松作用，对于部分重症肌无力行胸腺切除术的患者而言可以不使用肌松药，术中肌松程度完全满足手术需要。

24. BDEG　选项 A，重症肌无力对非去极化肌松药的敏感性高于去极化肌松药。选项 B，长期应用泼尼松会影响钙代谢，导致骨质疏松，因此在麻醉管理中需注意骨折风险。选项 C，目前没有证据表明吡斯的明会引起肾上腺皮质功能亢进。选项 D，部分患者在服用泼尼松时可会出现多汗和上呼吸道分泌物增多等不适症状。选项 E，泼尼松可引起胃肠道黏膜损伤和出血，因此需注意消化道保护。选项 F，吡斯的明不会引起关节疼痛。选项 G，长期应用泼尼松会引起低钾血症，需要密切监测。

25. D　根据病史和检查情况，该患者患有重症肌无力（MG），已经口服吡斯的明和泼尼松治疗。手术前肺活量实测值/预计值为 50%，FEV_1/FVC 80%，最大通气量（MVV）实测值/预计值为 45%。这些表明该患者在肺功能方面存在明显的受限情况，手术期间易出现呼吸困难。全身麻醉对于 MG 患者而言具有较大的风险，其中导致呼吸困难的主要原因是胆碱能危象。胆碱能危象是 MG 患者在全身麻醉中常见的并发症之一，由于麻醉药物干扰了乙酰胆碱的释放和代谢，导致胆碱能兴奋过度，出现呼吸困难等症状。因此，在全身麻醉中要格外注意 MG 患者的呼吸系统的管理，密切监测呼吸功能，及时发现并处理胆碱能危象等并发症。

26. BCD　胆碱能危象是由使用胆碱酯酶抑制剂过量引起的，体内胆碱能递质相对过多，给予新斯的明会加重危象症状，吗啡与新斯的明有协同作用，故也不宜使用，呋塞米对胆碱能危象无治疗作用，因此正确的处理主要是进行呼吸循环支持等对症处理，同时针对毒蕈碱症状应用阿托品处理，等待胆碱能递质的降解，必要时也可用解磷定恢复胆碱酯酶活性，并对抗胆碱酯酶抑制剂的烟碱样作用，直至肌肉松弛，肌力恢复。

27. ABDEF　选项 A，肌电图描记法通过检测患者肌肉的电活动来确定是否存在肌无力的表现。选项 B，依酚氯铵试验可以通过抑制乙酰胆碱酯酶的活性，增加乙酰胆碱的作用时间，从而缓解重症肌无力患者的症状。选项 C，阿托品试验是心内科常用的一种检查方法，用于鉴别窦性心动过缓的原因，不能诊断重症肌无力。选项 D，局部筒箭毒碱试验主要用于排除重症肌无力的诊断。选项 E，检测血清中的乙酰胆碱受体抗体水平，可以协助确诊重症肌无力。选项 F，CT 和 MRI 检查可以用于确定肌无力症状的原因（如肿瘤等）。

28. ABCDEF　影响非去极化肌松剂作用的因素：①吸入性麻醉剂；②抗生素；③温度；④电解质紊乱；⑤局部麻醉药；⑥抗心律失常药；⑦抗癫痫药物；⑧酸碱平衡失调。

29. ABDF　选项 A，了解该疾病的病理生理变化对全面评估和处理具有重要意义。选项 B，详细了解病史、药物史及并发症等信息可以帮助确定麻醉计划和管理策略。选项 D，地西泮可作为镇静药物预防或减轻手术后肌无力加重的现象，但需要避免过度镇静。选项 F，术中使用肌松药物，需要注意预防和监测胆碱能危象的发生。术前应暂停使用所有抗胆碱酯酶药物，并在术后非常小心地恢复药物治疗，因为此时患者对此类药物的敏感性可能已经改变。非去极化肌松药物也应谨慎使用，以免加重肌无力。

30. CDEF　对于这位重症肌无力患者，在麻醉前访视时，除了常规了解病情外，由于患者长期口服抗胆碱酯酶药，因此应了解其品种和剂量，以免在手术中出现过度抑制神经肌肉传导而引起的并发症。胸腺瘤可能会压迫气管，影响患者的呼吸。因此需要复习影像学资料，了解气管有无受压及受压情况。手术过程中需要插管，因此需考虑患者的呼吸道状况，估计气管最狭窄处和门齿的距离，以便选择合适的插管长度。手术过程中需要改变患者体位，如坐位、仰卧位等，应了解不同体位对患者呼吸的影响，以便采取相应的措施保障患者安全。

虽然了解胸腺瘤的性质有利于手术过程中的处理，但是这并不是在麻醉前访视时特别需要注意的事项，选项A错误。突眼征是甲状腺眼病的常见表现之一，与重症肌无力没有直接关系。因此，在麻醉前访视时并不需要特别注意有无突眼征，选项B错误。

31. ABDE 对于该患者，由于重症肌无力的存在和气管受压较严重，采用食管气管联合导管可以通过食管的支持减少插管时对气管的刺激，同时也可以避免插管误入食管的情况。在使用全麻进行插管前，先采用表面麻醉和镇静等手段，以避免患者的病情加重或发生突发状况。保留自主呼吸可以根据患者的情况调整插管时间，并避免因插管时间过长而导致低氧血症等并发症的发生。由于喉部和气管的变异性较大，使用何种类型的气管导管应该根据患者年龄、身高、体重等因素而定，不能一概而论。若患者不能合作或插管难度较大，可在纤维支气管镜引导下于清醒状态下行气管内插管，以确保操作的安全性和准确性。如果出现气道阻塞、插管失败等紧急情况，应该准备好气管切开的器械和技术力量，以确保患者的生命安全。快速诱导插管是一种在患者清醒的状态下迅速进行气管插管的技术，通常用于紧急情况或无法合作的患者。对于本例患者，已经决定在气管内插管全身麻醉下进行手术，因此患者将不会处于清醒状态，使用快速诱导插管并不适用于该患者。

32. ABCE 气道压力逐渐增高、脉搏血氧饱和度逐渐下降的原因可能是气管导管位置移动、手术操作压迫气管支气管、气管插管后引起气管分泌物堵塞以及可能存在气胸等情况。肌无力危象也可能引起类似症状，但在本案例中的风险较低。选项A，当气管导管位置发生变化时，可能会造成气道压力急剧升高，呼吸困难或缺氧等问题的出现。选项B，在手术操作过程中，若手术部位周围组织肿胀或切除组织较多，会对气管、支气管等造成压迫，引起气道阻力增加，使呼吸困难或交换气体受限。选项C，肺部出现气胸，可导致肺容积减小、肺顶上抬，进而影响胸腔内的压力平衡，抑制肺内气体交换，引起缺氧等症状。选项D，呼吸困难是重症肌无力的常见表现，但在手术过程中由于麻醉药物的影响，患者的肌力可能维持在一定水平，因此在本案例中肌无力危象的风险较低。选项E，气管插管后可能会有分泌物沉积在气管导管内部，若时间过长则会发生气道阻塞和缺氧等情况。选项F，喉痉挛会引起呼吸困难或交换气体受限，但在本案例中的风险较低。

33. ABDG 选项A，由于手术切除胸腺瘤可能会对呼吸肌造成一定程度的影响，加上长期肌无力药物治疗可能会影响到喉部肌肉运动，因此出现困难气道的风险较高。选项B，肺活量是评估肺功能的重要指标之一，若患者术前肺活量较低，则说明其肺功能存在损害或受限，需要维持机械通气以支持呼吸功能。选项D，吡啶斯的明属于抗胆碱酯酶药物，可引起肌肉无力和呼吸肌麻痹，术前口服该药物可能会增加手术后出现呼吸衰竭的风险。选项G，肌无力病患者本身就有呼吸肌无力和呼吸衰竭的风险，手术后仍需持续机械通气以支持呼吸功能。因此，选项A、B、D、G均为需要保留气管导管行机械呼吸支持的指标。其他选项，术中出血、低氧血症和阿曲库铵总剂量可能会影响术后恢复，但不是需要保留气管导管行机械呼吸支持的指标。

34. ABE 选项A，由于肥胖患者胸腹部脂肪组织堆积增加，会压迫和限制呼吸肌肉的活动范围，进而影响呼吸机械的运动。选项B，肥胖患者胸腹部脂肪沉积及呼吸系统阻力增加，造成胸廓扩张受限，导致肺活量、深吸气量减少。选项E，肥胖患者通常伴随着呼吸道狭窄和肺组织弹性下降等情况，从而导致肺泡通气量降低。选项C，功能余气量增加可能是呼吸系统疾病时出现的表现；选项D，通气/血流比值减低则更多地与肺循环方面的问题有关；选项F，通气/血流比值升高则可能是肺功能不全时出现的表现。选项C、D、F均不符合肥胖对生理功能的影响。

35. ABCDEF 肥胖患者行术前病情评估及准备的要点：①术前应常规进行插管困难的评估，如头后仰度、枕寰关节活动度、颞颌关节活动度、舌体大小、张口度等。②了解患者有无夜间打鼾、呼吸暂停、睡眠中觉醒以及日间嗜睡等情况，以明确患者是否伴有OSAS及其严重程度。③肺功能检查、动脉血气检查以及屏气试验等，以判断患者的肺功能及其储备能力。术前动脉血气基础值的测定有助于判断患者的CO_2清除能力，有利于指导术中和术后的通气治疗。④了解患者有无高血压、肺动脉高压、心肌缺血等的病史或症状。⑤常规询问患者入院前6个月内及住院期间的用药史，尤其应关注是否服用减肥药物以及采用的其他减肥治疗措施等。肥胖患者的术前用药包括抗焦虑药、镇痛药、抗胆碱能药物以及预防吸入性肺炎和深静脉血栓形成（DVT）的药物。

36. ABCDEF 选项A，由于肥胖患者的组织厚度增加，术中输液、输血和静脉给药等操作难度较大，因此需要提前评估并选择合适的方式建立输液、输血或静脉给药通路，确保手术顺利进行。选项B，肥胖患者的周围组织较厚，导致无创血压测量不够准确，因此在术中需要特别关注血压变化。若无法选择合适的袖套进行无创血压测量，则可以考虑应用有创动脉压监测。选项C，肥胖患者术中通常需要较长时间的通气管理，而气管内插管是保障通气的最有效手段之一，能够避免喉部阻塞、气道压力等问题。选项D，脂肪组织在肥胖患者中较多，易导致麻醉药物累积，延长肥胖患者的苏醒时间，同时也增加了术后并发症的风险。选项E，肥胖患者容易发生呼吸道阻塞和低氧血症等问题，因此需要注意保持充足的气体交换，避免可能的不利影响。选项F，对于肥胖患者，椎管内麻醉可能是一种有效的麻醉方式，但仍需加强对呼吸和循环功能的观察，以避免出现不良后果。

37. BCD 患者有急性梗阻性化脓性胆管炎的手术史，因此存在失液、失血等情况。患者发热、嗜睡、巩膜黄染等表明患者已经感染且肝功能受损，可能存在细菌毒素引起的外周血管扩张和血压降低。急性梗阻性化脓性胆管炎本身也可以导致胆道出血，因此在手术过程中可能存在失血。失血性休克是由于大量失血导致有效血容量减少而引起的疾病，对于该患者而言也可能发生血压降低和休克。考虑到上述这些因素，患者可能出现低血容量性休克、感染性休克、失血性休克。其他选项，心源性休克、过敏性休克、创伤性休克，在该患者的病史和体征下不太可能发生。

38. ABCDEF 根据患者的临床表现和检查结果，可以考虑休克的可能性。休克是一种危急病情，需要及时处理。判断休克的严重程度通常需要综合考虑多个指标。选项A，动脉压是指心脏输出血液到动脉系统中所产生的压力。在休克时，动脉压下降，反映了低血容量或心脏泵功能不足等问题。选项B，心输出量是指心脏每分钟所输出的血液量。在休克时，心输出量降低，造成组织缺氧，加重休克。选项C，总外周阻力是指血液流经全身微小血管所遇到的阻力。在休克时，总外周阻力下降，血管扩张，造成血压下降。选项D，中心静脉压是指衡量心脏前负荷的指标之一，反映心脏充盈状态。在休克时，中心静脉压下降，说明心脏前负荷不足。选项E，休克指数是指心率与收缩压之比，用于评估休克的严重程度。在休克时，休克指数增高，反映心脏代偿状态不佳。选项F，尿量是衡量肾脏灌注状态和肾功能的指标之一。在休克时，尿量降低，反映肾脏灌注不足。

39. ABCDEF 选项A，由于急性化脓性胆管炎的严重感染和手术创伤等可能导致患者出现休克，血液循环不畅，导致肾脏灌注不足，从而引起肾功能损害。选项B，患者存在黄疸，说明胆红素在体内积聚过多。高水平的胆红素可直接影响肾小管上皮细胞的功能，造成肾小管坏死、上皮细胞脱落等，并引起间质水肿等肾损伤。选项C，急性化脓性胆管炎是由细菌感染引起的疾病，病原菌产生的内毒素作用引发肾小球毛细血管内皮细胞损伤、缺氧、出血等，并刺激肾小管上皮细胞释放炎性介质，导致急性肾损伤。选项D，如果手术期间输液过多或不当，可能会导致液体进入第三间隙，导致有效循环血量不足，从而降低肾脏灌注。选项E，在休克的治疗中，常使用α受体激动药来提高血压。但如果不适当地使用，可能引起肾血管收缩，导致肾脏缺血、缺氧等不良影响。选项F，急性化脓性胆管炎是一种严重感染性疾病，如果严重程度加重，患者可能发生肝肾综合征，表现为肝功能衰竭和肾功能损害。

40. ABEFGH 根据该患者的临床表现和检查结果，怀疑患者可能出现了休克及急性肾功能不全。选项A，合理维持心脏的泵功能，有助于维持组织器官灌注。选项B，在休克时，由于低血容量导致组织器官缺氧，需要尽快补充液体以恢复循环血量。使用高浓度缩血管药（选项C）和使用高渗溶液（选项D）则可能会引起肾脏负担增加，不适合在肾功能不全时使用。选项E，使用5%～10%甘露醇可通过渗透作用减轻组织水肿，改善组织灌注。选项F，患者存在化脓性胆管炎等感染性疾病史，需注意维持围手术期的抗生素治疗。选项G，肝脏是药物代谢的主要器官，在治疗过程中应注意保护肝脏功能，避免药物损害肝脏。选项H，监测尿量有助于判断肾功能的恢复情况，必要时可使用利尿药促进尿液排泄。

第七章　危重病医学

一、单选题

1. 快速出血后出现休克症状，表明至少已丢失全身总血量的多少

A. 30%　B. 25%　C. 20%　D. 15%　E. 10%

2. 对于急性失血患者，合理的输血标准是

A. 失血量达到总血容量的 20%，输浓缩红细胞及全血
B. 失血量达到总血容量的 35%，只输浓缩红细胞
C. 失血量达到总血容量的 15%，输浓缩红细胞
D. 失血量低于总血容量的 20%，可考虑不输血
E. 失血量达到总血容量的 55%，只输浓缩红细胞及全血

3. 关于输血过程的叙述，错误的是

A. 输血前注意仔细核对
B. 可以在血中加入抗生素
C. 输血前后用生理盐水冲洗输血管道
D. 输血后血袋通常需要保留 24 小时
E. 新生儿输血时要注意预热

4. 在全血保存过程中，发生了“保存损害”，丧失了一些有用成分，这些有用成分包括

A. 红细胞、白细胞、血小板
B. 血小板、粒细胞、不稳定的凝血因子
C. 白细胞、血小板、稳定的凝血因子
D. 白细胞、血小板、纤维蛋白原
E. 血小板、淋巴细胞、凝血因子Ⅶ

5. 在快速大量输入冷藏血时，应当在血袋外加保护袋将血预热后输入，保护袋内的温度应

A. <30℃　B. <32℃　C. <33℃　D. <37℃　E. <40℃

6. 关于全身麻醉时的输血反应，下列叙述错误的是

A. 和清醒时相比较，全麻时较少出现输血反应
B. 全麻时输血反应的症状常不能感受及叙述
C. 全麻时出现输血反应，通常无寒战
D. 全麻时输血反应通常表现为荨麻疹及血压下降
E. 全麻时输血反应当与清醒时相同

7. 麻醉中手术患者发生溶血的最早征象是

A. 寒战、高热、头痛
B. 伤口渗血和低血压
C. 呼吸困难
D. 血红蛋白尿
E. 心前区压迫感和腰背酸痛

8. 下列哪项是输血的伴随症

A. 严重污染　B. 急性肺水肿　C. 贫血　D. 出血性疾病　E. 血液中毒

9. 关于血液稀释自体血回输的叙述，错误的是

A. 可以节约用血
B. 避免发生各种输血反应
C. 术中的失血是已经被稀释了的血液
D. 术中出血超过 300ml 开始输入自体血
E. 先输最先采集的血

10. 大量输血是指一次输血量达到或超过患者总血容量的

A. 1/2 倍　B. 1 倍　C. 1～1.5 倍　D. 1.5～2.0 倍　E. 2.0～2.5 倍

11. 大量输库血可引起下列生化及代谢的改变，但除外

A. 低钙血症　B. 高钙血症　C. 高钾血症　D. 低钾血症　E. 代谢性酸中毒

12. 下列是关于大量输血的并发症，但除外

A. 凝血功能障碍
B. 血 pH 升高
C. 枸橼酸中毒和低钙血症
D. 高钾血症
E. 血型交配困难

13. 下列关于大量输血的并发症，叙述错误的是

A. 凝血功能障碍、微血栓和呼吸功能不全
B. 电解质、酸碱平衡失调如低钙血症、高钾血症
C. 低体温
D. 高血钠
E. 循环超负荷

14. 输血最常见的并发症是

A. 循环超负荷　B. 发热反应　C. 过敏反应　D. 细菌污染反应

E. 溶血反应

15. 关于冷沉淀的叙述，错误的是

A. 是富含Ⅷ因子和纤维蛋白原的血浆制品

B. 可用于治疗纤维蛋白缺乏症

C. 由于冷沉淀含有少量的红细胞碎片，因此 Rh 阳性制品输给 Rh 阴性患者可致敏

D. 冷沉淀中富含纤溶酶原，在输注冷沉淀时，会出现“矛盾出血”现象

E. 输注冷沉淀时要求过滤后快速输注，速度 > 100ml/h

16. 下列选项中，可以用于治疗血友病的是

A. 浓缩红细胞　　B. 冷沉淀

C. 白蛋白液　　D. 免疫球蛋白

E. 血小板

17. 术中输血最重要的目的是

A. 改善氧的运输能力　　B. 改善微循环

C. 补充血液胶体成分　　D. 补充凝血因子

E. 提高机体的免疫力

18. 浓缩红细胞仅用于

A. 仅需增加红细胞不需增加血容量的患者

B. 反复发热的非溶血性输血患者

C. 因输血而发生严重过敏反应者

D. 稀有血型

E. 低蛋白血症

19. 下列血液成分中，增加血容量、延长维持时间且具有渗透利尿作用的是

A. 浓缩红细胞　　B. 冷沉淀

C. 白蛋白液　　D. 免疫球蛋白

E. 血小板

20. 肿瘤患者应谨慎输血，是因为

A. 输血的免疫抑制作用

B. 肿瘤细胞血行转移

C. 传染人类 T 淋巴细胞白血病病毒

D. 溶血

E. 过敏反应增加

21. 当怀疑急性溶血性输血反应时，首先应采取的措施是

A. 及早扩容利尿，保护肾脏

B. 早期应用氢化可的松或地塞米松

C. 给予碳酸氢钠碱化尿液

D. 详细核对并采集标本做有关实验室检查

E. 立即停止输血

22. 关于急性溶血性输血反应的叙述，错误的是

A. 多为血管外溶血

B. 可由血型不合引起

C. 突感烦躁不安、寒战、高热、头胀痛

D. 可并发 DIC，导致出血不止

E. 尽早发现，尽早抢救

23. 下列选项中，不能减少输血相关性急性肺损伤的措施是

A. 排除女性供血者　　B. 使用自体血

C. 去除白细胞　　D. 储存时间 < 14 天的血液

E. 不使用血小板

24. 通常来说，血小板和凝血因子保持在什么水平即可满足凝血的需要

A. 血小板 $> 60 \times 10^9/L$，凝血因子不低于正常水平的 30%

B. 血小板 $> 70 \times 10^9/L$，凝血因子不低于正常水平的 60%

C. 血小板 $> 50 \times 10^9/L$，凝血因子不低于正常水平的 40%

D. 血小板 $> 40 \times 10^9/L$，凝血因子不低于正常水平的 20%

E. 血小板 $> 30 \times 10^9/L$，凝血因子不低于正常水平的 50%

25. 输血过程中患者出现头痛、畏寒、发热、结膜充血、脉压降低、呼吸急促和少尿等，首先应考虑

A. 非溶血性发热反应　　B. 急性溶血反应

C. 严重过敏反应　　D. 输血后肝炎

E. 细菌污染血液反应

26. 大量输入未经滤过的自体回收血液时的主要危害是

A. 引起溶血　　B. 引起凝血功能障碍

C. 引起肝功能损害　　D. 引起肾功能损害

E. 引起肺微血管栓塞

27. 输血后非溶血性发热反应的发生原因最可能为

A. 致热源　　B. 污染

C. 感染　　D. 过敏反应

E. 血液凝集

28. 全身麻醉患者发生溶血反应时，重要的体征是

A. 发热

B. 腰背部剧痛，心前区压迫感

C. 面部潮红，出现荨麻疹

D. 血红蛋白尿、严重渗血或低血压

E. 皮肤、黏膜有出血点和瘀斑

29. 目前需要输血的时机主要决定于患者血红蛋白（Hb）的实际值，人体对失血具有一定代偿能力。对于围术期 ASA Ⅰ ~ Ⅱ 的患者，当红细胞下降到什么程度时需要补充红细胞

A. 血红蛋白低于70g/L　B. 血红蛋白低于90g/L
C. 血红蛋白低于100g/L　D. 血红蛋白低于110g/L
E. 血红蛋白低于120g/L

30. 下列哪一项不属于缺氧的主要病因
A. 吸入气中氧的浓度低　B. 肺泡通气量不足
C. 肺泡交换面积下降　D. 肺内分流减少
E. 血红蛋白携氧能力下降

31. 出现低氧时，最早可出现的表现是
A. 注意力不集中　B. 呼吸加深、加快
C. 心率加速　D. 昏迷
E. 血液中红细胞增加

32. 正常人脑静脉血氧分压为34mmHg，当降至多少时，会出现精神错乱等反应
A. 25~28mmHg　B. 28~30mmHg
C. 20~25mmHg　D. 18~20mmHg
E. 15~18mmHg

33. 当 PaO_2 为35mmHg时，脑血流可增加
A. 30%　B. 50%
C. 60%　D. 70%
E. 80%

34. 急性低氧时，PaO_2 低于多少时，可刺激主动脉、颈动脉体化学感受器，反射性兴奋呼吸中枢，使呼吸加深、加快
A. 90mmHg　B. 80mmHg
C. 70mmHg　D. 60mmHg
E. 50mmHg

35. 严重缺氧可抑制呼吸，PaO_2 低于多少时，可出现呼吸慢而不规则，甚至呼吸停止
A. 60mmHg　B. 50mmHg
C. 30~50mmHg　D. 24~30mmHg
E. 20~35mmHg

36. SaO_2 每下降1%，每分通气量可增加
A. 0.05~0.10L　B. 0.10~0.15L
C. 0.15~0.25L　D. 0.16~0.35L
E. 0.20~0.45L

37. 脑组织缺氧损害的主要改变是
A. 急性肾衰竭　B. 脑水肿
C. 支气管痉挛　D. 高钙血症
E. 肺动脉高压

38. 氧疗对下列哪种原因引起的低氧血症的效果较好
A. 通气功能不足/灌流不平衡
B. 静脉血掺杂
C. 大量的右向左分流
D. 肺实变患者
E. 艾森曼格综合征

39. 关于低氧血症的发生机制，下列描述错误的是
A. 弥散功能障碍
B. 过度通气
C. 通气/血流比例失调
D. 氧耗量增加
E. 肺内动-静脉解剖分流增加

40. 关于控制性氧疗的叙述，正确的是
A. 吸入氧浓度不需要严格控制
B. 适用于无通气障碍的患者
C. 采取持续高浓度吸氧
D. 开始吸入氧浓度为24%，若吸氧后 PaO_2 仍低于中度低氧血症水平，$PaCO_2$ 升高不超过10mmHg，此时进行气管插管
E. 若不能明显纠正低氧状况，意识障碍加重，可考虑无创机械通气

41. 缺氧伴 CO_2 潴留患者不能进行高浓度吸氧的原因是
A. 会引起氧中毒
B. 诱发肺不张
C. 会降低外周化学感受器对低氧的兴奋性
D. 会使二氧化碳排出过快
E. 诱发肺水肿

42. 关于氧疗毒副作用的防治，下列错误的是
A. 常压氧疗的毒副作用与氧浓度和吸氧时间成正比
B. 高压氧疗的毒副作用与氧分压和时间成正比
C. 一般认为吸入氧浓度低于40%是安全的
D. 吸入纯氧不应超过10小时
E. 绝对大气压（ATA）<1小时

43. 高压氧（HBO）治疗是指
A. 常压下呼吸纯氧
B. 在高压环境下呼吸空气
C. 在1个绝对大气压的环境下呼吸低浓度氧气
D. 在超过1个标准大气压的密闭环境下吸入纯氧或混合氧
E. 在超过1个标准大气压的环境下呼吸低浓度的氧气

44. 临床上高压氧治疗时常用的压力单位为
A. 大气压　B. 表压
C. 绝对大气压　D. 附加大气压
E. 氧压

45. 高压氧舱使用的压力通常为
A. 1ATA　B. <1ATA
C. >3ATA　D. 2~2.5ATA

E. >5ATA

46. 高压氧治疗的绝对禁忌证是

A. 支气管哮喘　　B. 未经处理的气胸
C. 心肌炎　　D. 冠心病
E. 脑水肿

47. 在高压氧舱内输液应当选用

A. 加压输液装置　　B. 开放式输液瓶
C. 密闭输液瓶　　D. 高压氧舱内的特殊装置
E. 任何输液装置均可

48. 高压氧下成人视网膜血管的主要改变是

A. 扩张
B. 收缩
C. 无变化
D. 视网膜周边血管扩张，中央血管收缩
E. 周期性扩张和收缩

49. 关于肺型氧中毒的叙述，错误的是

A. 压力在2~2.5ATA或常压下吸高浓度（>50%）氧达48小时以上时易发生肺型氧中毒
B. 早期表现为气管刺激感、干咳、胸骨后压迫或灼烧感
C. 早期肺功能测定显示为急性限制性和实质性损害
D. 晚期表现为进行性呼吸困难
E. 晚期血气分析提示PaO_2下降，$PaCO_2$偏低，呼吸性酸中毒合并代谢性碱中毒

50. 通过氧疗最难纠正下列哪种低氧血症

A. 肺泡弥散功能障碍　　B. 通气/血流比值失衡
C. 肺泡通气量不足　　D. 氧耗增加
E. 肺内分流

51. 呼吸监测仪显示的顺应性环的横坐标与纵坐标分别是

A. 呼吸道压力和肺容量变化
B. 呼吸道压力和吸气速度
C. 呼吸道压力和呼气速度
D. 肺容量变化和吸气速度
E. 肺容量变化和呼气速度

52. 呼吸监测仪显示的阻力环的横坐标与纵坐标分别是

A. 呼吸道压力和肺容量变化
B. 呼吸道压力和呼气速度
C. 呼吸道压力和吸气速度
D. 肺容量变化和呼吸气流速
E. 肺容量变化和气道压力

53. 应用呼吸机时，控制通气和辅助通气的主要区别是

A. 控制通气的吸气切换和呼气切换与患者的自主呼吸有关
B. 控制通气的吸气切换由患者触发，呼气切换由呼吸机控制
C. 辅助通气的吸气切换与呼气切换由患者的自主呼吸行为触发
D. 辅助通气时吸气切换由通气机控制，呼气切换由患者触发
E. 辅助通气时吸气切换由呼吸机控制，呼气切换由患者触发

54. 机械控制通气（CMV）适用于

A. 适用于自主呼吸停止的患者
B. 常用于撤离呼吸机之前的呼吸肌锻炼
C. 用于治疗伴有弥漫性肺浸润改变的低氧血症
D. 对呼吸运动不稳定的患者作为撤机前的过渡方式比较安全
E. 适用于各种需要机械通气的患者

55. 关于容量控制机械通气（V-CMV）特点的叙述，错误的是

A. 当呼吸机吸气流速过低时，难以在预设的吸气时间内将预设的潮气量送入
B. 建议患者使用较高流速，气体流速设置为40~60L/min
C. 不论患者的肺顺应性、气道阻力和是否有自主呼吸，都能保证设定的通气量
D. 对于存在自主呼吸和呼吸对抗的患者，在保证通气量的同时可能导致气道峰压和肺泡内压降低
E. 当气体流速不能满足患者需求时，可能导致吸气触发困难，出现人机对抗

56. 压力支持通气（PSV）的特点不包括

A. 压力启动　　B. 流速切换
C. 压力限定　　D. 可以与A/V联合应用
E. 可与SIMV/CPAP联合应用于呼吸机撤离

57. 双水平气道正压通气（Bi-PAP）的优点不包括

A. 气道受到的损伤小
B. 不受限制的自主呼吸
C. 需要用较多的镇静药和肌松药来抑制自主呼吸
D. 采用灵敏吸气和呼气触发
E. 中断时需转换

58. 关于同步间歇指令通气（SIMV）的叙述，错误的是

A. 能增加患者的舒适度
B. 能降低平均气道压
C. 需要的镇静药物剂量多
D. 避免呼吸肌萎缩
E. 主要用于撤机或自主呼吸较强、较快时

59. 关于插管正压通气（IPPV）的叙述，错误的是

A. 呼气末气道正压为0
B. 易产生人机对抗
C. FRC较用PEEP时小
D. 多用于自主呼吸存在者
E. 多采用容量控制或压力控制的通气方式

60. 呼气末正压通气（PEEP）主要用于
A. 适用于呼吸停止的患者
B. 适用于各种需要机械通气的患者
C. 常用于撤离呼吸机之前的呼吸肌锻炼
D. 对呼吸运动不稳定的患者作为撤机前的过渡方式比较安全
E. 用于治疗伴有弥漫性肺浸润改变的低氧血症

61. PEEP一般不用于
A. 阻塞性呼吸睡眠暂停综合征
B. 肺炎，肺水肿患者
C. 新生儿透明膜病
D. 右心衰患者
E. 左心衰患者

62. 无创正压通气的适应证是
A. 面部手术，创伤或畸形的急性呼吸功能衰竭患者
B. 上呼吸道梗阻的慢性呼吸功能衰竭患者
C. 严重上消化道出血的呼吸功能衰竭患者
D. 不能合作/不能保护气道的急性呼吸衰竭患者
E. 意识清醒，能配合，反流误吸可能性小的急性呼衰

63. 呼吸机湿化器的温度通常设定为
A. 28～30℃　　B. 30～32℃
C. 32～36℃　　D. 36～38℃
E. 26～28℃

64. 下列关于高频振荡（HFO）通气的适应证，不包括的是
A. 喉镜检查
B. 声带手术
C. 哮喘状态
D. 伴有休克的急性呼吸衰竭
E. 急性心室功能不全

65. 长期机械通气的并发症不包括
A. 脱水　　B. 通气过度
C. 肺气压伤　　D. 呼吸道感染
E. 通气不足

66. 关于人工气道梗阻的原因，下列叙述错误的是
A. 导管扭曲
B. 气囊疝出而嵌顿导管远端开口
C. 管道塌陷
D. 痰栓或异物阻塞管道
E. 气道损伤

67. 关于机械通气对心血管的影响，正确的是
A. 右心前负荷降低　　B. 右心后负荷降低
C. 左心前负荷增加　　D. 左心后负荷增加
E. 心排血量增加

68. 关于心脏电复律的叙述，错误的是
A. 不能分辨R波，电除颤可在任何时间进行，称非同步电复律
B. 心肌易损期在T波顶峰后20～30毫秒附近
C. 同步电复律必须避开心肌易损期
D. 脉冲在R波降支或R波起始后30毫秒左右发放，称同步电复律
E. 电复律的效果与复律脉冲能量、窦房结功能等有关

69. 关于电复律仪器的叙述，错误的是
A. 称为电复律器
B. 称为电除颤器
C. 仅仅是一种能量放电装置
D. 有植入式心脏复律除颤器
E. 有体外除颤器

70. 同步电复律最常用于
A. 房颤
B. 室颤
C. 室性期前收缩
D. 房性期前收缩
E. 室上性心律失常伴完全性房室传导阻滞

71. 心房扑动时常选用的同步电复律能量为
A. 30～50J　　B. 50～100J
C. 60～110J　　D. 210～250J
E. 260～300J

72. 室上性心动过速时常选用的同步电复律能量为
A. 20～40J　　B. 50～100J
C. 110～150J　　D. 160～200J
E. 210～250J

73. 植入式心脏复律术主要适用于
A. 房颤　　B. 房扑
C. 室性期前收缩　　D. 房性期前收缩
E. 室速和室颤

74. 关于麻醉与植入式心脏电复律的叙述，错误的是
A. 植入式心脏电复律者常有心肌病
B. 大多数心肌病患者需要β受体阻断剂治疗
C. 术中用单极电刀或有电极问题时需关闭

D. 关闭期间不必做心电图监测
E. 关闭期间备好体外电转复或除颤器

75. 对于电复律所致的心律失常，常采用下列哪一种药物防止
A. 普鲁卡因胺　B. 利多卡因
C. 胺碘酮　D. 维拉帕米
E. 普萘洛尔

76. 关于主动脉球囊反搏（IABP）的原理，错误的是
A. 心脏舒张期，主动脉关闭，球囊迅速放气
B. 心脏舒张期，主动脉关闭，球囊迅速充气
C. 球囊迅速充气推动血液上下运动增加冠脉血流和肾血流
D. 心脏收缩前球囊迅速放气，后负荷下降
E. 既能增加心肌氧供，又能降低心肌氧耗

77. 主动脉内球囊反搏术（IABP）置入的途径首选
A. 股动脉　B. 升主动脉
C. 锁骨下动脉征　D. 颈动脉
E. 髂动脉

78. 下列关于停止球囊反搏的指征，不包括的是
A. CI＞2.5L/(m^2·min)
B. MAP＞80mmHg
C. 尿量＞1ml/(kg·h)
D. 多巴胺用量＜8μg（kg·min）
E. 多巴胺用量＜5μg/(kg·min)

79. 对于合并急性左心衰竭的阵发性室上性心动过速，最佳的治疗是
A. 静脉注射维拉帕米　B. Valsalva 动作
C. 直流电复律　D. 置入心脏起搏器
E. 射频导管消融

80. 急性心肌梗死发生室颤时，最重要的抢救措施是
A. 静注利多卡因　B. 同步直流电复律
C. 高流量吸氧　D. 非同步电除颤
E. 静注阿司匹林

81. 体外循环的基本原理是
A. 将血液从人体静脉系统引出体外，经人工肺和心脏后泵入人体动脉系统
B. 将血液从人体动脉系统引出体外，经人工肺和心脏后泵入人体静脉系统
C. 将血液从人体静脉系统引出体外，经人工肺和心脏后泵入人体静脉系统
D. 将血液从人体动脉系统引出体外，经人工肺和心脏后泵入人体动脉系统
E. 将血液从人体静脉系统引出体外，单经人工心脏后泵入人体动脉系统

82. 体外循环中灌注流量的决定因素是
A. 平均动脉压　B. 每分钟氧耗量
C. 中心静脉压　D. 温度
E. 年龄

83. 体外循环前并行循环是指
A. 从体外循环转流开始至升主动脉阻断前
B. 心脏复跳到停机
C. 腔静脉开放到停机
D. 心脏恢复窦性心律到停机
E. 从复温到停机

84. 体外循环后并行循环是指
A. 开放升主动脉到停机
B. 心脏复跳到停机
C. 腔静脉开放到停机
D. 心脏恢复窦性心律到停机
E. 从复温到停机

85. 注入肝素抗凝，维持活化凝血时间（ACT）应大于
A. 240 秒　B. 300 秒
C. 360 秒　D. 400 秒
E. 480 秒

86. 关于并行循环期间部分心肺转流的叙述，错误的是
A. 只有一部分体循环回心血液引流入 CPB 管路，其余部分进入右心房
B. 并行循环期间，心脏必须跳动且能保持有效射血
C. 并行循环期间，如果心脏不能有效射血，可能发生低氧血症或高二氧化碳血症
D. 二级单房管引流时，并行循环可以通过逐个开放静脉控制引流来完成
E. 采用股静脉插管时，控制引流的方法同样通过管道钳来实施

87. 体外循环复温时，血温与水温的温差应
A. 15℃　B. 20℃
C. ＜15℃　D. ＜10℃
E. ＜20℃

88. 体外循环中静脉血氧饱和度应保持在
A. 50%　B. 65%～70%
C. 80%　D. 90%
E. 40%

89. 冠脉搭桥术体外循环中平均动脉压应维持在
A. 40～50mmHg　B. 50～60mmHg
C. 60～80mmHg　D. 80～90mmHg
E. ＞90mmHg

90. 在体外循环中，当成人灌注压高于多少，小儿高于多

少时，应给予积极纠正

A. 60mmHg；40mmHg　B. 80mmHg；40mmHg
C. 40mmHg；60mmHg　D. 80mmHg；60mmHg
E. 90mmHg；60mmHg

91. 膜式氧合器使用时出现 $PaCO_2$ 高，PaO_2 正常的情况，此时的处理是

A. 减少气流量，增加氧浓度
B. 减少气流量，减少氧浓度
C. 增加气流量，维持氧浓度
D. 增加气流量，增加氧浓度
E. 增加气流量，减少氧浓度

92. 哪项不是体外循环预充液的常见成分

A. 乳酸盐林格平衡液　B. 5% 葡萄糖
C. 50% 葡萄糖　D. 0.45% 氯化钠溶液
E. 血浆代用品或血液

93. 体外循环中对红细胞破坏最明显的因素是

A. 低温　B. 泵负压吸引
C. 药物　D. 高氧
E. 高流量

94. 在体外循环中，理想的氧分压和二氧化碳分压分别是

A. 60～80mmHg；30～40mmHg
B. 80～120mmHg；35～40mmHg
C. 80～120mmHg；30～40mmHg
D. 100～150mmHg；40～45mmHg
E. 100～200mmHg；35～45mmHg

95. 成人体外循环中的流量灌注是指灌注流量维持在

A. 1.8～2.0L/(min·m^2)
B. 2.6～3.0L/(min·m^2)
C. 1.8～2.4L/(min·m^2)
D. 2.8～3.2L/(min·m^2)
E. 3.0～3.2L/(min·m^2)

96. 关于急性呼吸衰竭的发病机制，下列错误的是

A. 突发因素可以直接或间接抑制呼吸中枢
B. 只产生缺氧不发生二氧化碳潴留
C. 脊髓病变及神经肌肉接头阻滞可引起通气不足
D. 胸廓病变可影响有效的气体交换
E. 电击、化学中毒也可以抑制呼吸中枢

97. 关于急性呼吸衰竭，下列叙述错误的是

A. 急性呼吸窘迫综合征（ARDS）是导致急性呼吸衰竭的常见疾病
B. 可根据病情选用无创机械通气或有创机械通气
C. 急性呼吸衰竭的常见诱因是急性心力衰竭引起的心源性肺水肿
D. 必要时可使用呼吸兴奋剂
E. 急性呼吸衰竭引起的呼吸性酸中毒，可通过补碱来纠正

98. 呼吸衰竭最主要的临床表现是

A. 进行性呼吸困难　B. 呼吸频率加快
C. 呼吸费力　D. 呼吸困难与发绀
E. 双肺湿啰音

99. 正常情况下，肺泡气体与肺毛细血管接触的时间为每多长时间完成一次气体交换

A. 0.3 秒　B. 0.5 秒
C. 0.7 秒　D. 1.2 秒
E. 1.5 秒

100. 影响肺部气体交换的因素不包括

A. 机体的基础代谢率
B. 通气/血流比值
C. 气体的扩散系数
D. 呼吸膜的有效面积
E. 肺泡气和肺泡毛细血管内血液之间的气体分压差

101. 在呼吸衰竭治疗中，最基本、最首要的措施是

A. 氧疗　B. 机械通气
C. 保持气道通畅　D. 抗感染
E. 病因治疗

102. 关于急性呼吸窘迫综合征（ARDS）的病理生理，下列错误的是

A. 肺微血管壁通透性增加
B. 肺间质水肿
C. 通气/血流比例失调
D. 肺内分流减少，从而导致缺氧和二氧化碳潴留
E. 肺泡萎陷

103. 发生急性呼吸窘迫综合征（ARDS）时，由于肺泡Ⅱ型细胞的损害，使肺泡表面活性物质减少，可出现的病理改变是

A. 肺水肿　B. 肺不张，肺泡萎陷
C. 肺淤血　D. 肺小叶间隔增宽
E. 肺气肿

104. 关于 CO_2 潴留对心血管系统的影响，下列叙述错误的是

A. 轻度 CO_2 潴留时，可致心率增快，血压升高
B. 轻度 CO_2 潴留时，由于儿茶酚胺分泌减少，可致心律失常
C. 重度 CO_2 潴留时，心肌收缩力反而下降
D. 重度 CO_2 潴留时，心输出量减少
E. 重度 CO_2 潴留时，血压下降

105. CO_2 潴留可使脑血管扩张，脑血流增加，$PaCO_2$ 达

到多少时，脑血流量可增加 1 倍

A. 40mmHg　　B. 50mmHg
C. 60mmHg　　D. 70mmHg
E. 80mmHg

106. 下列关于缺氧和二氧化碳潴留对机体生理功能的影响，不包括的是

A. 导致脑血管扩张　　B. 导致脑间质水肿
C. 出现神经精神障碍　　D. 导致脑组织碱中毒
E. 可导致肺性脑病

107. 关于 CO_2 潴留对中枢神经系统的影响，错误的是

A. 使脑血管扩张，脑血流增加
B. 脑血流量增加严重时，可导致间质性脑水肿，颅内压升高
C. 可导致细胞内碱中毒
D. 直接抑制皮质，使兴奋性降低
E. 可有“CO_2 麻醉”现象

108. 关于 CO_2 潴留对呼吸系统功能的影响，CO_2 对延髓的呼吸中枢及颈动脉体感受器均有兴奋作用，但主要对哪种感受器起作用

A. 牵张感受器
B. 中枢化学感受器
C. 肺-毛细血管旁感受器
D. 颈动脉体化学感受器
E. 主动脉弓压力感受器

109. 引起Ⅰ型呼吸衰竭最常见的疾病是

A. ARDS　　B. COPD
C. 慢性支气管炎　　D. 肺气肿
E. 气管异物

110. 关于Ⅱ型呼吸衰竭的氧疗，正确的是

A. 高浓度吸氧
B. 持续低浓度吸氧
C. 尽快提高血氧分压
D. 尽早气管切开
E. 不需要吸氧，鼓励患者过度通气，排出 CO_2

111. Ⅱ型呼吸衰竭的呼吸功能改变为

A. 肺泡通气不足
B. 肺弥散功能障碍
C. 通气/血流比值失调
D. 肺内分流增加
E. 机体氧耗增加

112. 重度慢性Ⅱ型呼衰患者通气冲动主要来自于

A. 牵张感受器
B. 中枢化学感受器
C. 肺-毛细血管旁感受器
D. 颈动脉体化学感受器
E. 主动脉弓压力感受器

113. 对于急重症且无Ⅱ型呼吸衰竭风险的患者，氧疗目标 SpO_2 值为

A. 94%～98%　　B. 90%～94%
C. 98%～100%　　D. 85%～90%
E. 90%～92%

114. 呼吸衰竭严重缺氧可导致机体内环境的变化，下列错误的描述是

A. 可导致氢离子进入细胞，引起细胞内酸中毒
B. 可导致组织内二氧化碳分压增高
C. 钠钾泵损害，细胞内高钾
D. 无氧代谢加强，乳酸等酸性代谢产物增多
E. 抑制氧化磷酸化作用

115. ARDS 最重要的诊断依据是

A. 呼吸频率大于 30 次/分
B. 低氧伴二氧化碳潴留
C. 氧合指数≤300mmHg
D. 肺内分流减少
E. 动静脉血氧分压差降低

116. 慢性缺氧者，吸入纯氧易引起呼吸暂停的原因是

A. 高浓度氧对呼吸中枢有抑制作用
B. 吸入纯氧后使二氧化碳浓度下降，对呼吸的兴奋作用减弱
C. 高浓度氧使外周化学感受器对氢离子的敏感性增加
D. 高浓度氧使外周化学感受器对氢离子的敏感性降低
E. 低氧可以通过外周化学感受器反射性兴奋呼吸中枢，吸入纯氧此反射减弱

117. 呼吸衰竭时最常发生的酸碱平衡紊乱是

A. 代谢性酸中毒　　B. 呼吸性碱中毒
C. 代谢性碱中毒　　D. 呼吸性酸中毒
E. 混合性酸碱紊乱

118. 心力衰竭的基本病因是

A. 人口老龄化
B. 急性心肌梗死急性期死亡率降低
C. 原发性心肌舒缩功能障碍
D. 随年龄增加心肌细胞数减少
E. 应用负性肌力作用的抗心律失常药物过多

119. 关于前向性心力衰竭的叙述，错误的是

A. 右心房和静脉系统的压力降低
B. 可出现心力衰竭的各种临床症状
C. 心力衰竭导致心输出量减少

D. 肾血流量减少而引起水钠潴留
E. 器官组织血供减少

120. 当左心衰发展至全心衰时，下列哪项可以减轻
A. 心率增快　B. 三尖瓣区收缩期杂音
C. 胃肠道淤血　D. 肺淤血症状
E. 肝大压痛

121. 充血性心力衰竭时血流动学异常，其中心泵功能减退表现为
A. 心室舒张末压降低，心排血量降低
B. 心室舒张末压增高，心排血量增高
C. 心室舒张末压增高，心排血量降低
D. 心室舒张末压降低，心排血量不变
E. 外周循环阻力增高

122. 导致心力衰竭的前负荷不足的疾病是
A. 主动脉瓣狭窄　B. 梗阻性心肌病
C. 主动脉瓣关闭不全　D. 二尖瓣关闭不全
E. 二尖瓣狭窄

123. 在二尖瓣关闭不全的术后处理中，十分困难的情况是
A. 周围血管痉挛，左室后负荷加大
B. 外周血管反应性差，对升压药不敏感
C. 肺动脉高压致右心衰竭
D. 肺血流显著增加导致通气/血流比值失常
E. 左心衰竭，肺水肿

124. 下列哪项可引起右心室压力负荷过重
A. 肺动脉瓣关闭不全　B. 肺动脉高压
C. 严重贫血　D. 三尖瓣关闭不全
E. 静脉回流量增多

125. 关于洋地黄治疗心力衰竭的机制，下列错误的是
A. 抑制心肌细胞钠 - 钾 - ATP 酶
B. 促进 $Na^+ - Ca^{2+}$ 交换
C. 提高细胞内 Ca^{2+} 水平
D. 降低 SNS 和 RAS 的活性
E. 具有正性肌力作用及正性松弛作用

126. 心力衰竭患者用吗啡的适应证是
A. 引起支气管哮喘　B. 分娩止痛
C. 引起心源性哮喘　D. 引起肺心病
E. 引起颅脑损伤、颅内高压

127. 关于血管扩张剂在心功能不全患者中的应用，下列错误的是
A. 先天性心脏病室间隔缺损患者
B. 二尖瓣狭窄患者
C. 主动脉瓣关闭不全患者
D. 严重冠状动脉狭窄患者应慎用
E. 血容量不足者应禁用

128. 血管扩张剂治疗心力衰竭的主要作用机制为
A. 降低心脏前后负荷
B. 降低心肌氧耗量
C. 改善心肌供血
D. 增强心肌收缩力
E. 减慢心率

129. 心力衰竭患者进行全身麻醉时，下列叙述不合理的是
A. 因为异氟烷和地氟烷可以降低 SVR，所以不能使用
B. 尽可能选择对心血管功能抑制较轻的麻醉药
C. 正确的选择血管活性药和正性肌力药
D. 可采用大剂量阿片类药物联合肌松药的方法
E. 诱导时也可以选择对 SVR 及心肌收缩力无明显影响的依托咪酯

130. 下列关于充血性心力衰竭患者行外周表浅手术时选用神经阻滞麻醉的优点，不包括的是
A. 术中辅以适当镇静，可以提高麻醉效果
B. 增加患者心脏负担和危险性
C. 减轻药物对肝肾功能的影响
D. 有利于保持循环稳定
E. 减少麻醉用药，降低费用

131. 休克时交感 - 肾上腺髓质系统处于
A. 强烈抑制　B. 强烈兴奋
C. 先兴奋后抑制　D. 先抑制后兴奋
E. 改变不明显

132. 关于休克的叙述，下列错误的是
A. 休克抑制期微循环的病理改变是毛细血管容积增大
B. 休克代偿期时冠状动脉收缩不明显
C. 休克时肾血流量减少，肾小球滤过率降低
D. 休克的本质是血压下降
E. 休克时机体有效循环血量急剧下降

133. 休克代偿期的临床表现主要是
A. 血压稍低，脉快，脉压缩小
B. 血压稍升高，脉搏无变化，脉压缩小
C. 血压稍低，脉快，脉压正常
D. 收缩血压正常或稍高，脉稍快，脉压缩小
E. 血压稍升高，脉细速，脉压缩小

134. 休克时反映生命器官血液灌流最简单、最可靠的指标是
A. 神志　B. 脉压

C. 血压　　D. 肢体温度
E. 尿量

135. 典型的低血容量性休克的血流动力学指标的变化包括
A. BP 下降、HR 上升、CO 下降、SVR 上升、CVP 下降
B. BP 下降、HR 上升、CO 下降、SVR 上升、CVP 上升
C. BP 上升、HR 上升、CO 下降、SVR 上升、CVP 下降
D. BP 下降、HR 上升、CO 下降、SVR 下降、CVP 下降或上升
E. BP 下降、HR 上升、CO 上升、SVR 上升或下降、CVP 上升

136. 休克患者的神志意识变化可反映
A. 组织缺氧程度　　B. 周围血管阻力变化情况
C. 心排血量变化情况　　D. 脑部血液灌流情况
E. 血容量变化情况

137. 休克时常用一系列特殊监测，下列哪项对估计患者预后最有临床意义
A. 中心静脉压　　B. 心排血量和心脏指数
C. 动脉血气分析　　D. 动脉血乳酸盐测定
E. 肺动脉楔压

138. 休克时交感神经兴奋不会引起
A. 小动脉收缩　　B. 小静脉收缩
C. 毛细血管收缩　　D. 心率加快
E. 心肌收缩力加强

139. 用糖皮质激素治疗休克的主要机制是
A. 疏通内循环，扩张小血管
B. 稳定细胞膜和细胞器
C. 阻断儿茶酚胺的有害作用
D. 增强肝脏的解毒作用
E. 增强心肌收缩力

140. 下列指标中，不能反映休克患者补液的监测指标是
A. 尿量　　B. SpO_2
C. 血压　　D. 中心静脉压
E. 肺动脉楔压

141. 长期大量使用升压药治疗休克的弊病是
A. 增加机体对升压药的耐受性
B. 使血管平滑肌对升压药失去反应
C. 使机体的交感神经系统耗竭
D. 使微循环障碍加重
E. 使机体丧失对应激反应的能力

142. 休克时应用血管活性药物的主要目的是
A. 提高心脏前负荷　　B. 增加心脏后负荷
C. 增加心脏收缩力　　D. 提高组织的血液灌流量
E. 降低组织代谢

143. 休克时心力衰竭的发生与下列哪项机制无关
A. 冠脉血流量减少
B. 心肌氧耗量增加
C. 前负荷增加
D. 酸中毒、高钾血症抑制心肌
E. 多种毒性因子抑制心肌

144. 心肌梗死最常见的心律失常是
A. 房性期前收缩和室上性心动过速
B. 心房颤动
C. 室性心动过速
D. 心房扑动
E. 室性期前收缩

145. 慢性肺心病最常见的心律失常是
A. 房性期前收缩和室上性心动过速
B. 心房颤动
C. 室性心动过速
D. 房室传导阻滞
E. 室性期前收缩

146. 急性下壁心肌梗死时，最常见的心律失常是
A. 心房颤动　　B. 房室传导阻滞
C. 房性心动过速　　D. 室性期前收缩
E. 右束支传导阻滞

147. 下列选项中，不属于洋地黄中毒的表现是
A. 室性期前收缩
B. 房颤
C. 非阵发性交界区心动过速
D. 房室传导阻滞
E. 心电图鱼钩样改变

148. 在洋地黄中毒导致的心律失常中，最具有特异性表现的是
A. 频发房性期前收缩
B. 只有心房颤动
C. 心房扑动
D. 心房颤动伴三度房室传导阻滞
E. 左束支传导阻滞

149. 对于接受洋地黄治疗的心力衰竭患者，使用琥珀胆碱后产生严重的抗心律失常的原因是
A. 由于琥珀胆碱的肌肉松弛作用强
B. 由于琥珀胆碱的去极化作用
C. 琥珀胆碱可引起酸碱平衡紊乱

D. 琥珀胆碱的肌颤作用
E. 琥珀胆碱可升高血清钾离子

150. 房颤最常见于下列哪一种心血管疾病
A. 心包炎
B. 高血压性心脏病
C. 心肌病
D. 风湿性心脏病
E. 急性心肌梗死

151. 预激合并房颤时可使用下列哪种药物
A. 洋地黄　B. 维拉帕米
C. 利多卡因　D. 胺碘酮
E. 腺苷三磷酸

152. 房颤口服华法林抗凝使凝血酶原时间国际标准化比值（INR）维持在多少时能安全有效地预防脑卒中发生
A. 1～1.5　B. 1.5～2.0
C. 2.0～3.0　D. 3.5～4.0
E. >4.0

153. 极短联律间期室速应首选哪种药物
A. 腺苷三磷酸　B. 维拉帕米
C. 胺碘酮　D. 普罗帕酮
E. 利多卡因

154. 阵发性室上性心动过速急性发作期首选
A. 腺苷快速静注　B. 刺激迷走神经
C. 直流电复律　D. 射频导管消融
E. 毛花苷丙静注

155. 关于多器官功能障碍综合征（MODS），下列错误的是
A. MODS 常导致两个或两个以上的主要器官功能障碍
B. 其特点之一是急性
C. 死亡率高
D. 凡是两个或两个以上的主要器官功能不全就是 MODS
E. MODS 最好的治疗是预防

156. 在多器官功能障碍综合征（MODS）的病因中，不包括的选项是
A. 脓毒血症　B. 严重创伤
C. 恶性肿瘤　D. 休克
E. 大手术

157. 多器官功能障碍综合征（MODS）中最先出现的是
A. 急性肾衰竭　B. 急性心力衰竭
C. 广泛性肠坏死　D. 急性呼吸窘迫综合征
E. 中枢神经系统症状

158. 在 2017 年美国胃肠学会（AGA）发布的急性肝衰竭指南中，对急性肝衰竭 ALF 的时间限定为起病多长时间内出现肝性脑病
A. 2 周　B. 4 周
C. 6 周　D. 8 周
E. 12 周

159. 关于急性肝损伤（ALI）的叙述，正确的是
A. 急性肝功能障碍伴发严重消化道症状，并于 4 周内出现肝性脑病者
B. 急性肝功能障碍伴发出血倾向，并于 2 周内出现肝性脑病者
C. 急性肝功能障碍伴发缺血性损伤的肝性脑病者
D. 病因不明性急性肝功能障碍伴发缺血性损伤的肝性脑病者
E. 急性肝功能障碍伴发凝血功能异常，但没有肝性脑病者

160. 关于急性冠状动脉综合征（ACS）的叙述，错误的是
A. ACS 有一个共同的终点结果，即急性心肌缺血
B. 急性心肌缺血通常是由粥样硬化性冠状动脉心脏病所致
C. 急性心肌缺血与心源性猝死和心肌梗死的危险性增加相关
D. 通常将猝死视为 ACS 的一种临床表现
E. 所有猝死都应划分到 ACS 中

161. 下列选项中，哪项可独立预测 ACS 患者再发心血管事件的危险
A. 高敏 C－反应蛋白（hs－CRP）
B. 血清淀粉样蛋白 A（SAA）
C. 可溶性 ST2（sST2）
D. 血管生成素－1（Ang－1）
E. 血管生成素－2（Ang－2）

162. 下列哪项可作为 ST 段抬高型心肌梗死患者的预测指标
A. 高敏 C－反应蛋白（hs－CRP）
B. 血清淀粉样蛋白 A（SAA）
C. 可溶性 ST2（sST2）
D. 血管生成素－1（Ang－1）
E. 半胱氨酸蛋白酶抑制剂 C（CysC）

163. 关于术后谵妄的易感因素，下列除外的选项是
A. 高龄　B. 小儿
C. 认知功能储备减少　D. 生理储备功能降低
E. 遗传因素

164. 关于术后谵妄的促发因素，下列哪项除外

A. 高龄　　B. 药物
C. 术后并发症　　D. ICU 环境
E. 手术种类和缺氧

165. 下列哪项在临床上具有明显预防术后谵妄的作用

A. 右美托咪定　　B. 咪达唑仑
C. 可乐定　　D. 吗啡
E. 舒芬太尼

166. 在下列药物中，最易发生术后谵妄反应的是

A. 吗啡　　B. 双氢埃托啡
C. 哌替啶　　D. 芬太尼
E. 瑞芬太尼

167. 术后认知功能障碍（POCD）是指

A. 患者在麻醉手术后出现的记忆力、集中力、信息处理能力等大脑高级皮层功能的轻微损害
B. 患者在麻醉手术后出现的记忆力、集中力、信息处理能力等大脑高级皮层功能的严重损害
C. 患者在麻醉手术后出现的只有记忆力的大脑高级皮层功能的轻微损害
D. 患者在麻醉手术后出现的只有集中力的大脑高级皮层功能的轻微损害
E. 患者在麻醉手术后出现的只有信息处理能力的大脑高级皮层功能损害

168. 下列哪项是术后认知功能障碍（POCD）的最佳诊断方法

A. 可靠性变化指数原则（I－RCI rule）
B. 记忆与回忆原则（M－R rule）
C. 20%－20%原则（20%－20% rule）
D. 1 个标准原则（1 SD rule）
E. 视觉与数字原则（V－D rule）

169. 关于麻醉对术后认知功能障碍（POCD）的影响，叙述错误的是

A. 全麻比区域阻滞发生率高
B. 抗胆碱能药促发 POCD
C. 麻醉导致的低血压促发 POCD
D. 异氟烷最适合 Alzheimer 者麻醉
E. 静脉麻醉药比吸入麻醉药影响大

170. 成人心肺复苏（CPR）的顺序为

A. A－B－C　　B. A－C－B
C. B－A－C　　D. B－C－A
E. C－A－B

171. 儿童 CPR 的顺序为

A. A－B－C　　B. A－C－B
C. B－A－C　　D. B－C－A
E. C－A－B

172. 新生儿 CPR 的顺序为

A. A－B－C　　B. A－C－B
C. B－A－C　　D. B－C－A
E. C－A－B

173. 心肺复苏时胸部按压占整个心肺复苏中的目标比例至少为

A. 30%　　B. 40%
C. 50%　　D. 60%
E. 80%

174. 单人施行 CPR 时，按压通气比为

A. 30：1　　B. 30：2
C. 15：3　　D. 15：2
E. 30：3

175. 双人施行 CPR 时，成人按压通气比为

A. 30：1　　B. 30：2
C. 15：3　　D. 15：2
E. 30：3

176. 双人施行 CPR 时，婴儿和儿童按压通气比为

A. 30：1　　B. 30：2
C. 15：3　　D. 15：2
E. 30：3

177. 复苏后治疗期间收缩压应至少维持在

A. 80mmHg　　B. 85mmHg
C. 90mmHg　　D. 95mmHg
E. 100mmHg

178. 下列哪种是心肺复苏时首选的给药途径

A. 脊髓腔　　B. 气管内
C. 肌肉　　D. 静脉
E. 皮下

179. 对于疑似或已知阿片类药物成瘾的患者，若无反应且无正常呼吸，但有脉搏，可给予患者肌内注射

A. 哌替啶　　B. 纳洛酮
C. 吗啡　　D. 肾上腺素
E. 多沙普仑

180. 成人行电除颤时，对于双相指数截断波形（BTE），首次电击能量选择

A. 100～150J　　B. 150～200J
C. 200～300J　　D. 300～360J
E. 100～300J

181. CPR 自主循环功能恢复后，为避免发生潜在的氧中毒，实施肺保护性通气策略，应调节吸入氧浓度并

使 SpO_2 不低于

A. 88%　　B. 94%

C. 96%　　D. 98%

E. 100%

182. 心搏骤停时的首选药物是

A. 肾上腺素　　B. 纳洛酮

C. 利多卡因　　D. 阿托品

E. 去甲肾上腺素

183. 患者，男，72 岁，输血后 30 分钟突发呼吸急促、发绀、咳吐血性泡沫样痰，颈静脉怒张，双肺内可闻及大量湿性啰音，心率 130 次/分。该患者的临床诊断是

A. 输血相关急性肺损伤　　B. 溶血反应

C. 循环超负荷　　D. 细菌污染反应

E. 发热反应

184. 患者，女，36 岁，输血开始后 1 小时出现畏寒、寒战、高热，头痛、出汗、恶心、呕吐，皮肤潮红，体温 40℃。曾有过输血史。该患者的临床诊断最可能是

A. 过敏反应　　B. 发热反应

C. 溶血反应　　D. 细菌污染反应

E. 循环超负荷

185. 患者，男，40 岁，失血性休克。在输血过程中，出现寒战、高热、口腔温度为 39℃，血压正常。出现上述表现最可能的原因是

A. 发热反应　　B. 过敏反应

C. 溶血反应　　D. 输血后传播了疟疾

E. 输血后传播了肝炎

186. 患者，男，45 岁，快速大量输血时，出现呼吸急促、颈静脉怒张、心率加快和血压下降。在下列治疗方法中，错误的是

A. 吸氧　　B. 停止输血

C. 静脉使用毛花苷丙　　D. 利尿

E. 血浆交换治疗

187. 患者，男，59 岁，因右肝原发性肝癌行右半肝切除术，术中出现不明原因的血压下降和手术野渗血，在下列处理措施中，错误的是

A. 停止输血

B. 静脉输注碳酸氢钠

C. 静脉注射肾上腺皮质激素

D. 输晶体或血浆代用品，纠正低血容量性休克

E. 输注葡萄糖酸钙

188. 某产妇，28 岁，分娩时，产道出血 400ml，血压 100/65mmHg。血红蛋白 110g/L。因平时身体虚弱，其家属要求输血以补充营养和加快恢复体力。此时正确的处理是

A. 输注人血白蛋白

B. 输注全血 400ml

C. 输注红细胞悬液 400ml

D. 加强饮食营养，但不输注任何血液制品

E. 输注新鲜冰冻血浆 400ml

189. 患者，男，72 岁，体重 50kg，因胃癌进行手术治疗。为补充术中失血，给予输注全血。当全血输注至 1000ml 时，患者突然出现呼吸困难，咳嗽，肺部湿性啰音，脉搏 130 次/分，血压 160/90mmHg。患者最有可能发生了

A. 输血相关过敏反应

B. 输血相关败血症

C. 输血相关急性肺损伤

D. 溶血性输血反应

E. 输血相关循环超负荷

190. 患者，男，68 岁，因胰头癌行胰十二指肠切除术，术中损伤门静脉壁导致大量出血，输注的红细胞种类为

A. 冰冻红细胞　　B. 去白红细胞

C. 年轻红细胞　　D. 浓缩红细胞

E. 洗涤红细胞

191. 某多次接受输血的贫血患者，在输全血过程中发生严重发热反应，该患者最适用的血液成分是

A. 另一供血者的同型全血

B. 浓缩红细胞

C. 洗涤红细胞

D. 新鲜全血

E. 自体血

192. 患者，女，36 岁，全身麻醉后行全主动脉弓置换术，术中共输注 10 个单位红细胞，2 个治疗单位的血小板，10 个单位的冷沉淀，5 个单位的新鲜冰冻血浆，1L 的白蛋白。手术结束后，患者被送到重症监护室。3 小时后，患者被诊断为脓毒血症。引起该患者败血症的原因最可能是

A. 冷沉淀　　B. 血小板

C. 白蛋白　　D. 新鲜冰冻血浆

E. 红细胞

193. 患者，女，ITP 患者，血小板 $20 \times 10^9/L$，骨髓增生活跃，巨核细胞 200 个/片，产板巨核细胞减少。下列哪项治疗不适宜

A. 反复输注浓缩血小板

B. 首选糖皮质激素

C. 激素使用6个月无效可行脾切除
D. 如患者妊娠可使用大剂量免疫球蛋白
E. 如患者应用激素无效也可加用长春新碱

194. 患者，男，45岁，输血20ml后，患者出现了发热、头痛、腰部剧痛、心前区有压迫感、皮肤出现荨麻疹、血压70/50mmHg。应考虑发生了
A. 发热反应　　B. 溶血反应
C. 过敏反应　　D. 细菌污染反应
E. 血液凝集反应

195. 患者，女，50岁，因胃癌合并严重贫血入院。术前输血400ml后，患者突然出现了寒战、高热，体温39.5℃，血压120/90mmHg，尿量正常。应考虑发生了
A. 变态反应　　B. 过敏反应
C. 溶血反应　　D. 细菌污染反应
E. 非溶血性发热反应

196. 患者，男，46岁，腹部汽车撞伤2小时入院。查体：左季肋区叩痛，有移动性浊音，血压75/50mmHg。化验：血红蛋白5g。入院后立即给予输血，当输入15ml血液时，突然出现寒战、高热，腰背酸痛，并且出现血红蛋白尿。应立即
A. 停止输血　　B. 减慢输血速度
C. 物理降温　　D. 止痛
E. 给予异丙嗪

197. 患者，女，64岁，因胃癌合并上消化道出血入院，估计出血量1000ml，入院后立即快速输血1000ml后，出现胸闷、憋气、咳血性泡沫样痰。查体：颈静脉怒张，双肺湿啰音，应考虑患者已发生了
A. 肝炎　　B. 细菌污染反应
C. 心力衰竭　　D. 非溶血性发热反应
E. 溶血反应

198. 患者，女，46岁，以重症胰腺炎急诊收入ICU，呼吸急促，SpO_2 <90%，此时给予的吸氧浓度应为
A. 25%　　B. 30%
C. 35%　　D. 40%
E. >50%

199. 患者，男，44岁，高坠伤，怀疑腹部脏器损伤，拟于全身麻醉下行剖腹探查术。入室后发现唇发绀，血气分析提示 PaO_2 47mmHg，SaO_2 70%。该患者应诊断为
A. 轻度低氧血症　　B. 轻度低氧血症失代偿
C. 重度低氧血症　　D. 重度低氧血症失代偿
E. 中度低氧血症

200. 患者，男，24岁，因刀砍伤致大失血急诊入院，诊断低氧血症的特异性证据是
A. 血乳酸增高　　B. $SjvO_2$ 45%
C. PvO_2 28mmHg　　D. PO_2 50mmHg
E. SBP 50mmHg

201. 患者，女，78岁，患有肺心病8年。1周前出现咳嗽、气短加重，2天前开始出现嗜睡。入院体检：意识恍惚，发绀，球结膜水肿，两肺干湿啰音，心音正常。血气分析：PaO_2 45mmHg，$PaCO_2$ 85mmHg，pH 7.28。在下列的抢救治疗措施中，最重要的是
A. 静注甘露醇和利尿剂
B. 纠正缺氧和二氧化碳潴留
C. 静脉滴注糖皮质激素
D. 给呼吸中枢兴奋药
E. 给碱性药

202. 患者，男，72岁，确诊慢性支气管炎5年。近1年来，喘息加重，3天前出现咳嗽、咳脓痰，1小时前因呼吸困难送入院。查体：T 38.7℃，P 121次/分，R 24次/分，BP 134/83mmHg，意识清醒，口唇发绀。血气分析：pH 7.32，PaO_2 43mmHg，$PaCO_2$ 48mmHg。吸氧1L/min，1小时后患者意识保持清醒，复查血气分析提示：pH 7.31，PaO_2 49mmHg，$PaCO_2$ 53mmHg。要提高吸氧浓度，应控制 $PaCO_2$ 上升范围是
A. 不超过5mmHg　　B. 不超过15mmHg
C. 不超过20mmHg　　D. 不超过25mmHg
E. 不超过30mmHg

203. 患者，男，19岁，因运动时突然出现右侧胸痛伴呼吸困难5小时入院。查体：T 36.7℃ P 96次/分，R 24次/分，BP 138/84mmHg。气管向左移位，右胸廓饱满，叩诊呈过清音，语颤减弱，右上肺呼吸音消失，左肺无异常。X线胸片显示：右侧气胸，肺组织压缩约20%。拟行氧疗，下列哪种方式最好
A. 面罩吸入低浓度氧
B. 面罩吸入中等浓度氧
C. 面罩吸入高浓度氧
D. 机械通气合并高浓度氧疗
E. 气管切开合并高浓度氧疗

204. 患者，男，16岁，患有先天性心脏病法洛四联症，畸形校正停机后2小时测血流动力学指标：BP 75/50mmHg，HR 140次/分，CPV 20cmH_2O，呼吸机辅助通气，FiO_2 为80%。血气分析：pH 7.33，$PaCO_2$ 28mmHg，PaO_2 60mmHg。该患者在ICU观察治疗后病情好转，需停止辅助通气。下列关于撤

离呼吸机的指标，错误的表述是

A. 自主呼吸频率≤25 次/分

B. V_T >6ml/kg

C. 吸气负压≥25cmH_2O

D. PaO_2 >70mmHg

E. V_D/V_T >0.6

205. 患者，男，36 岁，因右肾积水、右侧输尿管上段结石拟行输尿管镜检。术前否认慢性病和过敏史。凝血功能，血常规，肝肾功能，胸片与心电图检查均正常。于硬膜外腔注药时，患者突然出现视物模糊、头晕、耳鸣，随后出现抽搐、口唇发绀、意识丧失及呼吸停止。立刻进行心肺复苏，气管插管呼吸机控制通气，吸入纯氧。5 分钟后患者意识恢复，HR 121 次/分，血压 93/62mmHg。关于后续氧疗措施，错误的是

A. 降低吸氧浓度，尽可能不超过 60%

B. 可用呼气末正压通气

C. 鼓励排痰

D. 注意吸入气湿化

E. 继续吸入纯氧

206. 患者，女，64 岁，患有 COPD 10 年，因感冒气急急性加重入院。入院时血气：PaO_2 50mmHg，pH 7.32，$PaCO_2$ 60mmHg，鼻导管吸氧（2L/min）1 小时后，患者嗜睡，难以唤醒，气道分泌物增加，且难以排出。复查血气：PaO_2 55mmHg，pH 7.31，$PaCO_2$ 65mmHg，以下最合适的治疗选择为

A. 增加吸氧浓度　　B. 改用面罩吸氧

C. 气管插管机械通气　　D. 气管切开

E. 以上都不是

207. 患者，男，58 岁，反复咳嗽、咳痰、气喘 10 余年，并伴有胸闷、气促 1 周。查体：半卧位，口唇发绀，体温 38.5℃，脉搏 120 次/分，血压 95/60mmHg，呼吸 36 次分，颈静脉怒张，双肺散在干湿性啰音，双下肢水肿。胸部 X 线片显示：双肺透亮度增加，肋间隙增宽，左下肺片状阴影，右房、右室增大。血气分析：pH 7.20，PaO_2 40mmHg，$PaCO_2$ 55mmHg。采用的机械通气方式为

A. 压力控制通气　　B. 呼气末正压

C. 反比通气　　D. 同步间歇指令通气

E. 气道正压通气

208. 患者，男，32 岁，因车祸伤致胸部多处骨折，在检查过程中患者出现严重的呼吸困难，血氧饱和度持续下降。该患者有严重的鼻中隔偏曲。此时为保证患者的氧供，最好采用

A. 鼻导管给氧　　B. 气管切开

C. 经口气管插管　　D. 经鼻插管

E. 面罩给氧

209. 患者，男，60 岁，神志清楚，诊断为 ARDS。有创呼吸机参数：自主呼吸模式，氧浓度 50%；潮气量 450ml，气道峰压 38cmH_2O，PEEP 5cmH_2O，半小时后复查血气 pH 7.30，PaO_2 45mmHg，$PaCO_2$ 34mmHg。此时的调整策略为

A. 降低潮气量　　B. 改为控制通气模式

C. 增加吸气压力　　D. 增加呼吸频率

E. 增加 PEEP

210. 患者，男，57 岁，因黑矇 3 个月入院。患者无明显诱因发作性黑矇，与体位无关，无视物旋转，无晕厥。心电图提示：窦性心动过缓，心率 32 次/分，患者既往未用过任何减慢心率的药物，患者目前最有效的治疗措施为

A. 加快心率的药物　　B. 临时起搏器置入

C. 永久起搏器置入　　D. 外科手术

E. 心脏移植

211. 患者，女，50 岁，糖尿病患者，出现阵发性室性心动过速伴晕厥，治疗首选

A. 非同步直流电复律

B. 同步直流电复律

C. 静脉注射 β 受体阻断剂

D. 利多卡因静脉注射

E. 静脉注射胺碘酮

212. 患者，女，75 岁，患急性前壁心肌梗死，溶栓后 1 小时突然心悸，晕厥伴抽搐。心电图显示：宽大畸形 QRS 波，频率 166 次/分，可见心室夺获，治疗应首选

A. 毛花苷丙静注　　B. 体外同步直流电复律

C. 利多卡因静注　　D. 维拉帕米静注

E. 硝酸甘油静注

213. 患者，女，45 岁，有机磷中毒后出现呼吸窘迫，胸片示两肺斑片状阴影，氧合指数 160mmHg（PaO_2/FiO_2，正常值为 400～500mmHg）。在下列的治疗措施中，错误的是

A. 给予阿托品　　B. 出入液体量负平衡

C. 持续低流量吸氧　　D. 给予解磷定

E. 呼气末正压通气

214. 患者，女，59 岁，因胃癌行全麻下胃癌根治术，除贫血外既往无特殊病史。手术顺利，术中输血 400ml，血红蛋白维持在 100g/L 左右。术后第 3 天下午突发呼吸急促，面罩高流量给氧时，脉搏氧饱

和度由100%降至85%左右，查体：体温37℃，血压116/60mmHg，脉搏112次/分，呼吸36次/分，唇略发绀，双肺呼吸音粗，未闻及明显干湿啰音。术后第2天补液2600ml，该患者可能发生了下列哪种情况

A. 并发心肌炎　　B. 并发 ARDS
C. 并发气胸　　D. 并发脑膜炎
E. 并发心力衰竭

215. 患者，女，34岁，喘息、呼吸困难发作1天，过去有类似发作史。体检：气促、发绀，双肺满布哮鸣音，心率120次/分，心律齐且无杂音。院外已经使用过氨茶碱、特布他林无效。对该患者除立即吸氧外，应首先给予的治疗措施为

A. 联用氨茶碱、特布他林静脉滴注
B. 联用抗生素静脉滴注
C. 静脉滴注琥珀酸氢化可的松
D. 二丙酸倍氯米松气雾吸入
E. 5%碳酸氢钠静脉滴注

216. 患者，男，60岁，发生急性呼吸衰竭。血气分析结果示 pH 7.20，$PaCO_2$ 97mmHg，PaO_2 52mmHg，HCO_3^- 20.0mmol/L，BE −5.6mmol/L。该患者的酸碱失衡类型为

A. 代谢性酸中毒
B. 代谢性碱中毒
C. 呼吸性酸中毒
D. 呼吸性酸中毒合并代谢性酸中毒
E. 呼吸性酸中毒合并代谢性碱中毒

217. 患者，男，60岁，患有 ARDS，经气管切开，IPPB 模式（同步辅助通气），吸氧浓度60%以上，PaO_2 仍低于50mmHg，应先考虑哪种机械通气模式

A. 间歇指令呼吸（SIMV）
B. 反比呼吸
C. PEEP
D. 经面罩吸氧下自主呼吸
E. 改用压力支持通气

218. 患者，男，68岁，患有慢性肺心病，呼吸衰竭。近日因受凉后病情加重，咳嗽、咳痰，痰多咳不出，烦躁不安，治疗不能配合。对该患者的治疗措施，下列错误的是

A. 持续低流量吸氧　　B. 呼吸道湿化
C. 使用镇静药　　D. 使用抗生素
E. 氨溴索化痰

219. 患者，女，40岁，因急性化脓性胆囊炎行胆囊切除术，手术顺利。术后第3天无明显诱因突发气促，进行性加重，血压正常，呼吸45次/分，唇发绀，双下肺可闻及湿性啰音，每分钟吸氧8L下血气分析结果：PaO_2 45mmHg，$PaCO_2$ 30mmHg。下列处理措施最有意义的是

A. 呼吸兴奋剂
B. 静脉滴注白蛋白
C. 静脉滴注氨茶碱
D. 行通气呼气末正压通气（PEEP）
E. 控制感染

220. 患者，女，50岁，肺炎患者，出现呼吸急促，发绀，以往有高血压病史，拟诊断为 ARDS 或心源性肺水肿。下列哪项对鉴别诊断无意义

A. 氧合指数的降低
B. 吸氧时 PaO_2 改善情况
C. 肺部啰音的部位
D. 有无粉红色泡沫样痰
E. 对强心、利尿剂的治疗效果

221. 患者，女，65岁，高血压患者，突然心悸、气促，咳粉红色泡沫样痰。查体：BP 200/126mmHg，心率146次/分。除其他治疗外，还应选用下列哪组药物

A. 毛花苷丙、硝普钠、普萘洛尔
B. 毛花苷丙、硝酸甘油、异丙肾上腺素
C. 胍乙啶、酚妥拉明、毛花苷丙
D. 硝普钠、毛花苷丙、呋塞米
E. 硝酸甘油、毛花苷丙、呋塞米

222. 患者，男，65岁，出现夜间阵发性呼吸困难1个多月，憋喘不能平卧3天，无咳嗽、咳痰。有陈旧性心肌梗死病史。查体：BP 130/90mmHg，心率98次/分，无颈静脉怒张，双肺底可闻及细湿啰音，双下肢无水肿。该患者喘憋的最可能原因是

A. 支气管哮喘　　B. 左心衰
C. 右心衰　　D. 心肌炎
E. 肺炎

223. 患者，女，35岁，因肠扭转致广泛小肠坏死伴休克入院。急诊行坏死小肠切除术，术后休克有好转。对该患者进行的监护项目中，不必要的是

A. 脑电图监护　　B. 心电监护
C. 血压、心率、尿量　　D. 精神状态
E. 观察皮色、皮温

224. 患者，男，77岁，因右半结肠根治术后出现吻合口瘘入院。查体：心率120次/分，血压85/55mmHg，予平衡盐溶液加羟乙基淀粉代血浆静脉滴注后，血压仍低，中心静脉压正常。5～10分钟内静脉输入等

渗盐水 250ml。如果血压升高，而中心静脉压不变，则提示

A. 心功能不全　　B. 血管张力过高
C. 血容量过多　　D. 肾功能不全
E. 血容量不足

225. 患者，男，41 岁，突发中上腹疼痛伴发热 24 小时，疼痛呈“刀割样”。查体：血压 80/60mmHg，神志清楚，面色苍白，四肢湿冷，全腹肌紧张，肠鸣音消失，应首选的治疗方法是

A. 积极抗休克，如休克不能纠正，不考虑手术治疗
B. 积极抗休克的同时进行手术
C. 立即手术
D. 积极抗休克，如休克纠正则用非手术治疗
E. 积极抗休克，如休克不能纠正应延缓手术

226. 患者，女，59 岁，因急性梗阻性化脓性胆管炎行胆总管切开引流术，术后第 3 日血压 90/53mmHg，心率 126 分/次，中心静脉压 13cmH_2O，血 pH 7.34。此时的治疗首选

A. 快速输液　　B. 补充全血或血浆
C. 应用强心剂　　D. 应用升压药
E. 纠正酸中毒

227. 患者，男，66 岁，因绞窄性肠梗阻入院。入院后 2 小时体温骤升至 40℃，血压 80/60mmHg，神志淡漠，皮肤湿冷，心率细速。此时若液体复苏无效，那么升压药应首选

A. 多巴胺　　B. 肾上腺素
C. 去甲肾上腺素　　D. 多巴酚丁胺
E. 去氧肾上腺素

228. 患者，女，44 岁，窦性心动过缓，心率不低于 50 次/分。对于该患者通常采用的措施是

A. 不需特殊治疗　　B. 口服麻黄碱
C. 皮下注射麻黄碱　　D. 静脉滴注去甲肾上腺素
E. 含服异丙肾上腺素

229. 患者，女，59 岁，诊断为风湿性心脏病、二尖瓣狭窄、快速房颤。院外每日服用地高辛 0.25mg 已有 1 个月，心室率突然转为规则，50 次/分。上述情况提示

A. 已转为窦性心动过缓
B. 已达到洋地黄化
C. 仍应用洋地黄，给予维持剂量
D. 可能为洋地黄中毒
E. 转为心房扑动伴房室传导阻滞

230. 患者，女，36 岁，患风湿病二尖瓣狭窄合并关闭不全，伴有心悸、气短、下肢水肿。每日口服地高辛 0.25mg，氢氯噻嗪 25mg，1 个月后感恶心、呕吐。心电图显示：心率 68 次/次，窦性心律，室性期前收缩二联律。该患者治疗应为

A. 改用毒毛花苷 K
B. 停地高辛，给氯化钾
C. 停地高辛，给呋塞米
D. 电复律
E. 增加地高辛用量

231. 患者，女，68 岁，急性下壁正后壁心肌梗死，当晚出现意识丧失，抽搐。心电图提示有三度房室传导阻滞，此时应首先考虑施行的措施为

A. 扩血管药物　　B. 抗凝治疗
C. 阿托品　　D. 异丙肾上腺素
E. 安装临时起搏器

232. 患者，女，69 岁，因急性腹痛入院，急救过程中先后出现少尿、肺水肿、呼吸困难、嗜睡、意识障碍、消化道出血等症状，应诊断为

A. 弥散性血管内凝血
B. 急性肾衰竭
C. 多器官功能障碍综合征
D. Curling 溃疡
E. 急性呼吸窘迫综合征

233. 患者，女，46 岁，因急性重症胰腺炎入院。保守治疗过程中，尿量逐渐减少，无尿 2 日，出现气促、全身水肿。查体：血压 170/89mmHg，心率 130 次/次，听诊闻及两下肺满布细湿啰音，血钾 4.3mmol/L，血尿素氮 26.6mmol/L，血肌酐 535μmol/L。目前应采取的最有效的治疗手段是

A. 静脉滴注甘露醇利尿
B. 口服甘露醇或硫酸镁导泻
C. 利尿剂静脉注射
D. 控制入液量，停止补钾
E. 及时紧急透析

234. 患者，男，66 岁，1 小时前因在家中出现胸痛伴呼吸困难而被家人送至医院，到抢救室后突发意识不清，大动脉搏动消失，遂行心肺复苏术。下列错误的是

A. 胸外心脏按压的频率为 100～120 分/次
B. 胸外按压深度为 5～6cm
C. 胸外心脏按压的位置为乳头连线中点
D. 首次电除颤能量选择单相波 200J
E. 除颤电极放置位置为胸骨右缘锁骨下方和左乳头外侧

二、多选题

1. 现代的输血观念包括

A. 限制输血适应证　B. 慎重使用血浆

C. 提倡使用浓缩红细胞　D. 提倡自体输血

E. 常规补充钙剂

2. 血浆及其制品通常用于围手术期凝血因子缺乏的患者。下列哪些情况需要输注新鲜冰冻血浆或其提纯制品来改善凝血功能

A. 肝功能衰竭伴出血者

B. Ⅹ因子缺乏伴出血者

C. 大量输血而伴有出血倾向者，输血量 > 5000ml

D. 纤维蛋白原含量小于 150mg/dL 且出血倾向明显的 DIC 者

E. 血友病

3. 下列哪些情况需要输注血小板制剂维持止血功能

A. 原发性血小板减少性紫癜导致的血小板计数减少，并伴有临床出血倾向者

B. 血小板过度消耗的 DIC 者

C. 拟行重大手术的重度血小板减少

D. 大量输血造成急性稀释性血小板减少症，并伴有临床出血倾向者

E. 原发性脾亢造成的血小板计数减少，并伴有临床出血倾向者

4. 快速大量输血时，出现呼吸急促、颈静脉怒张、心率加快、血压下降，此时应该立即

A. 停止输血　B. 静注毒毛旋花苷

C. 利尿　D. 吸氧

E. 血浆交换治疗

5. 自体输血具有的优点主要有

A. 大量节约库血用量

B. 减少或避免疾病传播

C. 无血型不合或过敏等输血反应

D. 降低血液黏滞度、改善微循环

E. 方法简单，任何人都可操作

6. 下列哪些方法属于自体输血

A. 术前多次采集自体血即保存式自体输血

B. 手术当日采集自体血即稀释式自体输血

C. 非补偿性输血

D. 自体失血回收即回收式自身输血

E. 术中自体血采集

7. 大量输注库存血后引起的并发症包括

A. 溶血反应　B. 高钾血症

C. 氨中毒　D. 肺梗死

E. 心律失常

8. 关于血液稀释对机体的影响，下列叙述正确的是

A. 对改善脑缺血和血管狭窄的血流具有一定的作用

B. 有利于防止肾衰竭

C. 在短时间内输入大量晶体液有发生肺水肿的可能

D. 通常不会引起心肌缺氧

E. 通常不会对凝血产生明显影响

9. 关于小儿输血的叙述，正确的是

A. 术中应根据患儿年龄、术前血红蛋白、手术出血量及患儿的心血管反应等决定是否输血

B. 对全身状况良好的小儿，当失血量达到估计血容量的 30% 以上时，通常才应给予输血

C. 1 岁以上患儿血红蛋白值低于 70g/L 时应给予输血，目标是让血红蛋白值达到 70 ~ 90g/L

D. 婴幼儿术中少量出血，已丢失其相当大部分的血容量，因此失血操作一开始就必须积极、快速、等量地输血或适量胶体液

E. 小儿输血过程中通常没有必要使用钙剂

10. 下列叙述正确的是

A. 不建议围术期出血管理中滥用血浆

B. 建议心脏和骨科大手术时，采用血液回收进行血液保护

C. 不建议体外循环的心脏手术常规使用血小板进行血浆置换的血液保护

D. 建议对污染的腹腔内容物进行处理，细胞洗涤和使用广谱抗生素后的肠道手术进行血液回收

E. 建议对肿瘤部位的血液和使用去白细胞过滤器后的肿瘤手术，进行血液回收

11. 下列情况宜采集自体血的是

A. 异位妊娠　B. 红细胞增多症

C. 脾破裂　D. 肝破裂伴十二指肠穿孔

E. 患者属罕见血型

12. 下列哪些属于输血的适应证

A. 创伤和手术时，输血以补充失血

B. 贫血或低蛋白血症时，输血以提高手术耐受力

C. 肿瘤患者输血，以提高对肿瘤的免疫能力

D. 严重感染或烧伤时，输血以增加抗感染能力

E. 凝血功能障碍患者输血，以纠正凝血机制

13. 发生低张性缺氧的常见原因是

A. 毛细血管床血液灌注量减少

B. 毛细血管床淤血

C. 静脉血分流入动脉

D. 吸入气体中氧分压过低

E. 肺通气或换气功能障碍

14. 发生等张性（血液性）缺氧的常见原因是

A. 贫血
B. 一氧化碳中毒
C. 高铁血红蛋白血症
D. 吸入气体中氧分压过低
E. 换气功能障碍

15. 影响机体耐受缺氧能力的因素有

A. 年龄
B. 代谢
C. 缺氧持续时间
D. 缺氧发生速度和程度
E. 中枢神经系统功能状态

16. 脑对缺氧的反应主要是

A. 脑血管扩张
B. 脑血管收缩
C. 血管阻力降低
D. 血管阻力升高
E. 血流量增加

17. 引起缺氧的病因主要有

A. 吸入气氧的浓度低
B. 肺泡通气量不足
C. 肺泡交换面积下降
D. 肺内分流增加
E. 血红蛋白携氧能力下降

18. 停止氧疗的指征有

A. 患者病情稳定
B. 血流动力学稳定
C. 缺氧得到改善
D. CO_2潴留得到改善
E. 呼吸空气 30 分钟后，PaO_2 > 60mmHg，$PaCO_2$ <50mmHg

19. 高压氧治疗的相对禁忌证有

A. 支气管哮喘
B. 重症上呼吸道感染
C. 重度肺气肿
D. 支气管扩张症
E. 未经处理的恶性肿瘤

20. 吸氧能否引起 ROP（早产儿视网膜病），主要取决于

A. 高浓度氧治疗，FiO_2 >40%
B. 高浓度氧治疗，FiO_2 >50%
C. 吸氧超过 12 小时与 ROP 发生有相关性
D. 吸氧超过 30 天为 ROP 的筛查标准之一
E. 吸氧超过 60 天能预测 ROP 的发生

21. 慢性缺氧时机体的主要代偿方式有

A. 呼吸频率加快
B. 潮气量增加
C. 心率加快
D. 血液中红细胞增加
E. 组织用氧能力增强

22. 在下列的吸入氧浓度中，属于无控制性氧疗低浓度氧疗的是

A. 28%
B. 30%
C. 32%
D. 34%
E. 36%

23. 下列哪些患者需要高浓度氧疗

A. 心搏骤停
B. 休克和脓毒症
C. 严重头部创伤
D. 一氧化碳中毒
E. 肺出血

24. 下列哪些患者需要中等浓度氧疗

A. 急性低氧血症
B. 哮喘发作
C. 术后呼吸困难
D. 急性充血性心力衰竭
E. 间质病变进行性恶化

25. 预防氧疗毒副作用的方法主要包括

A. 吸入高浓度氧
B. 吸氧浓度尽可能不超过 60%
C. 不需要保持呼吸道通畅
D. 如果行通气治疗，可用呼气末正压通气
E. 鼓励排痰

26. 氧疗的注意事项包括

A. 通过神志、呼吸等判断氧疗的效果
B. 通过氧合指标的变化趋势判断氧疗的效果
C. 湿化气道减轻氧疗时上呼吸道的干燥感，并促进有气道浓稠分泌物的患者排痰
D. 注意吸入气湿化，预防交叉感染。注意防火和安全
E. 积极防治氧疗毒副作用

27. 机械通气的目的包括

A. 维持适当的肺泡通气
B. 缓解呼吸窘迫
C. 维持适当的动脉氧合
D. 抑菌作用
E. 逆转呼吸肌疲劳

28. 机械通气时，可能发生患者自主呼吸与呼吸机对抗。人机对抗发生的原因是

A. 严重缺氧
B. 呼吸道堵塞
C. 气胸
D. 呼吸机轻微漏气或压力调节过高
E. 胸廓和脊柱畸形

29. 关于呼吸机正压通气的适应证，正确的是

A. 氧合欠佳，面罩吸氧后 PaO_2 <60mmHg
B. PO_2/FiO_2 <150
C. 呼吸急促，RR 大于 30 ~ 35 次/分
D. 肺活量大于 15ml/kg
E. 最大吸气负压小于 25cmH_2O

30. 关于人工气道的叙述，正确的是

A. 是为保障气道通畅建立
B. 经口气管插管减少了医院获得性鼻窦炎的发生

C. 颅底骨折禁忌经鼻气管插管
D. 越早气管切开治疗效果越好
E. 气管切开有利于气道分泌物的清除

31. 关于气管切开的适应证，正确的是
A. 预期或需要长时间机械通气治疗
B. 反复误吸或下呼吸道分泌物多，患者气道清除力差
C. 高位颈椎损伤
D. 严重凝血功能障碍
E. 气管切开有利于清除气道分泌物

32. 关于压力控制通气（PCV）的叙述，正确的有
A. 呼吸机在吸气相通过向患者提供先快速、后减速的气流来维持持续的气道预设压力
B. 允许患者自主呼吸时改变吸气流速
C. 通过设定适当的压力水平降低气道峰压，减少气压伤的风险
D. 在气道出现部分漏气或有瘘管存在的情况下，通过自动增加吸气流速而维持设定的压力，保证足够的通气量
E. 对于 ARDS 患者，PCV 较容量控制通气可能会进一步减少患者的呼吸做功

33. 正压通气的呼吸管理目标是
A. PaO_2和 $PaCO_2$正常
B. 血流动力学稳定
C. 患者安静，没有出汗和烦躁不安
D. 由完全机械通气或部分机械通气，转变为自主呼吸
E. 安全替代呼吸机的使用

34. 持续气道正压（CPAP）通气适用于哪些类型的患者
A. 呼吸肌力量不足　B. 有自主呼吸
C. 小气道功能不全　D. 肺换气功能障碍
E. 急性呼吸衰竭所致的呼吸停止

35. 关于最佳呼气末正压（PEEP）的叙述，正确的是
A. 肺换气最好
B. 对循环影响最小
C. 肺内分流最小
D. 其数值为 15 ~ 20cmH_2O
E. 氧合最佳

36. 下列属于呼吸机撤机指征的是
A. 患者情况好转，神志清楚，安静
B. 呼吸平稳，自主呼吸≤25 次/分
C. 营养状况及肌力良好
D. $PaCO_2$≤50mmHg，pH≥7. 30
E. FiO_2 <0. 6，PaO_2 >70mmHg

37. 植入式心脏电复律术的适应证有
A. 室速
B. 室颤
C. 心肌梗死后 EF <30%
D. 肥厚性心肌病
E. 长 Q－T 间期综合征

38. 同步电复律的禁忌证有
A. 洋地黄中毒导致的心律失常
B. 心动过速伴病态窦房结综合征
C. 室上性心动过速
D. 室上性心律失常伴完全性房室传导阻滞
E. 阵发性心动过速频繁发作

39. 电复律常见的并发症有
A. 心律失常　B. 急性肺水肿
C. 心肌损伤及低血压　D. 血栓栓塞
E. 皮肤灼伤

40. 心脏临时起搏器主要用于
A. 心脏手术引起的房室传导阻滞
B. 安置永久起搏器前或更换时的过度保护
C. 阿－斯综合征发作
D. 房室传导阻滞引起的心脏停搏
E. 急性心肌梗死、急性心肌炎等

41. 心脏永久性起博器主要用于
A. 完全性房室传导阻滞
B. 一、二度传导阻滞伴有晕厥等症状
C. 三束支传导阻滞
D. 双束支传导阻滞伴有晕厥等症状
E. 特发性长 Q－T 间期综合征

42. 心脏起搏器置入术的并发症有
A. 心律失常
B. 气胸、气栓等穿刺并发症
C. 截瘫
D. 心脏穿孔
E. 局部血肿

43. IABP 的适应证有
A. 心脏手术后脱机困难
B. 心脏手术后低心排综合征
C. 高位心脏手术中的预防应用，如冠脉搭桥患者 EF <30%
D. 急性心肌梗死
E. 心脏移植前后的循环支持

44. IABP 的绝对禁忌证有
A. 主动脉瓣关闭不全　B. 主动脉窦瘤破裂
C. 主动脉夹层动脉瘤　D. 心内畸形矫正不满意

E. 颅内出血

45. IABP 的并发症有

A. 出血、血肿形成　B. 下肢缺血
C. 球囊破裂　D. 影响治疗效果
E. 动脉穿孔、感染

46. 在体外循环系统监测中，常见动脉泵压力增高的危险因素有

A. 动脉插管或接头选择不当
B. 动脉插管位置错误
C. 抗凝不足
D. 外周血管阻力升高
E. 动脉插管或管道梗阻

47. 辅助循环期间的主要任务有

A. 调整电解质及血气
B. 调整体内血容量
C. 继续进行体表及血液复温
D. 调整血红蛋白浓度
E. 治疗心律失常

48. 停止体外循环的指标包括

A. 鼻咽温 36～37℃，直肠温度 35℃以上
B. 减少动脉灌注流量时，动脉压维持满意
C. 血气、电解质基本正常
D. 血容量基本补足
E. 辅助循环时间已够

49. 体外循环后出现的凝血功能障碍可能有下列哪些因素有关

A. 肝素中和不全　B. 血小板减少
C. 鱼精蛋白过量　D. 低温
E. 纤溶亢进

50. 体外循环中尿少的原因有

A. 导尿管扭折
B. 反射性神经垂体激素大量分泌
C. 肾小球毛细血管灌注压下降
D. 肾血流量减少
E. 醛固酮分泌增加

51. 体外循环停止后，灌注师应提高警惕，准备再次体外循环，那么下列哪些情况易于发生

A. 心脏和大血管严重出血，体外循环可控制出血量
B. 停机后通过 TEE 可判断心脏畸形的矫正情况，外科医师决定进行下一步工作流程
C. 心肌收缩能力弱
D. 血流动力学难以维持
E. 血管活性药已准备就绪或已开始输入

52. 体外膜肺氧合（ECMO）的原理模式有

A. 静脉－动脉（VA）模式
B. 静脉－静脉（VV）模式
C. 动脉－静脉（AV）模式
D. 静脉－淋巴模式
E. 静脉－胸导管模式

53. 体外膜肺氧合（ECMO）的适应证有

A. 心肌炎
B. 器官移植前后心肺功能的替代治疗
C. ARDS
D. 心脏术后功能支持
E. 终末期生命支持

54. 体外膜肺氧合（ECMO）的禁忌证有

A. 心肺功能无恢复可能
B. 恶性肿瘤
C. 重度脓毒症
D. 神经系统功能障碍
E. 呼吸机带管时间过长

55. 体外膜肺氧合（ECMO）的撤除条件是

A. 血流动力学参数恢复正常
B. 动脉和混合静脉氧饱和度恢复正常
C. EKG 恢复正常
D. 气道峰压下降，肺顺应性改善
E. 胸片改善，血气和电解质正常

56. 体外膜肺氧合（ECMO）期患者的相关并发症有

A. 出血、感染　B. 末端肢体缺血
C. 中枢神经系统障碍　D. 溶血、高胆红素血症
E. 肾功能障碍

57. 可以导致肺内静－动脉分流量增加的是

A. 肺动静脉瘘　B. 肺泡萎陷
C. 肺炎　D. 肺水肿
E. 肺不张

58. 静－动脉分流使静脉血没有接触肺泡气进行气体交换的机会，由此可导致

A. PaO_2 明显降低
B. 伴有 $PaCO_2$ 升高
C. 不伴有 $PaCO_2$ 升高
D. 出现 CO_2 蓄积
E. 提高吸氧浓度可有效增加 PaO_2

59. 急性呼吸窘迫综合征（ARDS）的特征性表现是

A. 肺水肿　B. 进行性呼吸困难
C. 顽固性低氧血症　D. 肺顺应性降低
E. 肺泡表面活性物质增多

60. 关于急性呼吸衰竭的临床表现，下列正确的是

A. 早期多数患者表现为呼吸抑制，呼吸频率减慢
B. 发绀是急性呼吸衰竭患者缺氧的典型表现
C. 急性缺氧早期可表现为烦躁、抽搐或昏迷
D. 急性二氧化碳潴留后期可表现为嗜睡和神志淡漠
E. 多数患者早期存在心动过速、血压升高、晚期循环系统受抑制的表现

61. 关于急性呼吸功能衰竭所致缺氧对心血管系统的影响，正确的是

A. 轻度缺氧时，代偿性心率加快，心肌收缩力增加
B. 轻度缺氧时，心输出量增加，血压升高
C. 缺氧加重时，心肌收缩力下降，心输出量增加，血压升高
D. 严重的急性缺氧时，可以导致室颤及心搏骤停
E. 缺氧时，可使肺血管收缩，肺循环阻力增加，导致急性肺动脉高压

62. 下列哪些措施有利于围术期呼吸衰竭的预防

A. 术前肺功能测定评估患者的耐受能力
B. 对难治性阻塞性通气功能障碍者，可使用支气管扩张剂及抗生素
C. 术前戒烟 2 周
D. 对慢性呼吸系统感染者尽可能控制感染
E. 术前行呼吸功能锻炼

63. 关于产生呼吸衰竭的原因，下列正确的是

A. 颅内压增高，抑制呼吸中枢
B. 某些药物抑制呼吸中枢
C. 重症肌无力或多发性神经炎使呼吸肌麻痹
D. 气道阻塞或严重痉挛引起通气障碍
E. 单根肋骨骨折影响呼吸

64. 下列指标中，可以提示患者可能有术后发生呼吸功能不全的是

A. FVC 小于预计值的 50%
B. FEV_1/FVC＜50%
C. RV/TLC＞50%
D. 通气储量百分比＞70%
E. MVV＜50L/min

65. 关于呼吸衰竭的治疗，下列正确的是

A. 增加肺泡通气量能纠正呼吸性酸中毒
B. 采用 PEEP 有利于改善换气功能
C. 呼吸兴奋剂可用于有呼吸肌病变的患者
D. 氧疗应使 PaO_2 在 60mmHg 以上，SaO_2 为 90% 以上
E. 合并心衰时，如有血氧饱和度上升，则有使用利尿剂的指征

66. 关于心力衰竭的常见病因，下列叙述错误的是

A. 风湿性心脏病、心肌病可以引起急性心力衰竭
B. 动静脉瘘不会引起心力衰竭
C. 重症肺炎可以引起心力衰竭
D. 严重贫血不会引起心力衰竭
E. 肺栓塞可以引起急性心力衰竭

67. 左心衰竭的临床表现有

A. 早期表现为劳力性呼吸困难，休息后可消失
B. 咳粉红色泡沫样痰，并可咯血
C. 双肺底细湿啰音，以左心室扩大为主
D. 心动过速、肢端发冷和出汗、乏力、倦怠
E. 双下肢水肿，受体位影响

68. 引起左心衰竭的常见原因有

A. 高血压病　　B. 慢性肺部疾病
C. 冠心病　　D. 主动脉瓣关闭不全
E. 二尖瓣关闭不全

69. 关于诊断急性左心衰时的注意事项，叙述错误的是

A. 肺部听诊闻及哮鸣音时是支气管哮喘发作，可以排除急性左心衰
B. 需与肺炎鉴别诊断
C. 闻及双肺湿啰音可以肯定是急性左心衰
D. 急性左心衰时肺部听诊常可闻及哮鸣音
E. 急性左心衰时必定有肺泡性肺水肿

70. 关于右心衰竭的病理生理机制，下列叙述正确的是

A. 急性大面积肺栓塞可以引起右心衰
B. 围生期羊水栓塞可以引起肺栓塞
C. 孕产妇是下肢静脉血栓发生的高危人群
D. 下肢静脉血栓可以导致肺栓塞
E. 低氧可以通过增加肺动脉压力而恶化右心衰竭

71. 临床上常见的右心衰竭的病因有

A. 肺动脉狭窄　　B. 肺动脉高压
C. 心脏瓣膜疾病　　D. 右心室梗死
E. 急性大面积肺动脉栓塞

72. 关于右心衰治疗中的注意事项，下列叙述错误的是

A. 维持正常的心脏负荷，特别是前负荷对维持右心衰的心脏功能特别重要
B. 与左心衰一样，利尿药和血管扩张剂对右心衰特别重要
C. 在右心衰的治疗中，强调适当的前负荷，不过分强调利尿和扩血管
D. 急性右心衰时，在容量充足的情况下可以用多巴胺或多巴酚丁胺帮助维持血压
E. 右心衰时，应用利尿药或血管扩张药将中心静脉压控制在正常范围内

73. 下列属于对心衰患者心脏病性质及程度判断的术前评

估内容的有
A. 病史及体格检查
B. 超声心动图及多普勒超声
C. 核素心室造影及核素心肌灌注显像
D. 冠状动脉造影
E. 手术方式的选择

74. 关于心力衰竭患者术前准备需要注意的事项，正确的有
A. 术前应用利尿剂、β受体阻断剂及用药物调节 SVR
B. 是否停用 ACEI 及利尿剂因个体差异决定
C. 术前调节血容量状态
D. 有起搏器还要调整起搏器的设置，有时还要放置 IABP
E. 术前不需要使用抗焦虑药

75. 休克引起急性肾损伤（急性肾衰竭）的机制是
A. 肾血液灌流不足　B. 肾小管重吸收水减少
C. 肾小管重吸收钠减少　D. 肌红蛋白损伤肾小管
E. 发生急性肾小管坏死

76. 下列哪些是休克早期的微循环变化
A. 微动脉收缩
B. 后微动脉收缩
C. 毛细血管前括约肌收缩
D. 动静脉吻合支收缩
E. 微静脉收缩

77. 扩血管药物适用于
A. 过敏性休克　B. 低血容量性休克
C. 神经源性休克　D. 低动力型感染性休克
E. 心源性休克

78. 下列关于治疗休克过程中应用血管扩张剂的目的，包括
A. 提高组织氧供　B. 疏通微循环
C. 增加组织灌流量　D. 解除小血管痉挛
E. 减少回心血量

79. 下列关于房颤的常见治疗，正确的是
A. 治疗原则为使用洋地黄类药物来减慢心率
B. 急性房颤（3 个月内）主要控制心律、防治血栓
C. 永久性房颤主要是控制心律和抗凝
D. 抗凝药主要使用阿司匹林和华法林
E. 非同步电复律

80. 关于多器官功能障碍综合征，下列叙述正确的是
A. 2 个或 2 个以上器官同时发生不可逆性功能障碍及衰竭
B. 涉及多器官的病理生理变化，是一个复杂的综合征
C. 原发致病因素可以是急性也可以是慢性的
D. 慢性阻塞性肺气肿急性发作所导致的肺性脑病也属于本病
E. 其病因复杂、防治困难，但死亡率较低

81. 关于重症患者呼吸机相关肺炎（VAP）合理防控措施的叙述，错误的是
A. 医生接触患者前用床边免洗消毒剂进行手卫生，如有血迹更应用免洗消毒剂洗手
B. 对长期需要呼吸机支持的患者 24 小时持续镇静，以减少呼吸机对抗
C. 使病床床头抬高 30°～45°
D. MODS 患者尽量不要拔出气管插管，保证呼吸安全
E. 腹部是否腹胀，呕吐的患者应常规使用抑酸剂

82. 关于 MODS 的防治措施，下列叙述正确的是
A. 积极控制感染，防治二重感染
B. 为保证营养物质的摄入，应当适当地延长全胃肠外营养支持的时间
C. 积极的液体复苏，保证组织器官的血液供应及改善微循环
D. 根据保护性通气策略正确应用呼吸机，防治 ALI 和 ARDS
E. CRRT 对改善 MODS 的预后可能有一定的益处

83. 关于急性肝功能衰竭的叙述，正确的是
A. 急性起病，无基础肝病史，2 周以内出现肝性脑病为特征的肝功能衰竭
B. 极度乏力，有严重消化道症状
C. 短期内黄疸进行性加重
D. 出血倾向明显
E. 肝脏进行性缩小

84. ALF 患者发生凝血功能障碍的主要原因是
A. 肝脏合成凝血因子障碍
B. 原发性纤溶活性异常
C. 血小板数量和功能降低
D. 毛细血管脆性增加
E. 肾前性氮质血症

85. 肝肾综合征的表现有
A. 肌酐清除率 < 40ml/min
B. 肾小球滤过率 < 10ml/min
C. 血清肌酐 > 133μmol/L
D. 稀释性低钠血症（< 130mmol/L）
E. 少尿（< 400ml/d）

86. 关于 ALF 患者水、电解质和酸碱平衡紊乱，正确的是

A. 腹水形成和内脏淤血使有效血容量减少，导致醛固酮和血管加压素分泌增多
B. ALF 时水钠潴留，表现为稀释性低钠血症
C. ALF 患者早期可出现低钾血症
D. ALF 患者晚期因肾功能不全可出现高钾血症
E. ALF 患者常伴有低氯血症

87. ALF 患者免疫功能低下常易并发感染，下列哪些情况应怀疑感染的存在
A. 不明原因的尿量减少，而心血管充盈压正常
B. 不明原因的血压降低
C. 全身血管阻力降低
D. 发生严重酸中毒
E. 肝性脑病恶化而 ICP 不升高

88. ALF 最严重的并发症是
A. 脑水肿　B. 颅内高压
C. 低血压　D. 缺氧性肝炎
E. 低碳酸血症

89. 围手术期心肌缺血的常见诱因有
A. 精神紧张　B. 手术损伤
C. 心动过速　D. 高血压
E. 低温控制

90. 术后谵妄的临床表现有
A. 意识水平紊乱
B. 注意力障碍、情绪失控
C. 认知功能损害、感知障碍、思维无序
D. 神经运动异常
E. 睡眠 - 觉醒周期紊乱

91. 术后谵妄的神经运动异常表现在
A. 手舞足蹈　B. 乱抓
C. 拔出气管导管　D. 攻击周围人员
E. 嗜睡与乱动交替

92. 术后认知功能障碍的促发因素有
A. 手术创伤　B. 麻醉方式
C. 全身麻醉药物　D. 全麻深度
E. 术中低灌注和脑缺氧

93. 术后认知功能障碍的机制有
A. 术中脑灌注不足　B. 全麻药的神经毒性
C. 术中脑高灌注　D. 术后睡眠障碍
E. 术中氧中毒

94. 术后认知功能障碍（POCD）的预防措施主要有
A. 维持与年龄和疾病相适应的血压
B. 选择合适的全麻药
C. 避免脑部血流微栓
D. 不使用东莨菪碱和戊乙奎醚
E. 使用利多卡因、尼莫地平

95. 下列哪些药物可以预防 POCD
A. 利多卡因　B. 尼莫地平
C. 抑肽酶　D. 瑞马西胺
E. 氯胺酮

96. 高质量的复苏措施应包括
A. 给予足够的按压频率
B. 给予足够的按压深度
C. 每次按压后让胸廓充分回弹
D. 将按压中断减少到最少
E. 避免过度通气

97. 关于胸外按压的深度，正确的是
A. 至少为胸部前后径的 1/3
B. 婴儿约 4cm
C. 儿童约 5cm
D. 成人至少 6cm
E. 儿童至少 5cm

98. 在 CPR 过程中，下列叙述错误的是
A. 经过 20 分钟心肺复苏后，二氧化碳波形图检测的 $P_{ET}CO_2$ 仍不能达到 10mmHg，则可以终止复苏
B. 当大剂量应用加压素时，可作用于血管平滑肌，产生非肾上腺素样的血管收缩作用，使外周血管阻力增加，因此应联合应用肾上腺素与加压素
C. 除颤时，若一次不成功应立即进行下一次除颤
D. 常规推荐心前区叩击
E. 尽早应用肾上腺素

99. 胸内心脏按压的适应证不包括
A. 胸外按压无效（>30 分钟）
B. 胸廓严重畸形
C. 胸外伤引起的张力性气胸
D. 多发肋骨骨折
E. 心脏压塞

100. 下列哪些反应心肺复苏有效
A. 触到脉搏　B. 瞳孔逐渐缩小
C. 口唇转红　D. 收缩压在 100mmHg 以上
E. 开始有自主呼吸

101. 下列哪些属于院内心搏骤停生存链的环节
A. 监测和预防
B. 识别和启动紧急医疗服务系统
C. 即时高质量心肺复苏
D. 高级生命支持和骤停后护理

E. 快速除颤

102. 全脑功能停止的表现包括

A. 呼吸停止　　B. 脑干反射消失

C. 脑电活动停止　　D. 意识丧失

E. 血压、血氧测不出

三、共用题干单选题

(1～3 题共用题干)

患者，男，56 岁，体重 60kg。在全身麻醉下行左肝癌切除，预计术中出血量大，在麻醉后手术前，通过一路动脉或静脉采取一定量的自体血，同时通过另一路静脉快速补充相应量的晶体液和（或）胶体液。

1. 这种输血方式称为

A. 预存自体血回输　　B. 血液回收

C. 同步自身血回输　　D. 成分输血

E. 急性等容性血液稀释

2. 较为合适的采血量为

A. 200～250ml　　B. 600～750ml

C. 300～400ml　　D. 800～1000ml

E. 1000～1200ml

3. 对该患者同时补充的晶体液和胶体液最合适的量是

A. 晶体液 400ml、胶体液 200ml

B. 晶体液 350ml、胶体液 250ml

C. 晶体液 300ml、胶体液 300ml

D. 晶体液 450ml、胶体液 150ml

E. 晶体液 480ml、胶体液 120ml

(4～6 题共用题干)

患者，男，48 岁，因肝癌行右半肝切除术，术后切口渗血较多，考虑患者存在肝硬化，肝功能差，凝血功能障碍，遂让其输新鲜血浆。输入血浆 10 分钟后，PACU 护士发现患者突然头颈部皮肤潮红，瘙痒，血压下降至 80/42mmHg，心率增快至 120 次/分。

4. 此时患者最可能的诊断为

A. 低血容量性休克　　B. 过敏性休克

C. 感染性休克　　D. 肝功能衰竭

E. 出血性休克

5. 治疗时首先考虑的药物为

A. 异丙肾上腺素　　B. 去甲肾上腺素

C. 肾上腺素　　D. 阿托品

E. 麻黄碱

6. 患者此时不可能出现下列哪种变化

A. 小血管通透性升高　　B. 血管床容积增大

C. 微循环淤血　　D. 支气管收缩

E. 血管收缩

(7～10 题共用题干)

患者，女，48 岁，3 个月前曾因胆石症而行手术治疗。1 天前突然出现右上腹剧痛、寒战、高热，巩膜黄染，1 小时前呕血约 1000ml。入院后，血压 80/50mmHg，立即输血。当输血 20ml 时，突然出现心前区压迫感，腰背酸痛并出现血红蛋白尿，血压 60/45mmHg。

7. 根据目前的患者情况，以下考虑不恰当的是

A. 感染性休克　　B. 失血性休克

C. 溶血性发热反应　　D. 溶血反应

E. 细菌污染反应

8. 下列关于对该患者应采取的治疗措施，不包括的有

A. 快速补液抗休克

B. 立即停止输血，快速补液抗休克

C. 加快输血速度

D. 给予氢化可的松 200mg 静脉注射

E. 抗休克、碱化尿液

9. 患者出现呼吸困难进行性加重。急查动脉血气分析：pH 7.32，PO_2 54mmHg，PCO_2 46mmHg，床旁胸片提示双肺大量渗出影，听诊双肺呼吸音粗，未闻及湿性啰音。此时患者可能出现了

A. 急性左心衰　　B. 急性呼吸窘迫综合征

C. 胸腔积液　　D. 气胸

E. 肺部感染

10. 经过 4 小时的救治，患者的血压升到 110/80mmHg，CT 检查提示胆总管结石，肝内外胆管扩张，应采取的最佳治疗措施是

A. 继续抗休克，广谱抗生素抗感染

B. 抗休克、碱化尿液、利尿

C. 立即透析

D. 广谱抗生素抗感染治疗，碱化尿液、利尿

E. 手术探查取石，T 管引流

(11～13 题共用题干)

患者，男，66 岁，体重 50kg。因胆囊结石在静吸复合全身麻醉下行腹腔镜下胆囊切除术。术后 2 小时仍不能脱氧。查体：患者嗜睡，能遵医嘱活动，表示无疼痛，可以抬头、皱眉。自主呼吸频率 6～8 次/分，潮气量 400ml 左右，吸纯氧自主呼吸时 SpO_2 不能维持在 90% 以上。

11. 患者低氧血症的原因首先考虑

A. 肌松药物残余作用　　B. 阿片类药物蓄积效应

C. 呼吸道梗阻　　D. 舌根后坠

E. 吸入麻醉药残留作用

12. 应首先进行的处理是

A. 进行肌松拮抗　　B. 应用纳洛酮

C. 应用氟马西尼　　D. 拔除气管导管面罩吸氧

E. 换用喉罩回病房

13. 下列关于减少术后低氧血症的常规预防措施，不包括

A. 纠正低蛋白血症

B. 术前加速术后康复（ERAS）操进行预康复锻炼

C. 积极戒烟

D. 术前常规吸纯氧，改善氧合

E. 术毕常规进行肌松拮抗

（14～15 题共用题干）

患者，男，72 岁。拟行左上肺切除术。

14. 手术顺利结束，患者清醒后回到病房不久出现低氧血症。下列哪项不是低氧血症的原因

A. 胸腔闭式引流

B. 伤口疼痛

C. 患者本身的肺功能损害

D. 肌松药残余

E. 下颌松弛，分泌物流入气道

15. 为了预防术后低氧血症，下列处理措施中不恰当的是

A. 面罩给氧

B. 及时清除呼吸道分泌物

C. 纠正贫血

D. 给予大剂量镇静镇痛药

E. 继续进行呼吸功能监测

（16～19 题共用题干）

患者，男，52 岁，煤气中毒昏迷 3 小时后急诊入院。入院后，行护脑、脱水、对症治疗 3 天后仍未好转，转行 HBO 治疗。

16. HBO 对脏器血流量的影响是

A. 冠脉血流量增加　　B. 肝血流量下降

C. 肾血流量增加　　D. 脑血流量下降

E. 骨骼肌血流量增加

17. 如果给患者氧压 3ATA，则

A. 患者氧耗下降　　B. 患者氧耗增加

C. 机体内丙酮酸不变　　D. 心肌氧耗增加

E. 脑组织葡萄糖代谢下降

18. 如果患者在减压过程中出现胸部刺痛、呼吸急促、咯血、听诊双肺闻及散在性大小水泡音，此时患者可能出现了

A. 氧中毒　　B. 减压病

C. 肺气压伤　　D. 肺不张

E. 心力衰竭

19. 针对上述情况，下述处理错误的是

A. 停止减压

B. 面罩吸氧

C. 尽快加压

D. 如为气胸，尽快胸腔穿刺抽气

E. 加压应 >0.22MPa

（20～21 题共用题干）

患者，男，42 岁，急性重症胰腺炎，进行性呼吸困难，发绀，呼吸频率 30 次/分，血气分析显示 pH 7.30，PaO_2 40mmHg，$PaCO_2$ 21mmHg。

20. 此时应采取的措施是

A. 鼻导管吸氧，氧流量 2L/min

B. CO_2重复吸入

C. 氨茶碱 0.25g 稀释后缓注

D. 适度镇静治疗

E. 气管插管，机械通气

21. 如果行机械通气治疗，则吸入氧浓度应

A. 从低浓度开始，根据血气分析结果，逐渐增加

B. 从高浓度开始，根据血气分析结果，逐渐降低

C. 持续使用高浓度氧

D. 持续使用低浓度氧

E. 持续使用中等浓度氧

（22～23 题共用题干）

患者，男，64 岁，急性下壁心肌梗死，突发意识丧失，抽搐，心率 40 次/分，心音强弱有变化，心律规则。既往有糖尿病、高血压多年，BP 85/60mmHg。

22. 患者发生晕厥最可能的原因是

A. 心源性休克　　B. 三度房室传导阻滞

C. 窦性心动过缓　　D. 糖尿病酮症

E. 肺梗死

23. 如果心电图提示三度房室传导阻滞，阵发性室上性心动过速，则应首选

A. 利多卡因　　B. 阿托品

C. 电复律　　D. 心室起搏

E. 心房起搏

（24～26 题共用题干）

患者，男，54 岁，胃癌根治术后第 2 天，突发气促，立即予以面罩吸氧，情况无好转。查体：BP 102/60mmHg，呼吸 35 次/分，口唇发绀，呼吸困难，双肺满布湿啰音及哮鸣音。血常规示白细胞 10.5×10^9/L，中性粒细胞 85%。

24. 导致该患者呼吸困难最可能的原因是

A. 肺部感染　　B. ARDS

C. 切口感染　　D. 急性左心衰竭

E. 失血性休克

25. 为进一步明确诊断，最需做的检查是

A. 胸部 CT　　B. 胸部 X 线片

C. 动脉血气分析　　D. 心脏彩超
E. 心电图

26. 如诊断成立，最有效的治疗措施是
A. 应用抗生素　　B. 使用洋地黄类药物
C. 输血输液　　D. 使用利尿剂
E. 呼气末正压通气

(27～30 题共用题干)

患者，男，28 岁，因车祸导致重度脑外伤、肋骨骨折，经开颅清除血肿去骨瓣减压后，神志中度昏迷，气管切开自主呼吸，血压、体温、氧合维持稳定 2 天后，昏迷程度同前，但突发进行性呼吸急促，确认气道通畅。查体：唇发绀，呼吸 40 次/分，双肺满布湿性啰音。胸部 X 线片示两肺有边缘模糊的肺纹理增多阴影。

27. 为明确诊断，下一步应做的检查是
A. 血常规　　B. 心电图
C. 头部 CT　　D. 血气分析
E. 痰培养

28. 患者加大氧流量给氧后病情无明显改善，且发绀加重，呼吸频率增快。血气分析示 PaO_2 40mmHg，$PaCO_2$ 30mmHg。患者出现了哪种并发症
A. ARDS　　B. 肺水肿
C. 支气管肺炎　　D. 心力衰竭
E. 气胸

29. 在对该患者的处理中，下列描述错误的是
A. 机械通气加用适当的呼气末正压
B. 使用糖皮质激素
C. 应用利尿剂
D. 积极补充液体，必要时补充胶体溶液
E. 原发基础病的治疗

30. 本例患者如果采用呼气末正压治疗，对于治疗的目的，下列描述错误的是
A. 使肺泡扩张
B. 防止肺泡萎陷，增加动静脉分流
C. 使呼气全过程气道内压力为正压，但要注意防范影响颅内压
D. 防止呼气时小气道与肺泡陷闭
E. 增加肺泡通气量和换气面积

(31～33 题共用题干)

患者，男，67 岁，反复咳嗽、气喘 20 余年，加重伴双下肢间断水肿 3 年入院，吸烟 30 余年，1 包/天。查体：神志欠清，口唇发绀，颈静脉怒张，桶状胸，双肺可闻及干湿啰音，心率 115 次/分，律齐，闻及明显杂音，肝肋下 3cm，双下肢水肿。血气分析示 pH 7.20，PaO_2 48mmHg，$PaCO_2$ 77mmHg。

31. 对该患者的治疗措施，下列错误的是
A. 积极控制感染
B. 应用无创呼吸机改善通气
C. 5%碳酸氢钠纠正酸中毒
D. 应用支气管舒张剂
E. 应用呼吸兴奋剂

32. 经治疗数日后患者病情出现好转，予以脱机，数日后患者出现烦躁，抽搐。血气分析示 pH 7.47，PaO_2 65mmHg，$PaCO_2$ 58mmHg，BE +16mmol/L。上述提示该患者的酸碱失衡为
A. 代谢性碱中毒失代偿期
B. 代谢性酸中毒失代偿期
C. 呼吸性酸中毒合并代谢性碱中毒
D. 呼吸性碱中毒合并代谢性酸中毒
E. 代谢性酸中毒合并代谢性碱中毒

33. 患者经治疗后好转出院，出院后应采取的措施不包括
A. 长期口服小剂量糖皮质激素
B. 戒烟
C. 避免感冒受凉
D. 家庭氧疗
E. 吸入长效支气管舒张剂

(34～37 题共用题干)

患者，男，62 岁，因反复呼吸困难 3 年，加重 3 个月入院。既往有高血压史 10 年，药物控制欠佳。2 年来患者于无明显诱因下间断出现上一层楼后呼吸困难，偶可见下肢水肿。近 3 个月来，患者出现夜间呼吸困难，只能端坐入睡，双下肢重度凹陷性水肿。查体：BP 160/110mmHg、P 110 次/分、R 29 次/分，双肺部可闻及干湿啰音。心尖搏动点位于左侧第 6 肋间，据胸骨中线 12cm，颈静脉怒张，肝大可触及，肝颈静脉回流征阳性，下肢凹陷性水肿。实验室检查提示 BNP 5700pg/ml，胸片检查提示少量胸腔积液，心脏扩大；超声心动图提示射血分数为 35%。

34. 根据以上资料，考虑该患者目前的诊断是
A. 高血压病，急性左心衰（心功能Ⅳ级）
B. 高血压病，高血压性心脏病，全心衰竭（心功能Ⅳ级）
C. 高血压病，高血压性心脏病，全心衰竭（心功能Ⅲ级）
D. 高血压病，急性右心衰（心功能Ⅲ级）
E. 高血压病，急性右心衰（心功能Ⅳ级）

35. 左心衰竭最早出现的症状是
A. 劳力性呼吸困难　　B. 夜间阵发性呼吸困难
C. 端坐呼吸　　D. 咳粉红色泡沫样痰

E. 下肢水肿

36. 下列哪种情况所致的急性左心衰竭禁用洋地黄类药物

A. 急性广泛心肌梗死 48 小时后
B. 急性心肌炎
C. 急进型高血压
D. 重度二尖瓣狭窄
E. 大量输血输液

37. 根据患者的表现，其心功能分级为

A. 心功能Ⅰ级　　B. 心功能Ⅱ级
C. 心功能Ⅲ级　　D. 心功能Ⅳ级
E. 心功能正常

（38～42 题共用题干）

患者，女，74 岁，患有高血压。曾有夜间阵发性呼吸困难，因胃癌手术后快速补液 3000ml，突发呼吸困难而端坐。体检：心率 130 次/分，两肺闻及湿啰音。

38. 根据上述资料，患者目前的初步诊断是

A. 术后肺部感染　　B. 急性左心衰
C. 自发性气胸　　D. 肺梗死
E. 急性呼吸窘迫综合征

39. 患者肺部啰音的特点是

A. 以哮鸣音为主
B. 湿啰音常见于两肺底，并随体位变化而变化
C. 两肺散在性干湿啰音
D. 两肺满布干湿啰音
E. 固定性局限性湿啰音

40. 下列抢救措施中，错误的表述是

A. 取下肢下垂坐位　　B. 静脉注射毛花苷丙
C. 低流量间断给氧　　D. 静脉注射呋塞米
E. 安慰患者，稳定情绪

41. 改善症状最有效的药物是

A. 利尿剂
B. 洋地黄
C. 钙通道阻滞剂
D. β 肾上腺素能受体阻断剂
E. 血管紧张素转换酶抑制剂

42. 利尿剂改善心功能不全的作用是通过

A. 排钠排水　　B. 提高心肌收缩力
C. 增加心排血量　　D. 减轻水肿
E. 降低动脉压

（43～44 题共用题干）

患者，男，42 岁，慢性肾衰，硬膜外麻醉下行肾移植术。入室 BP 170/100mmHg，麻醉后血压稍下降，给予白蛋白及乳酸林格液扩容治疗，术中维持 BP 150/80mmHg 左右，移植肾血管吻合开放后，血压降至 90/60mmHg，给予间羟胺、多巴胺及加快补液处理，CVP 为 16cmH$_2$O，但血压仍无法明显上升。

43. 此时应采取的措施为

A. 加大升压药剂量
B. 继续快速补液
C. 应用强心药物
D. 进行血气分析检查，适当补碱纠正酸中毒
E. 改用去甲肾上腺素升压

44. 如果行上述治疗后，患者血压上升，说明低血压的原因是

A. 血容量不足
B. 间羟胺、多巴胺剂量不足
C. 心功能较差
D. 酸中毒致心肌抑制且心肌对儿茶酚胺类药物的敏感性下降
E. 去甲肾上腺素的升压效果更好

（45～47 题共用题干）

患者，男，58 岁，行胃癌根治术。2 年前因冠心病行冠脉搭桥术，术后住 ICU 进行监护治疗。2 小时后：BP 为 80/50mmHg，CVP 为 3cmH$_2$O，PAWP 为 4mmHg，CO 为 2.3L/min，积极处理后，PAWP > 15mmHg，而心排血量仍低。

45. 此时应采取的措施为

A. 继续补充血容量　　B. 间羟胺
C. 输注浓缩红细胞　　D. 地塞米松
E. 正性肌力药物

46. 经过上述处理后，总外周血管阻力 > 150kPa · s/L，而心排血量仍低，此时应给予

A. 去氧肾上腺素　　B. 硝酸甘油
C. 补充血容量　　D. 多巴胺
E. 氯化钙

47. 经过上述治疗后，PAWP < 10mmHg，而心排血量仍低，此时应给予

A. 呋塞米　　B. 补充血容量
C. 多巴胺　　D. 氢化可的松
E. 肾上腺素

（48～50 题共用题干）

患者，女，42 岁，双大腿部挤压伤，经初步抗休克处理后，循环已经稳定，但患者出现吸气性呼吸困难，吸纯氧未能改善呼吸。查体：发绀，肺部无啰音，胸透无异常发现。

48. 首先应考虑为

A. 输液过量　　B. 心功能不全

C. 吸入性肺炎　D. 急性肺损伤
E. 下呼吸道梗阻

49. 休克治疗中，经补充足够液体量，血压、脉搏仍未改善，中心静脉压 >15cmH_2O，无心衰征象。此时应首先考虑

A. 应用血管收缩剂
B. 应用血管扩张剂
C. 给予大量肾上腺皮质激素
D. 给予碳酸氢钠
E. 继续补充液体

50. 如经补充血容量后，血压仍低，中心静脉压不高。5～10 分钟内经静脉输注等渗盐水 250ml，如血压升高，而中心静脉压不变，提示

A. 心功能不全　B. 血容量不足
C. 血容量过多　D. 血管张力过高
E. 以上都不是

（51～53 题共用题干）

患者，男，55 岁，体重为 70kg，创伤致脾破裂，血压 83/60mmHg，心率 130 次/分，每小时尿量 <30ml。

51. 估计其失血量达

A. 400～600ml　B. 600～800ml
C. 800～1600ml　D. 1600～2400ml
E. >2400ml

52. 即刻采用扩容措施来提高血容量和血压，此时扩容剂首选

A. 全血　B. 血浆
C. 平衡液　D. 右旋糖酐
E. 葡萄糖溶液

53. 经处理后，临床上微循环改善的重要指标是

A. 心率减慢　B. 尿量增多
C. 肢端温度回升　D. 血压回升
E. 神志转清

（54～55 题共用题干）

患者，男，24 岁，有四肢关节疼痛病史。近 6 个月感心悸，活动后气急，休息时缓解。查体：两颧紫红色，口唇轻度发绀，听诊心尖部闻及舒张期隆隆样杂音，胸骨左缘第 3～4 肋间二尖瓣开放拍击音，P_2亢进，分裂。入院后第 2 天体检发现第一心音强弱不等，心律绝对不规则，心率 120 次/分，脉率 100 次/分。

54. 应考虑并发了

A. 窦性心动过速　B. 阵发性室上性心动过速
C. 心房扑动　D. 心房颤动
E. 窦性心律不齐

55. 对于患者所并发的心房颤动的治疗，首选药物是

A. 利多卡因　B. 普萘洛尔
C. 毛花苷丙　D. 苯妥英钠
E. 新斯的明

（56～57 题共用题干）

患者，女，42 岁，诊断为风湿性心脏病、二尖瓣狭窄（中度），突发心悸 2 天，伴有呼吸困难，不能平卧。查体：BP 95/75mmHg，口唇发绀，双肺较多湿啰音，心率 150 次/分，第一心音强弱不等，节律绝对不规则，心尖部舒张期隆隆样杂音，肝无肿大，下肢无水肿。

56. 触诊桡动脉搏动最可能有

A. 短绌脉　B. 交替脉
C. 水冲脉　D. 奇脉
E. 以上都不是

57. 对于该患者，首选的治疗措施是

A. 利多卡因静注　B. 多巴胺静脉滴注
C. 静注普罗帕酮　D. 静注毛花苷丙
E. 电复律

（58～59 题共用题干）

患者，女，25 岁，因阵发性心悸 2 年来院就诊。心悸发作时间为数分钟到数小时不等，发作时心电图提示室上性心动过速。入院查体：神清，精神尚可，双肺无干湿啰音，心率 70 次/分，律齐，心音可，各瓣膜听诊区未闻及明显病理性杂音，双下肢无水肿。心电图示窦性心律。

58. 为进一步检查心律失常的性质，应首选的检查项目是

A. 心脏彩超　B. X 胸片
C. 食管心房调搏　D. 心内电生理检查
E. 长程心电图

59. 若行心脏彩超后未见明显异常，最有效的根治方法是

A. 直流电复律　B. 射频导管消融
C. 毛花苷丙静推　D. 腺苷推注
E. 普罗帕酮推注

（60～61 题共用题干）

患者，男，67 岁，70kg。诊断为风湿性心脏病、主动脉瓣狭窄（重度）及关闭不全（中度）、心功能Ⅲ级、房颤，拟行全麻下行主动脉瓣置换术。主动脉瓣听诊区可闻及收缩期 4/6 级杂音，可触及震颤。超声心动图示主动脉瓣狭窄（重度）及关闭不全（中度），左室射血分数 35%。心电图示心房颤动，偶发室性期前收缩，完全性右束支传导阻滞，ST－T 改变。胸部 X 线示双腔积液。

60. 该患者术前经洋地黄治疗后，心律转位绝对规则，55 次/分，伴恶心、呕吐等症状。此时应首先考虑

A. 转为窦性心律
B. 洋地黄中毒

C. 转为房扑 2∶1 或者 4∶3 传导
D. 严重房室传导阻滞
E. 已经洋地黄化

61. 下列关于围术期的麻醉处理措施，不妥的是
A. 心率维持在 70～90 次/分
B. 麻醉诱导时应避免外周阻力过度下降
C. 麻醉诱导药物应小量快速静脉注射
D. 诱导时血压下降，可以使用麻黄碱静脉注射，每次 5～10mg
E. 维持窦性心律

（62～63 题共用题干）

患者，男，40 岁，因反复心慌，胸闷 1 个月入院，无明显诱因突发心慌、胸闷，与活动无关，发作后数分钟可缓解，无晕厥、胸痛等不适症状。查体：神清，精神尚可，双肺无干湿啰音，心率 80 次/分，律齐，各瓣膜听诊区未闻及明显病理性杂音。心电图显示：预激综合征。

62. 该患者发作房室折返性心动过速时，下列哪种药物不宜用
A. 维拉帕米　　B. 腺苷
C. 普罗帕酮　　D. 洋地黄类
E. 胺碘酮

63. 该患者与人争执后，晕厥在地，无肢体抽搐，大小便失禁。急查心电图提示宽 QRS 波心动过速。该患者最可能的诊断是
A. 室上速伴差传　　B. 室速
C. 预激合并房颤　　D. 束支传导阻滞
E. 逆向型房室折返性心动过速

（64～68 题共用题干）

患者，男，73 岁，上消化道出血，拟行手术治疗。术前血压 70/40mmHg，面色苍白，神志清楚。

64. 在术前病情了解中，相对次要的是
A. 全身情况　　B. 肝肾功能状况
C. 血压、心率　　D. 血细胞比容
E. T_3、T_4

65. 既往最有可能的病史为
A. 冠心病　　B. 慢性肾炎
C. 心功能不全　　D. 肝硬化
E. 甲状腺功能亢进症

66. 应立即采取的治疗措施是
A. 护肝治疗　　B. 抗感染治疗
C. 抗休克治疗　　D. 大剂量止血
E. 立即手术治疗

67. 关于麻醉前准备，错误的是
A. Hct 维持在 30% 以上
B. 血压维持在 80mmHg 以上
C. 休克改善后再麻醉
D. 不行胃肠减压
E. 当非手术治疗后出血不止时，尽早手术

68. 该患者最适宜的麻醉方法为
A. 局部麻醉　　B. 硬膜外麻醉
C. 气管内全身麻醉　　D. 蛛网膜下腔阻滞
E. 静脉全身麻醉

（69～71 题共用题干）

患者，女，66 岁，既往有高血压病史 15 年。突发气喘，心悸 4 小时。查体：血压 210/110mmHg，脉搏 90 次/分，心律失常，两肺听诊闻及湿啰音，血肌酐 436μmol/L，尿素氮 26mmol/L，血钾 4.6mmol/L。心电图：心房颤动。诊断：高血压 3 级（极高危组），急性左心衰，肾功能不全。

69. 为了控制此患者的心衰，下列哪种药物不可选用
A. 依那普利　　B. 呋塞米
C. 美托洛尔　　D. 硝普钠
E. 毛花苷丙

70. 治疗第 2 天，复查心电图示 P－R 间期固定，QRS 波群有间歇性脱落，并出现 T 波的基底窄而高尖，应考虑
A. 一度房室传导阻滞
B. 二度Ⅰ型房室传导阻滞
C. 二度Ⅱ型房室传导阻滞
D. 三度房室传导阻滞
E. 低钾血症

71. 2 小时后，患者突然出现意识不清，发绀，叹气样呼吸，大动脉搏动消失。立即进行心肺复苏，5 分钟后神志恢复。初级的心肺复苏不包括
A. 胸外按压　　B. 人工呼吸
C. 开放气道　　D. 电除颤
E. 肾上腺素

（72～73 题共用题干）

患者，男，58 岁，体重 70kg。拟行左下肢外伤手术治疗。患者在术前出现心室颤动，立即予以心肺复苏。急查血气分析示血钾 8.5mmol/L。紧急行降钾治疗，除颤 3 次后，患者恢复窦性心律。

72. 使用双相波除颤仪对患者进行电除颤，能量选择为
A. 25～70J　　B. 70～120J
C. 120～200J　　D. 200～300J
E. 300～360J

73. 对于高钾血症导致的心搏骤停患者，有效的降血钾方

式不包括

A. 静脉给予氯化钙

B. 静脉给予碳酸氢钠

C. 静脉给予呋塞米

D. 静脉给予胰岛素＋葡萄糖

E. 雾化吸入 β_2受体激动剂

(74～77 题共用题干)

患者，女，77 岁，既往有高血压、糖尿病、冠心病、心绞痛病史 15 年。近期感觉胸闷及“心脏乱跳”。早晨起床后突发意识不清，呼之不应，大动脉搏动未触及。

74. 首先应考虑为

A. 癫痫发作　　B. 心搏骤停

C. 肺栓塞　　D. 心包积液

E. 张力性气胸

75. 若该患者抢救及时，自主循环恢复后转入重症监护病房进行高级生命支持，应维持 $P_{ET}CO_2$ 达到

A. 25～30mmHg　　B. 30～35mmHg

C. 35～40mmHg　　D. 40～45mmHg

E. 45～50mmHg

76. 该患者的血糖应控制在

A. 4～6mmol/L　　B. 6～8mmol/L

C. 8～10mmol/L　　D. 10～12mmol/L

E. 12～14mmol/L

77. 该患者的血细胞比容应维持在

A. 20%～25%　　B. 25%～30%

C. 30%～35%　　D. 35%～40%

E. 40%～45%

(78～79 题共用题干)

患儿，男，娩出后，Apgar 评分 3 分，进行急救插管。

78. 下列哪种药物不宜气管内给药

A. 肾上腺素　　B. 阿托品

C. 利多卡因　　D. 去甲肾上腺素

E. 异丙肾上腺素

79. 若该患儿发生心搏骤停，应该采取的步骤是

A. A－B－C　　B. C－A－B

C. B－A－C　　D. C－B－A

E. B－C－A

四、案例分析题

(1～3 题共用题干)

患者，男，69 岁，全麻下行胃空肠吻合术。既往无心脏病病史，偶有咳嗽、咳痰。体重 52kg。术中出现低血压，心率 99～113 次/分。曾小量分次用麻黄碱提升血压，效果不佳；加快补液，血压能维持。手术历时 2 小时，补液 1000ml 胶体，1000ml 晶体，术后拔气管导管。入 PACU 后 BP 110/62mmHg，HR 115 次/分，呼吸急促，SpO_2持续低，面罩吸入氧气 10L/min，SpO_2 89%。

1. 术后发生低氧血症的原因可能包括

A. 气胸

B. 急性肺水肿

C. 急性心肌梗死

D. 肌松药残余

E. 急性肺栓塞

F. 阿片类药物的呼吸抑制作用

2. 为了明确诊断，应当立即进行的检查项目包括

A. 心电图　　B. 胸部 X 线片

C. D－二聚体　　D. 肺功能

E. 血气分析　　F. 心、肺听诊

3. [提示：双肺可闻及湿性啰音；胸部 X 线片显示：双肺阴影，呈“蝶翼状”；动脉血气分析：pH 7.31，PaO_2 56mmHg，$PaCO_2$ 51mmHg。] 应尽快做的处理包括

A. 气管内插管机械通气，并加 PEEP

B. 静脉注射吗啡 10mg

C. 静脉注射毛花苷丙 0.2mg

D. 静脉注射呋塞米 20mg

E. 静脉注射呼吸兴奋剂

F. 加快输液

(4～8 题共用题干)

患者，女，75 岁，因咳嗽、痰中带血 1 个月入院。胸片显示：右上肺占位病变。患者有慢性支气管炎病史，发病前能胜任一般家务劳动，无心绞痛等心脏病史，拟行手术治疗。患者术前肝肾功能、电解质、凝血功能等均在正常范围，心电图示窦性心律，室性期前收缩 6 次/分。

4. 该患者手术麻醉前，应进行的辅助检查有

A. 冠脉造影　　B. 24 小时动态心电图检查

C. 肺功能测定　　D. 胸腹部 MRI

E. 纤维支气管镜检查　　F. 痰找结核分枝杆菌

G. 动脉血气分析　　H. 肺穿刺活检

5. [提示：患者肺功能测定指标显示最大自主通气量为正常值 61%；FEV_1（第一秒最大呼气量）75%。] 在术前访视该患者时，还可做的简易呼吸功能测定是

A. 潮气量测定　　B. 用力肺活量测定

C. 胸围测定　　D. 屏气试验

E. Allen 试验　　F. 呼气试验

G. 吹火柴试验　　H. 咳嗽试验

6. **［提示：患者经过充分的术前检查和准备，拟于硬膜外阻滞复合全麻下手术，顺利插入 F35 左双腔支气管导管。］下列哪些指标可以明确判断双腔支气管导管定位正确，双肺隔离完全（左侧支气管和总气管套囊均已充气）**
   A. 手控呼吸时，双侧胸廓抬起对称，阻断左侧管，左肺无呼吸音，右侧肺底部和肺中部呼吸音清晰，但右肺尖无呼吸音；阻断右侧管，右肺无呼吸音，左肺呼吸音清晰
   B. 双肺手控通气时，胸廓抬起对称，呼吸音清晰，阻断右侧管，右肺无呼吸音，但左肺上、中、下部呼吸音清晰；阻断左侧管，左肺无呼吸音，右肺呼吸音清晰
   C. 插管经过顺利，隆突阻挡感明显，纤维支气管镜检查能清晰地看到隆突
   D. 双侧肺通气时血氧饱和度 100%，呼气末 CO_2 分压 35mmHg
   E. 双肺听诊呼吸音正常，纤维支气管镜通过右侧管插入刚好能够看到蓝色左支气管套囊位于左支气管入口处
   F. 手控呼吸时，双侧胸廓抬起对称，阻断右侧管，右肺无呼吸音，左肺有呼吸音；阻断左侧管（套囊充气），左肺听到呼吸音但稍低，右肺无呼吸音；阻断左侧管（套囊放气），左右肺均听到呼吸音

7. **［提示：患者行右侧进胸手术，术中 FiO_2 为 60%，左肺通气大约 60 分钟后，麻醉医师发现患者血氧饱和度逐渐下降至 91%。］此时，麻醉医师可以采取哪些应对措施以纠正低氧血症**
   A. 吸入纯氧
   B. 请外科医师暂停手术
   C. 双肺通气
   D. 立即输血
   E. 应用升压药
   F. 健肺试用 20 ~ 30mmHg PEEP（呼气末正压通气）
   G. 继续观察
   H. 检查双腔管位置

8. **［提示：患者经积极处理后脉搏血氧饱和度恢复至 99%，循环稳定。］单肺通气的生理变化可能有**
   A. 肺内分流增加
   B. 肺泡 - 动脉血氧分压差增大
   C. 通气/血流比例失调
   D. 低血压
   E. 高 CO_2 血症
   F. 低氧性肺血管收缩（HPV）

（9 ~ 11 题共用题干）

患者，男，54 岁，血压 150/70mmHg，心底部舒张期有叹气样杂音，以胸骨左缘第 2、3 肋间最响，A_2 减弱，X 线检查提示主动脉型心，主动脉增宽，诊断为风湿性心脏病，主动脉瓣关闭不全。

9. **关于患者可能存在的体征，不包括的是**
   A. 水冲脉　　B. 脉搏短绌
   C. 毛细血管搏动征　　D. 股动脉枪击音
   E. 杜氏双重血管杂音　　F. 颈静脉怒张

10. **下列关于慢性主动脉瓣关闭不全的叙述，正确的有**
   A. 向心性的肥厚作为代偿机制
   B. 主要的代偿机制：增加左室的舒张末期容积来增加心排血量
   C. 突然的容量负荷施加于正常顺应性的心肌组织
   D. 左室的做功明显增加
   E. 左室舒张末压力和容量都升高
   F. 对于主动脉瓣关闭不全患者，除非合并冠心病，否则一般不会出现心肌缺血

11. **关于主动脉瓣关闭不全瓣膜置换术后的叙述，正确的有**
   A. 急性关闭不全患者术后舒张顺应性较差
   B. 急性关闭不全者，术后左室收缩力相对较差
   C. 慢性重度患者，需较高的左室充盈压
   D. 换瓣术后应选择较低的 PCWP
   E. 非窦性心律时 PCWP 应稍低
   F. 术后早期由于左室功能低下，可能需要正性肌力药或主动脉内球囊反搏（IABP）支持

（12 ~ 15 题共用题干）

患者，女，45 岁，因突发腹痛、发热、巩膜黄染 1 天，嗜睡，低血压 7 小时入院。主诉无胸闷、气促等其他不适，无其他系统病史。已行急性梗阻性化脓性胆管炎急诊手术。术后血压低，心率快，转入 ICU。入科查体：体温 39.1℃，血压 86/45mmHg，HR 125 次/分，RR 24 次/分，巩膜黄染，神志模糊，烦躁不安，心肺听诊无明显异常。腹胀。胸片：两肺纹理增多；ECG：窦性心动过速，ST - T 改变、电轴左偏，PLT 45×10^9/L，肌酐 330μmmol/dl，总胆红素 220μmmol/L。

12. **患者最有可能出现的休克类型是**
   A. 失血性休克　　B. 低血容量性休克
   C. 感染性休克　　D. 心源性休克
   E. 过敏性休克　　F. 神经源性休克

13. **下列对于该患者的抗感染治疗，正确的是**
   A. 等待细菌学培养结果，有针对地选择抗生素
   B. 立即留取血液和胆汁行细菌培养，待细菌药敏结

果出来后选择合适的抗生素治疗

C. 采用三代头孢菌素类或碳青霉烯类抗生素进行预防性抗生素使用，待细菌学培养结果汇报后再调整抗生素使用

D. 立即联合使用抗生素，加大抗感染强度，控制感染

E. 可以待循环稳定后再使用抗生素，先纠正休克

F. 必须先进行细菌学培养，不可以提前使用广谱的抗生素

14. 关于该患者的液体复苏方案，正确的是

A. 该患者的液体复苏应该在24小时内匀速完成，防止大量快速液体复苏的并发症

B. 人工胶体持续补液，直到血流动力学得到改善

C. 如果血压难以维持，使用低剂量多巴胺作为肾脏保护药物

D. 输注血液制品，使得血红蛋白维持在80～100g/L

E. 急查血气分析，了解酸碱平衡及乳酸水平

F. 晶体液持续补液，直至血流动力恢复稳定

15. 该患者复苏终点判定指标包括

A. 血乳酸水平3～5mmol/L

B. 碱剩余±3mmol/L

C. 胃黏膜pH＞7.30

D. 收缩压＞100mmHg

E. 血红蛋白＞70g/L

F. PCO_2＞45mmHg

（16～20题共用题干）

患者，女，35岁，体重54kg，身高161cm，因坠楼致T_{12}椎体、双侧胫骨骨折2周入院行切复内固定术。术前伴有双下肢不全瘫痪，既往无特殊病史，2周前实验室检查正常。术前患者的重要生命体征稳定，仅有心电图T波高尖和右束支传导阻滞改变。在咪唑安定2mg、异丙酚80mg、芬太尼0.2mg和琥珀胆碱100mg的诱导下，正常面罩吸氧驱氮、气管插管全身麻醉。在确认气管插管位置正确后，患者心电图提示QRS波宽大，然后患者心搏突然停止。

16. 患者心搏停止的原因最可能为

A. 过敏反应　　B. 高碳酸血症

C. 低氧血症　　D. 心衰

E. 高钾血症　　F. 误吸

17. ［提示：积极抢救过程中检查血钾8.3mmol/L。］该患者高钾血症的原因可能是

A. 呼吸性酸中毒　　B. 代谢性酸中毒

C. 肾功能衰竭　　D. 与琥珀胆碱有关

E. 过敏反应　　F. 截瘫

18. 针对上述诱发因素和检查结果，可以采取哪些措施迅速降低血钾水平

A. 呋塞米20mg静脉注射

B. 静脉注射大剂量维生素C

C. 碳酸氢钠静脉滴注

D. 葡萄糖－胰岛素溶液滴注

E. 钙通道阻滞剂静脉注射

F. 输注库血

G. 10%氯化钙或20%葡萄糖酸钙静脉注射

19. 高钾血症的主要心电图表现是

A. 出现U波　　B. T波高尖

C. P波丢失　　D. 房室传导阻滞

E. T波低平　　F. ST段压低

G. QRS波宽大

20. 琥珀胆碱的禁忌证为

A. 严重烧伤

B. 预计插管困难者

C. 有恶性高热家族史

D. 肺心病

E. 琥珀胆碱过敏

F. 穿透性眼外伤

G. 上、下运动神经元损伤

H. 小手术

（21～24题共用题干）

患者，女，42岁，52kg。诊断为风湿性心脏病、二尖瓣狭窄，心功能Ⅲ级，拟进行二尖瓣置换术。血压120/70mmHg；心电图示房颤，心室率75次/分。一直口服维持量地高辛。术前心超检查提示二尖瓣口面积是$1cm^2$，射血分数（EF）38%。经必要的术前准备后，择期在全麻复合浅低温体外循环下行二尖瓣置换术。入手术室建立常规监测，轻度头低位下行右颈内静脉穿刺，穿刺刚完成患者诉胸闷，随即咳出多量泡沫样痰，血压85/50mmHg，心电图示房颤，心室率130次/分，脉搏血氧饱和度83%。

21. 对于该患者，此时应做的紧急处理是

A. 吸氧

B. 立即改头高位

C. 硝酸甘油0.1μg/(kg·min)静脉泵注

D. 吗啡5mg静注

E. 紧急电复律

F. 静注呋塞米

G. 静注小剂量美托洛尔或者艾司洛尔

H. 静注小剂量去氧肾上腺素

I. 立即拔除颈内静脉置管

22. ［提示：经紧急处理后心室率降至 84 次/分，血压 115/68mmHg，患者情绪稳定，决定继续手术。］为了确保手术麻醉安全，该患者围术期应做的必要监测是

A. 血气分析、电解质和酸碱平衡
B. 脉搏血氧饱和度
C. 动脉直接测压和中心静脉压
D. 呼末二氧化碳分压（$P_{ET}CO_2$）
E. 肺功能
F. 心电图
G. 经 Swan－Ganz 导管监测左房压
H. 心率变异性（HRV）
I. 丙氨酸氨基转移酶（ACT）、体温、尿量

23. ［提示：患者拟静脉诱导气管插管，中剂量芬太尼（20～30μg/kg）维持全麻。］对于该患者，正确的麻醉管理原则是

A. 由于左室充盈过度，需要降低外周血管阻力
B. 避免心动过速
C. 防止心动过缓
D. 采用快诱导插管技术
E. 房颤伴快室率时，可用洋地黄控制心率
F. 保持足够血容量，但需要注意输注量及速度，以防肺水肿
G. 由于存在肺淤血和肺动脉高压，预防缺氧与肺血管收缩很重要

24. ［提示：患者二尖瓣置换手术经过顺利，主动脉开放后出现室颤，经过二次胸内除颤后恢复窦性心律，20 分钟后转为房颤心律，血压 85/50mmHg，心室率 129 次/分。］下列措施有助于该患者维持心肌氧供需平衡的是

A. 尽可能缩短并行循环时间
B. 维持满意的血压，保证冠脉灌注压
C. 充分补液使左心室舒张末期足够充盈
D. 控制心室率低于 100 次/分
E. 维持低体温以降低机体氧耗量
F. 血液稀释，以增加心肌和组织氧供
G. 应用药物或电复律恢复窦性心律
H. 增加动脉血中的氧含量
I. 应用正性肌力药维持适度的心肌收缩力

答案和精选解析

一、单选题

1. C　迅速出血后出现休克症状，表明至少已丢失全身总血量的 20％。

2. D　根据目前的医学知识和实践，急性失血患者的合理输血标准是个体化、因人而异的，每位患者的情况不同，需要根据具体情况而定。失血量超过血容量 20％，且在 1000ml 以上时需要输血。急性大量血液丢失可能出现低血容量性休克或估计失血量超过自身血容量 30％时需要输全血。患者急性大出血输入大量库存全血或浓缩红细胞（出血量或输血量相当于患者自身血容量）时还需要输血浆。另外应根据患者情况决定输血小板和冷沉淀。

3. B　输血是一种常用的治疗方法，但同时也存在一定的安全风险。为了保障患者的安全和有效性，输血过程需要严格遵守一系列规范和操作流程。输血前注意仔细核对，在输血过程中，一般不会将抗生素加入血液中，以免使患者产生过敏反应或其他不良反应。输血前后用生理盐水冲洗输血管道，因为输血管道可能存在空气或杂质等污染物，通过冲洗可以保证输血通路的清洁和畅通。输完血的血袋通常需要保留 24 小时，因为输血反应一般在 24 小时内出现，在输血后的 24 小时后无输血不良反应就可以不用继续保存。新生儿输血时要注意预热。因为新生儿的身体还没有发育完善，如果在输血时不预热，可能会引发静脉痉挛，对新生儿的身体造成伤害。

4. B　库血的保存期依保存液种类而定。事实上，血液只要离开人体循环就开始发生变化，这些变化统称为“保存损害”，其程度与保存液种类、保存温度和保存时间有关。选项 B 所列出的成分都是容易受到保存损伤影响的。①血小板：全血中的血小板可以通过保存而被激活并形成血小板血栓，在保存过程中会有一定比例的血小板丧失活性。②粒细胞：粒细胞是一类白细胞，储存在全血中，能够对各种感染性病原体产生免疫反应，然而在保存过程中，粒细胞的活性也会逐渐降低。③不稳定的凝血因子：不稳定的凝血因子，如凝血酶素、纤维蛋白原等，在保存过程中比较容易失活和降解，从而导致凝血系统的功能受到影响。

5. B　大量输血时，血液需预热，加温器或保护袋内的温度不应超过 32℃。

6. E　全身麻醉时输血反应可能与清醒时不同，因为全麻状态下患者的意识和感知能力受到抑制，可能无法准确感受和叙述输血反应的症状。此外，全麻时输血反应的症状通常较清醒时少见，也可能出现不同的表现。其他选项正确。选项 A，全麻状态下患者的免疫和炎症反应可能受到抑制，导致较少的输血反应发生。选项 B，全麻状态下患者的意识和感知能力受到抑制，可能无法准确感受和叙述输血反应的症状。选项 C，寒战是输血反应的常见症状之一，但在全麻状态下，因为患者的体温调节受到影响，所以通常不会出现寒战。选项 D，荨麻疹和血压下降是输血反应的常见表现。

7. B　麻醉中手术患者发生溶血反应的早期征象是伤

口渗血和低血压。寒战、高热、头痛可能是感染等其他原因导致的，不是溶血的最早征象。溶血会破坏红细胞，释放出大量游离的血红蛋白和其他血液成分，导致血浆黏稠度升高，血流阻力增加，引起微循环障碍和器官缺氧，从而导致低血压和伤口渗血等现象。溶血会导致红细胞破坏释放出血红蛋白，进一步造成肺部病变，引起呼吸困难，但这通常是在较晚的阶段出现。当血红蛋白浓度超过肾小管对其重吸收的浓度时，血红蛋白就会从肾小球滤过并进入尿液中，导致血红蛋白尿。但这一征象通常是在较晚的阶段出现。心前区压迫感和腰背酸痛可能是其他原因导致的，不是溶血的最早征象。

8. B 选项 B，急性肺水肿是输血的伴随症之一。输血时可能发生包括过敏反应、急性溶血反应和急性肺水肿等在内的不良反应。急性肺水肿是指在输血过程中，由于体内容量负荷过大，造成肺部充血和液体渗出，引起呼吸困难、咳嗽、气促等症状。它通常发生在输注大量输液或输血后的几小时内。

9. E 血液稀释自体血回输的原则是先输最后采集的血，而不是先输最先采集的血。这是因为最后采集的血液已经被稀释，而最先采集的血液中最富于红细胞和凝血因子，宜在最后输入。由此最大限度保持血液稀释的效果。

10. C 大量输血是指一次输血量超过患者自身血容量的 1 ~ 1.5 倍，或 1 小时内输血量大于自身血容量的 1/2，或输血速度大于 1.5ml/(kg · min)。

11. B 大量输注库血会导致多种生化及代谢的改变，包括低钙血症、高钾血症、低钾血症和代谢性酸中毒等。但是，输注库血并不会导致高钙血症，因为库血中的钙离子浓度通常很低，而且输注库血并不会增加体内钙离子的吸收或产生。

12. B 选项 A，大量输血后，可能导致凝血因子稀释和红细胞聚集，从而引起凝血功能障碍。选项 B，大量输血通常不会导致血液 pH 升高，相反，可能会导致酸中毒。选项 C，枸橼酸是一种抗凝剂，用于防止血液凝结。但在大量输血时，枸橼酸可能会引起代谢性酸中毒和低钙血症。选项 D，输注大量储存时间较长的红细胞浓缩物可能导致血液中钾离子水平升高，引发高钾血症。选项 E，大量输血需要进行血型交配和交叉配血，以确保血液的兼容性，因此血型交配困难也是大量输血的并发症之一。

13. D 大量输血的并发症包括凝血功能障碍、微血栓和呼吸功能不全（选项 A）、电解质、酸碱平衡失调如低钙血症、高钾血症（选项 B）、低体温（选项 C）、循环超负荷（选项 E）。选项 D 中的高血钠不是大量输血的并发症。

14. B 选项 A，输血时一次性输入过多的血液或输注速度过快可能导致循环超负荷。但这不是最常见的输血并发症。选项 B，输血后患者出现体温升高（≥38℃），这是由于输血反应引起的最常见症状之一。发热反应可以分为非溶血性和溶血性两种类型，前者与免疫反应相关，后者与血型不符等因素有关。选项 C，在输血过程中，受体质因素或免疫机制影响，可引起 IgE 介导的急性变态反应，如皮肤荨麻疹、呼吸道症状等。但这种情况不太常见。选项 D，输血前、输血过程中、输血后细菌感染均可导致细菌污染反应。但是，这种情况相对较少，并且通常与输血过程中的操作技术和管理有关。选项 E，输血时，输入的红细胞与受者体内的抗体结合引起的溶血现象称为溶血反应。虽然这是一种严重的输血并发症，但不如发热反应常见。

15. E 冷沉淀为富含Ⅷ因子和纤维蛋白原的血浆制品，包括Ⅷ：C（促凝的活性部分）、Ⅷ：vWF（von willebrand 因子）和纤维连接蛋白（一种协助单核 - 吞噬细胞系统清除异物及细菌的糖蛋白），其他的血浆蛋白在冷沉淀中的含量很少。冷沉淀主要用于治疗Ⅷ因子缺乏或血友病甲，也用于治疗纤维蛋白缺乏症。输冷沉淀时须做 ABO 配型，但并不十分严格，因为冷沉淀中抗体的含量极低。但冷沉淀含有少量的红细胞碎片，故 Rh 阳性制品输给 Rh 阴性患者可致敏。输冷沉淀时会出现“矛盾出血”现象，即当Ⅷ因子水平达正常的 30% ~50% 足以满足凝血需求时，异常出血仍未得到控制，甚至在Ⅷ因子水平正常时也不例外。产生此种现象的原因是冷沉淀中富含纤溶酶原，在输注冷沉淀的同时，血浆纤溶酶原浓度上升，造成出血概率增加。单纯输注Ⅷ因子则不出现上述情况。输注冷沉淀时要求过滤后快速输注，速度 > 200ml/h，解冻后尽可能在 6 小时内使用。

16. B 冷沉淀主要用于治疗Ⅷ因子缺乏或血友病甲，也用于治疗纤维蛋白缺乏症。

17. A 手术过程中，出血或手术创伤可能导致失血性休克，进而影响机体的氧供应。此时，输血可以有效地提高血红蛋白和氧的运输能力，增加机体氧供应，防止组织缺氧甚至坏死。因此，改善氧的运输能力是术中输血最主要的目的。虽然输血也可以通过补充血液胶体成分（选项 C）和凝血因子（选项 D）来达到一定的治疗效果，但这并不是输血的最主要目的。另外，输血对于提高机体的免疫力（选项 E）作用较小。

18. A 浓缩红细胞是指从全血中分离出来的红细胞进行进一步的离心浓缩，以增加单位体积内红细胞数量的制品。浓缩红细胞主要用于那些需要增加红细胞数量但不需要增加血容量的患者，如贫血、失血等患者。对于需要补充血容量的患者，应该使用全血或血浆代替浓缩红细胞。选项 B、C、D 和 E 都不是浓缩红细胞应用的适应证。

19. C　不同种类的输液在临床上有着各自的应用范围和特点。选项 A 浓缩红细胞可以增加血容量，但维持时间较短，而且缺乏渗透利尿作用；选项 B 冷沉淀虽然可以提供一定量的蛋白质，但它的主要作用是为手术或外伤后出现的失血性休克提供凝血因子，与增加血容量无关；选项 D 免疫球蛋白对于改善循环功能没有明显作用；选项 E 血小板也不能增加血容量，只能帮助止血。选项 C 白蛋白液是一种常用的补液制剂，它含有的白蛋白可以通过渗透压的作用抑制组织间液向血管内渗出，从而增加血容量，延长维持时间，并具有一定的利尿作用。

20. A　肿瘤患者应谨慎输血，主要是因为输血可能会产生免疫抑制作用。输血过程中，除了输送血液成分外，还会输送一部分无细胞结构的物质，如白蛋白、非特异性免疫球蛋白等。这些物质可以影响患者的免疫功能，降低对肿瘤的防御能力，从而促进肿瘤细胞的生长和扩散。此外，输血还可能传染一些病毒和细菌，增加感染和炎症的风险，对患者的恢复造成不良影响。因此，对于肿瘤患者来说，应该在严格控制输血指征的前提下进行输血，避免不必要的输血并加强输血后的观察和护理。其他选项与输血在肿瘤患者中的应用关系不大。

21. E　急性溶血性输血反应是指在输注血液或血液制品后出现的一组症状，包括寒战、发热、头痛、胸痛、呼吸困难、全身皮肤潮红、血压下降等。一旦怀疑出现急性溶血性输血反应，立即停止输血是首选措施，以避免继续进行输血造成更加严重的损伤。其他选项中，及早扩容利尿、保护肾脏并不是治疗急性溶血性输血反应的首要措施，虽然这些措施有助于减轻损害，但必须先停止输血。早期使用氢化可的松或地塞米松可以缓解过敏反应和减轻炎症反应，但并不适用于所有类型的输血反应。碳酸氢钠碱化尿液也不能作为治疗措施，因为它可能会使已经存在的代谢性酸中毒进一步加重。详细核对并采集标本做有关实验室检查可以帮助确定输血反应的原因和程度，但不是急性溶血性输血反应的首要措施。

22. A　急性溶血性输血反应通常是由血型不合引起的，即供血者和受血者的血型不匹配。这种反应会导致免疫系统产生抗体攻击供血者的红细胞，导致溶血发生。急性溶血性输血反应的症状包括突感烦躁不安、寒战、高热、头胀痛等。急性溶血性输血反应可能导致出凝血功能障碍，甚至引发弥散性血管内凝血（DIC），导致出血不止。急性溶血性输血反应通常是在循环系统中发生的，即血管内溶血，而不是血管外溶血。

23. B　输血相关性急性肺损伤（TRALI）在输血后 6 小时内出现，是由于输注的血液制品中存在导致免疫系统异常反应的抗体或生物活性物质，引发肺泡水肿和肺部炎症等严重并发症。选项 A，研究表明，在输血过程中，女性供血者可能增加输血相关性急性肺损伤的风险，因此在一些情况下需要排除女性供血者。选项 B，使用自体血并不能减少输血相关性急性肺损伤的发生率。输血相关性急性肺损伤的主要发病机制是在输注血液过程中，血液成分进入肺泡和肺间质引起肺水肿和肺炎等炎症反应，与血液来源无关。因此，使用自体血并不影响输血相关性急性肺损伤的发生率。选项 C，去除白细胞是目前防止 TRALI 最主要的措施之一，因为白细胞常常被认为是 TRALI 的主要致病因素，并通过去除白细胞来减少 TRALI 的发生率。选项 D，储存时间 <14 天的血液可减少输血相关性急性肺损伤的发生。选项 E，血小板也可能含有能诱发 TRALI 的抗体或生物活性物质，因此避免不必要的血小板输注也是降低发生率的重要措施。

24. A　当血小板 $>60\times10^9/L$，凝血因子不低于正常水平的 30% 时，可发挥正常的凝血功能。

25. E　在输血过程中出现头痛、畏寒、发热、结膜充血、脉压降低、呼吸急促和少尿等症状时，首先应考虑的是细菌污染血液反应。这些症状是细菌污染血液引起的可能表现。细菌污染可以发生在血液采集、处理或输注过程中。细菌污染血液反应是一种严重的并发症，需要立即处理。非溶血性发热反应（选项 A）通常表现为体温升高，但不伴有溶血相关的症状和体征。急性溶血反应（选项 B）会导致溶血性贫血，并表现为黄疸、血尿、胸痛等症状。严重过敏反应（选项 C）可能引起过敏性休克，表现为皮肤瘙痒、呼吸困难、心动过速等症状。输血后肝炎（选项 D）是指输血后出现肝炎病毒感染，其症状与肝炎相关，如乏力、黄疸、恶心等。

26. E　当自体回收血液未经滤过时，其中可能存在血凝块、气泡、脂肪颗粒或其他异物。这些物质如果进入循环系统，可以引发肺微血管栓塞，即小血管被堵塞，导致血液供应受阻，从而影响肺功能和氧气交换。肺微血管栓塞是一种严重的并发症，可能导致呼吸困难、胸痛、低氧血症甚至休克等症状。因此，在进行自体回收血液时，必须进行适当的过滤处理，以防止上述危害的发生。

27. A　输血后非溶血性发热反应（FNHTR）是指在输注红细胞等血液制品后出现发热和寒战等全身不适症状，但无明显的溶血现象和肺部损伤等表现。选项 A，FNHTR 最常见的原因是致热源，如细菌内毒素、细胞因子、补体成分等，在血液制品储存、采集或处理过程中可能污染，进入受血者体内而引起全身炎症反应，导致发热等症状。选项 B，血液制品在采集、加工和运输过程中可能受到细菌、真菌等微生物的污染，但此类情况常常伴随其他临床表现，如感染、溶血等，而非单纯的发热反应。选项 C，感染也可能引起发热反应，但与 FNHTR 的区别在于感染通常伴随其他症状和体征，如局部感染、脓肿形成等。选项 D，过敏反应通常伴随皮疹、呼吸急促等症状，而非单纯的发热反应。选项 E，血液凝集通常不会引起发热反应，但可能导致组织缺血等后果。

28. D 全身麻醉患者在手术中可能出现溶血反应，其临床表现包括黄疸、贫血、肝脾肿大以及血红蛋白尿、渗血和低血压等。选项 A，发热是一种非特异性的症状，在麻醉过程中可能由于感染、药物反应等因素引起，但并非溶血反应的重要体征。选项 B，腰背部剧痛、心前区压迫感是肾小球肾炎综合征等肾脏疾病的常见表现，与溶血反应无关。选项 C，面部潮红、荨麻疹等症状可能是由过敏反应引起的，而非溶血反应的特征。选项 D，血红蛋白尿、渗血和低血压是溶血反应时的重要体征，提示红细胞破坏导致血红蛋白释放并进入尿液中，同时也提示了器官血供不足的情况。选项 E，皮肤、黏膜出现出血点和瘀斑是血小板减少性紫癜等疾病的表现，与溶血反应无关。

29. A 红细胞的输入指征：①对于血红蛋白 > 100g/L 的患者，围术期不需要输红细胞。②对于血红蛋白 < 70g/L 的患者，尤其在急性失血时。③术前有症状的难治性贫血患者。④对铁剂、叶酸和维生素 B_{12} 治疗无效者。⑤术前心肺功能不全和代谢率高的患者。⑥血红蛋白在 70 ~ 100g/L 之间，是否输入红细胞取决于患者心肺功能代偿，有无代谢率增高、贫血程度等因素。

30. D 缺氧是指机体组织器官缺乏足够的氧气供应，导致细胞代谢障碍和功能受损的状态。其主要病因包括吸入气中氧的浓度低、肺泡通气量不足、肺泡交换面积下降和血红蛋白携氧能力下降等。选项 D“肺内分流减少”并非缺氧的主要病因，它实际上是一种纠正缺氧的方法之一，即通过减少肺内分流来提高肺部气体的交换效率，从而增加机体氧合。

31. A 低氧是指机体组织器官缺乏足够的氧气供应，导致细胞代谢障碍和功能受损的状态。在缺氧早期阶段，由于机体具有一定的代偿能力，临床症状可能并不明显，但仍会出现一些表现。选项 A“注意力不集中”是低氧时最早可出现的表现之一。由于大脑对氧的依赖性非常高，缺氧会引起大脑功能受损，表现为注意力不集中、反应迟钝、精神状态改变等。选项 B“呼吸加深、加快”通常是在低氧程度进一步加重后出现的现象。当机体感知到氧浓度降低时，可通过增加呼吸频率和深度来提高氧摄取量，以保证组织器官的正常代谢需求。选项 C“心率加速”也是缺氧的常见表现，其机制主要与机体对低氧的代偿反应有关，包括交感神经兴奋、肾素 - 血管紧张素 - 醛固酮系统激活和心输出量增加等。选项 D“昏迷”通常是在缺氧严重、程度较深时出现的症状，属于晚期症状。选项 E“血液中红细胞增加”与缺氧长期作用下机体对低氧的代偿反应有关，而不是缺氧早期阶段的表现。

32. A 测定脑静脉（或颈内静脉）血氧分压有助于判断中枢神经系统的功能障碍程度。正常人脑静脉血氧分压为 34mmHg；当降至 25 ~ 28mmHg 时，出现精神错乱等反应；降至 18 ~ 20mmHg 时出现意识丧失；降至 12mmHg 时将危及生命。

33. D PaO_2 < 50mmHg 时，脑血管扩张、血流量增加；PaO_2 为 35mmHg 时，脑血流增加 70%；PaO_2 为 24mmHg 时，脑血流为正常的 4 ~ 5 倍，达最大代偿限度。

34. D 急性低氧时，PaO_2 < 60mmHg 可刺激主动脉、颈动脉体化学感受器，反射性兴奋呼吸中枢，呼吸加深、加快。

35. D 严重缺氧可抑制呼吸，PaO_2 < 24 ~ 30mmHg 时可出现呼吸慢而不规则，甚至呼吸停止。

36. D SaO_2 每下降 1%，每分通气量可增加 0.16 ~ 0.35L。

37. B 脑组织缺氧损害的主要改变是脑水肿。若突然中断氧供，可因钠泵运转功能障碍发生细胞中毒性脑水肿，组织含水量可增加 2.5%。严重水肿可使颅内压升高，颅内压升高又可使脑血流量下降，加重缺氧，形成恶性循环。PaO_2 下降至 20mmHg，脑细胞不能摄氧，可发生不可逆性脑损害。

38. A 氧疗对通气功能不足或灌流不平衡引起的低氧血症的效果较好。这是因为通气功能不足或灌流不平衡通常会导致肺泡 - 毛细血管单位的气体交换障碍，使肺部氧分压下降，从而导致低氧血症。氧疗可以通过提高肺部氧分压来改善肺部气体交换，从而纠正低氧血症。静脉血掺杂、大量的右向左分流和艾森曼格综合征等疾病引起的低氧血症与肺部气体交换障碍无关，是由于动静脉血混合，或者右心室输出的未经过肺部气体交换的血液进入到体循环中，造成了有效氧输送降低，所以氧疗对这类低氧血症的治疗效果较差，需要采用其他治疗手段。至于肺实变患者是否对氧疗有明显的治疗效果，则需要具体情况具体分析，不能一概而论。

39. B 选项 A，弥散功能障碍指肺泡和毛细血管之间气体交换的阻力增加，导致氧气不能充分通过肺泡壁进入血液。选项 B，过度通气不是导致低氧血症的发生机制之一。选项 C，通气/血流比例失调指肺泡通气与肺血流灌注之间的不匹配，造成某些肺泡通气过多而血流不足，或通气不足而血流充足，从而影响气体交换。选项 D，当身体组织代谢活动增加，如出现剧烈运动、发热等情况，组织对氧气的需求增加，超过了供应能力，导致低氧血症。选项 E，肺内动 - 静脉解剖分流增加指血液在肺内通过未经氧合的静脉血管与已经氧合的动脉血管直接混合，使得血液中的含氧量降低。

40. E 控制性氧疗指严格控制吸入氧浓度。传统观点认为，控制性氧疗适用于慢性阻塞性肺疾病患者。这些患者在出现低氧的同时伴有 CO_2潴留，其呼吸中枢对 CO_2潴留已不敏感，呼吸驱动主要来自低氧对外周化学感受器的刺激。这类患者吸氧后易加重 CO_2潴留，所以氧疗时必须控制吸入氧浓度，采取持续低浓度吸氧。采用控制性氧疗，开始的吸入氧浓度为24%，以后复查 PaO_2 和 $PaCO_2$。若吸氧后 PaO_2 仍低于中度低氧血症水平，$PaCO_2$ 升高不超过10mmHg，可适当提高吸氧浓度，如26%～28%。这类患者吸入氧浓度一般不宜超过35%，保持 $PaCO_2$上升不超过20mmHg。若控制性氧疗不能明显纠正低氧状况，提高吸入氧浓度后，又可导致 CO_2潴留，意识障碍加重，可考虑无创机械通气、气管插管或气管切开行机械通气。

41. C　高浓度吸氧会降低外周化学感受器对低氧的兴奋性。在缺氧伴 CO_2潴留的情况下，患者通常依赖于化学感受器来维持呼吸的稳定性。如果患者接受高浓度吸氧，外周化学感受器对低氧的兴奋性将减弱，导致呼吸中枢对缺氧的反应变弱，使得二氧化碳的排出过快。这可能引起二氧化碳水平骤降，导致呼吸抑制或呼吸暂停，从而恶化患者的病情。因此，缺氧伴 CO_2潴留的患者不能进行高浓度吸氧。

42. D　氧疗的毒副作用重在预防，尤应避免长时间高浓度吸氧而致氧中毒。常压氧疗的毒副作用与氧浓度和吸氧时间成正比，高压氧疗的毒副作用与氧分压和时间成正比。为防止氧中毒必须控制氧浓度、压力和吸氧时间。常压氧疗时，一般认为吸入氧浓度低于40%是安全的；吸入纯氧不应超过8小时。绝对大气压（ATA）<1小时，2.5ATA<1.5小时，2.0ATA<2小时。

43. D　在高气压（超过1个标准大气压）环境下吸入纯氧或混合氧以达到治疗各种疾病的方法，即为高压氧（HBO）治疗，亦称高压氧疗法。

44. C　高压氧治疗的特殊设备称为高压氧舱。舱内所加压力称附加压（additional pressure），1个大气压加上附加压称为绝对大气压（ATA）。临床治疗压力一般以绝对大气压计算，其相互关系为：绝对大气压（ATA）=1个大气压+附加压。

45. D　高压氧舱使用的压力通常为2～2.5ATA，3ATA用于手术治疗或治疗气性坏疽。

46. B　我国高压氧医学会推荐的绝对禁忌证包括：①未经处理的气胸、纵隔气肿。②肺大疱。③活动性内出血及出血性疾病。④结核空洞形成并咯血。

47. B　在高压氧舱内输液时，应选用开放式输液瓶。这是因为在高压氧环境下，密闭容器可能会发生变形或破裂，导致泄漏或喷射，从而对患者和操作人员造成安全风险。开放式输液瓶可以释放压力，并且允许氧气逸出，减少了此类风险。选项A，加压输液装置可能增加容器内的压力，在高压氧环境中使用可能不安全。选项C，在高压氧环境下，密闭容器可能会承受过大的压力而破裂，存在安全隐患。选项D，具体的特殊装置并没有提供具体信息，无法确定其适用性。

48. B　在高压氧环境下，成人视网膜血管的主要改变是收缩（选项B）。高压氧可以引起血管收缩，这可能与血管内皮细胞的收缩和血管平滑肌收缩有关。这种收缩作用可能导致眼底出现血管痉挛和缺氧等。其他选项中，扩张（选项A）和无变化（选项C）不符合高压氧环境对血管的影响，而视网膜周边血管扩张、中央血管收缩（选项D）和周期性扩张和收缩（选项E）也没有被广泛接受或证实。

49. E　压力在2～2.5ATA或常压下吸高浓度（>50%）氧达48小时以上时易发生肺型氧中毒，在已有肺损害的患者中更易引起。肺型氧中毒早期为渗出期，表现为气管刺激感、干咳、胸骨后压迫或灼烧感。肺功能测定显示为急性限制性和实质性损害；肺活量、肺总量、肺顺应性和弥散功能降低；血气分析提示 PaO_2 下降、$PaCO_2$偏低、$A-aDO_2$增大。晚期为增生期，表现为进行性呼吸困难，出现发绀，双肺闻及细湿啰音；胸部摄片可见双肺小片状阴影；血气分析提示 PaO_2 继续下降，$PaCO_2$上升，呼吸性酸中毒合并代谢性酸中毒；患者可因心肺功能衰竭而死亡。

50. E　通过氧疗最难纠正的是肺内分流。肺内分流指的是血液在肺循环中绕过了肺泡，直接与氧供不足的静脉血混合。在这种情况下，即使提供高浓度的氧气，也无法改善低氧血症，因为血液与氧气不能有效地交换。其他选项可以通过氧疗来纠正或改善。肺泡弥散功能障碍可以通过提供高浓度氧气来增加氧气在肺泡和血液之间的扩散。通气/血流比值失衡可以通过调整通气和血流分布的比例来纠正。肺泡通气量不足可以通过增加通气量来改善。氧耗增加可以通过提供足够的氧气来满足机体的氧需求并进行纠正。

51. A　顺应性环是用来表示肺的顺应性或弹性特性的图形。横坐标表示呼吸道压力，即在呼吸过程中施加在肺部的压力。纵坐标表示肺容量变化，即肺部在不同压力条件下的容积变化。

52. D　阻力环是用于显示呼吸系统阻力特征的图形。它的横坐标表示肺容量的变化，通常以百分比或升为单位。纵坐标表示呼吸气流速，一般以升/秒或升/分为单位。

53. C　控制通气是一种完全接管患者呼吸的通气模式，它的特点是完全无视患者的自主呼吸，吸气切换和呼气切换均由机器控制，故选项A、B错误；辅助通气的吸气切换与呼气切换由患者的自主呼吸行为触发，只有当患者自主进行吸气时，机器才会辅助送气，而不是由呼吸机、通气机控制，故选项D、E错误。

54. A 机械控制通气（CMV）是临床出现最早，也是最基本的机械通气模式，适用于那些无法自主呼吸或需要完全机械辅助通气的患者。在CMV模式下，呼吸机会按照预设的参数和时间来控制患者的呼吸。选项B、C、D、E描述的是其他机械通气模式或治疗方法的适用情况，并不符合CMV模式的特点。

55. D 容量控制机械通气（V-CMV）模式曾经被认为是最能减少呼吸做功的模式，但在临床应用时，如果呼吸机吸气流速过低，则难以在预设的吸气时间内（时间切换模式）将预设的潮气量送入；同时，为了使机械通气更接近人体自主呼吸时的吸气模式，一般建议患者使用较高流速，气体流速设置在40~60L/min，适当的吸气末停顿（EIP）比例也有利于气体在肺内的分布。容量控制机械通气的优点是不论患者的肺顺应性、气道阻力和是否有自主呼吸，都能保证设定的通气量。但其缺点主要是在保证通气量的同时，可能导致气道峰压和肺泡内压升高，尤其是对于存在自主呼吸和呼吸对抗的患者。V-CMV的其他缺点与流速或触发灵敏度的设置不当相关。当流速不能满足患者的需求，或触发灵敏度设置过高可能导致吸气触发困难，出现人机对抗，使患者觉得不适，影响通气效率，增加呼吸做功和压力伤的风险。

56. D 选项A，PSV允许患者以自身呼吸努力的压力启动呼吸机的支持。选项B，在PSV模式下，当患者开始呼吸时，呼吸机会迅速切换到支持性的流速来满足患者的需求。选项C，PSV设定了一个最高压力限制，以避免对患者施加过大的压力。选项E，PSV可以与其他通气模式，如同步间歇强制通气（SIMV）和持续气道正压通气（CPAP）结合使用，在撤离呼吸机时提供适当的支持。而选项D不是压力支持通气（PSV）的特点。

57. C 双水平气道正压通气（Bi-PAP）是一种非侵入性通气支持方法，它提供了两个不同的压力水平，一个用于吸气时，另一个用于呼气时。选项A，相比于其他形式的通气支持，使用Bi-PAP时，气道受到较少的损伤。选项B，Bi-PAP允许患者保持自主呼吸，不会完全抑制患者的自主呼吸。选项D，Bi-PAP能够根据患者的吸气和呼气努力进行灵敏调整，以提供与患者的需求相匹配的支持。选项E，在使用Bi-PAP时，如果需要中断通气，通常需要将其转换为其他适当的通气模式或提供其他支持来维持患者的呼吸。选项C不是双水平气道正压通气（Bi-PAP）的优点，双水平气道正压通气的特点是不需要较多的镇静药和肌松药来抑制自主呼吸。

58. C 同步间歇指令通气（SIMV）是一种呼吸机模式，用于患者在自主呼吸的基础上提供辅助通气支持。SIMV模式下，呼吸机会在预设的时间间隔内提供一定数量的机械通气，而患者可以在此期间自主呼吸。选项A，SIMV能增加患者的舒适度，因为它允许患者主导自己的呼吸，与机械通气进行协调。选项B，SIMV能降低平均气道压，因为患者有自主呼吸的机会，不需要完全依赖机械通气。选项C，SIMV并不需要更多的镇静药物剂量，相比于其他模式，SIMV允许患者保持一定程度的自主呼吸，因此可能需要更少的镇静药物。选项D，由于患者在使用SIMV模式时能够调动更多的呼吸肌群，因此基本能够避免呼吸肌萎缩。选项E，SIMV主要用于撤机或患者自主呼吸较强、较快时，以帮助患者逐渐恢复到完全自主呼吸的状态。

59. D 插管正压通气（IPPV）是一种通过人工插管将气体送入患者肺部的通气方式。IPPV通常用于无法维持自主呼吸功能或需要机械通气支持的患者。因此，IPPV通常不适用于自主呼吸存在的个体。

60. E PEEP和持续气道正压通气（CPAP）的适应证：①ARDS：PEEP可防止肺泡萎陷，增加气体分布和交换，减少肺内分流从而提高PaO_2。②新生儿透明膜病，连续气道正压治疗可缩短病程和减少病死率。③术后呼吸支持：患者麻醉及术后仰卧时，功能残气量减少，肺内分流增加，可产生低氧血症，PEEP有一定治疗作用。④治疗左心衰竭和肺水肿，PEEP使胸内压升高，左心室后负荷降低，可改善左心室功能。⑤横膈麻痹：膈神经麻痹为心胸手术的并发症，横膈反常运动，通气量减少，可引起低氧血症和增加呼吸功。PEEP或CPAP能增加肺容量和防止反常呼吸。⑥阻塞性呼吸睡眠暂停综合征，通过鼻腔，用CPAP（0.294~0.981kPa）可以防止气道萎陷。⑦预防性应用PEEP/CPAP：可以防止肺泡表面活性物质灭活及肺泡萎陷，但能否降低ARDS的发生率尚有争论。

61. D 呼气末正压通气（PEEP）一般不用于右心衰患者。通过在呼气末期对气道施加正压，增加肺泡内压力，以改善氧合和通气效果。然而，在右心衰患者中，使用PEEP可能会增加胸腔内压力，导致心脏负荷增加并进一步损害心功能。

62. E 在急性呼吸功能衰竭中，目前支持证据较多的无创正压通气（NPPV）的适应证为：COPD急性加重、急性心源性肺水肿、免疫抑制患者、帮助COPD患者撤机等；也有研究认为NPPV还可以用于哮喘、囊性纤维化、术后呼吸衰竭、避免拔管失败、拒绝插管等情况：NPPV在上呼吸道堵塞、ARDS、外伤、阻塞性睡眠呼吸暂停综合征、肥胖性低通气等的治疗中还存在较大争议。在慢性呼吸功能衰竭中，NPPV可以用于：胸廓限制性疾病、神经肌肉疾病、夜间低通气综合征等。NPPV主要应用于较轻的呼吸衰竭的治疗，在有禁忌证的患者中不宜使用。NPPV的禁忌证可分为绝对禁忌证和相对禁忌证。绝对禁忌证为：①心搏、呼吸停止；②自主呼吸微弱、昏迷；

③误吸可能性高；④合并其他器官功能衰竭（血流动力学不稳定、消化道大出血/穿孔、严重脑部疾病等）；⑤面部创伤/术后/畸形；⑥不合作。

63. C 呼吸机湿化器的温度通常设定为 32～36℃。该温度范围被认为是最适合人类呼吸道的湿化条件，能够帮助防止呼吸道黏膜过度干燥或过度湿润。选择这个范围可以提供舒适的湿化环境，有助于保护呼吸道健康。

64. C 高频振荡（HFO）通气的适应证：①在麻醉和手术中应用，如喉镜检查及激光手术、支气管镜检查、气管和支气管重建手术、降主动脉瘤手术、声带手术、颞浅动脉与中脑动脉显微外科吻合术及体外碎石术等；②重危患者的治疗：伴有休克的急性呼吸衰竭、急性心室功能不全、支气管胸膜瘘及气管切开或长期气管内插管的继发性损害等。高频振荡（HFO）通气的禁忌证：①严重的慢性阻塞性肺部疾病；②哮喘状态。

65. A 长期机械通气的并发症不包括脱水。脱水是指体内水分丢失过多或摄入不足，与机械通气没有直接关系。其他选项中，通气过度可能导致肺泡过度膨胀和气压伤，呼吸道感染是常见的机械通气的并发症之一，而通气不足则可能导致二氧化碳潴留和低氧血症等问题。

66. E 痰栓或异物阻塞管道、导管扭曲、气囊疝出而嵌顿导管远端开口以及管道塌陷可以导致人工气道梗阻。然而，气道损伤不是导致人工气道梗阻的原因之一。

67. A 机械通气对心血管系统的影响是复杂的，但常见的影响之一是右心前负荷的降低。机械通气通过增加胸腔内压力，降低了静脉回流和心脏充盈，从而减轻了右心室的负担。这导致右心前负荷降低，有助于改善右心功能。其他选项中的左心前负荷增加、左心后负荷增加和心排血量增加不符合机械通气对心血管的影响。

68. B 非同步电复律指的是在心电图上无法分辨 R 波的情况下，可以进行电除颤，而不需要等待特定的时间。心肌易损期指的是心脏复极化过程中的一个特定时间段，此时心肌细胞对外界刺激特别敏感，容易诱发心律失常。实际上，心肌易损期发生在 QRS 波群的结束到 T 波顶峰之间，而不是 T 波顶峰后 20～30 毫秒附近。同步电复律是在心电图上能够分辨 R 波的情况下，根据心脏的特定相位进行电除颤，以避免触发心肌易损期而导致更严重的心律失常。同步电复律需要根据 R 波的特定位置和时间来发放电击脉冲，通常在 R 波降支或 R 波起始后的 30 毫秒左右进行。电复律的效果取决于所使用复律脉冲的能量大小以及患者心脏的窦房结功能等因素。

69. C 电复律仪器（或简称除颤器）是一种能够通过电击心脏来恢复正常心律的装置。它不仅仅是一种能量放电装置，也是专门被设计用于心脏复律和除颤的设备。

70. A 同步电复律常用于快速型心律失常的矫正，包括心房颤动、心房扑动、室性心动过速、室上性心动过速及其他难治性异位心动过速。

71. B 心房扑动时常选择 50～100J（单相波或双相波）的低能量同步电复律。

72. B 室上性心动过速时常选择 50～100J 的同步电复律。

73. E 植入式心脏复律术主要适用于室速和室颤。室速是一种心脏节律紊乱，心室壁快速而不规则地收缩，导致心脏无法有效泵血。室颤是一种更为危险的心脏节律紊乱，心室肌纤维快速而不协调地收缩，导致心脏停止有效泵血。植入式心脏复律术通过植入电极和心脏起搏器来监测和纠正心脏的不正常节律，并恢复正常的心脏功能。

74. D 在植入式心脏电复律过程中，关闭期间通常需要进行心电图监测。心电图监测可以提供对心脏节律和电活动的实时监测，以确保手术过程的安全性和有效性。因此，在关闭期间进行心电图监测是必要的。

75. B 电复律（电击除颤）是一种治疗心律失常的方法，题目中提到的选项 A、C、D 和 E 中的药物并不是用于预防电复律所致的心律失常的药物。利多卡因是一种局部麻醉药，也被用作抗心律失常药物。它可用于治疗心室心动过速和室性心律失常，在某些情况下也可用于管理电复律后可能出现的心律失常。

76. A 在心脏舒张期，主动脉关闭时，球囊迅速充气，从而增加冠脉血流和肾脏血流，推动血液上升。在心脏收缩前球囊迅速放气，降低后负荷，减少心肌氧耗。

77. A IABP 置入的首选途径是股动脉。这是因为通过股动脉进入体内较为安全和可靠，同时也便于球囊导管的操作和控制。在实际操作中，经过皮肤切口将导管插入股动脉，然后经血管逐渐推进到升主动脉位置，使球囊置于升主动脉内进行反搏治疗。其他途径如升主动脉、锁骨下动脉、颈动脉或髂动脉等在特殊情况下可能会被选择使用，但一般情况下，股动脉仍然是最常用的置入途径。

78. D 有下列指征可以考虑停止反搏：①心脏指数 >2.5L/(m^2·min)。②平均动脉压 >80mmHg。③尿量 >1ml/(kg·h)。④多巴胺用量 <5μg/(kg·min)，药量减小之后血流动力学指标无明显波动。⑤末梢循环好，意识清醒。⑥撤除呼吸支持之后血气指标正常。⑦降低反搏频率后能够维持上述指征，病情无恶化。停止反搏后应尽早拔除反搏导管，以免血栓形成及感染。

79. C 心功能和血压正常者首选刺激迷走神经法，初次失败后可考虑药物复律，对于合并心绞痛、低血压、心力衰竭者应立即直流电复律，急性发作并给予以上方法无效者亦应施行电复律，应用洋地黄者不应接受电复律。

80. D 室颤是一种严重的心律失常，会导致心脏停搏。非同步电除颤通过传递高能电击来终止室颤，并使心脏恢复正常的心律。因此，对于急性心肌梗死发生室颤者，最重要的抢救措施是非同步电除颤。其他选项中，静注利多卡因可以用于某些心律失常的治疗，但在室颤时不是最重要的抢救措施；同步直流电复律主要用于治疗某些心房扑动或颤动的情况；高流量吸氧可以提供额外的氧气支持，但并不能解决室颤本身的问题；静注阿司匹林通常用于急性冠脉综合征等情况，但不是室颤抢救的首要步骤。

81. A 体外循环又称心肺转流，是通过人工心肺机将体内静脉血引至体外进行氧合，然后再回输入体内，如此血液可不经过心脏和肺而进行周身循环。心脏内因无血液流动，为外科医师提供了切开心脏进行直视手术的条件。

82. B 在体外循环过程中，灌注流量的决定因素是每分钟氧耗量。灌注流量指的是通过体外循环系统向组织提供的血液流量。每分钟氧耗量是身体组织在1分钟内消耗的氧气量，它反映了组织的代谢活动水平。其他选项，如平均动脉压、中心静脉压、温度和年龄都可以在体外循环过程中进行监测和调节，但它们并不是灌注流量的决定因素。

83. A 体外循环必须经历3个阶段，即前并行、体外循环中、后并行。前并行通常指从体外循环转流开始至升主动脉阻断前的这一阶段，此阶段的主要目的是将患者的体循环和肺循环顺利过渡到完全靠人工心肺支持患者生命，并进行适当的血流降温，为心脏停搏做好准备。

84. B 在体外循环后进行并行循环是指在停机后，通过重新启动心脏来恢复正常的心脏功能。选项B中的“心脏复跳到停机”描述了这个过程。一旦体外循环停止，心脏会被重新启动，开始泵送血液，从而恢复窦性心律及其正常的收缩和舒张功能。这种并行循环的目的是逐渐减少对体外循环的依赖，并使心脏能够自主地维持有效的循环。

85. E 正常体外循环前应确认肝素的抗凝，通过中心静脉给予肝素3mg/kg或400U/kg，检测ACT > 480秒，方可进行体外循环。

86. D 并行循环期间，只有一部分体循环回心血液引流入CPB管路，其余部分进入右心房。理论上，右心房的血液进入右心室，之后进入肺血管床，在此进行气体交换，再回到左心系统继而射入主动脉体循环。所以，此时心脏必须跳动且能保持有效射血。如果心脏不能有效射血，心脏会胀满，会导致体循环血液不足。同时肺需要通气，否则进入右心房的体循环静脉血没有进行气体交换又直接进入体循环，可能发生低氧血症或高二氧化碳血症。更重要的是只有血流没有通气时，血液滞留于肺血管床，血细胞激活后释放的炎性介质会加重肺泡的炎性渗出，甚至肺水肿。相对于完全心肺转流，二级单房管引流时，并行循环可以通过用静脉阻断钳控制静脉引流来完成，而上下腔插管时可通过逐个开放静脉控制引流。当采用股静脉插管时，控制引流的方法同样通过管道钳来实施。

87. D 体外循环复温时，变温箱中水温不应高过血温10～12℃，温差过大可产生微气栓。

88. B 在体外循环过程中，静脉血氧饱和度应该保持在65%～70%的范围内。这是因为体外循环通过机械装置替代了心脏和肺部的功能，将未氧合的静脉血引流至体外循环回路，并通过人工气体交换器使其进行氧合。保持静脉血氧饱和度在65%～70%的范围内，能够提供足够的氧供给组织，同时避免高氧浓度对组织产生有害影响。

89. C 冠脉搭桥术体外循环中平均动脉压应维持在60～80mmHg。

90. D 部分患者在体外循环中期可出现血压较高的情况，主要和麻醉偏浅有关。体外循环中如果成人灌注压高于80mmHg，小儿高于60mmHg应予以积极纠正。首先加深麻醉，效果不明显时应用血管扩张剂。

91. C 膜式氧合器使用时，$PaCO_2$高而PaO_2正常，表明二氧化碳清除不足，但氧气供应充分。因此，处理方法应该集中在增加气流量以提高二氧化碳的清除效率，并同时维持适当的氧浓度。选项C（增加气流量，维持氧浓度）是正确的选择，因为通过增加气流量，可以增加血液与膜之间的接触面积和时间，从而提高二氧化碳的清除效果，而保持氧浓度不变可以确保患者得到足够的氧气供应。

92. C 在体外循环预充液的常见成分中，5%葡萄糖、0.45%氯化钠溶液、血浆代用品或血液和乳酸盐林格平衡液是常见的选择。50%葡萄糖不是体外循环预充液的常见成分。

93. B 在体外循环过程中，表面张力改变的影响或压力的突然变化，泵转动的机械挤压作用及过高的渗透压，补体激活等均可导致明显的溶血。

94. E 在体外循环中，理想的氧分压为100～200mmHg，通过气体混合器的氧浓度端进行调节。在体外循环中，理想的二氧化碳分压为35～45mmHg，通过气体混合器的气流量端进行调节。

95. C 灌注流量可按体重或体表面积计算，一般维持50～80ml/(kg·min)或1.8～2.4L/(min·m^2)，低温可降低代谢，随温度降低可减小流量，从而减少手术视野的回血，也可减少血成分的机械性破坏。平均动脉压即灌注压一般维持在50～80mmHg。

96. B　急性呼吸衰竭的发病机制可以涉及多个因素，包括突发因素直接或间接抑制呼吸中枢（选项A正确）、脊髓病变及神经肌肉接头阻滞可引起通气不足（选项C正确）、胸廓病变可影响有效的气体交换（选项D正确）、电击、化学中毒也可以抑制呼吸中枢（选项E正确）。在急性呼吸衰竭中，除了缺氧，还往往伴随二氧化碳潴留，因为呼吸功能受损导致无法有效排出体内产生的二氧化碳。

97. E　对于急性呼吸衰竭患者，呼吸性酸中毒多为通气功能障碍所致二氧化碳潴留，引起动脉血二氧化碳分压急剧增高，故在纠正酸中毒时，应当通过机械通气等方式增加肺通气量，排出二氧化碳，降低动脉血二氧化碳分压。

98. D　呼吸衰竭最主要的临床表现是呼吸困难与发绀。

99. C　肺泡气体与肺毛细血管接触的时间即红细胞流经肺、毛细血管的时间，正常情况下每0.7秒完成一次气体交换，血流缓慢或血流过速均可影响气体交换而导致缺氧。

100. A　机体的基础代谢率是指维持生命所需的最低能量消耗，机体的基础代谢率不影响肺部的气体交换。选项B，通气/血流比值决定了肺泡中气体与毛细血管中血液的接触时间和面积，从而影响氧气和二氧化碳的交换。选项C，气体的扩散系数是指气体在单位时间内穿过单位厚度的组织的能力。它取决于气体的溶解度、分子量和膜的厚度等因素。选项D，呼吸膜的有效面积决定了气体交换的表面积，越大则气体交换效率越高。选项E，气体分压差是驱动气体交换的重要因素。氧气分压差决定了氧气向血液中的扩散，二氧化碳分压差决定了二氧化碳从血液到肺泡的扩散。

101. C　在呼吸衰竭的治疗中，最重要的原则是保持气道通畅。

102. D　急性呼吸窘迫综合征（ARDS）是一种严重的肺部疾病，其特征之一是肺内分流的增加，而不是减少。肺内分流指的是血液通过肺部而没有参与气体交换的情况，这会导致缺氧和二氧化碳潴留。

103. B　发生急性呼吸窘迫综合征（ARDS）时，由于肺泡Ⅱ型细胞的损害，肺泡表面活性物质减少，可出现的病理改变是肺不张，肺泡萎陷。

104. B　轻度CO_2潴留时，由于儿茶酚胺分泌增加，导致心率增快，血压升高。但重度CO_2潴留时，由于中枢神经系统受到抑制和酸中毒的影响，心肌收缩力反而下降，心输出量减少，血压下降，心律失常。

105. E　CO_2潴留可使脑血管扩张，脑血流增加，$PaCO_2$升高10mmHg，脑血流增加50%，$PaCO_2$达80mmHg时，脑血流量增加1倍。

106. D　选项A，缺氧会引起脑血管扩张，旨在增加血流量以满足脑部氧需求。选项B，缺氧和二氧化碳潴留会导致脑细胞内外液体平衡紊乱，引起脑间质水肿。选项C，缺氧和二氧化碳潴留会对神经系统产生不利影响，可能导致精神状态改变、认知障碍等症状。选项D，缺氧和二氧化碳潴留可导致脑组织酸中毒。选项E，长期存在缺氧和二氧化碳潴留可出现肺性脑病，表现为认知障碍、神经肌肉功能异常等。

107. C　CO_2潴留可使脑血管扩张，脑血流增加，$PaCO_2$升高10mmHg，脑血流增加50%，$PaCO_2$达80mmHg时，脑血流量增加1倍。脑血流量增加严重时可造成间质性脑水肿，颅内压升高。CO_2潴留，H^+进入脑细胞，使pH值下降，导致细胞内酸中毒。当脑脊液pH值降至6.8时，脑电活动几乎完全停止。CO_2潴留早期，直接抑制皮质，使兴奋性降低。随着CO_2潴留的增加，皮质下刺激增强，间接引起皮质兴奋。当CO_2浓度继续增高时，皮质及皮质下均受到抑制，即"CO_2麻醉"。表现为头痛、兴奋、烦躁不安，扑翼样震颤也是CO_2潴留的一项体征，可进一步发展为神志恍惚、嗜睡、昏迷。

108. B　CO_2为强有力的呼吸兴奋剂，对延髓的呼吸中枢及颈动脉体感受器均有兴奋作用，但主要对中枢化学感受器起作用。$PaCO_2$每升高1mmHg，分钟通气量相应增加2L，但若$PaCO_2$过高，尤其长时间持续$PaCO_2$升高时，其刺激呼吸的作用逐渐减弱。

109. A　引起Ⅰ型呼吸衰竭最常见的疾病是急性呼吸窘迫综合征（ARDS）。ARDS是一种严重的肺部疾病，其特点是肺泡内渗出物增多，导致肺功能受损，引起进行性呼吸衰竭。ARDS可由多种原因引起，如感染、创伤、烧伤、胃内容物吸入等，但最常见的原因是肺部感染和脓毒症。其他选项如慢性阻塞性肺疾病（COPD）、慢性支气管炎、肺气肿、气管异物均不是引起Ⅰ型呼吸衰竭最常见的疾病。

110. B　Ⅱ型呼吸衰竭是指低氧血症伴有高碳酸血症，通常出现在慢性阻塞性肺疾病（COPD）等疾病中。在治疗Ⅱ型呼吸衰竭时，正确的氧疗方法是持续低浓度吸氧（选项B）。高浓度吸氧（选项A）可能抑制呼吸中枢，导致抑制呼吸驱动力和进一步加重二氧化碳潴留。尽快提高血氧分压（选项C）不是主要的治疗方法，而是必要时应考虑的方法。尽早气管切开（选项D）是一种治疗严重Ⅱ型呼吸衰竭的选择，但不是首选方法。不需要吸氧，鼓励患者过度通气，排出CO_2（选项E）是错误的选项，因为氧疗对于纠正低氧血症至关重要。

111. A　Ⅱ型呼吸衰竭，又名高碳酸性呼吸衰竭。呼吸衰竭是由各种原因引起的肺通气和（或）换气功能严重障碍，以致不能进行有效的气体交换，导致缺氧伴

（或不伴）二氧化碳潴留，从而引起一系列生理功能和代谢紊乱的临床综合征。血气分析特点是 $PaO_2 < 60mmhg$，同时伴有 $PaCO_2 > 50mmHg$。系肺泡通气不足所致。单纯通气不足，低氧血症和高碳酸血症的程度是平行的，若伴有换气功能障碍，则低氧血症更为严重，如COPD。

112. D 重度慢性Ⅱ型呼吸衰竭患者的通气冲动主要来自于颈动脉体化学感受器。这些感受器位于颈动脉分支处，可以感知动脉血液中氧气和二氧化碳的浓度变化以及pH值的改变。当二氧化碳浓度升高或氧气浓度降低时，颈动脉体化学感受器会向呼吸中枢发送信号，刺激机体增加通气量，以调节血气平衡。

113. A 对于急重症且无Ⅱ型呼吸衰竭风险的患者，氧疗目标 SpO_2 值为94%～98%。

114. C 呼吸衰竭和严重缺氧可以导致一系列的生理变化，呼吸衰竭严重缺氧，常导致细胞外高钾，细胞内氢离子增多。呼吸衰竭和严重缺氧会导致氢离子进入细胞，引起细胞内酸中毒。组织内二氧化碳分压会增高，因为无法有效地通过呼吸将二氧化碳排出体外。无氧代谢加强，导致乳酸等酸性代谢产物增多。

115. C ARDS的最新定义已经将PEEP/CPAP≥$5cmH_2O$ 时，$200mmHg < PaO_2/FiO_2 \leq 300mmHg$ 作为ARDS合并轻度低氧血症的诊断标准。

116. E 慢性缺氧时，低氧刺激外周化学感受器，反射性兴奋呼吸中枢，吸入纯氧此反射减弱，因此，慢性缺氧的患者不宜过快提高氧分压。

117. E

118. C 心力衰竭是一种心脏无法有效泵血以满足身体需求的疾病。其基本病因通常与心肌的结构或功能异常有关。原发性心肌舒缩功能障碍指的是心肌本身的收缩和舒张功能存在问题，导致心脏泵血能力下降，最终发展为心力衰竭。人口老龄化可能增加心力衰竭的发生率，但它不是心力衰竭的基本病因。急性心肌梗死急性期死亡率降低可以减少心肌梗死患者直接死于急性期的情况，但它不是心力衰竭的基本病因。随年龄增加心肌细胞数减少在老年人中可能出现，但它也不是心力衰竭的基本病因。

119. A 前向性心力衰竭指心脏无法将足够的血液推送到全身，导致组织器官灌注不足。在前向性心力衰竭中，右心房和静脉系统的压力通常会增加而不是降低。因为心脏输出减少，静脉回流受阻，导致回心血量增加，从而增加右心房和静脉系统的压力。

120. D 继发于左心衰而演变为全心衰时，当右心衰出现以后，右心排血量减少，因此夜间阵发性呼吸困难等肺淤血表现反较单纯性左心衰竭时减轻。

121. C 在充血性心力衰竭时，心室舒张末压增高是一种常见的血流动力学异常表现。这是因为心脏泵功能减退导致心室无法将足够的血液排出体外，在收缩后心室内残留更多的血液，从而导致舒张末压增高。然而，由于心脏泵功能减退，心排血量会下降。

122. E 前负荷是指心肌收缩之前所遇到的阻力或负荷。当前负荷不足时，心室无法充分扩张充盈，导致每搏输出量降低，进而引起心力衰竭。二尖瓣狭窄是一种心脏瓣膜疾病，其特点是二尖瓣开口狭窄，影响了左心室的充盈过程。由于狭窄的二尖瓣阻碍了左心室的充盈，心室无法充分扩张，导致前负荷不足，最终可能导致心力衰竭的发生。

123. C 二尖瓣关闭不全手术后，如果出现肺动脉高压，可能导致右心衰竭。这是因为在二尖瓣关闭不全的情况下，左心室血液回流到左房，肺循环增加，长期增加的血液量会导致肺动脉高压。高压会逐渐损害右心室功能，导致右心衰竭的发生。处理这种情况相对困难，需要综合使用药物治疗、调整体位、控制液体负荷等措施来改善患者的症状。

124. B 在肺动脉高压的情况下，肺动脉的血压升高，使得右心室需要克服更大的阻力来将血液推入肺动脉。这会导致右心室收缩时所需的压力增加，从而引起右心室的负荷过重。长期以来，这可能导致右心室肥厚和功能受损，甚至发展成为右心衰竭。选项A，肺动脉瓣关闭不全虽然会导致一定程度的血液逆流到右心室，但通常对右心室压力负荷的影响较小。选项C，贫血会降低血液的氧供应，可能导致心脏加速收缩以弥补氧供应不足，但不会直接引起右心室压力负荷过重。选项D，三尖瓣关闭不全类似于肺动脉瓣关闭不全，会导致一定程度的血液逆流到右心房，但通常对右心室压力负荷的影响较小。选项E，增加静脉回流量可能会导致心脏负荷的增加，但通常对右心室压力负荷的影响较小。

125. E 洋地黄的作用机制是：通过对心肌细胞膜钠－钾－ATP酶的抑制作用，使细胞内钠离子水平升高，转而促进 Na^+-Ca^{2+} 交换，提高细胞内 Ca^{2+} 水平。具有正性肌力作用。洋地黄类制剂还可降低SNS和RAS的活性，恢复压力感受器对来自中枢的交感神经冲动的抑制作用，有利于对心衰的治疗。洋地黄主要具有正性肌力作用，即增强心肌的收缩力，但并不具有正性松弛作用。

126. C 对由于左心衰竭突发急性肺水肿引起的哮喘状态，即心源性哮喘，吗啡具有以下作用：扩张外周血管，减低呼吸中枢对二氧化碳的敏感性，使急促浅表的呼吸得以缓解；产生镇静作用，清楚患者的焦虑、恐惧情绪，减轻心脏负荷。

127. B 在心功能不全患者中，血管扩张剂的应用可以帮助降低心脏后负荷，改善心脏功能。然而，在二尖瓣狭窄患者中使用血管扩张剂可能加重二尖瓣狭窄，因为血管扩张剂会增加左心室收缩期负荷，导致二尖瓣口狭窄程度增加。

128. A　血管扩张剂治疗心力衰竭的主要作用机制是降低心脏前后负荷。血管扩张剂通过扩张血管，减轻心脏负荷，从而改善心力衰竭患者的症状和心功能。它们可以扩张静脉血管，减少回心血量，降低心腔内舒张压，从而减轻心肌的舒张负荷；同时也可以扩张动脉血管，降低外周阻力，减少心脏后负荷。

129. A　在心力衰竭患者进行全身麻醉时，选择合适的麻醉药是非常重要的。因为心力衰竭患者存在心脏功能减退和血流动力学稳定的问题，所以需要特殊考虑。选用麻醉药时，应尽量选择对心血管功能抑制较轻的药物，避免进一步损害心脏功能。异氟烷和地氟烷可以降低体外阻力（SVR），这是其独特优点。但同时，由于其对心肌收缩力有明显抑制作用，可能加重心脏功能衰退，所以不能在心力衰竭患者的麻醉中使用。因此，选项 A 的逻辑关系是不合理的。

130. B　在充血性心力衰竭患者行外周表浅手术时选用神经阻滞麻醉，术中辅以适当镇静，可以提高麻醉效果，可以减轻药物对肝肾功能的影响，有利于保持循环稳定，减少麻醉用药，降低费用，但不包括增加患者心脏负担和危险性。选择神经阻滞麻醉可以减少全身麻醉对心脏功能的影响，并且能够更好地维持患者的循环稳定。

131. C　在休克时，交感 - 肾上腺髓质系统通常会经历先兴奋后抑制的过程。初期阶段，由于机体对缺血和低血压的应激反应，交感神经系统会被激活，导致肾上腺髓质释放儿茶酚胺类物质（如肾上腺素）。这些物质有助于提高心率、血压和血糖，以维持机体的基本生命功能。然而，随着休克的进展，机体处于持续的低灌注状态，交感 - 肾上腺髓质系统逐渐出现抑制，可能是为了节省能量和保护重要器官。因此，休克时交感 - 肾上腺髓质系统的状态为初始阶段处于强烈兴奋状态，随后逐渐转变为抑制状态。

132. D　休克的本质是组织灌注不足，导致器官血液供应不足而引起的严重循环障碍，血压下降只是休克的一个常见表现。选项 A，休克抑制期微循环的病理改变包括毛细血管容积增大。在休克阶段，由于组织氧供不足，机体会通过扩张毛细血管来提高组织灌注。这种扩张导致毛细血管内的容积增加，从而增加了微循环的血流量和血管通透性。这些病理改变有助于保持器官灌注，但也可能导致组织水肿和血浆渗漏。选项 B，在休克代偿期，机体通过神经和激素调节尽量保持心脏和脑部的血流供应，因此冠状动脉（心脏供血的主要动脉）并不明显收缩。选项 C，在休克时，由于全身循环血量减少，肾脏的血流量也会减少，导致肾小球滤过率下降。选项 E，休克时，由于出血、循环血量分布异常或心泵功能不全等原因，机体有效循环血量会急剧下降。

133. E　休克代偿期的临床表现为血压正常或稍高，反映小动脉收缩情况的舒张压升高，故脉压缩小，以及心跳加快、四肢冷、出冷汗。尿量正常或减少。尿比重升高，尿 pH 值下降，尿钾改变不明显，尿钠不高。

134. E　尿量减少可以反映肾血流量极度减少，因此尿量是反映脏器血液灌注的有效指标。

135. A　发生低血容量性休克时，患者 BP 下降，反射性出现 HR 上升，同时 CO 会出现下降，前负荷 CVP 下降，同时外周血管会收缩导致 SVR 上升。

136. D　休克患者的神志意识变化可以反映脑部血液灌流情况。休克是指由于循环系统功能障碍而导致组织器官无法得到足够氧供应的一种严重情况。在休克状态下，由于心排血量不足或血管阻力改变等原因，可以导致脑部血液灌流减少，进而影响脑细胞的氧供应，导致神志意识的改变。

137. D　动脉血乳酸盐测定对估计患者预后最有临床意义。在休克时，组织灌注不足会导致乳酸产生增加。动脉血乳酸盐测定可用于评估组织灌注状态和代谢紊乱程度，进而反映患者的预后。较高的血乳酸水平与更差的预后相关，因为高乳酸水平提示存在组织低灌注、缺氧和细胞损伤。因此，动脉血乳酸盐测定是休克患者预后评估中最有临床意义的监测指标之一。其他选项也可以提供有用的信息，但动脉血乳酸盐测定是最直接反映组织灌注状况和预后的指标之一。

138. C　选项 A，交感神经兴奋导致小动脉收缩，这有助于增加外周血管的阻力，维持血压。选项 B，交感神经兴奋也可引起小静脉收缩，减少静脉回流，从而增加心脏前负荷。选项 C，虽然交感神经兴奋可以引起血管紧张，但在休克时，由于血管调节机制的紊乱，毛细血管可能扩张，以保证组织器官能够得到足够的氧供应。选项 D，交感神经兴奋导致心脏收缩性增强和心率加快。心率的增加有助于提高心输出量，并对抗低血压状态。选项 E，交感神经兴奋可增加心肌的收缩力，这有助于提高心输出量。

139. C　糖皮质激素治疗休克的主要机制是阻断儿茶酚胺的有害作用。休克是一种严重的循环系统功能障碍，常伴随血压下降和组织灌注不足。儿茶酚胺是一类神经递质，包括肾上腺素、去甲肾上腺素等，它们具有收缩血管和提高心脏收缩力的作用。在休克时，大量释放的儿茶酚胺会导致血管收缩，使血压进一步下降，同时增加心脏负荷。糖皮质激素具有抗炎和免疫调节作用，可以通过抑制儿茶酚胺的合成和释放，从而减少其有害作用，改善休克的循环状态。

140. B　SpO_2 是反应机体氧合的指标，不能反映容量。

141. D 长期大量使用升压药治疗休克可能会导致微循环障碍加重。这是因为长期、过量使用升压药物可能会对血管产生不良影响，如血管收缩过度或痉挛，从而导致微循环的血流减少，甚至阻塞。这可能进一步损害组织和器官的灌注，造成微循环障碍。选项A（增加机体对升压药的耐受性）在短期内可能发生，但长期使用时并非主要的弊病。选项B（血管平滑肌对升压药失去反应）可能是长期使用升压药的一个潜在问题，但不是最直接的弊病。选项C（使机体的交感神经系统耗竭）可能与长期使用升压药有关，但也不是最直接的弊病。选项E，长期大量使用升压药治疗休克并不会使机体丧失对应激反应的能力。升压药通常用于增加心脏收缩力和提高血压以纠正低血压或休克状态。这些药物通过刺激交感神经系统来增加心脏的收缩力和促进血管收缩，从而提高血压。

142. D 在休克时应用血管活性药物的主要目的是提高组织的血液灌流量。休克是一种严重的循环衰竭状态，血压下降、组织灌注不足，导致器官功能受损。血管活性药物的作用是通过扩张血管、增加心脏泵血能力或改善血液流动来提高组织的血液灌流量，以改善休克患者的循环状态和器官灌注。

143. C 休克是一种严重的循环血流不足状态，这可能导致心脏氧供和营养不足，进而引起心功能减退。在休克时，心力衰竭的发生与前负荷增加无关。选项A，休克会导致血压降低，冠状动脉的再灌注压力也会下降，从而导致冠脉血流减少，心肌氧供不足。选项B，休克时，机体通过激活交感神经和内分泌系统来维持血压，这可能导致心率增加、心肌收缩力增加等，使心肌氧耗量增加。选项D，休克时，组织缺氧引起酸中毒，同时休克还可能导致电解质紊乱，如高钾血症。这些因素都可以直接或间接地影响心肌的收缩功能。选项E，在严重休克中，炎症和缺氧可以释放多种毒性因子，如细胞因子、自由基等，这些因子可能直接或间接地对心肌产生有害影响。

144. E 发生急性心肌梗死时，在各种心律失常中以室性期前收缩多见。

145. A 慢性肺心病是由长期肺部疾病引起的心脏病变，其中包括右心室肥厚和扩张。这种心脏病变可以导致心律失常，其中最常见的是房性期前收缩（心房提前收缩）和室上性心动过速（心脏节律过快但起源于心房或房室结的部位）。心房颤动是另一种常见的心律失常，但通常不是慢性肺心病的典型表现。

146. B 右冠状动脉主要供应心脏下壁、后壁的心肌，同时，心脏传导系统中的窦房结、房室结也主要由右冠状动脉供血。临床上急性下壁心肌梗死常伴有后壁梗死，右冠状动脉受累可出现心动过缓或房室传导阻滞。

147. E 洋地黄中毒是指摄入过多的洋地黄类药物（如地高辛）导致中毒症状。洋地黄类药物主要通过增强心肌收缩力来治疗心力衰竭等心脏疾病。选项A，洋地黄中毒也可以引起室性期前收缩，即心室提前发生异常搏动。选项B，洋地黄中毒可以引起房颤，因为洋地黄类药物可能干扰心脏电活动。选项C，洋地黄中毒也可以引起非阵发性交界区心动过速，即交界区（房室结和束支）出现异常快速的心律。选项D，洋地黄中毒可以干扰心脏的传导系统，导致房室传导阻滞，即心脏的房室传导速度减慢或中断。选项E，洋地黄可引起心电图ST－T呈鱼钩样改变，但不代表洋地黄中毒。

148. D 洋地黄中毒会导致多种心律失常，但其中最具有特异性表现的是心房颤动伴三度房室传导阻滞（选项D）。这是因为洋地黄中毒可以影响心脏传导系统的功能，导致房室传导阻滞，同时也引起心房颤动。心房颤动是一种快速而不规则的心律失常，而三度房室传导阻滞则表示心脏的房室传导完全中断。这两种情况同时出现时，很可能是由洋地黄中毒导致。其他选项中的频发房性期前收缩、心房扑动和左束支传导阻滞在洋地黄中毒中也可见，但它们并不具备同样的特异性。

149. E 洋地黄是一种抗心力衰竭药物，而心力衰竭患者通常需要接受洋地黄治疗。琥珀胆碱是一种胆碱酯酶抑制剂，它可以阻断乙酰胆碱的降解，进而增加乙酰胆碱的作用。这会导致剧烈的副交感神经兴奋，从而引起心脏传导系统的异常和血管扩张。其中一个重要的副作用是通过影响肾脏排泄，导致血清钾离子浓度升高，进而引发严重的抗心律失常。

150. D 心房颤动绝大多数见于器质性心脏病，其中以风湿性心脏病最常见，其次是冠心病、高血压、甲亢。

151. D 预激合并房颤是一种心律失常，需要进行治疗。胺碘酮是一种抗心律失常药物，通常用于治疗心房颤动或其他严重的心律失常情况。它可通过抑制心脏细胞内的离子通道来减缓心率，延长心室动作电位，并抑制异位冲动的形成。因此，胺碘酮可以用于预激合并房颤的治疗。洋地黄、维拉帕米、腺苷三磷酸和利多卡因在这种情况下不是首选药物。

152. C 正常参考值：0.8～1.5。健康成年人，INR值大约1.0。在有静脉血栓的患者中，INR值一般应保持在2.0～2.5之间；在有心房颤动的患者中，INR值一般应保持在2.0～3.0之间。

153. B 极短联律间期室速是一种心律失常，其中心室收缩的间歇时间非常短。在这种情况下，首选的药物是维拉帕米。维拉帕米是一种钙通道阻滞剂，通过抑制钙离子进入心肌细胞，减慢心率和调整心脏的电活动，从而可有效控制极短联律间期室速。其他选项中的腺苷三磷酸、胺碘酮、普罗帕酮和利多卡因可能用于其他类型的心律失常。

154. A　阵发性室上性心动过速（PSVT）急性发作期的首选治疗是腺苷快速静注（选项 A）。腺苷是一种抗心律失常药物，可迅速恢复正常心律。它通过作用于心脏的 A_1受体，抑制房室结内传导，并延长结间传导的时间，从而终止或减慢心动过速。腺苷的起效时间非常短暂，通常在数秒钟内就能产生效果。刺激迷走神经（选项 B）也可以用于治疗 PSVT，但腺苷是首选药物，因为迷走神经刺激可能需要时间才能发挥作用。直流电复律（选项 C）通常用于严重、顽固的心律失常，而不是治疗 PSVT 的首选措施。射频导管消融（选项 D）是一种介入治疗方法，用于长期管理和防止复发的 PSVT，但不适用于急性发作期。毛花苷丙静注（选项 E）并非常规用药选择，目前没有足够的证据支持其在 PSVT 急性发作期的使用。

155. D　多器官功能障碍综合征（MODS）是指在某种原发疾病或创伤的基础上，机体发生系统性炎症反应综合征（SIRS），导致两个或两个以上主要器官出现功能障碍。因此，仅有两个或两个以上的主要器官功能不全并不一定就是 MODS，必须与 SIRS 相关联才能诊断为 MODS。

156. C　多器官功能障碍综合征的病因包括：①严重创伤：大手术、大面积深部烧伤等。②休克：尤其创伤出血性休克和感染性休克。凡导致组织灌注不良，缺血缺氧均可引起 MODS。③严重感染：为主要病因，尤其以脓毒血症、腹腔脓肿、急性坏死性胰腺炎、肠道功能紊乱、肠道感染和肺部感染等较为常见。④诊疗失误。

157. D　肺是多器官功能衰竭（MOF）发病过程中最容易和最早受到损害的器官，主要表现为急性呼吸窘迫综合征，最重要的治疗是纠正低氧血症和机械通气。

158. B　在 2017 年美国胃肠学会（AGA）发布的急性肝衰竭指南中，对急性肝衰竭 ALF 的时间限定为起病 4 周内出现肝性脑病，超过 4 周并小于 6 个月出现肝性脑病称为亚急性肝衰竭。

159. E　如果急性肝功能障碍伴发凝血功能异常，但没有肝性脑病者，应称为急性肝损伤（ALI）。

160. E　急性冠状动脉综合征（ACS）有一个共同的终点结果，即急性心肌缺血。急性心肌缺血通常是由粥样硬化性冠状动脉心脏病所致，并且与心源性猝死和心肌梗死的危险性增加相关。ACS 包括不稳定型心绞痛（UA）、ST 段抬高型心肌梗死（STEMI）、非 ST 段抬高型心肌梗死（NSTEMI）以及心源性猝死。目前，通常将猝死视为 ACS 的一种临床表现，是 ACS 患者中最严重和最终的表现，但是并不能将所有猝死都划分到 ACS 中。

161. A　C－反应蛋白（CRP）是系统炎性反应的一部分，是公认的监测感染和各种炎症反应及坏死过程的指标。心肌梗死后 CRP 水平在症状出现后 6 小时即升高，之后 2～4 天达高峰。CRP 的升高可反应心肌损伤，其最高水平与心肌梗死范围相关，对预测死亡率价值极高。高敏 C－反应蛋白（hs－CRP）在冠心病、脑卒中及周围血管疾病的诊断与预测中发挥重要作用。hs－CRP 微量（正常值＜10mg/L，平均值约为 3.5mg/L）存在于健康人血液中，机体发生急性炎症、损伤或组织梗死时，hs－CRP 急剧升高。已经明确，hs－CRP 作为 AMI 和心血管意外事件的预测因子是敏感与可靠的，可独立预测 ACS 患者再发心血管事件的危险。

162. C　可溶性 ST2（sST2）是白介素（IL）－1 受体家族的成员。血清 sST2 的升高可作为心力衰竭和心肌梗死死亡率和其他不良预后的独立预测因素。sST2 与急性心肌梗死的血流动力学、左室射血分数、病情严重程度和心室不良重构显著相关，可预测急性失代偿性心力衰竭（ADHF）患者肺动脉压、右心室运动不全和颈静脉扩张。有研究证实，sST2 可作为 ST 段抬高型心肌梗死患者的预测指标。

163. B　术后谵妄是指手术后出现的认知功能障碍和精神状态异常。易感因素是指容易引发术后谵妄的因素。在所给选项中，选项 A、C、D、E 都可以被视为术后谵妄的易感因素，选项 B 不是术后谵妄的易感因素。选项 A，老年人由于生理功能下降、慢性疾病的存在以及药物的使用等因素，更容易发生术后谵妄。选项 C，认知功能减退的个体，如老年人或患有认知障碍的人，更容易出现术后谵妄。选项 D，生理储备功能降低指生理状况不良或患有严重疾病的患者更容易出现术后谵妄。选项 E，遗传因素可能与个体的脑结构和功能有关，而这些因素可能会影响术后谵妄的发生。

164. A　术后谵妄是由多种因素共同作用的结果，可分为易感因素和促发因素，其中药物使用（特别是镇静药物）、手术类型、缺氧、ICU 环境以及术后并发症等属于促发因素，而高龄属于易感因素。

165. A　右美托咪定在临床上具有明显预防术后谵妄的作用。右美托咪定是一种 α_2－肾上腺素能受体激动剂，可以通过调节中枢神经系统的兴奋状态来减少术后谵妄的发生。它常用于麻醉和手术后的镇静和镇痛，并且已被证实可以降低术后谵妄的风险。

166. C　术后谵妄反应是指患者在手术后出现的意识状态改变和认知功能障碍。尽管任何阿片类药物都可能引起术后谵妄反应，但哌替啶（又称度冷丁）被认为是最容易引起这种反应的药物之一。这是因为哌替啶具有抗胆碱能作用，可能导致中枢神经系统的抑制，进而引发谵妄症状。

167. A　术后认知功能障碍（POCD）是指患者在麻醉手术后出现的记忆力、集中力、信息处理能力等大脑高级皮层功能的轻微损害。

168. A 术后认知功能障碍（POCD）的最佳诊断方法是可靠性变化指数原则（I－RCI rule）。该方法通过在手术前和手术后进行认知功能测试，并对个体的表现进行统计分析，以确定是否存在术后认知功能下降。根据个体的基线表现和测试重复的可靠性，使用该指标可以较准确地评估手术对认知功能的影响。

169. D 异氟烷并不是最适合用于麻醉 Alzheimer 患者的药物，因为它在一些情况下可能导致对认知功能的损害。对于 Alzheimer 患者，应慎重使用异氟烷或其他吸入性麻醉药物，因为这些药物可能加重患者的认知障碍。

170. E 心肺复苏指南指出成人 CPR 的顺序为 C－A－B。

171. E 心肺复苏指南指出 C－A－B 为儿童 CPR 的优先程序。

172. A 新生儿心搏骤停基本都由窒息导致，因此保留 A－B－C 的复苏程序。

173. D 判断减少按压中断的标准是以胸外按压在整个心肺复苏中占的比例，所占比例越高越好，目标比例为至少 60%。

174. B 单人施行 CPR 时，婴儿、儿童和成人均连续胸部按压 30 次后，再给予连续 2 次人工呼吸（30∶2）。

175. B 双人施行 CPR 时，成人的按压通气比仍为30∶2。

176. D 双人施行 CPR 时，婴儿和儿童的按压通气比为 15∶2。

177. C 自主循环恢复后，应当加强生命体征的监测，全面评价患者的循环状态。通常情况下，复苏后都应适当补充体液，人工胶体液对于维持血管内容量和血浆渗透压非常重要，应结合血管活性药物的应用以维持收缩压在 90mmHg 以上或者平均动脉压在 65mmHg 以上，有条件的机构开展脑灌注压监测，以实时指导合适的血压目标值。

178. D 在心肺复苏过程中，首选的给药途径是静脉。通过静脉注射药物可以迅速将药物输送到患者的循环系统中，以恢复心脏功能和血液供应。其他选项如脊髓腔、气管内、肌肉和皮下给药通常不会在心肺复苏时作为首选途径，因为它们的吸收速度较慢，效果不如静脉给药迅速和直接。

179. B 对于疑似或已知阿片类药物成瘾的患者，若无反应且无正常呼吸，但有脉搏，合适的急救措施是给予纳洛酮（选项 B）。纳洛酮是一种特定的阿片类受体阻断剂，可以与阿片类药物在大脑和中枢神经系统中的受体结合，阻断其作用。纳洛酮能够迅速逆转阿片类药物的效应，包括抑制呼吸。因此，在这种情况下，给予纳洛酮可以恢复患者的呼吸功能。选项 A，哌替啶是一种非麻醉性镇痛药，对于阿片类药物中毒或成瘾的患者并不是首选治疗。选项 C，吗啡是一种强力的阿片类药物，如果患者已经疑似或已知存在阿片类药物成瘾，给予吗啡将加重问题，而不是解决问题。选项 D，肾上腺素是一种激素，虽然可以提高心率和血压，但并不能恢复患者的呼吸功能。选项 E，多沙普仑是一种抗心律失常药物，并不适用于此情况。

180. B 使用双相波除颤器时，对于双相指数截断波形（BTE），首次成人电击能量为 150～200J；对于直线双相波形，电击能量为 120J；如急救人员不熟悉设备特定能量，建议使用默认能量 200J。

181. B 自主循环恢复后，即应再次检查并确保呼吸道或人工气道的通畅和有效的人工呼吸，以维持良好的呼吸功能。对于自主呼吸已经恢复的，应当进行常规吸氧治疗，并密切监测患者的呼吸频率、SpO_2 和 $P_{ET}CO_2$。对于仍处于昏迷，或自主呼吸尚未恢复，或有通气或氧合功能障碍者，应当进行机械通气治疗。实施肺保护性通气策略，以动脉氧合血红蛋白饱和度（$SpO_2 > 94\%$）为目标。逐步滴定至最低吸氧浓度，避免高氧加重缺血再灌注损伤。

182. A 肾上腺素是少数已被证实有效的药物之一，为心搏骤停和 CPR 期间的首选药物。

183. A 输血后发生急性肺水肿、呼吸困难和发绀等症状是输血反应中比较常见的一种类型，也称为输血相关急性肺损伤（TRALI），通常发生在输血后 6 个小时内。TRALI 的发生机制不是完全清楚，但可能与输血过程中输入的血浆成分引起免疫反应有关。根据题干中的叙述，患者在输血后 30 分钟出现了呼吸急促、发绀、咳吐血性泡沫样痰、颈静脉怒张和双肺内闻及湿性啰音等典型的肺部水肿表现，这些症状提示 TRALI 的可能性较大。此外，患者的心率增快也可能是由交感神经兴奋导致。

184. B 发热反应是指在输注血液制品后出现全身不适、畏寒、发热、头痛等症状。常见于输注红细胞、血浆和血小板制品中。非溶血性发热反应多发生在输血后 1～2 小时内，往往先有发冷或寒战，继以高热，体温可高达 39℃以上，伴有皮肤潮红、头痛，多数血压无变化。症状持续少则十几分钟，多则 1～2 小时后缓解。

185. A 发热是输血过程中最常见的一种不良反应。发热反应大多发生于输血后 15 分钟至 1 小时以内，主要表现为寒战、高热，体温通常可达到 38～41℃。发热反应一般持续 1～2 小时后症状开始逐渐缓解。根据病原的不同，一般可以分为热源性发热反应、免疫性发热反应和其他输血反应的早期症状。

186. E 患者出现呼吸急促、颈静脉怒张、心率加快和血压下降等症状，提示可能发生了输血反应。血浆交换治疗不是治疗输血反应的常规方法，不建议盲目使用。

在特殊情况下，如出现严重过敏反应或溶血性输血反应等，可考虑使用血浆置换疗法，但必须在专业医师指导下进行。

187. E　溶血反应发生时可能出现输血静脉的红肿及疼痛，寒战、高热、呼吸困难、腰背酸痛、头痛、胸闷、心率加快乃至血压下降、休克，严重者可发生弥散性血管内凝血及急性肾衰竭，当怀疑有溶血反应时应立即停止输血。给予碳酸氢钠静脉滴注以碱化尿液，促使血红蛋白结晶溶解，防止肾小管阻塞；输注晶体液或血浆用以扩容，纠正低血容量性休克；静脉输注糖皮质激素以控制溶血性贫血。输注葡萄糖酸钙在大量输血出现不良反应的时候考虑使用，不用于溶血反应的处理。

188. D　对于该产妇，其体征和生命体征均表明她目前的情况是稳定的，处于失血性休克的较轻程度。而且根据其血红蛋白水平，其目前的贫血并不是很严重。因此，在没有明确指征的情况下，不建议进行输血治疗。相反，加强饮食营养可以帮助产妇恢复体力和红细胞生成，促进康复。对这种情况而言，输注血白蛋白没有必要，全血和新鲜冰冻血浆也都不是首选的治疗方法。如果产妇病情进一步恶化，需要输血治疗时，应该按照具体情况选择输注红细胞悬液、新鲜冰冻血浆等血液制品，并在输血过程中密切观察产妇的病情变化。

189. E　患者在输注全血后若出现呼吸困难、肺部湿性啰音等症状，提示可能发生了输血相关急性肺损伤或输血相关过敏反应。但是，由于本题患者同时出现了脉搏加快和血压升高的表现，以及体重较轻，说明有可能是因输血相关循环超负荷导致。输血相关循环超负荷是指输血过程中大量血液迅速进入循环系统，导致心脏负担增加，引起循环血容量的急剧扩张，从而出现上述症状。

190. D　术中出血属于急性失血，符合输注浓缩红细胞的适应证，过滤红细胞往往是指去白红细胞。

191. C　严重发热反应可能是由输血过程中存在的白细胞抗原或其他细胞成分引起的。洗涤红细胞是通过将捐赠的全血进行洗涤和去除大部分白细胞、血小板和血浆组分得到的。这样可以减少输血时引起过敏反应和发热反应的风险。选项A，由于该患者已经在输全血过程中发生了严重的发热反应，再次输注同型全血可能会导致类似的反应。选项B，浓缩红细胞是从全血中分离出的红细胞组分，但仍然可能包含引起发热反应的成分。选项D，新鲜全血未经处理，仍包含所有的细胞成分，因此可能导致同样的发热反应。选项E，自体血是从患者自身采集的血液，不存在供体的免疫问题，但如果患者自身已经存在某种成分引起的反应，自体血仍可能引起发热反应。

192. B　根据患者的手术情况，输注的多个血制品以及发生脓毒血症的时间点，最可能导致败血症的血制品是输注的血小板。血小板输注后容易引起细菌污染和增殖，在一些情况下会导致感染。因此，建议在使用血小板时采取预防措施，如规范操作、严格无菌技术、确保血制品质量等，以降低感染发生的风险。

193. A　根据题目叙述，该患者为ITP患者，血小板计数极低（20×10^9/L），骨髓增生活跃，巨核细胞数量减少。根据ITP的病理机制，主要是由于自身免疫系统攻击血小板导致血小板减少。选项A中的反复输注浓缩血小板并不能治疗ITP的根本原因，因此不适宜作为治疗选择。其他选项中，选项B的糖皮质激素是ITP的一线治疗药物，选项C的脾切除在某些情况下可以考虑，选项D的大剂量免疫球蛋白在妊娠期ITP患者的治疗中有效且相对安全，选项E的长春新碱在激素无效的情况下也可加用。

194. B　根据患者的症状和体征，以及输血后出现的荨麻疹和低血压，最可能的诊断是溶血反应。溶血反应是指输血后，由于输血血液与受血者的血液发生免疫反应，导致红细胞破裂释放出溶血素等物质，引起一系列症状，如发热、头痛、腰部剧痛和血压下降。选项A，发热反应通常是指输血后由于免疫反应而引起的发热；选项C，过敏反应可能会导致局部或全身性的过敏症状，但一般不会引起明显的低血压；选项D，细菌污染反应通常在输血制品受到细菌污染时出现，但其症状与所叙述的症状不符；选项E，血液凝集反应是指输血血液中的抗原与受血者的抗体结合导致血液凝集，但一般不会引起明显的低血压和皮肤症状。

195. E　患者接受术前输血后出现寒战、高热（体温39.5℃），同时血压正常且尿量正常。根据这些表现，最有可能发生了非溶血性发热反应。非溶血性发热反应是指在输血过程中，患者对细胞成分或血浆成分中的某些物质产生的反应。这种反应通常表现为发热、寒战、头痛、肌肉酸痛等，而不伴随溶血反应的其他临床特征。它可能由输血引起的细菌污染、白细胞抗原或血小板抗原引起的免疫反应，以及血液制品中的细胞因子引起的非特异性炎症反应触发。而其他选项的可能性较低。变态反应和过敏反应通常会伴随其他过敏症状，如皮疹、呼吸困难等。溶血反应通常伴随血红蛋白升高、尿红细胞增多、黄疸等症状。细菌污染反应通常伴随其他感染症状，如寒战、发热、低血压等。

196. A　患者出现了输血反应。症状包括寒战、高热、腰背酸痛和血红蛋白尿。由于这是输血后突然发生的症状，需要立即停止输血以防止进一步恶化。

197. C　患者出现胸闷、憋气、咳血性泡沫样痰，结合体格检查结果（颈静脉怒张，双肺湿啰音），提示可能发生了心力衰竭。心力衰竭可以导致肺淤血和肺水肿，引起呼吸困难、胸闷等症状。其他选项如肝炎、细菌污染反应、非溶血性发热反应和溶血反应与患者的表现和体格检查结果不符。

198. E 因重症胰腺炎急诊收入院，患者出现呼吸急促且血氧饱和度低于90%，需要给予高浓度吸氧来改善患者的氧合情况。吸入氧浓度在50%以上，适用于无CO_2潴留的极度VA/Q失调，即有明显动-静脉分流的患者，如ARDS、一氧化碳中毒、Ⅰ型呼吸衰竭经中等氧疗未能纠正低氧血症者等。

199. E 临床上划分低氧血症严重程度的标准为：①轻度低氧血症：无发绀，PaO_2 > 50mmHg，SaO_2 > 80%；②中度低氧血症：有发绀，PaO_2 30 ~ 50mmHg，SaO_2 60% ~80%；③重度低氧血症：显著发绀，PaO_2 < 30mmHg，SaO_2 <60%。

200. D 刀砍伤导致大失血可能引起低氧血症，即血液中的氧气含量降低。在给定的选项中，特异性证据是动脉血氧分压（PO_2）为50mmHg。选项A中的血乳酸增高可以是低氧血症的非特异性指标，但也可能由其他原因引起。选项B和C分别表示颅内静脉血氧饱和度（$SjvO_2$）和混合静脉血氧分压（PvO_2），这些参数用于监测脑部或全身的氧供应情况，而不是特异性证明低氧血症。选项E中的收缩压（SBP）为50mmHg，表示患者的血压较低，但它不能直接证明低氧血症，因为低血压可以由多种原因引起。

201. B 患者表现为嗜睡、发绀，血气分析显示低氧血症（PaO_2 45mmHg）和高碳酸血症（$PaCO_2$ 85mmHg），pH值偏酸性，这些指标提示患者存在呼吸功能不足导致的缺氧和二氧化碳潴留。肺心病患者通常伴有肺部水肿和阻塞性通气障碍，需要采取措施纠正呼吸功能障碍，以提高氧合和减少二氧化碳潴留。选项A，甘露醇和利尿剂主要用于治疗肺部水肿，但它们无法直接纠正呼吸功能不足引起的缺氧和二氧化碳潴留。选项C，糖皮质激素在急性呼吸窘迫综合征（ARDS）等特定情况下可能有一定作用，但对于肺心病引起的呼吸功能不足，它并不是最重要的治疗措施。选项D，在这种情况下，给呼吸中枢兴奋药无法直接纠正缺氧和二氧化碳潴留问题。选项E，尽管患者的pH值偏酸性，但单纯给予碱性药物并不能解决根本问题，必须同时纠正氧供和通气问题。

202. C 慢性肺部疾病患者，动脉血二氧化碳分压（$PaCO_2$）上升提示通气功能受损，宜选用控制性氧疗。开始的吸入氧浓度为24%，以后复查PaO_2和$PaCO_2$。若吸氧后，PaO_2仍低于中度低氧血症水平，$PaCO_2$升高不超过10mmHg，患者神志未趋向抑制，可适当提高吸氧浓度，如26% ~28%，吸入氧浓度一般不超过35%，保持$PaCO_2$上升不超过20mmHg。

203. B 根据题干信息，患者出现了气胸和右上肺呼吸音消失的体征，说明右侧肺受到了明显的压缩。给予氧疗是必要的，以提供足够的氧气支持。由于肺组织受压，通气功能受限，因此需要提供一定浓度的氧气来充分补偿。重症患者需要中等浓度氧疗，若已存在低氧血症可使用鼻导管，2 ~6L/分，或简易面罩，5 ~10L/分。

204. E 根据题目所述，该患者因先天性心脏病法洛四联症进行了畸形校正手术，目前在ICU观察治疗，并需要停止辅助通气，撤离呼吸机。死腔-潮气量比（V_D/V_T）是一种用于评估肺通气功能的指标，表示每次呼吸中由于死腔造成的无效通气与有效通气之间的比例。正常情况下，V_D/V_T应该低于0.6，而高于0.6则表明存在异常的通气/血流比例，通常与肺血管疾病或呼吸功能不全有关。无效腔率V_D/V_T越大说明病情越不好，所以V_D/V_T >0.6不是撤离呼吸机的指标。

205. E 呼吸机治疗时，预防吸收性肺不张的方法：①吸氧浓度尽可能不超过60%：高浓度吸氧可能导致氧中毒和氧自由基损伤，因此在恢复意识后，应逐渐减少吸入氧气的浓度，通常不超过60%。②若行通气治疗，可用呼气末正压通气：呼气末正压通气（PEEP）可以改善肺功能和氧合，减少肺水肿的发生。对于患有急性呼吸窘迫综合征（ARDS）或其他呼吸衰竭的患者，使用PEEP进行通气支持是常见的治疗手段。③鼓励排痰：患者在意识恢复后，鼓励进行有效的排痰，以防止肺部分泌物滞留、感染等并发症。氧气在输送过程中可以造成气道黏膜的干燥，因此需要注意吸入气的湿化处理，可以通过湿化器或加湿器来提供湿润的气体。选项E错误，在意识恢复后，应逐渐降低吸氧浓度，并采取其他呼吸支持措施，而不是继续吸入纯氧。

206. C 根据描述，患者在鼻导管吸氧后出现嗜睡、难以唤醒、气道分泌物增加且难以排出，血气分析结果也显示PaO_2和$PaCO_2$没有明显改善。这些表现提示患者可能出现了严重的呼吸困难和二氧化碳潴留，需要进行机械通气以维持氧合和清除二氧化碳。因此，最合适的治疗选择是气管插管机械通气。

207. C 反比通气是一种机械通气方式，其特点是在呼吸周期的早期提供较高的气流和较低的压力，而在呼吸周期的后期提供较低的气流和较高的压力。这种方式有助于改善气体交换和肺泡通气分布，减少气道阻力，并提高通气效率。在该患者的情况下，由于他有长期的咳嗽、咳痰、气喘以及急性加重的症状，可能存在慢性阻塞性肺疾病（COPD）或其他类似的肺部疾病。血气分析结果显示低氧血症（PaO_2 40mmHg）和呼吸性酸中毒（pH 7.20，$PaCO_2$ 55mmHg）。机械通气是一种治疗严重呼吸功能不全的方法，可用于改善氧合和通气。在这种情况下，选择反比通气可以更好地适应患者的呼吸模式，并帮助改善通气效果。

208. C　在这种情况下，患者出现严重呼吸困难和血氧饱和度持续下降，由于患者有严重的鼻中隔偏曲，最好的选择是经口气管插管（选项 C）。通过经口气管插管可以直接通气到气管，确保患者的氧供，并提供有效的通气支持。其他选项可能受到鼻中隔偏曲的影响，无法有效地提供足够的氧供和通气支持。

209. E　ARDS 广泛肺泡萎陷和肺水肿不但导致顽固性低氧血症，而且导致可复性肺泡反复吸气复张与肺泡萎陷产生剪切力，导致呼吸机相关肺损伤。PEEP 能够消除肺泡反复开放与萎陷产生的剪切力损伤，因此 ARDS 患者应采用适当水平的 PEEP 进行机械通气。

210. C　根据提供的信息，患者表现为发作性黑矇、窦性心动过缓（心率 32 次/分）。在这种情况下，最有效的治疗措施是永久起搏器置入（选项 C）。永久起搏器是一种用于治疗心脏传导系统异常的装置。对于窦性心动过缓，即由窦房结引起的心率过慢，永久起搏器可以通过发放电刺激信号来维持正常的心率和心律。这对于患有严重症状或与体位无关的黑矇患者尤其重要。选项 A，加快心率的药物可能不足以解决患者的严重窦性心动过缓。选项 B，临时起搏器适用于暂时的心律失常，而不是长期的窦性心动过缓。选项 D，外科手术通常不是首选的治疗方法，除非存在其他严重的心脏问题需要手术干预。选项 E，心脏移植通常是最后的治疗选择，适用于心脏功能衰竭等严重情况，不适用于目前所描述的病情。

211. B　心脏电复律指在发生严重快速型心律失常时，用外加的高能量脉冲电流通过心脏，使全部或大部分心肌细胞在瞬间同时除极，造成心脏短暂的电活动停止，然后由最高自律性的起搏点（通常为窦房结）重新主导心脏节律的治疗过程。同步电复律：同步触发装置能利用患者心电图中的 R 波触发放电，使电流仅在心动周期的绝对不应期中发放，避免诱发心室颤动，可用于转复心室颤动以外的各类异位性快速心律失常。

212. B　急性心肌梗死发生室颤以外的各类异位性快速心律失常时的抢救措施是立马体外同步直流电复律。

213. C　对于有机磷中毒导致呼吸窘迫，胸片示两肺斑片状阴影和低氧合指数（PaO_2/FiO_2）的情况，正常的处理方法包括给予阿托品（用于对抗乙酰胆碱酯酶抑制剂作用）、出入液体量负平衡（避免过度液体负荷）、给予解磷定（解除中毒）等。然而，在患者氧合指数过低的情况下，提供持续低流量吸氧是不合适的，因为低流量吸氧可能无法满足患者的氧合需求。因此，在这种情况下，使用呼气末正压通气（PEEP）可以改善氧合和减轻呼吸窘迫，而不是持续低流量吸氧。

214. B　根据描述，患者术后第 3 天下午出现呼吸急促、脉搏氧饱和度降低、唇发绀等症状，且双肺呼吸音粗，未闻及明显干湿啰音。同时，术后第 2 天补液量较大。这些表现提示可能发生了急性呼吸窘迫综合征（ARDS）。ARDS 是一种严重的肺部疾病，常见于严重感染、创伤或手术后。在该情况下，术中输血、手术刺激、可能存在的感染等因素都可能导致 ARDS 的发生。

215. C　根据患者的症状和体检结果，其可能正在经历一次哮喘发作。对于这种情况，首选的治疗方法是静脉滴注琥珀酸氢化可的松（俗称甲泼尼龙）（选项 C）。琥珀酸氢化可的松是一种类固醇药物，具有抗炎和免疫调节作用，能够迅速缓解哮喘发作的症状。选项 A，虽然氨茶碱、特布他林也可以用于哮喘治疗，但在这个情况下已经使用过并且无效。选项 B，抗生素不是哮喘发作的首选治疗，除非存在感染性并发症。选项 D，二丙酸倍氯米松是一种类固醇药物，常用于慢性哮喘的控制治疗，但在急性发作时，静脉给药的琥珀酸氢化可的松更为有效。选项 E，碱性药物如碳酸氢钠在哮喘发作时并不是首选治疗，而是在某些特殊情况下使用，如严重的酸中毒。

216. D　根据血气分析结果，可以确定该患者的酸碱失衡类型为呼吸性酸中毒合并代谢性酸中毒。对于酸碱失衡的判断，首先要观察 pH 值。pH 值为 7.20，低于正常范围（7.35～7.45），表明为酸中毒。然后要判断是代谢性酸中毒还是呼吸性酸中毒。考虑到 $PaCO_2$ 为 97mmHg，高于正常范围（35～45mmHg），说明二氧化碳排出不足，与此同时，HCO_3^- 为 20.0mmol/L，低于正常范围（22～28mmol/L）。这两个指标的改变都导致了酸中毒的发生。综上所述，根据血气分析结果，该患者的酸碱失衡类型为呼吸性酸中毒合并代谢性酸中毒。

217. C　患者经过气管切开和同步辅助通气（IPPB 模式），吸氧浓度为 60% 以上，但 PaO_2 仍然低于 50mmHg。根据这些信息，首选的机械通气模式应该是呼气末正压通气（PEEP）。在机械通气中，PEEP 是通过在呼气末期保持正压来避免肺泡塌陷，增加肺泡内压力，改善氧合。PEEP 还可改善肺复张，减少通气/血流比例失调，并有助于避免副作用，如肺损伤。其他选项，如间歇指令呼吸、反比呼吸、经面罩吸氧下自主呼吸、改用压力支持通气等不足以纠正氧合问题。

218. C　在该患者的治疗措施中，使用镇静药是错误的选择。由于患者已经有呼吸衰竭，使用镇静剂可导致二氧化碳潴留加重，痰不易咳出

219. D　患者术后第 3 天出现气促、进行性加重，伴发绀和呼吸道湿性啰音，血气分析显示低氧血症（PaO_2 45mmHg）和低碳酸血症（$PaCO_2$ 30mmHg）。这些表现提示可能存在急性呼吸窘迫综合征（ARDS）。在这种情况下，最有意义的是行呼气末正压通气（PEEP）。PEEP 可以通过保持肺泡的开放状态，减少肺内分流，改善氧合，并增加功能残气量，从而改善患者的呼吸功能。选项 A，呼吸兴奋剂不适用于这种情况，因为患者已经过度通气。

选项B，静脉滴注白蛋白不适用于这种情况，因为液体负荷可能加重肺水肿。选项C，静脉滴注氨茶碱不适用于这种情况，因为患者已经有低碳酸血症，而氨茶碱会进一步降低CO_2水平。选项E，虽然控制感染是重要的，但在这种情况下，急性呼吸窘迫综合征（ARDS）的处理是首要任务。

220. D 在心源性肺水肿和ARDS中，患者都可以出现粉红色泡沫样痰的症状。因此，单凭有无粉红色泡沫样痰无法明确区分这两种疾病，需要结合其他临床表现、影像学和实验室检查结果来作出准确的鉴别诊断。

221. E 根据患者的症状和体征，其可能正在经历心力衰竭。在这种情况下，应选用扩血管药和利尿剂来减轻心脏负担，并缓解水肿。因此，选项E中的硝酸甘油（扩血管剂）、毛花苷丙（扩血管剂）和呋塞米（利尿剂）是适当的药物组合。

222. B 根据患者的症状和体征，最可能的原因是左心衰。憋喘、不能平卧以及细湿啰音提示有肺部充血和液体积聚的迹象，这通常与心脏泵血功能减弱有关。患者的陈旧性心肌梗死病史也支持了这一诊断。

223. A 休克的一般监测项目包括：精神状态，皮肤温度、色泽，血压，脉率，尿量等。脑电图监护为非必要的监护项目。

224. E 患者补液后血压低，中心静脉压不高提示血容量严重不足，应充分补液。5～10分钟内静脉输入等渗盐水250ml，此为补液试验，如血压升高而中心静脉压不变提示血容量不足；如血压不变而中心静脉压升高则提示心功能不全。

225. B 患者可能发生了继发性腹膜炎，继发性腹膜炎引起的休克一般属于感染性休克，其治疗首先是病因治疗，在休克未纠正以前，应着重治疗休克，同时治疗感染。

226. C 患者中心静脉压为13cmH_2O，属偏高，血压90/53mmHg，属偏低，考虑原因为心功能不全或血容量相对过多，此时治疗首选强心药物。

227. C 在感染性休克的治疗中，当液体复苏无效时，常常需要给予升压药支持，常用的升压药有去甲肾上腺素、肾上腺素、去氧肾上腺素（苯福林）及多巴胺。其中去甲肾上腺素被推荐为治疗感染性休克的一线升压药，主要通过收缩血管提升平均动脉压，对心率、心搏量和心输出量几乎没有影响；多巴胺是通过增加心输出量来提升平均动脉压的（同时增加心率和心搏量），这些特征使多巴胺比去甲肾上腺素更容易引起潜在的、有害的快速性心律失常。肾上腺素可以作为去甲肾上腺素之后的二线升压药。去氧肾上腺素可降低心搏量，因此不推荐常规使用。多巴酚丁胺的主要作用是强心。

228. A 窦性心动过缓是指心脏起搏点处于窦房结，但心率较慢，不低于50次/分。在大多数情况下，对于无症状的窦性心动过缓，不需要特殊治疗。这是因为心率不低于50次/分通常被认为足够维持机体正常的血液供应和氧合。如果患者没有其他心脏疾病或严重症状，并且心电图显示正常的窦律，则不需要采取进一步的干预措施。麻黄碱是一种药物，作用于交感神经系统，可以增加心率。然而，在窦性心动过缓的情况下，口服麻黄碱或皮下注射麻黄碱并不是首选的治疗方法。静脉滴注去甲肾上腺素也不是常规处理这种类型的心律失常的方式。

229. D 根据患者的临床信息，其被诊断为风湿性心脏病、二尖瓣狭窄和快速房颤，并且在过去的1个月里每日服用地高辛0.25mg。如果患者的心室率突然转为规则，50次/分，这表明该患者可能正出现洋地黄中毒的迹象。洋地黄药物如地高辛可以用于治疗心律失常，但过量使用或长期滥用洋地黄药物可能导致中毒。洋地黄中毒的症状包括心律失常、心动过缓和传导阻滞等。

230. B 根据患者的症状和心电图结果，其可能正在经历洋地黄中毒（地高辛）。地高辛是一种常用于治疗心脏疾病的药物，但过量使用或者不当使用可能导致中毒反应，包括恶心、呕吐和室性期前收缩。在这种情况下，停止地高辛治疗并给予氯化钾是合适的处理方法。地高辛中毒与低血钾有关，而补充氯化钾可以纠正低血钾状态。

231. E 对于急性下壁正后壁心肌梗死合并三度房室传导阻滞的患者，首先应该考虑安装临时起搏器（选项E）。三度房室传导阻滞表示心脏的房室传导完全中断，这可能导致严重的心律失常和心脏骤停。安装临时起搏器可以通过电刺激来维持正常的心室收缩，保证心脏的有效泵血功能，从而挽救患者的生命。其他选项如扩血管药物、异丙肾上腺素、阿托品和抗凝治疗在此情况下并不是首要的措施。

232. C 多器官功能障碍综合征（MODS）为急性疾病过程中两个或两个以上的器官或系统同时或序贯发生功能障碍。患者在发病过程中出现的临床症状分别提示肾功能、呼吸功能、脑功能和胃肠道功能等多个器官的功能障碍。Curling溃疡又称为柯林溃疡，是指中度、重度烧伤后继发的应激性溃疡。

233. E 患者因重症胰腺炎入院，根据临床表现，考虑急性肾衰竭，最有效的治疗是紧急透析治疗，使肾脏充分休息、恢复。

234. D 目前美国心脏协会（AHA）复苏指南推荐成人直接使用最大能量除颤，即双相波200J，单相波360J。其他选项均为AHA复苏指南内容。

二、多选题

1. ABCD 除E外均是目前对输血观念的阐述。

2. ABCDE 下列情况需要输注新鲜冰冻血浆或其提

纯制品来改善凝血功能：①血友病；②大量输血而伴有出血倾向者，输血量 > 5000ml，活化部分凝血活酶时间（APTT）延长 1.5 倍以上；③肝功能衰竭伴出血者；④Ⅴ或Ⅹ因子缺乏伴出血者；⑤纤维蛋白原含量小于 150mg/dL，且出血倾向明显的 DIC 者。

3. ABCDE　血小板制剂通常用于血小板数量减少或功能异常伴异常渗血的患者。下列情况需要输注血小板制剂以维持止血功能：①原发性血小板减少性紫癜、肝硬化、原发性脾亢等因素造成的血小板计数减少并伴有临床出血倾向者。②大量输血造成急性稀释性血小板减少症（血小板计数 $< 70 \times 10^9/L$）并伴有临床出血倾向者。③拟行重大手术的重度血小板减少（血小板计数 $< 20 \times 10^9/L$）者。④血小板过度消耗的 DIC 者。

4. ABCD　在快速大量输血时，出现呼吸急促、颈静脉怒张、心率加快和血压下降等症状时，可能提示存在输血反应。因此，第一时间需要立即停止输血，并对患者进行相关的抢救措施。其中，毒毛旋花苷是用于治疗输血反应的药物之一，可以帮助缓解过敏反应引起的症状。吸氧可提供足够的氧气以改善组织缺氧情况。同时，利尿剂可以帮助减轻液体负荷和水肿等症状，有助于稳定患者的情况。如果情况严重，可能需要进行血浆置换等更为积极的治疗措施。

5. ABCD　自体输血是指将患者自身的新鲜全血、红细胞、血小板或新鲜冰冻血浆等血液成分用于个体治疗。选项 A，自体输血可以在手术前采集足够的预存血，避免了手术过程中大量使用库存血液而导致库存血不足的情况。选项 B，由于自体输血所用血液来自患者自身，不存在疾病传播和交叉感染等问题。选项 C，由于自体输血所用血液来自患者自身，因此不存在血型不合或过敏等输血反应。选项 D，自体输血所用血液来自患者自身，未经任何处理即可重新输注给患者，这有利于降低血液黏滞度、改善微循环，减少心血管并发症的发生。选项 E，自体输血需要在手术前采集患者自身的血液，并进行适当处理后再输注给患者，虽然方法相对于他体输血较为简单，但仍需要专业技术人员进行操作和管理。

6. ABDE　自体输血技术可分为术前自体血储备、急性血液稀释及术中术后血液回收等。选项 A，术前多次采集患者自身的血液，在手术需要输血时使用。选项 B，在手术当日采集患者自身的血液，并将其与其他液体混合后输注给患者。选项 C，非补偿性输血指不是自身的血液，但也不是全血或血浆制品，如红细胞富集液。选项 D，通过手术过程中的吸引器收集患者丢失的血液，经处理后再输注给患者。选项 E，术中采集患者丢失的血液，使之在手术结束后进行自体输血。因此，选项 A、B、D、E 为自体输血方法。

7. BCDE　大量输注库存血后可能引起多种并发症，其中不包括溶血反应。溶血反应是指由于输注血液与受血者血型或其他因素不匹配而导致的一系列严重反应。选项 B，当库存血储存时间较长时，红细胞会释放出大量的钾离子，导致患者血浆中钾离子含量增加，从而引起高钾血症。选项 C，当库存血储存时间过长时，红细胞分解代谢产物中的氨会逐渐积累，输注该血液可导致患者出现氨中毒。选项 D，据研究表明，库存血中的细胞成分和细胞外液成分均能引起肺微血管病变，并促进肺泡壁损伤，最终导致肺梗死。选项 E，库存血输注后可引起电解质紊乱、代谢性酸中毒等，从而导致心律失常的发生。

8. ABC　血液稀释是指通过输入液体、药物等使血液中的红细胞和血浆比例失衡，从而使血液流动更加顺畅的治疗方法。选项 A，血液稀释可以增加血容量，改善脑缺血和血管狭窄的血流，有利于预防缺血性脑卒中等病情。选项 B，血液稀释后血液黏稠度降低，有利于减少肾小球滤过膜的损伤，对于防止肾衰竭具有一定益处。选项 C，短时间内大量输入晶体液会导致血容量急剧扩张，从而引起肺水肿。选项 D，血液稀释后，由于血液中的红细胞比例下降，因此组织器官的氧供量也会下降，容易发生心肌缺氧。选项 E，血液稀释可影响凝血功能，可能会延长凝血时间，增加出血风险。

9. ACDE　选项 A，术中应根据患儿年龄、术前血红蛋白、手术出血量及患儿的心血管反应等综合因素，来判断是否需要输血及输多少血。选项 B，对于全身状况良好的小儿，当失血量达到估计血容量的 15% 以上时，才需要考虑输血。而且，输血量不应一次性过多，应按比例逐步增加，以避免对心肺系统的影响。选项 C，1 岁以上患儿血红蛋白值低于 70g/L 时，应该给予输血，并逐步让血红蛋白值达到 70～90g/L。选项 D，婴幼儿术中少量出血，已丢失其相当大部分的血容量。因此，失血操作一开始就必须积极、快速、等量地输血或适量胶体液（如 5% 白蛋白或羟乙基淀粉）。选项 E，小儿输血过程中一般不需要使用钙剂。常见有必要使用钙剂的情况有输注过多的蔗糖或乳酸盐含量较高的胶体液或同时输注大量的肝素等。

10. ABCD　选项 A，使用血浆需要考虑到其潜在的风险（如感染、过敏等），且有时不是最有效的出血管理方法。选项 B，手术中损失的血液可通过血液回收并回输给患者，减少输血需求，降低输血相关的风险。选项 C，血小板并不是体外循环手术中恢复凝血功能的首选物质，而且血小板输注可能会导致许多问题，如感染、过敏反应等。选项 D，对于手术过程中产生的污染性血液，在经过一定的处理后可以回输给患者，避免血液浪费和输血风险。选项 E，对于恶性肿瘤患者，回输血液可能会增加复发和转移的风险，因此不建议进行血液回收。

11. ABCE　选项 A，在异位妊娠中，胚胎着床在子宫以外的区域，如输卵管。由于异位妊娠可能导致输卵管破裂出血，采集自体血可以用于输血或其他治疗目的。选项 B，红细胞增多症是一种罕见的疾病，其特点是过度生产红细胞。采集自体血可以用于减少血液黏稠度和红细胞数量，从而缓解症状。选项 C，脾破裂是指脾脏因外伤或其他原因而发生撕裂或破裂。采集自体血可以用于输血以及控制出血，并帮助恢复脾功能。选项 D，肝破裂伴十二指肠穿孔是一种严重的疾病，需要紧急医疗干预。在这种情况下，采集自体血可能并不适合。选项 E，如果患者属于罕见血型，采集自体血可以确保在需要输血时有合适的血液可用，减少供血困难的风险。

12. ABDE 选项 A，输血可以提供额外的红细胞和血浆成分，以补充因创伤或手术而引起的失血。选项 B，输血可以提供足够的氧气和营养素，改善贫血或低蛋白血症患者的体质，增强手术的耐受力。选项 C，输血并不能直接提高肿瘤患者对肿瘤的免疫能力，因此不属于输血的适应证。选项 D，输血可以提供免疫球蛋白和其他抗体，增加患者的抗感染能力。选项 E，输血可以提供凝血因子和血小板，帮助纠正凝血功能障碍。

13. CDE 低张性缺氧时，动脉血氧分压、氧含量和血红蛋白氧饱和度均降低。常见原因为吸入气体中氧分压过低、肺通气或换气功能障碍以及静脉血分流入动脉。

14. ABC 等张性（血液性）缺氧是由于血红蛋白数量减少或者性质改变，以致血氧含量降低或血红蛋白结合氧不易解离而引起的缺氧。动脉血氧含量大多降低而氧分压正常。常见原因有贫血、一氧化碳中毒和高铁血红蛋白血症。

15. ABCDE 体内氧的储备分为肺泡内和血液两种，但机体氧储备量很小，一旦氧供应中断，维持生命的时间一般为 5 ~ 8 分钟。呼吸空气时，氧主要储备在血液内，故贫血患者氧储备下降，而通过高原锻炼使红细胞代偿性增多，可提高对高原低氧的耐受力。呼吸纯氧时，氧主要储备于肺内，故慢性肺疾病患者即使用纯氧过度通气，其耐受呼吸停止的安全时限仍低于正常。此外，年龄、代谢、中枢神经系统功能状态以及缺氧发生速度、程度和持续时间等均影响机体耐受缺氧的能力。新生儿对缺氧耐受性较高，而老年人对缺氧耐受性较低。

16. ACE 脑对缺氧的反应是脑血管扩张、血管阻力降低及血流量增加。

17. ABCDE 所谓缺氧是指因组织的氧供应不足或用氧障碍，而导致的组织代谢、功能和形态结构发生异常变化的病理过程。吸入气氧的浓度低；肺泡通气量不足；肺泡交换面积下降；肺内分流增加；血红蛋白携氧能力下降均为缺氧的主要病因。

18. ABCDE 停止氧疗的指征包括：患者病情稳定；缺氧和 CO_2潴留得到改善；血流动力学稳定；呼吸平稳，呼吸空气 30 分钟后，$PaO_2>60mmHg$，$PaCO_2<50mmHg$。

19. BCDE 我国高压氧医学会推荐的相对禁忌证包括：①重症上呼吸道感染。②重度肺气肿。③支气管扩张症。④重度鼻窦炎。⑤心脏二度以上房室传导阻滞。⑥血压过高者（160/100mmHg）。⑦心动过缓（50 次/分）。⑧未经处理的恶性肿瘤。⑨视网膜剥离患者。⑩早期妊娠（3 个月内）。选项 A“支气管哮喘”为中华医学会高压氧医学分会 2004 年重新修订的非急诊适应证。

20. ADE 高浓度氧治疗（$FiO_2>40\%$）可以增加早产儿患上 ROP 的风险。吸氧超过 30 天是 ROP 的筛查标准之一，长期的吸氧治疗可能与 ROP 的发生相关。吸氧超过 60 天也被认为是预测 ROP 发生的一个指标。

21. DE 选项 A“呼吸频率加快”和选项 B“潮气量增加”通常是在急性缺氧时出现的呼吸代偿方式，而在慢性缺氧情况下，机体往往已经通过其他途径进行了代偿，因此这两种呼吸代偿方式的重要性相对较小。选项 C，心率加快在急性缺氧时可能发生，但在慢性缺氧情况下，它往往不是主要的代偿方式。选项 D，慢性缺氧会刺激骨髓产生更多的红细胞，从而增加血液中的氧运载能力。选项 E，长期暴露于缺氧环境下，机体会逐渐适应并提高组织对氧气的利用效率，以增强组织的氧供应。

22. ABCD 属于无控制性氧疗低浓度氧疗的吸入氧浓度为小于 35%。

23. ABCDE 急危患者需要高浓度氧疗：①心搏骤停或复苏后患者；②休克和脓毒症；③严重创伤（严重头部创伤）；④淹溺；⑤过敏反应；⑥肺出血；⑦一氧化碳中毒等。

24. ABCDE 需要中等浓度氧疗的情况包括：①急性低氧血症；②哮喘发作；③肺炎；④严重贫血；⑤术后呼吸困难；⑥急性充血性心力衰竭；⑦肺栓塞；⑧胸腔积液；⑨气胸；⑩间质病变进行性恶化等。

25. BDE 氧疗毒副作用预防的方法：①吸氧浓度尽可能不超过 60%；②若行通气治疗，可用呼气末正压通气；③鼓励排痰。

26. ABCDE 氧疗的注意事项包括：①氧疗效果评价，通过临床表现，血气分析指标判断氧疗效果；②积极防治氧疗毒副作用；③注意吸入气湿化，预防交叉感染，注意防火和安全；④湿化气道减轻氧疗时上呼吸道的干燥感，并促进有气道黏稠分泌物的患者排痰。

27. ABCE 机械通气是危重病患者重要的生命支持手段，其病理生理目的主要包括以下几个方面：①支持肺泡通气使肺泡通气量达到正常水平，将动脉二氧化碳分压水平维持在基本正常的范围内；但对于颅内高压患者，往往需要肺泡通气量高于正常水平，使动脉二氧化碳水平低于正常，以降低颅内高压；而对于 ARDS 患者，应采用低于正常的肺泡通气量，实施允许性高碳酸血症，以达到防止呼吸机相关肺损伤的目的。②改善或维持动脉氧合，在适当吸入氧浓度的条件下，使动脉血氧饱和度>90%（相当于动脉氧分压>60mmHg）。由于组织氧输送是由动脉氧分压、血红蛋白浓度和心输出量共同决定的，过分地强调动脉氧分压达到正常水平对机体并无益处。③维持或增加肺容积吸气末肺脏的充分膨胀，即维持吸气末肺容积，可预防和治疗肺不张及其相关的氧合、顺应性、防御机制异常。通过应用呼气末正压，维持或增加功能残气量，可用于治疗术后低氧血症和ARDS等。④使患者呼吸肌肉做功减少，降低呼吸肌氧耗，改善其他重要器官或组织的氧供。因此，选项D的抑菌作用并不是机械通气的目的之一。

28. ABCD 人机对抗的原因：（1）对于神志清楚，呼吸急促的患者，在应用呼吸机的早期，由于不太明白呼吸机的治疗目的，不能很好合作。此外气管插管过深，进入右侧支气管，也容易出现人机对抗。（2）治疗过程中如果患者氧耗量增加或CO_2产生过多，或胸肺顺应性降低、气道阻力增加，致使呼吸功增大或体位变化等，均可造成人机对抗。具体原因包括：①机械通气时患者咳嗽，易发生气流冲突；②发热、抽搐、肌肉痉挛使氧耗量增加，CO_2产量增多，原来设定的MV和FiO_2已不能满足机体需要；③疼痛、烦躁、体位改变及胸肺顺应性改变，自主呼吸频率增快；④发生气胸、肺不张、肺栓塞、支气管痉挛等；⑤心脏循环功能发生改变。（3）患者以外的原因：①呼吸机的同步触发灵敏度调节不当或失灵，致使触发时间延长以至不能触发；②人工气道被分泌物阻塞，回路管道内积水过多，PEEP阀发生故障等；③气道或通气管道漏气，不能触发同步供气；并且通气量不足，体内CO_2潴留，自主呼吸增快。

29. ABCE 正压通气主要用于支持患者的呼吸功能，而肺活量是衡量肺容积的指标，与正压通气的适应性无直接关系。选项A、B、C、E都是合理的正压通气的适应证：选项A，面罩吸氧后PaO_2<60mmHg表示患者的氧合水平不足，需要通过增加气道压力来提高血氧饱和度。选项B，PO_2/FiO_2<150是ARDS（急性呼吸窘迫综合征）诊断的标准之一，表明患者存在严重的肺部损伤和氧合障碍，正压通气可以改善氧合情况。选项C，呼吸急促，RR大于30～35次/分可能表示患者处于呼吸困难状态，正压通气可以辅助或代替患者的呼吸，减轻呼吸负担。选项E，最大吸气负压小于25cmH_2O表示患者的负压吸气力量不足，无法有效地进行自主呼吸，正压通气可以提供足够的气道压力来支持呼吸。

30. ABCE 气管切开作为有创操作存在早期及远期等诸多并发症，所以气管切开必须严格掌握适应证。气管切开不一定在早期进行就能获得更好的治疗效果。是否需要气管切开以及最佳时机应该根据患者的具体情况来确定，包括临床症状、气道梗阻的程度和预期康复时间等因素。在某些情况下，例如暂时的呼吸支持需求或有望恢复的气道通畅，可以选择其他方法来保障气道通畅，而不立即进行气管切开。选项A，人工气道被建立的目的之一就是确保气道通畅，以维持患者的呼吸功能。选项B，相比于经鼻气管插管，经口气管插管更少引起鼻窦炎的风险，因为不需要穿过鼻腔。选项C，颅底骨折可能导致骨折碎片刺穿到鼻腔或颅内，因此在这种情况下应禁止经鼻气管插管。选项E，气管切开可以帮助有效清除气道分泌物，维持呼吸道的通畅。

31. ABCE 气管切开的适应证包括：（1）预防性：对可能出现呼吸道梗阻或下呼吸道分泌物阻塞的疾病，气管切开可作为辅助治疗方法。①神经系统疾病，由于病变侵及呼吸中枢，使呼吸反射障碍而出现呼吸困难。如传染性多发性神经炎、延髓型脊髓灰质炎、重症肌无力、脑血管疾病等。②各种原因的昏迷如颅脑外伤、颅内肿瘤，气管切开术可防止或解除因咳嗽功能及吞咽功能抑制及喉痉挛引起的呼吸道阻塞。③做头部某些手术时，为保持术后呼吸道通畅，术前可施行气管切开术。④胸部或腹部大手术后，重病年老体弱患者，因咳嗽机制差，易致下呼吸道分泌物阻塞，早期气管切开以预防肺部并发症的发生。⑤不能经口插管者，可经气管插管麻醉。（2）治疗性：①喉梗阻。②下呼吸道分泌物阻塞者。③某些下呼吸道异物，可经气管切开处取。

32. ABCDE 压力控制机械通气（P－CMV）也可简称为压力控制通气（PCV），是时间启动、压力控制、时间切换的通气模式。呼吸机在吸气相通过向患者提供先快速、后减速的气流，以维持持续的气道预设压力。PCV时使用减速气流可以改善气体分布，并且允许患者自主呼吸时改变吸气流速。PCV的优点主要在于：①通过设定适当的压力水平降低气道峰压，减少气压伤的风险，尤其是儿童患者；②减速型吸气气流有利于气体在肺内的分布，改善气体交换；③在气道出现部分漏气或有瘘管存在的情况下，通过自动增加吸气流速而维持设定的压力，保证足够的通气量。传统认为V－CMV和PEEP可导致肺泡内压过高，且不能改善氧合。现在认为，在PEEP基础上应用压力控制通气或容量控制通气对ARDS患者而言疗效相似，但压力控制通气可能在减少呼吸做功方面比容量控制通气更为有利。当患者有自主吸气努力时，上气道产生的负压可以促使呼吸机产生气流变化来配合患者的吸气努力。特别是对于ARDS患者，PCV较容量控制通气可能会进一步减少患者的呼吸做功。

33. ABCD 机械通气的目标是维持PaO_2和$PaCO_2$在正常范围内，以确保适当的氧合和二氧化碳排除；保持患者的血流动力学稳定，避免对心血管系统的不利影响；

确保患者在正压通气下安静、没有出汗和烦躁不安，以提供舒适的治疗环境。在需要的情况下，从完全机械通气（无自主呼吸）或部分机械通气（辅助呼吸）转变为患者能够自主呼吸，以便尽早减少对机械通气的依赖。正压通气并不能完全替代呼吸机的使用，还需要其他治疗手段，选项E错误。

34. ABCD 持续气道内正压（CPAP）是指患者通过按需阀或持续高流量系统进行自主呼吸，正压气流＞吸气气流，呼气活瓣系统对呼出气流给予一定的阻力，使吸气相和呼气相气道压力均高于大气压。选项A，CPAP可以提供持续的正压支持，减轻呼吸肌群的负担，帮助患者完成有效的呼吸。选项B，CPAP不会完全代替患者的自主呼吸，而是通过提供连续的气道正压来辅助患者的呼吸工作。选项C，CPAP可以通过增加气道内压力，保持小气道的通畅，防止其塌陷或闭合。选项D，CPAP可以改善肺泡的通气与换气，提高氧合和二氧化碳排出。选项E，呼吸停止患者使用CPAP是有条件的。CPAP通常用于治疗睡眠呼吸暂停（SDB）等呼吸相关疾病，但在急性呼吸衰竭或严重呼吸困难的情况下，可能需要其他形式的机械通气支持，例如插管和机械通气。对于呼吸停止的患者，在确保通气和氧合的同时，可能需要采取更积极的干预措施，如心肺复苏（CPR）。这样可以提供更强大的机械通气支持来保持氧气供应和气体交换，以挽救生命。

35. ABCE 最佳PEEP值为对循环无不良影响而达到最大的肺顺应性、最小的肺内分流、最高的氧运输、最低的氧浓度时的最小PEEP值。选择时应从2.5cmH_2O开始，逐步增加至有效改善血气状态（$FiO_2 \leqslant 50\% \sim 60\%$，$PaO_2 > 70mmHg$）而动脉压、心排血量无明显减少、CVP稍上升为止。一般在10cmH_2O左右，多数患者使用4～6cmH_2O即可。

36. ABCE 长期使用呼吸机的患者的撤机指征为：①原发病已基本治愈或病情稳定；②营养状况及肌力良好，断开呼吸机后，呼吸平稳，无辅助呼吸肌参与呼吸现象；③呼吸频率＜30次/分，潮气量＞300ml；④神志清楚、反应良好，有张口及咳嗽反射；⑤肺部感染控制或基本控制，无痰或少痰；⑥氧合良好，吸入氧浓度（FiO_2）＜0.6时，动脉血氧分压（PaO_2）＞60mmHg，能够维持动脉血二氧化碳分压（$PaCO_2$）在相对正常范围内。

37. ABCDE 选项A，室速是一种心律失常，心脏室壁出现快速而不规则的收缩。ICD可以监测和治疗室速，通过给予心脏电击来恢复正常的心律。选项B，室颤是一种严重的心律失常，心脏室壁出现无序的震颤性收缩。ICD可以检测到室颤并立即给予电击以恢复正常的心律。选项C，EF指左心室射血分数，用于评估心脏泵血功能。如果在心肌梗死后患者的EF低于30%，ICD可被植入用于预防室颤和室速等严重心律失常。选项D，肥厚性心肌病是一种心肌疾病，心脏室壁肌肉变厚，可能导致心律失常。ICD可被植入用于监测和治疗肥厚性心肌病患者的严重心律失常。选项E，长Q－T间期综合征是一种遗传性心律失常，可能导致室颤。ICD可被植入用于监测和治疗长Q－T间期综合征患者的严重心律失常。

38. ABDE 由洋地黄中毒导致的心律失常、心动过速伴病态窦房结综合征、室上性心律失常伴完全性房室传导阻滞、阵发性心动过速频繁发作及近期有动脉栓塞或者经超声心动图检查发现心房内有血栓而未接受抗凝治疗等禁忌电复律。

39. ABCDE 选项A，电复律本身可能导致新的心律失常，如心房颤动或心室颤动。选项B，在电复律过程中，有时会发生急性肺水肿，这是由心脏功能不全引起的，其中液体积聚在肺部。选项C，电复律施行时，电能传递到心肌可能导致部分心肌细胞受损，并可能引起低血压。选项D，电复律后，心律恢复正常时，有时会发生血栓形成。这些血栓可能脱落并引发血栓栓塞。选项E，电复律需要将电极贴附到患者的胸部，因此可能导致皮肤灼伤或其他创伤。

40. ABCDE 临时起搏器的应用指征：①心脏起搏传导功能不全者拟行大手术、心血管造影或电复律时的预防保护；②需要安置永久起搏器前或者更换永久起搏器间的过度保护；③阿－斯综合征发作；④心脏手术引起的房室传导阻滞；⑤药物治疗无效的由心动过缓诱发的尖端扭转型和（或）持续性室性心动过速；⑥急性心肌梗死、急性心肌炎、电解质紊乱、药物中毒时的缓慢型心律失常；⑦房室传导阻滞、窦房结功能衰竭等原因引起的心脏停搏；⑧一些临床诊断与电生理检查的辅助措施（如判断窦房结功能、预激综合征的类型及抗心律失常药的效果等）。

41. ABCDE 永久性起搏器的应用指征：①获得性完全性房室传导阻滞；②先天性完全性房室传导阻滞伴有严重心动过缓；③一度房室传导阻滞有晕厥或H－V间期＞100毫秒，二度Ⅰ型房室传导阻滞有症状或伴房室束以下阻滞，二度Ⅱ型房室传导阻滞；④三束支传导阻滞；⑤双束支阻滞伴晕厥或头晕症状，有高度房室传导阻滞者或H－V间期延长；⑥心动过缓－心动过速综合征；⑦病态窦房结综合征伴有症状或伴有长间歇（＞3秒）；⑧心动过缓伴心功能障碍、室性心律失常、房颤等需要使用洋地黄与其他抗心律失常药治疗但会加重心动过缓者；⑨预防阵发性房性快速心律失常；⑩充血性心力衰竭；⑪梗阻性肥厚型心肌病；⑫特发性长Q－T间期综合征；⑬血管迷走性眩晕。

42. ABDE 选项A，在心脏起搏器置入术后，可能会发生心律失常，包括过速或过缓的心律异常。选项 B，在进行心脏起搏器置入术时，可能会出现穿刺相关并发症，如气胸（空气进入胸腔导致肺部部分塌陷）或气栓（血管内的气泡阻塞血流）。选项 C，截瘫是指由于手术中的神经损伤或并发症而导致下肢或四肢完全丧失运动功能。然而，截瘫并不是心脏起搏器置入术的常见并发症。选项 D，在心脏起搏器置入术期间，可能发生心脏穿孔，即在穿刺过程中意外穿透心脏壁。这是一种严重的并发症，可能需要紧急处理。选项 E，在置入术后，局部血肿形成是可能的，并且可能需要治疗。

43. ABCDE　选项 A，当患者在心脏手术后无法顺利断开辅助循环，需要进一步支持时，IABP 可以用于帮助恢复正常的心脏功能。选项 B，行某些心脏手术后的患者可能出现心功能下降和低心排状态，IABP 可以提供辅助循环支持，帮助改善血液流动和组织灌注。选项 C，在高风险的心脏手术中，例如冠脉搭桥手术，并且患者的左室射血分数低于 30% 时，使用 IABP 可以提供心肌保护和辅助循环支持。选项 D，IABP 可以在急性心肌梗死的患者中提供辅助循环支持，减轻心脏负荷，增加冠状动脉血流，并改善心肌缺血情况。选项 E，在心脏移植手术前后，IABP 可以提供临时的循环支持，帮助维持血液流动和器官灌注。

44. ABCE　IABP 通常用于心血管疾病患者的辅助治疗，特别是在心肌缺血或心力衰竭等情况下。选项 A，主动脉瓣关闭不全时，主动脉内会有反流，IABP 可能会加重这种反流，导致心血管功能进一步恶化。选项 B，主动脉窦瘤是主动脉扩张的一种形式，如果发生突然破裂，IABP 的气囊膨胀和收缩可能加剧出血，造成严重后果。选项 C，主动脉夹层动脉瘤是主动脉壁分层撕裂的情况，使用 IABP 可能会增加主动脉撕裂的风险。选项 E，颅内出血是指在颅骨内发生的出血，使用 IABP 可能会增加颅内压力，加重颅内出血的症状。选项 D 并不是 IABP（主动脉内球囊反搏）的绝对禁忌证。

45. ABCDE　IABP 是一种治疗心脏疾病的介入手段，常用于重症心血管疾病患者。它可以在主动脉内放置一个气囊来改善心脏的泵血功能。但使用 IABP 可能会导致一些并发症。插入导管和球囊时可能会损伤血管，导致出血，并且在穿刺部位周围可能会形成血肿。球囊的充气和放气循环可能会干扰下肢的血液供应，导致下肢缺血。球囊在充气和放气时可能会破裂，这可能会引起严重并发症，如心脏停搏或血管阻塞。球囊导管的错误放置可能导致球囊无法正确充气和放气，从而影响治疗效果。插入导管时可能会意外穿刺动脉，导致血管破裂和感染的风险增加。

46. ABCDE　常见泵压增高的危险因素有：①动脉插管或接头选择不当：由于患者体重大而灌注流量高，但动脉插管过细或动脉管道连接管过细，阻力增加同时灌注量也将受到影响。②动脉插管位置错误：动脉插管误入动脉夹层，体外循环一开始就立即表现出泵压急剧增高，同时插管处动脉膨出，应立即停止 CPB，否则后果极为严重。③动脉插管或管道梗阻：动脉插管固定不良发生扭曲，管道意外钳夹或扭曲，使阻力增高或发生梗阻。④抗凝不足：肝素用量不足或未及时补充而发生凝血反应，使动脉血滤器内、动脉管道或动脉插管内发生凝血致部分阻塞，使阻力增加，如用泵后型膜式氧合器可因氧合器内发生凝血块，使阻力增加更为明显，造成严重后果。⑤外周血管阻力升高：由于药物或其他原因，使外周血管剧烈收缩，导致阻力增加，使泵压上升。如给予肾上腺素、去甲肾上腺素过量。

47. ABCDE　辅助循环期包括辅助循环和停止体外循环两部分内容，此期间的主要任务包括：①手术后的心脏逐渐恢复功能，从体外循环过渡到自身循环；②调整电解质及血气；③继续进行体表及血液复温；④调整体内血容量，在心功能允许情况下尽量补充体内血容量；⑤调整血红蛋白浓度，如血细胞比容过低，则使用利尿剂或滤水器使血细胞比容达到预期水平；⑥治疗心律失常，必要时安装临时起搏器等；⑦婴幼儿停体外循环后的改良超滤。

48. ABCD　停止体外循环的标准：①减低体外循环灌注流量时能维持满意的动脉压；②血容量基本补足，中心静脉压满意；③鼻咽温 36～37℃，直肠温度 35℃以上；④血红蛋白浓度成人达 8.0g/dl，婴幼儿达 9.0g/dl，新生儿达 10.0g/dl 以上；⑤血气、电解质基本正常；⑥心律经药物、安装起搏器已调整到满意程度；⑦血管活性药或正性肌力药已准备就绪或已开始输入。辅助循环时间是否已够不是停止体外循环的指标。

49. ABCDE　选项 A，肝素是体外循环中常用的抗凝剂，如果肝素的中和不充分，就可能导致凝血功能异常。选项 B，体外循环过程中，血小板可能会被激活、消耗或破坏，导致血小板减少，从而影响凝血功能。选项 C，鱼精蛋白是一种抗凝血蛋白，如果在体外循环过程中使用过多，可能会导致过度抗凝，进而引发凝血功能障碍。选项 D，体外循环时，患者的体温通常会被降低以保护器官，但低温也会影响凝血系统的正常功能，使得凝血过程变慢或异常。选项 E，体外循环可能导致机体纤溶系统的激活，引起纤溶亢进，这可能会导致凝血功能障碍。

50. ABCDE　选项 A，导尿管扭折可能导致尿液排泄受阻，从而减少尿量。选项 B，在体外循环过程中，应激反应和血液稀释可能引起神经垂体激素（例如抗利尿激素 ADH）的大量分泌。这可能导致尿液排泄减少，以保持体内水分平衡。选项 C，在体外循环过程中，由于体外循环装置的特性或其他因素，肾小球毛细血管灌注压可能会下降。这会导致肾脏的滤过功能受到影响，进而导致尿量减少。选项D，在体外循环过程中，由于循环停止或其他因素，肾脏的血流量可能会减少。这会影响肾脏的滤过功能，从而导致尿液排泄减少。选项E，在体外循环过程中，由于应激反应和血液稀释等因素，醛固酮的分泌可能会增加。醛固酮是一种能够逐渐减少尿量的激素，它通过肾小管对水和电解质的重新吸收来调节体液平衡。

51. ABCD 体外循环停止后，灌注师应提高警惕，准备再次体外循环。在下列情况下易于发生，此时血液应保持抗凝状态：①心脏和大血管严重出血，体外循环可控制出血量，同时将患者的血液回收，并回输患者，保持组织的血液灌注，并协助外科医师缝合止血。②TEE在心脏直视手术中发挥着越来越大的作用。停机后通过TEE可判断心脏畸形的矫正情况，心肌各部位收缩情况，以及置换瓣膜的功能情况。通过了解这些信息，外科医师、麻醉科医师、灌注师决定下一步工作流程。③心肌收缩能力弱，血流动力学难以维持。原因是多方面的，如心肌保护不佳，鱼精蛋白过敏，心肌顿抑等。再次体外循环可帮助心脏逐渐恢复功能或过渡至ECMO和心室辅助。

52. ABC 体外膜肺氧合（ECMO）是一种通过机械装置来辅助或替代肺功能的治疗方法。选项A，静脉－动脉（VA）模式适用于需要同时支持心脏和肺功能的患者。通过静脉插管将血液引入体外循环机器，经过氧合和去除二氧化碳后再通过动脉插管返回患者主动脉。选项B，静脉－静脉（VV）模式适用于仅需支持肺功能的患者。通过静脉插管将血液引入体外循环机器，经过氧合和去除二氧化碳后再通过另一根静脉插管返回患者静脉系统。选项C，动脉－静脉（AV）模式适用于需要同时支持心脏和肺功能的患者，但相比于VA模式，使用动脉插管的位置有所不同。血液从患者的动脉插管进入体外循环机器进行氧合和去除二氧化碳，然后通过静脉插管返回患者静脉系统。选项D，静脉－淋巴模式是没有被广泛采用的ECMO模式，不常见。选项E，静脉－胸导管模式是没有被广泛采用的ECMO模式，不常见。

53. ABCDE 选项A，ECMO可用于治疗严重心肌炎引起的心功能衰竭。选项B，ECMO可以在器官移植手术前或手术后提供临时的心肺支持。选项C，ECMO被广泛应用于ARDS患者，尤其是在保守治疗无效时。选项D，ECMO可用于心脏手术后临时支持患者的心脏功能。选项E，在某些情况下，ECMO可能被用作终末期患者的生命支持措施。

54. ABCDE 选项A，ECMO是一种临时的生命支持措施，用于辅助心肺功能。如果心肺功能已经无法恢复，ECMO可能不会有效，因此在这种情况下不适合使用ECMO。选项C，脓毒症是一种严重的感染性疾病，患者的全身炎症反应会导致多个器官功能受损。ECMO可能无法提供足够的支持来处理这种严重的炎症和感染状态。选项B，ECMO与癌症之间存在一定的风险关联。患有恶性肿瘤的患者可能在ECMO过程中面临更高的并发症风险，并且ECMO对于治疗恶性肿瘤本身并没有作用。选项D，ECMO可能增加患者出现神经系统并发症的风险。因此，如果患者已经存在严重的神经系统功能障碍，如重度中风或颅内出血，ECMO可能不适合使用。选项E，单纯机械通气治疗长达7天为相对禁忌证，长达10天为绝对禁忌证。因为长时间依赖呼吸机可导致肺组织纤维化和严重的肺损伤等不可逆改变。

55. ABCDE ECMO的撤除条件通常包括：①血流动力学参数恢复正常：患者的血压、心率和循环状态应该稳定，并且符合正常范围。②动脉和混合静脉氧饱和度恢复正常：患者的动脉氧饱和度和混合静脉氧饱和度应该达到正常水平，表明氧气在肺部的交换功能已经恢复。③EKG恢复正常：心电图（EKG）显示患者的心律和心室功能恢复正常。④气道峰压下降，肺顺应性改善：ECMO治疗前因肺功能不全而导致的高气道峰压和低肺顺应性应该得到改善。这表明患者的肺部功能逐渐恢复，能够自主维持足够的气体交换。⑤胸片改善，血气和电解质正常：胸部X线检查显示肺部阴影减轻或消失，同时患者的血气参数和电解质水平也应该处于正常范围内。这表明患者的肺部病变已经得到改善，身体的代谢和酸碱平衡也恢复正常。这些条件综合考虑了患者的心脏功能、肺功能和全身代谢状态，确保在撤除ECMO之后，患者能够正常呼吸和循环，并且没有明显的肺部病变。然而，实际撤离ECMO的具体条件应根据患者的具体情况和医生的判断来确定。

56. ABCDE 体外膜肺氧合（ECMO）是一种用于治疗重症呼吸和心脏衰竭患者的技术。选项A，ECMO过程中使用抗凝剂以防止血栓形成，但这也增加了出血风险。选项B，由于ECMO需要将血液从体外引流到循环系统中，可能会导致末端肢体供血不足。选项C，在ECMO期间，中枢神经系统意外事件（例如中风、脑缺血等）的风险增加。选项D，ECMO过程中的机械力和抗凝剂使用可能导致溶血和胆红素水平升高。选项E，ECMO过程中可能发生肾脏血流不足或肾小球损伤，导致肾功能受损。

57. ABCDE 肺动静脉瘘或由于肺部病变如肺泡萎陷、肺不张、肺炎和肺水肿等病因，均可导致肺内分流量增加。

58. ACD 静－动脉分流使静脉血没有接触肺泡气进行气体交换的机会，故 PaO_2 可明显降低，但不伴有 $PaCO_2$ 升高，甚至因过度通气反而降低，到病程晚期出现 CO_2 蓄积。提高吸氧浓度并不能有效增加 PaO_2。

59. ABCD　急性呼吸窘迫综合征（ARDS）的特征性表现包括肺水肿、进行性呼吸困难、顽固性低氧血症和肺顺应性降低。肺泡表面活性物质是一种存在于肺泡内的表面活性剂，主要功能是降低肺泡表面张力，防止肺泡塌陷。ARDS 时，由于肺泡Ⅱ型细胞的损害，使肺泡表面活性物质减少，选项 E 错误。

60. BCDE　急性呼吸衰竭早期多数患者表现为呼吸窘迫，呼吸频率增加，少数中枢神经系统障碍的患者表现为呼吸频率减少或节律紊乱。发绀是急性呼吸衰竭患者缺氧的典型表现，急性缺氧早期可表现为烦躁、抽搐或昏迷。急性二氧化碳潴留后期可表现为嗜睡和神志淡漠。多数患者早期存在心动过速、血压升高、晚期循环系统受抑制的表现。

61. ABDE　心肌氧耗量约为 10ml/(100g · min)，其中 2/3 用于心肌收缩。轻度缺氧时，出现代偿性心率加快，心肌收缩力增加，心输出量增加，血压升高。但是，缺氧进一步加重时，心肌受到抑制，心率减慢，心肌收缩力下降，心输出量减少，血压下降，心脏传导功能障碍；严重的急性缺氧，甚至可以导致室颤及心搏骤停。缺氧使内脏、皮肤血管收缩，而脑血管和冠状动脉扩张，同时可使肺血管收缩，肺循环阻力增加，导致急性肺动脉高压，加重右心负荷。

62. ABCDE　选项 A，通过肺功能测定，可以评估患者的肺功能情况，了解其耐受能力，为手术前后的呼吸管理提供参考。选项 B，对于存在阻塞性通气功能障碍的患者，使用支气管扩张剂和抗生素可以改善气道通畅性，预防术后呼吸道并发症。选项 C，吸烟会对呼吸系统产生负面影响，包括增加肺部感染和术后并发症的风险。术前戒烟有助于减少这些风险。选项 D，慢性呼吸系统感染会增加围术期呼吸衰竭的风险，因此在手术前应尽可能控制感染，例如使用抗生素进行治疗。选项 E，通过呼吸功能锻炼，可以增强患者的肺功能和呼吸肌力，提高术后的恢复能力，预防围术期呼吸衰竭的发生。

63. ABCD　选项 A，颅内压增高可以通过抑制呼吸中枢而导致呼吸衰竭。选项 B，某些药物可以抑制呼吸中枢，从而对呼吸功能产生负面影响。选项 C，重症肌无力或多发性神经炎可以导致呼吸肌麻痹，进而引起呼吸衰竭。选项 D，气道阻塞或严重痉挛可以导致通气障碍，使呼吸受限或完全停止，最终导致呼吸衰竭。这些因素都可以干扰正常的呼吸机制，导致呼吸功能受损，甚至无法维持足够的氧气供应和二氧化碳排出，从而引发呼吸衰竭。选项 E，单根肋骨骨折对呼吸影响较小，通常不会产生呼吸衰竭。

64. ABCE　选项 A，用力肺活量（FVC）小于预计值的 50% 可能表明患者存在呼吸功能不全。FVC 反映了患者最大吸气和最大呼气的能力。选项 B，FEV_1/FVC 比率低于 50% 可能提示患者存在梗阻性通气障碍，这也是呼吸功能不全的一个指标。选项 C，RV（残气容积）与 TLC（总肺活量）的比率大于 50% 可能表明患者存在限制性通气障碍，这也可以提示呼吸功能不全。选项 E，MVV（最大自主呼吸容量）小于 50L/min 可能表示患者的呼吸肌肉和呼吸系统功能受损，也是呼吸功能不全的指标之一。选项 D，通气储量百分比 <70% 时有术后发生呼吸功能不全的可能。

65. ABDE　选项 A，通过增加通气量，可以减少二氧化碳在血液中的积累，从而纠正呼吸性酸中毒。选项 B，PEEP 可以帮助保持气道的开放，提高肺泡的气体交换效率，改善呼吸衰竭患者的换气功能。选项 C，呼吸肌病变的患者应用呼吸兴奋剂不能改善症状。选项 D，氧疗应使动脉血氧分压（PaO_2）在 60mmHg 以上、静脉血氧饱和度（SaO_2）为 90% 以上，该数值是认可的对呼吸衰竭患者进行氧疗的目标范围，以确保组织得到足够的氧供。选项 E，在心衰患者中，利尿剂可帮助减轻体内液体负荷，缓解心脏负担，同时也可能有助于改善肺水肿和呼吸衰竭的症状。因此，当血氧饱和度上升时，可能需要考虑使用利尿剂。

66. BD　严重贫血可以引起心力衰竭，因为贫血会导致氧供应不足，使心脏负荷增加，最终导致心力衰竭。风湿性心脏病、心肌病可以引起急性心力衰竭；动静脉瘘可以引起心力衰竭；重症肺炎可以引起心力衰竭；肺栓塞也可以引起急性心力衰竭。

67. ABCD　左心衰竭的典型临床表现包括劳力性呼吸困难（选项 A）、咳粉红色泡沫样痰和咯血（选项 B）、双肺底细湿啰音和左心室扩大（选项 C）。心动过速、肢端发冷和出汗、乏力、倦怠（选项 D）可以是心衰竭的一些非特异性体征，但不是左心衰竭的特异性表现。双下肢水肿（选项 E）可能是右心衰竭的表现，而不是左心衰竭的典型症状。

68. ACDE　左心衰竭的常见原因有左心室压力负荷过重如高血压、主动脉瓣狭窄；心室容量负荷过重如主动脉瓣关闭不全、二尖瓣关闭不全；心肌收缩力减低如冠心病等，而慢性肺部疾病主要引起右心室压力负荷增加，导致右心衰竭。

69. CE　选项 A，肺部听诊闻及哮鸣音通常是支气管哮喘发作的特征之一。支气管哮喘是一种慢性呼吸系统疾病，特征是气道狭窄和炎症反应，导致呼吸困难和咳嗽等症状。急性左心衰竭通常不会导致哮鸣音。选项 B，在急性左心衰时，肺部症状和体征（如呼吸困难、咳嗽、咳痰）可能与肺炎相似，因此需要进行鉴别诊断。选项 C，双肺湿啰音并不仅仅是急性左心衰的特征，它也可以与其他肺部疾病（如肺炎、慢性阻塞性肺病等）有关。选项 D，急性左心衰时，由于心脏泵血功能减弱，肺部循环淤血可能导致肺部水肿和支气管痉挛，进而产生哮鸣音。选项E，急性左心衰时可以出现肺泡性肺水肿，但并不是必定发生的情况。急性左心衰是指左心室功能突然减退，导致血液回流不畅，积聚在肺静脉和肺毛细血管中，从而造成肺循环淤血。这种淤血可以引起肺泡性肺水肿，即液体渗出到肺泡中。然而，并非所有急性左心衰患者都会发展为肺泡性肺水肿，因为其发生还受到其他因素如患者的容量状态、心脏病严重程度以及既往心脏疾病史等多种因素的影响。

70. ABCDE 右心衰竭是指由于右心室功能障碍导致的心输出量减少或肺动脉压力增加，引起全身组织器官灌注不足和淤血现象。选项A，当肺动脉主干或其分支被血栓阻塞时，肺循环血液流通受阻，导致右心负荷加重，引起右心衰竭。选项B，羊水栓塞是指羊水中的气体或异物进入母体循环，经过肺动脉系统进入肺内，形成栓子而发生的临床综合征。肺栓塞可导致肺动脉压力升高，进而引起右心负荷加重和右心衰竭。选项C，孕妇由于生理改变，如血液高凝状态、下腔静脉受压等因素，增加了下肢静脉血栓形成的风险。选项D，下肢静脉血栓形成后，如果脱落并通过血液循环进入肺动脉系统，就会引起肺栓塞，进而导致右心负荷加重和右心衰竭。选项E，低氧状态刺激肺动脉收缩，增加肺动脉压力，使右心负荷增加，从而加重右心衰竭。

71. ABCDE 右心衰竭的常见病因包括肺动脉狭窄、肺动脉高压、心脏瓣膜疾病、右心室梗死以及急性大面积肺动脉栓塞。这些情况都可能导致右心室负荷增加或者减少右心室收缩功能，从而引起右心衰竭的发生。

72. BE 选项A，维持适当的心脏负荷可以帮助减轻右心室的工作负担，有助于维持心脏功能。选项B，利尿药和血管扩张剂虽然在左心衰中常用，但在右心衰治疗中并不是特别重要。选项C，在右心衰的治疗中，重点是通过调整和维持适当的前负荷来改善心脏功能，而不是过分依赖利尿和血管扩张。选项D，在急性右心衰时，如果患者的容量状态充足，可以考虑使用多巴胺或多巴酚丁胺等药物来帮助维持血压。选项E，并不需要使用利尿药或血管扩张药物来控制中心静脉压力，因为右心衰主要是由右心室泵血功能受损引起的，而不是液体潴留导致的。相反，治疗右心衰的重点在于维持正常的心脏负荷，特别是前负荷。

73. ABCD 手术方式的选择不属于对心衰患者心脏病性质及程度判断的术前评估内容。术前评估主要包括病史及体格检查、超声心动图及多普勒超声、核素心室造影及核素心肌灌注显像以及冠状动脉造影等检查，这些检查有助于评估心脏疾病的性质和程度，但手术方式的选择通常是由医生根据具体情况和患者需求来决定的。

74. ABCD 选项A，利尿剂、β受体阻断剂等这些药物可以帮助控制患者的体液平衡和心脏功能，减轻症状，并预防术后并发症。选项B，停用ACEI（血管紧张素转换酶抑制剂）和利尿剂的决定应根据患者的具体情况来确定。有些患者可能需要继续使用这些药物以维持稳定的循环状态。选项C，对于心力衰竭患者，术前血容量状态的调节非常重要。通过适当的液体管理和利尿剂使用来优化血容量，以确保手术过程中心脏能够正常工作。选项D，如果患者有心脏起搏器，可能需要调整其设置以适应手术需求。有时，在高风险手术中，可能需要在术前放置主动脉内球囊反搏装置（IABP）来提供额外的心脏支持。选项E，在某些情况下，术前给予心力衰竭患者抗焦虑药物可以帮助减轻焦虑和紧张情绪，从而有助于术前准备和手术成功。

75. ADE 选项A，休克时，全身循环血量减少，包括肾脏的血液供应也会受到影响。当肾血流减少时，肾脏的灌注压降低，导致肾小球滤过率下降，从而可能导致急性肾损伤（急性肾衰竭）。选项B，虽然在某些情况下（如肾小管坏死）可能会导致肾小管重吸收水的障碍，但这并不是休克引起急性肾衰竭的主要机制。选项C，肾小管重吸收钠减少也不是休克引起急性肾衰竭的主要机制。选项D，在某些情况下，如挤压伤或大面积肌肉损伤（如挤压综合征或创伤），肌红蛋白可以释放到血液中。高浓度的肌红蛋白通过肾小球滤过并在肾小管内沉积，引起肾小管损伤，导致急性肾衰竭。选项E，休克期间，由于肾脏血流减少和氧供应不足，肾小管细胞可能发生损伤和坏死。这种肾小管损伤称为急性肾小管坏死（ATN），是导致急性肾衰竭最常见的原因之一。

76. ABCE 在休克早期，微循环会发生一系列变化以维持组织灌注。选项A，微动脉的收缩可以通过调节血管阻力来控制血流量。选项B，后微动脉的收缩有助于增加周围阻力并提高有效灌注压。选项C，毛细血管前括约肌的收缩可以减少血液流入毛细血管，从而减轻液体渗漏和水肿。选项D，动静脉吻合支收缩并不是早期休克的典型微循环变化。动静脉吻合支通常在休克晚期出现，它是指由于低血压和组织氧供不足而发生的动静脉吻合的形成，以改善组织灌注。选项E，微静脉的收缩有助于增加静脉回流，提高心脏前负荷。

77. BDE 当出现外周高阻力状态时适用扩血管药物，选项A、C明显不符合。选项B在充分扩容后可以适当应用；选项D、E应用扩血管药物可以降低外周阻力，减少心脏负荷。

78. ABCD 治疗休克时应用血管扩张剂的目的是通过扩张血管，增加组织灌流量，改善微循环，并解除小血管痉挛，有助于提高组织氧供，缓解休克状态。然而，血管扩张剂并不会直接减少回心血量（即血液返回心脏的量）。

79. ABCD　选项A，房颤的常见治疗方法是通过使用洋地黄类药物来减慢心率。选项B，在急性房颤的情况下，主要目标是恢复正常的心律，并采取措施预防血栓形成和栓塞。选项C，对于永久性房颤，重点是控制心律，并进行长期的抗凝治疗以预防血栓栓塞的发生。选项D，阿司匹林和华法林都是常用的抗凝药物，用于预防血栓栓塞的发生。选项E，非同步电复律不属于房颤的常见治疗。非同步电复律指的是通过电击恢复心脏的正常心律，通常用于治疗其他心律失常，如室颤。对于房颤，常见的治疗方法包括药物治疗、心脏消融术和心房除颤器等。

80. ABCD　多器官功能障碍综合征（MODS）是严重创伤、感染、脓毒症、大手术、大面积烧伤、长时间心肺复苏以及病理产科等疾病发病24小时后出现的两个或者两个以上的器官先后或同时发生的功能障碍或衰竭，涉及多个器官的病理生理变化，可以由急性或慢性原发致病因素引起，且其病因复杂、防治困难，但死亡率较高。

81. ABDE　重症患者呼吸机相关肺炎（VAP）是多器官功能障碍综合征（MODS）患者的重要致死因素，要积极的预防。合理的防控措施包括：①加强无菌操作：医生接触患者前用床边速干消毒剂进行手卫生，如有血迹应用流动水洗手。②如有持续泵入镇静药，应实施每日停药唤醒，防止镇静过深加重VAP的发生；③头抬高30°～45°。④呼吸道管理；⑤腹部情况：是否腹胀，呕吐，胃肠道吸收情况，能肠内营养时尽早行肠内营养支持，避免不必要的抑酸剂的应用；⑥评估患者是否达到脱机或拔除人工气道的标准，如符合条件尽早执行；⑦接触患者后用速干消毒剂消毒手。

82. AB　在多器官功能障碍综合征（MODS）患者中，由于胃肠道功能可能受损，延长全胃肠外营养支持的时间可以确保患者获得足够的营养物质。感染是导致MODS发展的主要因素之一。对于MODS患者，积极控制感染和预防二重感染非常重要，可以包括使用抗生素治疗、手卫生、隔离措施等。选项C，液体复苏是指通过给予适当的液体来增加患者的血容量，改善组织器官的灌注和微循环。虽然液体复苏在MODS治疗中可能需要使用，但它本身并不是特定的MODS防治措施。选项D，保护性通气策略是指通过调整呼吸机参数和设置来最大限度减少呼吸机相关性肺损伤（如急性肺损伤/急性呼吸窘迫综合征，即ALI/ARDS）的发生。虽然MODS患者可能出现呼吸系统的问题，但该选项中提到的是ALI和ARDS的防治措施，而不是针对MODS本身的防治措施。选项E，连续性肾脏替代治疗（CRRT）可以帮助处理MODS患者中的肾脏功能衰竭。尽管CRRT可能有益于改善MODS的预后，但它并不是特定的MODS防治措施。

83. ABCDE　急性肝功能衰竭（ALF）是指急性起病，无基础肝病史，2周以内出现肝性脑病为特征的肝功能衰竭，表现为：①极度乏力，有明显厌食、腹胀、恶心、呕吐等严重消化道症状；②短期内黄疸进行性加重；③出血倾向明显，血浆PTA≤40%［或国际标准化比值（INR）≥1.5］，且排除其他原因；④肝脏进行性缩小。

84. ABCD　ALF患者发生凝血功能障碍的主要原因：①肝脏合成凝血因子障碍和纤溶活性异常：肝细胞合成凝血因子包括Ⅰ（纤维蛋白原）、Ⅱ（凝血酶原）、Ⅴ、Ⅶ、Ⅸ、Ⅹ减少，抗凝血酶Ⅲ（AT－Ⅲ）合成减少，清除可溶性凝血物质的功能降低，导致原发性纤溶；②血小板数量和功能降低：脾肿大、消耗性凝血和骨髓抑制导致血小板数量减少，单核－吞噬细胞系统对衰老血小板的清除作用衰退导致血小板质量下降；③毛细血管脆性增加也易导致出血。

85. ABCDE　ALF并发肾血流动力学改变及肾功能异常者占70%～80%，表现为肌酐清除率＜40ml/min、肾小球滤过率＜10ml/min、血清肌酐＞133μmol/L、稀释性低钠血症（＜130mmol/L）、少尿（＜400ml/d）或无尿（＜100ml/d），称为肝肾综合征。

86. ABCDE　肝衰竭时肝组织结构紊乱，造成门静脉高压，产生大量淋巴液，参与腹水形成；肝细胞合成白蛋白减少，胶体渗透压降低，水分子向血管外渗漏，这些都是水代谢障碍的肝内因素。另外，腹水形成和内脏淤血使有效血容量减少，导致醛固酮和血管加压素分泌增多，同时肝对醛固酮和血管加压素降解减少等肝外因素也可加重水钠潴留。ALF时水钠潴留，但肾脏水潴留多于钠潴留，因此多表现为稀释性低钠血症。早期可出现低钾血症，晚期因肾功能不全可出现高钾血症。患者不能进食、呕吐或持续胃肠减压时丢失大量氯离子；应用排钠、排钾性利尿药时，氯离子伴随钠、钾的排出而排出。因此，低钾血症常伴有低氯血症。另外，低氯血症可加重代谢性碱中毒，继而诱发肝性脑病。

87. ABCDE　约30%的ALF并发感染者无临床表现，出现以下情况时应怀疑感染的存在：①不明原因的血压降低；②全身血管阻力降低；③不明原因的尿量减少，而心血管充盈压正常；④肝性脑病恶化而ICP不升高；⑤发生严重酸中毒；⑥合并DIC。另外，约30%的ALF患者并发真菌感染，致病菌常为白色念珠菌。当经过长时间的抗生素治疗后，出现菌群紊乱或患者免疫功能极度低下时，如果发生急性肾衰竭、病情迅速恶化（肝性脑病进行性加重）、外周血白细胞计数升高、发热不退而用一般抗菌药物治疗无效时，常提示真菌感染。

88. AB　脑水肿和颅内高压是ALF最严重的并发症，与肝性脑病的分级相关。脑水肿很少见于Ⅰ～Ⅱ级肝性脑病患者，当进展到Ⅲ级或Ⅳ级肝性脑病时，脑水肿发生的危险度分别增加 25% ~35%、65% ~75%，甚至更高。ICP 和脑灌注压（CPP）均是监测脑水肿的指标。

89. ABCDE 围手术期心肌缺血的常见诱因包括：①围手术期精神紧张、疼痛、手术损伤、贫血和低温控制等均可引起应激性激素增加和交感神经兴奋，致冠状动脉收缩挤压粥样斑块引起斑块破裂，血中应激性儿茶酚胺增高而持续至术后数天；②围手术期心动过速、高血压等可对冠状动脉血管产生剪力作用，致斑块结构重构而引起冠状动脉狭窄；③术后促凝血物质增加、血小板反应性增强、内皮抗凝功能下降和纤溶下降等均是围手术期心肌缺血的危险因素。

90. ABCE 术后谵妄是指手术后出现的一种短期认知障碍，常见于老年患者。其临床表现多样，包括意识水平紊乱（选项 A）、注意力障碍、情绪失控（选项 B）、认知功能损害、感知障碍、思维无序（选项 C）、睡眠 - 觉醒周期紊乱（选项 E）。神经运动异常（选项 D）通常不是术后谵妄的典型特征。

91. ABCDE 术后谵妄的神经运动异常表现通常包括手舞足蹈、乱抓、拔出气管导管、攻击周围人员、嗜睡与乱动交替。其中手舞足蹈是指不自主地做出手部和脚部的急剧、无目的性的运动；乱抓指患者频繁地用手指乱抓自己或周围物体；拔出气管导管是指患者试图移除连接到他们气管的导管；攻击周围人员是指患者可能表现出攻击性行为；而嗜睡与乱动交替则意味着患者在过度嗜睡和不安静之间交替出现。

92. ABCDE 术后认知功能障碍可能由手术创伤、麻醉方式、全身麻醉药物、全麻深度以及术中低灌注和脑缺氧等多个因素共同促发。选项 A，手术过程中的组织损伤和炎症反应可能对大脑功能产生不良影响。选项 B，不同的麻醉方式可能对认知功能有影响，如全身麻醉与局部麻醉可能存在差异。选项 C，使用的全身麻醉药物可能对大脑产生负面效应，影响认知功能。选项 D，全身麻醉的深度可能对术后认知功能产生影响，过深或过浅的麻醉状态可能导致认知障碍。选项 E，手术期间可能出现血液供应不足或脑部缺氧情况，这些因素可能对术后认知功能产生不利影响。

93. ABD 术后认知功能障碍的机制包括术中脑灌注不足、全麻药的神经毒性和术后睡眠障碍。这些因素可以对大脑的结构和功能造成损害或干扰，导致术后出现认知功能下降的症状。选项 A，术中脑灌注不足可能是由手术期间血液供应不足或脑血流动力学异常引起的。脑细胞需要足够的氧气和营养物质来维持正常功能，而脑灌注不足可能导致脑细胞受损。选项 B，全麻药的神经毒性是指一些麻醉药物在高浓度或长时间使用时可能对神经系统产生有害作用。这些药物可能直接损害神经细胞，干扰神经递质的正常传递，从而影响认知功能。选项 D，术后睡眠障碍是指手术后出现的睡眠紊乱问题。睡眠是身体休息和恢复的重要过程，而手术可能会干扰睡眠的正常模式，导致睡眠质量下降。睡眠不足或质量不佳可能会对认知功能产生负面影响。术中脑高灌注（选项 C）和术中氧中毒（选项 E）与术后认知功能障碍的机制的关联性较弱。

94. ABCDE 选项 A，保持稳定的血压可以减少脑部供血不足的风险，有助于预防术后认知功能障碍。选项 B，在手术中选择合适的全麻药物，可以减少对大脑功能的不良影响，从而降低术后认知功能障碍的风险。选项 C，术中、术后注意避免脑部血管内微栓形成，例如可通过使用抗凝剂或抗血小板药物等方法预防。选项 D，东莨菪碱和戊乙奎醚可能会对大脑产生不良影响，因此在手术中尽量避免使用，以预防术后认知功能障碍。选项 E，利多卡因、尼莫地平有一定的神经保护作用，可以减少术后认知功能障碍的发生。

95. ABE 选项 A，利多卡因是一种局部麻醉药物，某些研究表明在手术中应用利多卡因可以降低 POCD 的发生风险。选项 B，尼莫地平是一种钙通道阻滞剂，有研究表明其在心脏手术中使用可减少 POCD 的发生率。选项 C，抑肽酶是一种蛋白酶抑制剂，目前没有证据表明它可以预防 POCD。选项 D，瑞马西胺是一种神经调节药物，但目前尚无足够证据表明它可以预防 POCD。选项 E，氯胺酮是一种麻醉药物，已有一些研究显示使用该药物可以减少 POCD 的发生。

96. ABCDE 高质量的复苏措施：胸外按压频率至少 100 次/分；按压深度至少为胸部前后径的 1/3 或至少 5cm，大多数婴儿约为 4cm，儿童约为 5cm；要求保证每次按压后胸部充分回弹；维持胸外按压的连续性，开始胸外按压后使用口对口呼吸或球囊面罩来供养和通气（每次通气的时间要在 1 秒以上，潮气量要足够使胸廓抬起），并尽量避免或减少因人工呼吸或电除颤而使心脏按压中断。在心脏按压过程中，易发生疲劳而影响心脏按压的频率和深度，因此如果有 2 人以上进行心脏按压时，通常建议每 2 分钟交换一次。心脏按压与人工呼吸比为 30：2，直到人工气道的建立。人工气道建立后，可以每 6 ~8 秒进行一次人工呼吸或 8 ~10 次/分，而不中断心脏按压，避免过度通气

97. ABC 胸外按压深度至少为胸部前后径的 1/3 或至少 5cm，大多数婴儿约为 4cm，儿童约为 5cm；要求保证每次按压后胸部充分回弹。

98. ABCD 经过 20 分钟心肺复苏后，二氧化碳波形图检测的 $P_{ET}CO_2$ 仍不能达到 10mmHg，则恢复自主循环和存活的几率极低。但是，目前的研究还有局限，因为可能存在一些混淆因子，因此不建议单纯依靠 $P_{ET}CO_2$ 来决定终止复苏的时间，选项 A 错误。现有证据显示，联合

使用肾上腺素和加压素，相比单独使用肾上腺素没有优势。为了简单起见，已从成人心搏骤停流程中去除加压素，选项 B 错误。除颤一次不成功应立即进行心脏按压，而不是进行下一次除颤，选项 C 错误。没有足够的证据表示在心搏骤停的常规复苏期间推荐叩击起搏，选项 D 错误。因不可电击心律引发心搏骤停后，应尽早给予肾上腺素，选项 E 正确。

99. ABDE　选项 A，胸外按压无效（ >30 分钟）并不是胸内心脏按压的适应证。超过 30 分钟的胸外按压通常意味着心脏停搏已经进行了很长时间，此时恢复自主循环的机会较低。选项 B，胸廓严重畸形可能会给胸内心脏按压带来困难，并不是适应证。在这种情况下，可能需要考虑其他的急救措施或手术干预。选项 C，胸外伤引起的张力性气胸是胸内心脏按压的一项明确适应证。张力性气胸会导致心脏被压迫，影响心脏充盈和泵血功能，胸内心脏按压可以通过减轻气胸压力来改善心脏功能。选项 D，多发肋骨骨折可能会增加胸内心脏按压的风险，并不是明确的适应证。在这种情况下，可能需要考虑其他急救措施或手术干预。选项 E，心脏压塞并不是胸内心脏按压的适应证。心脏压塞是指心脏被非弹性物质（如血块）堵塞，导致心脏充盈受阻，需要进行急救干预，但胸内心脏按压并不是其中之一。

100. ABCE　心肺复苏是一种急救措施，用于恢复心脏骤停或呼吸停止的人的心跳和呼吸。如果能够触摸到脉搏，这表示心脏正在跳动，心肺复苏已经成功。瞳孔逐渐缩小表明血液循环正在改善，并且大脑正在重新获得足够的氧气。口唇变红可能表明氧气供应正在改善，这是心肺复苏成功的迹象之一。收缩压（血压的高值）超过 100mmHg 通常被视为正常范围，但这并不直接指示心肺复苏的有效性。自主呼吸的出现意味着呼吸功能正在恢复，这是心肺复苏取得成功的重要迹象。

101. ABCDE　院内心搏骤停生存链包括 5 个环节：①监测和预防；②识别和启动紧急医疗服务系统；③即时高质量心肺复苏；④快速除颤；⑤高级生命支持和骤停后护理。

102. ABCD　全脑功能停止的表现包括：①意识丧失；②脑干反射消失；③脑电活动停止；④呼吸停止。这是因为全脑功能停止意味着大脑的正常运作完全中断，导致意识、脑干反射、脑电活动和呼吸等生理过程都无法维持。血压和血氧测量可能受影响，但不是全脑功能停止的直接表现。

三、共用题干单选题

1. E　根据题干叙述，这种输血方式属于一种特殊的血液稀释方法，即急性等容性血液稀释（ANH）。在麻醉下通过一条静脉或动脉采集一定量的自体全血，并在同一时间通过另一条静脉补充等量的晶体液和（或）胶体液。这种方法能够有效地减少手术期间失血及输血需求，同时减轻了血液存储和输血带来的风险。

2. B　急性血液稀释回输的采血量为 10 ~ 15ml/kg，患者体重 60kg，因此选项 B 最符合。

3. A　根据题目描述，在预计术中出血量大的情况下，需要在麻醉后手术前补充一定量的自体血，并通过另一路静脉快速补充相应量的晶体液和/或胶体液。根据常规的液体复苏原则，一般会采用晶体液和胶体液的组合来进行补液。急性等容性血液稀释（ANH）回输的液体的晶胶比例为 2∶1。在题干所列选项中，只有选项 A 的晶体液 400ml、胶体液 200ml 符合这个条件。

4. B　患者出现头颈部皮肤潮红、瘙痒，血压下降和心率增快等症状，这些是过敏反应的表现。输血过敏的发生率为 3%，多与供血中的异体蛋白有关。

5. C　肾上腺素是一种常用的血管收缩剂和升压药物，可以迅速提高血压和改善循环功能，适用于治疗休克状态。在过敏性休克的情况下，肾上腺素能够缓解血压下降和心率增快等症状。

6. E　由于患者已经处于低血容量状态，血管收缩会进一步加重血液循环不畅，导致血压下降更加明显。因此，在此情况下血管收缩是不可能出现的。

7. E　患者 3 个月前有手术史，1 天前突发腹痛、寒战、巩膜黄染，患者 1 小时前呕血 1000ml 考虑应激性消化道溃疡出血，现患者血压 80/50mmHg，处于休克状态，考虑因腹腔严重感染导致感染性休克合并应激性消化道出血引起的失血性休克；患者输血 20ml 时突发心前区不适并出现血红蛋白尿，血压降至 60/45mmHg 考虑出现溶血反应。选项 E，由于患者表现为明显的失血性休克，符合失血性休克的表现，故细菌污染反应不是需要考虑的诊断。

8. C　该患者出现右上腹剧痛、寒战、高热，巩膜黄染，呕血约 1000ml，血压 80/50mmHg，出现心前区压迫感、腰背酸痛和血红蛋白尿。这些症状表明可能存在以下情况：①胆道感染；②胆道出血；③输血反应。患者出现输血反应时应立即停止输血，快速补液抗休克治疗。因此，选项 C 加快输血速度是错误的处理方法。选项 A 和选项 B 都提到了快速补液抗休克，这是正确的处理方法，因为患者的血压较低，需要通过补液来增加血容量以维持循环。选项 D 给予氢化可的松 200mg 静脉注射也是合理的，因为其可能存在输血相关的反应或休克，而氢化可的松可以用于抗休克治疗。选项 E，在这种情况下，应碱化尿液，使血红蛋白结晶溶解，防止堵塞肾小管引起急性肾衰竭。

9. B　根据患者的病史和临床表现，出现右上腹剧痛、寒战、高热、巩膜黄染、呕血、血压下降，提示可能存在严重的疾病导致多器官功能障碍。在输血过程中出现心前区压迫感、腰背酸痛、血红蛋白尿以及进一步加重的呼吸困难，这些临床表现与急性呼吸窘迫综合征（ARDS）相符。ARDS 是一种严重的肺部疾病，其特点是肺泡通透性增加，导致肺组织水肿和渗出液积聚在肺泡内，影响气体交换。临床上常出现进行性加重的呼吸困难、低氧血症和肺部听诊异常（呼吸音粗），同时胸片显示双肺大量渗出影。选项 A，急性左心衰通常表现为呼吸困难、肺部湿性啰音和心脏听诊异常。选项 C，尽管患者可能有胸腔积液，但其症状不足以解释严重的呼吸困难和低氧血症。选项 D，气胸通常导致肺部崩塌和呼吸困难，但不会引起渗出性影像学改变或肺部听诊异常。选项 E，虽然肺部感染可能导致呼吸困难和低氧血症，但其他表现如黄疸、呕血和血红蛋白尿与肺部感染不相关。

10. E 该患者出现右上腹剧痛、寒战、高热，巩膜黄染，并且呕血约 1000ml，这些症状和体征提示可能存在胆管结石并发症，如胆管梗阻引起的胆管炎和胆管穿孔。血压下降以及心前区压迫感、腰背酸痛和血红蛋白尿提示可能是由肾功能受损导致。根据患者的情况，最佳治疗措施是进行手术探查取石，并进行 T 管引流。手术探查可以确认胆总管结石的存在并解除胆管梗阻，而 T 管引流可以帮助引导胆管内的排脓等，缓解胆管炎的症状。选项 A 建议继续抗休克和使用广谱抗生素抗感染，此措施并没有解决胆管梗阻和胆管炎的根本问题。选项 B 中的碱化尿液和利尿可能有助于预防尿酸结石形成，但对胆管结石并发症的治疗作用有限，而且现在血压不属于休克状态，无需抗休克治疗。选项 C 的透析主要用于肾功能衰竭，目前患者的主要问题是胆管结石并发症，与透析无关。选项 D 中的广谱抗生素、碱化尿液和利尿可以用于胆管结石并发症的辅助治疗，但不能解决胆管梗阻的问题。

11. B 根据患者情况叙述，自主呼吸频率和潮气量正常，但在吸纯氧时无法维持 SpO_2 在 90% 以上，这与阿片类药物（如芬太尼等）蓄积导致呼吸抑制有关。

12. B 纳洛酮是一种阿片类药物的拮抗剂，可以迅速逆转阿片类药物引起的呼吸抑制和低氧血症。

13. D 术前吸纯氧虽然可以提高氧合，但并不是减少术后低氧血症的常规预防措施之一。其他选项如戒烟、纠正低蛋白血症以及进行术前和术后康复锻炼等都有助于减少术后低氧血症的发生。

14. A 胸腔闭式引流是一种用于排除胸腔内积液或气体的方法，并不会导致低氧血症。

15. D 给予大剂量镇静镇痛药可能会抑制呼吸中枢，导致呼吸抑制和低氧血症的发生。

16. D HBO 治疗指的是高压氧治疗，是将患者置于高浓度氧气环境中进行治疗的方法。在 HBO 治疗中，脑血流量会下降。这是因为高压氧可以引起血管收缩，从而减少脑血流量。

17. E 根据题目提供的信息，患者是煤气中毒导致的昏迷，经过护脑、脱水和对症治疗仍未好转，需要进行高压氧治疗（HBO 治疗）。当患者接受高压氧治疗时，机体内的氧分压升高，这会导致血液中的氧溶解量增加，并使氧与血红蛋白结合的氧含量增加。这反过来会抑制肾上腺皮质功能，降低糖异生作用，导致葡萄糖代谢减少。由于葡萄糖是脑组织主要的代谢物质之一，所以脑组织葡萄糖代谢会下降。给患者氧压为 3ATA 的高压氧治疗可以减少机体内丙酮酸的积累。

18. C 在 HBO 治疗中，当患者在减压过程中出现胸部刺痛、呼吸急促、咯血以及听诊双肺闻及散在性大小水泡音时，很可能是发生了肺气压伤。这是由于过快地减压导致气体在肺组织中产生的损伤，形成气泡或囊肿，并且对肺组织造成破坏。这种情况需要紧急处理，可能需要重新调整减压速度或进行其他相应的治疗措施。

19. E 高压氧治疗（HBO）是一种利用纯氧在高气压下给予患者的治疗方法。通常使用的氧气压力为 0.2～0.25MPa，而不是超过 0.22MPa。因此，若选择了超过 0.22MPa 的压力进行加压治疗，就属于处理错误。选项 A，停止减压是正确的处理措施，以避免继续暴露在有毒气体中。选项 B，面罩吸氧是常规的急救手段，提供氧气供给，有助于患者恢复。选项 C，增加氧气压力可以促进氧气的溶解度，提高治疗效果。选项 D，尽快胸腔穿刺抽气是对可能存在的气胸进行处理的正确步骤。

20. E 该患者出现了急性重症胰腺炎并伴有进行性呼吸困难、发绀和低氧血症。根据给出的信息，鼻导管吸氧可能无法提供足够的氧气浓度来纠正低氧血症。CO_2 重复吸入也不能改善低氧血症。氨茶碱是一种支气管扩张剂，用于治疗哮喘和慢性阻塞性肺疾病，但在急性重症胰腺炎并伴有低氧血症的情况下，它不是首选治疗措施。适度镇静治疗可以缓解焦虑和呼吸困难，但对于低氧血症本身并没有改善作用。因此，最合适的措施是气管插管和机械通气，以提供充分的氧气和维持适当的通气。

21. B 患者存在明显缺氧的情况，故氧气应从高浓度开始，根据血气分析结果，逐渐降低。该患者患有急性重症胰腺炎，出现进行性呼吸困难、发绀等症状。血气分析结果显示低氧血症（PaO_2 40mmHg），而二氧化碳水平较低（$PaCO_2$ 21mmHg）。根据这些结果可以推断，该患者存在通气不足或低通气情况。在机械通气治疗中，初始时应给予高浓度氧来提供充分的氧合，以纠正低氧血症。随后根据血气分析结果调整吸入氧浓度，并逐渐降低浓度。过量的氧可以导致氧中毒和其他不良影响，因此需要避免持续使用高浓度氧。降低吸入氧浓度有助于维持较为正常的氧合状态。

22. B　心源性休克会导致意识丧失，但在本例中，心率较慢（40次/分），不符合心源性休克的特点。窦性心动过缓也可能导致意识丧失，但通常不会引起抽搐。糖尿病酮症通常与高血糖、代谢紊乱和酸中毒等症状有关，并不直接导致意识丧失和抽搐。肺梗死可能导致呼吸困难、胸痛等症状，但不太可能引起意识丧失和抽搐。三度房室传导阻滞是一种严重的心电传导障碍，可以导致心率减慢甚至停止，从而引起意识丧失和抽搐。因此，在这种情况下，最可能的原因是选项B“三度房室传导阻滞”。

23. D　患者出现急性下壁心肌梗死并伴有意识丧失、抽搐、心率40次/分以及心音强弱有变化等症状，心电图提示三度房室传导阻滞和阵发性室上性心动过速。此时应首选心室起搏（选项D）。三度房室传导阻滞是指心脏的房室结不能正常传导冲动，导致心房和心室之间完全脱节。这种情况下，心室起搏是必需的，以维持足够的心率和心输出量。阵发性室上性心动过速是一种突然发作的心律失常，其中心脏起搏点位于心房而不是正常的房室结。在这种情况下，心室起搏也是必要的，以恢复正常的心律。

24. B　根据描述，患者胃癌根治术后第2天突发气促、呼吸困难，口唇发绀，双肺有湿啰音和哮鸣音，血常规显示中性粒细胞增高。这些表现提示可能存在急性呼吸窘迫综合征（ARDS）。ARDS是一种严重的肺部疾病，常见于创伤、感染、烧伤等情况下，其特点为肺泡毛细血管通透性增加，导致肺水肿和氧合功能障碍。在该患者中，术后创伤和可能的感染因素可能导致ARDS的发生。

25. C　ARDS的动脉血气结果为 $PaO_2 < 60mmHg$，$PaCO_2$正常，结合患者的临床症状可确诊。

26. E　呼气末正压通气是通过给予患者连续正压呼气来维持肺泡的萎陷，改善氧合和降低肺水肿。它可以提高肺泡的功能残气量，减少肺水肿和通气/血流失衡。这对于患有ARDS的患者来说是一种重要而有效的支持性治疗方法。选项A，ARDS的治疗不主要侧重于使用抗生素，因为ARDS主要是由非感染性因素引起的。选项B，洋地黄类药物主要用于心力衰竭等心脏相关的问题，并不是ARDS的首选治疗措施。选项C，根据给出的病历信息，涉及肺部疾病的情况，输血输液不是ARDS的主要治疗措施。选项D，利尿剂主要用于排除体内多余的液体，对于ARDS的治疗并不是首选方法。在某些情况下，可能需要使用利尿剂来处理与液体平衡相关的问题，但它并不是治疗ARDS的直接手段。

27. D　根据患者的临床症状和体征，以及胸部X线片的表现，下一步应该进行血气分析。血气分析可以评估患者的氧合情况、呼吸酸中毒程度以及其他与呼吸相关的指标，帮助确定导致患者呼吸急促和唇发绀的原因，从而进一步明确诊断。其他选项如血常规、心电图和头部CT也可能有助于评估患者的病情，但在这种情况下，血气分析是更为紧急和重要的检查。痰培养通常用于判断肺部感染的病原体，但对于此患者的急性呼吸问题并不是首选检查。

28. A　ARDS是一种严重的肺部疾病，它可导致肺泡渗出液增加、肺容积减少和氧合障碍。ARDS通常与严重创伤、感染或其他肺损伤相关。对于该患者，车祸导致的重度脑外伤可能引起ARDS的发生。其次该患者表现为进行性呼吸急促、氧合障碍、胸部X线片示边缘模糊的肺纹理增多阴影和湿性啰音，这些都提示了ARDS的存在。

29. D　机械通气是治疗ARDS的关键措施之一，可以提供足够的氧合和通气，并根据患者的情况调整适当的呼气末正压，以改善氧合和降低肺泡塌陷。在某些特殊情况下，如感染相关性ARDS或对于早期ARDS患者，可考虑使用糖皮质激素来减轻炎症反应。液体管理在ARDS的治疗中非常重要。由于肺泡间质水肿可能导致氧合不足，且ARDS患者常有容量负荷过多的情况，适度利尿可以帮助维持体液平衡和降低肺部水肿。然而，过度补液可能加重ARDS的病情，因此需要谨慎控制液体管理。除了上述治疗措施外，还需要积极治疗导致ARDS的原发基础病，如感染或创伤等。

30. B　对于本例患者，由于发生了ARDS，肺泡和肺小血管受损，导致肺泡萎陷和动静脉分流增加。采用呼气末正压通气（PEEP）可以通过维持肺泡内正压，防止肺泡在呼气时全部塌陷，促进肺泡的扩张和保持通气。同时，PEEP还可以防止肺泡萎陷，提高肺泡的稳定性，减少动静脉分流，从而改善氧合。PEEP治疗可使呼气全过程气道内始终保持正压，防止呼气时小气道关闭，减少肺泡萎陷和阻塞性肺疾病的发生。通过提高肺泡内正压，PEEP可以增加肺泡通气量和换气面积，改善氧合，并减少通气衰竭的风险。然而，在存在颅内高压的患者中，需要谨慎使用高水平的PEEP，以避免对颅内压产生不良影响。

31. C　该患者的血气分析提示pH为7.20，PaO_2为48mmHg，$PaCO_2$为77mmHg，显示存在呼吸性酸中毒。由于肺功能损害和闻及明显杂音，这可能与患者长期吸烟导致的慢性阻塞性肺疾病（COPD）有关。因此，给予5%碳酸氢钠来纠正酸中毒是错误的。选项A，患者可能存在反复咳嗽和气喘，可能与感染有关。积极控制感染可以减轻症状和预防并发症。选项B，使用无创呼吸机可以提供正压通气支持，改善患者的通气和氧合情况。选项D，支气管舒张剂可以扩张气道，减轻气喘症状，帮助患者更好地呼吸。选项 E，呼吸兴奋剂可以刺激呼吸中枢，增加呼吸频率和深度，改善通气情况。

32. C 患者有长期咳嗽、气喘史，并伴有加重的双下肢水肿，这提示存在慢性阻塞性肺疾病（COPD）及右心功能不全。查体发现神志欠清、口唇发绀、颈静脉怒张、桶状胸等体征，以及心率增快和明显杂音，这可能与慢性缺氧、肺动脉高压和二尖瓣关闭不全有关。血气分析结果显示 pH 值降低（7.20），PaO_2 降低（48mmHg），$PaCO_2$ 升高（77mmHg），说明存在呼吸性酸中毒。经过数日治疗后，患者病情好转，但随后出现烦躁和抽搐，血气分析显示 pH 值上升（7.47），PaO_2 升高（65mmHg），$PaCO_2$ 下降（58mmHg），BE +16mmol/L。这些变化提示呼吸性酸中毒的程度减轻，但碱中毒的程度增加，出现了代谢性碱中毒。综上所述，该患者同时存在呼吸性酸中毒和代谢性碱中毒。

33. A 根据患者的信息，出院后不应采取长期口服小剂量糖皮质激素这一措施（选项 A）。其他选项，如戒烟（选项 B）、避免感冒受凉（选项 C）、家庭氧疗（选项 D）和吸入长效支气管舒张剂（选项 E）都是适合的措施，有助于维持患者的健康和控制病情。

34. B 患者有高血压病史、心脏扩大、心尖搏动点位于左侧第 6 肋间、颈静脉怒张、肝大可触及、胸腔积液、下肢凹陷性水肿等表现。此外，BNP（脑钠肽前体）水平升高，超声心动图显示射血分数为 35%。根据这些临床表现和检查结果，初步诊断是高血压病，高血压性心脏病，全心衰竭（心功能Ⅳ级）。

35. A 左心衰竭最早出现的临床症状为劳力性呼吸困难。

36. D 急性左心衰竭是指由于心脏泵血功能不全，导致左心室充盈压升高，引起肺淤血和肺水肿。重度二尖瓣狭窄是一种阻塞性心脏病变，会导致左心室充盈受限，加重左心室负荷。在这种情况下，洋地黄类药物可增加左心室充盈压，进一步加重肺淤血和肺水肿。

37. D 根据患者的症状、体征和检查结果，可以确定其心功能分级为Ⅳ级。心功能Ⅳ级表示患者在轻度活动或静息状态下都有明显的呼吸困难，严重受限于日常生活活动，即使在休息时也会出现症状。这与患者的夜间呼吸困难、凹陷性水肿、心脏扩大和低射血分数（35%）相符合。

38. B 根据患者的病史和临床表现，初步诊断为急性左心衰竭。急性左心衰竭指的是左心室功能突然降低导致心输出量减少，引起肺循环淤血和肺水肿。对于该患者，快速补液可能加重了心脏负担，导致心功能进一步下降。心率增快和湿啰音提示可能存在心肺疾病。选项 A，虽然患者有手术史，但目前没有充分的证据表明存在肺部感染。选项 C，没有提供与气胸相关的临床特征。选项 D，没有提供与肺梗死相关的临床特征。选项 E，虽然患者有呼吸困难，但没有提供足够的证据支持这一诊断。

39. B 湿啰音是由肺部积液或黏液阻塞导致气道通畅性下降所引起的。在这种情况下，湿啰音通常在两肺底最为明显，并且会随着体位的改变而产生变化。端坐姿势可能有助于减轻呼吸困难，因为其可以增加肺容量。此外，高血压和胃癌手术后的快速补液可能导致肺部充血和水肿，进一步加重了湿啰音的出现。

40. C 抢救左心衰急性肺水肿时，采用的给氧方法是高流量鼻导管给氧或加压给氧。

41. A 利尿剂是心功能不全治疗中最常用的药物，通过排钠排水，缓解淤血、减轻水肿，减少超负荷的血容量，可明显减低心脏的前负荷，改善心功能。

42. A 利尿剂是治疗心功能不全的一种药物，通过促使肾脏排出更多的尿液来减轻体内液体负荷。这样可以减少血容量和静脉回流至心脏的压力，从而减轻心脏的负担，改善心功能不全的症状。其中，排钠排水是利尿剂的主要作用方式，通过增加尿液中的钠和水的排泄，降低体液负荷，从而缓解心脏的工作负荷。

43. C 患者的 CVP 大于 $12cmH_2O$，血压低表明心功能不全，应强心治疗。

44. C 在这种情况下，低血压的原因可能是心功能较差（选项 C）。慢性肾衰导致的肾功能不全可能会引起心功能减退。术中发生的低血压可能是由心脏泵血能力下降所致。虽然间羟胺和多巴胺等强心药物可以提高血压，但如果心功能本身较差，这些药物的效果可能有限。

45. E 患者的心排血量低，而肺动脉楔压（PAWP）已经超过 15mmHg。根据这些指标，最合适的治疗措施是给予正性肌力药物来增加心脏的收缩力和心排血量。

46. B 根据提供的信息，患者在手术后出现低血压和低心排血量，经过积极处理后，虽然心排血量仍然低。此时，最合适的选择是给予硝酸甘油（选项 B）。硝酸甘油是一种血管扩张剂，可通过扩张外周血管来降低总外周血管阻力，从而减轻心脏负担，并增加心排血量。

47. B 在这种情况下，患者的心排血量仍然低，但 PAWP 已经降至正常范围以下。根据这些信息，建议给予补充血容量（选项 B）来增加有效循环血量，从而提高心排血量。补充血容量可以通过输注液体，如晶体液或胶体液来实现。这有助于增加心脏前负荷，从而增加心脏的充盈和输出。

48. D 根据病情描述和检查结果，最可能的原因是急性肺损伤。吸气性呼吸困难、发绀以及胸透无异常发现都与急性肺损伤相关。

49. B 在休克治疗中，补液后血压和脉搏未改善且中心静脉压高，同时没有心衰征象。发生这种情况时首先考虑应用血管扩张剂，以帮助扩张血管、提高血压。

50. B 如果经补充血容量后血压仍然低而中心静脉压不高，而在5～10分钟内通过静脉输注等渗盐水250ml后血压升高而中心静脉压不变，这提示血容量不足。

51. C 根据患者的情况描述，其出现了创伤性脾破裂，同时伴有低血压、快速心率和少尿。这些症状表明其可能正在失血，并且失血量较大。根据常规估计，成人人体总血容量约为70ml/kg（体重）。该患者的体重为70kg，则他的总血容量为70kg×70ml/kg=4900ml。常用的估计公式是失血量（毫升）=血容量下降百分比×总血容量。根据给定的血压和尿量，我们可以推断出血容量下降了相当多。通常，当血容量下降20%～30%时，会导致低血压和肾功能受损。在此情况下，可以假设血容量下降了30%，即0.3×4900ml=1470ml。因此，估计该患者的失血量至少为1470ml，选项C“800～1600毫升”是最接近的答案。

52. C 该患者出现了创伤性脾破裂，血压低（83/60mmHg），心率升高（130次/分），以及每小时尿量减少（<30ml）。此时需要迅速采取扩容措施来提高血容量和血压。选择扩容剂时，平衡液是首选。平衡液是一种无电解质溶液，可以快速扩充血容量而不引起细胞外液的负荷或影响血红蛋白浓度。常见的平衡液有生理盐水和林格液。全血和血浆主要用于纠正出血导致的贫血或凝血因子缺乏，对于血容量的迅速补充作用较差。右旋糖酐是一种人工胶体溶液，用于扩容治疗。然而，在这个情况下，平衡液更合适，因为它没有血容量扩张剂可能引起的副作用。葡萄糖溶液主要用于提供能量，而不是扩容。

53. B 尿量少于30ml/h可能表明低血压引起的肾灌注不足。通过改善肾灌注，尿量可以增加，可提示微循环恢复。选项D（血压回升）、选项C（肢端温度回升）和选项E（神志转清）也可能是脾破裂处理后的临床表现，但尿量增多更能反映出微循环的改善。心率减慢（选项A）可能并不是直接与微循环改善相关的指标。

54. D 根据患者的病史和体检结果，出现心悸、活动后气急、听诊心脏杂音等表现，以及入院后发现心律不规则、心率120次/分。这些特点提示心脏存在明显异常。在提供的选项中，最符合患者情况的是心房颤动。心房颤动是一种常见的心律失常，其特点包括心律不规则、心率快、心脏杂音等。

55. C 心房颤动是一种心律失常，可以导致心脏不规则跳动和心率加快。对于上述患者并发的心房颤动的治疗，首选药物是毛花苷丙。毛花苷丙是一种常用的心脏类药物，具有负性肌力作用，可以减慢心率，增加心脏收缩力，改善心脏功能。它在治疗心房颤动中起到控制心室率的作用，有助于恢复心脏的正常节律，并且可以缓解患者的症状，如心悸、气急等。选项A，利多卡因是一种局部麻醉药，对于心房颤动的治疗没有明确的疗效。选项B，普萘洛尔是一种β受体阻断剂，通常用于治疗高血压和心绞痛，对于心房颤动的治疗并不是首选药物。选项D，苯妥英钠是一种抗癫痫药物，在心房颤动的治疗中不是首选药物。选项E，新斯的明是一种抗心律失常药物，通常用于治疗心房颤动，但在该患者情况下，毛花苷丙是首选药物。

56. A 短绌脉是一种触诊桡动脉搏动减弱和延迟的征象，与二尖瓣狭窄引起的左心室功能受限有关，常见于房颤患者。

57. D 根据患者的临床表现和心脏听诊结果，此患者可能正在经历心房颤动伴有快速心室率的急性发作。在这种情况下，首选的治疗措施是静注毛花苷丙。毛花苷丙是一种抗心律失常药物，通常用于控制和恢复心律，尤其是在心房颤动引起的快速心率情况下。它可以帮助恢复正常的心脏节律并减慢心率，从而缓解患者的心悸和呼吸困难症状。

58. C 根据患者的症状和心电图结果，需要进一步检查心律失常的性质。由于阵发性心悸的发作时间短暂，可以选择进行食管心房调搏检查（EP）。食管心房调搏是经食管电极对心脏进行心外起搏，主要用于测定窦房结功能及诊断和鉴别诊断室上性心动过速，帮助医生确定心律失常的类型和起源位置。

59. B 阵发性心悸伴室上性心动过速的患者经心电图和心脏彩超检查后，最有效的根治方法是射频导管消融。这是一种常用的治疗方法，通过导管将高频电能传送到心脏组织中，以破坏或隔离异常的电路，从而恢复正常的心率和节律。其他选项如直流电复律、毛花苷丙静推、腺苷推注和普罗帕酮推注，可能在某些情况下用于急性治疗或控制心率，但不是根治方法。

60. B 根据描述，患者在洋地黄治疗后出现心律转位、伴有恶心、呕吐等症状。这些表现与洋地黄中毒相关。

61. C 患有风湿性心脏病、主动脉瓣狭窄和关闭不全以及心房颤动的患者在麻醉诱导时需要特别小心。心率维持在70～90次/分（选项A）是合理的，因为较高的心率可能加重心脏负荷，而较低的心率可能导致心输出量下降。麻醉诱导时应避免外周阻力过度下降（选项B）也是正确的，以保持血压稳定。在洋地黄中毒患者中，心肌对麻醉药物的敏感性增加，应避免大剂量和快速静脉注射麻醉药物（选项C）。诱导时血压下降可以使用麻黄碱静脉注射，每次5～10mg（选项D）是合理的，因为麻黄碱可以增加心率和心肌收缩力。维持窦性心律（选项E）也是重要的，以确保心脏功能稳定。

62. D 该患者发作房室折返性心动过速时，不宜使用洋地黄类药物（选项D）。洋地黄类药物可以增加心室率，可能会加重房室折返性心动过速的症状。在预激综合征患者中，药物选择通常包括维拉帕米（选项A）、腺苷（选项B）、普罗帕酮（选项C）和胺碘酮（选项E）。

63. C 根据患者的症状和心电图结果，最可能的诊断是预激综合征合并房颤。预激综合征表现为房室旁道存在，导致心电图上出现δ波。在该患者中，由于与人争执后晕厥，并且心电图提示宽QRS波心动过速，这暗示可能出现了预激综合征。另外，房颤是一种心房快速而不规则地收缩的心律失常，与预激综合征同时存在也是可能的。

64. E T_3和T_4是甲状腺激素，与患者当前的血流动力学状态和失血性休克无直接关系，因此在这种情况下相对次要。

65. D 根据患者的症状和临床表现，最有可能的既往病史是肝硬化。上消化道出血是肝硬化常见的并发症之一，由于肝功能损害导致门脉高压引起食管和胃静脉曲张，易发生出血。术前低血压、面色苍白以及神志清楚可能与失血所致的休克状态有关。而冠心病、慢性肾炎、心功能不全和甲状腺功能亢进症的可能性较小。

66. C 患者血压70/40mmHg，面色苍白，有明显的休克表现，故首先给予抗休克治疗。抗休克治疗旨在提高患者的血压和组织灌注，防止进一步的休克发生。在这种情况下，患者的低血压可能是由大量的失血导致的，需要迅速采取措施来增加循环血量和提高心输出量。可能的抗休克治疗包括静脉输液、输血以及使用血管活性药物（如升压药物）等。护肝治疗（选项A）和抗感染治疗（选项B）在这种紧急情况下不是首要的治疗措施。大剂量止血（选项D）可能有助于控制出血，但在处理患者的低血压和休克方面，抗休克治疗是更紧迫和重要的措施。立即手术治疗（选项E）也是一个可能的选项，但在进行手术前，需要先通过抗休克治疗来稳定患者的循环状态，以减少手术风险。

67. D 上消化道出血可能导致胃肠道积血，增加术中食管胃静脉曲张破裂的风险。胃肠减压可以通过引流胃内容物减轻胃扩张和压力，从而减少破裂的风险。因此，在这种情况下，应该进行胃肠减压以提高手术安全性。

68. C 根据患者的术前情况，尤其是血压低和面色苍白的表现，需要选择一种能够维持患者血流动力学稳定的麻醉方法。此时最适宜的是气管内全身麻醉。通过气管插管和全身麻醉药物的应用，可以有效控制患者的血压和心脏功能，确保手术安全进行。其他选项可能无法提供足够的血流动力学支持或无法达到手术要求。

69. C 对于急性左心衰患者，特别是在合并有心房颤动的情况下，β受体阻断剂（如美托洛尔）可能会加重心力衰竭症状，因为其抑制了心率和心肌收缩力。因此，在急性左心衰的情况下，不建议使用美托洛尔这类药物。其他选项呋塞米、依那普利和硝普钠都是常用于控制心衰的药物，而毛花苷丙是一种洋地黄类药物，可用于治疗心力衰竭。

70. C 根据题干，基底窄而高尖的T波，P-R间期固定，QRS波群有间歇性脱落的表现符合二度Ⅱ型房室传导阻滞。

71. E 心肺复苏包括初级心肺复苏、高级心肺复苏。初级心肺复苏包括开放气道、人工呼吸、胸外心脏按压、自动体外除颤或电除颤。主要任务是迅速重建循环和呼吸，恢复生命器官的血液灌注及氧供。

72. C 对心搏骤停患者进行除颤，能量的选择可以使用除颤仪厂家推荐能量，双相波120~200J。

73. A 选项A静脉给予氯化钙不是有效的降血钾方式，因为氯化钙并不能直接降低血钾浓度。氯化钙主要用于对抗高钾血症引起的心脏毒性作用，可以暂时稳定心肌细胞的电位，但它并没有直接促进钾离子的排出或转移。选项B，碳酸氢钠可以促进细胞外和细胞内之间的酸碱平衡，有助于将钾离子从细胞外转移到细胞内，从而降低血钾浓度。选项C，呋塞米是一种利尿药物，可通过增加尿液中的钾排泄来降低血钾浓度。选项D，胰岛素促使细胞摄取葡萄糖，并同时促进钾离子进入细胞内，从而降低血钾浓度。选项E，雾化吸入β_2受体激动剂（如沙丁胺醇）可以扩张气道，促进钾离子从细胞外转移到细胞内，有助于降低血钾浓度。

74. B 根据所提供的信息，患者有高血压、糖尿病、冠心病和心绞痛病史15年。近期感到胸闷和心脏乱跳，并在早晨起床后突然出现意识不清，呼之不应，大动脉搏动未触及。在这种情况下，最首要的考虑是心搏骤停。心搏骤停是指心脏停止有效地搏动，导致血液循环中断。心搏骤停是最紧急、最需要立即处理的情况。

75. C 行高级生命支持，应维持$P_{ET}CO_2$达到35~40mmHg或$PaCO_2$达到40~45mmHg。

76. C 目前认为，为了避免发生低血糖症及其危害，建议控制血糖在8~10mmol/L，不主张将血糖控制在4.4~6.1mmol/L。

77. C 根据患者的病史及症状描述，怀疑患者出现了心脏停搏。心脏停搏会导致全身组织缺氧，从而降低血红蛋白中的氧结合能力，引起血细胞比容升高。通过适当血液稀释维持血细胞比容在30%~35%，可降低血液黏度，改善脑微循环，有利于脑内微循环血流的重建，改善脑血流灌注，促进神经功能的恢复。但过度血液稀释有损于血液携氧能力，应予避免。

78. D 给患儿进行急救插管后，需要通过气管内给药。患儿复苏时药物可以通过静脉、骨髓腔及气管内给予。适合气管内给予的药物包括肾上腺素、异丙肾上腺素、阿托品、利多卡因及呼吸兴奋剂，而去甲肾上腺素、碳酸氢钠及钙剂禁用。

79. A　新生儿的心搏骤停绝大部分是窒息导致的，因此通气仍然是最初心肺复苏时的重点。

四、案例分析题

1. ABCDEF　选项 A，气胸是指气体在胸腔内积聚，导致肺部膨胀受限。在全麻下行手术期间，可能发生气胸，导致肺部受压，影响气体交换，引起低氧血症。选项 B，术后可能出现急性肺水肿，由于心脏负荷增加或心功能不全，导致肺泡充盈液体，阻碍气体交换，导致低氧血症。选项 C，虽然既往无心脏病病史，但在手术过程中，可能发生急性心肌梗死，导致心功能减退，血液循环障碍，影响氧气供应，引起低氧血症。选项 D，手术期间使用的肌松药物可能在术后仍然存在，导致肌肉无力和呼吸抑制，从而引起低氧血症。选项 E，在手术期间或术后可能出现血栓形成并移位至肺动脉，导致急性肺栓塞，阻塞肺血管，影响气体交换，导致低氧血症。选项 F，手术后可能使用镇痛药物，如阿片类药物，它们具有呼吸抑制的副作用，可能导致通气不足，引起低氧血症。

2. ABCEF　选项 A，对于该患者出现的心率加快、呼吸急促的情况，心电图可以评估心脏的电活动，检查有无心律失常或心肌缺血等问题。选项 B，胸部 X 线片可以帮助评估肺部情况，检查有无肺部感染、液体积聚或肺塌陷等问题。选项 C，D－二聚体是一种血液中的标志物，用于排除肺血栓栓塞（PE）的可能性。选项 D，肺功能不是立即进行的检查项目，肺功能测试通常用于评估肺部疾病和慢性呼吸道问题，但在此特定情况下，血气分析更有助于确定患者的急性呼吸衰竭程度和需要的治疗措施。选项 E，血气分析可以提供关于患者氧合和酸碱平衡状态的信息，有助于评估患者的呼吸功能和氧合情况。选项 F，通过听诊心脏和肺部的声音，可以检查有无心脏杂音、呼吸困难或其他异常情况。

3. ABCD　根据患者的临床表现和检查结果，其可能出现了术后肺水肿。选项 A，通过气管插管进行机械通气可以改善患者的氧合和通气功能。PEEP 在呼气末期提供持续正压，有助于保持肺泡的开放性，改善氧合。选项 B，吗啡是一种镇痛药，可以减轻患者的呼吸困难和焦虑感，帮助他们更好地配合治疗。选项 C，毛花苷丙是一种利尿剂，可促进尿液排出，减轻体内液体负荷，有助于减少肺部水肿。选项 D，呋塞米也是一种利尿剂，它能够增加尿液排出量，有效减少体内液体负荷，帮助缓解肺水肿。选项 E，在术后肺水肿的情况下，使用呼吸兴奋剂可能会进一步加重患者的呼吸困难，因为它们可能导致肺部血管扩张和血流再分布，加重肺水肿症状。选项 F，患者已经接受了足够的补液，继续加快输液可能会使液体负荷过高，不利于患者的恢复。

4. BCEG　该患者没有心绞痛等心脏病病史，因此常规冠脉造影并非必需。根据患者的临床表现和胸片结果，拟行手术治疗前，应进行 24 小时动态心电图检查，这是为了评估患者的心脏功能、检测是否存在心律不齐等心脏问题。选项 C，肺功能测定有助于评估患者的肺功能情况，判断是否适合手术。选项 D，对于诊断肺占位病变，胸腹部 CT 通常已足够，MRI 并非首选。选项 E，通过纤维支气管镜检查可以直接观察呼吸道的情况，确定病变性质和范围。选项 F，虽然患者有慢性支气管炎病史，但是根据提供的信息，没有明确显示存在结核感染的风险或症状。选项 G，通过分析动脉血气参数，可以评估患者的氧合情况、酸碱平衡等，对手术前的准备和监测具有重要意义。选项 H，肺穿刺活检往往是在其他非侵入性检查无法明确诊断时采取的措施，对于这个患者来说并非首选的检查方法。

5. CDG　在术前访视中，可进行的简易呼吸功能测定包括胸围测定（选项 C）、屏气试验（选项 D）和吹火柴试验（选项 G）。这些测试可以提供一些有关患者呼吸功能的信息，帮助评估患者的肺功能状态。选项 A，潮气量是每次正常呼吸中进入或离开肺部的空气量。虽然潮气量测定对呼吸功能的评估有用，但它并不能提供足够的信息来判断患者的肺功能状态，因此不适合作为简易呼吸功能测定之一。选项 B、F，用力肺活量测定和呼气试验对呼吸功能的评估有用，但在本案例中，患者肺功能测定指标：最大自主通气量为正常值的 61%；FEV1（第一秒最大呼气量）75%，说明其已经进行过用力肺活量测定和呼气试验，故不需要重复进行测定。选项 E，Allen 试验是一种用于评估尺桡动脉功能的检查方法，与呼吸功能无直接关系，因此不适合作为简易呼吸功能测定之一。选项 H，咳嗽试验通常用于评估咳嗽反射和气道通畅性，而不是直接评估呼吸功能。因此，在本案例中，咳嗽试验不适合作为简易呼吸功能测定之一。

6. BE　选项 A，阻断左侧管时右肺尖应该有呼吸音。选项 B 描述了在阻断右侧管时，右肺无呼吸音，而左肺上、中、下部呼吸音清晰；在阻断左侧管时，左肺无呼吸音，右肺呼吸音清晰。这符合双腔支气管导管定位正确和双肺隔离完全的特征。选项 C，阻塞感明显和纤维支气管镜检查能清晰地看到隆突并不能直接用来判断双腔支气管导管定位的正确性和双肺隔离的完全性。选项 D，血氧饱和度和呼气末 CO_2 分压正常并不能确定双腔支气管导管定位的正确性和双肺隔离的完全性。选项 E 描述了插管经过顺利、双肺听诊呼吸音正常，并且纤维支气管镜通过右侧管插入时能够清晰地看到蓝色左支气管套囊位于左支气管入口处。这也是正确的判断指标之一，表明双腔支气管导管定位正确。选项 F，阻断左侧管（套囊充气）时左肺听到的呼吸音稍低，这可能意味着套囊未完全充气或定位不准确。左侧管气囊放气状态下，听到双腔呼吸音也不能确定导管定位准确。

7. ABCGH 根据患者情况，出现低氧血症后，麻醉医师应采取应对措施纠正低氧血症。选项A，吸入纯氧可增加氧气供应，提高血氧饱和度。选项B，停止手术操作，以便处理低氧血症的原因。选项C，通过通气受限的右肺，增加氧气供应和通气量。选项D，输血并不能直接解决低氧血症的问题。选项E，升压药物主要用于心脏问题引起的低血压，而不是用于低氧血症的处理。选项G，继续监测患者的状况，观察是否有进一步的恶化。选项F，PEEP主要用于呼吸功能不全或急性呼吸窘迫综合征等病情。

8. ABCEF 单肺通气是指只有一侧的肺部进行通气，另一侧被暂时关闭或抑制。选项A，由于只有单侧肺部通气，未通气的肺组织会导致血液通过右至左分流直接进入动脉系统，从而增加肺内分流。选项B，因为只有单侧肺部通气，通气功能正常的肺部能够提供更多的氧气给血液，增加了肺泡-动脉血氧分压差。选项C，由于只有单侧肺部通气，导致通气和血流的比例失调，即通气量与血流量之间的匹配不完全。选项D，单肺通气本身并不会直接导致低血压。选项E，单肺通气时，呼出的CO_2不能完全排除，可能导致CO_2在血液中的积聚，引起高CO_2血症。选项F，缺氧性肺血管收缩（HPV）是一种自动调节反射机制，是肺血管系统对急性和持续肺泡缺氧的重要反应，在单肺通气过程中发挥重要作用。HPV可使非通气侧肺的通过血流减少，并将减少部分的血流转移至通气侧肺，从而减少非通气侧肺的肺内分流，优化通气血流比值，改善氧合。

9. BF 选项A，水冲脉是主动脉瓣关闭不全的一种体征，表现为搏动强而有力的动脉搏动感，通常出现在颈动脉或腕动脉。选项B，脉搏短细通常是指主动脉瓣狭窄所导致的体征，而该患者的诊断是主动脉瓣关闭不全，因此不会出现脉搏短细。选项C，毛细血管搏动征也是主动脉关闭不全的一种体征，指肺动脉舒张期回流导致的毛细血管搏动感，可以在甲床、舌下等处观察到。选项D，股动脉枪击音是主动脉瓣关闭不全的一种体征，指在股动脉听诊时可听到类似枪声的高频杂音。选项E，杜氏双重血管杂音是主动脉瓣关闭不全的一种特殊听诊表现，指同时听到主动脉瓣区和二尖瓣区的收缩期和舒张期杂音。选项F，颈静脉怒张通常是在心力衰竭等情况下颈静脉回流受阻而引起的体征。尽管该患者有主动脉瓣关闭不全，但并未提及存在心力衰竭的相关体征，因此颈静脉怒张也不会出现。

10. BDE 选项A，向心性肥厚通常是由于左室长期受到负荷过度刺激而发生的，但在慢性主动脉瓣关闭不全中，代偿机制主要是通过增加舒张末期容积来增加心排血量，而非肥厚。选项B，在慢性主动脉瓣关闭不全中，由于主动脉瓣无法完全关闭，一部分血液会在心室收缩时逆流回到左心室。为了维持足够的心排血量，左室需要通过增加舒张末期容积来弥补逆流血量的损失。选项C，慢性主动脉瓣关闭不全是指主动脉瓣在长期时间内不能完全关闭，因此并没有突然的容量负荷施加于正常顺应性的心肌组织。选项D，由于血液逆流导致左室的舒张末压力增加，为了使血液流回主动脉，左室需要更大的收缩力来克服主动脉阻力，从而使得左室做功明显增加。选项E，逆流血液导致左室的舒张末压力升高，同时为了容纳逆流血液，左室舒张末期容量也会增加。选项F，慢性主动脉瓣关闭不全本身并不直接导致心肌缺血，但在某些情况下，例如合并冠心病时，心肌缺血可能同时存在。

11. ABCEF 选项A，急性主动脉瓣关闭不全患者在手术后，由于心室已经适应了高负荷状态，舒张期顺应性可能较差。选项B，急性主动脉瓣关闭不全患者在手术后，可能会出现左室功能减退。选项C，慢性主动脉瓣关闭不全患者由于长期受到容量负荷的影响，左室需要较高的充盈压来维持心输出量。选项D，换瓣术后，在调整左室充盈压时，通常需要选择较高的肺毛细血管楔压（PCWP）。选项E，在非窦性心律下，如心房颤动，需要降低PCWP，避免左室充盈过度。选项F，换瓣术后早期，由于左室功能可能受损，可能需要使用正性肌力药物或主动脉内球囊反搏来支持左室功能。

12. C 该患者有突发腹痛、发热、巩膜黄染、嗜睡等症状，提示存在感染。低血压、心率快、神志模糊以及胸片显示两肺纹理增多等体征表明患者可能存在循环功能不稳定。实验室检查结果显示总胆红素升高，PLT降低，肌酐升高，这些指标与感染相关的炎症反应和器官功能损害有关。综合上述表现可以推断，患者的休克可能是由感染引起的感染性休克。

13. C 在急诊手术后，患者出现低血压、心率快、肾功能异常等症状，提示可能存在感染。由于患者既往无系统病史，可以考虑使用广谱的抗生素进行预防性治疗，以控制感染并提高患者的生存率。三代头孢菌素类或碳青霉烯类抗生素常用于治疗胆道感染。然而，为了更准确地选择适当的抗生素，应留取血液和胆汁样本进行细菌培养，并等待细菌药敏结果。一旦细菌学培养结果汇报后，可以根据细菌的药敏性选择合适的抗生素进行治疗。这样可以避免不必要的抗生素使用和抗生素滥用，提高治疗效果。

14. E 该患者出现突发腹痛、发热、巩膜黄染、嗜睡和低血压等症状，术后血压低，心率快，神志模糊，临床表现为休克状态。根据提供的信息，可能存在感染、肾功能损害、溶血以及电解质紊乱等情况。因此，进行急查血气分析可以帮助评估酸碱平衡和乳酸水平，以指导进一步的治疗和液体管理。

15. BCDE 该患者的临床表现包括突发腹痛、发热、巩膜黄染、嗜睡和低血压。并且该患者已经接受了急性梗阻性化脓性胆管炎的急诊手术，术后出现低血压和心率加快，被转入ICU。选项A，在休克状态下，血乳酸水平常升高，但并不是复苏终点判定的指标之一。选项B，碱剩余是衡量酸碱平衡的指标，可以用来评估组织灌注情况，对判断复苏终点有重要意义。选项C，胃黏膜pH反映组织灌注情况，pH > 7.30说明组织灌注较好，可以作为复苏终点判定的指标之一。选项D，收缩压 > 100mmHg是血压恢复的目标之一，也是复苏终点判定的指标之一。选项E，血红蛋白 > 70g/L是维持足够氧供的目标之一，在复苏过程中需要密切监测。选项F，监测动脉血气分析中的二氧化碳分压（PCO_2）水平可以提供有关患者的呼吸情况和酸碱平衡的信息。高于正常范围的PCO_2水平可能提示患者存在呼吸性酸中毒或低通气状态，需要进行相应的调整和治疗。

16. E 患者术前已有心电图T波高尖和右束支传导阻滞改变，在手术期间出现QRS波宽大可能提示存在心室传导阻滞或异常，琥珀胆碱能引起血钾骤然升高，导致心脏传导系统功能异常、心脏停搏或心律失常，甚至心搏骤停。因此，高度怀疑心搏骤停是由应用琥珀胆碱后的高钾血症导致。

17. DF 琥珀胆碱在使用过程中可能引起高钾血症。琥珀胆碱作用于神经肌肉接头处的乙酰胆碱受体，引起肌肉松弛。在某些情况下，如截瘫状态下，肌肉无法正常代谢琥珀胆碱，导致其在体内累积，引发高钾血症。截瘫是指脊髓损伤等原因导致的四肢以下瘫痪。在这种情况下，患者的肌肉活动受限，无法正常代谢琥珀胆碱，增加了高钾血症的风险。其他选项中，呼吸性酸中毒、代谢性酸中毒、肾功能衰竭和过敏反应也可能导致高钾血症，但在本案例中，并非是导致高钾血症的原因。

18. ACDG 根据情况描述，患者出现了心电图QRS波宽大和心搏停止的情况，可能是由高血钾引起的。选项A，呋塞米是一种利尿药物，可以增加尿液中的钾排泄，有助于降低血钾水平。选项B，静脉注射大剂量维生素C并不能迅速降低血钾水平。大剂量维生素C主要用于其他情况，如感染、抗氧化和纤维蛋白溶解等作用。选项C，碳酸氢钠可以在短时间内转移钾离子进入细胞内，从而降低血钾水平。选项D，胰岛素可以促进细胞对钾离子的摄取并将其转移到细胞内，而葡萄糖有助于预防低血糖。联合使用可有效降低血钾水平。选项E，钙通道阻滞剂静脉注射也不能迅速降低血钾水平。钙通道阻滞剂主要用于心律失常和高血压等情况，并不适用于急性高钾血症的紧急处理。选项F，输注库血也无法迅速降低血钾水平。输注库血主要用于血容量不足或贫血的情况，对急性高钾血症没有直接影响。选项G，10%氯化钙或20%葡萄糖酸钙可以通过提高心肌细胞的阈值，抑制心肌细胞对钾离子的过度敏感性，促进钾离子的转移，降低血钾水平，从而减轻高钾引起的心律失常。

19. BCDG 在高钾血症的早期阶段，心电图可能显示高尖的T波，这是由于钾离子浓度升高引起的心肌细胞去极化延迟。随着高钾血症的进展，R波振幅可能会减低，QRS波群可能会增宽，P－R间期可能会延长，P波可能会降低或消失。高钾血症会干扰心脏正常的传导过程，可能引起房室传导阻滞，即心脏搏动信号在房室之间传导受阻。高钾血症还可以影响心肌细胞的兴奋性和传导性，导致QRS波变宽，即心室除极时间延长。

20. ACEFG 琥珀胆碱的禁忌证：①脑出血、青光眼、视网膜剥离、白内障摘除术、低血浆胆碱酯酶、严重创伤、大面积烧伤、上运动神经元损伤的患者及高钾血症患者禁用。②使用抗胆碱酯酶药者禁用。③有恶性高热家族史的。

21. ABCDF 选项A，吸氧可以改善氧合，提高脉搏血氧饱和度。选项B，改头高位有助于减少静脉回流阻力，提升血压。选项C，静脉泵注硝酸甘油可降低心脏前负荷，减轻心脏负担。选项D，静注吗啡可缓解胸闷症状并减轻焦虑。选项E，由于房颤是已知的心律失常，并且此时患者的血压较低，进行电复律可能不适合。选项F，静注呋塞米可减轻液体负荷，帮助排除肺水肿。选项G，美托洛尔、艾司洛尔是β受体阻断剂，用于控制心率，但在患者低血压的情况下不推荐使用。选项H，去氧肾上腺素是一种正性肌力药物，可增强心脏收缩力，但在患者低血压的情况下不适用。选项I，在紧急情况下，拔除置管并非首要处理步骤，应该先进行其他急救措施以稳定患者的病情。

22. ABCDFI 为确保手术麻醉安全，该患者围术期必要的监测包括血气分析、电解质和酸碱平衡、脉搏血氧饱和度、动脉直接测压和中心静脉压、$P_{ET}CO_2$、心电图和丙氨酸氨基转移酶（ACT）、体温、尿量。这些监测指标可以帮助评估患者的血氧饱和度、循环状态、呼吸功能和肾功能等重要参数，以确保手术麻醉的安全性。选项E，肺功能检测在这种急性情况下并不是围术期监测的首选，因为患者已经出现明显的呼吸困难和低氧血症，并且需要立即处理。选项G，经Swan－Ganz导管监测左房压（LAP）通常用于评估心脏手术中的血流动力学状态，但在这种紧急情况下，暂时不是首要的监测指标。选项H，HRV是一种评估心脏自主神经调节功能的方法，但它并不是在急诊情况下必要的监测指标。

23. BCEFG 选项A，麻醉诱导给药后会使外周血管扩张，为避免联合应用扩血管药物导致低血压发生，不需特殊使用药物降低外周血管阻力。选项B，由于患者存在房颤，心室率已升高，需要控制心率，避免心动过速。选项C，考虑到患者心功能为Ⅲ级，需要维持合适的心率以保持心脏输出量，防止心动过缓。选项D，在这种紧急情况下，需要迅速进行气管插管，而不是采用“快诱导插管技术”。快诱导插管技术通常是指通过给予高剂量的麻药来快速诱导全身麻醉，然后进行气管插管。在这种急性发作的情况下，需要尽快确保患者的气道通畅，并进行有效的氧合和通气，因此选择静脉诱导气管插管来维持全麻。选项E，洋地黄是一种常用药物，可用于控制房颤伴快室率，帮助恢复正常的心律。选项F，确保患者有足够的血容量以维持心脏输出量，但需要密切监测输注量和速度，以防止发生肺水肿。选项G，由于存在肺淤血和肺动脉高压，在此情况下，预防缺氧和肺血管收缩非常重要，以提供足够的氧气供应和减轻肺血管的压力。

24. BDHI 选项A，并行循环时间指手术期间进行体外循环时心脏停搏的时间，这个措施与维持心肌氧供需平衡无直接关系。选项B，在风湿性心脏病和二尖瓣狭窄的情况下，维持足够的血压可以确保冠脉（供应心肌的血管）有足够的灌注压力，以满足心肌的氧供需平衡。选项C，在特定情况下可能需要补液，但过度补液可能导致心脏负荷增加，进一步影响心肌氧供需平衡。选项D，控制心室率的过快反应可以减少心脏氧耗量，并帮助维持心肌氧供需平衡。选项E，低体温可能导致心肌氧耗减少，但在手术中维持低体温可能会增加其他并发症的风险，并不是常规的措施。选项F，血液稀释可能会导致血液中的氧含量减少，从而对心肌和组织的氧供产生负面影响。选项G，恢复窦性心律可以改善心脏功能，但与心肌氧供需平衡的直接关系较弱。选项H，通过提高动脉血液中的氧含量，可以增加心肌和组织的氧供。选项I，使用正性肌力药物可以增强心肌收缩力，改善心脏泵血功能，从而维持心肌氧供需平衡。

第八章　疼痛医学

一、单选题

1. 下列关于疼痛分类的叙述，错误的是

A. 根据目前针对疼痛机制的研究，可以将疼痛进行精确的分类，以指导临床治疗
B. 疼痛按病理生理可以分为伤害性疼痛、神经病理性疼痛和心因性疼痛
C. 疼痛按感觉性质可以分为钝痛和锐痛
D. 疼痛按来源可以分为浅表痛、深部痛和中枢痛
E. 疼痛按持续时间可以分为慢性疼痛和急性疼痛

2. Aδ 纤维传导的疼痛是

A. 特发痛　　B. 烧灼痛
C. 钝痛　　D. 尖锐痛
E. 热痛

3. 关于疼痛特点的叙述，错误的是

A. 刺激外周神经纤维的伤害性受体即可产生伤害性疼痛
B. 内脏对于牵拉、缺血和炎症刺激敏感，对切割刺激不敏感
C. 内脏痛可被叙述为绞痛、钝痛
D. 深部躯体痛为定位精确的钝痛
E. 浅表躯体痛为锐痛，且定位确切

4. 关于神经病理性疼痛，下列叙述错误的是

A. 触诱发痛　　B. 有神经损害病因
C. 疼痛过敏　　D. 无神经损害病因
E. 自发痛

5. 完整的疼痛感受神经系统不包括

A. 伤害性感受器　　B. 高级中枢神经系统
C. 上行传导束　　D. 外周运动神经
E. 下行传导束

6. 外周神经病理性疼痛的特点不包括

A. 烧灼样痛　　B. 针刺样痛
C. 电击样痛　　D. 刀割样痛
E. 牵涉样痛

7. 可判断疼痛患者外周神经有无损伤及其损伤部位的外周神经系统检查是

A. 血液检查　　B. 脑脊液检查
C. CT 扫描　　D. B 超
E. 肌电图

8. 神经根受刺激所致的疼痛性质通常为

A. 放射痛、灼痛　　B. 绞痛
C. 刺痛　　D. 酸痛、胀痛、麻痛
E. 刀割样痛

9. 关于软组织的慢性劳损和陈旧性损伤所致的疼痛性质，叙述正确的是

A. 放射痛、灼痛　　B. 绞痛
C. 刺痛　　D. 酸痛、胀痛
E. 刀割样痛

10. 关于脏器疾病（如胆囊、肾脏、输尿管结石等）所致的疼痛性质，叙述正确的是

A. 放射痛、灼痛　　B. 绞痛
C. 刺痛、刀割样痛　　D. 酸痛、胀痛
E. 麻痛

11. 关于疼痛患者的神经系统检查，下列叙述错误的是

A. 肌肉在正常静息状态下，细胞膜内为正电位，膜外为负电位
B. 肌肉收缩时，细胞膜内、外与静息时呈相反的电位状态
C. 收缩与未收缩肌纤维间产生电位差，沿肌纤维扩散
D. 一个运动神经元及突触支配的肌纤维为一个运动单位
E. 当电极插入肌肉瞬间，可产生短暂的动作电位的爆发

12. 神经损伤后，插入电位的时限明显延长，一般出现在何时

A. 损伤后 1 ~ 3 天　　B. 损伤后 4 ~ 7 天
C. 损伤后 8 ~ 14 天　　D. 损伤后 15 ~ 21 天
E. 损伤后 22 天以上

13. 神经损伤后，肌肉放松时，肌电图上会出现

A. 插入电位　　B. 动作电位
C. 干扰相　　D. 自发电位
E. 静息电位

14. 在运动神经功能检查中，观察神经根受到牵拉后有无患侧上肢反射性串痛的特殊检查是

A. 颏部拔伸试验
B. 划痕塌陷测试

C. 压顶（Jackson）试验
D. 椎间孔挤压（Spurling）试验
E. 臂丛神经牵拉试验

15. 关于疼痛强度的评估方法，下列叙述正确的是
A. 视觉模拟评分法是指患者在10cm长的尺上标出自己所感受的疼痛强度，该尺一端为0表示无痛，另一端为10，表示剧烈疼痛
B. 根据患者心率、血压、出汗情况等综合判断
C. 用语言叙述评分法叙述无痛、轻度疼痛、中度疼痛、重度疼痛和极重度疼痛
D. 视觉模拟评分法应根据医务人员参考患者疼痛体征得出
E. 根据成人的面部表情判断

16. 关于疼痛评估的叙述，错误的是
A. 疼痛的测量是指应用某些测量标准对疼痛的强度进行测量
B. 疼痛的评估包括对全过程中不同因素相互作用的测量
C. 通过评估和测量，可以主观地得到患者的疼痛程度
D. 来自患者本人诉说的疼痛是可靠而有效的测量
E. 常用疼痛评估方法有VAS、VRS、NRS、面部量表和简明疼痛问卷表

17. 下列哪种疼痛评定方法不是临床常用的疼痛评定方法
A. 视觉模拟评分法（VAS）
B. 语言叙述评分法（VRS）
C. 数字评分法（NRS）
D. 简明疼痛问卷表
E. 测定疼痛发生时的血压和心率

18. 下列关于布洛芬的叙述，错误的是
A. 胃肠道溃疡、哮喘患者慎用
B. 解热镇痛作用强
C. 不良反应较少
D. 可与阿司匹林合用以增加药效
E. 抗炎作用强

19. 关于丁丙诺啡的叙述，错误的是
A. 其镇痛作用有封顶效应
B. 其镇痛作用持续时间比吗啡长
C. 其呼吸抑制作用较吗啡强
D. 其肌内注射强度达到吗啡的30倍
E. 可以用于慢性疼痛患者

20. 关于阿片类药物，下列叙述错误的是
A. 激动拮抗药通常是激动κ阿片受体，对μ阿片受体有部分拮抗作用
B. 根据对阿片受体的作用性质，可分为激动药、激动拮抗药、部分激动药和拮抗药
C. 根据作用强度，阿片类药物又可分为弱阿片类药和强阿片类药
D. 弱阿片类药增加剂量也不能达到强阿片类药的镇痛强度
E. 曲马多、羟考酮等弱阿片类药的镇痛作用不强，使用日渐萎缩

21. 关于曲马多的作用机制，正确的是
A. 曲马多通过抑制环氧化酶活性，干扰前列腺素的合成产生止痛作用
B. 曲马多与阿片受体有高度的亲和力，通过激动δ、κ受体产生止痛作用
C. 曲马多通过对阿片受体的弱激动作用和对去甲肾上腺素及5-羟色胺再摄取的抑制发挥止痛作用
D. 曲马多通过阻断组胺受体产生止痛作用
E. 曲马多通过激动阿片受体和抑制前列腺素的合成产生止痛作用

22. 下列哪一项不是曲马多的临床作用特点
A. 曲马多的镇痛作用较弱，镇痛效价约为吗啡的1/10
B. 治疗剂量不抑制呼吸
C. 不影响心血管系统
D. 有致平滑肌痉挛作用，会引起便秘和排尿困难
E. 可造成上消化道溃疡和出血

23. 下列关于神经阻滞疗法的叙述，错误的是
A. 神经阻滞疗法可以阻断疼痛的传导通路
B. 神经阻滞疗法的适用范围很广
C. 神经阻滞疗法可以改善局部的血液循环
D. 神经阻滞疗法可以缓解肌肉挛缩
E. 神经阻滞疗法只用于神经病理性疼痛患者，对内脏痛患者的效果欠佳

24. 半月神经节阻滞最严重的并发症是
A. 头晕、恶心　　B. 颅内出血
C. 角膜溃疡、失明　　D. 穿刺部位肿胀
E. 复视、视物模糊

25. 神经阻滞的禁忌证是
A. 神经病理性疼痛　　B. 血管性疾病
C. 创伤、手术后急性痛　　D. 非疼痛性疾病
E. 未明确诊断的疼痛

26. 硬膜外激素注射（ESI）的适应证为
A. 脊神经后内侧支受刺激引起的背部轴性痛
B. 椎管内神经根受到刺激引起的疼痛
C. 颈肩背痛或者腰背牵涉痛

D. 辅助治疗各种神经病理性疼痛
E. 胰腺癌或其他上腹部脏器疾病压迫腹腔神经丛引起的背痛

27. 可以用以鉴别根性痛和关节突关节源性疼痛的是
A. 脊神经后内侧支阻滞
B. 硬膜外激素注射
C. 星状神经节阻滞
D. 腰交感神经阻滞
E. 腹腔神经丛阻滞

28. 关于鞘内药物输注系统植入术（IDDS）的临床应用，下列叙述错误的是
A. 只要证实患者具有强烈意愿就可以通过IDDS注射阿片类药物进行镇痛治疗
B. 椎管内给予巴氯酚可以缓解患者的痉挛状态
C. 尿潴留和呼吸抑制是比较严重的副作用
D. 巴氯酚可以使患者出现无力和镇静的副作用
E. 皮下隧道置管可以减少感染的发生

29. 半月神经节破坏或毁损性操作的适应证不包括
A. 缓解癌痛　　B. 治疗三叉神经痛
C. 治疗丛集性疼痛　　D. 治疗顽固性眼痛
E. 缓解紧急情况下的急性疼痛

30. 关于急性疼痛治疗的原则，下列叙述错误的是
A. 提倡多模式镇痛
B. 加强随访与评估
C. 疼痛治疗不宜过早进行
D. 重视对患者的教育与心理指导
E. 提倡预防性镇痛

31. 痛觉超敏是指
A. 痛觉纤维发生敏化后，对正常情况下的非伤害性刺激能产生反应
B. 对正常情况下引起疼痛的刺激的反应增强或延长
C. 疼痛部位常伴有紧束样感觉、麻木、蚁行感或瘙痒感
D. 伴有抽搐样的疼痛
E. 对疼痛不敏感

32. 阿片类镇痛药停药后容易出现痛觉超敏的是
A. 芬太尼　　B. 瑞芬太尼
C. 舒芬太尼　　D. 阿芬太尼
E. 哌替啶

33. 术后疼痛的定义是
A. 术后疼痛是机体受到手术创伤后在生理、心理和行为上的一系列反应
B. 术后疼痛仅仅是一种主观感觉
C. 术后疼痛必定伴有直接的组织损伤
D. 术后疼痛仅仅是手术后的早期信号
E. 术后疼痛仅仅是感觉异常，不伴有代谢、内分泌、呼吸、循环和心理学的改变

34. 下列关于伤害性感受器的叙述，错误的是
A. 伤害性感受器是外周游离的神经末梢
B. 伤害性感受器广泛接受伤害性刺激或为致痛物质所激活
C. 伤害性感受器对机械刺激敏感，对化学刺激较不敏感
D. 伤害性感受器的胞体位于背根神经节
E. 伤害性感受器广泛分布于皮肤、内脏、肌肉和血管外膜等

35. 术后疼痛对机体的影响不包括
A. 增加对心血管的负担
B. 术后疼痛是正常的创伤反应，对机体的不良影响较小，不需要处理
C. 造成肺通气/血流比值失调，肺顺应性下降，功能残气量增加
D. 导致体内多种激素的释放，尤其是一些促进代谢的激素释放过多
E. 反射性的抑制胃肠功能，临床表现为腹胀、恶心和呕吐等

36. 关于多模式镇痛的叙述，错误的是
A. 围术期多模式镇痛可将术后镇痛的优势最大化
B. 单一镇痛方式可以解决所有围术期及术后镇痛的复杂情况
C. 通过区域阻滞和镇痛药物的联合使用减少围术期的应激反应
D. 有效镇痛使患者早日活动
E. 有效镇痛使患者早日恢复胃肠功能

37. 在条件允许的情况下，通常建议使用多模式镇痛治疗术后疼痛。在全膝关节置换术后，下列哪一种多模式镇痛治疗术后疼痛的效果最好
A. 椎管内麻醉使用吗啡
B. 静脉注射阿片类药物和对乙酰氨基酚
C. 静脉注射阿片类药物和普瑞巴林
D. 静脉注射阿片类药物和氯胺酮
E. 布比卡因切口浸润

38. 关于急性疼痛的治疗原则，下列哪项除外
A. 确定伤害性刺激的来源和强度
B. 明确伤害性刺激和其他痛苦之间的内在关系，并进行相应的处理
C. 根据患者的个体需要，定时评估和调整镇痛方案
D. 疼痛治疗用药从最小有效剂量开始，用药剂量个

体化

E. 急性术后疼痛与慢性术后疼痛之间没有关系

39. 注射纳洛酮拮抗阿片类药物时，如果注入速度太快会导致

A. 头痛　B. 肺水肿

C. 呼吸抑制　D. 瞳孔散大

E. 晕厥

40. 下列哪种方法可使术后镇痛并发症的发生率最高

A. 皮下给药　B. 肌内注射

C. 静脉内给药　D. 硬膜外给药

E. 蛛网膜下腔给药

41. 用硬膜外连续阻滞治疗癌痛时，最严重的并发症是

A. 患者恐惧

B. 局部穿刺点疼痛

C. 硬膜外间隙感染或血肿

D. 导管阻塞

E. 导管拔出时断裂

42. 关于患者自控镇痛（PCA）的临床意义，不恰当的表述是

A. 给药及时起效快，能够提供良好的镇痛

B. 血药浓度保持相对稳定，减少了副作用

C. 消除手术对免疫功能的抑制

D. 有效地减少药代动力学和药效动力学的个体间差异，防止药物过量

E. 仅仅是镇痛，有时还可能掩盖病情

43. 关于术后急性疼痛对凝血功能的影响，下列哪项除外

A. 血栓形成　B. 血小板黏附功能增强

C. 纤溶机制减弱　D. 抑制血小板黏附

E. 激活凝血反应

44. 可作为术后多模式镇痛的组成部分，用于难治性疼痛或阿片耐受患者的是

A. 美金刚　B. 罗哌卡因

C. 加巴喷丁　D. 普瑞巴林

E. 低剂量氯胺酮和美沙芬

45. 非阿片类镇痛药经常应用于减轻术后慢性疼痛，下列辅助药中，哪种可以减少术后慢性疼痛的发生率

A. 氯胺酮　B. 阿米替宁

C. 右美托咪啶　D. 镁剂

E. 加巴喷丁

46. 在行硬膜外患者自控镇痛治疗中，目前临床上最常用的局麻药是

A. 丁卡因　B. 盐酸利多卡因

C. 罗哌卡因　D. 碳酸利多卡因

E. 普鲁卡因

47. 外周神经阻滞法是指

A. 在颅神经、脊神经节及交感神经节等神经内或附近注入局麻药，从而阻断神经传导功能，通常只用于外科手术的麻醉

B. 通过阻滞外周神经达到解除疼痛、改善血液循环、治疗疼痛性疾病的方法

C. 用外科手术的方法切断传导疼痛的神经纤维，从而达到治疗疼痛性疾病的目的

D. 使用相应的神经递质拮抗剂，在神经突触部位阻断神经传导。从而达到治疗疼痛性疾病的治疗方法

E. 神经阻滞就是“封闭”疗法

48. 椎管内阻滞术后镇痛最常用的方法是

A. 硬膜外腔镇痛　B. 蛛网膜下腔镇痛

C. 硬膜下腔镇痛　D. 骶管镇痛

E. 椎间孔镇痛

49. 分娩疼痛是一种生理疼痛。其主要感觉神经阻滞范围控制在

A. $T_{11} \sim S_4$　B. $L_5 \sim S_4$

C. $L_{1 \sim 5}$　D. $T_{11 \sim 12}$

E. $L_3 \sim S_4$

50. 哌替啶用于无痛分娩时，下列叙述错误的是

A. 新生儿的呼吸抑制与脐血的哌替啶浓度有关

B. 新生儿的呼吸抑制与脐血的哌替啶浓度无关

C. 分娩前 1 小时内给药哌替啶，新生儿的呼吸抑制风险较低

D. 纳洛酮可以逆转哌替啶对新生儿的抑制作用

E. 分娩前 2 ~ 3 小时内给药哌替啶，新生儿呼吸抑制的发生率最高

51. 不同的局部麻醉药进入胎盘的移行速度不同，关于局部麻醉药的影响因素，下列叙述错误的是

A. 关于局部麻醉药与胎儿血浆蛋白的结合度，利多卡因为 14% ~24%

B. 常用的局部麻醉药的分子量都在 400 以下

C. 脂质溶解度较高的局部麻醉药不易进入胎盘

D. 利多卡因大部分在肝脏经酶的作用而失活，不被胎盘分解

E. 氯普鲁卡因大多经血浆或肝内血浆假性胆碱酯酶水解，也在胎盘内水解

52. 关于酯类局部麻醉药在分娩镇痛中的应用，错误的是

A. 丁卡因很少应用于分娩镇痛

B. 1% 盐酸氯普鲁卡因溶液适用于产科麻醉

C. 蛛网膜下腔阻滞只能应用特制的丁卡因粉剂

D. 2% ~3%盐酸氯普鲁卡因溶液适用于硬膜外阻滞
E. 大量的氯普鲁卡因注入蛛网膜下腔可能引起严重的神经并发症

53. 精神安慰分娩镇痛法（心理疗法）可使产妇对分娩疼痛的评分降低
A. 50%　　B. 80%
C. 40%　　D. 10%
E. 30%

54. 理想的分娩镇痛方法不需具备的特征是
A. 镇痛效果良好，能够满足整个产程的镇痛需求
B. 不影响宫缩和产程的进展
C. 无运动阻滞，产妇清醒，可参与分娩的过程
D. 对胎儿和产妇的影响小
E. 全程达到剖宫产镇痛要求

55. 在下列分娩镇痛方法中，效果最好、最确切的是
A. 阴部神经阻滞
B. 硬膜外阻滞
C. 氧化亚氮（笑气）吸入
D. 丙泊酚静脉麻醉法
E. 蛛网膜下腔阻滞

56. 选用罗哌卡因实施可行走的硬膜外分娩镇痛时，最适宜的浓度为
A. 0.15% ~0.25%　　B. 0.1% ~0.125%
C. 0.1% ~0.2%　　D. 0.075% ~0.15%
E. 0.15% ~0.2%

57. 局部麻醉药神经阻滞效能强弱为
A. 布比卡因 > 罗哌卡因 > 利多卡因
B. 罗哌卡因 > 布比卡因 > 利多卡因
C. 利多卡因 > 罗哌卡因 > 布比卡因
D. 罗哌卡因 > 利多卡因 > 布比卡因
E. 利多卡因 > 布比卡因 > 罗哌卡因

58. 关于分娩镇痛的叙述，正确的是
A. 规范有序开展分娩镇痛可减少剖宫产比例
B. 产程开始即应实施镇痛
C. 进行分娩镇痛时应嘱产妇保持卧床
D. 所有进行分娩镇痛的产妇应禁饮食
E. 开始分娩镇痛时不需建立静脉通道

59. 慢性疼痛是指
A. 疼痛持续在1个月以上，可在原发疾病或组织损伤愈合后持续存在
B. 疼痛持续在2个月以上，可在原发疾病或组织损伤愈合后持续存在
C. 疼痛持续在3个月以上，可在原发疾病或组织损伤愈合后持续存在
D. 疼痛持续在5个月以上，可在原发疾病或组织损伤愈合后持续存在
E. 疼痛持续在6个月以上，可在原发疾病或组织损伤愈合后持续存在

60. 偏头痛是指
A. 单侧或双侧颈动脉触痛
B. 持续性钝痛，时轻时重
C. 老年（60~75岁）多发
D. 一侧发作性的搏动性头痛
E. 复视

61. 关于原发性三叉神经痛的发作时间，下列叙述正确的是
A. 一般呈间断性发作，间歇时间可以是数天；每次发作数秒至2小时，每天发作数次至数十次
B. 一般呈间断性发作，间歇时间可以是数分钟或数小时；每次发作数秒至2分钟，每天发作数次至数十次
C. 一般呈持续性发作，无间歇期
D. 一般呈间断性发作，间歇时间可以是数月或数年；每次发作数秒至1~2天，每天发作数次至数十次
E. 一般呈间断性发作，间歇时间可以是数月或数年；每次发作数秒至2分钟，每天发作数次至数十次

62. 为预防局麻药中毒反应，以下说法错误的是
A. 一次用药不超过最大剂量
B. 使用最低有效浓度
C. 避免注入血管内
D. 局麻药中都必须加入肾上腺素
E. 术前给予戊巴比妥类或地西泮

63. 癌痛的原因多样，大致可分为
A. 肿瘤相关性疼痛、抗肿瘤治疗相关性疼痛和非肿瘤因素性疼痛
B. 肿瘤相关性疼痛和非肿瘤相关性疼痛
C. 肿瘤相关性疼痛和抗肿瘤治疗相关性疼痛
D. 抗肿瘤治疗相关性疼痛和非肿瘤因素性疼痛
E. 肿瘤因素性疼痛、抗肿瘤治疗相关性疼痛和非肿瘤因素性疼痛

64. 关于哌替啶的叙述，错误的是
A. 哌替啶又称度冷丁
B. 代谢产物为去甲哌替啶
C. 去甲哌替啶的半衰期为13~14小时
D. 止痛强度为吗啡的10倍
E. 去甲哌替啶具有中枢神经毒性

65. 下列叙述正确的是
A. 暴发性疼痛时，可加大缓释吗啡剂量处理

B. 如果缓释吗啡未能完全控制疼痛，可以增加给药频率
C. 吗啡镇痛剂量受药典“极量”的限制
D. 吗啡在癌痛治疗中最常见的不良反应是便秘
E. 不同种类吗啡类缓控释制剂联合用药能提高止痛效果

66. 关于癌痛规范用药的叙述，正确的是
A. 使用哌替啶是最安全有效的止痛药
B. 长期使用阿片类止痛药不可避免会成瘾
C. 终末期癌症患者才能使用最大耐受剂量阿片类止痛药
D. 止痛治疗能使疼痛部分缓解即可
E. 用药应根据病情递增或递减

67. 在癌痛治疗方式中，首选的方式是
A. 注射给药　B. 直肠给药
C. 口服给药　D. 贴敷给药
E. 舌下含服

68. 癌痛治疗过程中的并发症不包括
A. 意识障碍、神志不清和神经精神异常
B. 嗜睡，即使白天也难以唤醒，呼吸抑制
C. 头晕、恶心、呕吐，甚至一天都不能进食
D. 高血压和心律不齐
E. 尿潴留和便秘

69. 患者，男，70 岁，前列腺电切手术后行术后镇痛，最好选用下列哪种术后镇痛方式
A. 肌注氯胺酮　B. 蛛网膜下腔阻滞
C. 阿片类静脉注射　D. 硬膜外阻滞
E. 口服布洛芬

70. 患者，男，45 岁，胰头癌晚期上腹部剧烈疼痛，经过口服和静脉使用阿片类镇痛药后疼痛无明显缓解。拟行神经阻滞镇痛治疗，应当选择的方法是
A. 肋间神经阻滞　B. 腰交感神经节阻滞
C. 腰椎旁神经阻滞　D. 胸椎旁神经阻滞
E. 硬膜外腔阻滞

71. 患者，男，25 岁，行右肩关节前脱位复位手术，麻醉方式是肌间沟臂丛神经阻滞，麻醉药物是 30ml 的 0.5%布比卡因与 5μg/ml 肾上腺素，并复合静脉麻醉，丙泊酚剂量是 35μg/(kg · min)。患者第 2 天早晨主诉右臂及手麻木，最可能的原因是
A. 外科医生对患臂的过度牵拉
B. 体位不当对臂丛神经过长时间的压迫
C. 体位不当对内上髁的压迫
D. 体位不当对后肱骨的压迫
E. 麻醉残留作用

72. 患者，男，41 岁，行足踝部手术，术后拟镇痛，除了腘神经阻滞外，下列哪个神经必须阻滞从而使足部完全无痛
A. 胫后神经　B. 浅部腓神经
C. 腓肠神经　D. 隐神经
E. 深部腓神经

73. 患者，女，50 岁，胃癌术后镇痛对下列哪一项最有利
A. 减少出血　B. 缓解患者焦虑
C. 减少肺部感染　D. 改善睡眠
E. 促进伤口愈合

74. 患者，女，77 岁，食管癌术后出现伤口疼痛，镇痛时应特别注意
A. 尿潴留　B. 呼吸抑制
C. 睡眠不足　D. 伤口不愈合
E. 体温升高

75. 患者，女，44 岁，子宫肌瘤术后镇痛最有效的给药方式是
A. 口服　B. 肌注
C. 静脉滴注　D. 皮下注射
E. 硬膜外阻滞

76. 患者，女，47 岁，卵巢囊肿术后第 3 天出现胆绞痛。下列哪种镇痛药不能用于该患者
A. 哌替啶　B. 芬太尼
C. 吗啡　D. NSAIDs
E. 局麻药

77. 患者，男，56 岁，肺癌术后选用罗哌卡因硬膜外镇痛，其常用浓度为
A. 0.2%　B. 0.375%
C. 0.5%　D. 0.75%
E. 1%

78. 患者，男，27 岁，右上肢尺桡骨骨折。关于术后外周神经置管连续镇痛的方法，叙述错误的是
A. 臂丛神经阻滞
B. 臂丛置管（8 ~ 10cm）
C. 臂丛置管（2 ~ 3cm）
D. 0.2%罗哌卡因持续输注
E. 可选用外周神经阻滞复合其他镇痛药物的多模式镇痛

79. 患者，女，85 岁，带状疱疹感染后出现长期顽固性胸痛。下列哪种治疗措施在改善其疼痛方面的有效性最低
A. 口服阿米替林
B. 口服可乐定
C. 局部使用利多卡因贴剂

D. 局部使用辣椒碱乳膏
E. 使用阿昔洛韦

80. 患者，女，57岁，胰腺癌术后复发，上腹部和背部疼痛，肋间神经阻滞后疼痛无法缓解。患者对阿片类药物极为敏感，副作用极大，不能耐受。该患者应首选的止痛方法是
A. 硬膜外自控镇痛（PCEA）
B. 腹腔神经丛酒精阻滞
C. 大剂量非甾体抗炎镇痛剂
D. 放射治疗
E. 蛛网膜下腔酒精毁损治疗

81. 患者，男，66岁，有2型糖尿病，阻塞性睡眠呼吸暂停（OSA），高血压及冠心病病史。拟行右侧踝关节手术。患者既往有插管困难史并行气管切开手术，以及 T_3 - 骶后脊柱融合接骨板固定术。下列哪种神经阻滞既可以满足手术麻醉需要，又最适合该患者的术后镇痛
A. 股神经阻滞
B. 坐骨神经和股神经阻滞
C. 坐骨神经阻滞和闭孔神经阻滞
D. 坐骨神经、股神经和闭孔神经阻滞
E. 坐骨神经和隐神经阻滞

82. 患者，男，46岁，高风险血管外科手术术后选择可乐定作为术后镇痛的辅助用药。下列哪项是应用可乐定的额外获益
A. 更早的运用肠内营养
B. 减少呼吸抑制的发生率
C. 减少显著低血压的发生率
D. 减少心肌梗死的发生率
E. 降低死亡率

83. 患者，女，28岁，孕足月。目前有背部感染和凝血功能异常，其余各项检查无异常，患者强烈要求行无痛分娩。下列哪种方法适合于该患者的无痛分娩
A. 连续蛛网膜下腔镇痛（CSA）
B. 连续硬膜外镇痛（CEA）
C. 腰 - 硬联合镇痛（CSEA）
D. 硬膜外 PCA（PCEA）
E. 吸入镇痛法

84. 患者，女，26岁，孕足月，各项检查无异常，患者强烈要求行无痛分娩，但因其有多种药物严重过敏史，因此希望采用非药物无痛分娩。下列方法中，适合于该患者的是
A. 腰 - 硬联合镇痛　　B. 吸入性全身镇痛
C. 口服吗啡缓释片　　D. 经皮神经电刺激法
E. 硬膜外镇痛

85. 患者，男，54岁，诊断为肺癌。于双腔气管插管静吸复合全身麻醉下行左侧肺癌开胸肺叶部分切除术。术后6个月，因手术切口瘢痕附近疼痛严重影响日常生活就诊。该患者首选的治疗方案为
A. 药物镇痛治疗
B. 注射局麻药到受损神经周围
C. 局部麻醉药皮下浸润
D. 脉冲射频神经调控
E. 使用 PCA 镇痛

二、多选题

1. 与疼痛性疾病关系密切的脑神经主要有
A. 面神经　　B. 三叉神经
C. 舌咽神经　　D. 迷走神经
E. 展神经

2. 疼痛的感知与反应活动主要涉及
A. 丘脑，下丘脑　　B. 脑干网状结构
C. 边缘系统　　D. 大脑皮层
E. 心脏

3. 在感觉神经功能检查中，浅感觉检查包括
A. 痛觉　　B. 温度觉
C. 触觉　　D. 位置觉
E. 图形觉

4. 关于急性疼痛导致的机体负面反应，下列叙述正确的是
A. 血压升高，心率加快
B. 呼吸急促
C. 尿量增加
D. 大汗
E. 血糖升高

5. 下列关于羟考酮的叙述，正确的是
A. 羟考酮镇痛作用有封顶效应
B. 羟考酮属于阿片类镇痛药
C. 羟考酮可用于中重度疼痛的治疗
D. 羟考酮的不良反应有头晕、嗜睡、恶心等
E. 羟考酮应慎用于肝肾功能不全的患者

6. 疼痛治疗过程中的并发症有
A. 意识障碍，神志不清及神经精神异常
B. 嗜睡，白天也难唤醒，呼吸抑制
C. 头晕、恶心、呕吐甚至1天不能进食
D. 高血压和心律不齐
E. 尿潴留和便秘

7. 持续存在的重度急性疼痛如果未及时治疗，可能对患

者产生一系列影响，这些影响包括

A. 导致神经重塑

B. 发展为慢性疼痛

C. 导致患者出现应激障碍

D. 增加患者及社会负担

E. 可激活机体免疫系统，增加机体耐受力

8. 疼痛的常用治疗方法包括

A. 药物治疗　B. 神经阻滞疗法

C. 射频疗法　D. 针刀疗法

E. 臭氧疗法

9. 枕大神经治疗的适应证为

A. 偏头痛　B. 三叉神经痛

C. 诊断性治疗　D. 枕神经痛

E. 颈椎病

10. 眶下神经阻滞术通常适用于

A. 用于相应部位手术麻醉

B. 双侧阻滞能提供唇裂修补术麻醉与镇痛

C. 治疗该范围带状疱疹后遗神经痛

D. 注射 0.5ml 神经损毁药治疗三叉神经第 2 支疼痛

E. 治疗该范围带状疱疹

11. 膈神经阻滞术通常适用于

A. 顽固性呃逆

B. 手术刺激所致反射性膈肌痉挛

C. 手术需要膈肌活动暂时固定时（肝穿刺、胆管造影和胸腔手术等）可采用

D. 膈神经阻滞可使膈肌松弛，可缓解膈疝患者症状，甚至可使疝内容物回纳腹腔

E. 膈神经痛治疗

12. 膈神经阻滞术可能出现的副作用和并发症有

A. 声嘶

B. 潮气量下降达到 20%

C. 高位硬膜外阻滞

D. 感染和气胸

E. 左侧膈神经阻滞可能引起乳糜胸

13. 正中神经阻滞的适应证有

A. 相应区域的手术麻醉

B. 有效鉴别 C_6 神经根源性慢性疼痛还是腕管综合征

C. 评估脑外伤后上肢挛缩的程度

D. 神经毁损性治疗前该阻滞技术可用于明确此操作会造成感觉和运动受损的程度

E. 治疗 Wartenberg 综合征

14. 下列哪些情况适用于脊髓电刺激

A. 复杂区域疼痛综合征

B. 背部手术失败综合征

C. 糖尿病神经痛

D. 正在使用抗凝药物治疗者

E. 外周血管疾病引发的缺血性疼痛

15. 神经冷冻治疗的适应证是

A. 镇痛效果不佳或需要持续阵痛的患者

B. 镇痛时间中位值为 2 周至 5 个月

C. 外周神经局限性微小损伤引起的疼痛性疾病

D. 术后镇痛

E. 经皮冷冻消融术的并发症少

16. 肋间神经阻滞的并发症是

A. 无症状气胸　B. 全身毒性反应

C. 高血压　D. 呼吸衰竭

E. 低血压

17. 糖皮质激素在疼痛治疗中的副作用是

A. 促进胃酸分泌

B. 血压升高

C. 血糖升高

D. 有一定的保钠排钾作用

E. 有一定的中枢兴奋作用

18. 关于阿片类药物的叙述，正确的是

A. 阿片类镇痛药物一般通过 μ 受体发挥镇痛效应

B. 理论上阿片类镇痛药物的镇痛有明显的封顶效应

C. 全身应用阿片类药物是治疗中至重度疼痛的主要方法

D. 阿片类药物引起严重呼吸抑制时可静注纳洛酮治疗

E. 呼吸抑制是阿片类药物最严重的不良反应

19. 关于丁丙诺啡的叙述，正确的是

A. 为 μ 阿片受体部分激动药

B. 主要用于中重度疼痛的镇痛治疗

C. 丁丙诺啡可升高血浆皮质醇水平的作用

D. 丁丙诺啡的常见不良反应有头晕、嗜睡、恶心、呕吐

E. 颅脑损伤患者及呼吸抑制患者、老弱患者慎用

20. 心血管手术后镇痛的作用有

A. 解除疼痛　B. 减轻心肌负荷

C. 解除焦虑　D. 促进伤口愈合

E. 减少心绞痛发作

21. 常用的术后镇痛的方法包括

A. 口服给药　B. 皮下给药

C. 硬膜外腔给药　D. 呼吸道黏膜给药

E. 静脉给药

22. 手术后疼痛可引起

A. 免疫功能减弱　　B. 免疫功能增强
C. 免疫功能无变化　　D. 淋巴细胞减少
E. 白细胞增多

23. 术后疼痛可以导致
A. 水钠潴留
B. 血糖升高
C. 酮体和乳酸水平升高
D. 氧耗增加
E. 游离脂肪酸水平升高

24. 椎管内阿片类药物术后镇痛的并发症可能有
A. 呼吸抑制　　B. 恶心、呕吐
C. 昏迷　　D. 皮肤瘙痒
E. 尿潴留

25. PCA 的给药途径包括
A. 静脉内　　B. 硬膜外
C. 皮下　　D. 臂丛神经
E. 股神经

26. 硬膜外 PCA 的禁忌证为
A. 局部感染无法穿刺
B. 肥胖患者
C. 对局麻药严重过敏
D. 患者精神不正常
E. 菌血症患者

27. 关于 PCA 给药模式的叙述，正确的是
A. PCIA 为全身给药，适用于身体任何部位的镇痛
B. PCIA 可能出现和药物副作用相关的全身性不良反应
C. PCEA 和 PCRA 的用药以长效局部麻醉药为主
D. PCEA 和 PCRA 的镇痛效果和对应激反应的抑制均优于 PCIA
E. PCEA 主要用于外周四肢手术后的镇痛

28. 加巴喷丁的副作用包括
A. 头晕　　B. 癫痫
C. 嗜睡　　D. 镇静
E. 运动失调

29. 关于辣椒碱的应用禁忌，正确的是
A. 2 岁以内小儿
B. 肝酶升高者
C. 关节感染者
D. 服用血管紧张素转换酶抑制剂者
E. 对阿片类药物敏感者

30. 通过硬膜外留置导管实施镇痛是一种安全有效的治疗急性术后疼痛的方法，其镇痛效果优于全身应用阿片类药物。关于硬膜外导管的位置，下列叙述正确的是
A. 硬膜外导管位置与切口皮区一致时，可使术后硬膜外镇痛效果最佳
B. 乳腺手术一般以 $T_{3\sim8}$ 间隙为穿刺点
C. 食管手术一般以 $T_{6\sim8}$ 间隙为穿刺点
D. 肾脏手术一般以 $T_{7\sim10}$ 间隙为穿刺点
E. 竖切口子宫手术以 $T_{6\sim8}$ 间隙为穿刺点

31. 对于患者，实施术后镇痛治疗的获益主要有
A. 减轻痛苦　　B. 促进术后康复
C. 减少手术应激反应　　D. 降低肺部并发症的发生
E. 减少慢性疼痛的发生

32. 慢性术后疼痛的临床特点主要有
A. 术后发生的疼痛或术后疼痛强度增加
B. 疼痛发病周期至少为 2 个月
C. 疼痛是急性术后疼痛的自然延续或在无症状期之后发生
D. 疼痛仅发生于手术部位或牵涉部位
E. 需要排除感染、恶性肿瘤等其他原因引起的疼痛以及既往已有的持续性身体疼痛

33. 术后镇痛应用非阿片类辅助药的好处包括
A. 减少了阿片类药物诱导的痛觉过敏
B. 减少了慢性疼痛的发生率
C. 减少了术后疼痛的程度
D. 减少阿片类药物的使用
E. 超前镇痛

34. 关于哌替啶在分娩镇痛中的应用，错误的是
A. 哌替啶以在胎儿娩出前 1 小时内或 4 小时以上使用为宜
B. 哌替啶有促进宫缩作用，但不会缩短第一产程
C. 哌替啶可导致胎儿心律不齐
D. 在分娩镇痛方面，瑞芬太尼比哌替啶更好
E. 哌替啶可使子宫肌张力下降

35. 根据人体生理解剖，分娩疼痛主要来自于
A. 交感兴奋　　B. 宫颈扩张
C. 会阴部肌肉牵拉　　D. 阴道扩张
E. 子宫收缩

36. 关于分娩产程和疼痛传导途径，下列叙述错误的是
A. 第一产程疼痛始于宫颈和子宫下段的扩张以及子宫体部的收缩
B. 分娩第二产程疼痛主要是内脏痛，一般定位不明确
C. 分娩镇痛应该从第二产程开始
D. 第二产程宫缩间隔 1.5～2 分钟，宫缩持续 1～1.5 分钟

E. 第三产程主要为胎盘娩出时宫颈扩张和子宫收缩引起的疼痛

37. 大多数产妇都适合于无痛分娩，但是如有下列哪些疾患，应由医生来决定是否可以进行无痛分娩

A. 妊娠并发心脏病　B. 药物过敏
C. 饱胃　D. 出凝血障碍
E. 腰部有外伤史

38. 硬膜外麻醉用于分娩镇痛时，下列叙述正确的是

A. 不适用于原发性宫缩乏力
B. 可能使第二产程延长
C. 对初产妇，疼痛剧烈者尤其适用
D. 适用于存在仰卧位低血压综合征的产妇
E. 可使产程缩短

39. 患者，女，26 岁，孕足月。各项检查无异常，有腰椎外伤手术史，患者强烈要求行非药物性无痛分娩，适合于该患者的镇痛方法是

A. 精神安慰分娩镇痛法　B. 针刺镇痛法
C. 经皮神经电刺激法　D. 水中分娩
E. 硬膜外镇痛

40. 患者，女，26 岁，产妇，因有药物过敏和出凝血功能异常遂实施吸入性镇痛，但为产妇实施吸入镇痛法时，可出现下列哪些情况

A. 恶心　B. 烦躁
C. 镇痛效果不完善　D. 反流误吸
E. 过度镇静

41. 关于三叉神经痛，下列叙述正确的是

A. 又称痛性抽搐
B. 局限于三叉神经分布区
C. 短暂阵发性，反复发作的电击样剧痛
D. 中老年女性多见
E. 检查均可发现有器质性病变

42. 关于癌痛评估，下列叙述正确的是

A. 所有的癌症患者，无论有无疼痛，在每次与医生接触时均必须筛查疼痛
B. 应常规量化和记录患者叙述的疼痛部位、疼痛强度与疼痛性质
C. 如果出现新的疼痛或疼痛恶化，必须重新进行全面的疼痛评估
D. 医务人员应对功能影响和任何与疼痛治疗相关的特殊问题（包括对患者精神与心理方面的评估）进行评估
E. 患者在复诊间隔期间必须报告当前的疼痛状况

43. 关于癌痛止痛治疗期间的注意事项，下列正确的是

A. 在医生指导下调整剂量
B. 按医嘱用药及停药
C. 用于止痛治疗的药物有较大的个体差异，勿将药物转给他人服用
D. 当疼痛发作时自己根据情况适度加药
E. 用药时应根据病情递增或递减

44. 在癌痛治疗中，下列叙述正确的是

A. 除了使用止痛药外，常合用抗抑郁药和抗癫痫药
B. 辅助药物不能常规给予，应当根据患者的需要而定
C. 口服阿片类止痛药最常见的副作用是便秘
D. 心理疗法无实际意义
E. 口服用药不能有效止痛的，可以采用神经阻滞

45. 对于晚期癌痛患者，如果非阿片类药物不能很好控制疼痛，多需加用阿片类药物，下列有关阿片类药物特性的叙述，错误的是

A. 主要作用于中枢神经系统，通过与特异性阿片受体结合产生中枢镇痛作用
B. 长期用药可产生药物耐受性，停药后耐受性不可逆
C. 滥用该类药物可致成瘾和戒断综合征
D. 最常见的不良反应为便秘，服药时需同时应用缓泻剂预防
E. 精神错乱及中枢神经毒性反应是最严重的不良反应，应减量或加用神经镇静剂治疗

46. 关于三阶梯止痛治疗中第一阶梯的用药特点，下列叙述正确的是

A. 包括非甾体抗炎药
B. 对中度疼痛亦可能有效
C. 具有封顶效应（天花板效应），不能无限增加剂量
D. 治疗中一种非甾体镇痛药无效时应更换另一种
E. 中度疼痛可联合使用非甾体抗炎药

47. 癌症疼痛与普通疼痛的区别，主要有

A. 癌症疼痛持续时间长，是一个反复发生、持续存在、不断加重的疼痛过程
B. 癌症疼痛常常伴有患者的心理变化
C. 癌症疼痛非常复杂
D. 普通疼痛具有社会性
E. 癌症疼痛比较剧烈

48. 药物治疗是控制癌性疼痛的主要手段，非阿片类药物作为 WHO 提倡的癌痛治疗中的第一阶梯用药，下列有关叙述正确的是

A. 其主要药理作用是抑制外周炎性致痛介质的释放，对中枢神经系统无作用
B. 不与阿片类药物竞争阿片受体，与阿片类药物联

合应用可产生协同作用，增加镇痛效果

C. 不同的非阿片类药物结构不同，作用机制不同，应两种或多种药物联合应用以增加镇痛效果，减少不良反应

D. 长期用药易出现耐药性，需增大用药剂量以达到良好的镇痛效果

E. 口服用药易发生消化道溃疡等胃肠道不良反应，直肠或注射用药可避免发生胃肠道不良反应

49. 患者，女，46岁，6个月前行右乳乳腺癌根治术。术后胸壁、腋窝部位出现烧灼、电击样疼痛伴麻木感，诊断为乳房切除术后疼痛综合征。下列处理措施中，可以减少乳房切除术后疼痛发生的是

A. 超前镇痛

B. 手术过程中保留肋间臂神经

C. 为了避免术后恶心、呕吐，不能使用患者自控镇痛（PCA）

D. 采用罗哌卡因局部浸润手术区域

E. 多模式镇痛

三、共用题干单选题

（1～2题共用题干）

患者，男，67岁，颈项痛，腰骶痛，颈部活动受限10年，加重5个月。近5个月来，患者出现右手无力。尺侧三指麻木，走路时双下肢僵硬，并有踏棉感。颈椎X线摄影提示：颈椎为退行性改变，无特殊病变征象。

1. 对该患者行体格检查时，重点应做的检查是

A. 患者意识状态、表情、发育、皮肤、淋巴结、血压和脉搏等

B. 脑神经、肩关节、膝关节活动度和直腿抬高试验

C. 骶髂关节压迫试验和床边试验等

D. 颈项部和腰骶部的压痛点

E. 四肢和躯干的深、浅感觉、四肢肌力、腱反射、上下肢病理征、颈椎活动度、叩顶试验、臂丛牵拉试验、颈项拔伸试验等

2. 如需进一步检查，该患者首选的影像学检查手段是

A. 颈椎B超

B. 颈椎MRI

C. 红外线扫描

D. 全身ECT（放射性计算机断层摄影）

E. 颈椎CT

（3～4题共用题干）

患者，男，69岁，诊断为左侧股骨头坏死，行左侧全髋关节置换术，术后患者需使用小分子肝素抗凝治疗，患者术后采用硬膜外镇痛。

3. 该患者拔除硬膜外导管后硬膜外腔出血的发生率为

A. 0.01%～0.1%　　B. 0.5%

C. 1%　　D. 1%～1.5%

E. 1.5%～2%

4. 需要停用抗凝药物多长时间后才可拔出硬膜外导管

A. 6小时　　B. 8小时

C. 12小时　　D. 20小时

E. 24小时

（5～7题共用题干）

患者，男，62岁，拟行全肩关节置换术。术后镇痛拟采用肌间沟臂丛神经阻滞。

5. 在神经刺激器引导下，进行肌间沟神经阻滞的过程中，发现膈肌运动。正确的做法是

A. 在此位置直接注入局麻药

B. 向前调整针尖的方向

C. 向头侧调整针尖的方向

D. 向后调整针尖的方向

E. 继续进针0.5cm，并注入局麻药

6. 肌间沟臂丛神经阻滞几乎都会出现的现象是

A. 尺神经阻滞　　B. 声音嘶哑

C. 同侧的霍纳综合征　　D. 同侧的膈神经麻痹

E. 心动过缓

7. 在行肌间沟臂丛神经阻滞过程中，患者出现低血压，心动过缓和发绀。该患者最有可能出现

A. 麻醉药误入椎动脉　　B. 麻醉药误入颈动脉

C. 星状神经节阻滞　　D. 脊髓麻醉

E. 膈神经阻滞

（8～9题共用题干）

患者，女，46岁，术前诊断为胆囊结石，既往有肾盂肾炎病史。术前未见肾功能异常，胆囊切除术后采用硬膜外镇痛。药物配方：0.2%罗哌卡因100ml，内含吗啡10mg，氟哌利多5mg。术后第1天出现少尿，排尿困难。

8. 最可能的原因是

A. 急性肾衰　　B. 血压过低

C. 血容量不足　　D. 尿潴留

E. 肾盂肾炎急性发作

9. 低浓度时能产生感觉神经与运动神经分离阻滞的局麻药是

A. 盐酸利多卡因　　B. 盐酸甲哌卡因

C. 盐酸丁卡因　　D. 盐酸罗哌卡因

E. 碳酸利多卡因

（10～14题共用题干）

患者，男，67岁，胆囊切除术后采用硬膜外镇痛，选罗哌卡因配伍吗啡作为镇痛用药，术后1小时，患者出

现意识淡漠。

10. 首要考虑意识淡漠的原因是

A. 呼吸抑制　　B. 全脊麻
C. 输血反应　　D. 局麻药中毒
E. 硬膜外腔感染

11. 当患者出现意识淡漠时，下列处理措施不合理的是

A. 呼叫患者　　B. 测量血压
C. 触摸颈动脉搏动　　D. 面罩加压给氧
E. 静注肾上腺素

12. 首先应该采取的措施是

A. 胸外心脏按压　　B. 面罩给氧辅助/控制呼吸
C. 静注肾上腺素　　D. 加快输液
E. 静注地塞米松

13. 如果该患者床旁有心电监护，心电图显示房颤、心率90次/分，血压和血氧饱和度与术前无明显变化，但该患者既往有风湿性心脏病10年。此时，该患者意识淡漠的原因可能是

A. 呼吸抑制　　B. 脊麻
C. 输血反应　　D. 脑梗死
E. 低血压

14. 如果该患者需使用肝素行抗凝治疗，停药多长时间后可以拔出硬膜外导管

A. 2～3小时　　B. 6～8小时
C. 12小时　　D. 24小时
E. 36小时

(15～17题共用题干)

患者，女，77岁，体重65kg。因被车撞伤而被送入急诊科。患者主诉左侧髋部疼痛剧烈。有高血压病史10年，2型糖尿病病史5年。

15. 关于急诊科医生对疼痛的处理，下列错误的是

A. 应尽早（入院30分钟内）开始镇痛治疗
B. 首选吗啡10mg肌内注射
C. 当未明确肾功能状态时，应慎用NSAID类药物
D. 注意控制阿片类药物的剂量，重视阿片类药物对呼吸和意识的影响
E. 建议根据具体情况实施髂筋膜间隙阻滞

16. 关于该患者术后镇痛方案的叙述，下列正确的是

A. 神经阻滞镇痛非首选方式
B. 对乙酰氨基酚相对安全，可以作为辅助镇痛用药
C. 坐骨神经阻滞适用于该患者
D. 单一镇痛方式即可满足镇痛需求
E. 静脉PCA是首选镇痛方式

17. 下列关于该患者在普通病房术后镇痛治疗随访的叙述，错误的是

A. 需要评估静态痛和动态痛的程度
B. 由急性疼痛服务小组成员随访
C. 可以根据患者术前、术后配合度来分别选择相应的疼痛评估方法
D. 随访需要标准化记录
E. 记录不良反应

(18～22题共用题干)

患者，男，42岁，全麻复合硬膜外麻醉下行肺癌根治术，麻醉效果满意，手术进展顺利。术毕，患者清醒，拔除气管导管。

18. 该患者的术后镇痛宜采用哪种方式

A. 口服镇痛剂
B. 间断肌注镇痛剂
C. 硬膜外单次注药术后镇痛
D. PCA术后镇痛
E. 肋间神经阻滞

19. 该患者术后镇痛首选

A. 静脉PCA（PCIA）　　B. 硬膜外PCA（PCEA）
C. 胃肠道PCA　　D. 皮下PCA（PCSA）
E. 胸膜腔和神经丛PCA

20. 对于硬膜外PCA，首选的用药组合是

A. 利多卡因和曲马多　　B. 利多卡因和吗啡
C. 布比卡因和曲马多　　D. 布比卡因和芬太尼
E. 丁卡因和吗啡

21. 如果患者因自身原因不能使用硬膜外PCA，还可以选择何种较好的术后镇痛方式

A. 静脉PCA、皮下PCA、胸膜腔PCA
B. 口服镇痛剂
C. 间断肌注镇痛剂
D. 肋间神经阻滞
E. 手术切口局麻药浸润

22. 下列哪项不是硬膜外PCA的镇痛优点

A. 镇痛作用确切，不良反应少，对机体干扰小
B. 患者可根据镇痛效果自行调整用药，使镇痛作用更完善，不良反应降低到最小
C. 不用担心导管脱落和感染等问题
D. 血药浓度平稳，镇痛作用稳定，不产生欣快感，极少发生呼吸抑制
E. 多种参数设计保证PCA的安全性

(23～25题共用题干)

患者，女，27岁，产妇，第二胎，孕足月，宫缩强烈，除下腹部和腰骶部的疼痛外，自述疼痛集中在阴道、直肠、会阴，性质如刀割样锐痛。麻醉医师欲选择药物性镇痛中的区域阻滞镇痛。

23. 下列哪种方法较好

A. 会阴神经阻滞　　B. 吸入性全身镇痛

C. 会阴浸润阻滞　　D. 腰 - 硬联合镇痛

E. 宫颈旁阻滞加会阴神经阻滞

24. 为避免该患者术后出现 PDPH（硬脊膜穿破后头痛），操作时应避免下列哪种因素

A. 传统腰穿针

B. Weiss 硬膜外穿刺针

C. 笔尖式 Whitacre 腰穿针

D. 穿刺部位选择 $L_{2\sim3}$ 或 $L_{3\sim4}$ 椎间隙

E. 患者术后去枕平卧 6 小时

25. 为保证该产妇的麻醉安全和效果，在选择单次用药剂量时，下列错误的是

A. 罗哌卡因 2 ~ 3mg

B. 舒芬太尼 5 ~ 10μg

C. 布比卡因 1. 25 ~ 2. 5mg

D. 芬太尼 10 ~ 25μg

E. 芬太尼 10 ~ 25mg

（26 ~ 27 题共用题干）

患者，女，27 岁，初产妇，已足月妊娠，现出现规律宫缩，拟分娩镇痛。

26. 关于椎管内镇痛在分娩镇痛中的应用，下列叙述错误的是

A. 椎管内镇痛操作复杂、并发症多，应尽量少用

B. 硬膜外常使用低浓度布比卡因与低剂量舒芬太尼合剂

C. 第 1 产程蛛网膜下腔注射芬太尼 5 ~ 10μg/ml 可起到第 1 产程镇痛作用

D. 使用低浓度麻醉药和阿片类药可以减轻产妇的疼痛感受

E. 硬膜外注射吗啡 4mg，可能导致延迟性呼吸抑制

27. 分娩时，所使用的药物不仅仅要考虑对母体的影响，也要考虑对子宫收缩和胎儿的影响。下述叙述正确的是

A. 肌肉松弛剂较少透过胎盘

B. 丙泊酚和咪唑安定是全身麻醉时常用的镇静剂，不容易透过胎盘

C. 低脂溶性的阿片类药物，透过胎盘的速度较快，胎儿受到药物影响的风险相对较高

D. 曲马多容易透过胎盘，而且乳汁的分泌比例高，因此不用于分娩镇痛和产妇术后镇痛

E. 所有局部麻醉药在低浓度下行硬膜外腔阻滞时都可产生明显的感觉和运动阻滞的分离

（28 ~ 32 题共用题干）

患者，女，27 岁，足月孕产妇。麻醉医师已准备行无痛分娩，并已告知做可行走硬膜外镇痛。

28. 为了将运动神经阻滞作用降到最低，下列哪种合适

A. 丁卡因

B. 在能够满足镇痛需要的情况下尽可能追加药物剂量

C. 布比卡因

D. 采用患者自控硬膜外镇痛（PCEA）的方法能使局麻药的用量减少 25% ~ 35%

E. 联合使用局麻药和阿片类药物可以减少局麻药的用量

29. 在为该产妇实施硬膜外分娩镇痛时，所选取的给药方式不包括

A. 间断单次推注法

B. 持续输注法

C. 患者自控硬膜外镇痛

D. 自控静脉镇痛

E. 持续输注 + 患者自控硬膜外镇痛

30. 在实施过程中，发现该产妇出现低血压，低于入室 20% 以上，为其治疗和纠正的方法不包括

A. 补液治疗　　B. 避免仰卧位综合征

C. 麻黄碱　　D. 小剂量去氧肾上腺素

E. 去甲肾上腺素

31. 在监测该产妇并为其实施可行走硬膜外镇痛分娩过程中，该产妇出现下列何种情况时提示正常

A. 肌力正常

B. 下肢不能活动并无知觉

C. 不能屈膝仅能运动踝关节

D. 运动神经阻滞，膝、踝关节均不能屈曲

E. 双足麻木

32. 该产妇实施自控可行走硬膜外镇痛分娩后，产妇如果出现胎儿窘迫、羊水混浊、产前异常出血等情况，需要做剖宫产和术后镇痛时，应选择下列哪种方式

A. 重新进行硬膜外穿刺，达到剖宫产所需要求再手术

B. 通过硬膜外导管直接注入按手术需要的麻醉药物及剂量即可进行手术

C. 通过静脉镇痛

D. 停止硬膜外镇痛，剖宫产改用吸入麻醉

E. 产前肌注曲马多

（33 ~ 35 题共用题干）

某初产妇，28 岁，正常妊娠，平素体健，无其他并发疾病；3 小时前羊水破裂，现出现规律宫缩，宫口 2 ~

3cm，宫缩时疼痛难以忍受，强烈要求分娩镇痛。

33. 该患者最适于接受哪种分娩镇痛

A. 间断肌注哌替啶（度冷丁）镇痛
B. 硬膜外自控镇痛（PCA）
C. 连续蛛网膜下腔阻滞镇痛
D. 单次椎管内注药镇痛
E. 间断注射地西泮和吗啡镇痛

34. 如果患者因某些原因不能采用椎管内注射分娩镇痛，那么患者目前最宜选哪种方式进行分娩镇痛

A. 间断肌注哌替啶（度冷丁）镇痛
B. 间断氧化亚氮（笑气）吸入镇痛
C. 间断注射地西泮和吗啡镇痛
D. 采用静脉 PCA 镇痛
E. 静注硫喷妥钠镇痛

35. 如果患者因某些原因不能采用椎管内注射分娩镇痛，当地也没有氧化亚氮（笑气）吸入装置，那么该患者可以选择哪种方式进行分娩镇痛

A. 吗啡静脉 PCA 镇痛
B. 间断肌注吗啡镇痛
C. 吸入异氟醚镇痛
D. 间断肌注哌替啶（度冷丁）结合宫颈旁阻滞镇痛
E. 地西泮静脉 PCA 镇痛

（36～39 题共用题干）

患者，女，51 岁，间歇性头痛 5 年，近半年来症状加重；头痛每次发于右侧额部逐渐扩散至右颞部和枕部，并伴有恶心、呕吐、对光及声音过敏，疼痛开始时多为强烈的搏动性疼痛，后转为持续性钝痛；晨起发作多，日常活动或轻轻摇头可明显加重疼痛，疼痛可持续几小时或几天；可以由一个部位转移到另一个部位，同时还可放散到颈肩部；头痛发作后常常有疲倦感、大汗淋漓及烦躁；发作间期完全正常，患者直系亲属中有数人患有相同疾病。神经系统体格检查未见明确阳性体征，辅助检查也未见异常。

36. 对该患者的诊断最可能为

A. 丛集性头痛　　B. 肌紧张性头痛
C. 三叉神经痛　　D. 偏头痛
E. 枕神经痛

37. 目前终止发作最有效的药物是

A. 英明格（舒马普坦，5－羟色胺受体激动剂）
B. 钙通道阻滞剂
C. 双氢麦角胺
D. 对乙酰氨基酚
E. β 受体阻断剂

38. 下列哪一种神经阻滞可以迅速地缓解疼痛

A. 面神经阻滞
B. 颈丛阻滞
C. 颈胸神经节（星状神经节）阻滞
D. 舌咽神经阻滞
E. 蝶腭神经节阻滞

39. 下列哪种药物能够预防偏头痛发作

A. 麦角胺
B. 舒马普坦（英明格）
C. 地西泮（安定）
D. 普萘洛尔（心得安）或尼莫地平
E. 卡马西平

（40～41 题共用题干）

患者，男，24 岁，5 天前，夜间睡于水泥地面上，次日觉右臀部疼痛，行走时疼痛沿右股后侧向小腿后外侧放散，卧床休息时疼痛略有缓解，口服镇痛剂和臀部理疗后疼痛无缓解。查体：右侧直腿抬高试验阳性，右侧梨状肌紧张试验阳性，右侧梨状肌环跳穴处压痛阳性，环跳穴压痛时，疼痛可以向右股后侧及小腿后外侧放散，其他未见阳性发现。辅助检查未见异常。患者初步诊断为梨状肌综合征。

40. 对该患者的进一步治疗应当首选

A. 右侧坐骨神经阻滞　　B. 股神经阻滞
C. 骶管阻滞　　D. 腰椎椎旁阻滞
E. 硬膜外阻滞

41. 坐骨神经阻滞后，不可能发生的征象是

A. 阻滞侧足下垂
B. 双侧下肢麻木和无力
C. 阻滞后患肢的疼痛减弱或消失
D. 跟腱反射减弱或消失
E. 股后侧、小腿后外侧、足跟和足底麻木

（42～44 题共用题干）

患者，女，77 岁，6 年前患带状疱疹，皮损痊愈后疼痛未缓解；曾服用多种止痛药物，疼痛缓解尚理想。近日，患者出现严重药物不良反应，无法继续服用止痛药物，疼痛加剧，患者处于歇斯底里状态。

42. 目前对该患者最可能的诊断为

A. 抑郁焦虑综合征　　B. 带状疱疹后神经痛
C. 癔症　　D. 癫痫
E. 急性带状疱疹疼痛

43. 该患者目前最宜采用的止痛方法是

A. 中药治疗
B. 外科手术治疗
C. 神经阻滞或神经毁损治疗
D. 药物止痛

E. 物理治疗

44. 如果该患者选择接受神经调控疗法治疗，首选的治疗方式是

A. 无水酒精神经毁损 B. 亚甲蓝神经毁损

C. 酚甘油神经毁损 D. 脊髓电刺激植入

E. 脊神经脉冲射频

(45～46 题共用题干)

患者，男，52 岁，肝癌晚期。腹部、腰骶部疼痛，每日口服美施康定（吗啡控释片）300mg 或者每 72 小时外用贴敷多瑞吉 16.8mg，疼痛才能得到控制。患有严重便秘、尿潴留，需灌肠和留置导尿才能解决大小便问题。同时恶心、呕吐的反应强烈，使用止吐药的效果不佳。

45. 目前，该患者宜采取哪种方法止痛

A. 腹腔神经丛阻滞

B. 蛛网膜下腔神经毁损治疗

C. 静脉吗啡或芬太尼 PCA

D. 硬膜外吗啡和局麻药 PCA

E. 硬膜外局麻药 PCA

46. 对于该患者的腹痛（内脏来源的），还可以采用哪种止痛方法

A. 臀上皮神经阻滞 B. 腰大肌肌沟阻滞

C. 腰交感神经阻滞 D. 下胸段肋间神经阻滞

E. 腹腔神经丛阻滞

(47～49 题共用题干)

患者，男，63 岁，患急性带状疱疹疼痛 3 个月余，病程中因疼痛较轻未服用镇痛剂。近 3 周来，疼痛加剧，无法忍受。查体：左 T_1 神经分布区域有色素沉着带，有痛觉过敏与痛觉异常现象。

47. 该患者应当尽快采用

A. 充分有效的止痛治疗 B. 神经营养治疗

C. 抗病毒治疗 D. 针对皮损的物理治疗

E. 免疫调节治疗

48. 如果选用神经阻滞治疗，则不能选择

A. 肋间神经阻滞

B. 硬膜外阻滞

C. 颈胸神经节（星状神经节）阻滞

D. 颈丛阻滞

E. 椎旁阻滞

49. 如果选用药物止痛的方法，则不能选择

A. 阿米替林 B. 氯胺酮

C. 曲马多 D. 卡马西平

E. 阿托品

(50～51 题共用题干)

患者，女，50 岁，颈肩背部广泛疼痛、酸胀、有沉重感，并向头部及上肢放散，疼痛呈持续性，晨起加重，活动后减轻。查体：颈部肌紧张，有压痛点，压痛局限，不沿神经走行放散；椎间孔挤压试验和臂丛牵拉试验均为阴性；X 线检查：未见异常。

50. 对该患者最可能的诊断是

A. 颈椎间盘突出症 B. 肩周炎

C. 颈椎病 D. 颈肌筋膜综合征

E. 强直性脊柱炎

51. 该患者应用抗炎镇痛剂，中枢性肌松药，活血化瘀、通经活络的中药，牵引，理疗和推拿治疗后，症状无明显缓解，可以考虑接受

A. 继续应用抗炎镇痛剂，中枢性肌松药或活血化瘀、通经活络的中药治疗，但是剂量应加大

B. 颈椎椎板减压术和脊柱植骨融合术

C. 抗焦虑抑郁治疗

D. 神经阻滞疗法

E. 软组织外科手术松解治疗

(52～53 题共用题干)

患者，女，47 岁，乳腺癌术后，全身多处剧烈疼痛，夜间较重，口服布洛芬（芬必得）和曲马多不能有效缓解疼痛。

52. 关于该患者的止痛治疗，在目前治疗基础上应当采取

A. 增加布洛芬（芬必得）和曲马多剂量

B. 肌内注射哌替啶（度冷丁）

C. 布洛芬（芬必得）更换为其他非甾体类消炎止痛药，可待因替换曲马多

D. 加用吗啡制剂，最好是美施康定（吗啡控释剂）

E. 静脉注射芬太尼

53. 加用吗啡后，该患者可能出现的副作用是

A. 呼吸抑制

B. 耐受现象

C. 成瘾现象

D. 恶心、呕吐、便秘、尿潴留

E. 以上全部

(54～55 题共用题干)

患者，男，64 岁，因反复右下肢疼痛 1 个月余来诊，诉疼痛自右臀部沿大腿后侧下行放射至小腿后外侧，行走疼痛加剧，夜间为重，无麻木感。患者 2 个月前曾查体发现肝癌并行手术治疗。查体：腰椎无明显压痛，双侧直腿抬高试验阴性，右臀部坐骨神经出口处压痛。门诊行坐骨神经阻滞后，疼痛立刻缓解，2 天后疼痛渐出现，1 周后复诊自诉仍有疼痛，但较前有所减轻，要求进一步处理。

54. 为查明疼痛原因，明确诊断，下列哪项检查是必要的

A. 腰椎 MRI 及全身骨扫描
B. EEG
C. 下肢肌电图
D. 下肢血管超声
E. 心电图

55. 癌症疼痛的临床评估是癌症疼痛治疗的第一步，通过首次评估对患者作出诊断和治疗计划，通过再次评估来判断治疗效果和修改治疗计划。再次评估的重点是
A. 疼痛所带来的影响，包括对生活质量和睡眠等
B. 疼痛程度（强度）和疼痛特性的评估，包括定位、性质及发作方式
C. 详细病史，要相信患者主诉
D. 查体
E. 诊断性检查

四、案例分析题

（1～3 题共用题干）

患者，男，49 岁，行胃癌、胃次全切除术后，医师给予其静脉患者自控镇痛（PCA）。所使用的方案是：术后立刻给予吗啡负荷量 2mg，持续剂量 1mg/h，冲击（弹丸）剂量每次 0.5mg，锁定时间 10 分钟。

1. 静脉 PCA 是术后镇痛的首选方法，其优点主要有
A. 与肌内注射阿片类药物相比，能够减少缺乏镇痛药知识的不足
B. 程序锁定能够避免药物的作用过度叠加导致药物过量
C. 术后立刻给予负荷剂量能够避免术后镇痛出现空白期
D. 术后镇痛药量明显减少
E. 避免术后医师开具处方镇痛药和给镇痛药之间的忍痛过程
F. 吗啡是静脉 PCA 常用的药物

2. 该患者在术后安静时的镇痛效果尚可，但活动时仍然有明显的运动痛，可以采用的补救方法是
A. 不予处理
B. 连续给予 2～3 次冲击剂量
C. 静脉或肌内注射帕瑞昔布 40mg
D. 静脉注射小剂量氯胺酮 0.25～0.5mg/kg
E. 静脉或肌内注射氟比洛芬酯 50mg
F. 限制活动

3. 关于静脉 PCA 的配方，下列叙述错误的是
A. 吗啡和曲马多是常用的镇痛药
B. 也可以将帕瑞昔布与吗啡一起泵注
C. 该患者配方中的冲击剂量过小，应为日剂量的 1/15～1/12
D. 该患者的配方是完全正确的
E. 阿片类药物与非甾体类消炎药有镇痛相加或协同作用
F. 阿片受体混合激动拮抗剂与纯激动剂联合使用也是合适的选择

（4～8 题共用题干）

患者，男，69 岁，诊断为肺癌。在双腔气管插管静吸复合全身麻醉下行左侧肺癌开胸肺叶部分切除术。术后 2 周，患者出现手术切口瘢痕附近火烧、电击样疼痛，疼痛逐渐加重并向后背放射，术后 6 个月因疼痛严重影响日常生活而就诊。

4. 在下列量表中，可以帮助筛查神经病理性疼痛的是
A. SF－36 量表　B. BPI 量表
C. QOL 指数　D. ID Pain 自评量表
E. DN4 量表　F. 简易 McGill 疼痛问卷

5. 为明确诊断，需要进行鉴别的疾病是
A. 肺癌骨转移　B. 椎管内占位
C. 肋软骨炎　D. 多发性骨髓瘤
E. 主动脉夹层　F. 带状疱疹

6. 该患者的治疗原则主要有
A. 早期镇痛，积极治疗原发疾病
B. 首选药物镇痛治疗
C. 有效缓解疼痛及伴随症状，促进神经修复，提高生活质量
D. 可以配合心理、物理、康复等综合治疗
E. 以神经毁损治疗为主
F. 首选微创或神经调控治疗

7. 根据神经病理性疼痛的药物治疗指南推荐，下列哪些药物可以作为一线用药
A. 曲马多　B. 氨酚羟考酮
C. 普瑞巴林　D. 加巴喷丁
E. 度洛西汀　F. 托吡酯
G. 氯硝西泮　H. 洛索洛芬

8. 围术期为预防该患者发生慢性术后疼痛，可以采取的措施是
A. 胸椎旁神经阻滞
B. 口服加巴喷丁
C. 尽量减少术中神经损伤
D. 非甾体类抗炎药
E. 使用硬膜外患者自控镇痛（PCA）
F. 使用阿片类药物

（9～11 题共用题干）

患者，女，75 岁，体重 41kg。因肺癌在全身麻醉下行左肺叶切除术，术前患者一般情况良好，各项化验结

果均正常，在手术结束前 30 分钟给予负荷剂量吗啡 0.1mg/kg，然后开始术后镇痛。

9. 该患者可以采用的最佳术后镇痛方式是

A. 间断肌注吗啡

B. 持续泵注 + PCA

C. 单纯 PCIA

D. 持续泵注

E. 间断静脉注射吗啡

F. 持续泵注 + 间断静注吗啡

10. 如果患者采用了持续泵注 + PCIA 模式行术后镇痛，患者返回病房 2 小时后意识模糊，呼吸频率减慢，出现口唇发绀，脉氧饱和度为 75%，双肺部无啰音，血压 160/90mmHg，心率 102 次/分。则此时患者可能诊断为

A. 支气管痉挛　　B. 急性呼吸窘迫综合征

C. 高血压危象　　D. 呼吸抑制

E. 脑梗死　　F. 过度镇静

11. 该患者进一步体检发现双侧瞳孔呈针尖样。家属提示"回到病房后一直有家属控制 PCA 按钮，且每隔 8 分钟按压一次"（该镇痛泵的锁定时间是 8 分钟）。此时应进行的应急处理措施是

A. 立即鼻导管吸氧

B. 立即停止使用镇痛泵

C. 立即静脉注射呼吸兴奋剂

D. 立即托下颌开放气道

E. 纳洛酮 0.1～0.2mg 静脉注射，必要时重复

F. 防止误吸

G. 面罩加压给氧，必要时控制呼吸

答案和精选解析

一、单选题

1. A　尽管目前我们关于疼痛产生和传递机制有了越来越深入的认识，但是仍然不存在一个完美的、切实可行的疼痛分类系统。当前所采用的疼痛分类主要是根据疼痛的不同特点进行的，但是很多疼痛并不能明确划分到某个类别中。因此，针对不同疼痛的治疗需要综合考虑多种因素，包括疼痛的原因、部位、性质、强度、持续时间等。

2. D　疼痛信号从外周通过 Aδ 或 C 纤维传递到脊髓背角。Aδ 纤维属于细的有髓鞘纤维，传递信号的速度比无髓鞘的 C 纤维快，因此，Aδ 纤维传导的疼痛比较尖锐且首先被感知；接着感知的是 C 纤维传导的烧灼样的钝痛，这些第一级神经元通过后侧束（Lissauer's tract）进入脊髓背角。

3. D　刺激了外周神经纤维的伤害性受体即产生伤害性疼痛，常见的刺激包括温度如热或冷，机械如按压以及化学刺激等。伤害性疼痛可以进一步分为内脏痛、深部躯体痛和浅表躯体痛。内脏对于牵拉、缺血和炎症刺激敏感，而对切割刺激不敏感。内脏痛比较弥散、定位困难、经常牵涉体表部位，可伴有恶心、呕吐，经常被叙述为绞痛、钝痛。深部躯体痛是因为刺激了韧带、肌腱、骨骼、血管、筋膜和肌肉，也是一种定位不太精确的钝痛，扭伤和骨折后更容易出现深部躯体痛。激活了皮肤和体表组织的伤害性受体产生的是浅表躯体痛，其特点是锐痛、定位确切，如一些切口痛和烫伤等。

4. D　神经病理性疼痛是指在神经系统损伤或疾病状态下产生的慢性疼痛。神经病理性疼痛通常与神经损伤或疾病有关，如带状疱疹后遗症、周围神经损伤、背根神经节炎、多发性硬化等。这些损伤或疾病可以导致神经传递异常，引起疼痛过敏和触诱发痛等症状。神经病理性疼痛的机制比较复杂，包括中枢和外周神经系统对疼痛信号的处理和调节失衡等方面。治疗上需要结合具体病因和病情采用多种综合措施，如药物治疗、物理治疗、心理干预等。

5. D　疼痛感受神经系统主要包括伤害性感受器、上行传导束、高级中枢神经系统和下行传导束。这些神经元组成了疼痛感知和传导的完整通路。选项 D，外周运动神经不包括在疼痛感受神经系统内，它主要负责控制身体肌肉的运动。当身体受到刺激时，伤害性感受器会感知到疼痛信号，并通过上行传导束将信号传递到高级中枢神经系统进行处理。处理后的信息通过下行传导束传回到身体各个部位，控制身体对疼痛的反应。

6. E　神经病理性疼痛是由传导躯体感觉的神经系统中任何部分出现损伤、疾病和功能异常引起的。外周神经病理性疼痛是一种烧灼样、针刺样、电击样或刀割样痛。

7. E　肌电图是疼痛诊疗中常用的外周神经系统检查，是记录神经和肌肉生物电活动以判断其功能的一种检查方法，可判断疼痛患者的外周神经有无损伤及其损伤部位。

8. A　神经根受刺激所致的疼痛通常被称为神经根痛，是一种由于神经根及其周围组织受到刺激或损伤而引起的疼痛。神经根痛的疼痛性质通常为放射痛和灼痛，即疼痛感伴随着肌肉或皮肤的牵拉或灼热感觉。

9. D　软组织的慢性劳损和陈旧性损伤通常会出现不同程度的疼痛。根据疼痛的性质，可以分为多种类型，其中常见的包括：①酸痛：类似于肌肉酸痛的感觉，在运动或长时间保持一个姿势后出现。②胀痛：感觉像是被物体压住或发生了肿胀，常伴随局部肿胀和水肿。③麻痛：有时也称为刺痛，感觉像被针扎一样的刺痛感。

10. B　脏器疾病所致的疼痛性质一般为间歇性、阵

发性的绞痛，常常伴有恶心、呕吐等自主神经反应。

11. A 肌电图是疼痛诊疗中常用的外周神经系统检查，检查时将电极插入肌肉，通过放大系统将肌肉在静息和收缩状态的生物电流放大，再由阴极射线示波器显示出来。肌肉在正常静息状态下，细胞膜内为负电位，膜外为正电位；肌肉收缩时，细胞膜通透性增加，大量阳离子转移到细胞内，使细胞膜内、外与静息时呈相反的电位状态。于是收缩与未收缩肌纤维间产生电位差，并沿肌纤维扩散，这种扩散的负电位称为动作电位。一个运动神经元及突触支配的肌纤维为一个运动单位。突触支配的肌纤维数目差异极大，少到3~5条，多达1600条。当电极插入肌肉瞬间，可产生短暂的动作电位的爆发，称为插入电位。其后，肌肉在松弛状态下不产生电位变化，示波器上呈平线状，称为电静息。

12. C 神经损伤后，插入电位的时限明显延长，可达数秒甚或数分钟，且出现连续排放的正相峰形电位。这种情况见于损伤后8~14天，也见于神经再生期。

13. D 肌肉放松时，肌电图上本应表现为电静息，但神经损伤后却出现多种自发电位。

14. E 臂丛神经牵拉试验（Eaten试验）的目的是观察神经根受到牵拉后有无患侧上肢放射性串痛。方法是让患者颈部侧屈，检查者一手放于头部患侧，另一手握住患侧腕部，呈反方向牵拉，若患肢出现疼痛、麻木则为阳性。若在牵拉的同时使患肢作内旋动作，称为Eaten加强试验。

15. A 视觉模拟评分法，即一把10cm的标尺，一端为“剧烈疼痛”，另一端为“无痛”。患者根据自己所感受的疼痛程度，在标尺上某一点作一记号，以表示疼痛的强度及心理上的冲击（D错）。目前测定疼痛强度的方法主要有5种，都需要由患者主观评估（B错）。语言叙述评分法（VRS）根据患者对疼痛的主诉，将疼痛程度分为无痛、轻度疼痛、中度疼痛和重度疼痛（C错）。面部量表对照“面部表情疼痛评分量表”进行疼痛评估，适用于交流困难，如儿童（3~5岁）、老年人、意识不清或不能用语言表达的患者（E错）。

16. C 选项A，疼痛的测量是指通过某些标准对疼痛感觉的强度进行定量的测量。选项B，疼痛评估涉及多种因素，包括疼痛的强度、类型、部位、频率、持续时间以及与之相关的情感和心理方面等等。选项C，通过对患者疼痛进行评估和测量，可以客观地了解和记录患者的疼痛程度，为制订治疗计划提供依据。选项D，来自患者的主观诉说是疼痛评估中可靠而有效的测量方式之一。选项E，常用疼痛评估方法有：视觉模拟评分法（VAS）、语言叙述评分法（VRS）、数字评分法（NRS）、面部量表、简明疼痛问卷表。

17. E 疼痛评定方法不包括疼痛时测定血压和心率。

18. D 阿司匹林和布洛芬同属于非甾体消炎药，具有类似的镇痛、解热和抗炎作用。虽然二者可以同时使用，但是并不能增加药效，反而会增加不良反应的风险。阿司匹林和布洛芬在药理作用上存在一定程度的重叠，同时使用可能导致不良反应如胃肠道溃疡和出血等的发生率增加。因此，在治疗过程中应该注意避免同时使用这两种药物。

19. C 丁丙诺啡为阿片受体部分激动剂，肌内注射强度达吗啡的30倍，在人体和动物实验中都显示了封顶效应。但人体的最大剂量目前还没有可靠的数据，舌下含服的封顶剂量约2μg，但是也有患者可以使用3~4倍的剂量。丁丙诺啡的镇痛作用持续时间比吗啡长，达6~9小时。丁丙诺啡的呼吸抑制作用较吗啡弱，但是也有报道认为等效镇痛剂量的两种药物的呼吸抑制效应比较接近。丁丙诺啡透皮贴剂的作用时间是7天，可以用于慢性疼痛患者。

20. E 阿片类药物包括激动药（如吗啡、哌替啶）、激动拮抗药（如布托啡诺）、部分激动药（如丁丙诺啡）和拮抗药（如纳洛酮）。激动拮抗药主要作用于κ阿片受体，对μ阿片受体有一定的拮抗作用。根据阿片受体的作用性质，将阿片类药物分为不同类型，而根据其作用强度，临床上又将阿片类药物分为弱阿片类药和强阿片类药。弱阿片类药和强阿片类药之间存在明显差异，弱阿片类药不能达到强阿片类药的镇痛强度。羟考酮属于强阿片类药物，曲马多属于双重作用机制的镇痛药，既有阿片受体的作用机制又具有抑制神经突触间隙5-羟色胺及去甲肾上腺素再摄取，从而增加高位中枢对低位中枢抑制作用而发挥镇痛作用的特点，属于临床常用镇痛药物（E错）。

21. C 曲马多是一种人工合成的弱阿片类药物，作用于阿片受体以及脊髓下行抑制系统的去甲肾上腺素能系统。曲马多通过对阿片受体的弱激动作用和对去甲肾上腺素及5-羟色胺再摄取的抑制发挥止痛作用。具体来说，曲马多不与阿片受体结合，而是通过轻微地激活这些受体来减轻疼痛。此外，曲马多还能够抑制去甲肾上腺素和5-羟色胺的再摄取，从而增加它们在神经系统中的浓度，进一步减轻疼痛。选项A中的机制叙述了其他某些非甾体类抗炎药物（NSAIDs）的作用机制，而选项B中的机制叙述了阿片类镇痛药的作用机制。选项D叙述的是一种抗组胺药物的作用机制。选项E错误，虽然曲马多对阿片受体有一定的激动作用，但其作用机制并不是通过阿片受体的激动和前列腺素合成的抑制来发挥止痛作用。

22. E 选项A，曲马多的镇痛作用确实较弱，约为吗啡的1/10。曲马多与吗啡在药理学上有所不同，其镇痛作用也有所不同。选项B，曲马多在治疗剂量下并不抑制呼吸，这也是其相对安全的特点之一。选项 C，曲马多对心血管系统没有明显影响，不会引起心动过速、血压升高等不良反应。选项 D，曲马多对平滑肌有刺激作用，会引起便秘和排尿困难等不良反应。选项 E 是错误的，在曲马多的临床作用特点中，并没有提到其会造成上消化道溃疡和出血。

23. E　神经阻滞疗法是一种通过注射局麻药或其他止痛药物来阻断疼痛信号传导的治疗方法。其作用机制是在神经末梢和神经节处阻断疼痛的传导通路和交感神经的活性，从而达到缓解疼痛的目的。神经阻滞疗法的适用范围很广，包括急性痛、慢性非癌性痛、癌痛和非疼痛性疾病，对急性痛和剧烈疼痛的镇痛效果迅速。此外，神经阻滞疗法还可以改善局部的血液循环、缓解肌肉挛缩等症状。神经阻滞疗法并非只适用于神经病理性疼痛患者，对内脏痛、癌痛、肌肉骨骼疼痛等各种类型的疼痛都有一定的缓解作用。不同类型的疼痛可能需要选择不同的神经阻滞技术和药物，因此在应用时需要根据具体情况进行选择。

24. C　半月神经节阻滞的并发症有：①角膜溃疡、失明；②颅内出血；③穿刺部位肿胀；④头晕、恶心；⑤其他脑神经功能受损如复视、视物模糊、咽部不适等。其中，最严重的并发症是角膜溃疡、失明。原因是半月神经节阻滞是一种介入性治疗方法，需要穿刺颅骨下窝，将药物注射至半月神经节附近，以达到治疗目的。但是，该过程中如果三叉神经第一支眼支发生不可逆性损伤后，角膜会因为失去神经支配而发生溃疡乃至失明等严重并发症。

25. E　神经阻滞的适应证有：①创伤、手术后急性痛；②神经病理性疼痛；③血管性疾病；④非疼痛性疾病以及慢性退行性病变如颈、腰椎间盘突出症。神经阻滞的禁忌证有：①未明确诊断的疼痛；②不合作的患者；③局部感染；④有出血倾向者；⑤严重心肺功能不全者。因此未明确诊断的疼痛忌行神经阻滞以免掩盖病情。

26. B　硬膜外激素注射（ESI）的适应证为椎管内神经根受到刺激引起的疼痛，即根性痛，患者有神经根受刺激、受压迫的表现，放射到上肢或下肢。对脊神经后内侧支受刺激引起的背部轴性痛的效果不太理想。对于 CT 或者 MRI 显示有椎间盘突出的患者，有些患者也可做诊断性治疗用。脊神经的带状疱疹急性发作期也可以采用硬膜外激素注射。对于单侧椎间盘突出引起的单侧放射痛，于硬膜外侧间隙行激素注射的效果更好。

27. A　脊神经后支是混合神经，内侧支有分布到脊柱关节突关节的分支。如果有脊柱关节突关节退行性改变，可以刺激脊神经后内侧支的分支，引起颈肩背痛或者腰背牵涉痛，这些疼痛不会放射到上下肢而主要分布在脊柱两侧，也称为轴性痛。行脊神经后内侧支阻滞（MBB）可以很好地缓解这些疼痛，而行椎管内注射对轴性痛效果不理想。因此也可以用以鉴别根性痛和关节突关节源性疼痛。

28. A　鞘内药物输注系统植入术（IDDS）需要进行详细的评估和监测，确定患者是否适合植入 IDDS，需要考虑的第一个因素就是椎管内应用阿片类药物能否满意的缓解患者的疼痛，必须形成试验方案后方可施行（A 错）。巴氯酚是一种中枢性肌松剂，可用于缓解痉挛状态。尿潴留和呼吸抑制是使用阿片类药物时比较常见的副作用，需要密切监测。巴氯酚可以引起肌肉松弛和镇静等副作用。皮下隧道置管可以减少感染的发生，并且更容易保持清洁和卫生。

29. E　缓解癌痛是半月神经节破坏的重要适应证之一。在癌症晚期患者中，常伴随剧烈的疼痛，影响生活质量。半月神经节破坏可以通过调节疼痛信号的传输，减轻癌痛症状。此外，半月神经节破坏还被用于治疗一些特殊类型的疼痛，如三叉神经痛、丛集性疼痛和顽固性眼痛等。这些疼痛症状都具有较高的疼痛强度和频率，对患者影响较大。通过半月神经节破坏可以缓解疼痛，并改善患者的生活质量。对急性疼痛首选神经阻滞。

30. C　选项 A，不同类型、途径和作用机制的药物可以联合使用，以获得更好的镇痛效果。选项 B，需要定期对疼痛病情进行评估，并根据病情变化及时调整镇痛方案。选项 C，疼痛治疗应早期进行，不能等到病情恶化再开始治疗，否则将会影响患者的康复和生活质量。选项 D，帮助患者正确认识疼痛，提高自我管理能力和应对能力，减轻疼痛带来的身心负担。选项 E，在手术等可能出现疼痛的情况下，提前给予镇痛药物或其他措施，防止疼痛发生或降低疼痛程度。

31. A　痛觉超敏是指痛觉纤维发生敏化后，对正常情况下的非伤害性刺激能产生反应。在痛觉纤维发生敏化时，机体对于疼痛的阈值降低，原本无法引起疼痛的刺激也会导致疼痛感觉的出现。选项 B 叙述的是对正常情况下引起疼痛的刺激反应增强或延长的情况，与痛觉超敏有一定关联，但不够准确；选项 C 叙述的是疼痛部位常见的一些感觉和症状，与痛觉超敏没有必然联系；选项 D 叙述的是另一种疼痛的类型，与痛觉超敏无关；选项 E 显然错误，与痛觉超敏相反。

32. B　瑞芬太尼的作用时间很短，停药后可能出现痛觉超敏。

33. A　术后疼痛是机体受到手术创伤后在生理、心理和行为上的一系列反应，如未得到有效控制，可通过强化伤害性感受向中枢神经系统传入带来的其他的病理生理反应，导致一系列有害的急性与慢性影响，增加患者死亡率。

34. C　选项 A，伤害性感受器主要分布于外周神经末梢，如皮肤、肌肉、骨骼、关节和内脏等处。选项B，伤害性感受器对各种伤害性刺激都十分敏感，不仅包括机械和热刺激，还包括一些致痛物质的作用，如组胺、缓激肽、花生四烯酸代谢产物等。选项C，伤害性感受器对机械、热、化学刺激都十分敏感，并且不同类型的伤害性刺激可能会引起不同类型的疼痛感觉，如机械性伤害可能会引起剧烈的刺痛感，而炎症反应则可能会导致隐痛感。选项D，伤害性感受器的细胞体位于背根神经节中，与背根神经节中的其他感觉神经元一起接收来自周围神经末梢的信号，并将这些信息传递到中枢神经系统中。选项E，伤害性感受器广泛分布于身体的各个组织和器官中，包括皮肤、内脏、肌肉、血管外膜等处。

35. B 选项A，术后疼痛可引起交感神经系统兴奋，导致心率和血压升高，从而增加对心血管系统的负担。选项B，术后疼痛是常见的创伤反应，但如果不能得到及时和有效的处理，会对机体产生一系列的负面影响和并发症，包括但不限于：增加心血管系统负担、降低肺功能、干扰免疫功能、影响胃肠道正常功能等，甚至还可能延长住院时间和恢复期，因此需要积极地进行预防和治疗。从伦理及人道主义角度而言，应该在治疗疾病的同时进行有效的术后镇痛，减轻患者痛苦并促进康复。选项C，术后疼痛可引起呼吸浅表，导致肺通气/血流比值失调，使肺顺应性下降，功能残气量增加等。选项D，术后疼痛可引起机体应激反应，导致大量的肾上腺素、去甲肾上腺素、皮质醇等激素的释放，从而影响能量代谢和免疫功能等生理过程。选项E，术后疼痛可引起交感神经系统兴奋，从而导致胃肠道血管收缩、胃肠道平滑肌紧张度增加、肠动力减弱等生理反应，进而影响胃肠道的正常功能。

36. B 处理围手术期疼痛时，单模式干预措施显然是无力的。只有实施多模式镇痛策略才有可能将多种方法或药物的镇痛优势最大化（B错）。多模式镇痛的策略原则是：通过应用区域阻滞技术和镇痛药联合使用来控制术后疼痛，使患者早期活动、早期恢复肠道营养、早期进行功能锻炼以及减轻围手术期应激反应。研究表明：采用多模式镇痛可降低代谢应激反应，缩短拔管时间，降低疼痛评分，较早恢复肠道功能，较早达到离开加强医疗病房的标准。

37. C 多模式镇痛治疗术后疼痛是指通过同时应用多种不同作用机制的药物或技术来提供更全面和有效的镇痛效果。在全膝关节置换术后，静脉注射阿片类药物和普瑞巴林被认为是最有效的多模式技术之一。阿片类药物（如吗啡）可以通过中枢神经系统抑制传递疼痛信号，但可能会导致一些副作用，如恶心、呕吐和呼吸抑制。普瑞巴林是一种抗癫痫药物，可通过影响神经元的兴奋性来减轻疼痛。它对神经病理性疼痛和术后疼痛有良好的效果，并且副作用较少。椎管内麻醉使用吗啡（选项A）可以有效减轻下肢疼痛，但它需要进行椎管内置管，可能存在一些风险。对乙酰氨基酚（选项B）是一种非处方的镇痛药物，常用于缓解轻至中度的疼痛，但在全膝关节置换术后的镇痛中，与阿片类药物和普瑞巴林相比，其单独使用的效果较弱。静脉注射阿片类药物和氯胺酮（选项D）是另一种多模式技术，氯胺酮是一种用于镇痛和麻醉的药物，但在全膝关节置换术后的镇痛中，阿片类药物和普瑞巴林的组合更常见且被认为更有效。布比卡因切口浸润（选项E）可以提供局部镇痛效果，但它只能针对手术切口周围的疼痛区域。

38. E 围手术期疼痛管理的目标是采用多模式镇痛策略，减轻术后疼痛，使其术后能尽早下地活动，早期恢复胃肠道营养，减少住院时间，提高患者满意度，并改善预后。任何治疗原则均应考虑急性疼痛的原因、病史，实现镇痛方案个体化。对急性疼痛的治疗应遵循下列几项原则：①确定伤害性刺激的来源和强度，避免因疼痛治疗掩盖术后并发症的观察；②明确伤害性刺激和其他痛苦（如焦虑，生活质量等）之间的内在联系，并进行相应的处理；③建立有效的镇痛药物的血药浓度，保证并维持镇痛效果；④根据患者的个体需要，定时评估和调整镇痛方案；⑤疼痛治疗用药从最小有效剂量开始，用药剂量个体化。

39. B 如果纳洛酮注入速度太快，则可能导致患者极度烦躁，严重时可导致一过性肺水肿。

40. E 蛛网膜下腔给药是一种硬膜外腔的镇痛方法，根据文献报道，其并发症的发生率比其他术后镇痛方法要高。可能的并发症包括脑脊液漏、感染、神经损伤、呼吸衰竭等。这些并发症可能与手术操作技巧、患者自身因素和药物剂量等有关。肌内注射、皮下给药、硬膜外给药和静脉内给药等其他术后镇痛方法虽然也存在一定的并发症风险，但总体上比蛛网膜下腔给药更为安全。选择合适的术后镇痛方法应根据患者情况和术后疼痛程度进行综合评估。

41. C 硬膜外连续阻滞是一种常用的镇痛方法，可用于癌痛等慢性疼痛的治疗。然而，硬膜外连续阻滞仍存在着一定的并发症风险，其中最严重的就是硬膜外间隙感染或血肿。这种并发症可能导致神经根受压或损伤，引起局部疼痛、感觉异常、运动障碍等症状，严重时还可能危及生命。其他常见的硬膜外连续阻滞的并发症包括局部穿刺点疼痛、导管阻塞、导管拔出时断裂、全身副作用等。在进行硬膜外连续阻滞治疗前，应对患者进行充分的评估和准备，加强术后监测，并根据患者的具体情况采取相应的预防措施。

42. E 患者自控镇痛（PCA）是一种常用的镇痛方法，可通过患者自主控制药物输注速度和量来实现个体化的、有效的镇痛治疗。其主要优点包括：①给药及时起效快，患者疼痛时不需要等待医护人员的处方和药物准备；②用较少量的镇痛药（最低有效浓度）而获得较好的止痛效果，血药浓度保持相对稳定，减少了副作用；③有效地减少药代动力学和药效动力学的个体间差异，防止药物过量，也可避免意识不清的患者用药过量；④使患者自主、积极参与到对自己的治疗之中，增强信心和增加依从性，有利于康复。因此，选项A、B、D都是PCA临床应用的重要意义。选项C，手术本身可能会对免疫功能产生暂时性的影响，PCA的作用主要是针对术后的疼痛，通过PCA控制术后疼痛，可能有助于改善患者的情绪状态和免疫功能。选项E，PCA的优点不仅仅是镇痛。PCA作为一种有效的镇痛方法，主要目的是通过患者自控药物输注来缓解疼痛，提高患者的舒适度和生活质量，从而促进术后康复。因此，仅仅将PCA视为简单的“镇痛”是不够全面的。

43. D 术后疼痛可以激活凝血系统，增加血小板聚集和纤维蛋白原凝固酶的生成，从而促进血栓形成。疼痛可引起交感神经兴奋，促使肾上腺素、去甲肾上腺素等儿茶酚胺类物质释放，使血小板黏附功能增强（D错）。在术后疼痛的作用下，体内常见的纤溶酶抑制剂PAI-1的含量会升高，使得纤溶机制减弱，从而使血栓形成更容易发生。疼痛刺激可以通过一系列生理反应途径，如交感神经兴奋、肝脏合成凝血因子等，激活凝血反应，促进血栓形成。

44. E 研究表明美沙芬可以减轻术后疼痛，降低术后阿片类药物的使用量，而美金刚可以用于慢性疼痛和术后急性疼痛的辅助用药。目前，低剂量氯胺酮和美沙芬可作为术后多模式镇痛的组成部分，用于难治性疼痛或阿片耐受的患者。

45. E 加巴喷丁（Gabapentin）是一种非阿片类镇痛药，常用于减轻术后慢性疼痛。它属于抗惊厥药物，并具有镇痛作用。加巴喷丁通过调节神经传递物质的释放，降低神经兴奋性，从而减轻疼痛感知。多项研究表明，术后给予加巴喷丁可显著降低术后慢性疼痛的发生率。

46. C 在行硬膜外自控镇痛治疗中，常用的局麻药有丁卡因、盐酸利多卡因、罗哌卡因、碳酸利多卡因和普鲁卡因等。根据目前临床上的应用频率，罗哌卡因是最常用的局麻药之一。其特点是起效快、作用时间长，毒副作用小，对心血管系统的影响较小，因此被广泛应用于硬膜外自控镇痛的治疗中。

47. B 外周神经阻滞法是通过局部麻醉药物的注射，阻断相应的神经传导功能，达到解除疼痛、改善血液循环等治疗目的的方法。选项A，在颅神经、脊神经节、交感神经节等神经内或附近注入局麻药而阻断神经传导功能的方法不只是用于外科手术的麻醉，也可用于一些疼痛性疾病的治疗。选项C，外科手术确实可以切除相应神经纤维以达到治疗疼痛性疾病的目的，但这并不是外周神经阻滞法。选项D，使用神经递质拮抗剂阻断神经传导确实可以治疗某些疼痛性疾病，但这也不是外周神经阻滞法。选项E，“封闭”疗法对于外周神经阻滞法的叙述不准确。

48. A 椎管内阻滞术后镇痛的最常用方法是硬膜外腔镇痛。这种方法可以减轻手术创伤后的疼痛，同时避免了一些与椎管内阻滞相关的并发症和风险。在硬膜外腔中注入局麻药或镇痛药物，通过作用于神经根和交感神经干来缓解疼痛。蛛网膜下腔镇痛、硬膜下腔镇痛、骶管镇痛和椎间孔镇痛等方法也可以用于椎管内阻滞术后的镇痛，但使用频率不如硬膜外腔镇痛高。

49. A 分娩疼痛是一种生理疼痛，其主要感觉神经阻滞范围控制在$T_{11}\sim S_4$。这个区域由腰丛、骶丛神经和盆腔内的神经组成。在分娩过程中，子宫收缩和胎儿通过产道会刺激这些神经，引起疼痛感觉。尤其是在宫口扩张期和催产素使用时，分娩疼痛感觉更为明显。

50. B 哌替啶是一种镇痛药，常用于无痛分娩中。但它可以通过胎盘进入胎儿体内，因此可能会对新生儿产生影响，其中最严重的副作用是呼吸抑制。选项A，新生儿的呼吸抑制与脐血的哌替啶浓度有关，哌替啶在胎儿体内的浓度越高，新生儿出生后发生呼吸抑制的可能性就越大。选项C，分娩前1小时内给药哌替啶，新生儿的呼吸抑制风险较低，但并不能完全避免呼吸抑制的发生。选项D，纳洛酮是一种阿片受体拮抗剂，可以逆转哌替啶等阿片类药物对新生儿的呼吸抑制作用。选项E，分娩前2~3小时内给药哌替啶，新生儿呼吸抑制的发生率最高。

51. C 与母体血浆蛋白的结合度：利多卡因为45%~55%；与胎儿血浆蛋白的结合度：布比卡因为51%~66%，利多卡因为14%~24%。局部麻醉药与血浆蛋白结合度高者，通过胎盘量少，进入胎儿血的量也小。局部麻醉药的分子量在350~450以下的物质容易通过胎盘，常用的局部麻醉药的分子量都在400以下，故均较易通过胎盘。局部麻醉药中，脂质溶解度较高者，均较易进入胎盘，后者决定于局部麻醉药的pH值和油/水溶解系数，如利多卡因pH值为7.20，溶解度为30.2，较易通过胎盘。酰胺类局部麻醉药如利多卡因、布比卡因，大部分在肝脏经酶的作用而失活，不被胎盘分解；其代谢过程也远较酯类局部麻醉药缓慢。酯类局部麻醉药如氯普鲁卡因、丁卡因等，大多经血浆或肝内血浆假性胆碱酯酶水解，也在胎盘内水解，因此移行至胎体的量少，故较安全。

52. B 蛛网膜下腔阻滞只能应用特制的丁卡因粉剂，一般为10mg；丁卡因很少应用于分娩镇痛。1%盐酸氯普鲁卡因溶液可用于局部浸润麻醉，一次最大剂量800mg，加用肾上腺素后时效可达30分钟；2%～3%盐酸氯普鲁卡因溶液适用于硬膜外阻滞和其他神经阻滞，具有代谢快，胎儿、新生儿血内浓度低的优点，适用于产科麻醉。氯普鲁卡因溶液的pH为3.3，若不慎把大量的氯普鲁卡因注入蛛网膜下腔可能引起严重的神经并发症。

53. D 精神安慰分娩镇痛法（心理疗法）是一种无药物的自然分娩镇痛方法，主要通过产妇的心理调节来减轻或消除分娩疼痛。这种方法可以使产妇更加放松，减少紧张感和恐惧感，从而能够更好地应对分娩过程中的疼痛。根据研究报告，精神安慰分娩镇痛法可以使产妇对分娩疼痛的评分降低10%左右，但是其镇痛效果并不如药物镇痛。

54. E 理想的分娩镇痛方法，不需要全程达到剖宫产镇痛要求。因为分娩镇痛和剖宫产镇痛相比，前者所需的镇痛效果较轻，而且可以允许产妇在产程中感受到一定的疼痛。选项A是理想的分娩镇痛方法应具备的特征之一，因为分娩过程中需要提供良好的镇痛效果以满足产妇的需求。选项B、C、D也是理想的分娩镇痛方法应该具备的特征。

55. B 硬膜外阻滞是一种通过将药物注射到硬膜外腔，使其作用于脊髓神经根和周围神经，从而达到缓解分娩疼痛的方法。相比其他分娩镇痛方法，硬膜外阻滞有以下优点：①镇痛效果好：硬膜外阻滞可提供全身性镇痛效果，镇痛程度可根据需要进行调节，能够满足不同产妇的镇痛需求。②安全性高：硬膜外阻滞可以精准地控制药物的剂量和输注速度，对胎儿影响小，且在专业医生的操作下风险较低。③无运动阻滞：相对于其他麻醉方法，硬膜外阻滞对产妇的运动功能影响较小，产妇可以保持清醒并参与分娩的过程。④可持续时间长：硬膜外阻滞一般持续时间较长，可以覆盖整个分娩过程。因此，硬膜外阻滞被认为是效果最好、最确切的分娩镇痛方法。

56. B 选用罗哌卡因实施可行走的硬膜外分娩镇痛时，最适宜的浓度为0.1%～0.125%。

57. A 局部麻醉药的神经阻滞效能强弱为：布比卡因＞罗哌卡因＞利多卡因，但罗哌卡因对Aδ和C神经纤维的阻滞比布比卡因更为广泛。

58. A 分娩镇痛可卧床实施，也可以实施行走硬膜外镇痛。规范有序开展分娩镇痛可减少剖宫产比例。选项B，产程开始即应实施镇痛是错误的。通常情况下，分娩镇痛应该在宫口开全至少3cm时进行，因为此时子宫收缩加强，疼痛感也相应增强，需要进行镇痛缓解。选项C，进行分娩镇痛时应嘱产妇保持卧床也是错误的。在接受分娩镇痛治疗时，产妇可以选择自己最舒适的姿势，如侧卧位、俯卧位或膝胸位等。选项D，所有进行分娩镇痛的产妇应禁饮食是错误的。产妇在分娩镇痛前需要进食，确保体力充沛，并避免因疼痛而引起低血糖等问题。选项E，开始分娩镇痛时不需建立静脉通道是错误的。在分娩镇痛过程中，可能需要进行紧急处理，如快速推进分娩、进行紧急剖宫产等，因此需要建立静脉通道，以备不时之需。

59. A 慢性疼痛是一种急性疾病过程或一次损伤的疼痛持续超过正常所需的治愈时间，或间隔几个月至几年复发，持续达1个月者称作慢性疼痛。即急性疾病或损伤在治愈后1个月仍存在疼痛，就可考虑是慢性疼痛。

60. D 偏头痛是一种神经血管性头痛，通常表现为单侧或双侧头痛，多数患者头痛一侧比另一侧更明显。偏头痛的特点是头痛呈搏动性，伴有恶心、呕吐、光过敏、噪音过敏等症状。偏头痛还有可能出现先兆症状，如视觉异常、言语障碍等。选项A，单侧或双侧颈动脉触痛可能是由颈动脉疾病引起的，与偏头痛无关。选项B，偏头痛的疼痛特点通常是间歇性的，而且呈现搏动性，所以该选项叙述不准确。选项C，偏头痛并不是老年人的专属疾病。选项E，复视是视觉异常的一种表现形式，与偏头痛有关系，但并非是偏头痛的定义特征，因此该选项也不准确。

61. E 原发性三叉神经痛的发作时间通常为间断性发作，但是发作的间歇时间和每次发作的持续时间可能因人而异。虽然部分患者存在较长的间歇期，但大多数患者的间歇期并不会超过数个月。每次发作的持续时间也有很大的差异，有些患者可能只持续几秒钟，而有些患者可能会持续数分钟。发作的频率也可能因人而异，每天发作的次数可能从几次到数十次不等。

62. D 局麻药中毒反应是一种罕见但危险的副作用，常见症状包括口周麻木、视物模糊、言语不清、意识障碍等。选项A，按照患者体重和年龄计算出最大剂量，并在使用时控制好用药总量，不要超过规定的最大剂量。选项B，使用较低的药物浓度，可以减少药物在血液循环中的浓度，从而减少发生副作用的风险。同时要注意在使用药物时不要加入多余的药物或其他溶液。选项C，对于欲进行神经阻滞的部位要进行仔细的解剖学和影像学评估，并在使用针头注射前进行确定。注射时要注意将针头插入到正确的位置，避免将药物注入血管内。选项D，肾上腺素可以增加局麻药的作用时间和缩小其血管扩张效应，但也可能引起心动过速、心律失常等副作用。因此，在使用肾上腺素时应慎重，并根据情况进行调整。选项E，术前给予戊巴比妥类或地西泮可以减轻患者的紧张和焦虑情绪，但并不能预防局麻药中毒反应。在使用这些药物时也要考虑到其对呼吸系统和循环系统的影响，避免引起其他的副作用。

63. A 癌痛是指由于肿瘤或抗肿瘤治疗导致的疼痛。

而非肿瘤因素性疼痛则包括了其他与癌症无关的可能引起疼痛的因素，例如神经病、骨质疏松等。因此，将癌痛的原因大致分为肿瘤相关性疼痛、抗肿瘤治疗相关性疼痛和非肿瘤因素性疼痛三类最为合适。

64. D　选项 A，哌替啶又称度冷丁，两者是同一种药物。选项 B，哌替啶的代谢产物为去甲哌替啶。去甲哌替啶具有比哌替啶更强的镇痛效果，但可能会引起中枢神经系统的不良反应。选项 C，去甲哌替啶的半衰期为 13～14 小时。去甲哌替啶的代谢速度较慢，因此半衰期较长。选项 D，哌替啶的镇痛作用相当于吗啡的 1/10～1/8，并不高于吗啡。选项 E，去甲哌替啶具有中枢神经毒性。去甲哌替啶能够穿过血－脑屏障，对中枢神经系统产生抑制作用，因此在使用时需要特别注意剂量和不良反应的出现。

65. D　选项 A，对于已经应用缓控释制剂的患者，可以使用即释型吗啡、舌下含服制剂等以加快镇痛效果。加大缓释吗啡剂量的处理不太合适，因为这样会增加不良反应的风险。选项 B，如果缓释吗啡未能完全控制疼痛，建议优先考虑增加药物剂量而非给药频率。增加给药频率可能增加不必要的药物负担和药物副作用。选项 C，药典中有“极量”的限制，但是吗啡的剂量并不受此限制。吗啡的用药剂量需要根据患者的体重、年龄、病情严重程度等因素进行调整。选项 D，吗啡在癌痛治疗中最常见的不良反应是便秘。吗啡可以减缓肠道蠕动，从而引起便秘。因此，在应用吗啡时需要注意并积极预防便秘的发生。选项 E，不同种类吗啡类缓控释制剂联合用药并不是常规的治疗方案，因为这样会增加不必要的药物负担和药物副作用。在治疗中应该根据患者的具体情况进行合理的选择。

66. E　选项 A，哌替啶虽然属于阿片类药物，但止痛效果不如吗啡等强力阿片类药物，且有一定的不良反应，因此并不是最安全有效的止痛药。选项 B，虽然阿片类药物有成瘾的风险，但在医生指导下合理用药并注意监测常见不良反应的条件下，患者长期使用阿片类药物的成瘾风险是可以控制的。选项 C，终末期癌症患者在进行止痛治疗时需要个体化和综合的评估，根据疼痛程度和个体差异制定止痛方案和剂量。对于某些患者，使用最大耐受剂量阿片类止痛药可能会产生严重的不良反应，因此应该选择适当的剂量进行治疗。因此，仅仅因为是终末期癌症患者并不意味着可以使用最大耐受剂量阿片类止痛药。选项 D，癌痛治疗的目标是让患者达到疼痛控制的最佳水平，而不仅仅是疼痛部分缓解。因此，在制定癌痛治疗计划时需要根据患者的实际情况确定最佳的止痛方案和剂量。选项 E，在癌痛治疗中，药物的剂量和用法应该根据患者的个体差异、疼痛程度和响应情况等因素进行调整，用药时应递增或递减。

67. C　癌痛治疗方式包括口服给药、注射给药、贴敷给药、直肠给药和舌下含服等。然而，首选的方式是口服给药，因为它是最为方便、经济且最少副作用的方法。对于慢性癌痛，口服缓释片可以提供持续的镇痛效果，方便患者使用并减少治疗的不良反应。对于急性癌痛，也可以使用快速起效的口服药物进行治疗。其他治疗方式也可考虑，但通常作为口服给药的补充或替代治疗。例如，注射给药适用于需要快速镇痛的情况，如急性癌痛或无法口服的患者。直肠给药主要适用于肠道吸收受损或不能口服的患者。贴敷给药主要适用于局部疼痛治疗。舌下含服通常用于心绞痛治疗，对癌痛的治疗效果相对较弱。

68. D　选项 A，癌痛治疗中常用的药物如阿片类药物、镇痛剂、抗抑郁药等可以引起意识障碍、神志不清和神经精神异常等不良反应，影响患者的生活质量。选项 B，长期使用阿片类药物可能会导致嗜睡，尤其是在剂量过高或不当使用时，还可能出现呼吸抑制的严重并发症。因此，在使用阿片类药物治疗癌痛时需要谨慎监测患者的呼吸和意识状态。选项 C，长期的癌痛治疗可能会导致头晕、恶心、呕吐等不适症状，这些症状可能直接影响患者的饮食和营养状况，进而影响治疗效果和生存质量。选项 E，长期使用阿片类药物也容易导致便秘和尿潴留等不良反应，因此需要给予相应的预防和治疗。例如，可以同时使用缓泻剂或轻泻剂来预防阿片类药物引起的便秘，并给予膀胱训练或用药来预防尿潴留。综上所述，癌痛治疗过程中的并发症主要包括意识障碍、神志不清、神经精神异常、嗜睡、呼吸抑制、头晕、恶心、呕吐、尿潴留和便秘等。

69. D　本题考查的是针对前列腺电切手术患者的术后镇痛方式的选择。根据现有的临床实践和研究，最适合前列腺电切手术患者的术后镇痛方式是硬膜外阻滞。硬膜外阻滞是一种安全、有效的镇痛方法，可以通过局部麻醉药物作用于硬膜外腔来缓解术后疼痛，避免了阿片类镇痛药物可能带来的过度镇痛、呼吸抑制等不良反应。硬膜外阻滞还具有简便操作、快速起效、持续时间较长等优点，可以显著提高患者的舒适度和生活质量。肌注氯胺酮和阿片类静脉注射都可能导致明显的不良反应，如意识障碍、呼吸抑制等。蛛网膜下腔阻滞需要较高的技术要求和精确掌握剂量，风险较大，不太适合老年患者。口服布洛芬则只适用于轻度疼痛和早期阶段，对于术后镇痛不够有效。

70. E　硬膜外腔阻滞是指将神经破坏药注入硬膜外腔，阻滞脊神经传导，产生节段性镇痛的方法。与末梢神经阻滞相比，硬膜外阻滞可同时阻滞躯体和自主神经，效果确切；与蛛网膜下腔阻滞相比，则可避免脑膜刺激和脑神经损伤，膀胱直肠受累的并发症也较少；此外，还可经硬膜外导管分次注入神经破坏药。适用于颈2至骶5（$C_2 \sim S_5$）脊神经分布区的癌痛，并可缓解末梢血管性疼痛和痉挛性疼痛。

71. E 根据题干，患者进行了右肩关节前脱位复位手术，麻醉方式为肌间沟臂丛神经阻滞，麻醉药物包括布比卡因和肾上腺素，并复合静脉麻醉丙泊酚。术后第2天，患者主诉右臂及手麻木。布比卡因和肾上腺素的联合使用可以增强麻醉效果和缩短起效时间，但也可能导致局部血流减少和组织缺氧，进而引起麻木或感觉异常等不适症状。此外，丙泊酚具有镇静、催眠和肌肉松弛等作用，但它也可能导致神经传导受损和感觉异常等副作用。因此，术后第2天患者出现麻木症状，最可能的原因是局部麻醉药物和静脉麻醉药物的残留作用。

72. D 足踝部手术需要阻滞隐神经才能完全使足部无痛。隐神经是足部的主要敏感神经，提供足底的感觉。通过阻滞隐神经，可以有效地减轻或消除足部的疼痛感。胫后神经、浅部腓神经、腓肠神经、深部腓神经虽然也与足部有关，但不会完全使足部无痛。因此，除了阻滞腘神经外，选项D是必须阻滞的神经。

73. C 根据临床实践和研究，胃癌术后镇痛对减少肺部感染最有利。手术后镇痛的主要目的是减轻术后疼痛，促进患者恢复，同时还可以预防并发症。针对胃癌手术患者，术后短期内往往会出现肺部感染等并发症，而适当的镇痛可以帮助患者恢复呼吸功能，有效降低肺部感染的风险。

74. B 食管癌手术后患者可能存在呼吸功能障碍或肺部感染的风险，若使用过量的麻醉类药物或其他镇痛药物可能导致呼吸抑制，进而加重患者的呼吸不畅等情况。因此在进行镇痛治疗时，需严格控制用药剂量及速度，密切观察患者的呼吸情况以及氧合状态，必要时应采取相应的处理措施，例如辅助通气、调整姿势等。

75. E 硬膜外阻滞是一种安全、有效的镇痛方法，可以通过局部麻醉药物作用于硬膜外腔来缓解术后疼痛，并且避免了静脉注射等其他给药方式可能带来的不良反应，例如恶心、呕吐、便秘等。口服（选项A）、肌注（选项B）、静脉滴注（选项C）以及皮下注射（选项D）等给药方式均存在吸收不确定或快慢不一、应用范围狭窄、剂量控制不易等问题，因此针对子宫肌瘤术后镇痛而言，硬膜外阻滞是最为理想的给药方式。

76. C 吗啡是一种强效镇痛药，常用于手术后或创伤等引起的急性疼痛的缓解。然而，由于吗啡可以影响胆道平滑肌收缩和括约肌张力，因此在患有胆道疾病、如胆囊炎、胆道结石等疾病的患者中应禁用。本题中，患者为卵巢囊肿术后第3天出现胆绞痛，吗啡禁用于该患者，因为其可能会加剧胆囊痉挛。其他选项均可用于处理胆绞痛或手术后疼痛。哌替啶（选项A）和芬太尼（选项B）是较为常用的镇痛药物，具有快速缓解疼痛、起效迅速、持续时间短等特点；NSAIDs（选项D）是广泛应用于各种疼痛的非甾体抗炎药，可以减轻疼痛、发热和炎症；局麻药（选项E）可以通过注射、贴敷等方式直接作用于疼痛部位，常用于手术后或创伤等疼痛的缓解。

77. A 罗哌卡因是一种局麻药和长效麻醉药，常用于硬膜外镇痛。在术后镇痛中，低浓度的罗哌卡因可以产生良好的镇痛效果，并减少副作用的发生。0.2%的罗哌卡因浓度是常用的剂量，可以提供较好的镇痛效果，并且不会引起神经毒性和系统毒性等不良反应。其他选项的罗哌卡因浓度均较高，可能会增加不良反应的发生率。

78. C 术后外周神经置管连续镇痛是一种有效的疼痛管理方法。臂丛神经阻滞通过在臂丛神经周围注射麻醉药物，从而阻断疼痛信号的传导，起到镇痛的作用。臂丛置管时，将置管插入到臂丛神经旁边8～10cm，并持续输注麻醉药物或其他镇痛药物。选项C错误，因为过短的置管容易脱落并引起局部麻醉药的泄漏，从而影响镇痛效果。罗哌卡因是一种局麻药，可以用于术后疼痛管理。0.2%的罗哌卡因浓度可以提供良好的镇痛效果，并且安全性较高。通过多种镇痛方法的联合应用，可以实现更加有效的镇痛效果。

79. E 选项A，阿米替林是一种三环类抗抑郁药，可抑制中枢神经系统当中5－羟色胺和去甲肾上腺素的再摄取，增加高位中枢对低位中枢的下行抑制作用而发挥镇痛效应。选项B，可乐定是α2肾上腺素受体激动剂，可改善高血压，缓解偏头痛，也适用于阿片类成瘾的快速戒毒治疗。选项C，利多卡因是一种局部麻醉药，可用于缓解轻至中度疼痛。选项D，辣椒碱有乳膏，也有注射剂型，现已进入临床三期试验用于术后疼痛、关节炎、肌肉骨骼痛和慢性神经病理性疼痛的治疗。乳膏通常和阿片类药物或NSAIDs联合用药，以减轻后背痛、关节炎痛、肌肉拉伤和扭伤痛等多种疾病的疼痛。高浓度的辣椒碱软膏还可治疗带状疱疹后神经病理性疼痛。选项E，阿昔洛韦是一种抗病毒药物，主要用于治疗带状疱疹等病毒感染引起的疾病，无镇痛作用。

80. E 根据题干叙述，该患者有胰腺癌术后复发的病史，对阿片类药物敏感，并且行肋间神经阻滞无法缓解疼痛。因此，首选止痛的方法应该是不使用阿片类药物的其他方法。在这种情况下，可以考虑选用蛛网膜下腔酒精毁损治疗作为首选止痛方法。该方法是通过向蛛网膜下腔注射酒精或其他刺激剂来毁损痛觉传导神经，达到止痛的目的。相比于其他镇痛方法，蛛网膜下腔酒精毁损治疗具有镇痛效果明显、侵入性小、并发症低等优点，同时也可以避免使用阿片类药物带来的副作用。

腹腔神经丛酒精阻滞术是一种通过向腹腔神经丛注射酒精或其他刺激剂来毁损痛觉传导神经，从而减轻或消除腹部疼痛的方法。该方法通常用于治疗胰腺癌等腹部肿瘤引起的疼痛。但在本题中，题干中明确指出肋间神经阻滞后疼痛无法缓解，这意味着肋间神经阻滞未能提供足够的镇痛效果。因此，即使使用腹腔神经丛酒精阻滞也不能保证能达到足够的止痛效果。相反，蛛网膜下腔酒精毁损治疗作为一种相对侵入性小，且在绝大多数情况下都能提供明显的止痛效果的方法，可以在无法耐受阿片类药物时被视为首选。

81. E　根据题干中的病史和手术类型，该患者存在气道插管困难史并进行过气管切开手术，因此全身麻醉可能会增加气道风险和并发症。而踝关节手术需要有良好的术区镇痛效果，以控制术后疼痛，提高手术效果和恢复。在这种情况下，神经阻滞可以成为一种较好的麻醉和术后镇痛方式。而坐骨神经和隐神经阻滞是一种较为安全和有效的术后镇痛方法，可以提供踝部和足部的充分镇痛效果，并且不会对呼吸和心血管系统产生明显影响，适合于有高危气道和心血管疾病史的患者。此外，闭孔神经阻滞通常用于直肠手术等的麻醉和术后镇痛，与本病例无关。

82. B　在高风险血管外科手术后作为术后镇痛的辅助用药时，可乐定可以减少呼吸抑制的发生率。这是因为可乐定具有激活中枢神经系统的作用，能够增强呼吸中枢的功能，从而减少呼吸抑制的风险。

83. E　硬膜外镇痛的绝对禁忌证包括：①患者拒绝硬膜外穿刺；②穿刺部位感染；③脓毒症；④局麻药物过敏；⑤凝血功能紊乱（出血倾向）；⑥未纠正的低血容量；⑦脊柱不稳定性骨折；⑧中枢神经系统疾病急性期。该患者属于②、⑤两项禁忌证。因此，选项A、B、C、D均不适合该患者。

84. D　对于这位有多种药物严重过敏史、希望采用非药物无痛分娩的孕妇，可选择经皮神经电刺激法（TENS）。TENS是一种利用电流刺激神经以改变疼痛感知的方法，通过贴在皮肤上的电极，将微弱电流传送至特定的神经区域，从而减轻或消除疼痛。TENS不需要使用任何药物，因此避免了药物过敏的风险。选项A和选项E，腰-硬联合镇痛和硬膜外镇痛均需要穿刺操作，存在穿刺并发症的风险，而且需要使用局麻药，也不适用于药物过敏的孕妇。选项B，吸入性全身镇痛通常使用N_2O等气体来达到镇痛效果，但由于孕妇可能存在合并疾病或其他情况，因此需谨慎使用。选项C，口服吗啡缓释片可用于缓解产程中的疼痛，但其作用较弱，不足以实现完全无痛分娩。

85. A　选项A，药物镇痛治疗可以使用镇痛药物如非甾体类抗炎药、阿片类等来缓解疼痛。此选项可以作为首选的治疗方案，因为手术切口周围的疼痛可能是由神经受损引起的，药物镇痛治疗可以有效地缓解这种疼痛。选项B，通过注射局麻药物到受损神经周围，以达到缓解疼痛的目的。该治疗方案也可以考虑，但需要专业医生进行操作，而且在某些情况下可能存在疼痛无法完全缓解的风险。选项C，局部麻醉药皮下浸润适用于手术切口周围的疼痛，但疼痛范围较大或者不易确定时可能效果不佳。选项D，通过电刺激神经终止部位来影响神经的传递和调控，达到缓解疼痛的效果。该治疗方案适用于慢性疼痛或者手术后反复发作的疼痛，但需要专业医生进行操作。选项E，患者自控镇痛需要大剂量使用强效镇痛药物，会增加镇痛药物的副作用和风险，因此应该谨慎使用。且PCA通常是在其他方法无效时考虑使用的。

二、多选题

1. ABCDE　与疼痛性疾病关系密切的脑神经主要有：①动眼神经、滑车神经和展神经；②三叉神经；③面神经；④舌咽神经、迷走神经。

2. ABCD　选项A，丘脑和下丘脑是疼痛处理的重要中枢之一，在疼痛信号传递过程中发挥着关键作用。丘脑主要参与疼痛信号的感知和调制，下丘脑则负责疼痛反应的调节和控制。选项B，脑干网状结构也是疼痛处理的重要中枢之一，通过调节神经递质的释放来影响疼痛信号的传递和加强。选项C，边缘系统包括杏仁核、海马和前扣带回等部位，对疼痛有着情感和记忆上的调节作用。其中杏仁核是情感形成和表达的重要区域，可以调节疼痛信号的情感体验和行为反应。选项D，大脑皮层包括顶叶、顶叶后部、中央后回和岛叶等部位，负责对疼痛信号进行高级处理和综合分析，还能够通过认知和情感调节对疼痛产生影响。选项E，心脏与疼痛感知和反应活动没有直接的联系，心脏主要参与心血管系统的功能调节。

3. ABC　感觉神经功能检查主要包括：①浅感觉检查：痛觉、温度觉和触觉。②深感觉检查：包括振动觉、位置觉。③皮质感觉检查：皮肤定位觉、实体辨别觉、图形觉和两点辨别觉。

4. ABDE　急性疼痛会导致机体应激反应，包括交感神经兴奋和内分泌反应。这些反应可能会导致一系列不良反应。选项A，急性疼痛可通过交感神经活动的增加使血管紧张，从而导致血压升高、心率加快。选项B，急性疼痛可刺激膈肌等呼吸肌，导致呼吸急促。选项C，急性疼痛可通过抑制抗利尿激素的分泌，导致尿量减少，而不是增加。选项D，急性疼痛可引起交感神经兴奋，导致大汗淋漓。选项E，急性疼痛可通过激发应激反应和交感神经系统的兴奋，促进肝糖原分解，从而导致血糖升高。

5. BCDE　羟考酮是一种广泛应用于急慢性疼痛的半合成阿片类药物，其缓解内脏疼痛的效果明显高于吗啡，对于癌性疼痛，其耐受性较好。羟考酮的镇痛作用无封顶效应，同时具有抗焦虑作用（A错）。选项C，羟考酮可用于中重度疼痛治疗，如癌痛、术后疼痛等。选项D，羟考酮的常见不良反应包括头晕、嗜睡、恶心、呕吐、便秘等，严重时还可能出现呼吸抑制、低血压等。选项E，羟考酮应慎用于肝肾功能不全的患者，因为它主要通过肝脏代谢和肾脏排泄，肝肾功能不全的患者可能会导致药物的积累和不良反应的增加。

6. ABCDE 疼痛治疗过程中的并发症包括：①意识障碍、神志不清及神经精神异常：如嗜睡、昏迷、幻觉等。②呼吸抑制：在使用强力镇痛药物如阿片类药物时，可能会出现呼吸抑制，严重情况下甚至可能导致死亡。③头晕、恶心、呕吐甚至1天不能进食：这些都是药物副作用的表现，特别是在使用大剂量镇痛药物（如吗啡类）时。④高血压和心律不齐：主要发生在使用COX－2抑制剂等非甾体类抗炎药物时，尤其是老年人、心脏病患者和高血压患者更容易出现此类并发症。⑤尿潴留和便秘：这些是使用某些强力或持续时间较长的镇痛药物后常见的问题，如阿片类药物等。

7. ABCD 选项A，急性疼痛持续存在可导致神经系统发生解剖和生理方面的改变，反复的传入刺激引起神经组织性质的改变，导致神经重塑。选项B，未能得到及时治疗的急性疼痛有可能演变为慢性疼痛。选项C，长期存在的疼痛刺激可以引起患者的心理和情绪反应，如抑郁、焦虑等，进而影响患者的生活质量和日常工作。选项D，长期存在的疼痛需要经常就医、用药等，增加了患者和社会的财务和时间负担。选项E，持续存在的重度急性疼痛若未及时治疗并不会激活机体免疫系统，也不会增加机体耐受力。

8. ABCDE 疼痛的常用治疗方法包括：药物治疗、神经阻滞疗法、针刀疗法、射频疗法、臭氧疗法。

9. CD 枕大神经又称为枕神经，是头部皮肤感觉神经之一，其分布区域包括头顶、颈部和颜面部。枕大神经治疗的主要适应证是枕神经痛，即由于枕神经损伤或受压迫引起的头痛和颈部疼痛。在诊断过程中，有时也可以采用枕大神经阻滞进行诊断性治疗，以确定疼痛的来源是否为枕神经引起。而偏头痛、三叉神经痛和颈椎病并非枕大神经治疗的适应证。

10. ABCE 眶下神经是面神经的一条分支，其主要为眼睑、上颌、鼻和上唇等区域提供感觉神经支配。眶下神经阻滞术是一种常见的局部麻醉技术，可用于多种手术或治疗目的。眶下神经阻滞术可以用于相应部位的手术麻醉，在口腔、颌面部手术中应用广泛。双侧眶下神经阻滞可提供唇裂修补术麻醉与镇痛，对唇裂患者手术治疗非常重要。此外，眶下神经阻滞还可以用于治疗该范围带状疱疹后遗神经痛。在带状疱疹发作期间，水痘－带状疱疹病毒感染可导致眶下神经痛，可通过注射局部麻醉剂或激素药物来控制。虽然眶下神经阻滞术可以用于治疗眼睑、上颌、鼻和上唇等区域的疼痛，但并不适用于注射神经损毁药物治疗三叉神经第2支疼痛。三叉神经阻滞需要定位到三叉神经分支的具体位置并进行操作。

11. ABCDE 膈神经是支配膈肌的主要神经，膈肌是呼吸运动的重要肌肉之一。膈神经阻滞术是一种局部麻醉技术，可以通过注射局部麻醉剂来阻断膈神经，达到治疗或者预防某些疾病的目的。膈神经阻滞术可以用于治疗顽固性呃逆。呃逆是由于难以控制的膈肌收缩引起的，通过阻断膈神经可以减轻或者消除呃逆症状。膈神经阻滞术也可用于手术中防治反射性膈肌痉挛。手术时，刺激膈肌会引起反射性的膈肌痉挛，导致呼吸困难等不良后果。通过注射局部麻醉剂阻断膈神经可以减轻膈肌痉挛。膈神经阻滞术还可以用于手术需要暂时固定膈肌活动的情况下，如肝穿刺、胆管造影和胸腔手术等。此外，膈神经阻滞术对膈疝患者也有一定的缓解作用。膈疝是指腹部器官从膈肌上突出至胸腔内，导致胃肠功能紊乱、咳嗽等症状。通过膈神经阻滞可使膈肌松弛，缓解膈疝患者症状，甚至可使疝内容物回纳腹腔。膈神经阻滞术还可以用于治疗膈神经痛。膈神经痛是由膈肌和膈神经病变引起。通过注射局部麻醉剂可以缓解膈神经痛。

12. ABCDE 选项A，一旦穿刺过深或药物剂量过大，可能会阻滞喉返神经，导致声嘶。选项B，膈肌是呼吸肌之一，膈神经阻滞会影响到膈肌的收缩，可能导致潮气量下降。选项C，膈神经阻滞通常在胸膜下进行，但如果注射位置过高，可能会误入硬膜外间隙，引起硬膜外阻滞。选项D，膈神经阻滞是创伤性操作，若穿刺操作不规范或无菌操作不严格，则可能发生感染。另外，也有少数病例报告在膈神经阻滞后发生了气胸。选项E，左侧膈神经阻滞时，注射点离乳糜管较近，误注入乳糜管可能会引起乳糜胸。

13. ABCD 正中神经阻滞是一种局部麻醉技术，通过注射局部麻醉剂来阻断正中神经，达到治疗或者预防某些疾病的目的。选项A，正中神经阻滞可以用于相应区域的手术麻醉，例如手指、手掌等手部手术。选项B，正中神经阻滞也可以用于鉴别C_6神经根源性慢性疼痛和腕管综合征等疾病。选项C，正中神经阻滞可用于评估脑外伤后上肢挛缩的程度。选项D，在进行神经毁损性治疗前，正中神经阻滞可以用于明确该操作会造成感觉和运动受损的程度。选项E，Wartenberg综合征通常采用非手术性治疗，例如物理治疗、药物治疗等，正中神经阻滞通常不是治疗Wartenberg综合征的方法。

14. ABCE 脊髓电刺激的适应证：①背部手术失败

综合征（FBSS）；②复杂区域疼痛综合征（CRPS）；③外周血管疾病引发的缺血性疼痛、心绞痛、带状疱疹后遗神经痛、糖尿病神经痛。④腰骶纤维组织炎和蛛网膜炎。对去神经痛、脊髓损伤引起的疼痛的镇痛效果还有争议。禁忌证：严重心理疾病，建议脊髓电刺激测试前所有患者先行心理状态评估。感染、药物滥用、严重免疫抑制、凝血功能不全或正在使用抗凝药物治疗者应避免使用脊髓电刺激。

15. ABCDE 神经冷冻治疗是一种通过冷冻来破坏或减轻神经传导，从而产生镇痛效果的方法。它可以用于多种类型的疼痛性疾病，特别是那些对其他治疗方法反应不佳的患者。神经冷冻治疗的适应证包括：①镇痛效果不佳或需要持续镇痛的患者。②镇痛时间中位值为2周至5个月的患者。③外周神经局限性微小损伤引起的疼痛性疾病。④术后镇痛。⑤经皮冷冻消融术的并发症较少。

16. ABDE 肋间神经阻滞的并发症主要包括无症状气胸、呼吸衰竭和全身毒性反应，以及偶发的低血压。选项A，肋间神经阻滞时，由于局部麻醉剂向上扩散，在较高的阻滞位置容易影响到横膈肌或胸腹壁之间的胸膜上皮细胞，导致小量气体进入胸腔而引起无症状气胸。选项B，过量使用麻醉剂或不当使用可引起全身毒性反应，表现为恶心、呕吐、头晕、口干等症状。选项D，在进行高位肋间神经阻滞时，若阻滞范围过广可能会影响到膈神经的功能，从而引起呼吸衰竭。选项E，肋间神经阻滞会导致交感神经的阻滞，使得交感神经功能下降，从而引起血管扩张，导致偶发的低血压。低血压容易出现在那些由于重度疼痛而导致低血容量和血管收缩的患者中。

17. ABCDE 无论是全身使用还是局部注射，糖皮质激素在疼痛治疗中都起着重要的作用，其副作用也不容忽视，主要包括：①血压升高、血糖升高，对于有高血压、糖尿病的患者需要控制剂量，谨慎使用；②抑制胃黏膜屏障、促进胃酸分泌，对于有消化性溃疡、消化道出血的患者慎用，使用时适当使用一些胃黏膜保护剂；③具有一定的保钠排钾作用，对有低钾血症的患者慎用；④对于有局部炎症和全身炎症的患者严格禁用；⑤有一定的中枢兴奋作用，失眠的患者慎用；⑥过敏的患者禁用；⑦特发性紫癜患者禁用。

18. ACDE 理论上阿片类药物的镇痛效应并没有明显的封顶效应，即剂量越高，其镇痛效应可持续增强。因此，使用阿片类药物时需要注意剂量和频率，以避免过度用药导致不良反应。选项A，阿片类药物主要通过激活μ受体发挥镇痛、镇静和呼吸抑制等作用。选项C，全身应用阿片类药物是治疗中至重度疼痛的常用方法之一。选项D，静注纳洛酮可以有效逆转阿片类药物引起的呼吸抑制等不良反应。选项E，阿片类药物的最严重不良反应是呼吸抑制，因此在使用阿片类药物时需要密切观察患者的生命体征和呼吸情况。

19. ABDE 丁丙诺啡是一种强μ阿片受体部分激动剂，镇痛强度约为吗啡的30倍。丁丙诺啡主要用于中重度疼痛的镇痛治疗，特别是在手术后和癌痛等领域得到广泛应用。丁丙诺啡的常见不良反应包括头晕、嗜睡、恶心、呕吐等。丁丙诺啡对呼吸抑制有一定的影响，因此在使用时需要注意观察呼吸情况，并避免在颅脑损伤患者、呼吸抑制患者以及老弱患者等高风险人群中过度使用。丁丙诺啡无免疫抑制效应，不引起自然杀伤细胞、T细胞和巨噬细胞的结构和功能改变，也不同于吗啡可升高血浆皮质醇水平的作用，丁丙诺啡对血浆皮质醇水平无影响。

20. ABCE 选项A，手术后的疼痛是患者最常见的主诉之一，需要及时有效地控制。通过应用合适的镇痛药物可以达到缓解疼痛的目的。选项B，手术后出现的疼痛和焦虑等因素可以导致心肌负荷加重，增加术后心脏并发症的发生率。适当的镇痛治疗可以减轻疼痛带来的心肌负荷，降低术后心脏并发症的风险。选项C，手术后的患者常常会出现焦虑、恐惧等情绪，这些负面情绪也会影响术后恢复和治疗效果。镇痛治疗可以改善患者的心理状态，缓解焦虑和不安。选项D，镇痛治疗与伤口愈合无关。伤口愈合主要受到多个因素的影响，包括血液供应、免疫反应、营养状况、手术技术等。虽然适当的镇痛治疗可以减轻疼痛，提高患者的舒适度，使患者更容易进行活动和康复，但实际上并没有直接的影响伤口愈合的作用。选项E，术后镇痛治疗可以缓解术中或术后可能出现的心绞痛，降低患者出现心肌缺血、心律失常等心脏并发症的风险。

21. ABCE 可经不同途径（如口服、静脉、肌肉、皮下或硬膜外腔注射给药等）给予镇痛药物以达术后镇痛的目的。

22. ADE 手术后疼痛是常见的疼痛类型，可能会对机体的免疫功能产生影响。选项A，手术后疼痛可以导致免疫系统的紊乱，从而抑制免疫细胞的功能，降低机体的免疫力。选项D，手术后疼痛可以抑制淋巴细胞的增殖和分化，从而导致淋巴细胞数量的减少。选项E，手术后疼痛可以促使血液中嗜中性粒细胞的增加，从而导致白细胞数量的增加。选项B，手术后疼痛通常不会增强免疫系统的功能。

23. ABCDE 术后疼痛是一种常见的疼痛类型，可能会引起机体的多种生理和代谢变化。选项A，术后疼痛可以通过激活肾素－血管紧张素－醛固酮系统等机制，促使水钠潴留，从而导致体液过多、心血管负担增加等问题。选项B，术后疼痛可以通过激活交感神经和肾上腺皮质激素等机制，促使血糖升高，从而导致代谢紊乱、感染风险增加等问题。选项 C，术后疼痛可以抑制机体的胰岛素分泌和葡萄糖利用，从而导致酮体和乳酸水平升高，产生代谢性酸中毒等问题。选项 D，术后疼痛可以引起交感神经兴奋、心率增快等生理反应，从而导致氧耗增加，心肺负荷加重等问题。选项 E，术后疼痛可以抑制脂肪组织的胰岛素敏感性，促使游离脂肪酸的释放和合成增加，从而导致脂质代谢紊乱、感染风险增加等问题。

24. ABCDE 椎管内阿片类药物是一种针对术后疼痛常用的治疗方法，但同时也存在一定的风险和并发症。选项 A，椎管内阿片类药物可以通过抑制中枢神经系统的呼吸调节中枢，导致呼吸抑制，严重时甚至可能导致呼吸衰竭。选项 B，椎管内阿片类药物可能会刺激化学感受器和运动感受器，从而导致恶心、呕吐等胃肠道不适症状。选项 C，椎管内阿片类药物可能会引起过度镇痛和呼吸抑制等问题，严重时可能导致意识障碍和昏迷。选项 D，椎管内阿片类药物可以引起组胺释放和嗜酸性粒细胞聚集，从而导致皮肤瘙痒等过敏反应。选项 E，椎管内阿片类药物可以抑制膀胱括约肌的收缩，从而导致尿潴留等问题。

25. ABCDE PCA 称为自控镇痛。它是一种通过患者按需给药的方式来进行镇痛治疗的方法。根据不同的镇痛药物，PCA 可以通过多种给药途径进行，包括：①静脉 PCA（PCIA）：例如可使用吗啡或芬太尼等静脉镇痛药物，通过静脉注射或静脉泵来实现 PCA。②硬膜外 PCA（PCEA）：例如可使用布比卡因或罗哌卡因等硬膜外麻醉药物，通过硬膜外导管连接到泵上，实现 PCA。③皮下 PCA（PCSA）：例如可使用吗啡或阿片类药物，通过皮下埋藏导管来实现 PCA。④臂丛神经：例如可使用利多卡因或罗哌卡因等局部麻醉药物，通过臂丛神经周围置管来实现 PCA。⑤股神经：例如可使用利多卡因等局部麻醉药物，通过股神经周围置管来实现 PCA。

26. ACDE 选项 A，硬膜外镇痛需要在患者的腰椎穿刺处插入导管，并通过导管进行药物输注。如果患者的腰椎穿刺部位存在局部感染等情况，则不能使用硬膜外镇痛。选项 B，肥胖患者并非硬膜外 PCA 的禁忌证，但对于肥胖患者，硬膜外镇痛可能存在一定的困难，需要在操作过程中格外小心。选项 C，硬膜外镇痛使用的是局麻药，如果患者存在严重的过敏反应，则不能使用硬膜外镇痛。选项 D，患者精神不正常可能无法正确地使用和管理硬膜外 PCA，因此被视为禁忌证。选项 E，菌血症患者具有感染性，使用硬膜外镇痛可能增加感染风险。

27. ABCD PCA 是一种给药模式，可用于多种给药途径。据此可分为静脉 PCA（PCIA）、硬膜外 PCA（PCEA）、皮下 PCA（PCSA）和区域 PCA（PCRA）等。PCIA 为全身给药，适用于身体任何部位的镇痛，可供选择的药物较多，但可能出现和药物副作用相关的全身性不良反应，如镇静、呼吸抑制、恶心、呕吐等。PCEA 和 PCRA 是近年来较推崇的方法。二者的用药以长效局部麻醉药（罗哌卡因、左旋布比卡因等）为主，PCEA 一般还辅以小剂量阿片类药物，发挥其作用于脊髓阿片受体的协同作用，以增强镇痛效果，减轻不良反应。与 PCIA 相比，PCEA 常设定为背景输注 + 单次给药量，其镇痛效果优于仅应用单次给药量。PCEA 和 PCRA 的镇痛效果及对应激反应的抑制均优于 PCIA，有利于改善肺功能，促进肠道功能恢复，早期进行功能锻炼，缩短住院时间。PCEA 主要用于胸腹部躯干手术的镇痛，而 PCRA 适合于外周四肢手术后的镇痛。

28. ACDE 加巴喷丁的副作用包括镇静、头晕、嗜睡、运动失调等。

29. ABCD 辣椒碱安全性高，因其能减少阿片类药物用量，可用于对阿片类药物敏感的老人。唯一的绝对禁忌证为对此药过敏者。相对禁忌证包括 2 岁以内小儿、肝酶升高、服用血管紧张素转换酶抑制剂者、脓毒性关节炎和关节感染者。

30. ABCD 硬膜外导管位置必须与切口皮区一致才能使术后硬膜外镇痛效果最佳，用药量最小，副作用最轻。胸部手术如乳腺手术及开胸手术一般以 $T_{3\sim8}$ 间隙为穿刺点；上腹部手术如胃、食管手术，胆囊、肝手术以 $T_{6\sim8}$ 间隙为穿刺点；中腹部手术如肾脏手术一般以 $T_{7\sim10}$ 间隙为穿刺点；下腹部手术如结肠手术、竖切口子宫手术以 $T_{8\sim11}$ 间隙为穿刺点；下肢手术如髋关节、膝关节手术以 $L_{1\sim4}$ 间隙为穿刺点。

31. ABCDE 选项 A，术后镇痛本身能够降低术后疼痛的程度，减轻患者痛苦。选项 B，疼痛会影响患者的食欲、睡眠及活动能力等，而有效的镇痛可以缩短住院时间，有助于恢复身体健康。选项 C，手术应激反应会增加手术后并发症的发生率，如术后感染等，而术后镇痛治疗可以减轻手术应激反应，减少并发症的发生。选项 D，疼痛会导致呼吸肌紧张，影响呼吸功能，而实施术后镇痛治疗可以减轻疼痛，提高患者的呼吸功效，从而降低呼吸功能障碍和肺部并发症的发生。选项 E，术后镇痛可以减少反复的传入刺激引起神经组织性质的改变，从而降低术后慢性疼痛的发生。随着术后快速康复（ERAS）理念的推广，术后镇痛成为 ERAS 方案中重要的一部分。

32. ACE 慢性术后疼痛是指手术部位的慢性持续性疼痛，疼痛持续时间至少 3 个月以上。选项 A，不同于急性术后疼痛，慢性术后疼痛可能是从手术后出现的，也可能是已经有急性术后疼痛，但疼痛强度逐渐增加。选项 B，慢性术后疼痛的主要特征之一是时间上的长期性，至少需要持续 3 个月以上。选项 C，慢性术后疼痛可以是急性术后疼痛的自然延续，也可以是在术后一段时间内表现为无症状期，然后再次发生疼痛。选项D，慢性术后疼痛常常是在手术部位或牵涉到的部位发生，但并不一定只发生在这些区域。选项E，慢性术后疼痛的诊断需要先排除其他可能引起的疼痛原因，比如感染、恶性肿瘤、自身免疫性疾病等，同时也需要注意区分患者过去是否已经存在持续性的疼痛症状。

33. ABCD　术后应用非阿片类辅助药拥有很多预防性镇痛效果。包括：①减少阿片类药物导致的痛觉过敏；②减少术后疼痛的程度；③减少阿片类药物的使用（并减少阿片类药物的不良反应）；④减少慢性疼痛发生的概率。

34. BE　哌替啶以在胎儿娩出前1小时内或4小时以上使用为宜。由于临床对胎儿娩出的时间不易准确估计，所以用药以越接近娩出越好。哌替啶有促进宫缩作用，但子宫肌张力不降，宫缩频率及强度增加，故可使第一产程缩短。哌替啶可以导致胎儿心律不齐。在分娩镇痛方面，现在认为瑞芬太尼比哌替啶更好。

35. BCDE　在第一产程中，疼痛主要来自子宫收缩和宫颈扩张。疼痛主要在下腹部、腰部、有时髋、骶部也会出现牵拉感。当宫颈扩张到7~8cm时，疼痛最为剧烈。减速期疼痛减弱。在第二产程中，疼痛来自阴道和会阴部肌肉、筋膜、皮肤、皮下组织的伸展、扩张和牵拉的冲动，疼痛性质尖锐，定位明确。产妇会出现强烈的、不自主地"排便感"。

36. BC　分娩产程和疼痛传导途径：①第一产程：指从有规律的宫缩开始到宫口开全，初产妇的第一产程时间为8~12小时，经产妇的第一产程时间为5~8小时。此期疼痛始于宫颈和子宫下段的扩张以及子宫体部的收缩。第一产程疼痛主要是内脏痛，一般定位不明确，是一种钝痛。因此，感觉神经阻滞平面不超过T_{10}的椎管内麻醉均可产生良好的分娩镇痛效果。②第二产程：指从宫口开全到胎儿娩出的过程，一般不超过2小时。第二产程宫缩间隔1.5~2分钟，宫缩持续1~1.5分钟。第二产程的疼痛性质与第一产程不同，是定位准确的躯体痛。③第三产程：指胎盘娩出的过程，一般不超过30分钟。此期痛主要为胎盘娩出时宫颈扩张和子宫收缩引起的疼痛。

37. ABDE　无痛分娩是使用各种方法使分娩时的疼痛减轻甚至消失。但是，某些情况的存在可能不适合进行无痛分娩。妊娠并发心脏病的妇女是否可进行分娩镇痛必须由产科医生和麻醉科医生共同根据产妇的心脏疾病基础、孕周、心功能状况及胎儿情况综合评估。如果产妇对麻醉药物存在过敏反应的历史，医生需要考虑替代药物或其他镇痛方法，以确保分娩过程的安全性。"饱胃"不是一个医学疾病或状况，因此不是影响无痛分娩的因素。出凝血障碍患者可能存在出血风险，无痛分娩过程中可能涉及穿刺和药物使用，因此需要医生综合评估患者的出血风险来决定是否适合进行无痛分娩。腰部外伤可能会影响无痛分娩中局部麻醉的效果和安全性。医生需要评估产妇的腰部状况，并决定是否适合进行无痛分娩。

38. ABC　硬膜外麻醉是一种通过在脊柱外侧注入局部麻醉药物来实现镇痛的方法，可用于分娩镇痛。但不建议用于存在低血容量或仰卧位低血压综合征的产妇；硬膜外麻醉存在部分运动阻滞，可能会导致宫缩乏力，使第二产程延长，需要静脉使用缩宫素及助产技术。选项A，硬膜外麻醉不能改善原发性宫缩乏力，而且可能会导致这种情况加重，因此不适用于宫缩力度不足的产妇。选项C，对于初产妇以及疼痛强烈的产妇，硬膜外麻醉可以提供较好的镇痛效果，缓解分娩的疼痛和不适感。选项E，硬膜外麻醉并不会直接影响产程的持续时间，因此不能说它可以缩短产程。

39. ABCD　有腰椎外伤手术史的妊娠妇女不适合使用硬膜外分娩镇痛，非药物性镇痛法主要包括：①精神安慰分娩镇痛法；②针刺镇痛法；③经皮神经电刺激法；④水中分娩。选项A，精神安慰分娩镇痛法是通过心理学的方法来缓解产妇的紧张和恐惧感，促进分娩顺利进行。对于产妇而言，这种方法没有任何副作用，也不会干扰胎儿的健康发育。选项B，针刺镇痛法是将一些细针插入特定的穴位，以达到缓解产妇疼痛的目的。该方法既简单易行，又安全可靠，但需要专业的医师完成操作。选项C，经皮神经电刺激法是通过刺激身体表面的神经末梢来缓解疼痛。该方法简单、安全，能够在不使用药物的情况下减轻疼痛，但需要专业的医师完成操作。选项D，水中分娩可以缓解分娩时的疼痛，以及减少分娩后出血等并发症的发生。这种方法相对安全，而且还可以增加产妇的舒适度。

40. ABCDE　吸入镇痛法在过去的分娩镇痛中的使用比较广泛，但是该方法对产房的环境污染较大；需要有专门的气体供给设备和废气清除系统；且镇痛效果不完善；产妇过度镇静的发生率较高；吸入时间过长或吸入浓度过高时，产妇容易发生烦躁、头晕、恶心等不适，严重者可发生缺氧、反流误吸等并发症。

41. ABCD　三叉神经痛是一种以短暂阵发性、反复发作的电击样剧痛为主要表现的疾病，通常表现为面部一侧强烈的持续性或间歇性疼痛，有时会伴随反射性动作，如眨眼、流泪等。对于三叉神经痛，患者的年龄、性别和病因都比较复杂，大多数情况下不受性别和年龄的限制。但是，研究表明，中老年女性患这种疾病的可能性更高一些，可能与女性荷尔蒙水平的变化有关。相比其他神经系统疾病，三叉神经痛的器质性病变并不容易通过检查被发现，因为这种疾病通常是由于三叉神经根部周围血管的压迫或其他原因引起的（E错）。

42. ABCD 癌痛评估是指对患者的疼痛进行全面、系统的评估，以制定合理的治疗方案和改善患者的生活质量。选项A，所有的癌症患者，无论有无疼痛，在每次和医生接触时均必须筛查疼痛。这是因为早期发现和治疗可以有效控制疼痛，提高患者的生活质量。选项B，应常规量化和记录患者叙述的疼痛部位、疼痛强度和疼痛性质，以便制定个体化的治疗方案，并在随访中进行有效的疼痛干预。选项C，如果出现新的疼痛或疼痛恶化，必须重新进行全面的疼痛评估，及时调整治疗方案。选项D，医务人员应对功能影响和任何与疼痛治疗相关的特殊问题（包括对患者精神和心理方面的评估）进行评估，以便更好地制定治疗计划。选项E，根据需要，鼓励患者在复诊间隔期间报告当前的疼痛状况，但并非必须报告的。

43. ABCE 选项A，癌痛治疗期间，药物剂量需要根据患者的具体情况进行调整。因此，必须在医生的指导下调整剂量，不可随意更改剂量。选项B，不能随意停药或更改药物的使用方法，必须按照医生的指示用药和停药。选项C，止痛药物的剂量和效果存在较大的个体差异，因此药物不能转给他人服用。选项D，如果疼痛发作，患者应该及时联系医生进行处理，而不是自行加药，以免出现药物滥用或过量使用等问题。选项E，癌痛的程度和病情不断变化，因此需要根据患者的具体情况递增或递减用药。

44. ABCE 癌痛治疗是一个综合性的过程，通常涉及多种方法和药物的联合应用。选项A，在实际临床中，抗抑郁药和抗癫痫药都可作为辅助镇痛药进行使用，以提高止痛效果并减少不良反应。选项B，在癌痛治疗中，辅助药物的使用应该根据患者的具体情况和需要来进行调整，并不是所有患者都需要使用同样的辅助药物。但是，在某些特定情况下（如癌性缩窄性胃炎、恶性脑肿瘤等），一些辅助治疗措施可能会带来显著的镇痛效果。选项C，阿片类药物通过中枢神经系统抑制胃肠道蠕动，其常见的不良反应之一是导致便秘。选项D，心理疗法在癌痛治疗中具有重要的作用。心理治疗可以减轻患者的焦虑和抑郁等负面情绪，提高患者的自我调节能力，从而增强患者的耐受性和对疼痛的控制能力。选项E，神经阻滞是针对某些难以控制的癌痛进行治疗的有效手段之一，通常可以通过麻醉医师或疼痛专科医生进行操作。

45. BE 阿片类药物主要作用于中枢神经系统，通过与特异性阿片受体结合产生中枢镇痛作用，长期用药可产生药物耐受性和依赖性，停药后耐受性可逐渐消失，即具有可逆性；依赖性主要分为躯体依赖性和精神依赖性，前者表现为停药出现戒断症状，后者表现为成瘾。便秘为最常见的副作用，最严重的不良反应为呼吸抑制，表现为呼吸频率和动脉血氧饱和度降低。

46. ABCDE 三阶梯止痛治疗是指根据不同程度的疼痛采用不同级别的药物来治疗。第一阶梯用药包括非甾体抗炎药和乙酰氨基酚等。第一阶梯的药物对于疼痛基本上都有缓解作用，对中度疼痛来说，虽然做不到完全缓解，但基本会有效。第一阶梯用药通常具有天花板效应，即超过一定剂量后就达到最大止痛效果，无法进一步提高疗效。如果第一阶梯用药无效，可以考虑更换其他同类药物或添加其他止痛药物。轻度到中度疼痛时可以联合使用NSAIDs和乙酰氨基酚等药物，选项E正确。

47. ABCE 癌症疼痛常常伴有患者的心理变化，持续时间长，是一个反复发生、持续存在、不断加重的疼痛过程，一般比较剧烈，并且非常复杂。

48. AB 非阿片类药物主要作用于外周神经系统，通过抑制前列腺素、组织胺等致痛介质的合成和释放来发挥其镇痛作用。非阿片类药物与阿片类药物的作用机制不同，也不会影响阿片受体。不同的非阿片类药物的化学结构不同，但作用机制相同，一种药物无效时不能联合两种同类的药物，可以升级为阿片类药，或者使用辅助镇痛药（C错）。长期用药易出现耐药性，但不应增大剂量，而是调整治疗方案或换药，避免出现更严重的不良反应（D错）。口服用药易出现胃肠道不良反应，但直肠或注射用药也可能会导致其他不良反应，应根据患者情况选择最适合的给药途径（E错）。

49. ABDE 选项A，在手术前或手术过程中给予适当的镇痛药物，以减轻手术后疼痛的程度和持续时间。选项B，尽量避免手术对胸壁、腋窝及上肢神经损伤，特别是肋间臂神经的损伤。选项C，患者自控镇痛需要大剂量使用强效镇痛药物时，会增加镇痛药物的副作用和风险，因此应该谨慎使用，可根据患者的具体情况和医生的建议来确定是否使用，但不能说完全不能使用。选项D，罗哌卡因是一种局部麻醉药物，在手术后局部浸润可以有效地缓解疼痛。选项E，采用多种不同类型的镇痛药物，如静脉镇痛、局部浸润、口服镇痛等，来降低疼痛程度和减少副作用。

三、共用题干单选题

1. E 根据患者的主要症状和体征，应该进行神经系统方面的检查。具体来说，应该检查四肢和躯干的深、浅感觉、四肢肌力、腱反射、上下肢病理征等。其中，"4"字试验用于评估颈椎神经根的功能；臂丛牵拉试验和颈项拔伸试验用于评估颈椎椎间孔的狭窄程度；叩顶试验可检查是否存在脊髓受压等。除了神经系统方面的检查外，还应对颈项部和腰骶部的压痛点进行检查，以排除其他可能的病因。选项A中的检查内容与本病例关系不大；选项B中的检查重点不在颈椎和腰椎；选项C中的检查主要用于诊断骶髂关节疾病。选项D提到了颈项部和腰骶部的压痛点，这是一种检查方法，可用于评估颈椎和腰椎的疼痛程度或其他相关症状。但是，在本病例中，患者的主要症状是颈项痛、腰骶痛和右手无力等神经系统方面的症状，因此需要进行神经系统方面的检查，而不是仅仅检查疼痛程度。另外，颈椎和腰椎退行性变是老年人常见的病变，但并不一定会引起疼痛或其他症状，因此单纯的颈椎或腰椎摄影检查不能确定患者的病因。相反，神经系统方面的检查可以更准确地评估患者的神经功能情况，有助于确定患者的病因和治疗方案。

2. B　根据患者的症状和体征以及颈椎 X 线检查结果，需要进行进一步的影像学检查以确定病因。在这种情况下，应该优先选择颈椎 MRI 作为首选的影像学检查手段。颈椎 MRI 是一种非常精确的影像学检查方法，可用于评估颈椎神经根、脊髓、椎间盘等结构的情况。相比之下，颈椎 B 超无法很好地显示软组织和神经系统方面的问题；红外线扫描只能显示皮肤温度差异，对疾病的诊断意义较小；全身 CT 辐射量较大，不推荐作为常规检查手段；而颈椎 CT 虽然能够检测到颈椎等硬组织的病变，但在神经系统方面的分辨率相对较低，不适合本病例。

3. A　硬膜外镇痛是一种通过在硬膜外腔内输注药物来实现镇痛的方法。患者在接受硬膜外镇痛的同时正在进行抗凝治疗，根据文献报道和临床实践经验，这些患者拔除硬膜外导管后硬膜外腔出血的发生率为 0.01% ~0.1%。

4. C　患者术后需使用小分子肝素行抗凝治疗，停用抗凝药后才能拔出硬膜外导管。根据临床指南和文献报道，在行硬膜外镇痛时，需要将拔除硬膜外导管的时间与最近一次肝素的给药时间相结合考虑，以确保患者的安全。通常情况下，拔除硬膜外导管应在暂停小分子肝素后 12 小时，以避免导致硬膜外腔出血等并发症。

5. D　在进行肌间沟臂丛神经阻滞的过程中，如果发现膈肌运动，这通常意味着针头已位于前斜角肌表面，膈神经从 C_4 神经根发出后向下沿前斜肌表面下行入胸腔，而肌间沟是指前、中斜角肌间隙，所以当膈肌出现反应时，应将针尖向后调。选项 A“在此位置直接注入局麻药”错误，因为这样会导致膈肌和肺部的感觉和运动神经阻滞，可能会对患者造成危险。选项 B“向前调整针尖的方向”也是错误的，因为向前移动针头可能会加深穿刺点的深度，增加神经损伤和出血的风险。选项 C“向头侧调整针尖的方向”错误，因为向头侧调整针头会使针头更靠近颈部或该部位的重要结构，如颈动脉、喉返神经等，可增加出现并发症的风险。选项 E“继续进针 0.5cm，并注入局麻药”错误，因为针头进一步深入可能会增加患者出现严重并发症的风险。

6. D　肌间沟臂丛神经阻滞是一种用于肩部手术后的常用镇痛方法。肌间沟臂丛神经阻滞可以使患者在手术后减少疼痛和不适，同时还可以减少需要使用口服镇痛药物的量。但是，肌间沟臂丛神经阻滞也可能会引起一些并发症，其中最常见的是同侧的膈神经麻痹。这是因为，在进行肌间沟臂丛神经阻滞时，注射药物的位置很接近膈神经，可能会导致该神经的损伤和麻痹。当发生同侧的膈神经麻痹时，患者可能会出现呼吸困难、咳嗽、气促等症状。另外，虽然肌间沟臂丛神经阻滞与尺神经阻滞无直接关联，但有时为了完全阻滞肩部的神经，可能需要联合行尺神经阻滞。声音嘶哑和霍纳综合征也不是肌间沟臂丛神经阻滞的普遍现象。

7. D　肌间沟臂丛神经阻滞可以在肩部手术后提供有效的镇痛效果，但同时也存在一些潜在的并发症和风险。有时肌间沟臂丛神经阻滞会导致药物误入血管和脊髓等关键部位，引起低血压、心动过缓、呼吸困难等症状。根据题干中叙述的症状，患者出现了低血压、心动过缓和发绀，这可能是由药物误入脊髓引起的。脊髓控制着全身的运动和感觉功能，如果脊髓受到损伤或影响，就会出现多种不同的症状，包括上述的低血压、心动过缓和发绀等。其他选项中，麻醉药误入椎动脉和颈动脉通常会引起更为严重的并发症，如卒中、昏迷等。星状神经节阻滞虽然与肌间沟臂丛神经阻滞相关，但其并不会引起上述的症状。膈神经阻滞也不会导致低血压、心动过缓和发绀等症状。

8. D　硬膜外镇痛使用的药物一般包含局麻药和镇痛药等。其中的镇痛药如吗啡和氟哌利多等会引起泌尿系统的并发症，如尿潴留、排尿困难等。该女性患者术前无肾功能异常表现，因胆囊结石接受了硬膜外镇痛治疗。术后第 1 天出现少尿和排尿困难。由此可见最可能的原因是尿潴留。

9. D　据文献报道，低浓度的罗哌卡因（如 0.2%）在局部应用时可以产生感觉神经与运动神经分离阻滞的效果。这是因为罗哌卡因结合于钠通道上，抑制神经细胞的兴奋性，从而达到局部麻醉的目的。同时，罗哌卡因还具有较长的作用时间和较低的心脏毒性，是一种比较安全有效的局麻药物。

10. A　根据叙述，该男性患者于胆囊切除术后采用了硬膜外镇痛治疗，选用了罗哌卡因配伍吗啡作为镇痛药物。术后 1 小时出现意识淡漠的症状。出现该情况时首先需要考虑的是呼吸抑制。罗哌卡因和吗啡都是有潜在呼吸抑制作用的药物，特别是在联合应用时更容易发生呼吸抑制。当镇痛剂的用量不当或给药方式错误时，可能导致患者呼吸频率减慢、通气量降低，最终导致缺氧和二氧化碳潴留等后果。在严重的情况下，还可能引起昏迷、呼吸衰竭、心搏骤停等危及生命的并发症。

11. E　在老年患者中，局麻药配伍吗啡作为镇痛用药行硬膜外镇痛时，易发生呼吸抑制。此时应该针对呼吸抑制来抢救患者，而静注肾上腺素则是心肺复苏的首选药物。呼叫患者、测量血压、触摸颈动脉搏动和面罩加压给氧都是常规的急救措施，可以帮助评估患者的病情和提供支持性治疗。呼叫患者可以用于检查患者是否有意识反应；测量血压可以帮助确定患者的循环状态和心血管功能；触摸颈动脉搏动可以用于评估患者的脉搏和心率；面罩加压给氧可以用于纠正低氧血症和增加组织氧供。

12. B 该患者出现意识淡漠，可能与硬膜外麻醉有关。当发生呼吸抑制时，应该针对呼吸抑制进行面罩给氧辅助/控制呼吸。其余选项不适用于此情况下的急救处理：胸外心脏按压主要针对心搏骤停等的紧急情况；静注肾上腺素通常用于治疗心搏骤停等严重循环衰竭的情况；加快输液无法迅速改善患者意识淡漠的症状；静注地塞米松可以抑制镇痛用药引起的局部炎症反应，但对此患者的急救处理并无帮助。

13. D 该患者既往有风湿性心脏病10年，且出现房颤，硬膜外局麻药配伍吗啡作为镇痛用药，易发生呼吸抑制。但血压和血氧饱和度与术前无明显变化，结合病史应该考虑脑梗死。选项A，虽然硬膜外局麻药配吗啡作为镇痛用药，易发生呼吸抑制。但患者血压和血氧饱和度与术前无明显变化，说明患者意识淡漠的原因不是呼吸抑制；选项B，脊麻一般在手术后立即进行，按照题目叙述，手术已经结束，因此不太可能是脊麻所致；选项C，输血反应通常表现为过敏反应、发热等临床症状；选项E，低血压也可能导致意识淡漠，但根据题干信息，低血压的可能性较小。

14. C 拔除硬膜外导管应在暂停分子肝素后12小时，以避免导致硬膜外腔出血等并发症。

15. B 选项A，在急诊科中，应该尽早给予治疗，缓解患者疼痛。选项B，在年老体弱、有高血压和糖尿病等基础疾病的患者中，使用阿片类药物容易出现心血管系统的副作用，如低血压和呼吸抑制，因此并不是首选药物。选项C，NSAID类药物可导致肾损伤，并且有一定的胃肠道毒性，因此在肾功能受损时要慎用。选项D，阿片类药物容易导致呼吸抑制和意识障碍，因此在使用时要注意控制剂量。选项E，髂筋膜间隙阻滞可以缓解髋部疼痛，通常需要结合具体情况进行判断。

16. B 根据题干提供的信息，该患者存在高血压病和2型糖尿病病史，这些情况会对麻醉和镇痛方案产生一定的影响，因此需要进行综合评估后制定最适宜的方案。该患者高龄，神经阻滞镇痛应为术后首选的镇痛方式。选项B，对于存在高血压和糖尿病等病史的患者，使用NSAID类药物（如吲哚美辛、萘普生等）或可待因等阿片类药物时需谨慎，因此对乙酰氨基酚作为辅助镇痛用药是一个比较合理的选择。选项C，坐骨神经阻滞是一种有效的局部麻醉技术，可用于手术和术后镇痛，但并不能由此得出坐骨神经阻滞适用于该患者。选项D，术后镇痛的原则之一为多模式镇痛，以尽量减少单一药物的不良反应。选项E，虽然静脉PCA是一种常见的镇痛技术，但并不能一概而论该技术优于其他镇痛方式。

17. C 在普通病房术后镇痛治疗随访中，需要评估静态痛和动态痛的程度、由专业急性疼痛服务小组成员随访，并且记录不良反应。在普通病房术后镇痛治疗随访中，疼痛评估应该是全面的，而不仅仅是根据患者术前、术后配合度来选择相应的疼痛评估方法。因为疼痛是一种主观感受，不同人对疼痛的感受程度和方式也不同，有些患者可能会承受较大的疼痛，而有些患者则可能很难忍受轻微的疼痛。因此，需要根据疼痛的类型、部位、程度等综合因素来选择相应的疼痛评估方法，以便更准确地评估患者的疼痛状况和治疗效果。

18. D 患者自控镇痛（PCA）是目前术后镇痛最常用和最理想的方法，适用于术后中到重度疼痛。患者自控镇痛是一种能够在一定程度上满足患者疼痛需求、提高疼痛管理质量的方法。通过由患者自行控制按需应用药物来实现对疼痛的及时缓解，并且可以避免过度镇痛导致的呼吸抑制等问题。其他选项中，口服镇痛剂需要较长时间才能起效，不适用于立即缓解患者疼痛的情况；间断肌注镇痛剂缓解时间较长，而且会影响患者的舒适度和睡眠质量；硬膜外单次注药术后镇痛方式的适用范围有限，通常只用于部分手术或特定患者群体，而且需要专业医生进行操作；肋间神经阻滞比较适用于胸廓手术等特定情况，不太适合一般的肺癌根治手术。

19. B 该患者于全麻复合硬膜外麻醉术下行肺癌根治术，术后需要进行镇痛，此时可选择硬膜外PCA。硬膜外镇痛是一种常用的方式，其可以在一定程度上减轻手术后的疼痛和不适，避免使用大量的药物，同时也能够保持患者的清醒程度。而在硬膜外镇痛的方式中，由于药物能够靠近疼痛部位进行分布吸收，所以镇痛效果更佳。

20. D 在行硬膜外PCA镇痛处理时，通常采取两种药物的组合来实现治疗效果。布比卡因是一种局部麻醉药，能够有效地降低疼痛感受，而芬太尼则是一种强效的麻醉镇痛药物，可以缓解术后疼痛和不适。因此，布比卡因和芬太尼的组合是较为合适的选择。

21. A 该患者行肺癌根治术，全麻复合硬膜外麻醉术后需要进行镇痛。静脉PCA、皮下PCA、胸膜腔PCA都是常见的术后镇痛方式，其中静脉PCA和皮下PCA相对来说更为方便实施，适用于各种手术的术后镇痛，可以在医生的指导下自行操作。而胸膜腔PCA则需要在专业医生的指导下进行操作，但其通过将药物直接注入胸膜腔中，可以更好地达到局部镇痛的效果，避免了一些系统性副作用。

22. C　导管脱落和感染是硬膜外 PCA 镇痛的缺点。

23. D　根据病史叙述，该产妇的疼痛集中在阴道、直肠和会阴部位，因此可以考虑使用局部区域阻滞镇痛方法。选项 A，会阴神经阻滞可以针对会阴部位进行麻醉，但无法完全覆盖阴道和直肠的疼痛，因此不是最优选择。选项 B，吸入性全身镇痛可以提供全身性的镇痛效果，但药物对胎儿有一定影响，不适合孕妇使用。选项 C，会阴浸润阻滞可以麻醉会阴部位，但无法完全覆盖阴道和直肠的疼痛，因此也不是最优选择。选项 D，腰-硬联合镇痛可提供较好的镇痛效果，能够同时麻醉会阴、直肠和下腹部等部位，是常用的分娩镇痛方法之一。选项 E，宫颈旁阻滞主要对宫颈疼痛进行麻醉，会阴神经阻滞主要对会阴部位进行麻醉，无法完全覆盖直肠和下腹部的疼痛。

24. A　PDPH 是硬脊膜穿刺后的常见并发症之一，其特征性症状为头痛、颈部僵硬、恶心、呕吐等。选项 A，传统腰穿针的针体较粗，针尖为斜面式，因此穿刺时可能会导致硬脊膜损伤和脑脊液漏，术后 PDPH 的发生率较高。选项 B，现在所用的 Weiss 硬膜外穿刺针，针尖经过改进之后，进针手感更加明显，有力降低了硬脊膜穿破的几率。选项 C，Whitacre 腰穿针的针体更细，针尖由传统的斜面式改为笔尖式，因此穿刺时对硬脊膜的损伤极小，能够有效地防止脑脊液渗漏所引起的 PDPH。选项 D，根据临床经验，穿刺部位选择 $L_{2\sim3}$或 $L_{3\sim4}$椎间隙可以减少损伤。选项 E，去枕平卧是一种常用的预防 PDPH 的方法，可以促进硬脊膜穿刺点的愈合和脑脊液漏的自我修复。但需要注意，如果手术时间较长或患者体位改变过于频繁，这种方法可能并不一定有效。

25. E　区域阻滞镇痛是产妇分娩时应用的一种常见麻醉方法，其特点为副作用小、效果显著。在选择药物和剂量时，应根据患者的身体情况和手术需要进行综合考虑。芬太尼是一种强效镇痛药，用于增强或延长区域阻滞镇痛效果时，单次给药剂量通常在 10～25μg 之间，而不是 10～25mg。

26. A　在分娩镇痛中，椎管内镇痛是一种常见的方法，具有确实、作用持续、可控性好，无吸入麻醉所致的嗜睡、神志改变、低氧及高二氧化碳血症、误吸等副作用及并发症等优点。但是这种方法也有一些风险和并发症。因此，对于需要分娩镇痛的患者，应根据具体情况综合考虑，并在专业医师的指导下进行操作。

27. A　在分娩镇痛中，选择药物时需要综合考虑对母体、胎儿和子宫收缩的影响。各种药物透过胎盘的能力不同，因此也需要根据药物特性进行选择。肌松药较少透过胎盘类脂膜屏障。丙泊酚起效快、维持时间短、苏醒迅速，可迅速通过胎盘，其催眠效能较硫喷妥钠强 1.8 倍。所有的阿片类药物均可透过胎盘而影响新生儿，高脂溶性药物透过胎盘较快，低脂溶性药物透过胎盘进入胎儿较慢，选项 C 错误。曲马多经乳汁分泌量低，是产科镇痛常用药物，选项 D 错误。临床上 1.0% 罗哌卡因与 0.75% 布比卡因在起效时间和运动神经阻滞的时效没有显著性差异，而罗哌卡因消除半衰期（$t_{1/2}$）明显短于布比卡因，其毒性仅为布比卡因1/8，低浓度时能产生明显的运动阻滞和感觉阻滞分离现象，选项 E 错误。

28. E　联合使用局麻药和阿片类药物可以减少局麻药的用量，从而达到降低运动神经阻滞的目的。选项 A，丁卡因的运动神经阻滞作用较轻，其镇痛效果较弱。选项 B，过度增加药物剂量会增加局麻药毒性和不良反应的发生风险。选项 C，布比卡因的运动神经阻滞作用较重，但其镇痛效果较弱。选项 D，采用患者自控硬膜外镇痛（PCEA）的方法能使局麻药的用量减少 25%～65%。

29. D　选项 A，间断单次推注法是指局麻药每隔一段时间进行一次推注，可以保持一定的镇痛效果，但需要密切监测患者的镇痛效果和毒副作用。选项 B，通过泵等装置将局麻药持续输注到硬膜外空间，可以保持较稳定的镇痛效果，并能够减少剂量波动和药物浓度的变化。选项 C，患者自控硬膜外镇痛（PCEA）允许产妇自行控制局麻药的输注速度和量，适应个体差异，可以提高镇痛效果，避免过度镇痛和局麻药毒性的发生。选项 E，持续输注 + 患者自控硬膜外镇痛结合了持续输注和患者自控两种方式，能够保持较稳定的镇痛效果，同时允许产妇根据需要控制局麻药的输注速度和量。选项 D，自控静脉镇痛与硬膜外分娩镇痛无关，因此不适用于该患者。自控静脉镇痛是一种通过负压泵将镇痛药物输注到静脉内以达到镇痛目的的方法，适用于产程早期或手术后镇痛。

30. E　低血压是指患者的血压下降值超过基础值的 20% 或收缩压绝对值低于 100mmHg。在椎管内阻滞的患者中，低血压的发生率较高。低血压的发生率及严重程度取决于椎管内阻滞的平面，患者的体位以及患者基础循环情况等因素。预防和纠正低血压的方法包括：补液治疗，避免仰卧位综合征（让产妇处于左侧卧位，避免子宫压迫下腔静脉），严密监测血压变化，必要时给予升压药物等。麻黄碱可通过促进心脏收缩力等方式提高血压，但应注意其使用剂量以及对心脏的影响。对于剖宫产麻醉和分娩镇痛中产妇所出现的低血压，目前推荐采用小剂量去氧肾上腺素进行纠正。同时，行椎管内阻滞时需监测 FHR 情况，以便及时发现并纠正低血压对胎儿所造成的不良影响。去甲肾上腺素收缩血管过于强烈，虽升高血压的作用明显，但加重心脏后负荷，易造成心衰，对产妇而言不适合。

31. A 改良 Bromage 分级法（MBS）测定：①0 分：肌力正常；②1 分：下肢麻木感，行走时腿软；③2 分：不能直腿抬起，但能运动膝关节和足；④3 分：不能屈膝仅能运动踝关节；⑤4 分：运动神经阻滞，膝、踝关节均不能屈曲；⑥5 分：下肢不能活动并无知觉。

32. B 在产前进行可行走硬膜外镇痛后，若出现胎儿窘迫、羊水混浊、产前异常出血等情况，需要立即采取紧急措施。对于需要剖宫产和术后镇痛的产妇，通过硬膜外导管可选择合适的麻醉药物和剂量，快速实现麻醉效果，并减少手术时患者的疼痛感受，同时能够保护患者呼吸道，降低术后呼吸抑制的风险。选项 A，重新进行硬膜外穿刺的时间较长，且操作技术要求高，容易引起感染、出血等并发症。选项 C，静脉镇痛需要通过静脉输注镇痛药物，但镇痛效果可能不如硬膜外镇痛，且可能会出现呼吸抑制等并发症。选项 D，停止硬膜外镇痛，剖宫产改用吸入麻醉的措施容易引起恶心、呕吐等不适感，且在出血量大的情况下不适用。选项 E，产前肌注曲马多主要用于阵痛期间止痛，对于产后切口疼痛较为有效，但不适合用于剖宫产术后止痛。

33. B 该患者属于正常妊娠，且宫口已经开大，需进行分娩镇痛。根据情况综合考虑，硬膜外自控镇痛（PCA）是最适合的选择。选项 A，间断肌注哌替啶（度冷丁）镇痛不适用于产程分娩镇痛，因其作用时间较短，且需要频繁注射。选项 B，硬膜外自控镇痛（PCA）可持续控制疼痛，减轻疼痛强度和产妇的焦虑情绪，同时减少副作用和并发症的发生。选项 C，连续蛛网膜下腔阻滞镇痛需要在产程开始前或早期施行，并需要专业麻醉医师操作，因此可能不适用于所有的分娩镇痛。选项 D，单次椎管内注药镇痛一般不建议应用于分娩镇痛，因为其可能存在全身麻醉及神经功能障碍等并发症，对胎儿的影响也较大。选项 E，间断注射地西泮和吗啡镇痛存在明显的副作用，如呼吸抑制、嗜睡等，可能会影响母婴安全，不推荐作为首选的治疗方法。

34. B 如果患者因某些原因不能采用椎管内注射分娩镇痛，则间断氧化亚氮（笑气）吸入镇痛是最宜选的方式。选项 A，间断肌注哌替啶（度冷丁）镇痛不适用于产程分娩镇痛，因其作用时间较短，且需要频繁注射。选项 B，间断氧化亚氮（笑气）吸入镇痛有镇静、止痛、抗焦虑等作用，能够缓解产妇的疼痛和紧张情绪，同时对母婴的安全性较高。选项 C，间断注射地西泮和吗啡镇痛存在明显的副作用，如呼吸抑制、嗜睡等，可能会影响母婴安全，不推荐作为首选的治疗方法。选项 D，静脉 PCA 镇痛需要有专业医务人员进行操作，并且可能会引起一些副作用和并发症，适用范围较窄。选项 E，由于静注硫喷妥钠镇痛可能引起胎儿心率下降等不良反应，同时对产妇的影响也较大，不推荐用于常规分娩镇痛。

35. D 如果患者因某些原因不能采用椎管内注射分娩镇痛，当地也没有氧化亚氮（笑气）吸入装置，可以选择间断肌注哌替啶（度冷丁）结合宫颈旁阻滞镇痛。吗啡静脉 PCA 镇痛、吸入异氟醚镇痛和地西泮静脉 PCA 镇痛都需要有专业医务人员进行操作，并且可能会引起一些副作用和并发症，不适合在缺乏条件的情况下使用。选项 B，间断肌注吗啡镇痛需要频繁注射，而且可能会引起恶心、呕吐等不良反应。选项 D，间断肌注哌替啶（度冷丁）结合宫颈旁阻滞镇痛是一种比较安全、有效的分娩镇痛方式，可以缓解产妇的疼痛，同时对母婴的安全性较高。

36. D 根据患者的症状，头痛发于右侧额部并逐渐扩散至右颞部和枕部，并伴有恶心、呕吐、对光及声音过敏，疼痛开始时多为强烈的搏动性疼痛，后转为持续性钝痛，可以由一个部位转移到另一个部位，同时还可放散到颈肩部；疼痛发作后常常有疲倦感、大汗淋漓及烦躁，在发作间期完全正常，直系亲属中有数人患有相同疾病。这些表现提示可能是偏头痛。从集性头痛常发生于同侧眼眶周围区域，并伴有流泪、鼻塞等症状。肌紧张性头痛则为持续性头痛，紧绷感常出现在头皮或颈部。三叉神经痛主要为短暂性剧烈的疼痛发作，常在特定的部位（如下颌或眼睛）出现。枕神经痛罕见，常表现为单侧颈后部疼痛。

37. A 英明格（舒马普坦）是一种选择性 5－羟色胺受体激动剂，逆转偏头痛时颅内血管扩张，减轻血浆蛋白外渗，从而改善脑血流量，缓解偏头痛的症状。在急性发作期，舒马普坦可以迅速缓解头痛、恶心、呕吐等症状，并且不会导致依赖和药物过量使用。

38. C 面神经阻滞、舌咽神经阻滞和蝶腭神经节阻滞等方法不适用于缓解偏头痛。颈丛阻滞可以用于治疗颈部和肩部疼痛，但不是偏头痛的首选治疗方法。颈胸神经节（星状神经节）阻滞是一种可以迅速缓解偏头痛的治疗方法。该方法通过注射局部麻醉剂或类固醇药物，阻断星状神经节的传入信号，从而缓解头痛。这种方法一般适用于对药物治疗无效或不能耐受的患者。

39. D 普萘洛尔是一种 β 受体阻断剂，可通过减少血管收缩和降低心率来预防偏头痛发作。尼莫地平是一种钙通道阻滞剂，可放松血管平滑肌，减少血管收缩，也可用于预防偏头痛发作。麦角胺是一种血管收缩药，不适合预防偏头痛发作。舒马普坦是一种 5－羟色胺受体激动剂，用于缓解急性偏头痛发作，不适合预防发作。地西泮是一种镇静药和抗焦虑药，不适合预防偏头痛发作。卡马西平是一种钙通道阻滞剂，可用于预防心绞痛和高血压，但对预防偏头痛的效果有限。

40. A 该患者表现为右侧臀部疼痛，疼痛放射至右侧小腿后外侧，直腿抬高试验阳性、梨状肌紧张试验阳性等相关检查提示梨状肌综合征。因此，进一步治疗应首选右侧坐骨神经阻滞。在阻滞中，通过注射局麻药到坐骨神经周围，可有效减轻患者疼痛并缓解相关症状。选项B，股神经阻滞适用于大腿前侧及内侧疼痛的处理，与本例不符。选项C，骶管阻滞常用于盆腔疼痛或手术后的阵发性疼痛控制，不适用于该患者。选项D，腰椎椎旁阻滞适用于腰背疼痛的缓解，不适用于该患者。选项E，硬膜外阻滞适用于手术后或产科疼痛的处理，不适用于该患者。

41. B 梨状肌综合征是一种比较常见的臀部神经病变，表现为臀部疼痛，疼痛可放射至大腿后侧以及小腿后侧，还可以出现疼痛性麻木、疼痛性跛行等症状。在本例中，患者的临床表现与梨状肌综合征相似，坐骨神经阻滞可以用于诊断和治疗。在坐骨神经阻滞时，局部注射麻醉药物可以将坐骨神经暂时性地麻痹，从而减轻疼痛和其他症状。通常情况下，在注射后数分钟至数小时内，患者会出现局部麻痹或麻木等异常感觉，这些异常感觉往往只局限于注射的部位，并不会波及整个下肢。因此，在进行坐骨神经阻滞后，不可能发生双侧下肢麻木和无力的征象。

42. B 该患者在6年前患过带状疱疹，但皮损已经痊愈，疼痛却未缓解，并曾服用多种止痛药物。近日，疼痛加剧，无法继续服用止痛药物，表现为歇斯底里状态。这些表现符合带状疱疹后神经痛的特点。带状疱疹后神经痛是由于带状疱疹病毒感染引起的神经炎所致的慢性疼痛综合征，常见于50岁以上的中老年人，在治疗上常规采用镇痛药、抗抑郁药、抗癫痫药等，但因部分患者耐药或药物副作用大，神经阻滞或神经毁损治疗成为重要的治疗手段。

43. C 该患者已出现严重药物不良反应，无法继续服用止痛药物，因此最宜采用的止痛方法是神经阻滞或神经毁损治疗。中药治疗、外科手术治疗和物理治疗在这种情况下均不是首选。

44. D 常见的神经毁损方式通过注射亚甲蓝、无水酒精、酚甘油等神经破坏剂，来毁灭神经纤维，并不属于神经调控技术。神经调控技术是通过电脉冲适当地刺激产生疼痛的目标神经，反馈性调整神经的传导物质或电流，或产生麻木样感觉来覆盖疼痛区域，从而达到缓解疼痛的目的。脉冲射频是一种神经调节治疗，对神经纤维结构无破坏作用，能改善疼痛，提高生活质量。治疗后也较少发生感觉减退、酸痛、灼痛及运动神经损伤，较多的应用于带状疱疹后遗神经痛的治疗。目前临床上使用的神经电刺激方法包括脊髓电刺激、外周神经刺激和经皮神经电刺激等。脊髓电刺激是将电极置入硬膜外腔，影像证实位置确切后，由刺激电极产生的电流直接作用于脊髓后柱的传导束和背角感觉神经元以及脊髓侧角的交感神经中枢，从而有效缓解疼痛，减少镇痛药物用量，促进病情好转。本例患者病史较长，脊神经脉冲射频的效果可能不如脊髓电刺激植入持久和个体化，它无法提供持续的电刺激，并且调节范围较有限。因此，在神经调控治疗技术中更适宜选择脊髓电刺激植入治疗。

45. D 该患者为肝癌晚期，有腹部、腰骶部疼痛和便秘、尿潴留、恶心、呕吐等表现，需要进行止痛治疗。选项A，腹腔神经丛阻滞适用于腹部疼痛的治疗，但对于腰骶部疼痛的效果不佳。选项B，蛛网膜下腔神经毁损治疗适用于癌性疼痛的治疗，但是该方法有较高的并发症的发生率，且后遗症严重，不适合所有的患者。选项C，静脉吗啡或芬太尼PCA可以有效控制疼痛，但是在有严重的便秘、尿潴留等并发症的情况下需要注意潜在的副作用，如呼吸抑制等。选项D，硬膜外吗啡和局麻药PCA能够有效控制疼痛，并且不会引起较大的副作用。此外，硬膜外镇痛还可以缓解便秘、尿潴留、恶心、呕吐等症状。选项E，硬膜外局麻药PCA可以减轻疼痛，但是不能长时间使用，且有一定风险，不适合所有的患者。

46. E 该患者为肝癌晚期，出现腹部、腰骶部疼痛，同时伴有便秘、尿潴留、恶心、呕吐等表现。对于这种内脏来源的腹痛，最适合的止痛方法是腹腔神经丛阻滞。选项A，臀上皮神经阻滞适用于大腿前外侧的疼痛，对腹部疼痛无效。选项B，腰大肌肌沟阻滞适用于腰背部疼痛，对腹部疼痛无效。选项C，腰交感神经阻滞适用于下肢疼痛或痉挛，对腹部疼痛无效。选项D，下胸段肋间神经阻滞适用于胸部疼痛的治疗，对腹部疼痛无效。选项E，腹腔神经丛阻滞可以适用于大部分内脏来源性疼痛的缓解，如肝胆、胰腺等器官的疼痛，也能缓解腹部手术后的疼痛。

47. A 本题叙述的病情为带状疱疹后神经痛。根据患者症状，需要采用充分有效的止痛治疗。在本题中，由于患者疼痛难忍需要尽快缓解，因此应该优先选择药物止痛治疗，并结合必要的辅助疗法进行综合治疗。选项B，神经营养治疗主要针对神经萎缩、再生、修复等方面进行干预，而并不是治疗急性疼痛的优先选择；选项C，抗病毒治疗虽然可以控制病毒复制，但对已经出现带状疱疹后神经痛的患者并不适用；选项D，针对皮损的物理治疗可以加速病情恢复，但对于急性疼痛缓解的治疗效果较弱；选项E，免疫调节治疗在有些情况下可以减轻后神经痛的症状，但并不是急性期疼痛治疗的主要方法。

48. D 该患者出现痛觉过敏和痛觉异常现象，需要尽快采用充分有效的止痛治疗。如果考虑神经阻滞治疗，则肋间神经阻滞、硬膜外阻滞、颈胸神经节（星状神经节）阻滞以及椎旁阻滞等方法都可以选择，但颈丛阻滞不适用于治疗胸段疼痛。

49. E 在急性带状疱疹疼痛的药物治疗中常用的药

物包括阿米替林、氯胺酮、曲马多和卡马西平等。阿托品不是用于治疗疼痛的药物，它主要用于胃肠道痉挛等情况的治疗。

50. D 根据患者的症状和体征，最可能的诊断是颈肌筋膜综合征。颈肌筋膜综合征是一种常见的表现为颈肩背部疼痛的病症，通常由于长期不良姿势或过度使用颈肌引起。该疾病的特点是疼痛范围广泛，可向头部及上肢放散，疼痛呈持续性，晨起加重，活动后减轻。查体可见颈部肌紧张，有压痛点，压痛局限，不沿神经走行放散。选项A，虽然颈椎间盘突出症可导致颈肩背部疼痛，但常伴随神经根受压症状，如放射性疼痛、麻木、肌力下降等，而且椎间孔挤压试验和臂丛牵拉试验通常会呈阳性。选项B，肩周炎表现为肩部疼痛、活动受限等，没有明显的颈肩背部疼痛，并且不会产生向头部及上肢的放射性疼痛。选项C，颈椎病是一种比较广泛的疾病，包括多种疾病类型，如颈椎关节炎、寰枢椎脱位等。但它们的表现通常不仅仅局限于颈肩背部疼痛。选项E，强直性脊柱炎是一种慢性的自身免疫性炎症性疾病，其主要特点是脊柱和骶髂关节的炎性改变。虽然该疾病也可伴随颈肩背部疼痛，但通常伴有其他症状，如腰部和臀部疼痛、晨僵等。

51. D 根据题干提供的信息，患者症状和体征提示可能存在颈肩背部疼痛，并且经过抗炎镇痛剂、中枢性肌松药、中药、牵引、理疗和推拿治疗后，症状没有明显缓解。因此，可以考虑接受神经阻滞疗法。神经阻滞疗法是一种通过注射局部麻醉剂或类固醇等药物来阻断特定神经传导的方法，从而缓解相应神经支配区域的疼痛。该方法适用于慢性疼痛患者或疼痛难以控制的患者，也适用于其他治疗方法无效的情况。选项A，如果目前的药物治疗方案无效，仅仅加大药物剂量并不能改善治疗效果，并且还可能增加不良反应。选项B，颈椎椎板减压术和脊柱植骨融合术通常是用于颈椎间盘突出症等特定病症的手术治疗方法，不适用于本题叙述的情况。选项C，虽然患者可能有一些焦虑抑郁症状，但这不是造成颈肩背部疼痛的原因，并且抗焦虑抑郁治疗不能直接缓解疼痛。选项E，软组织外科手术主要适用于局部软组织损伤或其他软组织疾病，不适用于本题叙述的颈肩背部疼痛情况。

52. D 该患者在目前治疗基础上应加用吗啡制剂，最好是美施康定来缓解剧烈疼痛。选项A，增加布洛芬（芬必得）和曲马多的剂量可能会导致不良反应，如胃肠道出血、肾脏损害等。选项B，肌内注射哌替啶（度冷丁）可用于中重度疼痛的缓解，但不适合于癌痛治疗。选项C，布洛芬（芬必得）更换为其他非甾体类消炎止痛药，可待因替换曲马多的措施对剧烈疼痛的缓解可能并不明显。选项D，吗啡可以有效缓解疼痛，适合于重度癌痛患者的使用。选项E，静脉注射芬太尼通常用于手术麻醉和监测下的疼痛缓解，不适合在非手术状态下进行应用。

53. D 吗啡是一种强效的镇痛药物，常用于中重度癌痛治疗。常见的吗啡副作用包括便秘、恶心、呕吐、头晕、嗜睡、尿潴留等。长期使用吗啡可能会出现药物耐受现象，需要适当增加剂量。规范地使用吗啡控缓释制剂很少出现呼吸抑制及成瘾现象（精神依赖）。

54. A 患者因为右下肢疼痛来诊，行坐骨神经阻滞后疼痛缓解，但2天后疼痛又渐渐出现，1周后复诊仍有疼痛。根据患者的症状表现，要明确其疼痛的原因和诊断需要进一步的检查。选项B、C、D、E与该病情的诊断不相关，因此不是必要的检查。而腰椎MRI能够详细了解腰椎及神经根受压情况，全身骨扫描可以帮助排除其他骨骼转移的可能性，这两项检查对于明确该患者的诊断是比较有帮助的。

55. B 癌痛评估的内容包括：疼痛病史，疼痛的性质、程度、部位，既往镇痛治疗，社会心理因素，体格检查等。疼痛评估的最终目的是明确“疼痛诊断”，根据临床情况、患者意愿共同制定个体化的疼痛治疗计划。肿瘤患者在治疗过程中，癌痛特点可随病情而变化，并常以复杂性疼痛出现。每次评估时，医患交流都应包括患者的疼痛强度及变化，有助于医师了解疼痛情况并及时调整药物剂量至最佳状态。

四、案例分析题

1. ABCEF 选项A，静脉PCA系统可以减少在患者应用镇痛药时由于医务人员对复杂镇痛药的了解不足而导致的失误。因为该系统已经预设好了剂量与时间锁定等参数，运转起来不需要医务人员技能过硬的技术支持。选项B，静脉PCA系统通常都有程序锁定功能，这意味着它可以限制患者接受药物的最大剂量和最小间隔时间，以避免药物过量的危险性。选项C，静脉PCA系统具有术后立即负荷的功能，这样可以使患者尽快获得有效的镇痛效果，避免出现药物作用时间和输液时间之间的空白期。选项D不是静脉PCA系统的优点，因为静脉PCA系统并不能直接减少术后镇痛剂量，而是提高了药物的使用效率，让患者能够更加精确地控制自己所需的药物剂量。选项E，静脉PCA系统可以避免术后医师开具处方镇痛药和给镇痛药之间的忍痛过程，因为患者可以根据自己的需要随时使用静脉PCA系统来获得必要的镇痛。选项F，吗啡是一种常见的静脉PCA药物，它通常是首选药物之一，因为吗啡在控制疼痛方面非常有效，并能够提供长时间的缓解效果。

2. CDE 选项A，不予处理并不是一种合理的补救方法，因为患者仍然会受到明显的活动痛苦。选项B，连续给予冲击剂量可能会导致药物累积和过量，增加患者的不良反应和风险。选项C，帕瑞昔布是一种非甾体抗炎药物，可以有效缓解运动相关的疼痛，适用于轻度或中度疼痛，常用在术后镇痛和其他疼痛的治疗方案中。选项D，氯胺酮是一种特殊的镇痛药物，具有强效的镇痛和麻醉作用。它通常用于控制急性疼痛、手术后疼痛和慢性疼痛等情况。选项E，氟比洛芬酯是一种强效的镇痛药物，可用于急性和慢性疼痛的治疗。它通过阻断神经元外部的痛觉刺激反应，来达到缓解疼痛的效果。选项F，限制活动并不是一种真正的补救方法，因为它并没有直接减轻或缓解患者的疼痛，只是通过控制活动的程度来减少疼痛感受。

3. BDF　选项A，吗啡和曲马多是常用的静脉PCA配方中的镇痛药，它们都能够有效缓解术后疼痛。在使用静脉PCA时，医生可以根据患者的具体情况来调整药物的种类和剂量。选项B，帕瑞昔布是一种非甾体类抗炎药物，可以有效缓解运动相关的疼痛，适用于轻度或中度疼痛，但不是常用的静脉PCA配方中的药物。此外，吗啡和帕瑞昔布不能同时使用，因为它们属于不同类型的镇痛药物，会互相干扰。选项C，本题中所使用的冲击剂量过小，建议将其调整为日剂量的1/15～1/12。选项D，本题中给定的静脉PCA配方中，冲击剂量过小，应进行调整。选项E，阿片类药物和非甾体类抗炎药可以相互协同，从而达到更好的镇痛效果。这种联合应用在某些情况下是一种常见的治疗方法。但需要注意的是，联合应用时需要控制药物的剂量和使用时间，以避免出现不良反应。选项F，阿片受体混合激动拮抗剂通常被用于减轻阿片类药物的不良反应，与纯激动剂联合使用可以降低剂量和减少毒性，但不是静脉PCA配方中的常规选择。

4. DE　神经病理性疼痛是指由于神经系统损伤或异常引起的疼痛。ID Pain自评量表是一种简单、快速的疼痛筛查工具，旨在评估患者是否存在神经病理性疼痛。DN4量表也是一种常用的神经病理性疼痛筛查工具，通过询问疼痛特征和神经系统体征来评估疼痛的神经病理性成分。因此，选择ID Pain自评量表和DN4量表可以帮助筛查神经病理性疼痛。其他选项（SF－36量表、QOL指数、BPI量表、简易McGill疼痛问卷）主要用于评估疼痛对生活质量的影响或描述疼痛感受，并不特别适用于筛查神经病理性疼痛。

5. ABCDEF　带状疱疹是由水痘－带状疱疹病毒引起的病毒性感染，表现为火烧、电击样疼痛，并在相应皮肤区域出现带状分布的疱疹。这种疾病可以引起神经痛，与患者的症状相符。椎管内占位（如脊髓肿瘤）可能会压迫或刺激脊髓或周围神经根，导致类似的疼痛放射症状。考虑此疾病的存在。肋软骨炎是指肋骨与胸骨连接处软骨的炎症，常表现为切口附近的疼痛。它在这种情况下也可能是一个鉴别诊断。多发性骨髓瘤是一种骨髓恶性肿瘤，常导致骨骼破坏和骨质疏松，造成持续性的骨痛、脊柱疼痛；多发性骨髓瘤的病变还可能会压迫周围的神经，导致神经痛，这种疼痛可能在特定的部位出现，如背部、腰部或肋骨区域。因此应考虑同此病进行鉴别诊断。主动脉夹层是主动脉壁内部的剥离，可以引起剧烈的胸痛，并向背部放射。考虑此疾病的存在。肺癌可发生骨转移，导致骨痛。在这种情况下，术后6个月出现严重疼痛可能与肺癌骨转移有关。

6. ABCD　选项A，早期镇痛是重要的治疗原则，可以减轻患者在术后的疼痛和不适感。同时，也需要积极治疗原发的肺癌疾病。选项B，药物镇痛是一种常用的疼痛管理方法，可以通过合适的药物选择来缓解疼痛症状。选项C，治疗的目标是有效地缓解疼痛和相关的症状，并且通过合理的治疗方法促进神经修复，提高患者的生活质量。选项D，综合治疗包括心理治疗、物理治疗和康复治疗等多种方法，可以在疼痛管理中发挥积极的作用。上述都是针对该患者的治疗原则，旨在综合应对患者术后疼痛的问题，改善其生活质量，并促进康复。选项E和选项F不适用于该患者的情况，因为该患者的疼痛是由手术切口瘢痕附近的神经病变引起的，不应通过神经毁坏或微创或神经调控来治疗。

7. CDE　根据神经病理性疼痛的药物治疗指南，肺癌手术后瘢痕疼痛通常属于神经病理性疼痛的范畴。根据国际疼痛研究学会（IASP）和欧洲神经病学会联盟（EFNS）最新版成人癌痛指南推荐，在神经病理性疼痛的药物治疗方案中，一线药物主要有钙通道调节剂（如普瑞巴林、加巴喷丁）、三环类抗抑郁药（最常用的为阿米替林）和5－羟色胺、去甲肾上腺素再摄取抑制药（常用药物有文拉法辛和度洛西汀等）。选项A，曲马多是一种弱阿片类镇痛药，对神经病理性疼痛而言并不是首选药物。选项B，氨酚羟考酮是含有氨酚和可待因的联合药物，与神经病理性疼痛的治疗相关性较低。选项F，托吡酯是一种抗焦虑药，不是针对神经病理性疼痛的首选药物。选项G，氯硝西泮是一种苯二氮䓬类药物，主要用于抗焦虑和抗惊厥，对神经病理性疼痛的治疗效果较有限。选项H，洛索洛芬是一种非甾体类抗炎药物，不是神经病理性疼痛治疗的首选药物。

8. ABCDE　选项A，胸椎旁神经阻滞是一种通过注射局部麻醉药物来阻断传入疼痛信号的方法。因为它可以有效缓解手术切口附近的神经痛。选项B，加巴喷丁是一种抗癫痫药物，也可用于治疗神经痛。因为它可以减轻手术后的神经痛症状。选项C，在手术过程中，医生应该尽可能地减少对神经的损伤，以降低患者术后疼痛的风险。选项D，非甾体类抗炎药（如布洛芬、阿司匹林）可以减轻炎症反应和疼痛。它们可作为术后疼痛管理的一部分进行使用。选项E，硬膜外阻滞通过在脊椎附近注射麻醉药物来缓解疼痛。患者可以通过自控镇痛装置控制药物的输送，以达到疼痛缓解的目的。选项F，阿片类药物（如吗啡）可以缓解术后疼痛，但长期使用可能会导致依赖和药物滥用风险，不是首选的预防慢性术后疼痛的措施。

9. C 在老年患者术后镇痛时，应该考虑药物的安全性和镇痛效果。对于该患者，单纯PCIA是最佳的术后镇痛方式。选项A，间断肌注吗啡需要频繁给药，且存在药物浓度波动大、副作用多等问题，不适合该患者。选项B，持续泵注+PCA需要密切监测镇痛效果和药物副作用，并且可能会增加药物剂量的总体使用量，不适合该患者。选项C，单纯PCIA可以让患者自主控制镇痛药的使用，减少药物浓度波动，避免过度镇痛和药物副作用，是较为安全有效的术后镇痛方式。选项D，持续泵注需要密切监测镇痛效果和药物副作用，并且可能会增加药物剂量的总体使用量不适合该患者。选项E，间断静脉注射吗啡需要频繁的给药，且存在药物浓度波动大、副作用多等问题，不适合该患者。选项F，持续泵注+间断静注吗啡需要密切监测镇痛效果和药物副作用，且存在药物浓度波动大、副作用多等问题，不适合该患者。

10. DF 选项A，支气管痉挛通常表现为呼吸急促、喘鸣和胸闷等症状，与该患者的症状不符合。选项B，急性呼吸窘迫综合征（ARDS）是一种严重的肺部疾病，在手术后2小时内发生的可能性较小。选项C，高血压危象通常表现为血压显著升高、头痛、恶心等症状，与该患者的症状不符合。选项D，持续泵注+PCIA模式行术后镇痛时，应当密切监测患者的呼吸情况。如果患者出现呼吸频率减慢或呼吸停止等情况，可能诊断为呼吸抑制。选项E，脑梗死通常表现为神经系统症状，如肢体无力、言语不清等症状，与该患者的症状不符合。选项F，过度镇静可能是由镇痛药物过量使用而引起的呼吸抑制和昏迷等症状。与该患者的症状相符合。

11. BDEFG 选项A，立即鼻导管吸氧并不能解决患者的呼吸抑制问题。选项B，立即停止使用镇痛泵，以防止过量使用镇痛药物而导致呼吸抑制等不良反应。选项C，立即静脉注射呼吸兴奋剂也不能解决患者的呼吸抑制问题，并且可能会引起其他不良反应。选项D，立即托下颌开放气道，以确保患者的呼吸道通畅。选项E，纳洛酮是一种阿片类拮抗剂，可以迅速逆转镇痛药物的不良反应。在出现呼吸抑制等症状时，可以给予纳洛酮0.1～0.2mg静脉注射，必要时重复。选项F，防止误吸，可以将患者头部转向一侧，同时清除口腔内的分泌物等。选项G，面罩加压给氧可以提高患者的氧合程度，必要时控制呼吸。